K.J. Moll, M. Moll

Kurzlehrbuch Anatomie

Für Anne Caroline

K.J. Moll, M. Moll

Anatomie

Kurzlehrbuch zum Gegenstandskatalog

14., erweiterte und überarbeitete Auflage

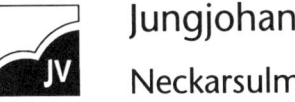

Jungjohann Verlagsgesellschaft
Neckarsulm · Lübeck · Ulm

Zuschriften und Kritiken an: Jungjohann Verlag, Medizinisches Lektorat, Königstr. 10, 23552 Lübeck

Wichtiger Hinweis

Die Erkenntnisse in der Medizin unterliegen laufendem Wandel durch Forschung und klinische Erfahrungen. Der Autor dieses Werkes hat große Sorgfalt darauf verwendet, daß die gemachten (therapeutischen) Angaben – insbesondere hinsichtlich Indikation, Dosierung und unerwünschten Wirkungen – dem derzeitigen Wissensstand entsprechen. Das entbindet den Benutzer aber nicht von der Verpflichtung, anhand der Beipackzettel zu verschreibender Präparate zu überprüfen, ob die dort gemachten Angaben von denen in diesem Buch abweichen, und seine Verordnung in eigener Verantwortung zu bestimmen.

Die Deutsche Bibliothek – CIP-Einheitsaufnahme

Moll, Karl-Josef:
Anatomie: Kurzlehrbuch zum Gegenstandskatalog / K.J. Moll; M. Moll.
– 14. erweiterte und überarbeitete Auflage – Neckarsulm • Lübeck • Ulm, Jungjohann 1995
  (Jungjohann-Kurzlehrbuch zum Gegenstandskatalog 1)
  ISBN 3-8243-1607-2
NE: Moll, Michaela

Alle Rechte vorbehalten
 1. Auflage Februar 1979
 2. Auflage Oktober 1979
 3. Auflage Januar 1981
 4. Auflage Oktober 1981
 5. Auflage Juni 1982
 6. Auflage Dezember 1983
 7. Auflage März 1985
 8. Auflage Juli 1986
 9. Auflage September 1987
10. Auflage Juli 1988
   1. berichtigter Nachdruck Juli 1989
11. Auflage September 1990
   1., durchges. Nachdruck September 1991
12. Auflage Mai 1992
13. Auflage Juni 1993
14. Auflage September 1995

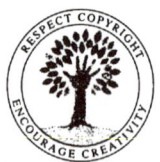

© 1995 Jungjohann Verlagsgesellschaft mbH, Neckarsulm • Lübeck • Ulm

Das Werk einschließlich aller seiner Teile ist urheberrechtlich geschützt.
Jede Verwertung außerhalb der engen Grenzen des Urheberrechtsgesetzes ist ohne Zustimmung des Verlages unzulässig und strafbar. Das gilt insbesondere für Vervielfältigungen, Übersetzungen, Mikroverfilmungen sowie die Einspeicherung und Verarbeitung in elektronischen Systemen.

Satz & Gestaltung: SRP GmbH, Lübeck
Graphik: Michaela Moll, Saulheim
Umschlag: SRP GmbH, Ulm
Druck: Druckhaus Schwaben, Heilbronn

Printed in West Germany

Vorwort zur 14. Auflage

Liebe Medizinstudentin, lieber Medizinstudent,

das ständig sich erweiternde Wissen alleine im Fach Anatomie steht im reziproken Verhältnis zur Zeit, die Sie für das Erlernen der Anatomie zur Verfügung haben. Um sich ein für Ihre spätere ärztliche Tätigkeit notwendiges anatomisches Grundwissen sowie ein für ein gutes Examen erforderliches Prüfungswissen anzueignen, ist es für Sie unerläßlich, schwerpunktmäßig zu lernen. Ein »quer Beet« lernen kostet hingegen sehr viel Zeit und bringt erfahrungsgemäß wenig.

Das vorliegende Kurzlehrbuch ist nach dem Gk ausgerichtet. Seiner Konzeption nach ist es eher ein Lern- und Arbeitsbuch. Selten gefragtes Randwissen habe ich nicht aufgenommen. Andererseits habe ich die Kapitel, zu denen immer wieder besonders viele Detailfragen gestellt werden (z.B. Nervenverläufe) über den in einem Lehrbuch üblichen Rahmen hinaus ausgearbeitet. Daher konnten ab der 12. Auflage mit dem vorliegenden Buch bei den einzelnen Physika 84–92 % der Textfragen beantwortet werden.

Das für Ihre spätere Tätigkeit notwendige Grundwissen habe ich ausführlich dargestellt und durch Hinweise auf die klinische Bedeutung abzurunden versucht. Während Ihrer klinischen Ausbildung wird in den entsprechenden Lehrbüchern zuallermeist anatomisches Wissen vorausgesetzt, so daß Nachlesen unerläßlich ist. Der Hinweis »Klinik« soll Ihnen daher bereits im Grundstudium die anatomisch herleitbaren Ursachen vieler Krankheitsbilder darstellen.

Die Ihnen vorliegende 14. Auflage hat sich gegenüber der 13. Auflage wesentlich verändert. So sind die Kapitel 7 und 8 (Brust- und Baucheingeweide) vollkommen neu geschrieben und den Erfordernissen des Histologie-Kursus angepaßt worden. Die restlichen Kapitel habe ich gründlich überarbeitet, neue wissenschaftliche Erkenntnisse aufgenommen und wo sinnvoll den Text gestrafft. Zusätzlich wurden 134 neue Zeichnungen erstellt.

Erstmals ab dieser Auflage habe ich konsequent die in der Nomina anatomica aufgeführten Bezeichnungen vorangestellt und die vollgültigen Ausdrücke bzw. die in unserem Sprachraum benutzen Begriffe in Klammern hintenangestellt.

Der besonders prüfungsrelevante Stoff wird ab dieser Auflage durch Pfeile gekennzeichnet (➤ *Text* ◄).

Zu Anfang mancher Kapitel finden Sie den Hinweis auf die Anfang 1996 erscheinenden Winterthur-Verlaufsbeschreibungen. Diese Verlaufsbeschreibungen habe ich so konzipiert, daß sie Ihnen einen schnellen visuellen Überblick über die einzelnen Strukturen, topographischen Zusammenhängen und den davon ableitbaren Erkrankungen bzw. Ausfällen geben.

Ich bin davon überzeugt, daß Sie die Gefäß- und Nervensysteme anhand der Verlaufsbeschreibungen wesentlich leichter erlernen können, weil Verlaufsbeschreibungen einprägsamer und übersichtlicher als das geschriebene Wort sind. In der Klinik ermöglichen Ihnen die Verlaufsbeschreibungen, sich schnell über die Ursachen bestimmter Erkrankungen zu informieren.

Die Hinweise auf den Winterthur-Atlas sind in der vorliegenden Auflage nicht mehr enthalten, weil wir intensiv an einer völlig neu gezeichneten vierfarbigen Auflage des Atlasses arbeiten, der 1996/97 erscheinen wird. Der Röntgenteil, der bisher als Anhang zum Kurzlehrbuch aufgenommen wurde, wird in den neuen Atlas eingearbeitet.

Für Studenten mit wenig Zeit, den sogenannten »Minimalisten«, habe ich den Stoff innerhalb des Buches nochmals so eingegrenzt, daß Sie mit etwa 340 Textseiten ein gutes schriftliches Physikum in der Anatomie erreichen können. Hierbei ist jedoch darauf hinzuweisen, daß immer wieder Fragen zu Textpassagen gestellt wurden, die nicht markiert sind.

Im Hinblick auf ein effektives Lernen ist es zu empfehlen, das vorliegende Buch bereits während des Präparier- und Histologiekursus durchzuarbeiten. Anatomisch interessierten StudentenInnen empfehle ich, neben dem Kurzlehrbuch eines der großen Lehrbücher zum punktuellen Nachlesen zu benutzen.

Ein solches »Einmannbuch« kann nicht alleine aus dem Wissen geschrieben werden. Im Laufe der Jahre hat sich bei mir ein viele Meter umfassendes Aktenarchiv aus Primärliteratur angesammelt. Darüber hinaus greife ich immer wieder auf die in der Literaturliste aufgeführte Sekundärliteratur zurück um die Richtigkeit des Geschriebenen abzusichern und Schwerpunkte in Prüfungen einzugrenzen. So ist das gesammelte Wissen der anderen Autoren für mich mit der Zeit zu einer wertvollen Hilfe geworden.

Zur letzten Auflage habe ich wiederum Hinweise und Verbesserungsvorschläge erhalten, die ich teilweise umsetzen konnte. Besonders danken möchte ich Herrn Dr. habil. C. Walther, Marburg, der aus der Sicht des Lehrenden zu den Kapiteln 1, 7, 8 und 9 viele Verbesserungsvorschläge gemacht hat, die ich eingearbeitet habe.

Frau Anne Dieckert© und Herr Michael Gneiting vom Satzbüro SRP aus Lübeck, haben unter großem Zeitdruck den Satz überarbeitet und mir wertvolle Hinweise und Anregungen gegeben, wofür ich ihnen herzlich danke.

Meine Frau hat in über 130 neu erstellten Zeichnungen meine manchmal eher wagen Vorstellungen in aussagekräftige Bilder umgesetzt.

Ich hoffe auch weiterhin auf kritische Resonanz

Im September 1995
K.J. Moll

Benutzerhinweise

Es gibt eine Reihe von im GK aufgeführten Kapiteln, zu denen seit Beginn der zentral durchgeführten Physika (1974) bis heute keine oder nur eine Frage gestellt wurde. Der Prüfungsstoff anderer Kapitel wird dagegen fast bei jedem Physikum abgefragt.

Eine effektive Prüfungsvorbereitung auf den schriftlichen Teil des Physikums besteht somit darin, das im GK aufgeführte Prüfungswissen nach der Prüfungsrelevanz zu gewichten. Das Erlernen des Basiswissens zu allen Kapiteln bringt dagegen erfahrungsgemäß kaum Punkte im schriftlichen Teil des Physikum.

Im vorliegenden Kurzlehrbuch sind die Schwerpunkte herausgearbeitet und durch Hinweise und Symbole hervorgehoben.

1. Hinter der Kapitelüberschrift stehen in einem Kästchen die Symbole (!) und (1/2). Mit dem Ausrufezeichen (!) werden die Kapitel nach ihrer Prüfungsrelevanz gewichtet. Die erste Zahl gibt an, wieviele Fragen zu diesem Kapitel in den letzten 8 Jahren (16 Physika) gestellt wurden, die Zahl hinter dem Querstrich gibt an, wieviele Fragen seit 1974 insgesamt gestellt wurden. So läßt sich aus diesen Zahlen ableiten, wieweit Fragen zu diesem Kapitel noch im jetzigen Fragenpool enthalten zu sein scheinen.
   Es bedeuten:
   !!! = absolut prüfungsrelevant – sehr gut lernen! Mit 3 Ausrufezeichen sind die Kapitel gekennzeichnet, zu denen bisher mehrere Fragen gestellt wurden oder die von ihrem Inhalt her absolut prüfungsrelevant sind.
   !! = prüfungsrelevant – gut lernen. Mit 2 Ausrufezeichen sind die Kapitel gekennzeichnet, zu denen bisher eine oder mehrere Fragen gestellt wurden, wobei ein Teil des Textes besonders prüfungsrelevant ist.
   ! = bedingt prüfungsrelevant. Mit 1 Ausrufezeichen sind die Kapitel gekennzeichnet, zu denen bisher keine oder nur wenige Fragen gestellt wurden, deren Inhalt jedoch nur bedingt prüfungsrelevant ist.
   Kein Ausrufezeichen haben die Kapitel, die mir von der bisherigen Fragengestaltung und dem abgehandelten Wissen her als nicht prüfungsrelevant erscheinen.
2. Zu Anfang vieler Kapitel wird durch Kursivschrift auf das in diesem Kapitel besonders Prüfungsrelevante hingewiesen.
3. Der zwischen 2 roten Pfeilen liegende Text (➤ ...... ◄) ist besonders prüfungsrelevant.

Durch das Herausarbeiten der Schwerpunkte reduziert sich in dem vorliegenden Buch das für eine gute Note im schriftlichen Physikum notwendige Wissen auf rund 340 Seiten, so daß der Zeitaufwand für die Vorbereitung nicht größer ist als bei einem nur das Basiswissen abhandelnden Repetitorium. Das Prüfungsergebnis dürfte dafür jedoch weitaus besser ausfallen.

Abkürzungen

a.	arteriae (Gen.)	mm	musculorum
A.	Arteria	n.	nervi (Gen.)
Aa.	Arteriae (Plural)	N.	Nervus
An.	Ansatz	Nn.	Nervi (Plural)
a.p.	anterior-posterior	Nl.	Nodus lymphaticus
Bes.	Besonderheit	Nll.	Nodi lymphatici (Plural)
BWS	Brustwirbelsäule	Nucl.	Nucleus
cart.	Cartilago	Proc.	Processus
DD	Differentialdiagnose	Procc.	Processus (Plural)
Gl.	Glandula	r.	rami (Gen.)
Gll.	Glandulae (Plural)	R.	Ramus
HWS	Halswirbelsäule	Rr.	Rami (Plural)
In.	Innervation	syn.	synonym
Lig.	Ligamentum	Ur.	Ursprung
Ligg.	Ligamenta (Plural)	v.	venae (Gen.)
LWS	Lendenwirbelsäule	V.	Vena
m.	musculi (Gen.)	Vv.	Venae (Plural)
M.	Musculus	ZNS	Zentralnervensystem
Mm.	Musculi (Plural)		

Literaturangabe

Neben der Primärliteratur habe ich die nachfolgenden Bücher benutzt, die mir eine wertvolle Hilfe waren:

- Benninghoff, A. und K. Goerttler, Makroskopische und mikroskopische Anatomie des Menschen, Band 1 bis 3, 14. Auflage 1985
- Bucher, Cytologie, Histologie und mikroskopische Anatomie des Menschen, 11. Auflage 1989
- Frick, H., Allgemeine Anatomie und Spezielle Anatomie, Band 1 und 2, 3. Auflage 1987
- Junqueira, L, Herausgeber Schiebler, T.H., Lehrbuch der Histologie, 2. Auflage 1986
- Knoche, H., Lehrbuch der Histologie, 1. Auflage 1979
- Langmann, J., Medizinische Embryologie, 7. Auflage 1985
- Last, R. J., Anatomy, 7. Auflage 1984
- Leonhardt, L.H., Histologie, Zytologie und Mikroanatomie, 7. Auflage 1985
- Lippert, H., Lehrbuch der Anatomie nach dem GK, 1. Auflage 1982
- Loeweneck, H., Diagnostische Anatomie, 1. Auflage 1981
- Moore, K. L., Embryologie, 2. Auflage 1985
- Pernkopf (Herausgeber: W. Platzer), Atlas der topographischen Anatomie, 3. Auflage 1987
- Rauber, Kopsch, Anatomie des Menschen, Band 1 bis 4, 1. Auflage 1987
- Rohen, J., Topographische Anatomie, 8. Auflage 1987
- Rohen, J., Funktionelle Anatomie des Nervensystems, 4. Auflage 1985
- Schiebler, Schmidt, Lehrbuch der gesamten Anatomie des Menschen, 3. Auflage 1983
- Schumacher, G.H., Topographische Anatomie des Menschen, 4. Auflage 1985
- Snell, R. S., Clinical Anatomy for Medical Students, 3. Auflage 1986
- Voss-Herrlinger (überarbeitet von G.H. Schumacher) Taschenbuch der Anatomie, Band 4, 5. Aufl. 1981
- Waldeyer, Mayet, Anatomie des Menschen, 15. Auflage 1986/87

Inhaltsverzeichnis

1 Allgemeine Entwicklungsgeschichte und Plazentation

- 1.1 Keimzellen und Keimzellbildung 1
  - 1.1.1 Keimzellen 1
  - 1.1.2 Ovogenese und Bau der Eizelle 3
  - 1.1.3 Spermatogenese und Bau der Samenzelle 8
- 1.2 Befruchtung, Furchung, Implantation 11
  - 1.2.1 Befruchtung 12
  - 1.2.2 Furchung 13
  - 1.2.3 Blastozyste 14
  - 1.2.4 Implantation 15
- 1.3 Plazentation 16
  - 1.3.1 Entwicklung der Plazenta 16
  - 1.3.2 Form und Funktion der reifen Plazenta 18
  - 1.3.3 Ablösung der Plazenta 21
- 1.4 Primitiventwicklung 21
  - 1.4.1 Entwicklung der Keimscheibe 21
  - 1.4.2 Entwicklung des Dottersackes 23
  - 1.4.3 Exocoelentstehung und Bildung des Nabelstrangs . . . 25
  - 1.4.4 Bildung und Gliederung des Mesorm, Entstehung des Chordafortsatzes, axiale Differenzierung . . . 26
  - 1.4.5 Anlage des Nervensystems 31
  - 1.4.6 Abfaltung der Embryonalanlage 32
  - 1.4.7 Grundbegriffe der Entwicklungsphysiologie . . . 34
- 1.5 Ausbildung der äußeren Körperform 34
  - 1.5.1 Pränatale Proportionsänderungen 34
  - 1.5.2 Reifezeichen 35
- 1.6 Mehrlingsbildung, Mehrfachbildung, Mißbildung . . . 35
  - 1.6.1 Mehrlinge 35
  - 1.6.2 Mehrfachbildung 36
  - 1.6.3 Mißbildungen einzelner Körperabschnitte 36

2 Allgemeine Anatomie und Histologie

- 2.1 Allgemeine Anatomie 38
  - 2.1.1 Gestalt 38
  - 2.1.2 Orientierungsbegriffe 38
  - 2.1.3 Postnatale Änderung der Gestalt 39
- 2.2 Allgemeine Histologie 39
  - 2.2.1 Gewebe 39
  - 2.2.2 Zellkontakte und Interzellularraum 41

	2.2.3	Epithelgewebe	43
	2.2.4	Binde- und Stützgewebe	47
	2.2.5	Knorpelgewebe	60
	2.2.6	Knochengewebe	62
	2.2.7	Muskelgewebe	64
	2.2.8	Nervengewebe	67
	2.2.9	Histologische und histochemische Technik	73
2.3		Allgemeine Anatomie des Bewegungsapparates	75
	2.3.1	Knochentypen	75
	2.3.2	Periost und Endost	76
	2.3.3	Knochenmark	77
	2.3.4	Knochenwachstum	77
	2.3.5	Funktioneller Bau des Knochens	78
	2.3.6	Knochenverbindungen	79
	2.3.7	Skelettmuskulatur und Hilfseinrichtungen	81
2.4		Allgemeine Anatomie des Kreislaufsystems	85
	2.4.1	Gliederung des Kreislaufsystems	85
	2.4.2	Gliederung des Blutgefäßsystems	88
	2.4.3	Mikroskopische Anatomie und Ultrastruktur der Blutgefäße	89
	2.4.4	Einrichtungen zur Förderung des venösen Rückstroms	92
	2.4.5	Funktionelle Gliederung des Lymphgefäßsystems	92
2.5		Blutzellen und Blutzellbildung, lymphatische Organe, Immunsystem	93
	2.5.1	Morphologie der Blutzellen und funktionelle Zuordnung	93
	2.5.2	Blutzellbildung im roten Knochenmark	95
	2.5.3	Lymphatische Organe	97
	2.5.4	Bauprinzipien der lymphatischen Organe	98
	2.5.5	Mikroskopische Anatomie und Ultrastruktur der lymphatischen Organe	99
2.6		Allgemeine Anatomie der Drüsen	100
	2.6.1	Klassifizierung von Drüsen	100
	2.6.2	Morphologische Grundlagen der Sekretbereitung und -abgabe	103
	2.6.3	Morphologische Grundlagen des Sekrettransports	103
2.7		Allgemeine Anatomie der Schleimhäute und der serösen Höhlen	104
	2.7.1	Schleimhäute	104
	2.7.2	Seröse Höhlen	104
2.8		Allgemeine Anatomie des Nervensystems	105
	2.8.1	Gliederung nach morphologischen und funktionellen Kriterien	105
	2.8.2	Neuronale Gliederung des peripheren animalischen Nervensystems	107
	2.8.3	Neuronale Gliederung des peripheren vegetativen Nervensystems	107
	2.8.4	Periphere Organisation und Projektion	108
	2.8.5	Sinnesfunktion	109
	2.8.6	Nervenfaser	109
	2.8.7	Synapse	110
	2.8.8	Bau der Synapsen	111

	2.8.9	Neurosekretion	111
	2.8.10	Mikroskopische Anatomie des peripheren Nerven	112
2.9	Haut und Hautanhangsgebilde		112
	2.9.1	Haut und Unterhaut	112
	2.9.2	Behaarung	117
	2.9.3	Nägel	118
	2.9.4	Hautdrüsen	118

3 Obere Extremität

3.1	Entwicklung		120
3.2	Knochen		120
3.3	Gelenke		123
	3.3.1	Schultergürtel	123
	3.3.2	Schultergelenk	125
	3.3.3	Ellenbogengelenk	127
	3.3.4	Verbindungen der Unterarmknochen	129
	3.3.5	Handwurzelgelenke	129
	3.3.6	Fingergelenke	131
3.4	Muskeln der oberen Extremität		131
	3.4.1	Schultergürtelmuskulatur	132
	3.4.2	Schultermuskeln	137
	3.4.3	Oberarmmuskeln	139
	3.4.4	Unterarmmuskeln	140
	3.4.5	Handmuskeln	147
3.5	Nerven		150
	3.5.1	Plexus brachialis	150
	3.5.2	Pars supraclavicularis	151
	3.5.3	Pars infraclavicularis	152
3.6	Arterien und Venen		161
	3.6.1	Arterien	161
	3.6.2	Venen	164
3.7	Lymphknoten – Lymphgefäße		165
3.8	Angewandte und topographische Anatomie		166
	3.8.1	Oberflächenanatomie	166
	3.8.2	Regio supraclavicularis	167
	3.8.3	Schulter	168
	3.8.4	Regio infraclavicularis, Regio deltoidea, Regio scapularis	169
	3.8.5	Regio axillaris	169
	3.8.6	Oberarm	170
	3.8.7	Fossa cubitalis (= Ellenbogengrube)	171
	3.8.8	Unterarm	171
	3.8.9	Regio carpalis anterior	172
	3.8.10	Hohlhand (= Palma manus)	172
	3.8.11	Regio carpalis posterior und Dorsum manus	173
	3.8.12	Finger	173

4	**Untere Extremität**	
4.1	Grundkenntnisse über die Entwicklung	174
4.2	Knochen	174
4.3	Gelenke	178
	4.3.1 Hüftgelenke	178
	4.3.2 Kniegelenk	182
	4.3.3 Verbindungen der Unterschenkelknochen	186
	4.3.4 Fußgelenk	186
	4.3.5 Weitere Gelenke der Fußwurzel und des Mittelfußes	188
	4.3.6 Zehengelenke	189
4.4	Muskeln	190
	4.4.1 Muskeln der Hüfte	190
	4.4.2 Oberschenkelmuskeln	193
	4.4.3 Unterschenkelmuskeln	199
	4.4.4 Kurze Fußmuskeln	205
4.5	Nerven	209
	4.5.1 Plexus lumbosacralis	209
	4.5.2 Plexus lumbalis	209
	4.5.3 Plexus sacralis	213
4.6	Arterien und Venen	218
	4.6.1 Arterien	218
	4.6.2 Venen	220
4.7	Lymphknoten – Lymphgefäße	222
4.8	Angewandte und topographische Anatomie	222
	4.8.1 Oberflächenanatomie	222
	4.8.2 Regio inguinalis	223
	4.8.3 Trigonum femorale und Fossa iliopectinea	225
	4.8.4 Regio glutealis	226
	4.8.5 Hüfte	227
	4.8.6 Oberschenkel	227
	4.8.7 Fossa poplitea	228
	4.8.8 Regio genus	228
	4.8.9 Unterschenkel	229
	4.8.10 Regio malleolaris	229
	4.8.11 Fuß	229
	4.8.12 Planta pedis	230
5	**Kopf**	
5.1	Entstehung und Wachstum	231
	5.1.1 Neurokranium	231
	5.1.2 Viszerokranium, Gesicht, Hals	233
	5.1.3 Mißbildungen	237
5.2	Kranium	238
	5.2.1 Kalvaria	242

	5.2.2	Basis cranii	243
	5.2.3	Viszerokranium	247
	5.2.4	Kiefergelenk	250
5.3	Kopf- und Halsmuskeln, Faszien		252
	5.3.1	Gesichtsmuskulatur	252
	5.3.2	Kaumuskulatur	253
	5.3.3	Faszien an Kopf und Hals	254
	5.3.4	Zungenbein und Zungenbeinmuskulatur	255
	5.3.5	Halsmuskulatur	258
5.4	Kopf- und Halseingeweide		259
	5.4.1	Nasenhöhle	259
	5.4.2	Nasennebenhöhlen	262
	5.4.3	Mundhöhle	263
	5.4.4	Zähne	264
	5.4.5	Zunge	269
	5.4.6	Speicheldrüsen	272
	5.4.7	Gaumen	275
	5.4.8	Isthmus faucium	275
	5.4.9	Pharynx	277
	5.4.10	Halsteil des Oesophagus	279
	5.4.11	Larynx	279
	5.4.12	Halsteil der Trachea	287
	5.4.13	Schilddrüse	287
	5.4.14	Epithelkörperchen	289
5.5	Hirnnerven		290
5.6	Halsnerven		309
5.7	Vegetative Innervation am Kopf und Hals		310
	5.7.1	Pars sympathica	310
	5.7.2	Pars parasympathica	311
5.8	Arterien		312
	5.8.1	A. subclavia	312
	5.8.2	A. carotis communis	313
	5.8.3	A. carotis interna	314
	5.8.4	A. carotis externa	315
	5.8.5	Venen	316
5.9	Lymphknoten und Lymphgefäße		318
5.10	Angewandte und topographische Anatomie		
	5.10.1	Oberflächenanatomie von Kopf und Hals	318
	5.10.2	Kopfregion	320
	5.10.3	Oberflächliche Gesichtsregion	320
	5.10.4	Tiefe Gesichtsregion	321
	5.10.5	Spatium peripharyngeum	321
	5.10.6	Mundboden	322
	5.10.7	Halsregion	322

6 Leibeswand

- 6.1 Rücken 325
  - 6.1.1 Entwicklung der Wirbelsäule, Entstehung der Metamerie . 325
  - 6.1.2 Skelettelemente der Wirbelsäule 327
  - 6.1.3 Verbindungen der Wirbel 329
  - 6.1.4 Die Wirbelsäule als Ganzes 332
  - 6.1.5 Autochthone Rückenmuskulatur 333
  - 6.1.6 Nerven und Gefäße im Rückenbereich 335
  - 6.1.7 Angewandte und topographische Anatomie 335
- 6.2 Brustwand 336
  - 6.2.1 Grundzüge der Entwicklung des Thorax 336
  - 6.2.2 Skelettelemente und Verbindungen 336
  - 6.2.3 Der Thorax als Ganzes 338
  - 6.2.4 Interkostalmuskeln 338
  - 6.2.5 Zwerchfell 339
  - 6.2.6 Nerven und Gefäße 342
  - 6.2.7 Mamma 343
- 6.3 Bauchwand 345
  - 6.3.1 Grundzüge der Entwicklung und Nabelbildung 345
  - 6.3.2 Bauchmuskulatur und Bauchwand 345
  - 6.3.3 Nerven und Gefäße der Bauchwand 351
  - 6.3.4 Schwache Stellen der Bauchwand 352
- 6.4 Becken, Beckenwände 353
  - 6.4.1 Skelettelemente, Verbindungen 353
  - 6.4.2 Das Becken als Ganzes 353
  - 6.4.3 Innere Beckenmuskulatur 355
  - 6.4.4 Beckenboden und Beckenbodenmuskulatur 355
  - 6.4.5 Nerven und Gefäße 360

7 Brusteingeweide

- 7.1 Entwicklung 362
  - 7.1.1 Grundzüge der Entwicklung der serösen Höhlen und der Organe 362
  - 7.1.2 Grundkenntnisse der Herzentwicklung und ihrer Bedeutung für die Entstehung von Fehlbildungen 362
  - 7.1.3 Ableitung des Aortenbogens und des Truncus pulmonalis aus embryonalen Aortenbögen 366
  - 7.1.4 Übersicht über die Entwicklung der unteren Atemwege .. 367
- 7.2 Atmungsorgane 368
  - 7.2.1 Trachea 368
  - 7.2.2 Lunge 369
  - 7.2.3 Pleura 376
- 7.3 Oesophagus 377
- 7.4 Thymus 380
- 7.5 Herz 382
  - 7.5.1 Gefäße und Nerven 389

	7.5.2	Erregungsleitungssystem	390
	7.5.3	Perikardhöhle	392
7.6	Arterien, Venen und Lymphgefäße der Thoraxhöhle		393
	7.6.1	Aorta im Thorax	394
	7.6.2	V. cava superior und inferior	395
	7.6.3	Pulmonalgefäße	396
	7.6.4	Lymphgefäße	397
7.7	Nerven		398
7.8	Angewandte und topographische Anatomie		398
	7.8.1	Oberflächenanatomie	398
	7.8.2	Projektion der Thoraxorgane auf die Thoraxwand (Skeletotopik)	399
	7.8.3	Gliederung der Thoraxhöhle	403
	7.8.4	Atemmechanik	404

8 Bauch- und Beckeneingeweide

8.1	Entwicklung der Organe und Entstehung der Situsverhältnisse		406
	8.1.1	Grundkenntnisse der Entwicklung der Verdauungsorgane	406
	8.1.2	Grundkenntnisse der Entwicklung der Organe im Retroperitonealraum	412
	8.1.3	Grundkenntnisse der Entwicklung der Geschlechtsorgane und des Anorektalkanals in ihrer Bedeutung für die Entstehung von Fehlbildungen	414
8.2	Organe des Magen-Darm-Kanals		417
	8.2.1	Magen	421
	8.2.2	Duodenum	427
	8.2.3	Jejunum, Ileum	430
	8.2.4	Caecum und Appendix vermiformis	431
	8.2.5	Kolon	433
	8.2.6	Rektum	436
8.3	Leber, Gallenblase, Pankreas		439
	8.3.1	Leber	439
	8.3.2	Gallenblase	446
	8.3.3	Extrahepatische Gallenwege	448
	8.3.4	Pankreas	449
8.4	Milz		451
8.5	Endokrine Organe		454
	8.5.1	Nebennieren	455
	8.5.2	Inselorgan (endokrines Pankreas)	457
	8.5.3	Gastroentero-pancreatico-endokrines Zellsystem	459
	8.5.4	Paraganglien	459
8.6	Harnorgane		460
	8.6.1	Niere	460
	8.6.2	Nierenbecken	467
	8.6.3	Harnleiter	467
	8.6.4	Harnblase	469

	8.6.5	Weibliche Harnröhre	472
8.7	Weibliche Geschlechtsorgane		472
	8.7.1	Ovar	472
	8.7.2	Tube	473
	8.7.3	Uterus	475
	8.7.4	Vagina	481
	8.7.5	Äußere Genitalien	482
8.8	Männliche Geschlechtsorgane		483
	8.8.1	Hoden	483
	8.8.2	Nebenhoden	487
	8.8.3	Ductus deferens	488
	8.8.4	Vesicula seminalis (= Samenblase)	489
	8.8.5	Prostata	490
	8.8.6	Äußere Geschlechtsorgane	493
	8.8.7	Sperma	496
8.9	Arterien		496
	8.9.1	Aorta abdominalis	496
	8.9.2	Aa. iliacae communes	498
8.10	Venen		499
	8.10.1	Vena cava inferior	499
	8.10.2	Vv. iliacae	500
	8.10.3	Kavokavale Anastomosen	501
	8.10.4	V. portae	501
8.11	Lymphgefäße und Lymphknoten		502
8.12	Vegetative Nerven		502
	8.12.1	Pars sympathica	502
	8.12.2	Pars parasympathica	503
8.13	Peritoneum		504
	8.13.1	Peritonealstrukturen	506
8.14	Angewandte und topographische Anatomie		507
	8.14.1	Oberflächenanatomie, Abdomen	507
	8.14.2	Organprojektionen auf die Bauchwand	508
	8.14.3	Röntgenbilder	508
	8.14.4	Gliederung der Bauchhöhle, Topographie der Bauchorgane	508
	8.14.5	Gliederung des Cavum pelvis, Topographie der Beckenorgane	510
	8.14.6	Regio perinealis	510
	8.14.7	Intraabdominaldruck	510
	8.14.8	Schwangerschaft und Geburtsvorgang	510

9 Zentralnervensystem

9.1	Entwicklung		512
	9.1.1	Ausgangsmaterial	512
	9.1.2	Rückenmark	512
	9.1.3	Gehirn	514
	9.1.4	Angeborene Mißbildungen	517

9.2	Rückenmark		518
	9.2.1	Gestalt, Gliederung, Lage	518
	9.2.2	Graue Substanz	521
	9.2.3	Weiße Substanz	523
	9.2.4	Leitungssystem	524
9.3	Rhombenzephalon		528
	9.3.1	Gestalt, Gliederung, Lage	528
	9.3.2	Innere Gliederung des Rhombenzephalon	532
	9.3.3	Funktionelle Anatomie	536
9.4	Mesenzephalon		537
	9.4.1	Gestalt, Gliederung, Lage	537
	9.4.2	Innere Gliederung	537
	9.4.3	Funktionelle Anatomie	540
9.5	Cerebellum (= Kleinhirn)		540
	9.5.1	Gestalt, Gliederung	540
	9.5.2	Innere Gliederung	542
	9.5.3	Kleinhirnbahnen	544
	9.5.4	Funktionelle Anatomie	544
9.6	Dienzephalon		547
	9.6.1	Gestalt, innere und äußere Gliederung	547
	9.6.2	Gliederung	547
	9.6.3	Grundlagen der inneren und funktionellen Gliederung	549
	9.6.4	Verbindungen	550
	9.6.5	Hypophyse	550
9.7	Telenzephalon		552
	9.7.1	Gestalt, Gliederung	552
	9.7.2	Subkortikale Kerne	555
	9.7.3	Großhirnrinde	557
	9.7.4	Bahnen der Großhirnrinde	561
9.8	Systeme		564
	9.8.1	Afferente Systeme, neuronale Gliederung, Umschaltorte	564
	9.8.2	Efferente Systeme, neuronale Gliederung, Umschaltorte	568
	9.8.3	Limbisches System	568
9.9	Innere Liquorräume		569
	9.9.1	Seitenventrikel	569
	9.9.2	III. Ventrikel	570
	9.9.3	IV. Ventrikel	571
	9.9.4	Plexus choroideus	571
	9.9.5	Liquorfluß	572
	9.9.6	Angewandte Anatomie	572
9.10	Hirn- und Rückenmarkshäute, äußere Liquorräume		573
	9.10.1	Dura mater spinalis und encephali	574
	9.10.2	Arachnoidea mater, Pia mater	575
9.11	Gefäßversorgung		577
	9.11.1	Arterien	577
	9.11.2	Venöse Abflußwege	579
	9.11.3	Angewandte Anatomie	581

10 Sehorgan

10.1 Orbita 583
    10.1.1 Form und Lage der Orbita 583
    10.1.2 Peri- und retrobulbärer Bindegewebsraum 583

10.2 Bulbus oculi 584
    10.2.1 Entwicklung des Bulbus oculi 584
    10.2.2 Gestalt, Gliederung und Form des Bulbus oculi 586
    10.2.3 Bau und mikroskopische Anatomie des Bulbus oculi . . . 587
    10.2.4 N. opticus 596
    10.2.5 Bewegungsapparat des Bulbus oculi 597

10.3 Schutzeinrichtungen des Auges 599
    10.3.1 Augenlid 599
    10.3.2 Bindehaut 601
    10.3.3 Tränendrüse, Tränenwege 602
    10.3.4 Angewandte Anatomie 603

11 Hör- und Gleichgewichtsorgan

11.1 Grundkenntnisse der Entwicklung 605

11.2 Äußeres Ohr 606
    11.2.1 Ohrmuschel, äußerer Gehörgang 606

11.3 Mittelohr 608
    11.3.1 Paukenhöhle 608
    11.3.2 Gehörknöchelchen 610

11.4 Innenohr 611
    11.4.1 Labyrinth 611
    11.4.2 Gleichgewichtsorgan 612
    11.4.3 Hörorgan 615

11.5 Angewandte Anatomie 618

1 Allgemeine Entwicklungsgeschichte und Plazentation

Einleitung

Das menschliche Leben hat seinen Ursprung in der Vereinigung (= Befruchtung) einer mütterlichen Eizelle mit einer väterlichen Samenzelle.

Nachdem die Eizelle durch den Eisprung (= Ovulation) aus einem Follikel des Eierstocks ausgestoßen wurde, erfolgt normalerweise die Befruchtung im Eileiter (= Tuba uterina).

Die befruchtete Eizelle wird **Zygote** genannt. Die Zygote teilt sich nun auf ihrem Weg durch den Eileiter (siehe Kapitel 1.2.2 und 1.2.3) in immer kleinere Zellen (= Furchungszellen).

Um den 6. Tag nach dem Eisprung nistet sich der mittlerweile aus vielen kleinen Zellen bestehende Zellhaufen, **Blastozyste** genannt, in der Schleimhaut der Gebärmutter (= Uterus) ein (siehe Kapitel 1.2.4, sowie Abb. 1.1).

Die vorgeburtliche (= pränatale) Zeit kann in drei Perioden unterteilt werden:

- **Vorembryonalperiode** (syn.: Blastulaphase) – sie reicht vom 1. bis zum 7. Tag und umfaßt die Zeitspanne zwischen Befruchtung und Einnistung. Die Vorembryonalphase endet mit der Ausbildung der Keimscheibe (s. Kapitel 1.4.1). ► Fehlbildungen, die in dieser Zeit entstehen, äußern sich als Doppelmißbildungen oder Spaltbildungen. ◄
- **Embryonalperiode** (syn.: Embryonalphase) – sie reicht von der 2. bis zum Ende der 8. Entwicklungswoche. In dieser Periode entwickeln sich die einzelnen Organe. Der Embryo (= Keimling) erhält in dieser Zeit seine menschliche Gestalt. In der 3.–6. Woche wird z.B. die Herzanlage gebildet. ► Fehlbildungen, die in dieser Periode entstehen, betreffen einzelne Organe oder die Extremitäten (z.B. Contergan-Kinder!). ◄
- **Fetalperiode** (syn.: Fetalphase) – sie reicht vom Beginn der 9. Entwicklungswoche bis zur Geburt. In dieser Periode reifen die einzelnen Organe heran. Schädigungen, die in dieser Zeit entstehen, können zum Abort (= Absterben) des Fetus (syn.: Foet) führen.

Bitte beachten Sie, daß der Zeitraum der Embryonalperiode nicht eindeutig definiert ist. Einige Autoren, z.B. Langman (Thieme Verlag) bezeichnen als Embryonalperiode die Zeit zwischen der 4. und 8. Entwicklungswoche. Andere Autoren, z.B. Voss/Herrlinger (Fischer Verlag) bezeichnen als Embryonalperiode die Zeit von der Befruchtung der Eizelle bis zum 60. Entwicklungstag.

1.1 Keimzellen und Keimzellbildung

1.1.1 Keimzellen ! 0/0

Als **Keimzellen** (= **Gameten** = Geschlechtszellen) werden die Ei- und Samenzellen bezeichnet. Die Entwicklung dieser Keimzellen erfolgt getrennt von der Entwicklung der **somatischen Zellen** (= die Zellen, die am Körperaufbau beteiligt sind).

► Die Keimzellen gehen aus **Urkeimzellen** hervor. Bereits im Stadium der Morula (siehe Kapitel 1.2.2) trennen sich die Keimzellen von den somatischen Zellen. Beim 3 Wochen alten Embryo sind die Urkeimzellen in der Dottersackwand nachweisbar (siehe Kapitel 1.4.2). Von der Dottersackwand gelangen die Urkeimzellen in der 6. Entwicklungswoche mittels amöboiden Bewegungen durch den Allantoisgang (s. Kapitel 1.4.3) und über das dorsale Mesenterium (= Darmgekröse) des Enddarms in die Geschlechtsanlagen (= Gonadenanlage). (S. Abb. 1.2). ◄

► Die Urkeimzellen induzieren wahrscheinlich die Entwicklung der Gonaden. ◄ Ob nach der Geschlechtsausbildung aus einer Urkeimzelle ein Ei oder ein Spermium entsteht, hängt von den genetisch determinierten physiologischen Bedingungen ab, das heißt, es hängt davon ab, ob es sich um ein weibliches oder ein männliches Geschlechtsorgan (Eierstock oder Hoden) handelt.

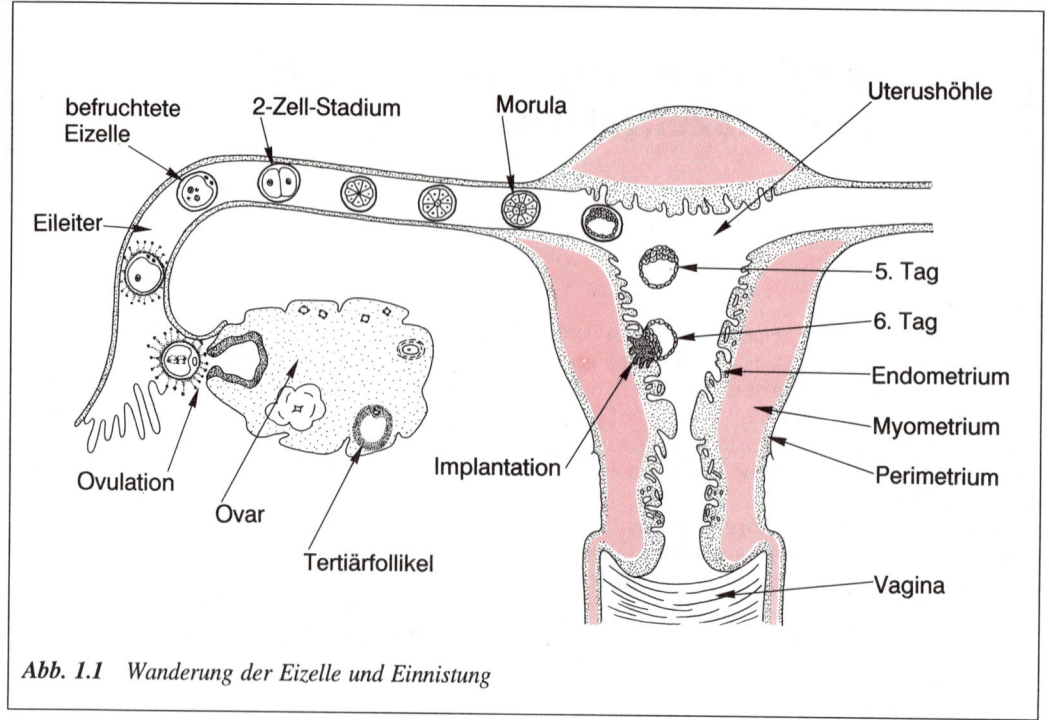

Abb. 1.1 *Wanderung der Eizelle und Einnistung*

Die weiblichen Urkeimzellen werden Ovogonien, die männlichen Urkeimzellen Spermatogonien genannt.

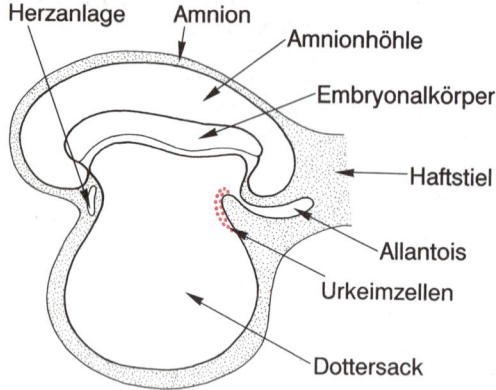

Abb. 1.2 *Schematische Darstellung der Urkeimzellen bei einem etwa 3 Wochen alten Embryo*

▶ Im Gegensatz zu den **Ovogonien** (= **Ureier**), die sich schon während der intrauterinen Entwicklung teilen und damit vermehren, so daß bis zur Geburt etwa eine Million Ovogonien im Keimepithel der beiden Ovarien (= Eierstöcke) angelegt sind, teilen sich die **Spermatogonien** (= **Ursamenzellen**) im Keimepithel der Hodenkanälchen erst ab der Geschlechtsreife. ◀

▶ Aus einer Ovogonie bzw. einer Spermatogonie entsteht eine als **Gamet** (= **Keimzelle**) bezeichnete Ovozyte bzw. Spermatozyte. Ovozyte und Spermatozyte besitzen je einen einfachen (= haploiden) Chromosomensatz. Bei der Befruchtung verschmelzen die beiden Kerne der Eizelle und des Spermiums mit ihren haploiden Chromosomensätzen zur befruchteten Eizelle, die damit einen diploiden Chromosomensatz besitzt. ◀

Keimbahnlehre

In der Keimbahnlehre wird die Hypothese aufgestellt, daß sich das **Keimplasma** bereits nach den ersten Teilungen der befruchteten Eizelle auf bestimmte Tochterzellen (= Blastomere) beschränkt, so daß die Entwicklung der Keimzellen von der der somatischen Zellen (= Körperzellen) grundsätzlich verschieden sei. Die Urkeimzellen nähmen an den Gestaltungs- und Aufbauprozessen des Körpers nicht teil. Das

Keimplasma wird nach dieser Hypothese in Form von Chromosomen von einer Generation zur nächsten weitergegeben (= Keimbahn).
Aus den Urkeimzellen entwickeln sich die Urgeschlechtszellen (= **Gonozyten**).

mordialfollikels eine einschichtige kubische bis hochprismatische Zellschicht, wodurch laut Definition aus dem Primordialfollikel ein **Primärfollikel** (= ruhender Follikel) entstanden ist. Bei der Geburt liegen etwa 1 Million primärer Ovozyten als Primordial- oder Primärfollikel in einem Ovar (siehe Abb. 1.3).

1.1.2 Ovogenese und Bau der Eizelle !!! 10/23

▶ *Prüfungsrelevant: Gesamtes Kapitel.*◀

Nachfolgend werden die einzelnen Entwicklungs- und Reifungsstadien der weiblichen Keimzellen beschrieben. Die Entwicklung des Eies wird **Ovogenese** (syn.: **Oogenese**) genannt.

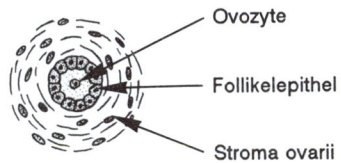

Abb. 1.3 Primärfollikel

Pränatale Reifungsperiode

Pränatal (= vor der Geburt ablaufend) werden folgende beiden Perioden unterschieden:

1. Vermehrungsperiode

Auf ihrer Wanderung von der Dottersackwand zur Anlage des Ovar, vermehren sich die **Urgeschlechtszellen** durch mitotische Teilungen. In der Ovarialanlage siedeln sie sich in der Rindenzone an und teilen sich solange, bis um den 5. Entwicklungsmonat etwa 6 Millionen Zellen entstanden sind, die nun **Ovogonien** (syn.: Oogonien) genannt werden.

▶ Die Ovogonien sind untereinander durch Zellbrücken verbunden und liegen daher in Gruppen beieinander; diese Gruppen werden **Eibällen** genannt. Bis zum Ende der Fetalzeit sind etwa 80 % der Ovogonien wieder zugrunde gegangen. Die Vermehrungsperiode ist somit noch vor der Geburt abgeschlossen. ◀

2. Erste Wachstumsperiode

In den letzten Fetalmonaten wachsen die Ovogonien bis zu einem Durchmesser von 50 μm heran, sie werden nun **primäre Ovozyten** genannt.
▶ Um die primären Ovozyten bildet sich ein einschichtiges, abgeplattetes Epithel, das aus den umgebenden Stromazellen des Ovar hervorgeht. Die Zellen dieses Epithels werden **Follikelepithelzellen** genannt. Eine von den Follikelepithelzellen umgebene primäre Ovozyte wird als **Primordialfollikel** bezeichnet (primordium = der Anfang). ◀ Bei einigen primären Ovozyten entwickelt sich noch vor der Geburt aus den platten Follikelepithelzellen des Pri-

▶ Noch vor der Geburt treten die primären Ovozyten in die **erste Reifeteilung** (= Meiose) ein, wobei sie jedoch in der Prophase der Meiose verharren. In der Prophase werden die Chromosomen in je 2 Chromatiden geteilt (= Diktyotänstadium der Prophase), so daß pro Chromosomenpaar 4 **Chromatiden** vorliegen, die als **Tetrade** (= Vierheit) bezeichnet werden. ◀

Meiose (= Reifeteilung)

▶ Bei den mitotischen Teilungen (Kernteilungen) wird die in der Intermitose replizierte (verdoppelte) DNA auf 2 Tochterzellen verteilt, wobei die beiden Tochterzellen das gleiche genetische Material enthalten. Bevor die Geschlechtszellen in die Meiose übertreten, wird während der prämeiotischen Interphase in der S-Phase die DNA nochmals repliziert. ◀

▶ Die Meiose unterteilt sich in eine 1. und 2. Reifeteilung.
Die **1. Reifeteilung** beginnt mit der Prophase I, die in mehrere Stadien unterteilt wird. In der Prophase I werden die homologen **Chromosomen** der primären Ovozyte zunächst voneinander getrennt, dabei wird sichtbar, das jedes Chromosom aus **2 Chromatiden** besteht – die beiden jeweils bivalenten Chromosomen also aus 4 Chromatiden bestehen (= **Tetradenstadium**).
   Ein Chromatid eines der bivalenten Chromosomen legt sich an ein Chromatid des anderen Chromosoms (was als **Chiasmata** bezeichnet wird) und tauscht mit ihm mittels **crossing over** Chromosomensegmente aus. Dadurch wird das genetische Material rekombiniert (ausgetauscht), was die Ursache der vielen genetisch verschiedenen Keimzellen ist.

In der Metaphase I ordnen sich die Chromosomen in der Äquatorialebene an.

In der Anaphase I trennen sich die gepaarten Chromosomen und wandern zu 2 entgegengesetzten Zellpolen. Das Zytoplasma wird zugeschnürt. Damit sind 2 Tochterzellen mit einem haploiden (halben) Chromosomensatz entstanden. Eine der Tochterzellen, die **sekundäre Ovozyte**, besitzt das gesamte paraplasmatische Dottermaterial (= Zytoplasma) der Mutterzelle und ist daher sehr groß. Die andere Tochterzelle wird zum sogenannten **Polkörperchen**, sie ist zytoplasmaarm und deshalb sehr klein. ◄

Die sekundäre Ovozyte und das 1. Polkörperchen liegen innerhalb des von der Zona pellucida umschlossenen Raumes. Das 1. Polkörperchen ist wahrscheinlich funktionslos und degeneriert bald.

► Kurz nach der 1. Reifeteilung beginnt die **sekundäre Ovozyte** mit der 2. meiotischen Reifeteilung, die bis zur Metaphase der Meiose abläuft. Die **2. Reifeteilung** wird nur dann beendet, wenn es nach der Ovulation zur Besamung kommt – also mit dem Eindringen eines Spermium in die Ovozyte (siehe hierzu Kapitel 1.2.1). ◄

Postnatale Reifung
(= nach der Geburt ablaufend)

3. Erste Ruheperiode

► In der Prophase der Meiose verharrt ein Teil der Primordial- und Primärfollikel mindestens bis zur Pubertät, längstens bis zur Menopause (= Zeitpunkt der letzten Regel).

Der größte Teil der Follikel geht jedoch noch vor oder während der Pubertät zugrunde (= Follikelatresie), so daß zu Beginn der Menarche (= 1. Regelblutung) nur noch etwa 40.000 primäre Ovozyten (Primordial- oder Primärfollikel) übrig geblieben sind, von denen wiederum nur etwa 400–500 zu befruchtungsbereiten Eizellen heranreifen. Diese Eizellen gehen in ein Wartestadium (= Diktyotänstadium) über. ◄

► Da die Zeit, in der die Ovozyten in diesem Wartestadium der Meiose verweilen, bis zu 50 Jahre umfassen kann (bis zur letzten Regel), besteht mit steigendem Alter der Mutter die Gefahr einer Chromosomenfehlverteilung. Bei Schwangeren, die älter als 30 Jahre sind, steigt die Häufigkeit von fehlgebildeten Kindern (z.B. von Mongoloiden) an. ◄

4. Zweite Wachstumsperiode
(= Follikelreifung)

► Bis zur Pubertät verharren die primären Ovozyten ohne sich zu verändern in der Rinde des Ovars. Durch hormonelle Einflüsse reifen jeweils einige der Primärfollikel zu **Sekundärfollikeln** (= wachsende Follikel) heran. Die Sekundärfollikel haben einen Durchmesser von 150 µm. Dazu vermehren sich die die primäre Ovozyte umgebenden Follikelepithelzellen zum mehrschichtigen **Epithelium folliculare** (syn.: **Membrana granulosa**). Diese, auch als Granulosazellen bezeichneten Follikelepithelzellen, sezernieren Glykoproteine, so daß zwischen den primären Ovozyten und der Follikelepithelzellschicht die aus Glykoproteinen bestehende **Zona pellucida** entsteht. ◄ Um die Membrana granulosa bildet sich die aus dem Bindegewebe des Ovar hervorgehende **Theca folliculi**. Zwischen der Membrana granulosa und der Theca folliculi liegt eine dünne Basalmembran.

Aus den Granulosazellen entstehen wie aus Abb. 1.15 ersichtlich:
- der Cumulus oophorus
- Teile der Zona pellucida
- die Corona radiata.

► Für den **Sekundärfollikel** ist charakteristisch:
- die Ovozyte ist vergrößert
- um die Ovozyte liegt eine Zona pellucida und eine Membrana granulosa
- die Theca folliculi ist ausgebildet (siehe Abb. 1.4). ◄

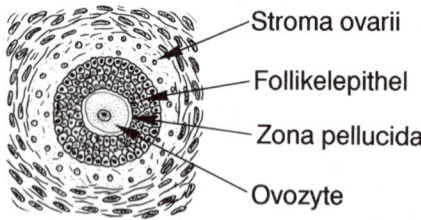

Abb. 1.4 Sekundärfollikel

Die Follikelepithelzellen (= Granulosazellen) sondern eine Flüssigkeit ab, die Liquor folliculi genannt wird. Dieser Liquor sammelt sich in Spalten, die sich schließlich zu einer Höhle, dem **Antrum folliculi**, vereinigen. Diese flüssigkeitsgefüllte Höhle ist für den **Tertiärfollikel** (= Bläschenfollikel) charakteristisch. Die Theca folliculi hat sich während dieser Entwicklungszeit in eine **Theca interna** und eine

Theca externa differenziert, wobei die Grenzen zwischen den beiden Thecae und dem umgebenden ovariellen Bindegewebe fließend sind.

➤ Die **Theca interna** (syn.: Tunica interna) ist eine zell- und gefäßreiche Schicht, die als interstitielle endokrine Drüse (= „Thekaorgan") das Hormon Östrogen (= weibliches Geschlechtshormon) produziert. ◄

➤ Die **Theca externa** (syn.: Tunica externa) bildet eine faserige Schicht aus spindelförmig angeordneten Myofibroblasten und Bindegewebsfasern.
Die Zellen des **Epithelium follliculi** (= Membrana granulosa) produzieren ab dem Übergang vom Sekundär- zum Tertiärfollikel u.a. das Hormon Progesteron, das in die Follikelhöhle abgegeben wird. ◄

Der 5–10 mm große Tertiärfollikel enthält die etwa 0,1 bis 0,2 mm große Eizelle.

➤ Der **Tertiärfollikel** ist charakterisiert durch:
- die lichtmikroskopisch sichtbare Follikelhöhle (= Antrum folliculi)
- die Tunica interna und externa
- dadurch, daß er voll ausgebildet ist (siehe Abb. 1.5). ◄

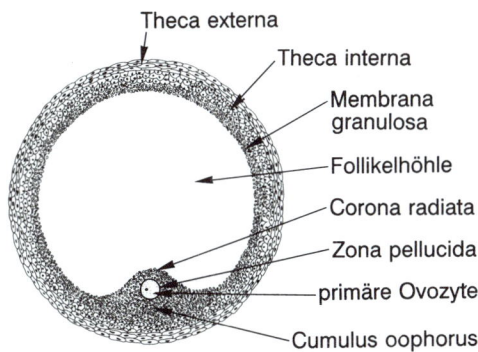

Abb. 1.5 Graaf'scher Follikel

In der Abb. 1.5 sehen Sie einen in die Follikelhöhle vorspringenden Zellhügel, der **Eihügel** (= Cumulus oophorus) genannt wird, und der die primäre Ovozyte enthält. Der Eihügel ist Teil der Membrana granulosa.
➤ Da die Membrana die Ovozyte in diesem Bereich wie einen strahlenartigen Kranz umhüllt, wird dieser Teil der Membrana granulosa **Corona radiata** genannt. ◄

5. Zweite Ruhephase

Diese Phase kann Monate bis Jahre dauern. Innerhalb dieser Zeit kann ein Tertiärfollikel
- zum sprungreifen Tertiärfollikel (= Graaf'scher Follikel) heranreifen oder
- zugrunde gehen (siehe weiter unten „Follikelatresie").

Im Ovar der geschlechtsreifen Frau werden sowohl Primär- als auch Sekundär- und Tertiärfollikel gefunden, wobei die Primärfollikel besonders häufig vorkommen. Nach der Menopause sind im Ovar keine Follikel mehr nachweisbar.

Im zyklischen Abstand wächst unter Hormoneinfluß zumeist einer der sich in der 2. Ruheperiode befindlichen Tertiärfollikel zum sprungreifen **Folliculi ovarici vesiculosi** (= Graaf'schen Follikel) heran, wobei die Eireifung bei jedem Zyklus abwechselnd einmal im rechten und dann wieder im linken Ovar erfolgt. Am 12. bis 15. Tag des weiblichen Zyklus ist der sprungreife Graaf'sche Follikel durch Mitosen im Follikelepithel und durch Vermehrung des Liquors gegenüber dem einfachen Tertiärfollikel um das dreifache gewachsen und etwa 2 cm groß. Durch diese Größenzunahme wölbt der Follikel die äußere weißliche Haut des Ovar, **Tunica albuginea** genannt, nach außen immer weiter vor. Gleichzeitig wird durch die Größenzunahme die Follikelepithelschicht gedehnt, bis der Teil der Epithelschicht, der direkt unter der Tunica albuginea liegt, nur noch zwei- bis dreischichtig ist. Dieser dünne Bereich wird **Stigma folliculi** genannt, weil der Follikel beim späteren Eisprung hier aufreißt.

➤ Ungefähr 12 Stunden vor der **Ovulation** (= Eisprung) beendet die primäre Ovozyte die 1. Reifeteilung (= 1. meiotische Teilung). ◄

Kurz vor der Ovulation zerfällt der Eihügel, wodurch die sekundäre Ovozyte ihre feste Verbindung zur Membrana granulosa verliert und mit der sie umgebenden Zona pellucida und der Corona radiata frei in der Follikelhöhle schwimmt. Proteolytische Enzyme lockern im Bereich des Stigma folliculi die Follikelzellen auf. Durch den sich schnell erhöhenden Druck des Liquor folliculi ruptiert der Follikel im Bereich des Stigma, wobei die Rupturstelle zuvor durch eine kleine Blutung von außen (bei Sicht auf das Ovar) erkennbar wird.

➤ Durch die eröffnete Stelle fließt der Liquor ab und schwemmt dabei die sekundäre Ovozyte mit der sie umgebenden Corona radiata aus der Follikelhöhle aus. Das Ausschwemmen wird **Ovulation** (= **Eisprung**) genannt. Die Ovulation dauert nur wenige Minuten. ◄

Während der Zeit, in der die Ovulation stattfindet, streifen fransenartige Fortsätze des Eileiters, **Fimbrien** genannt, über das Ovar und fangen die Eizelle auf. Der Eileiter übt nun einen Sog auf die Eizelle aus und transportiert die Eizelle mittels eines Flimmerstroms in eine trichterförmige Erweiterung des Eileiters, die Ampulle genannt wird. Den weiteren Verlauf entnehmen Sie bitte dem Kapitel 1.2.1 (Befruchtung). (Siehe Abb. 1.6).

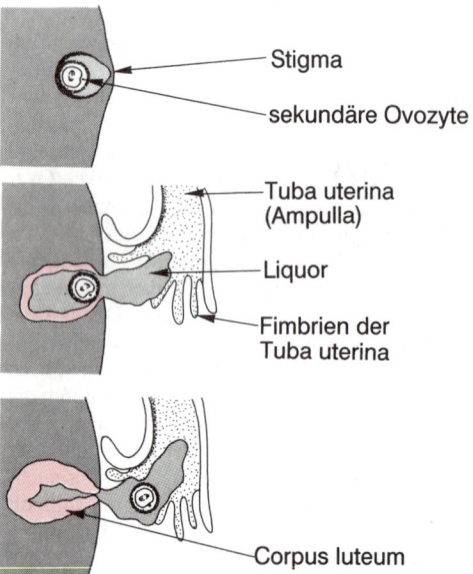

Abb. 1.6 Schematische Darstellung der Ovulation in drei Stadien (umgezeichnet nach Moor)

Direkt nach der Ausschwemmung fällt die nun leere Follikelhöhle zusammen, wodurch die Wände ein faltenartiges Aussehen erhalten. Im Innern der Höhle gerinnt das Blut, das im Bereich der Rupturstelle austrat, zu einem kleinen Thrombus (= Corpus hämorrhagicum). Gleichzeitig kommt es zu folgenden parallel ablaufenden Prozessen:

- 1. ▶ Von der Theca interna wachsen langsam Blutgefäße in die Membrana granulosa ein, so daß das entstehende Gebilde rötlich erscheint, weshalb es als **Corpus rubrum** bezeichnet wird.
- 2. Gleichzeitig vergrößern und vermehren sich die Zellen der Membrana granulosa und der Theca interna unter dem Einfluß des Hormons LH (= luteinisierendes Hormon) und lagern vermehrt ein gelbes Lipoid, Lutein genannt, ein. ◀

▶ Dadurch entwickelt sich aus dem zunächst rötlich aussehenden Corpus rubrum als gelber Körper das **Corpus luteum (= Gelbkörper)**. ◀

Die Zellen der Membrana granulosa und der Theca interna werden nach der Einlagerung des Luteins **Granulosaluteinzellen** bzw. **Thekaluteinzellen** genannt. Die Granulosaluteinzellen sind gegenüber den Thekaluteinzellen durch ihr größeres und helleres Aussehen zu unterscheiden. Etwa 3 Tage nach der Ovulation ist diese Entwicklung abgeschlossen.

▶ Das Corpus luteum dient als endokrine Drüse, es sezerniert vor allem das Hormon Progesteron und etwas Östrogen (siehe weiter unten). Diese beiden Hormone veranlassen die Schleimhaut des Uterus (= Endometrium) nach dem Follikelsprung in die Sekretionsphase überzugehen, um so die Einnistung eines befruchteten Eies vorzubereiten. ◀

Die weitere Entwicklung des Corpus luteum hängt davon ab, ob es zu einer Befruchtung kommt. Kommt es zu keiner Schwangerschaft, so wird es **Corpus luteum menstruationis** (syn.: Corpus luteum cyclicum) genannt und bildet sich ab dem 10.–12. Tag nach der Ovulation zurück.

▶ Kommt es zu einer Schwangerschaft, so bezeichnet man das Corpus luteum als **Corpus luteum graviditatis**. Unter dem Einfluß des zunächst vom Trophoblasten des Keims (siehe Kapitel 1.2.3 und 1.2.4) gebildeten Hormons HCG erreicht es einen Durchmesser von 3–4 cm. Nach dem 4. Schwangerschaftsmonat bildet sich das Corpus luteum graviditatis langsam innerhalb von etwa sechs Wochen wieder zurück, seine Funktion übernimmt dann die Plazenta (= Mutterkuchen). ◀

Bei der Rückbildung des Corpus luteum menstruationis oder des Corpus luteum graviditatis verbleibt im Ovar eine weiße bindegewebige Narbe, die **Corpus albicans** (alt: Corpus fibrosum) genannt wird.

Follikelatresie

Die meisten Primordial-, Primär-, Sekundär- und Tertiärfollikel bleiben a-tretisch (= un-eröffnet), das heißt, sie bilden sich zurück. Die Follikelatresie erstreckt sich von der Fetalzeit bis zur Menopause. Nach der Menopause sind im Ovar keine Follikel mehr nachweisbar.

Primordial- und Primärfollikel bilden sich zurück ohne Spuren zu hinterlassen. Bei Sekundär- und Tertiärfollikeln werden die Ovozyten und die umgebenden Granulosazellen aufgelöst und von Makrophagen phagozytiert, während sich die sehr widerstandsfähige Zona pellucida zu einer dicken hyalinen

Membrana verstärkt und zu einer dünnen Schicht abplattet („Peitschenschnur"), die noch längere Zeit im Ovar nachweisbar ist.

▶ Bei der Atresie von Tertiärfollikeln kommt es manchmal zu einer Vermehrung der Theca-interna-Zellen, die dann als **interstitielle Zellen** (= ovarielle Zwischenzellen) bezeichnet werden. Sie können Steroide (Testosteron und Östrogen) synthetisieren.

Festzuhalten bleibt, daß die Follikelatresie auf jeder Entwicklungsstufe der Ovozyte erfolgen kann. ◀

Hormonwirkung

Dieses Teilkapitel erarbeiten Sie sich am besten, nachdem Sie den zeitlichen Ablauf der weiteren Entwicklung in den Kapiteln 1.2.1 bis 1.2.4 gelernt haben.

Der Zyklus der geschlechtsreifen Frau (Ovarialzyklus = Menstruationszyklus) dauert durchschnittlich etwa 28 Tage. Die einzelnen Stadien des Zyklus werden von verschiedenen Hormonen beeinflußt, die wiederum aus unterschiedlichen endokrinen (= hormonabgebenden) Zentren stammen und sich gegenseitig in einer Art Regelkreislauf beeinflussen.

Die endokrinen Zentren im Hirnbereich sind:
- der Hypothalamus (Teil des Zwischenhirns) und
- der Hypophysenvorderlappen (= Adenohypophyse).

Der Hypothalamus bildet sogenannte **Releasinghormone** (= RH), die ihrerseits im Hypophysenvorderlappen die Abgabe der Hormone LH (= Luteinisierungshormon) und FSH (= follikelstimulierendes Hormon) in die Blutbahn bewirken. Beide Hormone gehören zu den Gonadotropinen (= Hormone, die das Wachstum und die Funktion der Gonaden regulieren). Der Hypothalamus wird wiederum u.a. durch das vom Ovar abgegebene Hormon Östrogen stimuliert.

▶ **FSH** bewirkt in den ersten Tagen des Zyklus, daß mehrere Follikel heranreifen. Die Eireifung wird durch das von den Granulosazellen gebildete Hormon Progesteron unterstützt. ◀ Zur Zyklusmitte hin geben die Zellen der Theca interna immer mehr Östrogen ins Blut ab. Östrogen wirkt über den Hypothalamus auf den Hypophysenvorderlappen, der seinerseits proportional zum Anstieg des Östrogenspiegels im Blut das Hormon LH abgibt.

▶ Das Hormon **LH** (syn.: **ICSH**) bewirkt zunächst die Reifung des Tertiärfollikels. ◀ Etwa einen Tag nachdem im Blut die höchste Konzentration an LH gemessen wird, kommt es durch das Zusammenwirken von LH und FSH zur Ovulation.

▶ Unter dem Einfluß von LH entwickelt sich aus dem gesprungenen Ovarialfollikel das Corpus luteum. Das Corpus luteum gibt Progesteron und in geringen Mengen Östrogene ab. Progesteron
- bereitet die Sekretionsphase der Uterusschleimhaut (= Endometrium) vor und steuert die Einnistung des befruchteten Eies,
- hemmt die Bildung neuer Follikel. ◀

▶ Kommt es zur Befruchtung, so bildet der Synzytiotrophoblastteil des Keimlings (siehe Kapitel 1.2.3 und 1.2.4) das Hormon **hCG** (= human chorionic gonadotropin; syn.: Choriongonadotropin). Das HCG verhindert die Rückbildung des Corpus luteum und bewirkt damit indirekt eine Steigerung der Progesteronbildung. Ende des 2. Entwicklungsmonats erreicht die HCG-Bildung ihren Höhepunkt um bis etwa zur 12. Entwicklungswoche stark abzufallen. Gegen Ende des 2. Entwicklungsmonats beginnt auch die Plazenta mit der Bildung von HCG, gegen Ende des 4. Entwicklungsmonats übernimmt die Plazenta die ausschließliche HCG-Produktion. Beim männlichen Keim scheint HCG die Entwicklung der Geschlechtsorgane zu stimulieren. ◀

▶ **Östrogen** (syn.: Estrogen) – wird von der Theka interna und den Granulosazellen (gehen beide aus Follikelepithelzellen hervor), sowie während der Schwangerschaft von der Plazenta gebildet. Östrogen wirkt rückkoppelnd auf den Hypothalamus und bereitet die weiblichen Geschlechtsorgane auf die Wirkung des Progesteron vor. Im mittleren Schwangerschaftsdrittel nimmt die Produktion von Östrogen zu, kurz vor dem Ende der Schwangerschaft erreicht die Östrogen-Produktion ihren Höhepunkt, um dann steil abzufallen (evtl. geburtsauslösender Faktor?).

▶ **Progesteron** ist ein Gestagen (= Keimdrüsenhormon), das von der Granulosa des sprungreifen Graaf'schen Follikels und nach dem Follikelsprung von den Granulosaluteinzellen des Corpus luteum gebildet wird. Ab dem 2. Schwangerschaftsmonat beginnt auch die Plazenta mit der Progesteronproduktion. Vom 4. Schwangerschaftsmonat an bildet die Plazenta Progesteron in ausreichender Menge. Progesteron bereitet die Uterusschleimhaut auf die Einnistung des Eies vor und dient der Erhaltung der Schwangerschaft. ◀

▶ Östrogen und Progesteron kommen immer gleichzeitig, wenn auch in unterschiedlichen Konzentrationen, vor. Bleibt die Befruchtung aus, so kommt es durch einen starken Konzentrationsabfall von Pro-

gesteron und Östrogen zur Menstruation. Bei der Schwangeren kommt es durch die Östrogen-Progesteron-Wirkung
- zur Ausbildung der Graviditätsschleimhaut,
- zum Wachstum der Uterusmuskulatur (ist hauptsächlich durch Muskelfaserhypertrophie! und nur zum kleinen Teil durch Neubildung von Muskelfasern bedingt),
- zur besseren Durchblutung des gesamten Organismus (allgemein als „gesundes Aussehen" der Schwangeren bezeichnet),
- durch Östrogen zur Proliferation der Drüsengänge in der Brustdrüse (= Mamma),
- durch Progesteron zur Vermehrung der Drüsenalveolen in der Mamma. ◄

Schwangerschaftsverhütung

Eine Schwangerschaft kann verhindert werden, indem die LH-Konzentration niedrig gehalten und damit die Ovulation verhindert wird. Dies geschieht durch dauernde perorale Gaben von Östrogen und Gestagen (= Progesteron) in Form der „Pille", die die Bildung und Sekretion von LH im Hypophysenvorderlappen hemmen. Zur menstruationsartigen Blutung kommt es, wenn die Einnahme der Pille unterbrochen wird.

1.1.3 Spermatogenese und Bau der Samenzelle !! 1/10

Vergleichbar zur Ovogenese entwickeln sich auch bei der **Spermatogenese** (= Samenzellbildung) die befruchtungsfähigen Samenzellen aus den männlichen Urkeimzellen (= Spermatogonien).

► Die Samenzellen werden in den Samenkanälchen (= Hodenkanälchen = **Tubuli seminiferi**) des Hodens gebildet. ◄ Die innere Wand dieser Hodenkanälchen ist mit Keimepithel (auch generatives Epithel genannt) ausgekleidet. Im Keimepithel können 2 Zellarten unterschieden werden:
- die Keimzellen (= Vorstufen der Samenzellen)
- die Sertoli'schen Stützzellen.

► Die **Sertoli-Zellen** sitzen auf einer Basalmembran und reichen in das Lumen der Hodenkanälchen hinein. Zwischen den Sertoli-Zellen, die über Zonulae occludentes untereinander in Verbindung stehen und so eine Art Gitternetz bilden, liegen die Vorstufen der Samenzellen, die von der Peripherie aus in Richtung Lumen der Hodenkanälchen geschoben werden (siehe Abb. 1.7). Der Aufbau des Hodenkanälchens wird ausführlich in Kapitel 8.8.1 beschrieben. ◄

► Die Sertoli-Zellen dienen
- der Ernährung der Keimzellen (= „Ammenzellen")
- als Stützzellen der Keimzellen
- der Übertragung hormoneller Stimuli auf die sich entwickelnden Keimzellen
- der Bildung der Blut-Hoden-Schranke, durch die u.a. die Spermatozoen vor Antikörpern geschützt werden. ◄

► Während der Fetalzeit und nach der Geburt vermehren sich die etwa 10 µm großen **Spermatogonien** in bestimmten zeitlichen Schüben durch mitotische Teilung. Im Gegensatz zur Ovogenese (siehe Kapitel 1.1.2) beginnt die Ausreifung der männlichen Geschlechtszellen jedoch erst mit dem Ende der Pubertät. ◄

Die **Spermatogenese** (= Samenzellbildung) läuft in 3 Phasen ab:
- **Spermatozytogenese** – in dieser Phase kommt es erneut zu einer mitotischen Teilung der Spermatogonien (= postpubertale Vermehrungsphase). Dabei entstehen Spermatozyten (= „Samenmutterzellen").
- **Reifeteilung** (= Reifephase) – diese Phase ist durch die Meiose gekennzeichnet. In zwei aufeinanderfolgenden Teilungen entstehen aus den Spermatozyten Spermatiden (= Vorstufe der Spermien).
- **Spermiohistogenese** (syn.: Spermiogenese = Differenzierungsphase) – in dieser Phase differenzieren sich die Spermatiden zu befruchtungsfähigen Spermien.

Spermatozytogenese (= Vermehrungsphase)

Die **Spermatogonien** liegen als basale Schicht des Keimepithels der Basalmembran den Hodenkanälchen direkt an. Zwischen den Spermatogonien liegen die Sertoli-Zellen. Die Spermatogonien sind proliferationsfreudig, sie teilen sich nur mitotisch!

Im histologischen Schnitt können nach der Färbung des Präparats zwei Arten von Spermatogonien unterschieden werden:
- A-Spermatogonien (= „Typ A"),
- B-Spermatogonien (= „Typ B").

Die A-Spermatogonien kommen wiederum in 2 Formen vor:
- Typ A pale – sie erscheinen heller,
- Typ A dark – sie erscheinen dunkler.

Im Vergleich zu den B-Spermatogonien sind die A-Spermatogonien größer und sitzen der Basalmembran auf.

➤ Die **A-Spermatogonien** werden als Stammzellen angesehen. Durch Teilung entstehen aus ihnen neue Stammzellen sowie die B-Spermatogonien. Die **B-Spermatogonien** unterscheiden sich von den A-Spermatogonien durch einen exzentisch liegenden Zellkern, außerdem haben sie nur noch geringen Kontakt zur Basalmembran. Die B-Spermatogonien bilden die Vorstufe der Spermien. ◄

Beide Spermatogonientypen sind jeweils durch Zytoplasmabrücken (= Interzellularbrücken) untereinander verbunden. Über diese Brücken erfolgt ein Informations- und Stoffaustausch.

Reifeteilung

➤ Durch mitotische Teilung gehen aus den B-Spermatogonien jeweils 2 **primäre Spermatozyten** (syn.: Spermatozyten 1. Ordnung) hervor. Durch Aufnahme von Protein wachsen die primären Spermatozyten auf etwa die doppelte Größe an und treten in die 1. Reifeteilung (= Meiose) ein.

Dabei verdoppelt sich vor dem Eintritt in die **Prophase** der Meiose der diploide Chromosomensatz (= 2 x 23 Chromosomen = 2n), so daß nun der 4-fache Chromatidensatz (= Tetrade = 4n) vorliegt. ◄

Die Prophase dauert etwa 24 Tage. Die daran anschließenden Meiosephasen (= Meta-, Ana- und Telophase) laufen schnell hintereinander ab. Am Ende der ersten Reifeteilung sind aus einer primären Spermatozyte zwei **sekundäre Spermatozyten** (syn.: Spermatozyten 2. Ordnung) hervorgegangen, die den diploiden Chromosomensatz enthalten. Kurz nach ihrer Entstehung treten die sekundären Spermatozyten in die 2. Reifeteilung ein (die Interphase = Zwischenphase zwischen der 1. und 2. Reifeteilung ist nur kurz).

➤ Bei der 2. meiotischen Reifeteilung entstehen aus einer sekundären Spermatozyte 2 **Spermatiden**, die jeweils den haploiden Chromosomensatz enthalten (= 1 x 23 = 1n), wobei als Geschlechtschromosom entweder das X- oder Y-Chromosom vorliegt (siehe Kapitel 1.2.1). ◄

Die Zytoplasmabrücken zwischen den einzelnen Keimzellen lösen sich nun auf, so daß die büschelartig zusammenliegenden Spermatiden nicht mehr untereinander verbunden sind.

➤ Mit jeder Teilung wandern die Keimzellen weiter lumenwärts, das heißt, in einem histologischen Schnitt liegen die Spermatogonien der Basalmembran an, die Spermatozyten rücken zum Lumen des Hodenkanälchens vor und die Spermatiden liegen an der Spitze der Sertoli-Zellen nahe dem Lumen (siehe Abb. 1.7). ◄

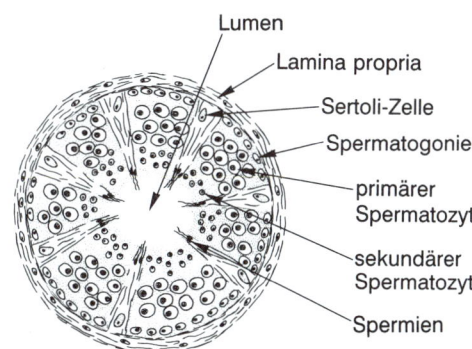

Abb. 1.7 *Schematisierter Querschnitt durch ein Hodenkanälchen*

Spermiohistogenese
(= Spermiogenese = Differenzierungsphase)

➤ In der Spermiohistogenese werden die Spermatiden durch den Umbau ihrer Bestandteile in reife, befruchtungsfähige **Spermien** (syn.: Spermatozoen) umgewandelt.◄ Während dieses Umbaus liegen die Spermatiden zumeist in Vierer- oder Achtergruppen an der Spitze der Sertoli-Zellen.

Bei der Differenzierung laufen in den Spermatiden die nachfolgenden drei Entwicklungsprozesse gleichzeitig ab:
- 1. Bildung eines Akrosom (siehe weiter unten),
- 2. Kondensation des Zellkerns, dadurch verdickt sich das Volumen des Karyoplasmas (= Kernplasma) stark,
- 3. Bildung des Spermienschwanzes (= der Geißel), die von 2 Zentriolen ausgeht, wobei aus einem Zentriol die Doppeltubuli entstehen (siehe weiter unten).

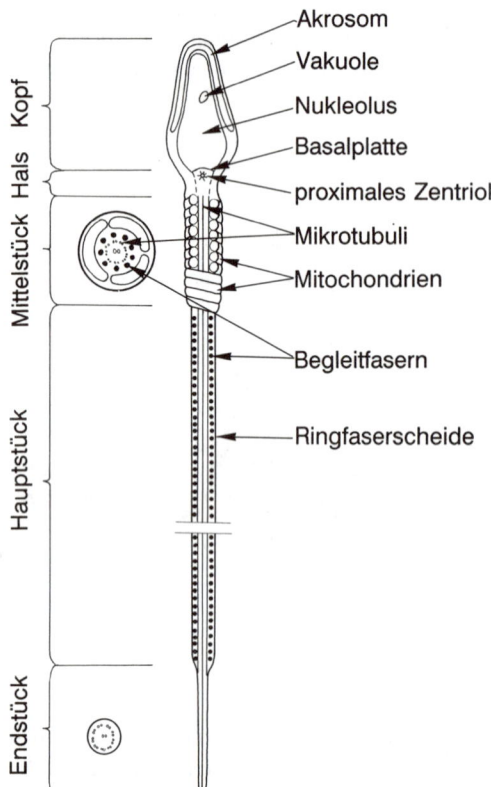

Abb. 1.8 Schematische Darstellung eines Spermium mit 2 Querschnitten (der obere Querschnitt liegt im Mittelstück, der untere im Endstück)

Das reife, etwa 60 µm lange Spermium besteht aus (siehe Abb. 1.8):
- Kopf und
- Schwanz.

Der Schwanz wird wiederum unterteilt in:
- Hals
- Mittelstück
- Hauptstück
- Endstück.

Der **Kopf des Spermiums** ist etwa 5 µm lang. Im Kopf liegt der abgerundete Zellkern mit dem haploiden Chromosomensatz. Um den Zellkern liegt kappenartig das **Akrosom** (eine Sonderform des Lysosoms).
▶ Das **Akrosom** entsteht aus den Lamellen des Golgi-Apparates. Der Innenraum des Akrosom besteht aus einem mit Bläschen gefüllten Spalt. Diese Bläschen enthalten akrosomale (= hydrolytische = auflösende) Enzyme, u.a. Hyaluronidase, saure Phosphatase und als Protease (für den Proteinabbau) das Akrosin. Akrosin bewirkt bei der Befruchtung die Auflösung der Zona pellucida (siehe Kapitel 1.2.1). Das Akrosom ist damit den Lysosomen vergleichbar. ◀

Der **Hals des Spermium** dient als gelenkiges Verbindungsglied zwischen dem Kopf und dem Mittelstück. Im Halsbereich werden die Bewegungen des Schwanzes gesteuert.

▶ Am Übergang zum Kopf liegt eine Basalplatte, darunter das proximale Zentriol, aus dem nach der Besamung (siehe Kapitel 1.2.1) die Teilungsspindel entsteht. Im Halsbereich beginnt der Achsenfaden, der aus 2 Zentraltubuli und 9 um die Zentraltubuli gruppierten Doppeltubuli (auch Doppelfibrillen genannt) besteht (= 9x 2+2 Anordnung). ◀ Die Tubuli reichen vom sogenannten Streifenkörper des Halses bis fast zum Schwanzende. Im Schwanzende verlieren die Tubuli ihre 9x 2+2 Struktur (siehe Kapitel 2.2.3.2, Abb. 2.13).

Das **Mittelstück** ist von 9 Außenfibrillen umgeben, um die sich Mitochondrien spiralartig (= helixartig) herumwinden. Die Mitochondrien stellen die für die geißelartige Bewegung des Schwanzes notwendige Bewegungsenergie in Form von ATP zur Verfügung.

Das **Hauptstück** bildet den längsten Teil des Spermium. Für das Hauptstück ist die Ringfaserscheide charakteristisch, die aus ringförmig angeordneten Fibrillen besteht.

Der untere Teil des Endstücks besteht nur noch aus Plasmalemm, das das ganze Spermium umhüllt.

Die Angabe über die Dauer der Spermatogenese schwankt zwischen 64 Tagen (Moore, Embryologie) und 72 Tagen (Leonhardt, Histologie, Zytologie und Mikroanatomie des Menschen).

Hormonwirkung

Wie die Ovogenese, so unterliegt auch die Spermatogenese einer hormonellen Steuerung. Im Gegensatz zur Frau ist der Hormonspiegel beim Mann keinem Zyklus unterworfen.

▶ Das Hormon **Testosteron** (ein Androgen) wird ab der Pubertät in den Leydigzellen des Hodens (siehe Kapitel 8.8.1) gebildet, dabei wird die Testosteronproduktion in einer Art Regelkreis vom Hypothalamus kontrolliert. ◀ Erniedrigt sich im Blut der Plasmaspiegel an Testosteron, so wird die Adenohypophyse (= Vorderlappen der Hirnanhangdrüse) über den Hypothalamus zur Abgabe des Hormons **ICSH** (= interstitielle Zellen stimulierendes Hormon, syn.: **LH**) angeregt. ICSH seinerseits fördert die Synthese von Testosteron (ICSH entspricht dem LH bei der Frau). Während Testo-steron für die Bildung der männlichen Keimzellen verantwortlich ist, wirkt das von der Hypophyse abgegebene Hormon **FSH** auf die Spermiogenese.

1.2 Befruchtung, Furchung, Implantation

Die nachfolgende tabellarische Darstellung gibt Ihnen einen zeitlichen Überblick über die Entwicklung vom befruchteten Ei bis zur Geburt.

Alter	Merkmale
1. Tag	**Befruchtung** der Eizelle (= Ovozyte) durch ein Spermium, Verschmelzung zur Zygote. Die Wanderung durch den Eileiter beginnt (Kapitel 1.2.1)
bis 3. Tag	**Furchung** – die Zygote hat sich bis zu diesem Zeitpunkt in etwa 16 immer kleiner werdende Tochterzellen (= Blastomere) geteilt. Dieser Zellhaufen wird Morula genannt (Kapitel 1.2.2).
4.–4 1/2. Tag	Aus der Morula entsteht die **Blastozyste**, die durch einen flüssigkeitsgefüllten Hohlraum gekennzeichnet ist. Die Blastozyste besteht aus dem innen liegenden Embryoblasten und dem außen liegenden Trophoblasten (Kapitel 1.2.3)
5.–6. Tag	Einnistung der Blastozyste ins Endometrium (Kapitel 1.2.4)
8. Tag	Im Embryoblasten kommt es zu ersten Differenzierungen, aus denen die beiden **Keimblätter** (Entoderm und Ektoderm) entstehen. Die Amnionhöhle entsteht (Kapitel 1.4.1)
9. Tag	Der primäre **Dottersack** entsteht (Kapitel 1.4.2)
10./11. Tag	**Die Implantation** des Keimlings ist abgeschlossen (Kapitel 1.2.4)
ab 12. Tag	**Entstehung des uteroplazentaren Kreislaufs**. Das extraembryonale Mesoderm und der sekundäre Dottersack entstehen (Kapitel 1.4.2)
ab 13. Tag	Die Primärzotten werden gebildet (Kapitel 1.3.1). Die Chorionhöhle entsteht (Kapitel 1.4.3)
ab 15. Tag	Ausbildung des Primitivstreifens (Kapitel 1.4.4)
ab 16. Tag	Das **Mesoderm** (= 3. Keimblatt) wird gebildet, damit wird die Keimscheibe dreiblättrig (Kapitel 1.4.4)
ab 18. Tag	Die ersten **Somiten** entstehen (Kapitel 1.4.4). Bildung der Neuralplatte (Kapitel 1.4.5)
ab 21. Tag	Das Herz beginnt zu schlagen (Kapitel 7.1.2). Das **Neuralrohr verschließt** sich bis auf den vorderen und hinteren Neuroporus (Kapitel 1.4.5)
24./25. Tag	**Längskrümmung** des Embryos (Kapitel 1.4.6). Der vordere Neuroporus schließt sich (Kapitel 1.4.5) Die **Augenbläschen** werden angelegt (Kapitel 10.2.1) Die Ohrgrübchen werden sichtbar (Kapitel 11.1)
26./27. Tag	Die Armknospen entstehen (Kapitel 3.1). Der hintere Neuroporus schließt sich (Kapitel 1.4.5)
28./29. Tag	Die Beinknospen entstehen (Kapitel 3.1). Die Lungen und Bronchien werden angelegt (Kapitel 7.1.4)
6. Woche	Physiologischer Nabelbruch (Kapitel 8.1.1)
7. Woche	Die **Knochenbildung** setzt ein (Kapitel 3.1). Die Augenlider bilden sich aus (Kapitel 10.2.1) Mit Ultraschall können die **ersten Bewegungen** des Kindes registriert werden
8. Woche	Alle wesentlichen Organe sind angelegt

Fetalperiode ab 9. Woche	Die Organe reifen heran. Besonders zwischen der 9. bis 20. Woche kommt es zu einem schnellen Wachstum des Fetus
ab 12. Woche	Sichere Bestimmung des Geschlechts
17.–20. Woche	Die Schwangere merkt die ersten Bewegungen des Fetus
26. Woche	Die Augenlider sind ausgebildet, die Augen teilweise geöffnet
30.–34. Woche	Der **Hoden deszendiert** (= steigt in den Hodensack ab)

1.2.1 Befruchtung !! 0/5

Zur Befruchtung der im Eileiter liegenden Eizelle gelangen etwa 500 Spermien eines Ejakulats in den Eileiter (= Tuba uterina). Bei dieser Fortbewegung spielen die Eigenbewegungen der Spermienschwänze nur eine unterstützende Rolle.

Die in der Tuba uterina liegende Eizelle produziert ein Glykoprotein (= Fertilisin), das die Eizelle in die Flüssigkeit des Eileiters abgibt.
▶ Dieses Fertilisin löst wahrscheinlich eine den Spermienkopf umgebende Proteinhülle auf, was als **Kapazitation** bezeichnet wird.

Im Bereich der Pars ampullaris der Tube (= längster Abschnitt des Eileiters – siehe Kapitel 8.7.2) treffen die Spermien zumeist auf die Eizelle. Einzelne Spermien bleiben an der Corona radiata der Eizelle haften. Bei jedem dieser Spermien kommt es nun zu einer sogenannten **Akrosomreaktion**, während der im Kopfbereich des Spermium die äußere Akrosommembran mit dem Plasmalemm unter Bildung kleiner Bläschen (= Vesikeln) verschmilzt. Die Vesikel öffnen sich anschließend und setzen Enzyme frei (siehe Abb. 1.9). ◀

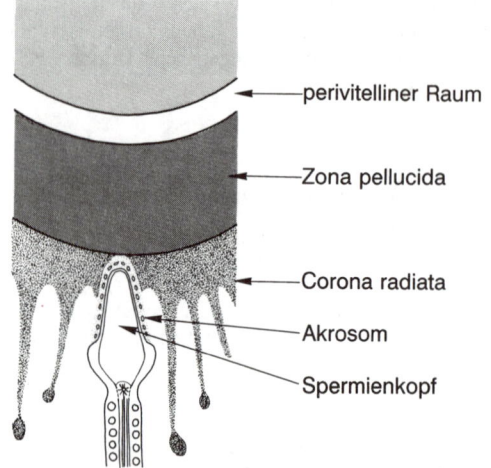

Abb. 1.9 Schematische Darstellung der Besamung im Stadium der Akrosom-Reaktion

Die vorderen 2/3 des Spermiumkopfes sind jetzt nur noch von der inneren Akrosommembran umgeben.
Mit Hilfe der freigesetzten Enzyme (trypsinähnlichen Proteasen) wird die Corona radiata aufgelockert. Mittels eigener Schwanzbewegungen gelangt das Spermium nun zwischen die Follikelepithelzellen (= Granulosazellen) der Corona radiata.
▶ Durch das Enzym Akrosin wird die Zona pellucida in einem kleinen Bereich aufgelöst, durch den das Spermium bis zur Zytoplasmamembran (= Zellmembran) der Eizelle vordringt.
Das Eindringen des Spermium in die Ovozyte wird als **Besamung** bezeichnet. ◀

Nachdem ein Spermium bis zur Zellmembran der Eizelle vorgedrungen ist, lagert es sich im Kopfbereich mit seiner inneren Akrosommembran an die Zytoplasmamembran der Eizelle an. Beide Membranen verschmelzen und lösen sich im Bereich der Kontaktstelle auf. Nun kann das Spermium mit seinem Kopf und dem Schwanz in das Zytoplasma der Eizelle eindringen, während sein Membranüberzug in die Ovozytenmembran eingebaut (inkorporiert) wird.

▶ Mit dem Eindringen löst das Spermium in der Eizelle 2 Reaktionen aus:
- 1. Eine in Vesikeln (= Bläschen) verpackte Substanz, die in der Rindenzone der Eizelle liegt, wird nach außen abgegeben. Diese Substanz verändert die Struktur der Zona pellucida und macht sie so für die anderen noch angelagerten Spermien un-

durchlässig. Durch die Abgabe dieser Substanz verkleinert sich die Eizelle etwas. Zwischen der Zellmembran der Eizelle und der Zona pellucida entsteht der **perivitelline Raum**.
- 2. Nach dem Eindringen des Spermium beendet die sekundäre Eizelle ihre 2. Reifeteilung und damit die Meiose. Sie schnürt dabei ein zweites Polkörperchen ab. Erst jetzt ist die Eizelle befruchtungsbereit – dazu wandelt sich der Zellkern zum weiblichen Vorkern um. ◄

Zur gleichen Zeit bildet sich der Schwanz des Spermium zurück, während der Spermiumkopf zum männlichen Vorkern anschwillt. Anschließend replizieren die beiden haploiden Vorkerne (enthalten jeweils 23 Chromosomen) ihre DNA und bilden sichtbare Chromosomen aus. Die beiden Kernmembranen lösen sich nun auf.

▶ Als eigentliche **Befruchtung** bezeichnet man die Verschmelzung der beiden haploiden Vorkerne in der Metaphase der Meiose zur diploiden **Zygote** (= befruchtete Eizelle) mit ihren 46 Chromosomen (siehe Abb. 1.10). ◄

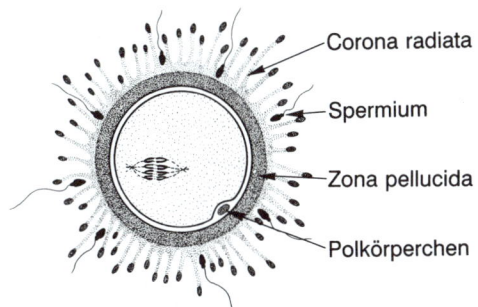

Abb. 1.10 Eizelle

▶ Bei der Befruchtung wird gleichzeitig das Geschlecht des Kindes festgelegt, weil das Spermium nur ein X- der ein Y-Geschlechtschromosom enthält (die Eizelle hat immer nur ein X-Chromosom). ◄
▶ Die Befruchtung kann auch künstlich erfolgen. Diesen Vorgang bezeichnet man als **Insemination**. ◄
Bei der Insemination wird am Konzeptionsoptimum (siehe weiter unten) frisches oder aufgetautes Ejakulat in einer Plastikkappe der Portio des Uterus aufgesetzt. Aus der Kappe heraus nehmen die Spermien den zu Anfang des Kapitels beschriebenen Weg.

Voraussetzung für die Insemination ist, daß die Frau fertil (= fruchtbar) ist. Bei der homologen Insemination kommt das Sperma vom Ehemann, bei der heterologen Insemination von einem anonymen Spender.

▶ Unter dem **Konzeptionsoptimum** versteht man den günstigsten Zeitpunkt für den Beischlaf bei dem man mit hoher Wahrscheinlichkeit eine Befruchtung des Eies herbeiführen kann. Um das Konzeptionsoptimum zu ermitteln, muß man wissen, daß
- das Ei nur wenige Stunden befruchtbar ist
- die in der Scheide liegenden Spermien nach wenigen Stunden ihre Bewegungsfähigkeit verlieren und absterben. Die in den Gebärmutterhals (= Cervix uteri) vorgedrungenen Samenzellen bleiben jedoch wegen der besonderen Beschaffenheit des im Gebärmutterhals liegenden Schleims bis zu 48 Stunden befruchtungsfähig. ◄

Die optimale Konzeptionsstunde kann bisher nicht direkt ermittelt werden. Daher behilft man sich mit einer indirekten Methode. Dazu muß die Frau über einige Monate morgens bevor sie aufsteht, ihre Aufwachtemperatur (= Basaltemperatur) messen. Nach der Ovulation (= Eisprung) wird vermehrt Progesteron gebildet, wodurch es 1 bis 2 Tage nach der Ovulation zu einem meßbaren Temperaturanstieg von 0,2 bis 0,6 Grad kommt.

Da der Eisprung bei Frauen mit einem relativ stabilen Zyklus nur kleinen Schwankungen unterliegt, werden von dem Zyklustag, an dem durchschnittlich eine Temperaturerhöhung stattfindet, 2 Tage abgezogen – so erhält man den wahrscheinlichen Tag des nächsten Eisprungs.

1.2.2 Furchung

Etwa 30 Stunden nach der Befruchtung hat sich die **Zygote** mitotisch in 2 Tochterzellen geteilt. Anschließend kommt es zu rasch aufeinanderfolgenden Teilungen. Charakteristisch für die Zellteilung der Zygote und aller aus ihr hervorgehenden Zellen ist, daß die Zellteilung äußerlich durch ein Furchung gekennzeichnet ist, weshalb alle diese Zellen **Blastomeren** (= **Furchungszellen**) genannt werden.

Bei den Blastomeren wachsen die Tochterzellen nicht zur Größe der Mutterzelle heran. Die zwei Tochterzellen teilen sich das Zytoplasma (= Zellplasma) der Mutterzelle, so daß die beiden Tochterzellen zusammen nicht größer sind als die Mutterzelle. Dadurch entstehen immer kleinere Blastomere, bis schließlich die aus der 150 µm großen Eizelle hervorgegangenen Blastomeren die gleiche Größe wie die sonstigen menschlichen Körperzellen haben.

► Jede dieser Blastomeren ist noch omnipotent, das heißt, aus jeder der Blastomeren könnte sich ein neues Embryo entwickeln, denn die Blastomeren besitzen die gleichen Fähigkeiten wie die Zygote; werden z.B. im 2-Zell-Stadium die beiden Blastomeren getrennt, so entstehen eineiige Zwillinge. ◄

3 Tage nach der Befruchtung ist aus der Zygote eine Kugel von 12 bis 16 Blastomeren entstanden. Das Aussehen dieses 16–Zellstadiums erinnert an eine Maulbeere, weshalb diese „Zellkugel" als **Morula** (Morus = Maulbeere) bezeichnet wird. Die Morula ist wie die Eizelle etwa 150 μm groß.

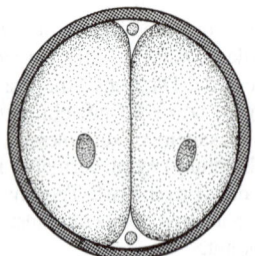

Abb. 1.11   Zygote (= 2-Zell-Stadium)

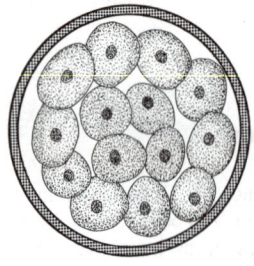

Abb. 1.12   Morula

Die Zygote bzw. die aus ihr hervorgegangene Morula hat während dieser 3 Tage infolge der peristaltischen Bewegungen der Muskulatur des Eileiters sowie durch den im Eileiter uteruswärts gerichteten Flimmerstrom, fast den gesamten Eileiter passiert und befindet sich kurz vor dem Uterus. Zwischenzeitlich hat sich die Corona radiata bei der Wanderung durch den Eileiter von der Morula ab- und aufgelöst.

Zwischen dem 3. und 5. Tag der Keimentwicklung erreicht die sogenannte **späte Morula** (spät, weil sie sich im Übergang zur Blastozyste befindet) die Uterushöhle (= Cavum uteri).

1.2.3   Blastozyste   !! 0/2

Während des letzten Teils der Eileiterwanderung und später in der Uterushöhle, nimmt die Morula von außen Flüssigkeit auf, wodurch die Blastomeren langsam auseinandergedrängt werden, so daß etwa 4 Tage nach der Befruchtung unterschieden wird zwischen

- einem innen liegenden Zellhaufen, der **Embryoblast** genannt wird,
- der flüssigkeitsgefüllten **Blastozystenhöhle** (syn.: Blastozoele)
- einer den Embryoblasten und die Blastozystenhöhle umschließenden äußeren Zellschicht, die **Trophoblast** genannt wird.

Von diesem Zeitpunkt an wird die „Zellkugel" **Blastozyste** (= Keimblase) genannt (siehe Abb. 1.13).

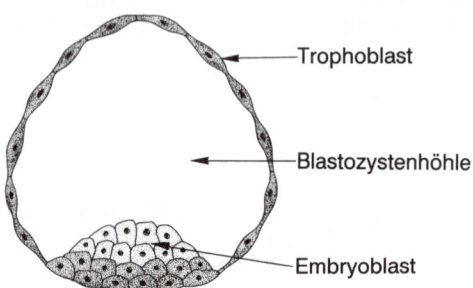

Abb. 1.13   4 Tage alte Blastozyste

► Aus dem Embryoblast geht später der Embryonalkörper hervor.

Der Trophoblast bildet zunächst das primitive Ernährungsorgan (= Chorion), später geht aus dem Trophoblast der fetale (= kindliche) Anteil der Plazenta hervor (siehe Kapitel 1.4.1).

Am Ende des 4. Tages ist die Blastozyste (späte Morula) auf etwa 100 Zellen angewachsen. Die Zona pellucida dehnt sich und löst sich zwischen dem 4. und 5. Entwicklungstag in der Uterushöhle unter dem Einfluß proteolytischer Enzyme, die vom Trophoblast gebildet werden, auf (= degeneriert). Bis zu diesem Tag liegt die Blastozyste frei im Sekret der Uterushöhle.

Vor der Implantation (= Einnistung in den Uterus – siehe Kapitel 1.2.4), wahrscheinlich auch schon während der Wanderung durch die Tuba uterina, produziert der Trophoblast das Hormon hCG (= human Choriongonadotropin), das verhindert, daß das Corpus luteum zurückgebildet wird (siehe Kapitel 1.1.2 „Hormonwirkung"). ◄

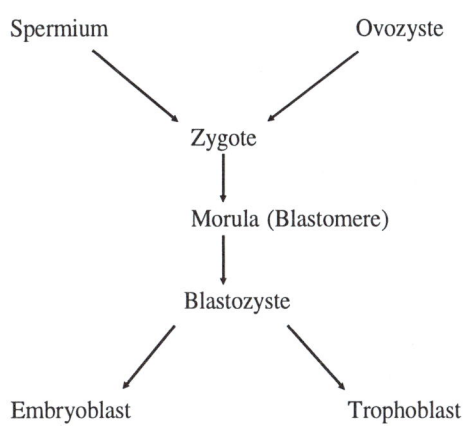

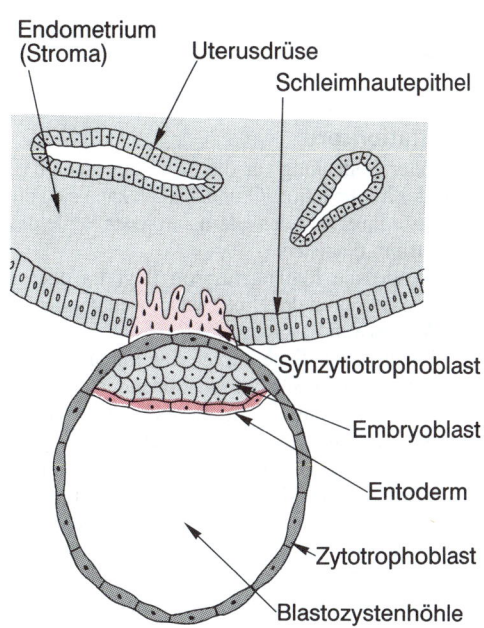

1.2.4 Implantation !! 2/4

Zwischen dem 5. und 6. Entwicklungstag lagert sich die Blastozyste an die Schleimhaut des Uterus an und beginnt sich einzunisten. Die Uterusschleimhaut wird Endometrium genannt (siehe hierzu Kapitel 8.7.3). Die Einnistung der Blastozyste wird als **Implantation** (syn.: **Nidation**) bezeichnet.

➤ Zu Beginn der Implantation befindet sich das Endometrium auf dem Höhepunkt der Sekretionsphase (wird in Kapitel 8.7.3 beschrieben).
  Nachdem sich die Blastozyste an das Endometrium angelagert hat, dringen im Bereich der Anlagerungsstelle Trophoblastzellen in die Interzellularspalten des Oberflächenepithels der Uterusschleimhaut ein und lösen mittels proteolytischer Enzyme das Epithel im Bereich des Implantationsortes auf.

Die Trophoblastzellen, die in das Endometrium eindringen, verschmelzen am 8. Entwicklungstag unter Auflösung ihrer Zellgrenzen zu einem vielkernigen Synzytium, das **Synzytiotrophoblast** genannt wird. Die direkt unter dem Synzytiotrophoblast liegenden Trophoblastzellen behalten ihre Zellgrenzen bei, sie zeigen eine große Vermehrungsrate und werden zusammen als **Zytotrophoblast** bezeichnet.
  Der Synzytiotrophoblast bildet somit im Bereich der Anlagerungsstelle die äußere, der Zytotrophoblast die innere Zellschicht (siehe Abb. 1.14). ◄

Abb. 1.14   6–7 Tage alter Keim während der Implantation

Die fingerartigen Fortsätze des Synzytiotrophoblasten dringen immer tiefer in das Endometrium ein und lösen durch Abgabe von proteolytischen Enzymen das Epithel des Uterus auf. Die dabei freigesetzten Stoffe werden vom Synzytiotrophoblasten resorbiert und dienen dem Keim als Nahrung. Schon bald erreichen die Synzytiotrophoblastfortsätze das mit vielen Kapillaren und Drüsen durchzogene Uterusstroma (= Bindegewebe der Uterusschleimhaut).

➤ Um den 10. bis 11. Entwicklungstag ist die Implantation abgeschlossen. Die ursprüngliche Anlagerungsstelle der Blastozyste, an der das Oberflächenepithel der Uterusschleimhaut (bedingt durch die Auflösung) fehlt, wird durch einen Verschlußpfropfen (= Verschlußkoagulum) geschlossen und später durch Proliferation von Oberflächenepithel bedeckt.

An der Implantation sind sowohl die Blastozyste als auch das Endometrium beteiligt, wobei die Zeit eine entscheidende Rolle spielt. Nur innerhalb einer Zeitspanne von etwa 36 Stunden scheint das Endometrium die Blastozyste nicht als Fremdgewebe zu erkennen sondern zu tolerieren, so daß keine Immunreaktionen gegenüber dem Keim erfolgen. Tritt innerhalb dieses Zeitraums keine Implantation ein, so kommt es zum Embryonaltod ohne vorhergehende Implantation. ◄

Implantationsort
Von großer Bedeutung für die Schwangerschaft ist der Ort der Implantation. Grundsätzlich kann sich die Blastozyste innerhalb des Uterus an jeder Stelle des Endometrium einnisten.
➤ Der normale Implantationsort liegt im oberen Drittel des Uterus an der Hinterwand, weniger häufig an der Vorderwand.

Zwei weitere mögliche intrauterine Implantationsorte bringen zahlreiche Komplikationen mit sich – so führt eine Implantation im Bereich des inneren Muttermundes oder im Bereich der Cervix uteri (= „Zervixschwangerschaft" = Placenta praevia = „im Wege liegend") häufig zu einer Verlegung des inneren Muttermundes und wird damit zu einem Geburtshindernis. Außerdem kann es bei solchen Schwangerschaften zu massiven Blutungen der Schwangeren sowie zum Abort kommen. ◄

Unter normalen Voraussetzungen wird eine vorzeitige Implantation durch die Zona pellucida so lange verhindert, bis die Blastozyste die Uterushöhle erreicht hat. Es kann jedoch auch zu einer der nachfolgenden, außerhalb des Uterus liegenden (extrauterinen) Implantation kommen:
- Ovarialschwangerschaft
- Tubenschwangerschaft
- Bauchhöhlenschwangerschaft.

Zu einer **Ovarialschwangerschaft** kommt es z.B. wenn die Eizelle nicht aus der Follikelhöhle ausgeschwemmt wird, aber Spermien bis zur Eizelle vordringen.

Zu einer **Tubenschwangerschaft** kann es z.B. kommen, wenn der Eileiter zu lang oder durch eine Entzündung verwachsen ist (= Tubenverklebung), so daß zwar die Spermien, nicht aber die viel größere Eizelle eine Engstelle passieren können.

➤ Zumeist kommt es bei der Tubenschwangerschaft innerhalb der ersten 3 Monate zu einer Tubenruptur und damit zum Abort. Für die Schwangere können die dabei auftretenden inneren Blutungen lebensgefährlich sein. ◄

Zu einer der sehr seltenen **Bauchhöhlenschwangerschaft** kann es kommen, wenn sich eine Blastozyste zunächst im Bereich der Fimbrien (= Tubenanfang) implantiert und dann in die Bauchhöhle abgestoßen wird, wo sie sich zumeist im Bereich der Excavatio recto-uterina (= Douglas-Raum) re-implantiert. In einigen Fällen konnten solche Schwangerschaften ausgetragen werden.

1.3 Plazentation

Als Plazentation bezeichnet man die Bildung der **Plazenta** (= Mutterkuchen).

Die Plazenta dient dem heranwachsenden Keimling als Ernährungs-, Ausscheidungs- und Stoffwechselorgan.

➤ Außerdem werden in der Plazenta folgende Sexualhormone gebildet:
- Steroidhormone (Progesteron und Östrogen),
- Choriongonadotropin (hCG).

Die Hormone dienen dazu, die Schwangerschaft zu erhalten und die Entwicklung des Keimlings zu fördern. ◄

1.3.1 Entwicklung der Plazenta !! 2/9

➤ *Prüfungsrelevant: Sie sollten die in diesem Kapitel fett hervorgehobenen Begriffe kennen.* ◄

Die Bildung der Plazenta erfolgt ab dem 10. Entwicklungstag.
Die Plazenta besteht aus zwei Anteilen:
- einem mütterlichen Anteil, der aus dem Endometrium besteht und **Plazenta materna** genannt wird,
- einem kindlichen Anteil, der aus dem Trophoblast (Kapitel 1.2.4) besteht und **Plazenta fetalis** genannt wird.

Mit der in Kapitel 1.2.4 beschriebenen Implantation der Blastozyste kommt es im Endometrium zu nachfolgenden Veränderungen:
- ➤ Die Stromazellen (= Bindegewebszellen des Endometrium) vergrößern und vermehren sich zu großen, teilweise mehrkernigen Zellen, die nun **Deziduazellen** (= Zellen des schwangeren Uterus – deciduus = hinfällig) genannt werden. Die Deziduazellen speichern Glykogen und Lipide. ◄
- ➤ Unter dem Einfluß des Hormons Progesteron (wird vom Corpus luteum gebildet – siehe Kapitel 1.1.2) verändern sich die Gefäße und Drüsen des Uterus. ◄

➤ Bis etwa zum 12. Entwicklungstag ernährt sich der Keimling ausschließlich dadurch, daß der Synzytiotrophoblast (= Teil des Keimlings) das Endometrium proteolytisch auflöst und die dabei freigesetzten Stoffe resorbiert. ◄ Diese Zeit der Ernährung wird – weil sie durch Auflösung von Gewebe erfolgt – **histiotrophe Phase** genannt (histio = Gewebe, troph = ernährend).

Ab dem 8. Entwicklungstag bilden sich innerhalb des Synzytiotrophoblasten (siehe Kapitel 1.2.4) im Bereich des ehemaligen Implantationspols zunächst kleine Bläschen (= Vakuolen), die zu großen, untereinander in Verbindung tretenden **Lakunen** (= „Seen") zusammenfließen. Um den 11. Entwicklungstag haben sich die Lakunen über die gesamte Oberfläche des Keimlings ausgebreitet. Die zwischen den Lakunen verbleibenden balkenartigen Synzytiotrophoblastteile werden **Trabekel** (= Bälkchen) genannt (siehe Abb. 1.20).

Um den 12. Entwicklungstag ist der Synzytiotrophoblast so weit in das mütterliche Gewebe vorgedrungen, daß er die ersten Kapillaren erreicht. Diese, nur mit einer dünnen Wand umhüllten Kapillaren, haben sich zu Sinusoiden (Definition siehe Kapitel 2.4.2) erweitert, die vom Synzytiotrophoblast arrodiert (= eröffnet) werden.

Das mütterliche Blut fließt aus den Sinusoiden durch kleine in der äußeren Synzytiotrophoblasthülle liegende Öffnungen in die Lakunen. Gleichzeitig bilden sich an der Synzytiotrophoblasthülle Öffnungen, durch die das Blut wieder in den mütterlichen Blutkreislauf zurückfließen kann – damit ist der **uteroplazentare Kreislauf** entstanden. Die histiotrophe Phase wird ab diesem Zeitpunkt von der **hämotrophen Phase** abgelöst (hämo = Blut). Neben den Kapillaren werden auch mütterliche Drüsen eröffnet.

Wie Sie aus Abb. 1.20 entnehmen können, hat sich zwischen dem extraembryonalen Zölom und der Trabekelschicht das extraembryonale parietale Mesoderm gebildet, das auch als **primäre Chorionplatte** (syn.: primäres Chorion) bezeichnet wird (Chorion = Eihaut = embryonale Hülle).

► Die primäre Chorionplatte ist zweischichtig, sie besteht aus einer Schicht Zytotrophoblastzellen und der zu den Lakunen hin gelegenen Synzytiotrophoblastschicht. ◄

Um den 12. Entwicklungstag entsteht aus dem extraembryonalen Zölom die **Chorionhöhle**. Gleichzeitig bilden sich aus den Zytotrophoblastzellen der primären Chorionplatte die ersten Mesenchymzellen, die als extraembryonales Mesenchym bezeichnet werden. Aus diesen differenziert sich als dritte Schicht Bindegewebe, womit die **sekundäre Chorionplatte** entstanden ist.

► Zur Chorionhöhle hin ist die Chorionplatte vom einschichtigen Amnionepithel (siehe Kapitel 1.4.1) und zum intervillösen Raum hin vom Synzytiotrophoblasten bedeckt. Die Chorionplatte wird also vom Keimling gebildet (siehe Abb. 1.18)! ◄

Aus der noch primären Chorionplatte wachsen um den 13. Entwicklungstag Zytotrophoblastzellen in die vom Synzytiotrophoblast gebildeten Trabekel ein, die damit zu **Primärzotten** (syn.: primäre Chorionzotten) werden. Die Primärzotten, die bald Verzweigungen bilden, enden frei in den Lakunen (siehe Abb. 1.15).

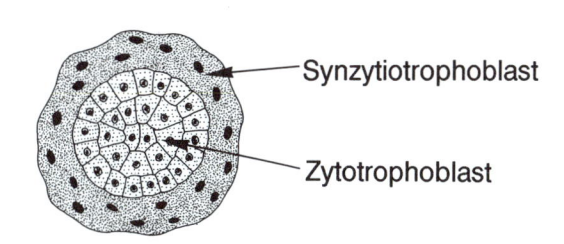

Abb. 1.15 Querschnitt durch eine Primärzotte

Ab dem 15. Entwicklungstag wachsen die Mesenchymzellen der sekundären Chorionplatte in die Primärzotten hinein, die damit zu **Sekundärzotten** werden.

Vom 19. Entwicklungstag an bilden sich innerhalb des Mesenchym kapillarähnliche Blutgefäße aus, die mit den Blutgefäßen, die sich im Chorion entwickeln, anastomosieren. Durch die Bildung der Blutgefäße werden aus den Sekundärzotten **Tertiärzotten**. Ungefähr ab dem 21. Entwicklungstag leiten diese Gefäße das Blut zu den Allantoisgefäßen, die im Haftstiel liegen, weiter (siehe Kapitel 1.4.3). (Siehe Abb. 1.16).

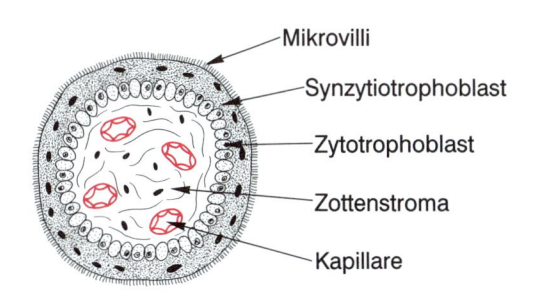

Abb. 1.16 Querschnitt durch eine Tertiärzotte

Wie zuvor erwähnt, beginnen sich bereits die Primärzotten an ihrer Oberfläche dichotom (= zweigeteilt) zu verzweigen. Diese Verzweigungen sind bei den Tertiärzotten soweit fortgeschritten, daß sie an Bäume erinnern, weshalb sie als **Kotyledonen** (= **Zottenbäumchen**) bezeichnet werden. Die etwa 200 Kotyledonen, wovon jedoch nur etwa 25 % voll ausgebildet sind, bilden funktionell den wichtigsten Teil der Plazenta.

Mit ihrem Stamm (= Zottenstamm) entspringen die Kotyledonen von der sekundären Chorionplatte – dieser Teil wird als **Stammzotte** bezeichnet. Die frei in die Lakunen hineinragenden Zottenenden werden **Endzotten** genannt. Die das Kotyledon umhüllenden Zytotrophoblastzellen vermehren sich an einem Ende der Endzotten so stark, daß sie als Zellsäule dem Synzytiotrophoblast und dem Endometrium entgegenwachsen und sich dort verankern – dieser Teil wird **Haftzotte** genannt.

Gleichzeitig mit der Bildung der Zotten konfluieren die zuvor erwähnten Lakunen zu einem gemeinsamen Raum, der als **intervillöser Raum** bezeichnet wird. Nach Entstehung der Tertiärzotten hat sich der intervillöse Raum stellenweise bis auf einen 10 µm breiten Spalt, der zwischen den Zotten liegt, verengt. Gegen Ende der Schwangerschaft zirkulieren im intervillösen Raum etwa 150 ml Blut (siehe Abb. 1.17).

Ab dem 12. Entwicklungstag, an dem die hämotrophe Phase beginnt, kommt es zu ersten Veränderungen im Bereich der Synzytiotrophoblasthülle (syn.: Trophoblastschale) und in der Grenzzone zum Endometrium.

Sobald der in den Haftzotten liegende Zytotrophoblast die Synzytiotrophoblasthülle erreicht hat, wächst der Zytotrophoblast zu den Zellen des Endometriums vor. Gleichzeitig geht der Synzytiotrophoblast bis auf ein zweischichtiges Epithel, das an den intervillösen Raum angrenzt, zugrunde.

▶ Zytotrophoblast und Endometrium verwachsen miteinander. Um den 21. Entwicklungstag ist die Vermischung zwischen mütterlichem Gewebe (= Endometrium) und kindlichem Gewebe (= Zytotrophoblast) soweit fortgeschritten, daß dieser Verwachsungsbereich als **Basalplatte** bezeichnet wird. ◀

Von der Basalplatte aus bilden sich gegen Ende des 3. Entwicklungsmonats säulen- bis plattenförmige **Plazentasepten** (= Septa placentae), die aus dem Zytotrophoblast und der Dezidua hervorgegangen sind. Die Septen liegen zwischen den Zottenbäumchen. Entgegen früherer Lehrmeinung dienen die Septen jedoch nicht der Begrenzung (vor einigen Jahren noch glaubte man, daß die Septen die Plazenta in Lappen, ebenfalls Kotyledonen genannt, unterteilen würden).

▶ Die Zotten werden bis etwa zum 4. Entwicklungsmonat von einem zweischichtigen Epithel aus Synzytiotrophoblasten überzogen. Unter der Synzytiotrophoblastschicht liegt bis zum 4. Entwicklungsmonat eine Schicht aus hellen Zellen, die aus dem Zytotrophoblast hervorgeht und **Langhans'sche Zellschicht** genannt wird. ◀

▶ Im Zottenstroma treten während der 1. Schwangerschaftshälfte Zellen mit großen Kernen auf, die als **Hofbauer-Zellen** bezeichnet werden und wahrscheinlich Makrophagen sind. ◀

An der Oberfläche der Tertiärzotten hat sich ein Bürstensaum (Mikrovilli) gebildet, wodurch sich die gesamte vom mütterlichen Blut umspülte Zottenoberfläche auf etwa 15 qm vergrößert. Die Mikrovilli dienen der Resorption von Stoffen aus dem intervillösen Raum, in den das mütterliche Blut über neu ausgebildete Spiralarterien gepumpt wird. Im intervillösen Raum verlangsamt sich der Blutstrom, um so den Stoffaustausch zu begünstigen. Über Venen fließt das sauerstoffarme Blut durch den Nabelstrang in den mütterlichen Kreislauf zurück, um dort wieder mit Nährstoffen und Sauerstoff angereichert zu werden.

Gegen Ende der Schwangerschaft lagert sich in bestimmten Bereichen der Plazenta Fibrinoid ein, das unter anderem aus Fibrin besteht. Unterhalb der Basalplatte wird das **Fibrin** als Nitrabuch'scher Fibrinstreifen, im intervillösen Raum als Rohr-Fibrin und in der Chorionplatte als Langhans-Fibrin bezeichnet.

1.3.2 Form und Funktion der reifen Plazenta !!! 5/13

▶ *Prüfungsrelevant: Gesamtes Kapitel (mehrere Bildfragen).* ◀

▶ Die reife Plazenta hat ein scheibenartiges Aussehen. Sie ist etwa 2–3 cm dick, hat einen Durchmesser von 15–25 cm und wiegt etwa 400–600 g. ◀

Wie im vorangehend Kapitel erwähnt, besteht die Plazenta aus zwei Anteilen:
- Placenta fetalis (kindlicher Anteil)
- Placenta materna (mütterlicher Anteil).

▶ Die **Placenta fetalis** entwickelt sich aus den Chorionzotten und bildet die Chorionplatte. Wie in Kapitel 1.3.1 beschrieben, umgibt das Chorion die mit Flüssigkeit gefüllte Chorionhöhle, in der der Keimling mit der Amnionhöhle (Kapitel 1.4.1) und dem Dottersack (Kapitel 1.4.2) liegt. Aus dem Chorion

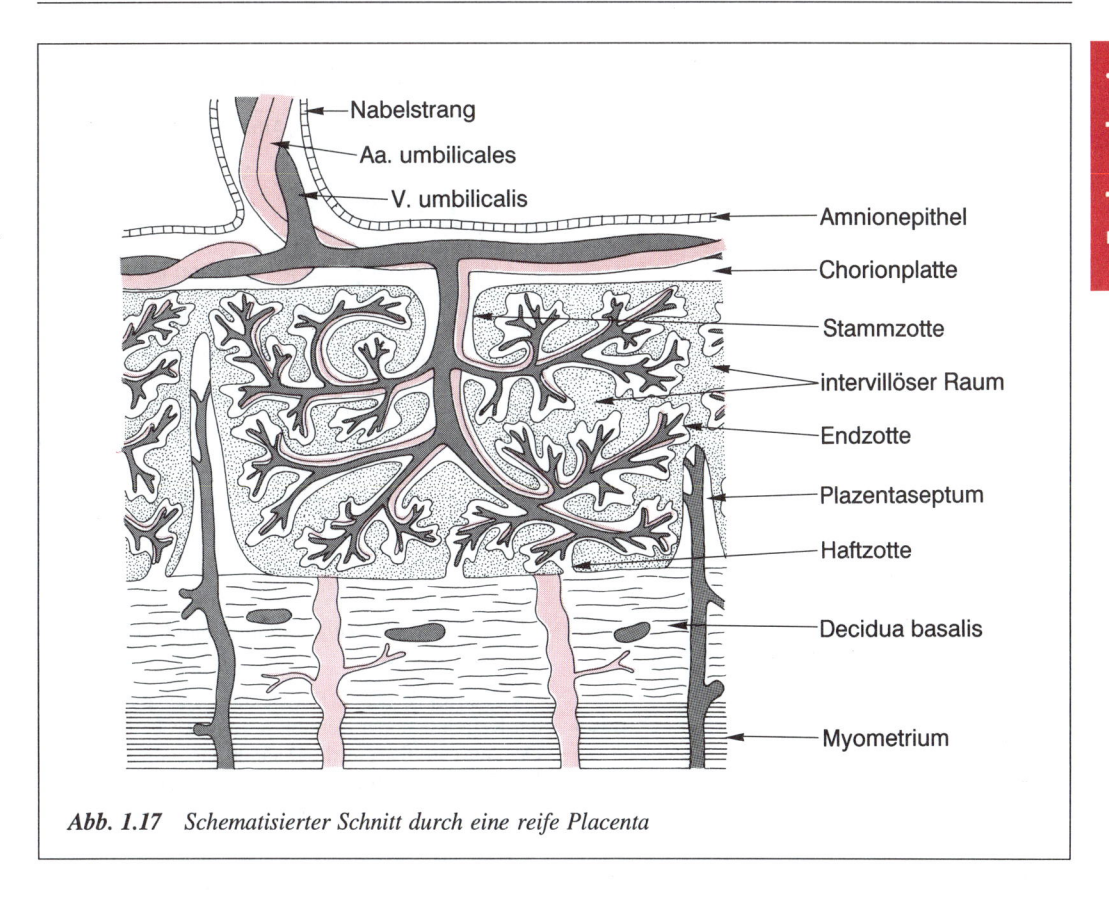

Abb. 1.17 Schematisierter Schnitt durch eine reife Placenta

wachsen die Zotten, die zunächst die gesamte Keimblase überziehen, weshalb das Chorion zu diesem Zeitpunkt als **Chorion villosum** bezeichnet wird (siehe Abb. 1.18). ◄

► Gegen Ende der 3. Entwicklungswoche bilden sich, wie Sie in Abb. 1.19 sehen können, die Zotten bis auf den Bereich um den ursprünglichen Implantationspol zurück, so daß ein zottenfreier Bereich, das **Chorion laeve**, und ein zottentragender Bereich, das Chorion frondosum, entsteht. Der Bereich des **Chorion frondosum**, der auch als **Chorionplatte** bezeichnet wird, liefert den fetalen Anteil der Plazenta. ◄

► Die **Placenta materna** entwickelt sich aus der Zona functionalis der Uterusschleimhaut (= Endometrium). ◄

Das Endometrium des Uterus besteht aus der einschichtigen Lamina epithelialis und der Lamina propria. Die Lamina propria wird in die Zona basalis und in die Zona functionalis (= oberflächliche Schicht) unterteilt. Die Zona functionalis entwickelt sich beim schwangeren Uterus zur **Decidua graviditatis** (= „hinfällige Haut"; hinfällig, weil sie nach der Geburt mit der Nachgeburt ausgestoßen wird).

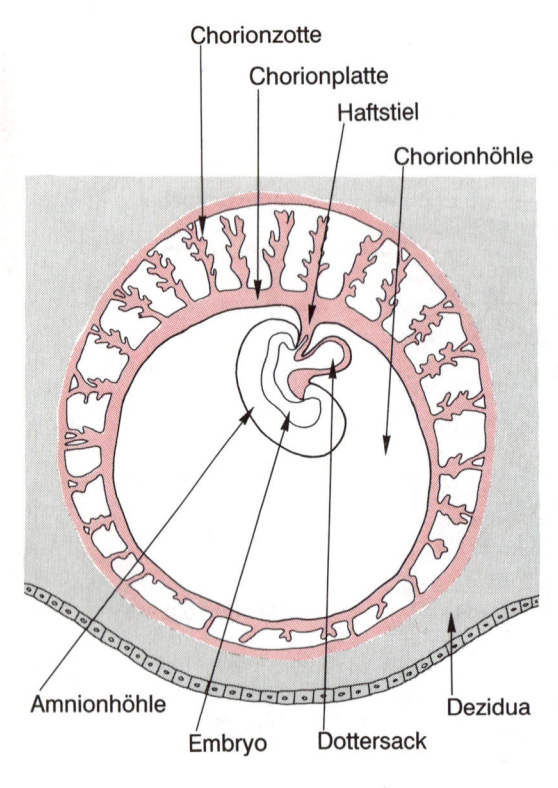

Abb. 1.18 Plazentation

▶ Die **Decidua graviditatis** kann topographisch in 3 Bereiche unterteilt werden:
- **Decidua basalis** – sie bildet einen kompakten Teil, in dem die Zotten des Chorion frondosum fest mit der Decidua verwachsen sind. Die Decidua basalis wird auch als **Deziduaplatte** oder Basalplatte bezeichnet, sie bildet den Bereich des ursprünglichen Implantationspols. Die Decidua basalis bildet den maternen Teil der Plazenta.
- **Decidua capsularis** – sie umhüllt das Chorion laeve. Die Decidua capsularis hat zu Anfang des 2. Entwicklungsmonats noch Ähnlichkeit mit der Decidua basalis. Mit der Rückbildung der Zotten und dem Wachstum der Fruchtbase wird sie jedoch immer dünner.
- **Decidua parietalis** – sie überzieht die übrigen Abschnitte des Uteruslumens (siehe Abb. 1.19). ◀

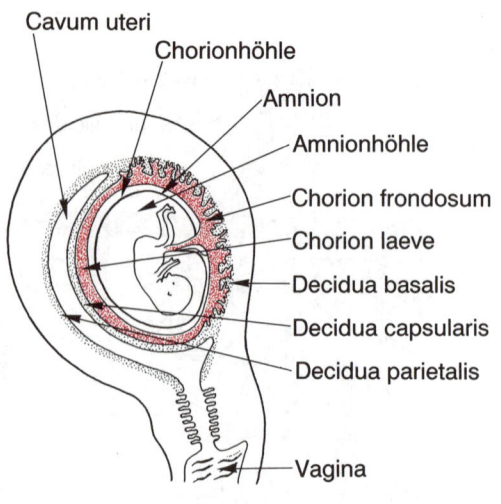

Abb. 1.19 Schwangerschaft im Bereich der Hinterwand des Uterus

▶ Gegen Ende des 4. Entwicklungsmonats hat sich der Keimling in der Keimblase so vergrößert, daß die Decidua capsularis an die Decidua parietalis angrenzt. Die Decidua capsularis und die Decidua parietalis verschmelzen nun unter Auflösung des Epithels miteinander. ◀

Die Plazenta hat folgende Aufgaben:
- Regelung des Stoffwechsels zwischen Mutter und Keimling (= Ernährungs- und Ausscheidungsorgan)
- Sauerstoffversorgung des Keimlings und Abtransport von CO_2
- Bildung von Sexualhormonen (= endokrine Drüse).

▶ Das vom mütterlichen Blut umspülte Zottenepithel läßt nur bestimmte Stoffe durch und dient somit als Schranke. Durch diese **Plazentaschranke** ist das Kreislaufsystem der Mutter von dem des Fetus getrennt. Gegen Ende des 4. Entwicklungsmonats besteht das Epithel der Zotten aus folgenden Schichten:
- Synzytiotrophoblast (hauptsächlicher Teil)
- Zytotrophoblast (bis zur 20. Woche, danach abgebaut)
- Basallamina des Synzytiotrophoblasten
- Zottenbindegewebe
- Basallamina der fetalen Kapillare
- Endothel der fetalen Kapillare. ◀

▶ Da das mütterliche Blut unmittelbar die vom Keimling gebildete Zottenoberfläche umspült, spricht man von einer **haemochorialen Plazenta** (Placenta haemochorialis). ◄

➤ Durch die Plazentaschranke gelangen mittels erleichterter Diffusion Glukose, Fette und Proteine zum Keimling. Von den Antikörpern überwindet nur das IgG (wegen des niedrigen Molekulargewichts) mittels Pinozytose die Plazentaschranke, was in den ersten Tagen nach der Geburt für die Abwehr des Neugeborenen lebenswichtig ist. Blutzellen können nur gegen Ende der Schwangerschaft, vor allem aber während des Geburtsvorgangs die Plazentaschranke überwinden, wobei bei einem Rhesus positiven Kind und einer Rhesus negativen Mutter kindliche Erythrozyten in den mütterlichen Kreislauf gelangen und dort eine Antikörperbildung auslösen können. ◄ Diese Antikörper können bei einer erneuten Schwangerschaft die Erythrozyten des neuen Fetus schädigen (vorausgesetzt, dieses Kind ist ebenfalls Rhesus positiv).

➤ In der Plazenta werden u.a. folgende Hormone gebildet:
- Östrogen,
- Progesteron,
- Chorion-somato-mammo-tropin (= HPL = Human-Placenta-Lactogen),
- Chorion-gonado-tropin (= HCG = Human-Chorion-Gonadotropin). ◄

➤ Die Hormone werden in Kapitel 1.1.2 ,,Hormonwirkung" ausführlich beschrieben. Das HCG ist bereits 8 Tage nach der Befruchtung im Urin der Schwangeren nachweisbar und kann daher als Nachweis der Schwangerschaft dienen. ◄

Mikroskopische Anatomie
Ein Plazentaschnitt zeigt zumeist runde bis längliche Inseln (= Zottenanschnitte), die, falls auf dem Schnitt vorhanden, von zwei durchgehenden Zellschichten (= Decidua basalis und Chorionplatte) begrenzt werden. Die Chorionplatte ist von isoprismatischem Epithel bedeckt.
DD: Plexus choroideus (wird selten gefragt) sowie Rete testis (Hoden).

➤ Nerven kommen in der Plazenta nicht vor. ◄

1.3.3 Ablösung der Plazenta !! 0/3

➤ Nach der Geburt des Kindes wird die Plazenta zusammen mit den Eihäuten ausgestoßen. ◄

➤ Die **Eihäute** (= Fruchthüllen) bestehen aus einer kindlichen und einer mütterlichen Schicht.
Die **kindliche Schicht** besteht aus:
- Amnionschicht = innere Eihaut (besteht aus Epithel und Bindegewebe)
- Chorionschicht = mittlere Eihaut (besteht aus Epithel und Bindegewebe). ◄

➤ Die **mütterliche Schicht** besteht aus der Deziduaschicht = äußere Eihaut, die wiederum unterteilt wird in:
- Decidua capsularis
- Decidua basalis
- Decidua parietalis. ◄

➤ Der **Nabelschnur** (syn.: **Nabelstrang** – Entwicklung siehe Kapitel 1.4.3) entsteht aus dem Haftstiel. Der Nabelstrang ist gegen Ende der Schwangerschaft etwa 50 cm lang und 1,5 cm dick. Er besteht aus Gallertgewebe (= Wharton'sche Sulze) in dem 2 Aa. umbilicales und 1 V. umbilicalis liegen. Außerdem kann ein Rest des Allantoisganges vorhanden sein.

Die Aa. umbilicales führen sauerstoffarmes Blut vom Embryo zur Plazenta zurück, die V. umbilicalis führt O_2-reiches Blut (vergleichbar den Lungenarterien und -venen!). ◄

Die beiden Arterien enthalten in ihrer Wand Längsmuskelwülste, die sich kurz nach der Geburt kontrahieren und damit das Lumen der Arterien verschließen. Dadurch wird ein Verbluten des Neugeborenen verhindert.

Die Nabelgefäße sind von einschichtigem Amnionepithel umhüllt. Die Nabelstranggefäße sind nervenfrei!

1.4 Primitiventwicklung

1.4.1 Entwicklung der Keimscheibe !! 1/4

Um den 8. Entwicklungstag – also noch während der Implantation – kommt es im Embryoblasten zu ersten Differenzierungen. Zunächst bildet der Embryoblast zur Blastozystenhöhle hin eine Schicht abgeflachter Zellen, die die Anlage des inneren Keimblatts = **Entoderm** (syn.: Endoderm) bilden. Über dem Entoderm entwickelt sich eine zweite Schicht, die aus größeren, zylindrischen Zellen besteht – diese Schicht bildet die Anlage des äußeren Keimblatts = **Ektoderm**.

▶ Entoderm und Ektoderm bilden zusammen die zweiblättrige **Keimscheibe** (siehe Abb. 1.20). ◀

Zu einem späteren Zeitpunkt entsteht als drittes Keimblatt das **Mesoderm**, das in Kapitel 1.4.4 beschrieben wird.

▶ Aus den 3 Keimblättern entwickelt sich der Keim, wobei jedoch entgegen früherer Lehrmeinung die meisten Organe nicht aus einem sondern aus mehreren Keimblättern hervorgehen. ◀

Gleichzeitig mit der zweiblättrigen Keimscheibe entwickeln sich:
- die Amnionhöhle (siehe nachfolgenden Text),
- der Dottersack (siehe Kapitel 1.4.2),
- der Haftstiel (siehe Kapitel 1.4.3) und
- das Chorion (siehe Kapitel 1.3.1).

Amnionhöhle

▶ Um den 8. Entwicklungstag entstehen zwischen den Zellen des Embryoblasten und des Trophoblasten kleine Spalten, die sich zur primären Amnionhöhle vereinigen (Amnion = Embryonalhülle). Das Ektoderm bildet eine Wand der Amnionhöhle. An den Rändern geht das Ektoderm in das Amnionepithel über (siehe Abb. 1.20). Das Amnion bildet die innere Schicht der Eihäute, es besitzt weder Blutgefäße noch Nerven- oder Muskelfasern. ◀

▶ Zu Anfang ist die Amnionhöhle mit einer Flüssigkeit gefüllt, die von den Amnionzellen gebildet wird.
Später stammt der größte Teil der Flüssigkeit (Fruchtwasser) von der Mutter. ◀

Im 9. Schwangerschaftsmonat enthält die Amnionhöhle rund 1000 ml Flüssigkeit, die zu etwa 99 % aus Wasser und zu 1 % aus Proteinen, Fetten, Hormonen und abgeschilferten Epithelzellen besteht. Die Flüssigkeit wird ungefähr alle 3 Stunden über die Plazenta vom mütterlichen Blutkreislauf ausgetauscht. In die Amnionflüssigkeit scheidet der Fetus täglich etwa 500 ml Urin ab und schluckt etwa die gleiche Menge an Amnionflüssigkeit.

▶ Die Amnionflüssigkeit dient
- 1. der freien Beweglichkeit des Fetus – der Fetus ist nur durch den Nabelstrang mit der Plazenta verbunden (siehe Kapitel 1.4.1),

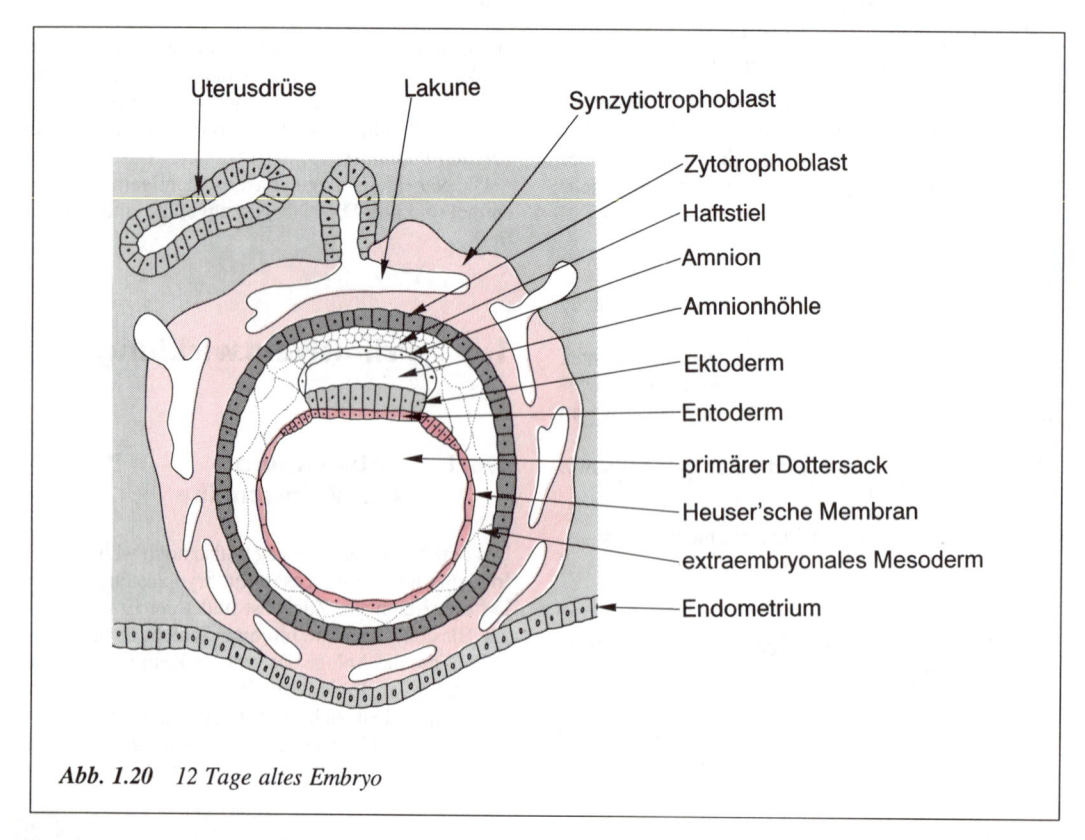

Abb. 1.20 12 Tage altes Embryo

- 2. dem Schutz vor äußeren Einwirkungen (z.B. Stößen),
- 3. dem Aufrechterhalten einer konstanten Umgebungstemperatur,
- 4. verhindert, daß der Fetus mit den Eihäuten verklebt. ◄

Bei der Geburt dehnen sich die Amnion- und Chorionhöhle in den Geburtskanal vor und leiten damit die Geburt ein.

Klinik: Bei der **Amniozentese** wird eine Nadel durch die Bauchdecke der Mutter in die Amnionhöhle eingeführt und etwas Flüssigkeit abgesaugt. Anhand der Epithelzellen und der organischen Bestandteile können das Geschlecht und eventuell vorliegende Stoffwechselstörungen noch vor der Geburt ermittelt werden.

1.4.2 Entwicklung des Dottersackes ! 1/2

► *Prüfungsrelevant: Sie sollten die Bedeutung aller fett hervorgehobenen Begriffe kennen.* ◄

Fast zeitgleich mit der Entstehung der Amnionhöhle spalten sich vom Zytotrophoblasten Zellen ab, die auf der Innenseite der Blastozystenhöhle eine aus flachen Zellen bestehende Hülle bilden, die **Heuser'sche Membran** genannt wird (siehe Abb. 1.20). Damit ist neben der Amnionhöhle eine zweite Höhle entstanden, die **als primärer Dottersack** bezeichnet wird. Die zweiblättrige Keimscheibe (aus Ektoderm und Entoderm bestehend) liegt somit zwischen der Amnionhöhle und dem primären Dottersack.

Aus Zellen, die sich ebenfalls vom Zytotrophoblasten abspalten, entwickeln sich mesenchymale Zellen, die sich zu einem lockermaschigen Netzwerk vereinen.
► Dieses Netzwerk wird als **extraembryonales Mesenchym** (syn.: extraembryonales Mesoderm) bezeichnet, es füllt den Raum aus, der zwischen dem primären Dottersack und der Amnionhöhle sowie den Zytotrophoblasten liegt. Im extraembryonalen Mesenchym werden die Stoffe gespeichert, die während der histiotrophen Phase (siehe Kapitel 1.3.1) durch die Auflösung der mütterlichen Schleimhaut gewonnen wurden. ◄

Um den 12. Entwicklungstag wachsen flache Zellen aus dem Entoderm auf der Innenseite der Heuser'schen Membran entlang, sie umkleiden einen neuen Hohlraum, der wahrscheinlich durch Abschnürung vom primären Dottersack entsteht und deshalb **sekundärer Dottersack** genannt wird.
► Teile des primären Dottersacks bleiben als Exozölzyste erhalten (siehe Abb. 1.21). ◄

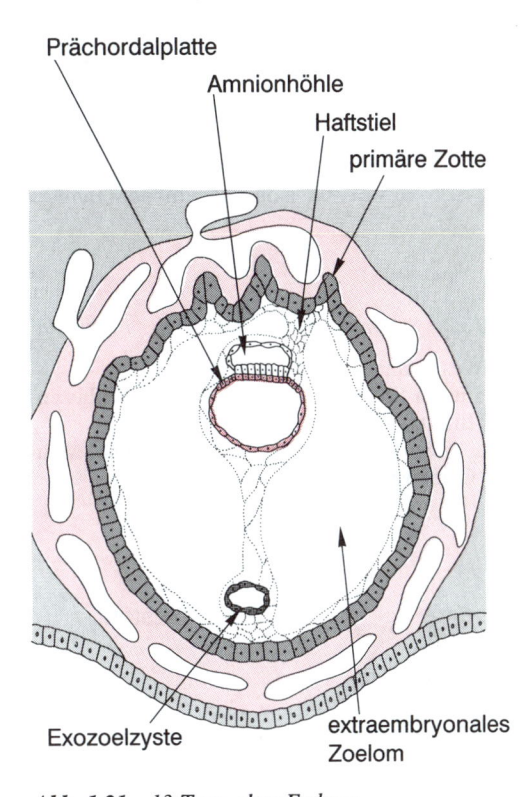

Abb. 1.21 13 Tage alter Embryo

Einige Wissenschaftler vertreten die Meinung, daß der sekundäre Dottersack allein aus dem Entoderm entsteht und der primäre Dottersack keinen Anteil am sekundären Dottersack habe.

Entwicklung des Dottersackes

Durch Aufnahme von Flüssigkeit vergrößert sich der sekundäre Dottersack. Weil er nur wenig Dotter enthält, dient er nur bis zur Ausbildung des Plazentarkreislaufs der Ernährung des Keimlings.
► Ab dem 13. Entwicklungstag entstehen aus der Hülle des Dottersacks, die aus extraembryonalem Mesenchym besteht, die ersten **Blutinseln**. ◄

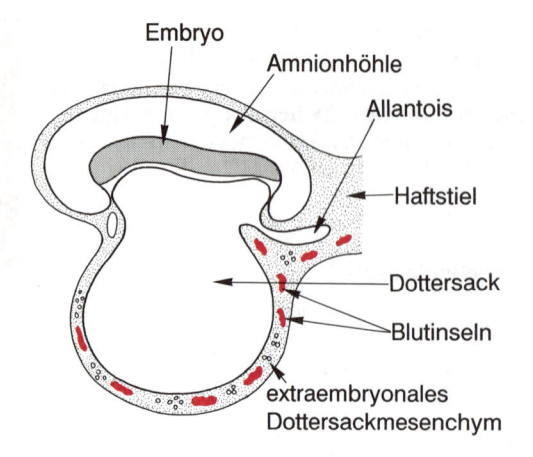

Abb.1.22 Schematische Darstellung der Blutinseln

➤ In diesen Blutinseln entwickeln sich
- die innen liegenden Zellen zu **Hämozytoblasten** (= Blutstammzellen)
- die außen liegenden Zellen zu **Angioblasten** (= Gefäßwandzellen). ◄

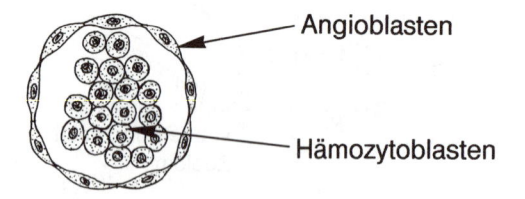

Abb. 1.23 Blutinsel

In der 3. Entwicklungswoche vereinigen sich die Blutinseln zur ersten Gefäßanlage, die aus je 2 Aa. und Vv. vitellinae (syn.:Vv. omphalo-mesentericae) bestehen. Die Angioblasten bilden dabei die Wände dieser vier Gefäße. Gleichzeitig gehen aus den Hämozytoblasten die ersten Blutzellen hervor (siehe hierzu Kapitel 2.5.2).

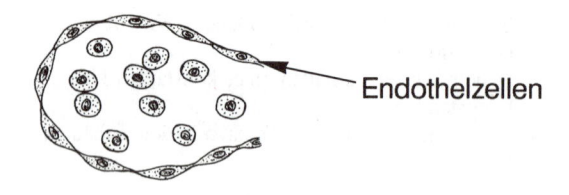

Abb. 1.24 Gefäßentwicklung

Dottersackkreislauf

➤ Die **Vasa vitellinae** vereinigen sich zum Dottersackkreislauf, der jedoch schon bald durch den **Plazentarkreislauf** abgelöst wird (siehe Kapitel 1.4.3). Die vier Gefäße obliterieren bis auf
- einen kleinen Teil der Dottersackvenen, der in die Anlage der Leber einbezogen wird und dort die Sinusoide (= erweiterte kleine Gefäße) sowie die V. portae (siehe Kapitel 8.10.4) bildet;
- einen kleinen Teil der Dottersackarterien, die den Truncus coeliacus (Kapitel 8.9.1ff), sowie die A. mesenterica inferior und die A. mesenterica superior bilden. ◄

➤ In der 4. Entwicklungswoche wird der sekundäre Dottersack durch die in Kapitel 1.4.6 beschriebene Abfaltung des Embryos zusammengepreßt, gleichzeitig wird der dorsale Teil des Dottersacks in den Keimling einbezogen. Aus dem einbezogenen Teil entsteht das primitive Darmrohr, aus dem sich wiederum der gesamte Verdauungstrakt (vom Schlund bis zum Rektum – siehe Kapitel 8.1.1) sowie die Luftröhre, die Bronchien und die Lunge entwickeln (siehe Kapitel 7.1.4). ◄
Zwischen dem in den Keimling einbezogenen und dem restlichen Teil des sekundären Dottersacks besteht eine Verbindung, die sich immer mehr einengt, bis nur noch ein Gang, der **Ductus vitellinus** (syn.: Ductus omphaloentericus = Dottersackgang), übrigbleibt. Später obliteriert der Ductus omphaloentericus.

➤ Bei etwa 2 % der Menschen obliteriert der Ductus nicht, so daß bei diesen Erwachsenen etwa 50–100 cm oberhalb der Valva ileocaecalis (syn. für Bauhin'sche Klappe = Einmündung des Dünndarms in den Dickdarm) der Ductus noch rudimentär als bis zu 6 cm langes **Meckel'sches Divertikel** vorhanden ist. ◄

Klinik: Eine Entzündung des Meckel'schen Divertikels kann wegen seiner Lage manchmal mit einer

Appendizitis (= Entzündung der Appendix vermiformis) verwechselt werden.

Gegen Ende des 2. Entwicklungsmonats bildet sich der sekundäre Dottersack zurück und der Dottersackkreislauf wird durch den uteroplazentären Kreislauf (= Plazentarkreislauf) abgelöst (siehe Kapitel 1.4.3).

In den geburtsreifen Eihäuten (siehe Kapitel 1.3.3) kann manchmal als Rest des sekundären Dottersacks ein zwischen Amnion und Chorion liegendes Dottersackbläschen nachgewiesen werden.

1.4.3 Exocoelentstehung und Bildung des Nabelstrangs ! 1/3

➤ *Prüfungsrelevant: Sie sollten die Bedeutung aller fett hervorgehobenen Begriffe kennen.* ◄

Durch das weitere Wachstum des Keimlings entstehen im extraembryonalen Mesenchym Hohlräume, die sich schnell zu einer zusätzlichen Höhle (neben Amnionhöhle und Dottersack) erweitern. Diese neue Höhle wird **extraembryonales Zölom** genannt (Coelom, griech. = Höhle). Das extraembryonale Zölom entwickelt sich zur **Chorionhöhle** (siehe Abb. 1.18).

Vom extraembryonalen Mesenchym bleiben in folgenden drei Bereichen Reste erhalten:
- auf der Oberseite des Amnion als Amnionmesenchym,
- am Dottersack als Dottersackmesenchym,
- auf der Innenfläche des Trophoblasten als Chorionmesenchym (Chorion = Zottenhaut – siehe Kapitel 1.3.1).

Das Amnion- und Chorionmesenchym wird zusammen als **extraembryonales parietales Mesenchym** (syn.: Somatopleuramesenchym), das Dottersackmesenchym als **extraembryonales viszerales Mesenchym** (syn.: Splanchnopleuramesenchym) bezeichnet.

In Abb. 1.21 sehen Sie ein zwischen dem Amnionmesenchym und dem Chorionmesenchym (das die inneren Zytotrophoblasten auskleidet) liegendes Haftstielmesenchym, aus dem der **Haftstiel** entsteht. Dieser Haftstiel stellt beim 3 Wochen alten Embryo die einzige Verbindung zwischen dem Keimling und der Trophoblasthülle (nun Chorionmesenchym genannt) dar. Der Haftstiel ist für die Entstehung der weiter unten beschriebenen Nabelschnur wichtig.

Um den 16. Entwicklungstag entsteht am hinteren oberen Teil des Dottersacks ein dünner, blind endender Fortsatz, der als **Allantois** (syn: Allantoisdivertikel) bezeichnet wird (allantos, griech. = Wurst) – siehe Abb. 1.22. Während die Allantois bei Vögeln und niedrigen Säugetieren als Harnreservoir und zur Atmung dient, hat sie beim menschlichen Keimling keine Funktion.

➤ Trotzdem ist die Allantois wichtig, weil sich in ihr die kindlichen Gefäße für die Ausbildung des Plazentargefäßsystems entwickeln. Diese Gefäße vereinigen sich mit den mütterlichen Gefäßen, die sich aus dem extraembryonalen Chorionmesenchym entwickeln, zum **Plazentarkreislauf**. ◄

Die Allantois wird durch die in Kapitel 1.4.6 beschriebene Abfaltung teilweise in das Embryo einbezogen, so daß sie anschließend aus einem intra- und einem extraembryonal liegenden Anteil besteht. Der extraembryonal liegende Allantoisteil reicht vom Nabel bis zur Anlage der Harnblase, er beteiligt sich an der Bildung des Nabelstrangs. Im 2. Entwicklungsmonat obliteriert der intraembryonale Allantoisteil.

➤ Bei der sich vergrößernden Harnblase wird die Allantois zum **Urachus** (= Harnblasen-Allantoisgang), der nach der Geburt zu einem bindegewebigen Strang, **Chorda urachi** genannt, degeneriert. Die Chorda urachi liegt beim Erwachsenen im Lig. umbilicale medianum, das in der vorderen Bauchwand die Plica umbilicalis mediana aufwirft. ◄

Wie Sie aus Abb. 1.22 entnehmen können, liegt die Allantois im Bereich des Haftstiels. Der Keimling dreht sich in den folgenden Tagen langsam, wodurch der Haftstiel zur Ventralseite des Keimlings verlagert wird.

Ende der 5. Entwicklungswoche nähern sich während der Abfaltung des Keimlings (siehe Kapitel 1.4.6) der Haftstiel mit dem zurückgebildeten Dottersack und dem Dottersackgang und bilden den **Nabelstrang** (syn.: **Nabelschnur**). Das im Nabelstrang liegende Mesenchym (= Haftstielmesenchym) wandelt sich später zu einem gallertigen Bindegewebe um, das als **Wharton'sche Sulze** bezeichnet wird.

Um die 6. Entwicklungswoche ziehen durch die Nabelschnur:
- Haftstiel mit
  - 2 Aa. umbilicales
  - 1 V. umbilicalis
  - Allantois

- Dottersackstiel (Ductus vitellinus)
- Aa. vitellinae (alt: Aa. omphalomesentericae)
- Vv. vitellinae.

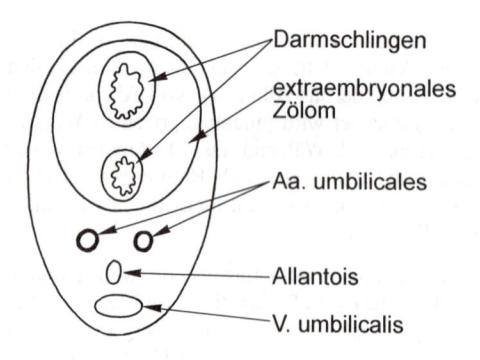

Abb. 1.25 Querschnitt durch die Nabelschnur um die 6. Entwicklungswoche

Um die 10. Entwicklungswoche dringen im Rahmen des physiologischen Nabelbruchs Darmteile in die Nabelschnur vor. Später lösen sich der Ductus vitellinus, die Dottersackgefäße und die Allantois auf.

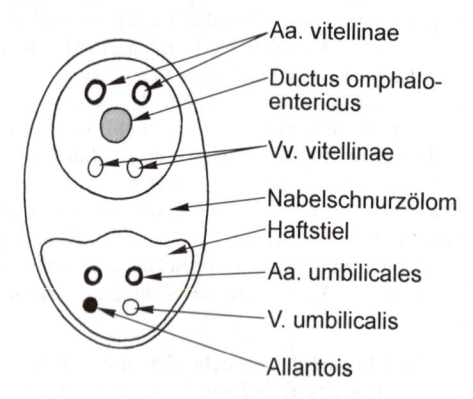

Abb. 1.26 Querschnitt durch die Nabelschnur um die 10. Entwicklungswoche

1.4.4 Bildung und Gliederung des Mesorm, Entstehung des Chordafortsatzes, axiale Differenzierung

! 1/3

Bis zum 14. Entwicklungstag besteht der Keimling aus der zweiblättrigen Keimscheibe, die aus dem Ektoderm und dem Entoderm gebildet wird. In der 3. Entwicklungswoche kommt es zu einem schnellen Wachstum des zu Beginn etwa 1mm langen Keimlings.

Um den 15. Entwicklungstag wandern auf der Ektodermoberfläche (= Dorsalseite des Keimlings) von lateral her einige Ektodermzellen zur Mittellinie hin, wodurch in der Mitte der Keimscheibe eine streifenartige Verdichtung von Ektodermzellen entsteht, die als **Primitivstreifen** bezeichnet wird.

► In der Mitte des Primitivstreifens liegt als kleine Rinne, die **Primitivrinne**. Das kraniale Ende des Primitivstreifes verdichtet sich zum **Primitivknoten** (syn.: Hensen'scher Knoten). ◄

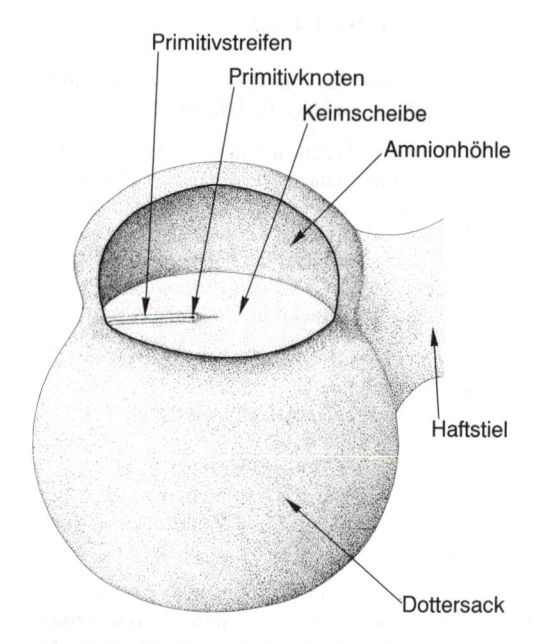

Abb. 1.27 Im Bereich der Allantoishöhle eröffnete Keimblase

Um den 16. Entwicklungstag gelangten die im Primitivstreifen liegenden Ektodermzellen durch die Primitivrinne nach innen in die Keimscheibe und wandern, nun zwischen Ektoderm und Entoderm liegend,
- nach kranial und
- nach beiden Seiten (= Seitenplatten),

und bilden damit als drittes = mittleres Keimblatt das **intraembryonale Mesoderm**.

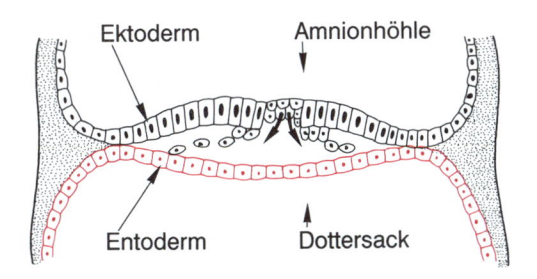

Abb. 1.28 Bildung des intraembryonalen Mesoderm

Gegen Ende der 3. Entwicklungswoche hat das intraembryonale Mesoderm die beiden anderen Keimblätter (= Ektoderm und Entoderm) bis auf 3 Bereiche vollständig voneinander getrennt. Diese 3 Bereiche sind:
- 1. das Gebiet der Prächordalplatte,
- 2. das Gebiet der Kloakenmembran,
- 3. der Bereich des Chordafortsatzes.

Am Rand der Keimscheibe geht das intraembryonale Mesoderm in das vom Amnion und Dottersack gebildete extraembryonale Mesoderm über.

► Der **Primitivstreifen** legt erstmals die spätere Längsachse des Körpers fest, damit läßt sich am Keimling ein kranialer, ein kaudaler, sowie ein rechter und linker Körperteil unterscheiden.
Gegen Ende der 4. Entwicklungswoche bildet sich der Primitivstreifen wieder zurück. ◄

► Die Bildung der einzelnen Keimblätter wird als **Gastrulation**, das Einwachsen der Ektodermzellen zwischen Ektoderm und Entoderm als **Invagination** (= „Einstülpung") bezeichnet. ◄
Beim zuvor erwähnten **Primitivknoten** entsteht um den 16. Tag herum zunächst eine Vertiefung = **Primitivgrube**, durch die wie beim Primitivstreifen die verdichteten Ektodermzellen in das Innere der Keimscheibe vordringen. Diese Ektodermzellen vereinigen sich zu einem Zellstrang, dem **Chordafortsatz** (syn.: Kopffortsatz). Der strangförmige Chordafortsatz wächst bis zur **Prächordalplatte** vor, die ihrerseits aus einer kleinen, rundlich angeordneten Schicht von Entodermzellen besteht und fest mit dem über ihr liegenden Ektoderm verwachsen ist.
► Aus der Prächordalplatte entsteht später die Rachenmembran (siehe Kapitel 1.3.6). Unterhalb des Primitivstreifens entsteht die Kloakenmembran (siehe Kapitel 1.4.6). (Siehe Abb. 1.29 und 1.30). ◄

Der Boden des Chordafortsatzes verschmilzt in den nun folgenden Entwicklungstagen mit dem unter ihm liegenden Entodermbereich.

Die verschmolzenen Bereiche degenerieren anschließend, wodurch
- 1. der im Chordafortsatz verlaufende Kanal zum Dottersack hin offen wird,
- ► 2. im Bereich der Primitivgrube für kurze Zeit eine Verbindung zwischen der Amnionhöhle und dem Dottersack entsteht, die als **Canalis neurentericus** bezeichnet wird. Der Canalis neurentericus verschließt sich wieder, nachdem sich die nachfolgend beschriebene Chorda dorsalis ausgebildet hat (siehe Abb. 1.29 und 1.30). ◄

Das Dach des Chordafortsatzes bleibt als flache Platte = **Chordaplatte** erhalten. Die Chordaplatte faltet sich stabförmig ein und wird nun **Chorda dorsalis** genannt (weil sie aus dem dorsalen Chordafortsatzteil entstanden ist). Gegen Ende der 4. Entwicklungswoche ist die Entwicklung der Chorda dorsalis (alt: Notochorda oder Rückensaite) abgeschlossen.

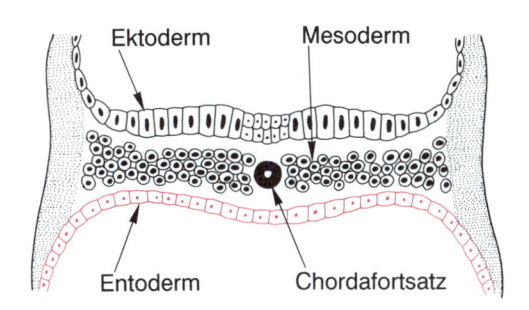

Abb. 1.29 Querschnitt durch ein 18 Tage altes Embryo mit Darstellung der dreischichtigen Keimscheibe

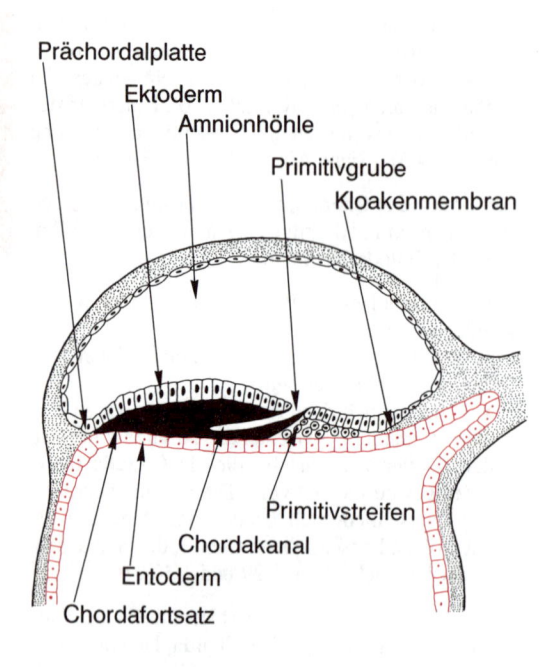

Abb. 1.30 *Längsschnitt durch ein 18 Tage altes Embryo*

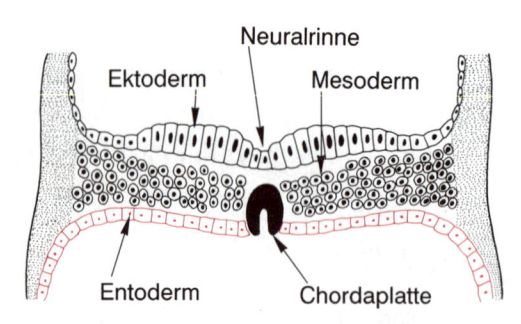

Abb. 1.31 *Bildung der Chordaplatte beim 19 Tage alten Embryo*

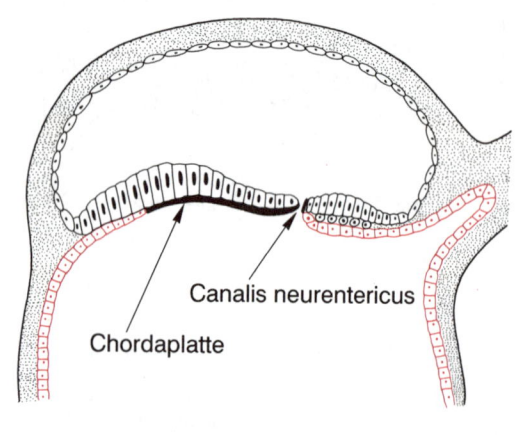

Abb. 1.32 *Längsschnitt durch ein 19 Tage altes Embryo*

▶ Die Chorda dorsalis ist das erste Axialorgan (= primitive Stützskelett) des Keimlings, sie induziert die Bildung des Neuralrohrs – siehe Kapitel 1.4.5. ◀

▶ Reste der Chorda dorsalis liegen als eine Art dünne Membran in den Zwischenwirbelscheiben (= Bandscheiben) der knöchernen Wirbelsäule. Ob der Nucleus pulposus, wie häufig zu lesen, aus diesen Resten gebildet wird, ist noch umstritten (siehe Kapitel 6.1.3). ◀

Wie Sie weiter oben gelesen haben, breitet sich das zwischen dem Ektoderm und dem Entoderm liegende intraembryonale Mesoderm nach beiden Seiten sowie nach kopfwärts hin aus.

Auf beiden Seiten der Chorda dorsalis bildet das intraembryonale Mesoderm zunächst als strangförmige dicke Zellschicht das **paraxiale Mesoderm** (par = neben, paraxial = neben der Achse = neben der Chorda liegend). Lateral vom paraxialen Mesoderm entsteht als dünne Schicht das **laterale Mesoderm** (syn.: Seitenplatten).

Das paraxiale Mesoderm ist mit der jeweiligen Seitenplatte (= laterales Mesoderm) durch ein intermediäres Mesoderm verbunden.

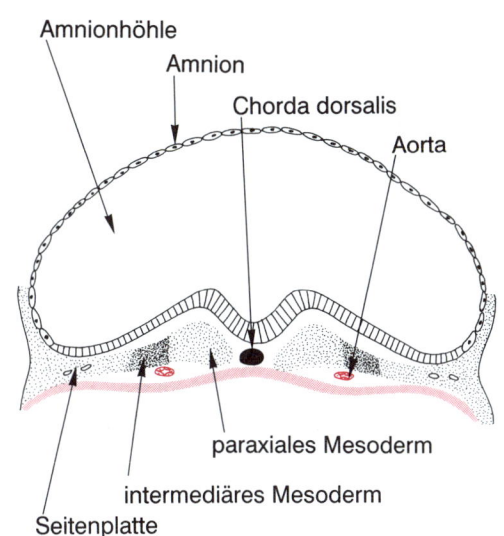

Abb. 1.33 Entwicklung des Mesoderm (umgezeichnet nach Langman)

Paraxiales Mesoderm

Gegen Ende der 3. Entwicklungswoche kommt es im paraxialen Mesoderm zu einer Segmentierung (= Unterteilung in einzelne, würfelartige Abschnitte). Diese Segmente werden **Somiten** (= Ursegmente) genannt. Da das paraxiale Mesoderm rechts und links von der Chorda dorsalis liegt, kommen die Somiten paarweise (rechts und links von der Chorda) vor. Die ersten Somiten entstehen in Höhe des kranialen Endes der Chorda dorsalis (dort, wo sich das Neuralrohr schließt – siehe Kapitel 1.4.5). Gegen Ende der 5. Entwicklungswoche sind 42 bis 44 Somiten angelegt.

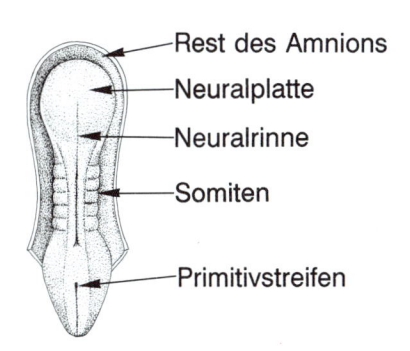

Abb. 1.34 20 Tage altes Embryo

Im Innern der Somiten bildet sich vorübergehend ein als **Myozoel** bezeichneter kleiner Hohlraum, der aber bald wieder verschwindet.

Um den 30. Entwicklungstag lösen sich von kranial her die ersten der bisher entstandenen Somiten in folgende 2 Zellverbände auf:

1. Die epithelialen Zellen des vorderen und medialen (= ventromedialen) Teils jedes Somiten werden als **Sklerotom** bezeichnet.

▶ Die Sklerotome bilden das embryonale Bindegewebe (syn.: Mesenchym).
Diese Mesenchymzellen haben die Fähigkeit, sich in folgende verschiedene Zellarten zu differenzieren (sind also noch pluripotent):
- Fibroblasten (= Bindegewebszellen – siehe Kapitel 2.2.4.1);
- Chondroblasten (= Knorpelzellen – siehe Kapitel 2.2.5.3);
- Osteoblasten (= Knochenzellen – siehe Kapitel 2.2.6.3). ◀

▶ Die Mesenchymzellen sind amöboid beweglich, sie wandern zur Chorda dorsalis und umhüllen sie. Ein Teil dieser Mesenchymzellen bildet später die harte Substanz der Wirbelsäule, daher hat dieser Zellverband die Bezeichnung Sklerotom (skleros, griech. = hart) erhalten. ◀
▶ Bitte beachten Sie, daß die Mesenchymzellen aus allen drei Keimblättern hervorgehen können, wenn auch der Hauptteil aus dem Mesoderm entsteht. ◀

2. Die epithelialen Zellen des hinteren und seitlichen (= dorsolateralen) Teils jedes Somiten bilden eine
- innen liegende Muskelanlage, **Myotom** genannt (weiter Kapitel 6.1.1), und eine
- außen liegende Hautplatte, **Dermatom** genannt.

Aus dem Myotom entwickelt sich die Muskulatur der Körperwand und der Extremitäten, aus dem Dermatom entwickelt sich die Dermis (= Haut) mit dem subkutanen Bindegewebe.

Intermediäres Mesoderm

▶ Das intermediäre Mesoderm besteht zunächst aus einem Strang von **Somitenstielen** (syn.: Nephrotome oder Ursegmentstiele), die die einzelnen Somiten mit der rechten bzw. linken unsegmentierten Seitenplatte verbinden. Die Somitenstiele lösen sich von den Somiten ab und verschmelzen bis auf die Zervikalregion (= Halsregion) auf beiden Körperseiten zu je einem nephrogenen (= nierenbildenden) Strang, aus denen sich über Zwischenstufen die beiden Nieren entwickeln (siehe hierzu Kapitel 8.1.2). ◀

Laterales Mesoderm

Im unsegmentierten lateralen Mesoderm (syn.: Seitenplatten) entstehen um den 20. Entwicklungstag Spalten, die sich nach ein paar Tagen zu einem größeren Hohlraum vereinen, der **intraembryonales Zölom** genannt wird. Das intraembryonale Zölom bildet die primitive Leibeshöhle, die später in 3 Körperhöhlen (Perikardhöhle = Herzbeutel, Pleurahöhle = Brusthöhle, Peritonealhöhle = Bauchhöhle) unterteilt wird und in dem sich später die inneren Organe entwickeln. Durch das intraembryonale Zölom werden die Seitenplatten in folgende 2 Blätter geteilt:
- 1. das parietale Blatt (syn.: parietales Mesoderm = Somatopleura), das in das extraembryonale Mesoderm des Amnion übergeht,
- 2. das viszerale Blatt (syn.: viszerales Mesoderm = Splanchnopleura), das in das extraembryonale Mesoderm des Dottersackes übergeht.

Das parietale Blatt bildet mit dem darüberliegenden Ektoderm die embryonale Körperwand, das viszerale Blatt umhüllt mit dem Entoderm den primitiven Verdauungskanal. (Siehe Abb. 1.35 und 1.36).

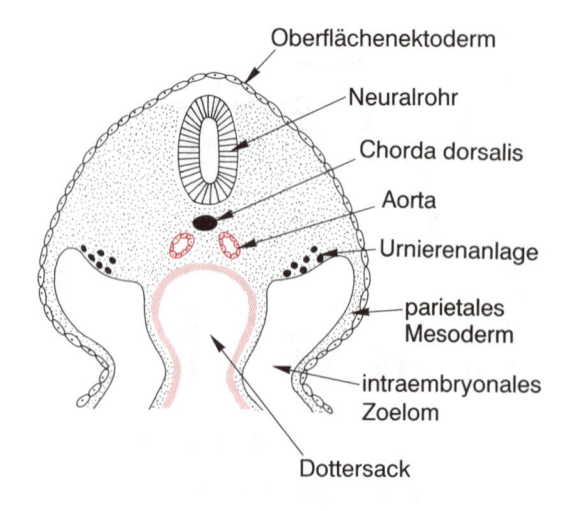

Abb. 1.36   Querschnitt durch ein 3 Wochen altes Embryo

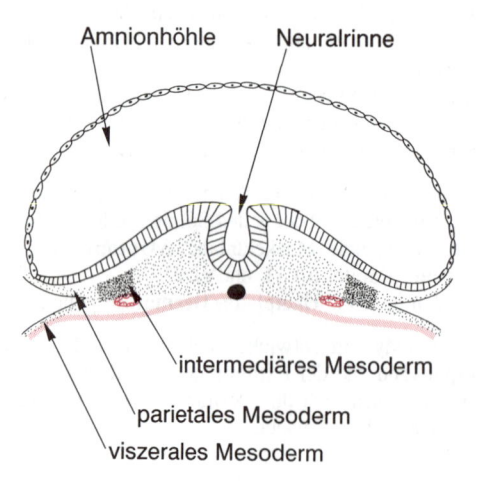

Abb. 1.35   Entwicklung des Mesoderm (umgezeichnet nach Langman)

Zusammenfassung

▶ Um den 15. Entwicklungstag verdichten sich in der Keimscheibe Ektodermzellen zum Primitivstreifen. In der Mitte des Primitivstreifens entsteht die Primitivrinne, am Ende des Primitivstreifens der Primitivknoten. Die Ektodermzellen dringen zwischen die beiden Keimblätter (Ektoderm und Entoderm) vor und bilden das intraembryonale Mesoderm. ◀

▶ In der Mitte des Primitivknotens entsteht die Primitivgrube, deren Zellen den Chordafortsatz bilden. Aus dem strangförmigen Chordafortsatz entsteht die Chordaplatte, aus der sich wiederum als primitives Stützskelett die Chorda dorsalis bildet.

Das neben der Chorda dorsalis liegende par-axiale Mesoderm segmentiert zu Somiten, aus denen Sklerotome (Anlage u.a. der Wirbelsäule), Myotome (Anlage der späteren Muskeln) und Dermatome (Hautplatten) hervorgehen. Aus dem neben dem paraxialen Mesoderm liegenden intermediären Mesenchym entstehen die Nieren.

Im lateralen Mesoderm entsteht das intraembryonale Zölom, aus dem später die 3 Körperhöhlen (Perikard-, Pleura- und Peritonealhöhle) hervorgehen (siehe Kapitel 7.1.1). ◀

1.4.5 Anlage des Nervensystems ! 1/3

Prüfungsrelevant: Sie sollten die Bedeutung der fett hervorgehobenen Begriffe kennen.

▶ In der 3. Entwicklungswoche verdichtet sich das Ektoderm oberhalb des Primitivknotens zur **Neuralplatte**, dabei differenzieren sich die Ektodermzellen zu **Neuroektodermzellen**, aus denen sich das Nervensystem entwickelt. Die Bildung der Neuralplatte wird wahrscheinlich durch die unter ihr liegende Chorda dorsalis induziert. ◀ Mit dem weiteren Wachstum des Keimlings verlängert sich die Neuralplatte bis zur Rachenmembran (siehe Kapitel 1.4.6). Zwischen der Neuralplatte und dem verbleibenden Ektoderm entwickelt sich, getrennt von der Neuralplatte, ein Strang aus neuroektodermalen Zellen, die zusammen die **Neuralleiste** bilden.

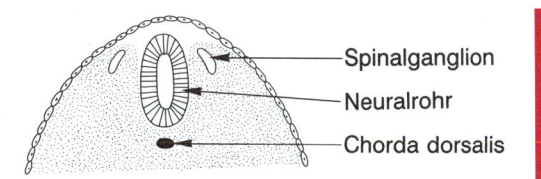

Abb. 1.38 Neurulation

▶ Für kurze Zeit bleiben am Neuralrohr kranial und kaudal zwei Öffnungen bestehen, die als **Neuroporus anterior** und **Neuroporus posterior** bezeichnet werden. Über diese beiden Öffnungen steht das Neuralrohr mit der Amnionhöhle in Verbindung. Um den 24. Entwicklungstag schließt sich der Neuroporus anterior, um den 26. Tag der Neuroporus posterior. ◀

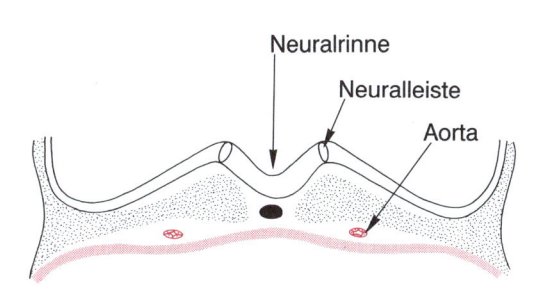

Abb. 1.37 Neurulation

Um den 18. bis 19. Entwicklungstag falten sich die beiden seitlichen Ränder der Neuralplatte auf und bilden damit die **Neuralfalten** (syn.: Neuralwülste). In der Mitte der Neuralfalten entsteht dadurch eine Rinne, die **Neuralrinne** genannt wird.

Die Spitzen der beiden Neuralfalten wachsen aufeinander zu und verschmelzen zwischen dem 21. und 22. Entwicklungstag miteinander, wodurch aus der Neuralrinne das **Neuralrohr** entsteht. ▶ Die Bildung der Neuralfalten (= Neuralwülste) und ihr Zusammenwachsen wird als **Neurulation** bezeichnet. ◀

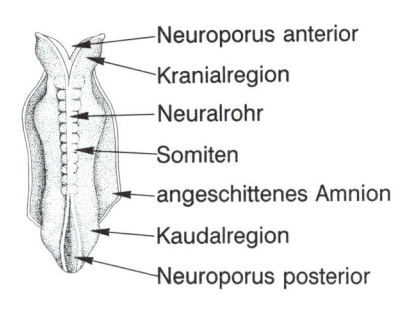

Abb. 1.39 22 bis 23 Tage altes Embryo

Aus der Wand des Neuralrohrs, die zunächst nur aus einer Schicht von Neuroepithelzellen (sind neuroektodermaler Herkunft) gebildet wird, entstehen während der weiteren Entwicklung
- im Kopfbereich kleine bläschenartige Verdickungen, die als Hirnbläschen bezeichnet werden und die Anlage des Gehirns bilden (siehe Kapitel 9.1.3),
- im hinteren Teil des Neuralrohrs das spätere Rückenmark (siehe Kapitel 9.1.2).

Die zuvor schon erwähnte **Neuralleiste** liegt nach dem Schluß des Neuralrohrs zu beiden Seiten des Neuralrohrs. Die Zellen verdichten sich und bilden zwischen jedem der in Kapitel 1.3.4 beschriebenen Somiten und dem Neuralrohr jeweils eine als primordiales Spinalganglion (= Anlage der Spinalganglien) bezeichnete Zellansammlung – die Zahl der Somiten und der Spinalganglien ist also gleich groß.

Von den Zellen der Spinalganglien, gehen 2 Fortsätze ab
- je ein zentraler Fortsatz, der ins Neuralrohr hineinwächst und als Hinterwurzel bezeichnet wird,
- je ein peripherer Fortsatz, der mit der aus dem Neuralrohr kommenden Vorderwurzel den Spinalnerv bildet.

Die Spinalnerven wachsen an Leitstrukturen (z.B. Blutgefäßen oder Gewebsspalten) entlang zu ihrem späteren Innervationsort vor.

▶ Aus der Neuralleiste gehen alle afferenten Neurone des somatischen und vegetativen Nervensystems hervor (siehe Kapitel 2.8ff). ◀

▶ *Die nachfolgende Auflistung ist prüfungsrelevant, hierauf sollten Sie, nachdem Sie sich in Kapitel 2.2.8ff und 2.8ff die Grundkenntnisse angelesen haben, zurückkommen.* ◀

▶ Aus den Zellen der Neuralleiste entwickeln sich:
- die sensiblen Neurone der Spinal- und Kopfnerven
- die Ganglienzellen der Hirnnerven: N. trigeminus, N. facialis, N. vestibulo-cochlearis, N. glossopharyngeus, N. vagus
- die Ganglienzellen des vegetativen Nervensystems
  - die paravertebralen Ganglien des Sympathikus (Nervenzellen des 2. Sympathikusneurons)
  - die prävertebralen Ganglien im Brust- und Bauchbereich (z.B. Ganglion cardiacum, Ganglion mesentericum usw.)
  - die parasympathischen Ganglien im Eingeweidebereich (z.B. Plexus myentericus, Plexus submucosus).
- die Mantel- und Gliazellen, die die sensiblen Neurone umhüllen
- die Schwann'schen Zellen
- die zur APUD-Reihe gehörenden Zellen:
  - die chromaffinen Zellen der Paraganglien
  - die Zellen des Nebennierenmarks
  - die Zellen des Glomus caroticum
  - die Melanoblasten als Vorstufe der Melanozyten
- das Kopfmesenchym und der Knorpel der Viszeralbögen (siehe Kapitel 5.1.2). ◀

1.4.6 Abfaltung der Embryonalanlage ! 0/2

Durch das Wachstum des Neuralrohrs kommt es in der Längs- und Querachse der Keimscheibe zu einer Krümmung (= Abfaltung) der Keimscheibe. Dadurch entsteht aus der zunächst flachen Keimscheibe der Embryonalkörper. Die **Abfaltung** erfolgt gleichzeitig an den beiden Seiten der Keimscheibe.
Bei dem Abfaltungsprozeß entsteht kranial eine Kopffalte und kaudal eine Schwanzfalte. Gegen Ende der 3. Entwicklungswoche entwickeln sich aus dem kranialen Teil des Neuralrohrs das Gehirn.

▶ Das Vorderhirn wächst bei der Abfaltung über die Rachenmembran (siehe weiter unten) hinaus und verlagert damit die Herzanlage (siehe Kapitel 7.1.2) nach ventral.

Durch die etwas später ablaufende Abfaltung im Schwanzbereich wird der Haftstiel nach ventral verschoben und dabei ein Teil der Allantois in den Embryonalkörper einbezogen. Die dadurch zwischen dem Amnion und dem Oberflächenektoderm entstehende Umschlagfalte wird als primitiver Nabelring bezeichnet. Der Haftstiel nähert sich dem Dottersackgang und bildet mit ihm die Nabelschnur. ◀

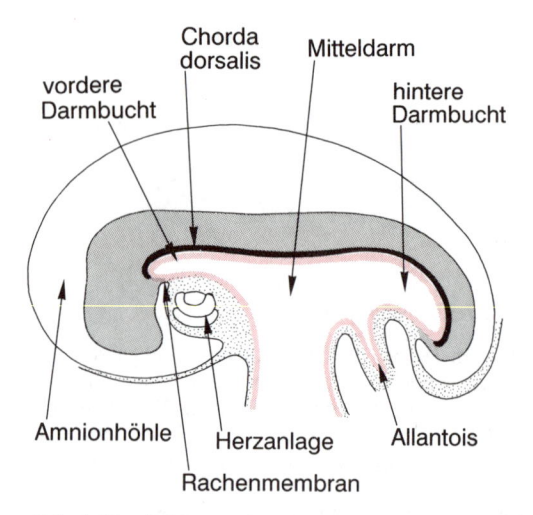

Abb. 1.40 Abfaltung eines 4 Wochen alten Embryos

Bei der lateralen (= seitlichen) Abfaltung der Keimscheibe vereinigen sich das Oberflächen-ektoderm und das parietale Mesoderm auf der Bauchseite zur ventralen Leibeswand des Embryos. Dadurch wird gleichzeitig die intraembryonale von der extraembryonalen Zölomhöhle getrennt (siehe Abb. 1.41 und 1.42).

Wie Sie aus den beiden letzten Abbildungen ersehen können, ist die Entwicklung der Darmanlage eng mit der Abfaltung verbunden.

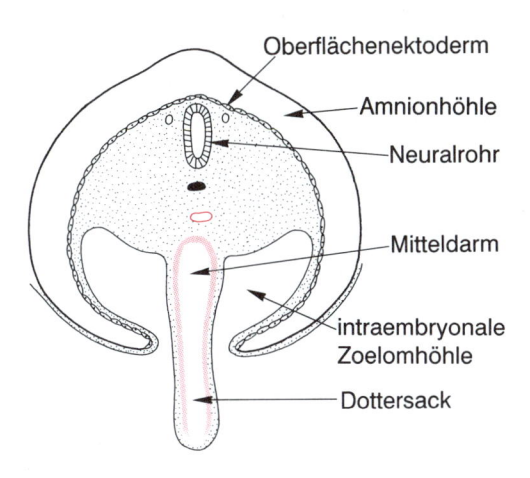

Abb. 1.41 Querschnitt durch ein Embryo

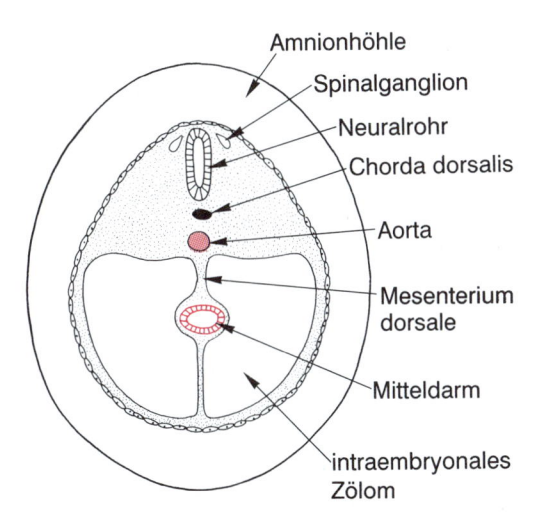

Abb. 1.42 Querschnitt durch ein Embryo

▶ Durch die bei der Abfaltung entstehende C-förmige Krümmung des Embryos bildet sich im kranialen und im kaudalen Embryonalteil je eine Einstülpung des Ektoderm, die als vordere und als hintere **Darmbucht** bezeichnet werden (siehe Abb. 1.40). Die beiden Darmbuchten bilden die erste Stufe zur Entwicklung des Primitivdarms. ◀ Gleichzeitig mit der Entwicklung der Darmbuchten entsteht eine Mund- und eine Afterbucht. Die **Mundbucht** (= **Stomodeum**) ist durch die Rachenmembran von der vorderen Darmbucht, die **Afterbucht** durch die Kloakenmembran von der hinteren Darmbucht getrennt.

Im Laufe der weiteren Abfaltung wird ein immer größerer Teil des vom Entoderm ausgekleideten Dottersacks in den Embryonalkörper verlagert, wodurch der **Primitivdarm** in einen Vorder-, Mittel- und Enddarm unterteilt werden kann. Durch die gleichzeitige Abfaltung im Bereich der Querachse schließt sich der Primitivdarm zu einem Rohr (siehe Abb. 1.38 und 1.39).

▶ Die in Kapitel 1.4.4 beschriebene Prächordalplatte wird nach der Abfaltung als **Rachenmembran** (= **Membrana buccopharyngea**) bezeichnet. Sie ist aus dem Ektoderm der Mundbucht und aus dem Entoderm des Vorderdarms aufgebaut und verschließt zunächst den Vorderdarm. Um den 24. Entwicklungstag reißt die Rachenmembran ein, wodurch eine Verbindung zwischen der Amnionhöhle und dem Vorderdarm entsteht.

Die zunächst noch weite Verbindung zwischen dem Mitteldarm und dem Dottersack wird immer mehr eingeengt, bis schließlich nur noch ein kleiner Gang übrigbleibt, der **Dottergang = Ductus vitellinus** (alt: Ductus omphaloentericus) genannt wird (siehe Kapitel 1.4.2).

Der Hinterdarm wird durch eine **Kloakenmembran** verschlossen, die später in je eine Anal- und eine Urogenitalmembran unterteilt wird. Diese beiden Membranen reißen ebenfalls ein und verbinden den Enddarm mit der Amnionhöhle. ◀

▶ Aus dem **Vorderdarm** entwickeln sich (wird ausführlich in Kapitel 8.1.1 beschrieben):
- der Schlunddarm (siehe Kapitel 5.1.2)
- ein Teil des Atmungsorgans (siehe Kapitel 7.1.4)
- die Speiseröhre, der Magen, der obere Teil des Duodenum, die Leber, die Gallengänge und die Bauchspeicheldrüse (siehe Kapitel 8.1.1).

Aus dem **Mitteldarm** entwickelt sich:
- der Darmbereich zwischen dem unteren Teil des Duodenum bis zum Colon transversum (siehe Kapitel 8.1.1).

Aus dem **Hinterdarm** entwickelt sich:
- der restliche Darmteil (siehe Kapitel 8.1.1)
- ein Teil des Urogenitalsystems (siehe Kapitel 8.1.2 und 8.1.3). ◀

1.4.7 Grundbegriffe der Entwicklungsphysiologie !! 3/7

▶ *Prüfungsrelevant: Sie sollten die nachfolgenden Definitionen kennen.* ◀

Als **prospektive Potenz** wird das Faktum bezeichnet, daß dem Blastomer (siehe Kapitel 1.2.2) noch alle Entwicklungsmöglichkeiten offen stehen, das heißt, alle Informationen des genetischen Codes können noch verwirklicht werden – das Blastomer ist also omnipotent.

Die **prospektive Bedeutung** besagt, daß jedes Blastomer nur einen Teil seiner prospektiven Potenz wahrnimmt. Um sich zu bestimmten Zellen zu spezialisieren (z.B. zu Knochen-, Muskel- oder Blutzellen) benötigt das Blastomer nur einen Teil des genetischen Codes. Dazu werden bestimmte Genabschnitte aktiviert (= Gen-Aktivierung) oder unterdrückt (= Gen-Suppression).

Mit der **Determination** der Zellen wird die Entwicklung der Zellen/des Zellverbandes auf eine bestimmte Gewebsform hin festgelegt, z.B. die Entwicklung zum Binde-, Muskel- oder Nervengewebe. Die Zelle hat damit ihre Omnipotenz bzw. ihre Pluripotenz, sich in alle möglichen Richtungen zu entwickeln verloren. In der Zelle sind nur noch bestimmte Gene/Gengruppen aktiv – die anderen Gene, die für die speziellen Aufgaben der Zelle nicht benötigt werden, sind blockiert. Eine Umkehrung findet man nur bei Tumorzellen, die sich auf eine niedrigere Entwicklungsstufe zurückbilden.

Um zu einer Arbeitsteilung zu kommen, bedarf es der gegenseitigen „Absprache". Dazu geben Zellgruppen chemische Stoffe ab oder senden physikalische Reize aus, um so bei anderen Zellgruppen mittels eines entsprechenden Entwicklungsreizes eine Differenzierung auszulösen. Die Beeinflussung einer Zellgruppe durch eine andere wird **Induktion** genannt. Die Zellgruppen, von denen der Reiz ausgeht, nennt man Induktor (= Aktivator).

Die Induktion bewirkt eine **Differenzierung** der Zellen zu spezifischen Strukturen und Funktionen. Durch die Differenzierung wird die spezielle Eigenschaft ausgebildet, während die funktionellen Fähigkeiten, die die Zelle nicht benötigt, durch Inaktivierung der betreffenden Gene unterdrückt werden. Eine hohe Differenzierung kann bis zur Unterdrückung der Mitosebereitschaft führen (z.B. bei den Nervenzellen, die sich nicht erneuern können).

Die Differenzierung geht mit dem **Wachstum** einher. Durch fortlaufende Teilung und Differenzierung der zunächst gleichen Blastomere wird höher entwickeltes Lebens erst möglich.

1.5 Ausbildung der äußeren Körperform

1.5.1 Pränatale Proportionsänderungen ! 0/2

▶ Das Alter eines Embryos wird im 1. Monat anhand der Zahl der Somiten (= Ursegmente) bestimmt. Von der 6. Woche bis zum 3. Monat mißt man die Scheitel-Steiß-Länge (= Sitzhöhe), beim Fetus wird die Scheitel-Fersen-Länge gemessen. ◀

Die Größe des Keimlings können Sie vereinfacht dadurch errechnen, indem Sie in den ersten 5 Schwangerschaftsmonaten die Monatszahl quadrieren:
- 1. Monat = 1 mal 1 = 1 cm
- 5. Monat = 5 mal 5 = 25 cm.

Ab dem 6. Monat muß die Monatszahl mit 5 multipliziert werden:
- 6. Monat = 6 mal 5 = 30 cm
- 10.Monat = 10 mal 5 = 50 cm.

▶ Das Gewicht des Keimlings beträgt durchschnittlich in der 3. Entwicklungswoche etwa 0,1 g. Der Fetus wiegt Ende des 3. Monats bereits etwa 45 g, Ende des 6. Monats etwa 1 kg, Ende des 8. Monats etwa 2,7 kg und gegen Ende des 9. Monats etwa 3,5 kg.◀ Bei Mehrlingsschwangerschaften weichen die Gewichte teils beträchtlich von den angegebenen Durchschnittsgewichten ab.

Ab dem 3. Schwangerschaftsmonat kommt es zu den ersten, für die werdende Mutter kaum wahrnehmbaren aktiven Bewegungen des Fetus, ab dem 4.–5. Monat kann die Schwangere diese Bewegungen spüren.

Wächst der Keimling in einer nicht stammesgeschichtlich üblichen Art heran, ist z.B. das Kopfwachstum geringer als das Brustwachstum, so spricht man von einem **heterochronen Wachstum**.

1.5.2 Reifezeichen !!! 4/8

Prüfungsrelevant: Gesamtes Kapitel.

➤ Der **Geburtstermin** liegt 266 Tage (= 38 Wochen) nach der Befruchtung oder 280 Tage (= 40 Wochen) nach der letzten Regel. ◀ Bei der Bestimmung des Schwangerschaftsmonats geht man nicht von Kalendermonaten sondern von Mondmonaten aus, das heißt, der Schwangerschaftsmonat besteht aus 28 Tagen.

Nach der Geburt muß anhand der nachfolgend aufgeführten Reifezeichen festgestellt werden, ob das Neugeborene reif, unreif oder überreif ist, was von entscheidender Bedeutung für die Frage nach der Gefährdung des Neugeborenen ist.

➤ Meßbare Reifezeichen sind u.a.:
- Körpergewicht zwischen 2.800–4.100 g (Durchschnitt 3.400 g)
- Scheitel-Fersenlänge 48–54 cm (Durchschnitt 50 cm)
- Kopfumfang 33,5–37 cm (Durchschnitt 35 cm)
- Brustumfang 30–35 cm (Durchschnitt 33 cm) – erst ab dem 2. Lebensjahr wird der Brustumfang größer als der Kopfumfang. ◀

Neben diesen sicheren Reifezeichen, die sich auf das Meßbare beziehen, gibt es noch die sogenannten „unsicheren **sekundären Reifezeichen**":
- die Haut sollte dick, rosig und ohne Venenzeichnung sein
- das Unterhautfettgewebe sollte gut ausgebildet sein
- die Lanugohaare sollten nicht mehr vorhanden sein (höchstens noch Reste auf dem Rücken)
- bei den Mädchen sollten die großen Labien (= Schamlippen) die kleinen Labien überdecken
- bei den Knaben sollten die Hoden in das Skrotum (= Hodensack) deszendiert sein (Descensus = Herabsteigen des Hodens aus der Bauchhöhle)
  - die Vorhaut ist mit der Glans penis (Eichel) über Gewebebrücken verbunden, so daß die Vorhaut nicht zurückgeschoben werden kann.
- die Finger- und Zehennägel sollten die Finger- bzw. Zehenkuppen erreichen oder überragen.

Außer den zuvor beschriebenen morphologischen Reifezeichen gibt es noch **funktionelle Reifezeichen**:
- aktiver Muskeltonus (das Neugeborene sollte den Kopf heben und aufrecht halten können)
- passiver Muskeltonus (die Gelenke sollten gebeugt gehalten werden können).

➤ Beim **Neugeborenen**
- liegt die Körpermitte etwa in Nabelhöhe,
- sind die Arme und Beine etwa gleich lang,
- ist der Kopfumfang zumeist etwas größer als der Brustumfang. ◀

Klinik: ➤ Kinder, die zu früh geboren werden, haben ab dem 7. Schwangerschaftsmonat sehr gute Überlebenschancen, weil im 7. Entwicklungsmonat die für die Atmung wichtigen Alveolen (siehe Kapitel 7.2.2) ausgebildet werden. Zu diesem Zeitpunkt wiegt der Fetus etwa 2.000 bis 2.500 g. Da das dem Wärmeschutz dienende Unterhautfett jedoch erst im 8. bis 9. Schwangerschaftsmonat aufgebaut wird, zeigen die Frühgeburten eine „runzelige" Haut. Wegen der noch unterentwickelten Fähigkeit, die Temperatur zu regulieren, müssen die Neugeborenen für einige Zeit in den Brutkasten (siehe auch Kapitel 7.1.4). ◀

1.6 Mehrlingsbildung, Mehrfachbildung, Mißbildung

1.6.1 Mehrlinge ! 1/2

Bei 1 % aller Geburten werden Zwillinge, bei ungefähr 0,01 % Drillinge und bei 0,001 % Vierlinge geboren.

Bei **Mehrlingsgeburten** werden (ausgenommen bei den weiter unten beschriebenen eineiigen Zwillingen) mehrere Eizellen von jeweils einer Samenzelle befruchtet.

Diese Eizellen können entweder
- durch einen Mehrfacheisprung (= Poly-ovulation) freigesetzt werden, wobei mehrere Graaf'sche Follikel (siehe hierzu Kapitel 1.1.2) gleichzeitig platzen oder
- aus einem Graaf'schen Follikel freigesetzt werden, der mehrere Eier (= Ovozyten) enthält.

Zwillinge können zweieiig (= aus 2 verschiedenen Eiern entstanden) oder eineiig (= aus einem Ei entstanden) sein. 75 % der Zwillinge sind zweieiig, 25 % eineiig.

➤ Zu **zweieiigen Zwillingen** kommt es
- durch gleichzeitige Ovulation von 2 Graaf'schen Follikeln oder
- durch Ovulation eines Graaf'schen Follikels, der jedoch 2 Eizellen (= Ovozyten) enthält. ◀

➤ Das heißt, daß zweieiige Zwillinge immer aus 2 verschiedenen Eizellen hervorgehen.

Die befruchteten Eizellen implantieren sich im Uterus an verschiedenen Stellen, so daß jedes dieser Embryonen eine eigene Plazenta, eine eigene Amnionhöhle und eine eigene Chorionhöhle besitzt. Wenn die Implantationsorte nahe beieinander liegen, können die beiden Plazenten zu einer Plazenta verschmelzen, die beiden Embryonen besitzen jedoch auch in diesem Fall eine eigene Amnion- und Chorionhöhle.

Grundsätzlich gilt, daß bei zweieiigen Zwillingen die Genzusammensetzung verschieden ist. ◀

➤ Zu **eineiigen** (= identischen) **Zwillingen** kommt es
- indem sich die beiden ersten, aus einer Zygote (= befruchtete Eizelle) entstehenden Blastomeren, trennen und sich jede der beiden Blastomeren selbständig weiterentwickelt. Beide Embryonen wachsen dann in eigenen Plazenten heran (außer, die beiden Plazenten liegen so nahe beieinander, daß sie miteinander verschmelzen).
- indem sich in der 1. Entwicklungswoche in der Blastozyste der Embryoblast in zwei Embryonalanlagen teilt. Die beiden Embryonen wachsen dann in einer gemeinsamen Plazenta und in der gleichen Chorionhöhle heran, sie besitzen jedoch jeweils eine eigene Amnionhöhle. ◀

➤ Grundsätzlich gilt, daß eineiige Zwillinge identisches Genmaterial besitzen und deshalb immer gleichen Geschlechts sind, auch die Augenfarbe und die nicht von der Umwelt beeinflußbaren Körpermerkmale sind gleich. ◀

Zu Mehrlingsgeburten kommt es
- durch Erbfaktoren – in manchen Familien treten Mehrlingsgeburten überproportional häufig auf, wobei bei Zwillingen nur die Möglichkeit von zweieiigen Zwillingen vererbbar ist. Außerdem gibt es bei der Häufigkeit von Mehrlingsgeburten Rassenunterschiede
- durch Hormontherapie
- infolge eines höheren Lebensalters der Schwangeren – der Anteil der Mehrlinge steigt mit dem Lebensalter der Schwangeren.

1.6.2 Mehrfachbildung ! 0/0

Bei den Mehrfachbildungen sind besonders die Doppelbildungen hervorzuheben, bei denen es durch eine unvollständige Durchschnürung einer Zygote oder durch unvollständige Trennung eines Embryoblasten in zwei Embryoblastanlagen (siehe Kapitel 1.6.1) zu eineiigen Zwillingen kommt, die wegen der unvollständigen Trennung durch Gewebsbrücken miteinander verbunden sind (z.B. Siamesische Zwillinge).

Eine chirurgische Trennung ist nur dann problemlos möglich, wenn die beiden Individuen keine lebenswichtigen Organe wie Herz, Lungen oder Leber gemeinsam besitzen.

1.6.3 Mißbildungen einzelner Körperabschnitte ! 0/0

Nach verschiedenen Untersuchungen muß bei etwa 2 bis 3 % der Neugeborenen mit Mißbildungen gerechnet werden. Hinzu kommen nochmals etwa 3 % der Neugeborenen, bei denen die Mißbildung erst in der frühen Kindheit entdeckt wird (z.B. Taubheit, Schwachsinn usw.).

Die Ursachen für diese Mißbildungen sind
- endogener (= durch Erbfaktoren bedingter) oder
- exogener (= durch Umweltfaktoren bedingter) Natur.

Bei den **endogenen** (= genetisch) bedingten **Mißbildungen** kommt es bei der Mitose oder der Meiose an den Chromosomen zu
- numerischen oder
- strukturellen Veränderungen.

Bei der **numerischen Veränderung** kann es in einer Keimzelle während der Meiose u.a. durch eine Nondisjunction (= falsche Verteilung der homologen Chromosomen zu den Zellpolen) zu einer abnormen Chromosomenzahl kommen, wobei die haploide Keimzelle z.B. statt 23 nun 24 Chromosomen besitzt, so daß in der Zygote (= befruchtete Eizelle) dann 47 statt 46 Chromosomen vorkommen. Wenn statt zwei drei Chromosomen von einem Chromosomenpaar vorhanden sind, wird dies als **Trisomie** bezeichnet. Ist statt zwei nur ein Chromosom vorhanden, so wird dies **Monosomie** genannt. Hierbei ist noch zu unterscheiden, ob die Veränderung ein autosomes Chromosom (= „Körperchromosom") oder das gonosome Chromosom (= Geschlechtschromosom) betrifft.

Nur einige wenige Trisomien und Monosomien sind mit dem Leben vereinbar. Die meisten Keimlinge mit einer numerischen Chromosomenveränderung sterben kurze Zeit nach der Befruchtung ab. Die Tri- und Monosomien verursachen regelmäßig Mißbildungen, die jedoch unterschiedlich stark ausgeprägt sein können. So führt die Trisomie 21, bei der 3 Chromosomen vom Typ 21 vorliegen, zum Down-Syndrom, das Ihnen als Mongolismus bekannt ist. Menschen mit Veränderungen bei den Geschlechtschromosomen sind nicht fortpflanzungsfähig.

Zu einer **strukturellen Chromosomenaberration** (= strukturelle Veränderung an Chromosomen) kommt es u.a. durch Chromosomenbrüche, bei denen der entsprechende Chromosomenabschnitt verloren geht oder sich verdoppelt.

Die **exogenen Ursachen** für die Mißbildung eines Kindes sind umweltbedingt. Wird die Schwangere diesen schädigenden Faktoren ausgesetzt, so können Schäden in Form von Mißbildungen auftreten. Zu diesen Faktoren zählen:
- Röntgenstrahlung und radioaktive Strahlung
- bestimmte Medikamente (u.a. Zytostatika = Mittel gegen Krebs)
- Drogen
- Infektionskrankheiten (u.a. Röteln, Syphilis, Toxoplasmose),
- Hormongaben
- chronischer Alkoholmißbrauch der Mutter
- Nikotin
- Mangel- oder Fehlernährung der Mutter.

Für die jeweilige Mißbildung ist jedoch nicht nur das Teratogen (= der schädigende Umweltfaktor) verantwortlich. Wesentlich ist der Zeitpunkt, an dem das Teratogen auf das Embryo trifft.

▶ Die empfindlichste Periode, in der es zu Organmißbildungen kommen kann, ist die Zeit der Organogenese (= Organentwicklung) zwischen dem 15. und 60. Entwicklungstag. Wird der Keimling zu einem späteren Zeitpunkt z.B. während der Fetalzeit dem Teratogen ausgesetzt, so kommt es zu anderen, zumeist weniger schwerwiegenden Mißbildungen. ◀

2 Allgemeine Anatomie und Histologie

2.1 Allgemeine Anatomie

2.1.1 Gestalt   0/0

Der menschliche Körper wird anatomisch unterteilt in:

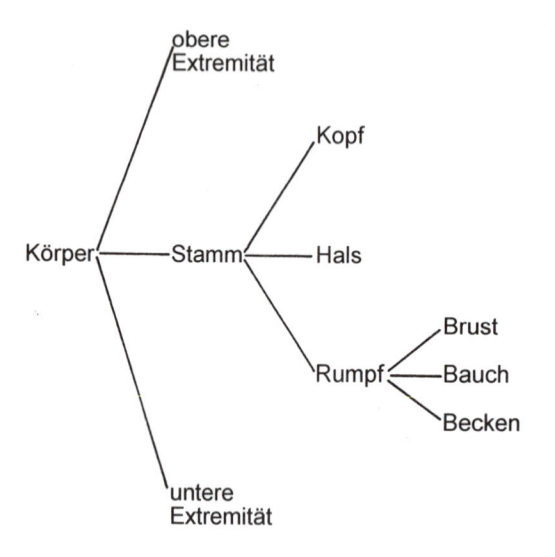

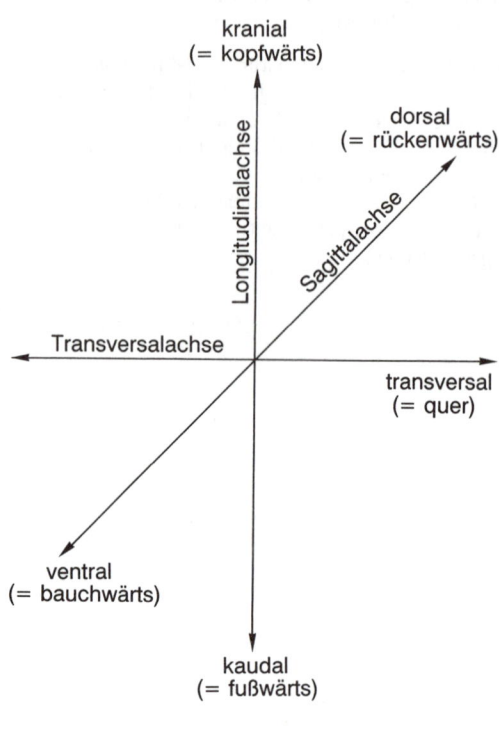

- Körper
  - Stamm
    - obere Extremität
    - Kopf
    - Hals
    - Rumpf
      - Brust
      - Bauch
      - Becken
  - untere Extremität

Abb. 2.1 Körperachsen

2.1.2 Orientierungsbegriffe   ! 1/2

Unser Körper ist räumlich betrachtet dreidimensional aufgebaut. Er kann somit durch 3 aufeinander senkrecht stehende Hauptachsen unterteilt werden, wobei jede dieser 3 Hauptachsen aus 2 einander entgegengesetzten Richtungen besteht:
- Längsachse = Longitudinalachse
- Querachse = Transversalachse
- Pfeilachse = Sagittalachse

Aus jeweils 2 Hauptachsen wird eine Hauptebene gebildet:
- **Sagittalebene** – wird aus der Longitudinal- und der Sagittalachse gebildet. Diese Ebene führt längs durch den Körper.
- Als Sonderform der Sagittalebene kommt die **Medianebene** vor, die in der Körpermitte liegt und den Körper vom Kopf bis zu den Füßen in 2 gleiche Hälften teilt.
- **Frontalebene** – wird aus der Longitudinal- und der Transversalachse gebildet. Sie verläuft parallel zur Stirn.

Indem Sie eine gedachte Medianlinie (vom Kopf bis zu den Füßen) durch die Rückenfurche zur Brust- und Bauchmitte hin ziehen, teilen Sie den Körper in

2 symmetrisch gleiche Hälften (= linke und rechte Körperhälfte), die spiegelbildlich zueinander stehen. Der Mensch ist also bilateral-symmetrisch aufgebaut. Die beiden Hälften werden **Antimere** (= Gegenstücke) genannt. Unser Körper ist jedoch nicht vollkommen bilateralsymmetrisch aufgebaut, so besitzen wir z.B. nur ein Herz und eine Leber.

In Kapitel 1.4.4 wird beschrieben, daß der Embryonalkörper während einer bestimmten Zeitspanne segmentiert gegliedert ist. Diese paarweise vorliegenden Segmente (= Ursegmente) werden auch als Somiten bezeichnet.

➤ Die Gliederung des Körpers in diese Segmente wird **Metamerie** genannt. Im Embryonalstadium findet man die Metamerie außer im Darmbereich bei fast allen Organsystemen wie Muskeln, Skelett (Wirbeln und Rippen), Nerven- und Gefäßsystem, Urogenitalsystem und an der Haut (Dermatome). Beim Erwachsenen sind nur noch Reste der Metamerie in Form der segmental angeordneten Wirbelsäule mit den kurzen Rückenmuskeln und den Rippen, sowie den zwischen den Rippen liegenden Gebilden (Mm. intercostales, Aa. und Vv. intercostales, Nn. intercostales) zu finden. ◄

Der Begriff **Norm** gliedert sich in eine funktionelle, ideale und statistische Norm.
Eine **funktionelle Norm** bedeutet, daß ein Organismus entsprechend seinen Aufgaben und Zwecken arbeitet. Die **ideale Norm** ist ein übersteigerter Normalitätsbegriff, der nur von wenigen Organismen erreicht wird, z.B. beim Schönheitsideal der Proportionen. Demgegenüber steht die **statistische Norm,** die sich am Bevölkerungsdurchschnitt orientiert.

Als **Variabilität** bezeichnet man das Abweichen von der statistischen Norm. Die Variationsbreite ist genetisch festgelegt (also artspezifisch), kann jedoch durch Umweltfaktoren beeinflußt werden. Die Variationen entstehen schon in der Embryonalentwicklung, z.B. als Varietät des Venensystems. Nach der Geburt kann die Abweichung beibehalten oder abgebaut werden.

2.1.3 Postnatale Änderung der Gestalt   ! 0/1

Das Wachstum des Kindes erfolgt in größeren Schüben. Zwischen diesen Schüben ist das Wachstum nicht so ausgeprägt.

➤ 5 Monate nach der Geburt soll der Säugling sein Geburtsgewicht verdoppelt und nach einem Jahr verdreifacht haben. ◄

➤ Ein Jahr nach der Geburt soll das Kind 50 % größer geworden sein (von etwa 50 cm auf 75 cm). Mit 3 Jahren sollte es etwa doppelt so groß wie bei der Geburt sein. Mädchen erreichen mit durchschnittlich 9 Jahren, Jungen mit 11 Jahren etwa 80 % ihrer Erwachsenengröße. Der letzte Wachstumsschub (und damit das Erreichen der endgültigen Größe) erfolgt während der Pubertät, in der sich vor allem die Extremitäten verlängern.
Während beim Neugeborenen die Kopflänge 1/4 der Gesamtlänge beträgt und der Körpermittelpunkt noch über dem Nabel liegt, beträgt die Gesamtlänge des Erwachsenen ungefähr 8 mal die Kopflänge. Der Körpermittelpunkt liegt im Bereich der Symphyse (= Schambeinfuge).
Beim Neugeborenen ist der Hirnschädel im Vergleich zum Gesichtsschädel proportional größer als beim Erwachsenen. Mit der weiteren Entwicklung des Kindes vergrößert sich der Gesichtsschädel stärker als der Hirnschädel. ◄

Die endgültige Körpergröße unterliegt neben dem Konstitutions- und Rassentyp dem Geschlechtsunterschied.
Die Unterschiede zwischen den Geschlechtern bezeichnet man als **Geschlechtsdimorphismus.**

Zu den **primären Geschlechtsmerkmalen** zählen die Geschlechtsdrüsen (= Hoden und Eierstock). Zu den **sekundären Geschlechtsmerkmalen** zählen u.a. die äußeren Geschlechtsorgane, die Schambehaarung, die Fettverteilung, die Brustdrüsenentwicklung, das Kehlkopfwachstum („Adamsapfel") und der Stimmbruch. Außerdem besitzt die Frau ein breiteres Becken als der Mann (wegen des Geburtsweges notwendig) aber schmalere Schultern.

2.2   Allgemeine Histologie

Die Histologie ist die Lehre von den Geweben.

2.2.1 Gewebe   !!! 4/13

➤ *Prüfungsrelevant: Sie sollten die Definitionen der fett hervorgehobenen Begriffe kennen.* ◄

Der menschliche Körper besteht aus verschiedenen Organen, die wiederum aus verschiedenen, sich gegenseitig ergänzenden Geweben aufgebaut sind. Jedes dieser **Gewebe** stellt einen Verband gleichartig differenzierter (= spezifischer) Zellen dar. Der Raum, der zwischen den einzelnen Zellen liegt, wird **Interzellularraum** genannt, er ist mit Interzellularflüssigkeit angefüllt.

Eine andere Definition für Gewebe lautet: Gewebe sind alle Arten von Zellverbänden, die eine gemeinsame Funktion haben.

Im menschlichen Körper unterscheiden wir 4 Grundgewebearten:
- Epithelgewebe
- Binde- und Stützgewebe
- Muskelgewebe
- Nervengewebe.

Unsere Organe sind, wie zuvor erwähnt, aus verschiedenen Grundgewebearten aufgebaut. Die spezifischen Zellen eines Organs, die dessen besondere Funktion und Leistung bedingen, werden als **Parenchym** bezeichnet (z.B. Leber- oder Nierenparenchym).

Im Gegensatz zu diesem Organgewebe, wird das interstitielle oder Gerüstgewebe, das aus gefäß- und nervenhaltigem Bindegewebe besteht, **Stroma** genannt.

Nachfolgend werden einige wichtige Begriffe definiert:

Als **Wachstum** bezeichnet man die Vermehrung der Zellen durch Zellteilung, sowie die Größenzunahme von einzelnen Zellen.

Das Wachstum geht mit einer **Differenzierung** (= Spezialisierung) der Zellen einher. Die Differenzierung einer Zelle oder Zellgruppe erfolgt während der Keimentwicklung durch Induktion. Hierbei wird die Zelle oder Zellgruppe von einer anderen Zelle oder Zellgruppe zu einer bestimmten Differenzierung hin beeinflußt. Alle spezialisierten Zellen besitzen zwar weiterhin den gleichen Gensatz wie die Zygote (= befruchtete Eizelle), unterscheiden sich jedoch durch Gestalt, Struktur, Antigeneigenschaften und der Fähigkeiten zur Enzymsynthese voneinander.

Die Wucherung von Zellen über das normale Teilungswachstum hinaus nennt man **Proliferation**, sie kommt z.B. bei der proliferativen (= produktiven) Entzündung oder beim Karzinom vor.

Die Fähigkeit von Geweben, Gewebsverluste die z.B. infolge einer Verletzung entstanden sind, durch Gewebsneubildung zu ersetzen, wird **Regeneration** genannt. Die Fähigkeit zur Regeneration ist bei den einzelnen Gewebearten unterschiedlich entwickelt. Zumeist beschränkt sich die physiologische Regeneration auf nur wenige Zellarten (Regenerationen wie z.B. bei Reptilien, bei denen ganze Extremitäten ersetzt werden können, sind beim Menschen nicht möglich).

Die Regeneration geht von Stammzellen (= embryonalen Zellen) aus, die im Gegensatz zu den hochdifferenzierten Gewebszellen teilungsfähig sind und bei dieser differentiellen Zellteilung erhalten bleiben. Regeneriert werden können
- die Blutzellen
- die obere Epidermisschicht der Haut
- die Haare
- die Schleimhaut des Uterus nach der Menstruation.

Nicht regeneriert werden können z.B.
- Nervenzellen
- Herz- und Skelettmuskelzellen
- Knorpelzellen.

Meist wird zugrunde gegangenes Gewebe durch regenerationsfreudiges Bindegewebe ersetzt.

Im Gegensatz zur Regeneration versteht man unter der **Degeneration** eine Entartung des Gewebes oder den Ersatz vollwertigen Gewebes durch minderwertiges Gewebe. Die Degeneration führt in allen Fällen zu einer Verminderung der Zelleistung, z.B. bei der stoffwechselbedingten Verfettung der Leberzellen eines Alkoholikers.

Bei Sauerstoffmangel oder bei Stoffwechselstörungen kann es innerhalb eines Gewebes zur sogenannten **Nekrobiose** (= allmähliches Absterben der Zellen eines Gewebes) kommen. Die Folge kann Verfettung sein. Die Nekrobiose kann in eine **Nekrose** (= örtlicher Gewebstod) übergehen.

Die Vergrößerung der Zellen ohne Zellvermehrung nennt man **Hypertrophie**. Sie tritt vor allem auf bei:
- a) längerer Überlastung am Herzmuskel (z.B. bei einer Herzinsuffizienz),
- b) Leistungssportlern oder Bodybuildern in der quergestreiften Muskulatur,
- c) während der Schwangerschaft im Myometrium des Uterus.

Bei der **Atrophie** nimmt die Zellgröße ab, während die Anzahl der Zellen gleich bleibt. Ein Beispiel ist die Inaktivitäts-Atrophie der Muskulatur bei bettlägerigen Patienten.

Bei einer **Hyperplasie** wird die Organvergrößerung durch Zellvermehrung verursacht, z.B. Muskeltraining.

Die unvollständige Ausbildung eines Organs während der Embryonalentwicklung, die meist auch mit einer

Funktionsstörung einhergeht, bezeichnet man als **Hypoplasie** (z.B. die Uterushypoplasie).

Unter einer **Metaplasie** versteht man die Umdifferenzierung eines Gewebetyps in einen anderen. Bei der Metaplasie wandelt sich ein chemisch oder mechanisch gereizter Gewebetyp, z.B. infolge einer chronischen Entzündung, in einen anderen Gewebetyp um. Es gibt 2 Formen der Metaplasie:
- die **direkte Metaplasie,** bei der die Umwandlung in einen anderen Gewebetyp (Zellart) erfolgt,
- die **indirekte Metaplasie,** bei der die Rückbildung von höher- in niedrigerdifferenzierte Zellen erfolgt (z.B. infolge einer Entartung von Zellen → Tumor) oder bei der Umwandlung von Flimmer- in Plattenepithel im Atemtrakt (infolge des Rauchens).

Wird in der Embryonalzeit ein Organ nicht angelegt, so liegt eine **Aplasie** vor, z.B. die Aplasie (= das Fehlen) einer Niere.

Durch Verschmelzen von Einzelzellen kann ein Zellverband entstehen, der keine Zellgrenzen mehr aufweist. Ein solcher Zellverband, der im menschlichen Organismus z.B. in Form des Synzytiotrophoblasten vorkommt, wird **Synzytium** genannt.

Unter einem **Plasmodium** versteht man eine vielkernige Zytoplasmaeinheit, die durch Kernteilung ohne anschließende Zellteilung entsteht (z.B. die Sternberg-Riesenzellen bei der Krankheit Morbus Hodgkin).

2.2.2 Zellkontakte und Interzellularraum !! 4/9

➤ *Prüfungsrelevant: Gesamtes Kapitel. Es wurden einige elektronenmikroskopische Bildfragen gestellt.* ◄

Während der Embryonalentwicklung wandern die noch amöboid beweglichen Zellen zu ihrem endgültigen Bestimmungsort. Die Zellmembran (= Plasmalemm) dieser Zellen ist an ihrer Außenseite von der sogenannten **Glykokalix** umgeben. Die Glykokalix besteht aus Glykolipiden und aus Glykoproteinen (Polysacchariden) und ist für jeden Zelltyp einzigartig (= spezifisch). Sie wirkt als Antigen und bestimmt die serologischen Eigenschaften der Zelle. Bei den Erythrozyten (= rote Blutkörperchen) wird anhand der Glykokalix zwischen den Blutgruppen A und B unterschieden.

Von der Glykokalix werden Moleküle in die Interzellularflüssigkeit abgegeben. Diese für den Zelltyp spezifischen Moleküle dienen als „Signalträger". Treffen sie auf gleichartig differenzierte Nachbarzellen, so lösen sie bei diesen Zellen eine **Kontaktinhibition** aus, worunter man den Stillstand der Zellbewegung und evtl. eine Hemmung der Zellteilung versteht. Die so „kontakteten" Zellen wandern nicht mehr weiter, sondern vereinigen sich mit den anderen gleichartig differenzierten Zellen zu einem spezifischen Zellverband aus dem das Gewebe entsteht.

Bei Zellen, die in einem Zellverband liegen, dient der Kontakt
- der Stabilisierung von Zellverbänden
- dem Austausch größerer Moleküle
- dem Ionenaustausch (und damit der elektrischen Integration von Nachbarzellen).

Fehlt der Kontakt zwischen den Gewebezellen oder wird er unterbrochen, weil sich z.B. wie bei den bösartigen Tumoren die Eigenschaften der Glykokalix der einzelnen Zellen verändert haben, so wächst jede Zelle für sich weiter und es entsteht ein Tumor.

Der Kontakt zwischen den Zellen erfolgt innerhalb der Gewebe durch
- indirekte Zellkontakte oder
- direkte Zellkontakte

Die **indirekten** (= mechanischen) **Zellkontakte** entstehen durch fingerförmige Ausstülpungen der Zellmembran der einzelnen Zellen, die in die Vertiefungen von Nachbarzellen hineinragen. Die Ausstülpungen werden Zellinterdigitationen genannt.

Bei den **direkten Zellkontakten** sind die Verbindungen zwischen zwei Nachbarzellen nur auf wenige Stellen der Membran beschränkt. Diese Verbindungen haben verschiedene Aufgaben und ein unterschiedliches Aussehen. Man unterscheidet zwischen Verbindungen die
- die Zellen mechanisch untereinander verbinden
  – Desmosomen
- die Zellen undurchlässig miteinander verbinden
  – Zonula occludens (tight junction)
- den Stoffaustausch ermöglichen (funktionelle Koppelung)
  – gap junction.

Besteht dieser Zellkontakt aus einer punktförmigen Verbindung, so spricht man von einer **Macula.** Verläuft die Kontaktstelle gürtelförmig um die Zelle herum, so wird dies als **Zonula** bezeichnet. Eine streifenförmige Kontaktstelle wird **Fascia** genannt.

Desmosomen

Desmosomen dienen dazu, Zellen untereinander mechanisch zu verbinden. Sie kommen z.B. in Epithelfortsätzen der Epidermis (Haut) vor, in dem die Zellmembran verdichtet ist. Diese Verdichtung wird **Haftplatte** genannt.

Desmosomen kommen vor als
- Macula adhaerens (= scheibenförmiges Desmosom)
- Zonula adhaerens (= gürtelförmiges Desmosom)
- Fascia adhaerens (= streifenförmiges Desmosom).

Ein Desmosom besteht aus 2 Halbdesmosomen (= Hemidesmosomen), von denen jeweils eines von der benachbarten Zelle gebildet wird. Hemidesmosomen kommen auch alleine vor (also ohne ein weiteres Halbdesmosom von einer anderen Zelle), indem sie Epithelzellen z.B. an einer Basallamina befestigen. In den Zellen ist innerhalb des Desmosomenbereichs das Zytoplasma verdichtet und durch Tonofibrillen, die aus dem Zellinneren kommen und in das Halbdesmosom hineinstrahlen, angereichert.

Der Spalt zwischen den beiden Zellen (= Interzellularspalt) ist im Bereich der Kontaktstelle 25–35 nm breit und mit Kittsubstanz ausgefüllt. Die Kittsubstanz besteht wahrscheinlich aus Glykoproteiden.

Tight junction (= Zonula occludens)

Bei diesem Zellkontakt verschmelzen die beiden äußeren Plasmalemm-Schichten (= Zellmembranen) zweier Nachbarzellen im apikalen Teil (= nahe der freien Oberfläche) miteinander, was als „tight junction" bezeichnet wird. Der Interzellularspalt ist in diesem Bereich verschlossen, wodurch ein freier Transport von Substanzen durch den Interzellularspalt verhindert wird.

Die tight junction kommen zumeist als Zonula occludens im Bereich der hochprismatischen Darmepithelzellen vor, selten findet man sie als Macula occludens.

Treten die Macula adhaerens, die Zonula adhaerens und die Zonula occludens zusammen auf, so spricht man von einem **Haftkomplex**.

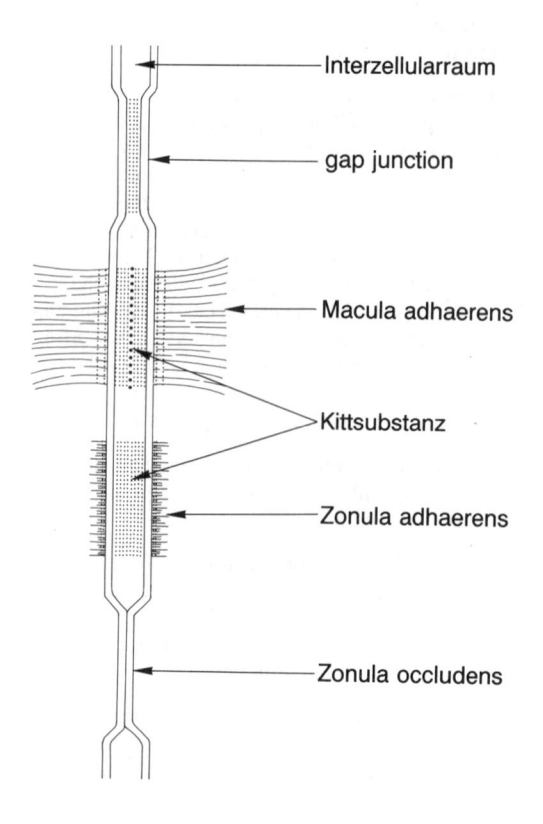

Abb 2.2 Zellkontakte

Gap junction (=Nexus)

Die „gap junction" sind abgerundete Bereiche der Zellmembran, über die die Kontakte zwischen 2 Nachbarzellen ohne eine Membranverschmelzung erfolgen. Die Nachbarzellen sind durch einen verkleinerten aber durchgängigen Interzellularspalt voneinander getrennt, der etwa 2–4 nm breit ist. Die benachbarten Zellen kommunizieren in diesem Bereich über sogenannte Tunnelproteine miteinander. Diese, in der Zellmembran liegenden Tunnelproteine, besitzen jeweils einen etwa 1 nm großen Kanal, durch den niedermolekulare Stoffe bis etwa zur Größe von Glukose hindurchtreten können. Neben dem Austausch niedermolekularer Stoffe dienen die gap junction der Übertragung von elektrischen Signalen (um Aktionspotentiale weiterzuleiten).

Sie dienen also dazu, Nachbarzellen zu größeren Funktionseinheiten zusammenzuschließen. Gap junctions kommen u.a. bei Herzmuskelzellen und glatten Muskelzellen vor.

Interzellularraum

Es werden zwei Arten von Körperräumen unterschieden:
- der außerhalb der Zelle liegende Extrazellularraum
- der innerhalb der Zelle liegende Intrazellularraum.

Der **Extrazellularraum** wird wiederum unterteilt in
- einen **Intravasalraum** (= Raum innerhalb der Blutgefäße) und in
- einen **Interzellularraum** (= Raum zwischen den Zellen), der auch als **Interstitium** bezeichnet wird.

Diese Räume spielen vor allem bei der Verteilung des Körperwassers eine wichtige Rolle.

Die zwischen den Zellen liegenden Interzellularräume können spaltförmig (wie zwischen Epithelien) oder weit (wie beim lockeren Binde- und Stützgewebe) sein.

Interzellularräume dienen als Transportwege für die Auf- und Abbauprodukte sowie als Gewebsstütze. Bei bestimmten Erkrankungen kann u.a. vermehrt Flüssigkeit in die Interzellularräume eingelagert werden, wodurch ein Ödem entsteht (z.B. infolge einer Herzinsuffizienz).

2.2.3 Epithelgewebe

2.2.3.1 Klassifizierung von Epithelverbänden !!! 5/16

➤ *Prüfungsrelevant: Besonders die Tabelle.* ◄

Das Epithelgewebe besteht aus gleichartig differenzierten Zellen. Es wird unterteilt in:
- Oberflächenepithel
- Drüsenepithel (Kapitel 2.6.2)
- Sinnesepithel (Kapitel 2.8.5 und 2.9.1.5).

Das **Oberflächenepithel** bedeckt die äußeren Körperoberflächen und kleidet im Körperinnern die Kör-

Plattenepithel

isoprismatisches Epithel

hochprismatisches Epithel

mehrreihiges Flimmerepithel

mehrschichtig verhorntes Plattenepithel

mehrschichtig unverhorntes Plattenepithel

mehrschichtig unverhorntes hochprismatisches Epithel

Übergangsepithel

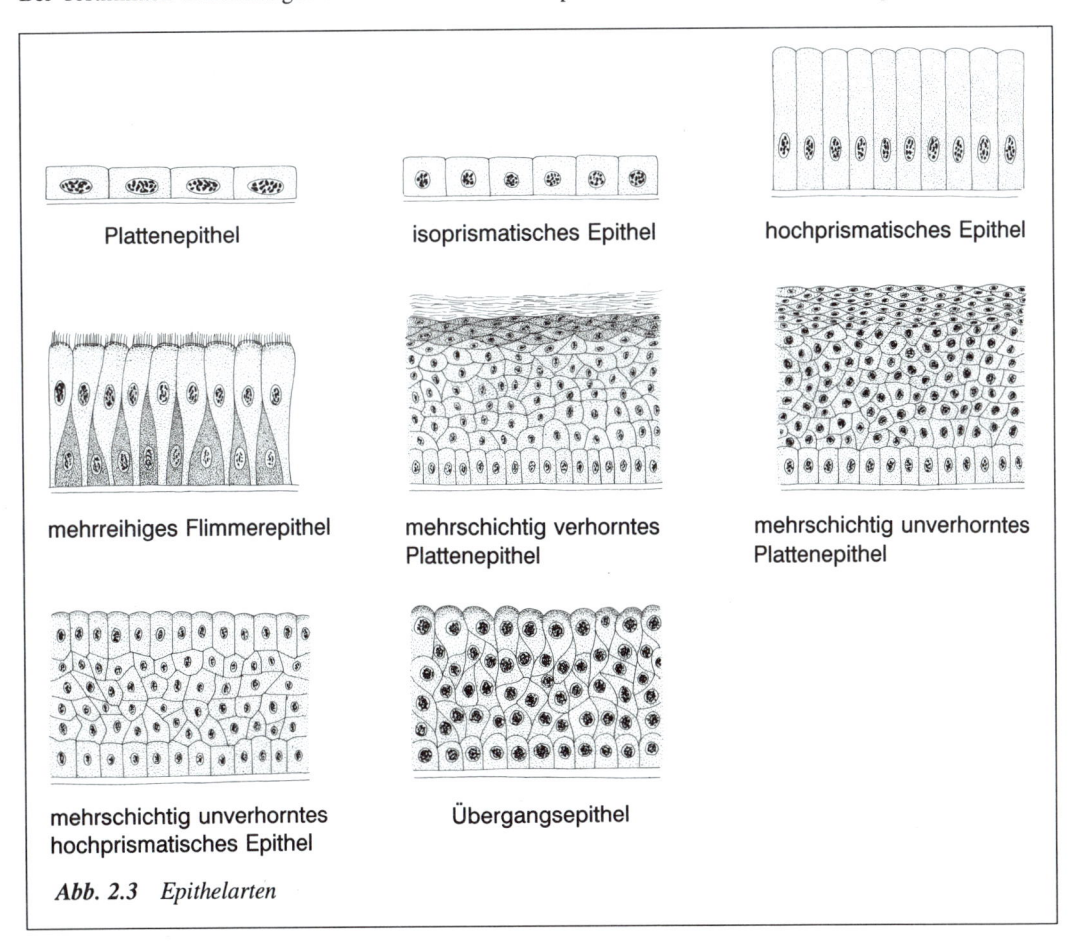

Abb. 2.3 Epithelarten

perhöhlen (mit Ausnahme der Gelenkhöhlen und Schleimbeutel) sowie die Hohlorgane wie Darm, Gefäße und Harn- und Geschlechtsorgane aus.

▶ Außerdem geht Drüsenparenchym, mit Ausnahme der aus dem Bindegewebe gebildeten Thekaluteinzellen (Ovar) und der Leydig'schen Zwischenzellen (Hoden) aus dem Oberflächenepithel hervor. ◀

Das Epithelgewebe liegt auf einer dünnen Basalmembran, die das Epithel von der darunterliegenden Bindegewebsschicht trennt.

▶ Blutgefäße gelangen bis auf wenige Ausnahmen (äußere Wand des Ductus choledochus, Fossa navicularis der männlichen Urethra) nicht ins Epithelgewebe. Das meiste Epithelgewebe ist also gefäßlos, so daß die Ernährung mittels Diffusion aus dem unter der Epithelschicht liegenden Bindegewebe erfolgt. Die Aufnahme von Sauerstoff durch das Epithel der Haut ist sehr gering. ◀

Entwicklungsgeschichtlich geht das Epithel aus den drei Keimblättern hervor. Aus dem
- **Ektoderm** entstehen: Epidermis (Haut), Mundhöhlen- und Nasenepithel
- **Mesoderm** entstehen: Endothel (kleidet die Gefäße aus) und Mesothel (kleidet die Eingeweide aus)
- **Entoderm** entstehen: Epithel des Magen- und Darmkanals und des Schlundes.

Die einzelnen Epithelarten werden u.a. nach der Zellform, Anordnung und Differenzierung der oberflächlichen Zellschicht unterschieden.

Bei der **Form der Epithelzellen** unterscheidet man zwischen:
- platten (= niedrigen und breiten) Epithelzellen
- isoprismatischen = kubischen Epithelzellen (= sind genauso hoch wie breit)
- hochprismatischen Epithelzellen (= sind höher als breit).
- Außerdem wird noch zwischen verhornten und nicht verhornten Epithelzellen unterschieden.

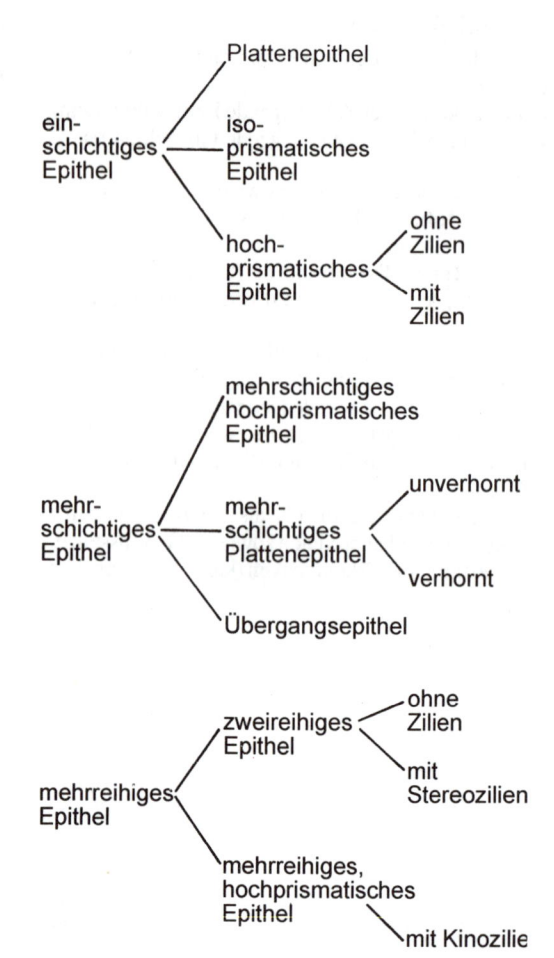

einschichtiges Epithel
- Plattenepithel
- isoprismatisches Epithel
- hochprismatisches Epithel
  - ohne Zilien
  - mit Zilien

mehrschichtiges Epithel
- mehrschichtiges hochprismatisches Epithel
- mehrschichtiges Plattenepithel
  - unverhornt
  - verhornt
- Übergangsepithel

mehrreihiges Epithel
- zweireihiges Epithel
  - ohne Zilien
  - mit Stereozilien
- mehrreihiges, hochprismatisches Epithel
  - mit Kinozilie

Bei der **Anordnung der Epithelzellen** unterscheidet man zwischen:
- einschichtigem Epithel (= eine Epithelzellschicht),
- mehrschichtigem Epithel (= mehrere Epithelzellschichten liegen übereinander),
- mehrreihigem Epithel (= mehrere Epithelzellschichten liegen scheinbar übereinander, jedoch berühren im Gegensatz zum mehrschichtigen Epithel alle Epithelzellen die Basalmembran).
- Als Sonderform gilt das in den ableitenden Harnwegen (Ureter, Urethra) vorkommende Übergangsepithel, das überwiegend mehrschichtig ist, stellenweise aber auch zweireihig vorliegt.

Vorkommen und Funktionen der einzelnen Epithelarten		
Epithelart	**Vorkommen**	**Funktion**
einschichtiges Plattenepithel	• Als kleine Alveolarzellen in den Lungenalveolen • Als Capsula glomeruli der Nierenkörperchen • Als häutiges Labyrinth im Gehörgang. • Als **Mesothel** kleidet es die serösen Höhlen (Pleura-, Perikard- und Peritonealraum) aus • Als **Endothel** kleidet es die Blut- und Lymphgefäße und die Herzinnenräume aus.	1. Stofftransport mittels Pinozytose (es ist für Gase und flüssige Stoffe durchlässig) 2. Schutz der Organe vor mechanischen Einflüssen.
einschichtiges isoprismatisches (= kubisches) Epithel	• In den Ausführungsgängen und Endstücken seröser Speicheldrüsen • In den Sammelrohren der Niere • Im Plexus choroideus (der Hirnkammer) • Im Auge als Pigmentepithel der Retina (= Netzhaut) • Als vorderes Linsenepithel (Auge) • Auf der Oberfläche des Ovars als Keimepithel	Bildung und Ausscheidung bestimmter Sekrete.
einschichtiges, hochprismatisches Epithel (= Zylinderepithel) a) ohne Zilienbesatz	• Im Verdauungskanal vom Magen bis zum Rektum, im Darmbereich teilweise mit Mikrovilli besetzt • Hauptstücke der Nieren • Gallenblase	Resorption, Sekretion und Schutz.
b) mit Kinozilien (= Flimmerepithel)	• Tuba uterina (= Eileiter), • Uterus • kleine Bronchien (Lunge)	Sekretion sowie Transport des Eies im Eileiter bzw. von Fremdkörpern aus der Lunge.
mehrschichtiges unverhorntes Plattenepithel (Schleimhaut)	• Mundhöhle (ab Innenseite der Lippen) • Oesophagus (= Speiseröhre) • Anus • Vagina.	Schleimhaut – schützt vor mechanischer Beanspruchung.
mehrschichtiges verhorntes Plattenepithel	Bildet die Epidermis der Haut.	Schützt vor starker mechanischer Beanspruchung.
mehrschichtiges unverhorntes hochprismatisches Epithel	Kommt nur selten vor: • in der Fornix der Konjunktiva (Auge) • in einigen Ausführungsgängen von Drüsen	Schützt vor leichten mechanischen Beanspruchungen
zweireihiges Epithel a) ohne Zilien	• Ductus deferens (= Samenleiter), • Ausführungsgänge von Drüsen (u.a. des Ductus parotideus)	Transport und Sekretion
b) mit Stereozilien	Ductus epididymidis (= Nebenhodengang)	Transport der Samenzellen
mehrreihiges, hochprismatisches Epithel (mit Kinozilien = Flimmerepithel)	• Als respiratorisches Epithel in den Luftwegen von der Nasenhöhle über den Larynx (= Kehlkopf), die Trachea bis zu den Bronchien • Tuba auditiva • Urethra masculina (größter Teil)	Transport von Fremdkörpern und Schleim aus der Lunge in Richtung Mund
Übergangsepithel (überwiegend mehrschichtig)	Kommt nur in den ableitenden Harnwegen vor: • Nierenbecken, • Ureter (= Harnleiter), • Harnblase, • oberer Teil der Urethra (= Harnröhre).	Schutz des umliegenden Gewebes gegen Harnschäden, Volumenanpassung (kann sich bei Füllung der Harnwege vom hohen vielschichtigen in ein niedriges wenigschichtiges Epithel umwandeln).

Histologie

Bei der Oberflächendifferenzierung unterscheidet man:
- Kinozilien
- Stereozilien
- Mikrovilli (siehe Kapitel 2.2.3.2).

▶ Beim **mehrreihigen Epithel** ist noch zu beachten, daß
- die Zellkerne in verschiedenen Höhen liegen
- alle Zellen Kontakt mit der Basallamina haben
- nicht alle Zellen die Oberfläche erreichen.

Beim **mehrschichtigen Epithel** steigt der Reifegrad der einzelnen Zellen von unten (= Basalmembran) zur freien Oberfläche hin an. ◀

2.2.3.2 Oberflächen- differenzierungen !! 4/13

▶ *Besonders prüfungsrelevant: Das gesamte Kapitel (bisher wurden mehrere elektronenmikroskopische Bildfragen gestellt).* ◀

An der freien Oberfläche der Epithelzellen kommen als Differenzierungen vor:

Kinozilien (= Flimmerhärchen) – es sind etwa 5–10 µm lange, aktiv bewegliche Zellfortsätze, die dicht zusammenstehen und sich in einer Art Flimmerstrom in einem gleichsinnigen Rhythmus in eine bestimmte Richtung bewegen. Durch diese Bewegungen werden Flüssigkeit oder kleine Partikel in eine bestimmte Richtung transportiert.

Eine Kinozilie besteht aus einem Zilienschaft und einem Kinetosom. Der Zilienschaft ist der Abschnitt, der über die Zelloberfläche hinausragt. Das Kinetosom (auch Basalkörperchen genannt) liegt direkt unter der Zellmembran und dient der Verankerung des Zilienschaftes.

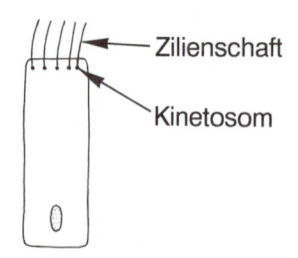

Abb. 2.4 Mit Kinozilien besetze Zelle

Der **Zilienschaft** besteht aus einem innen liegenden Achsenfaden, der von einer Plasmalemmhülle umgeben ist.

Das **Kinetosom** besteht aus neun, zu einem Kreis angeordneten Gruppen mit je 3 Tubuli. Die beiden inneren Tubuli jeder der neun Gruppen setzen sich in den Schaft des Kinozilium fort, wo die 9 Doppeltubuli ringförmig um zwei zentral liegende Mikrotubuli herum angeordnet sind. Der Achsenfaden besteht also aus 9 (x 2) + 2 Tubuli (= 9 Doppeltubuli und 2 Zentraltubuli).

Die für die aktiven Bewegungen benötigte Energie erhalten die Kinozilien durch ATP (= Adenosin-triphosphat – siehe Biochemie). Über Dyneinbrücken wird die Energie freigesetzt.

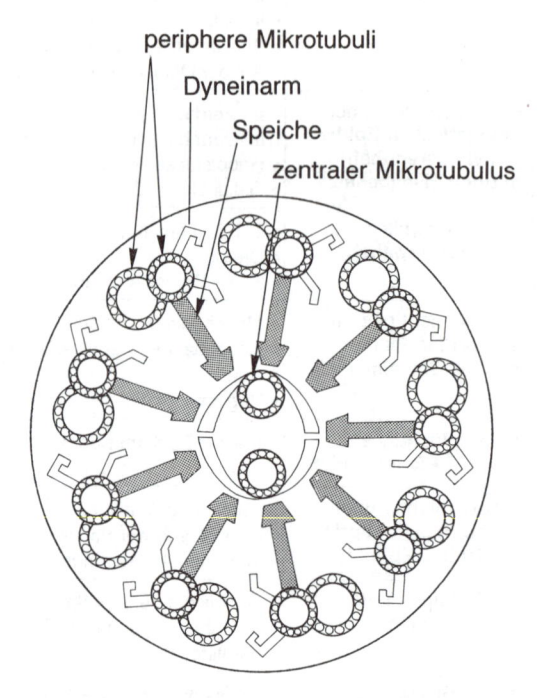

Abb. 2.5 Schematisierter Querschnitt durch eine Kinozilie (umgezeichnet nach einer Physikumsfrage)

Kinozilientragende Epithelzellen kommen im Respirationstrakt, in der Tuba uterina (= Eileiter), im Uterus und in den Ductuli efferentes (= Samenkanälchen im Nebenhoden) vor.

Zusatz: **Geißeln** haben die gleiche Struktur wie die Kinozilien. Geißeln kommen beim Menschen jedoch nur bei Spermien vor und dienen der aktiven Fortbewegung. Geißeln findet man vor allem bei Bakterien.

Stereozilien (= Wimperhaare) sind unbewegliche Zellfortsätze. Im mikroskopischen Schnitt haben sie das Aussehen von verklebten Pinselhaaren.

Stereozilien kommen vor
- als Sinneszellen
- an der freien Oberfläche des Ductus epididymidis (= Nebenhodengang) und des Ductus deferens (= Samenleiter).

Neben der Rezeptorfunktion vermutet man, daß Stereozilien Aufgaben im Bereich der Resorption und der Sekretion haben.

Mikrovilli sind 0,5 bis 1 µm lange, fingerförmige Ausstülpungen des Plasmalemm, die in ihrem Innern keine Tubulusstrukturen erkennen lassen. Bei einem Schnitt sind zumeist mehrere Mikrovilli getroffen.

Durch die Mikrovilli wird die Oberfläche der Zelle vergrößert und damit die Resorptionsfläche erhöht. Besonders dicht (= rasenartig) beieinander liegende Mikrovilli, wie man sie im Dünndarm und in den Hauptstücken der Nieren findet, erscheinen lichtmikroskopisch als sogenannter **Bürstensaum.** Diese Mikrovilli enthalten Aktin und Myosin.

Als **Sinneshaare** bezeichnet man kinozilienähnliche Strukturen, die jedoch kein zentrales Tubuluspaar besitzen. Im Querschnitt zeigen sie ein 9 (x 2) + 0 Muster. Sinneshaare dienen u.a. der Aufnahme von Reizen und kommen z.B. als Haarzellen im Corti'schen Organ (Innenohr) vor.

2.2.3.3 Strukturen an der Epithel-Bindegewebsgrenze

Das Epithelgewebe wird von dem darunterliegenden Bindegewebe durch eine etwa 0,5–1,5 µm dicke **Basalmembran** (= Grundmembran = **Membrana propria**) getrennt.
Die Basalmembran besteht aus einer Basallamina und aus retikulären Bindegewebsfasern.

An der aus Kollagen des Typs IV bestehenden Basallamina unterscheidet man eine
- Lamina rara externa (liegt zum Epithel hin)
- Lamina densa
- Lamina rara interna (liegt zum Bindegewebe hin).

Unter der **Lamina rara interna** liegt häufig als Lamina fibroreticularis eine aus retikulären Bindegewebsfasern bestehende Schicht.
Im elektronenmikroskopischen Bild erscheint die **Lamina densa** als dichte, dunkle Zone, während die beiden hell erscheinenden Laminae rarae externa und interna häufig nicht darstellbar sind.

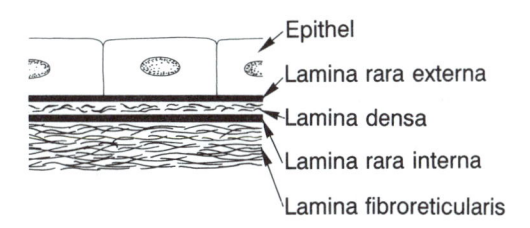

Abb. 2.6 Basallamina

Besonders dicke Basalmembranen nennt man **Glashaut** (z.B. die Basalmembran der Hodenkanälchen). Die Epithelzellen sind durch Wurzelfüßchen mit der Basalmembran verbunden. Durch diese Oberflächenvergrößerung wird u.a. ein besserer Stofftransport ermöglicht. Die Basalmembran läßt sich aufgrund ihres Kohlenhydratanteils (Glykoproteine) mit PAS (= Perjodsäure-Schiff-Reaktion) färberisch darstellen.

2.2.3.4 Leistungen des Epithelgewebes

Das **Plattenepithel** erfüllt seine Schutzfunktion, indem es die Organe nach außen vor mechanischen, thermischen und chemischen Einflüssen schützt und als Barriere für den Flüssigkeitsaustritt und das Eindringen von Keimen dient. Je stärker die mechanische Beanspruchung ist, desto stärker ist der Grad der Verhornung des Plattenepithels; z.B. besitzen Blutgefäße ein einschichtiges Plattenepithel, der Oesophagus (= Speiseröhre) unverhorntes mehrschichtiges Plattenepithel und die Fußsohle verhorntes mehrschichtiges Plattenepithel.

Das **kubische (isoprismatische) Epithel** ist zur Bildung und Ausscheidung bestimmter Sekrete und Stoffe befähigt.

▶ Das **hochprismatische Epithel** (= Zylinderepithel) ist sehr stoffwechselaktiv. Es dient der Aufnahme (= Resorption) und der Abgabe (= Sekretion) von Stoffen. ◀ Darüber hinaus bewirkt es, sofern mit Kinozilien besetzt, Oberflächenbewegungen.

2.2.4 Binde- und Stützgewebe

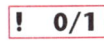

Binde- und Stützgewebe bestehen aus einem weitmaschigen Verband von Zellen. Zwischen diesen Zellen, also im Interzellularraum, liegt die für die

jeweilige Gewebeform charakteristische Interzellularsubstanz, wobei unterschieden wird zwischen
- geformter und
- ungeformter Interzellularsubstanz.

Als geformte **Interzellularsubstanz** kommen Fasern vor. Die ungeformten (amorphen) Interzellularsubstanzen (Wasser, Elektrolyte, Proteoglykane, Glykoproteine) unterscheiden sich in ihren chemischen und physikalischen Eigenschaften z.B. der Viskosität und der Härte voneinander.

➤ Sowohl das Bindegewebe als auch das Stützgewebe gehen aus dem Mesenchym (= „embryonales Bindegewebe") hervor. Das Mesenchym entwickelt sich aus dem mittleren Keimblatt (Mesoderm). ◄

Bindegewebe

Das Bindegewebe ist ein im Körper weitverbreitetes Gewebe, das Organe umhüllt, sie zu funktionellen Einheiten zusammenschließt und auch das Grundgerüst (= **Stroma**) der Organe bildet. Daneben gehören auch die Wasser- und Fettspeicherung zu den Leistungen des Bindegewebes.

Das Bindegewebe wird unterteilt in:

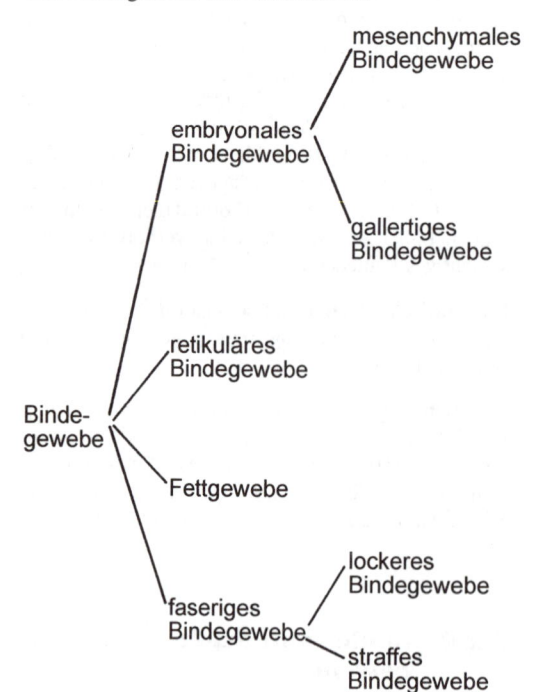

- Bindegewebe
  - embryonales Bindegewebe
    - mesenchymales Bindegewebe
    - gallertiges Bindegewebe
  - retikuläres Bindegewebe
  - Fettgewebe
  - faseriges Bindegewebe
    - lockeres Bindegewebe
    - straffes Bindegewebe

Stützgewebe

Aus dem Mesenchym gehen Zellen hervor, die für die Knorpel- und Knochenbildung verantwortlich sind. Aus diesen Zellen entsteht das Stützgewebe, das dem Körper seine besondere Festigkeit verleiht.

Zwischen folgenden Stützgewebearten wird unterschieden:

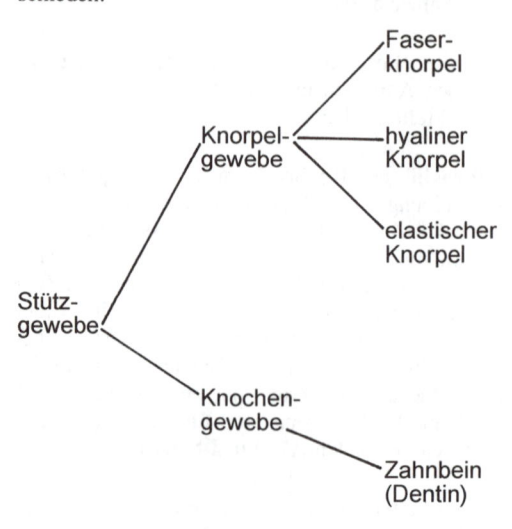

- Stützgewebe
  - Knorpelgewebe
    - Faserknorpel
    - hyaliner Knorpel
    - elastischer Knorpel
  - Knochengewebe
    - Zahnbein (Dentin)

Bindegewebszellen

Bei den Bindegewebszellen werden 2 Zellarten unterschieden:
- fixe (= ortsständige) Bindegewebszellen
- freie (= bewegliche) Bindegewebszellen.

Die **fixen Bindegewebszellen** sind die eigentlichen Bindegewebszellen. Sie bilden die verschiedenen Interzellularsubstanzen.

Zu den Aufgaben der fixen Bindegewebszellen gehört die Bildung von ungeformter Interzellularsubstanz (= Grundsubstanz) und geformter Interzellularsubstanz (= Bindegewebsfasern).

Die **freien Bindegewebszellen** bilden ein eigenes System (s. Kapitel 2.2.4.3). Freie Bindegewebszellen kommen in Spalten und Räumen des Bindegewebes und im Blut vor.

➤ Die freien Bindegewebszellen produzieren keine Interzellularstubstanzen, sondern dienen der immunologischen Abwehr. Im Stützgewebe gibt es keine freien Bindegewebszellen. ◄

Da die **Grundsubstanz** zwischen den Zellen liegt und deren Zusammenhalt sichert, nennt man sie auch Kittsubstanz. Sie besteht aus
- Mukopolysacchariden, die an Eiweiße (= Proteine) gebunden sind (Glykoproteide),
- interstitieller (= interzellulärer) Flüssigkeit, die u.a. Plasmaproteine, freie Elektrolyte und Hormone enthält.

➤ Die Grundsubstanz dient z.B. dem Stoffaustausch zwischen der Darmoberfläche und den Blut- und Lymphgefäßen sowie zwischen den Blutgefäßen und dem Parenchym der Organe. ◄

Die durch die mechanische Beanspruchung benötigte höhere Festigkeit wird durch einen gesteigerten Vernetzungsgrad der Mukosubstanzen erreicht.

➤ Die Bindegewebsgrundsubstanz bildet durch ihre Viskosität einen Schutz gegen Fremdkörper. Sie ist außerdem in der Lage Wasser zu binden (vermehrte Wassereinlagerung führt zu Ödemen). ◄

Die Fähigkeit, in größeren Mengen Grundsubstanz zu bilden, nimmt mit zunehmendem Alter ab und damit auch die Fähigkeit, Wasser zu binden. Dadurch wird der Hautturgor erniedrigt und die Durchlässigkeit geringer.

➤ Große Mengen an Grundsubstanz sind im Knorpel als sogenanntes Chondroid und im Knochen als Osteoid zu finden.

Alle Zellen können in geringen Mengen Grundsubstanz produzieren. ◄

2.2.4.1 Fixe Bindegewebszellen !! 2/5

➤ *Prüfungsrelevant: Das gesamte Kapitel.* ◄

Zu den **fixen Bindegewebszellen** werden gezählt:
- Mesenchymzellen
- Retikulumzellen
- Fettzellen
- Fibrozyten
- Fibroblasten.

Die **Mesenchymzellen** sind pluripotente embryonale Bindegewebszellen, die noch die Fähigkeit besitzen, sich in verschiedene Richtungen zu entwickeln. Sie kommen nur im embryonalen Körper vor. Die amöboid beweglichen Mesenchymzellen gehen hauptsächlich aus dem intraembryonalen Mesoderm (= mittleres Keimblatt) hervor. Die Mesenchymzellen sind sternförmig verzweigte Zellen, die durch Desmosomen untereinander verbunden sind. Die Interzellularsubstanz des mesenchymalen Bindegewebes ist ungeformt und von wäßriger Beschaffenheit. Das Mesenchym ist das Grundgewebe für alle Bindegewebsformen.

Die **Retikulumzellen** sind biologisch sehr aktive Zellen, die noch undifferenziert und damit pluripotent sind.

Die Retikulumzellen können
- phagozytieren (= grobe Partikel aufnehmen, speichern und abbauen),
- sich an bestimmten Orten in Fettzellen umwandeln,
- sich bei Reizung in freie Bindegewebszellen verwandeln.

Über ihre zytoplasmatischen Fortsätze bilden die Retikulumzellen eine Art Raumgitter über das sie untereinander verbunden sind. Die Retikulumzellen bilden neben der Grundsubstanz noch Retikulumfasern, die die Interzellularräume füllen. Die retikulären Fasern bestehen aus Kollagenen, Glykoproteinen und Proteoglykanen. In den Maschen zwischen den Retikulumzellen und den Retikulumfasern sammeln sich freie Bindegewebszellen, wobei in lymphatischen Organen vor allem Lymphozyten und im Knochenmark Blutzellen vorkommen.

Retikulumzellen kommen vor allem im Knochenmark, in den lymphatischen Organen sowie in der Lamina propria der Darmschleimhaut vor.

Mit anderen phagozytierenden Zellen bilden die Retikulumzellen das sogenannte retikuloendotheliale System (= RES) – siehe hierzu Kapitel 2.2.4.8.

Bei den **Fettzellen,** die als Sonderform des retikulären Bindegewebes angesehen werden, liegt das Fett innerhalb des Zytoplasma in Vakuolen (= Bläschen) eingeschlossen vor. Durch diese Vakuolen werden die Zellkerne an den Zellrand gedrängt, wodurch die Zellen ein siegelringartiges Aussehen erhalten. Zwischen den Fettzellen liegen im Interzellularraum Retikulinfasern. Fettzellen treten im ganzen Körper auf, an manchen Stellen bilden sie Fettläppchen (= Fettorgane).

Als spezifische Bindegewebszellen werden häufig die **Fibroblasten** bzw. die **Fibrozyten** bezeichnet. Entwicklungsgeschichtlich gehen beide Zellformen aus den Mesenchymzellen hervor.

Fibroblast und Fibrozyt bilden eine Zellart, die sich nur in ihrem Funktionszustand unterscheidet. Die Fibroblasten sind als aktive Zellen im wachsenden Bindegewebe anzutreffen, die Fibrozyten werden dagegen als das ruhende Stadium der Fibroblasten angesehen. Es ist jedoch darauf hinzuweisen, daß die Aktivität der Fibrozyten zwar eingeschränkt, aber keineswegs vollkommen aufgehoben (= inaktiv) ist. Einige Autoren sehen den Unterschied zwischen Fibroblast und Fibrozyt darin, daß die Fibroblasten die aktive und jüngere Zellform seien, während die Fibrozyten als „reife" Zellen ihre Synthesearbeit schon abgeschlossen hätten und nun von der produzierten Interzellularsubstanz umgeben seien.

Zwischen Fibroblasten und Fibrozyten gibt es naturgemäß viele Übergänge. Der Fibrozyt kann im übrigen wieder zum Fibroblasten reaktiviert werden, z.B. bei der Wundheilung.

Unter dem Licht- bzw. Elektronenmikroskop unterscheiden sich die beiden Zellformen in folgenden Merkmalen:

Fibroblasten besitzen einen ovalen Zellkern. In ihrem Zytoplasma findet man sehr viel granuliertes ER (= rauhes endoplasmatisches Retikulum), viele Mitochondrien und einen Golgi-Apparat – alles Zeichen für die hohe Syntheseaktivität.

Fibrozyten sind zumeist kleiner als die Fibroblasten, ihre Zellorganellen (= ER, Mitochondrien, Golgi-Apparat) sind weniger stark ausgeprägt als bei den Fibroblasten.

Fibroblasten wie Fibrozyten besitzen Zytoplasmafortsätze, über die sie jeweils untereinander in Verbindung stehen.

Die Fibroblasten (und mit Einschränkung die Fibrozyten) produzieren:
- **Prokollagen,** das nach außen in den Interzellularraum abgegeben wird und dort der Fibrillogenese (= Bildung der Bindegewebsfasern) dient – siehe Kapitel 2.2.4.2;
- **Proteoglykane**, die ebenfalls in den Interzellularraum abgegeben werden, wo sie einen wichtigen Bestandteil der Grundsubstanz (= Interzellularsubstanz) bilden.
- **Kollagenase** (ein Enzym), das wahrscheinlich von Fibrozyten produziert wird und dem Abbau von Kollagen dient.

Fibroblast Fibrozyt

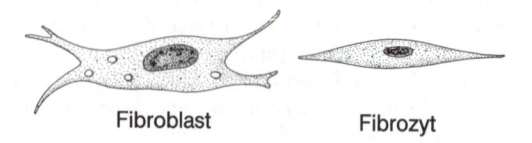

Abb. 2.7 Fibroblast

Als Zwischenform zwischen Fibroblast und glatter Muskelzelle kommen die **Myofibroblasten** vor, die u.a. Aktin- und Myosinfilamente enthalten. Myofibroblasten sind zur Kontraktion fähig. Sie kommen u.a. in der Tuncia albuginea (= „Fleischhaut") des Hodens und als Perizyten in den Blutgefäßwänden vor.

2.2.4.2 Leistungen von fixen Bindegewebszellen   ! 0/0

Zu den Leistungen der fixen Bindegewebszellen zählen:
- Fibrillogenese
- Kontrolle der Grundsubstanz

- Phagozytose
- Speicherung.

Fibrillogenese

Die Bildung von Bindegewebsfasern bzw. deren Vorstufen nennt man Fibrillogenese. Intrazellulär werden im endoplasmatischen Retikulum (= ER) und z.T. im Golgi-Apparat der Fibroblasten Prokollagene gebildet.

▶ Das **Prokollagen** wird in den Extrazellularraum abgegeben, wo es in Tropokollagen umgewandelt wird, das sich wiederum zu Protofibrillen zusammenschließt. Aus den Protofibrillen werden Mikrofibrillen gebildet. ◀

Kontrolle der Grundsubstanz

Die interzellulär liegende Grundsubstanz besteht aus einer Flüssigkeit, die u.a. Plasmaproteine, Elektrolyte und Hormone enthält. Außerdem enthält sie Mukopolysaccharide, die als Schleimsubstanz in der Synovialflüssigkeit der Gelenke und als Gerüstsubstanz beim Knorpel eine Rolle spielen.

Die im Binde- und Stützgewebe liegende Grundsubstanz dient dem Stofftransport und der Wasserspeicherung. Außerdem hat sie mechanische Aufgaben und ist an der Bildung von Bindegewebsfasern beteiligt.

Die Kontrolle der Grundsubstanz obliegt den fixen Bindegewebszellen und ist von den Erfordernissen der Umgebung abhängig (z.B. von der mechanischen Beanspruchung).

Phagozytose

Einzelne fixe Bindegewebszellen besitzen die Fähigkeit zur Phagozytose, das heißt, sie können gröbere Partikel aufnehmen, speichern und abbauen.

Speicherung

Das Bindegewebe enthält neben Wasser vor allem Fett als wichtigem Energiespeicher.

Das Bindegewebe dient außerdem als Druckpolster und schützt den Körper wegen seiner schlechten Wärmeleitfähigkeit gegen Wärmeverluste.

2.2.4.3 Freie Bindegewebszellen   !!! 5/37

▶ *Besonders prüfungsrelevant: Das gesamte Kapitel (es wurden mehrere elektronenmikroskopische Bildfragen gestellt).* ◀

In Abb. 2.39 sind die Blutzellen abgebildet und in Kapitel 2.5.1 die Zellen nochmals tabellarisch zusammengefaßt (Blutzellen).

Zu den freien Bindegewebszellen gehören die amöboid beweglichen **Leukozyten** (= weiße Blutzellen).

An Leukozyten kommen vor:
- Granulozyten, die wiederum unterteilt werden in
  - neutrophile Granulozyten
  - eosinophile Granulozyten
  - basophile Granulozyten

- Monozyten
- Lymphozyten.

Außerdem werden zu den freien Bindegewebszellen gezählt:
- Plasmazellen
- Mastzellen.

Die freien Bindegewebszellen sind für die immunologische Abwehr (Phagozytose, Antikörperbildung) wichtig.

Granulozyten – sie werden im roten Knochenmark gebildet. Ihre Lebensdauer beträgt bis zu 10 Tagen. Sie sind 10–15 µm groß und besitzen einen chromatinreichen, gelappten Zellkern. Bei den ausgereiften Granulozyten ist eine Segmentierung des Kerns (= 1–3 Einschnürungen) zu erkennen. Die Granulozyten sind amöboid beweglich, das heißt, sie können aus dem Blut in das Gewebe einwandern und dort phagozytieren. Wenn sie bei eitrigen Entzündungen auftreten, nennt man sie auch Mikrophagen.

Die Granulozyten enthalten in ihrem schwach azidophilen Zytoplasma Granula, die sich je nach Zellart unterschiedlich anfärben lassen, wodurch zwischen neutrophilen, eosinophilen und basophilen Granulozyten unterschieden werden kann. Als sogenannte Endzellen sind sie nicht mehr in der Lage verbrauchtes Protein zu ersetzen.

Neutrophile Granulozyten – sie machen etwa 60 % aller Leukozyten aus. Bei akuten Entzündungen wandern sie durch die Kapillarwand (der Gefäße) in das Gewebe ein und phagozytieren Antigene (= körperfremde Partikel wie z.B. Bakterien) und körpereigene Gewebstrümmer.

Durch die Phagozytose verfetten sie und gehen unter Eiterbildung zugrunde.

Die Granula der neutrophilen Granulozyten liegen überwiegend in Form von primären Lysosomen vor. Anhand eines trommelschlegelförmigen Anhangs, dem „drumstick", der bei Frauen das X-Chromosom enthält, kann eine Geschlechtsdiagnose gemacht werden.

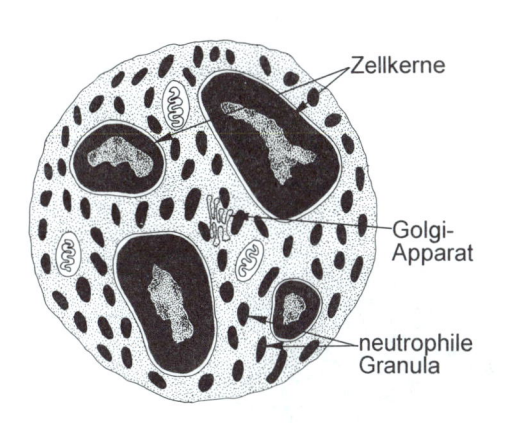

Abb. 2.8 Elektronenmikroskopische Darstellung eines neutrophilen Granulozyten

Eosinophile Granulozyten – ihr Kern besitzt im Gegensatz zu den neutrophilen Granulozyten nur eine Durchschnürung. Innerhalb der relativ großen Granula liegen zumeist in Form von länglichen Körperchen Kristalloide.

Bei allergischen Reaktionen treten die eosinophilen Granulozyten vermehrt im Bindegewebe auf. Sie können Antigen-Antikörper-Komplexe phagozytieren. Es wird diskutiert, ob die eosinophilen Granulozyten darüber hinaus die Fähigkeit besitzen Histamin zu binden und zu inaktivieren und damit teils als Gegenspieler der basophilen Granulozyten zu wirken.

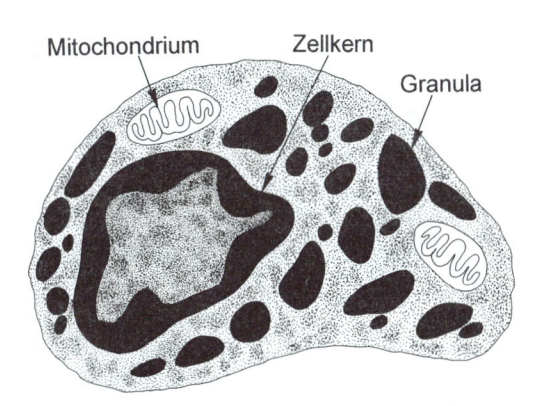

Abb. 2.9 Elektronenmikroskopische Darstellung eines eosinophilen Granulozyten

Basophile Granulozyten – sie phagozytieren fast gar nicht und besitzen keine proteolytischen Enzyme. Ihr

Kern ist kaum gelappt. Sie enthalten in ihren Granula Heparin und Histamin.

Heparin hemmt die Blutgerinnung, Histamin wirkt gefäßerweiternd.

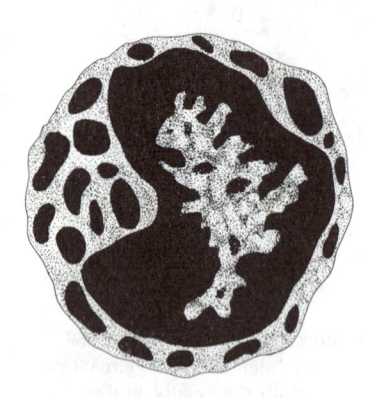

Abb. 2.10 Elektronenmikroskopische Darstellung eines basophilen Granulozyten

> **Merke:** Granula findet man in den basophilen und eosinophilen Granulozyten. Die neutrophilen Granulozyten enthalten ebenfalls Granula, diese sind jedoch so fein, daß sie in normalen Abbildungen nicht zu erkennen ist. Kristalloide kommen nur in den Granula der eosinophilen Granulozyten vor.

Monozyten – sind mit etwa 15–20 µm die größten Leukozyten. Sie sind amöboid beweglich und besitzen einen großen, chromatinarmen Kern, der nur wenig gelappt ist. Die Monozyten werden im roten Knochenmark gebildet. Nach der Reifung gelangen sie in die Blutbahn, wo sie jedoch nur wenige Stunden zirkulieren. Durch die Gefäßwand von Kapillaren wandern sie mittels Diapedese in das umgebende Bindegewebe, wo sie sich, abhängig vom jeweiligen Gewebe, zu folgenden Zellen differenzieren:
- Histiozyten – im lockeren Bindegewebe
- Alveolarmakrophagen – in der Lunge
- Peritonealmakrophagen – in der Bauchhöhle
- Kupffer'sche Sternzellen – in der Leber
- Sinus-endothelzellen – in der Milz
- Osteoklasten – im Knochen.

Die Monozyten gehören zu den Gewebsmakrophagen. Wegen ihres regelmäßig geformten Kerns werden sie zusammen mit den Lymphozyten auch als **mononukleare Zellen** bezeichnet.

Monozyten wirken als akzessorische Zellen bei der humoralen und zellvermittelten Immunreaktion mit. Nachdem die Monozyten eine körperfremde Substanz phagozytiert und durch lysosomale Enzyme zerlegt haben, können sie das Antigen auf ihrer Zelloberfläche für T-Lymphozyten präsentieren und damit die T-Lymphozyten aktivieren. Über T-Helferzellen werden auch die B-Lymphozyten aktiviert. An ihrer Oberfläche tragen die Monozyten Rezeptoren, an denen sich Immunglobuline mit ihrem Fc-Abschnitt anlagern können.

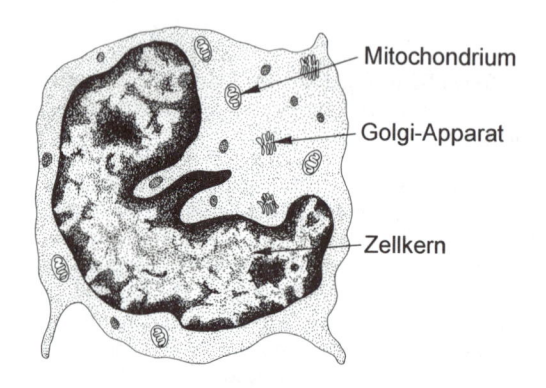

Abb. 2.11 Elektronenmikroskopische Darstellung eines Monozyten

Histiozyten – hierbei handelt es sich um ins Bindegewebe eingewanderte Monozyten, die zeitweise ortständig sind und deshalb auch ruhende Wanderzellen genannt werden. Sie lassen sich schwer von Fibrozyten unterscheiden. Histiozyten bilden pseudopodienartige Fortsätze, sind reich an zytoplasmatischen Einschlüssen und synthetisieren lysosomale Enzyme. Durch Reizung (bei Entzündungen) werden sie aktiviert und sind dann in der Lage, sich amöboid ins Entzündungsgebiet zu bewegen. Die Histiozyten nehmen zugrunde gegangenes Zellmaterial, Mikroorganismen und andere Partikel auf. Sie besitzen eine hohe Phagozytoseaktivität.

Die in der Nähe von Blutgefäßen liegenden Histiozyten werden **Adventitiazellen** genannt.

Lymphozyten – sie treten vermehrt bei chronischen Entzündungen im Bindegewebe als basophile Rundzellen auf. Lymphozyten sind amöboid beweglich, können aber nicht phagozytieren (sie besitzen keine proteolytischen Enzyme!). Die Lymphozyten gehören zum spezifischen, erworbenen Immunsystem. Die Lebensdauer der Lymphozyten liegt zwischen 10 Tagen und 1,5–4 Jahren.

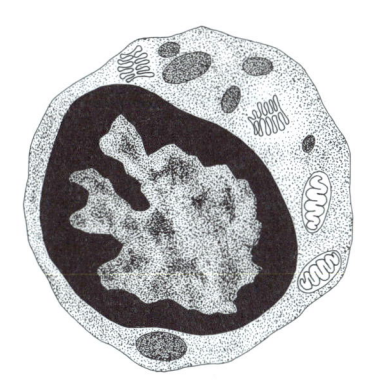

Abb. 2.12   Elektronenmikroskopische Darstellung eines Lymphozyten

Die Lymphozyten werden in T-Lymphozyten und B-Lymphozyten unterteilt.
- **T-Lymphozyten** entstehen aus hämatopoetischen Stammzellen des Knochenmarks. Über die Blutbahn gelangen sie als sogenannte Vorläuferzellen in den Thymus, wo sie sich differenzieren und ihre immunologische Prägung erfahren. T-Lymphozyten dienen der zellgebundenen Immunität, indem sie auf Makrophagen einwirken.
- **B-Lymphozyten** entwickeln sich ebenfalls aus hämatopoetischen Stammzellen im Knochenmark, wo sie über mehrere Vorstufen ihre Ausreifung erfahren (siehe Kapitel 2.2.4.7).

Die Lymphozyten befinden sich zu über 90 % in den lymphatischen Organen. Die restlichen 10 % erreichen über die Lymphbahn die Blutbahn. Im Blut werden sie z.B. durch bakterielle Reize transformiert, indem aus den vorwiegend in der Blutbahn vorkommenden kleinen Lymphozyten große teilungsfähige Lymphozyten entstehen, die Immunglobulin bilden.

Die kleinen Lymphozyten sind 7–10 µm, die großen Lymphozyten 10–16 µm groß. Der C-förmige Kern der großen Lymphozyten besitzt weniger Chromatin und ist heller als der Kern der kleinen Lymphozyten.

Zusatz: Primäre lymphatische Organe sind: Knochenmark und Thymus.
Sekundäre lymphatische Organe sind: Lymphknoten, Milz, Peyer'sche Plaques, Waldeyer'scher Rachenring und Appendix.

Plasmazellen – sie sind 10–15 µm groß. Sie entstammen der B-Lymphozytenreihe. Auf einen Antigenreiz hin können sie Immunglobuline (Antikörper) bilden. Die Plasmazellen sind Träger der humoralen (= die Körperflüssigkeit betreffenden) Immunität, da sie ihre Antikörper an das Blutplasma oder an Sekrete abgeben. Die Antikörperproduktion beginnt etwa 4 Wochen nach der Geburt. Bis dahin übernehmen die dem Kind über die Plazenta von der Mutter zugeführten Antikörper den immunologischen Schutz des Kindes.

Zu erkennen sind die meist rundlichen Plasmazellen an ihrem exzentrischen Kern mit Radspeichenstruktur.

Plasmazellen findet man besonders zahlreich in den lymphatischen Organen, im Knochenmark, im Stroma von Drüsen und in der Subserosa des Darmes. In den Lymphknoten kommen sie besonders im Mark, in der Milz besonders in der roten Milzpulpa vor. Im Blut treten sie normalerweise nicht auf.

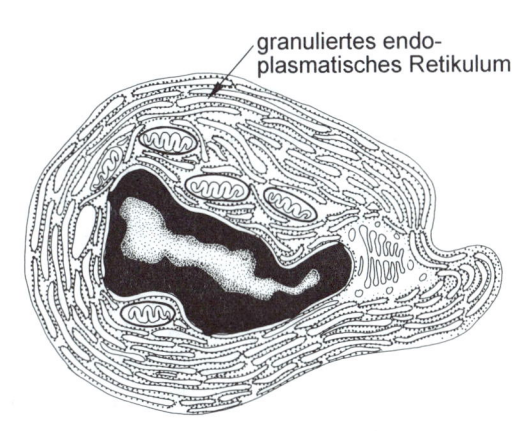

Abb. 2.13   Elektronenmikroskopische Darstellung einer Plasmazelle

Mastzellen – sie sind 10–15 µm groß. Sie sind rundlich und besitzen lappenartige Ausbuchtungen. Die Mastzelle liegt im lockeren Bindegewebe. Besonders häufig findet man sie in der Nähe kleinerer Blutgefäße. Der Kern der Mastzelle ist relativ klein. Im Zytoplasma liegen rundliche, große Granula, die sich mit basischen Farbstoffen metachromatisch anfärben. Metachromatisch heißt, daß die darzustellenden Strukturen bei der Anfärbung in einer anderen Farbe als die der Farblösung erscheinen (die Granula werden z.B. durch Toluidinblau rot gefärbt).

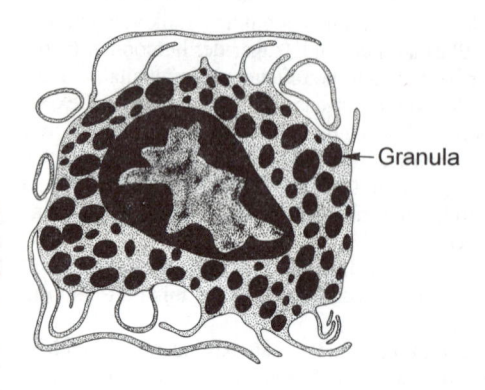

Abb. 2.14 Elektronenmikroskopische Darstellung einer Mastzelle

Von den Mastzellen gibt es 2 Arten:
- Gewebsmastzellen und
- Blutmastzellen (= basophile Granulozyten).

Inwieweit die beiden Arten verwandt oder sogar identisch sind, ist nicht geklärt. Die aus sauren Mukosubstanzen bestehenden basophilen Granula des Zytoplasmas enthalten neben Heparin, das die Blutgerinnung hemmt, Histamin, das gefäßerweiternd wirkt und bei Entzündungen und allergischen Reaktionen freigesetzt wird.

2.2.4.4 Spezifische Leistungen freier Bindegewebszellen !! 1/4

▸ *Prüfungsrelevant: Sie sollten die Bedeutung der fett hervorgehobenen Begriffe kennen.* ◂

Die freien Bindegewebszellen sind zu nachfolgenden Leistungen fähig:

Ortsveränderung (= Fortbewegung) – sie ist eine Eigenschaft aller freien Bindegewebszellen.

Diapedese – hierbei werden die Kittsubstanz und die Zellhaften aufgelöst, um so den aktiven Durchtritt der Leukozyten durch die Kapillarwand zu ermöglichen.

Chemotaxis – spielt bei der unspezifischen humoralen und zellulären Immunreaktion eine wesentliche Rolle. Unter Chemotaxis versteht man das Phänomen, daß durch Zerfallsprodukte, die z.B. von Bakterien stammen oder durch Komplementfaktoren, Granulozyten und Makrophagen zur Störungsstelle hin angelockt werden. Komplementfaktoren sind z.B. Serumproteine, die an bestimmten Antigen-Antikörperreaktionen beteiligt sind und eine Zellyse (= Zellauflösung) bewirken.

Phagozytose (= Aufnahme von Bakterien und größeren Partikeln in den Zelleib mit anschließender Zersetzung oder Speicherung) – hierzu sind alle freien Bindegewebszellen mit Ausnahme der Lymphozyten befähigt. Die Phagozytose gehört zur angeborenen Immunität.

Lysosomenwirkung – **Lysosomen** sind Körperchen, die im Zytoplasma der Zelle, z.B. in den neutrophilen Granulozyten, liegen. Die Lysosomen gehen aus den Diktyosomen der Golgi-Apparate hervor. Die Lysosomen dienen der intrazellulären Verdauung von zelleigenem und zellfremdem (= phagozytiertem) Material. Die Lysosomen sind von einer Einheitsmembran umgeben, durch die ein Austritt der proteolytischen (= eiweißspaltenden) Enzyme (= saure Hydrolasen und Phosphatasen) ins Zellinnere, und damit eine Selbstauflösung der Zelle, verhindert wird. Lysosomen enthalten keine Lipasen, weshalb Lipide nicht verdaut werden können. Die Lipide werden als bräunlich aussehendes **Lipofuszin** besonders in Herzmuskel-, Nerven- und Leberzellen abgelagert. Lipofuscin wird auch als Alterspigment bezeichnet, weil es sich im Laufe des Lebens immer mehr anreichert.

Als primäre Lysosomen werden die aus den Diktyosomen der Golgi-Apparate neu gebildeten Lysosomen bezeichnet. Sekundäre Lysosomen sind solche Lysosomen, die bereits „verdauen".

Antikörperbildung – die Plasmazellen bilden die Endstufe der B-Lymphozyten. Plasmazellen besitzen die Fähigkeit, Antikörper zu bilden. Diese Antikörper gehören zur Gamma-Globulinfraktion des Blutserums.

Histaminbildung – Histamin wird u.a. von den Mastzellen gebildet. Es wirkt gefäßerweiternd, wodurch eine größere Durchblutung und ein besserer An- und Abtransport von Stoffen erreicht wird.

2.2.4.5 Struktur und Eigenschaften von Grundsubstanz und Bindegewebsfasern !! 4/7

▸ *Prüfungsrelevant: Gesamtes Kapitel.* ◂

Bei der geformten Grundsubstanz unterscheidet man drei Arten von Fasern:
- Retikulinfasern
- Kollagenfasern
- elastische Fasern.

Retikulinfasern (syn.: Gitterfasern) sind im Körper weit verbreitet. Sie bestehen aus Kollagen (Typ I und

III), Fibronektin (ein Glykoprotein) und Proteoglykanen, wobei die Kollagenfasern durch Fibronektin und die Proteoglykane (die die Kittsubstanz bilden) zusammen gehalten werden. Retikulinfasern kommen zumeist in der Umgebung von Retikulumzellen, sowie als nicht zellgebundene Fasernetze vor.

Retikulumfasern bilden gitterartige Gebilde, wobei sich die einzelnen Fasern meist über mehrere Zellen erstrecken. Bei Dehnung werden nicht die Fasern gedehnt, sondern das „Gitter" wird länger aber dafür schmäler.

Unter dem Polarisationsmikroskop verhalten sich die Retikulinfasern anisotrop, das heißt, sie rufen eine Doppelbrechung des polarisierten Lichtes hervor. Sie können durch die Perjodsäure-Schiff-Reaktion sowie durch Silberimprägnation dargestellt werden (darum werden die Retikulinfasern auch argyrophile Fasern genannt – argyros = Silber). Die Retikulinfasern sind zugfest und biegungselastisch.

Retikulinfasern kommen als Gerüst der hämatopoetischen Organe (= rotes Knochenmark, Milz, Lymphknoten, Tonsillen), als Umhüllung von Muskel-, Drüsen- und Fettzellen, in der Wand von Kapillaren und als Teil der Basalmembranen zwischen der Epithel- und Bindegewebsschicht vor. Zur Färbung siehe die Tabelle in Kapitel 2.2.9.2.

Die **Kollagenfasern** bestehen aus dem Protein Kollagen, sowie aus Polysacchariden. Beim Kochen quellen die Fasern und ergeben Leim (Leim heißt auf griechisch „kolla", daher der Name Kollagenfasern). Werden sie mit schwachen Säuren behandelt, so quellen sie ebenfalls und sind mikroskopisch nicht mehr sichtbar.

Die Vorstufen der Kollagenfasern entstehen innerhalb der Fibroblasten. Im rauhen endoplasmatischen Retikulum der Fibroblasten werden zuerst Polypeptid-Alpha-Ketten gebildet, die aus einer bestimmten Aminosäuresequenz bestehen. Jeweils 3 dieser α-Ketten verdrillen sich zur **Tripelhelix** aus der wiederum Prokollagen entsteht. Durch Exozytose wird das zum Teil im Golgi-Apparat gelagerte Prokollagen in den Extrazellularraum abgegeben. Durch Abspaltung eines Peptids entsteht aus Prokollagen Tropokollagen. Tropokollagenmoleküle lagern sich durch End-zu-End- und Seit-zu-Seit-Aggregation zu Mikrofibrillen zusammen. Diese Art der Verknüpfung erscheint unter dem Elektronenmikroskop als Periodizität.

Die Mikrofibrillen lagern sich wiederum zu Kollagenfibrillen und diese zu Kollagenfasern zusammen.

Die Syntheseschritte sind: Prokollagen → Tropokollagen → Protofibrillen → Mikrofibrillen → kollagene Fibrillen → kollagene Fasern → kollagene Faserbündel.

Kollagen ist mit einem Anteil von etwa 30 % am gesamten Proteingehalt, das im menschlichen Körper am meisten verbreitete Protein. Kollagen besteht hauptsächlich aus den Aminosäuren Glyzin (33 %), Prolin (12 %) und Hydroxyprolin (10 %). Bisher kann man 11 verschiedene kollagene Polypeptidketten unterscheiden. Diese Kollagentypen unterscheiden sich geringfügig in ihrer Aminosäurezusammensetzung und in ihrer Länge.

Wichtig zu wissen ist:
- Kollagentyp I → kommt mit etwa 90 % am häufigsten vor. Typ I wird gebildet von Fibroblasten (für Haut, Sehnen und Faszien), Osteoblasten (für Knochen), Odontoblasten (für Dentin).
- Kollagentyp II → kommt im hyalinen und elastischen Knorpel sowie im Nucleus pulposus (Teil der Bandscheibe) und im Glaskörper (Auge) vor. Er wird von Chondroblasten gebildet.
- Kollagentyp III → ist für retikuläre Fasern typisch. Er kommt im Endothel der Gefäße und in der Darmwand vor. Er wird von Myofibroblasten und retikulären Zellen gebildet.
- Kollagentyp IV → kommt in den Basallaminae vor, wobei er wahrscheinlich von epithelialen Zellen synthetisiert wird.

Die **Kollagenfasern** sind wie die Retikulinfasern doppelbrechend (= an-isotrop). Im Elektronenmikroskop erscheinen die Kollagenfasern quergestreift, das heißt, helle und dunkle Abschnitte wechseln sich in regelmäßigen Abständen ab. Die Kollagenfasern liegen dabei meistens in leicht gewellten Bündeln zusammen (= „Haarlockenform"). Sie sind zugfest und kaum dehnbar.

Klinik: Bei einer Überdehnung können die Kollagenfasern einreißen (z.B. beim Achillessehnenriß bei Fußballspielern), dabei werden die Kettenstrukturen irreversibel auseinandergerissen. Bei längerer Ruhigstellung von Gelenken, z.B. nach Skiunfällen, verkürzen sich die Fasern und es tritt eine Versteifung auf, die jedoch durch krankengymnastische Übungen reversibel ist.

Die **elastischen Fasern** unterscheiden sich wesentlich von den beiden zuvor beschriebenen Faserarten. Elastische Fasern sind verzweigt, unter dem Elektronenmikroskop zeigen sie keine Querstreifung und sind in Säuren und Alkalien unlöslich.

Die Fasern können u.a. mit Orcein (braun) und mit Resorcinfuchsin (schwarzblau) färberisch dargestellt werden.

Physikalisch zeichnen sie sich durch ein niedriges Elastizitätsmodul aus, das heißt, sie besitzen eine hohe

Dehnbarkeit (bis 150 %). Bei älteren Menschen nimmt die Dehnbarkeit der elastischen Fasern ab.

Die elastischen Fasern liegen immer in Form von Netzen vor. Sehr dichte elastische Netze gehen kontinuierlich in durchlöcherte Membranen, Plica vocalis (Stimmband).

Elastische Fasern kommen als Netze in Organen vor, die unterschiedlichen Dehnungsspannungen unterliegen, wie Aorta, Gallenblase, Lunge usw.

Bei Arterien kommen elastische Netze vorwiegend in der Tunica media, außerdem als Membrana elastica interna in der Intima und als Membrana elastica externa in der Adventitia vor. Bei den herznahen (also elastischen Arterien) ist das Verhältnis von elastischen Bestandteilen zur glatten Muskulatur (im Gegensatz zu den herzfernen Arterien) zugunsten der elastischen Teile verschoben, womit auch die **Windkesselfunktion** herznaher Arterien zu erklären ist (siehe Kapitel 2.4.3).

2.2.4.6 Formen des Bindegewebes !! 1/5

Das gesamte Binde- und Stützgewebe wie auch andere Gewebe, z.B. das Muskelgewebe, stammen von Zellen ab, die sich aus dem Mesoderm des Embryos entwickeln und Mesenchymzellen genannt werden.

Das Gewebe, das die Zellen bildet, heißt **Mesenchym,** es kommt nur beim Embryo vor. Das Mesenchym entsteht hauptsächlich aus den Somiten (= Ursegment), teilweise auch aus der Neuralleiste. Es zeichnet sich durch seine Pluripotenz aus.

Die Mesenchymzellen besitzen nur wenig Zytoplasma. Über lange dünne Ausläufer sind sie untereinander verbunden. Dadurch entsteht ein schwammartiges Gebilde, dessen Lücken durch unspezifische Interzellularsubstanz (Grundsubstanz) ausgefüllt werden. Die Interzellularsubstanz ist ungeformt.

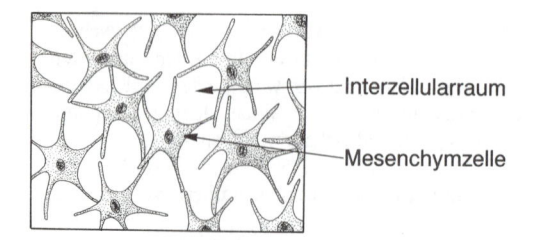

Abb. 2.15 Mesenchym

➤ Eine besondere Form des Mesenchyms ist das **Gallertgewebe,** das eine ausgesprochen dickflüssige Interzellularsubstanz besitzt und als Wharton'sche Sulze in der Nabelschnur und in der Pulpa junger Zähne vorkommt. ◀

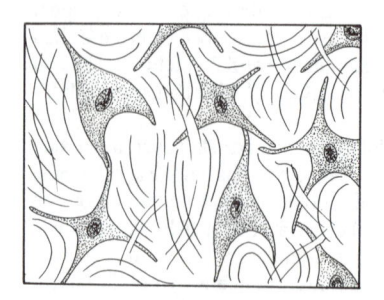

Abb. 2.16 Gallertiges Bindegewebe

Das **retikuläre Bindegewebe** bildet ein dreidimensionales Gitterwerk, in dessen flüssigen Interzellularräumen freie Zellen (vorwiegend Lymphozyten) eingelagert sind.

➤ Das retikuläre Bindegewebe kommt vor allem in den lymphatischen Organen wie Milz, Tonsillen, Lymphknoten sowie im Knochenmark und in der Lamina propria des Darmes vor. ◀

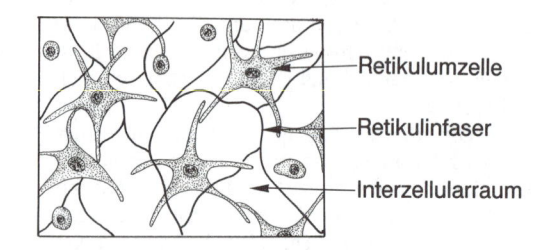

Abb. 2.17 Retikuläres Bindegewebe

Das **Fettgewebe** stellt eine Speicherform des retikulären Bindegewebes dar. Es kommt in Form von stoffwechselaktivem, schwer mobilisierbarem Baufett und als leicht mobilisierbares Speicherfett vor.

➤ Baufett findet man als Wangenfettpfropf (= Bichat'scher Fettpfropf), sowie als Fett der Nierenkapsel, der Orbita (= Augenhöhle) und an der Ferse. Speicherfett kommt in der Subkutis, im Mesenterium und im Omentum majus vor. ◀

Ab einem bestimmten Umfang gliedert faseriges Bindegewebe das örtliche Fettgewebe in Läppchen. Mit Hilfe von Retikulinfasern kann solches Fettgewebe Stützfunktionen übernehmen. Fettgewebe ist stark vaskularisiert.

Zytologisch unterscheidet man univakuoläres (weißes) und plurivakuoläres (braunes) Fettgewebe.

Die Fettzellen des **weißen Fettgewebes** enthalten einen (= uni-vakuolären) Fetttropfen aus Neutralfetten und Triglyzeriden.

➤ Sie besitzen wenig Zytoplasma und haben einen randständigen Kern (Siegelringzellen). Das weiße Fett dient als Bau- und Speicherfett. ◄ Nach der Rückbildung des Thymus und des roten Knochenmarks in den Röhrenknochen dient es in diesen Organen als Ersatzgewebe.

Die **braunen Fettzellen** enthalten viele Fetttröpfchen (= pluri-vakuolär). Die braune Farbe kommt durch einen hohen Gehalt an Lipochromen zustande. Das braune Fett dient, da es ein schlechter Wärmeleiter ist, als Schutz vor Kälte, außerdem kommt es in der Nierenkapsel vor.

Fettgewebe wird mit Sudan III oder Scharlachrot angefärbt, wobei nur Gefrierschnitte benutzt werden können, weil Fett durch organische Lösungsmittel aus den Zellen herausgelöst wird, was sich unter dem Mikroskop als leere Vakuole darstellt.

➤ Im Paraffinschnitt enthalten Fettzellen somit kein Fett, weil der Paraffineinleitung eine Behandlung mit Fettlösungsmitteln vorausgeht (siehe auch Kapitel 2.2.9.1). ◄

➤ Die Aufnahme bzw. Abgabe von Fett durch die Fettzellen wird über Hormone reguliert. Fett wird über Stimulation durch Insulin und Östrogen gespeichert. Fett wird abgegeben über Stimulation u.a. von Thyroxin (Schilddrüsenhormon), Adrenalin und Noradrenalin. ◄

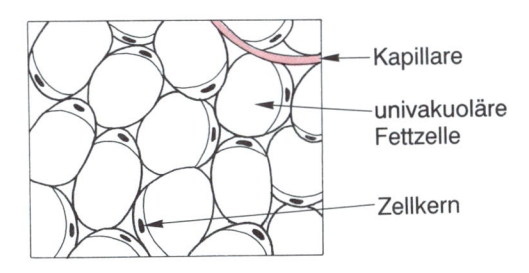

Abb. 2.18 Fettgewebe

Das **lockere Bindegewebe** befindet sich als Füllgewebe (= interstitielles Gewebe) zwischen den Organen, Muskeln, Nerven und Gefäßen. Es ermöglicht die Bewegung der Organe gegeneinander (Verschiebeschicht). In manchen Organen bildet es das Stroma.

Das lockere Bindegewebe enthält Fibrozyten, kollagene Fasern sowie viel Grundsubstanz mit freien Bindegewebszellen. Auch retikuläre und elastische Fasern kommen vor. Das lockere Bindegewebe ist regenerationsfähig und sorgt für den Gewebsersatz bei Verletzungen, z.B. als Narbe.

Das **straffe Bindegewebe** besitzt im Gegensatz zum lockeren Bindegewebe viele in Bündeln angeordnete kollagene Fasern, jedoch wenig Grundsubstanz und freie Zellen.

➤ Das straffe Bindegewebe wirkt unter dem Mikroskop sehr geordnet, es kommt in Sehnen, Bändern und Faszien vor. ◄

Sehnen bestehen aus parallel verlaufenden Kollagenfasern. Die Sehnen werden von einigen Autoren bereits zum Stützgewebe gezählt.

➤ Zwischen den Sehnenfasern liegen Fibrozyten (= Sehnenzellen), die im Längsschnitt ein flügelartiges Aussehen haben (= Flügelzellen). ◄ Die Sehnenfasern sind zu Bündeln zusammengefaßt und werden von lockerem Bindegewebe umschlossen, das auch Gefäße und Nerven enthält. Die Sehnen können regenerieren. Sie dienen zur Übertragung der Muskelkräfte auf die Ansatzpunkte (z.B. die Knochen).

Bänder (= Ligamenta) besitzen ebenfalls parallel verlaufende, zu Bündeln angeordnete Fasern.

➤ Die Sehnen können von den Bändern dadurch unterschieden werden, daß die Sehnenzellen größer und länger sind, und daß zwischen den Sehnenfaserbündeln nur wenig Zwischengewebe liegt. ◄

Faszien sind aus teils parallel, teils geflechtartig verlaufend Fasern aufgebaut.

2.2.4.7 Morphologische Grundlagen der Abwehrleistungen des Bindegewebes !! 4/9

➤ *Prüfungsrelevant: Das gesamte Kapitel.* ◄

Man unterscheidet zwischen einem unspezifischen und einem spezifischen Abwehrsystem.

Unspezifisches Abwehrsystem

Die unspezifische Abwehr ist antigenunabhängig. Sie umfaßt die Abwehr aller in den Körper eingedrungenen Fremdkörper.

Eine große Rolle spielt bei der unspezifischen Abwehr die Phagozytose.

Zur Phagozytose sind zwei Zellarten befähigt:
- die **Mikrophagen,** hierunter werden die neutrophilen und mit Einschränkung die eosinophilen Granulozyten zusammengefaßt (siehe Kapitel 2.2.4.3),

- die **Makrophagen,** zu denen die Zellen des RES und des RHS gehören.

Die Gesamtheit der Makrophagen, sowie die Monozyten und deren Vorstufen im Knochenmark werden zum **mononukleären Phagozyten System (= MPS)** zusammengefaßt. Alle diese Zellen können phagozytieren und sezernieren bestimmte Stoffe z.B. Lysozym, Interferon oder Prostaglandine. Zum MPS gehören:
- Monozyten mit ihren Stammzellen sowie ihre Vorstufen
- Makrophagen – kommen vor als:
  - Makrophagen – im Knochenmark,
  - Makrophagen – im lymphatischen System,
  - Osteoklasten – im Knochengewebe,
  - Histiozyten – im Bindegewebe,
  - Alveolarmakrophagen – in der Lunge,
  - Kupffer-Zellen – in der Leber,
  - Pleura-/Peritonealmakrophagen – in den Leibeshöhlen
  - Langerhanssche Zellen – in der Epidermis (Haut)
  - Mikrogliazellen – im Zentralnervensystem.

Das noch vor einigen Jahren gelehrte Konzept des Retikulo-endothelialen Systems (RES) bzw. Retikulo-histiozytären Systems (RHS) hat sich als überholt erwiesen.

Die **Makrophagen** besitzen vier Merkmale:
- 1. Sie sind zu chemotaktischen Bewegungen fähig, das heißt, daß Zerfalls- oder Stoffwechselprodukte der in den Körper eingedrungenen Bakterien als auch Bestandteile des Komplementsystems auf Makrophagen einen Reiz ausüben, der sie zu Bewegungen in Richtung z.B. auf das Bakterium veranlaßt. (Zum Komplementsystem werden all die im Serum liegenden Proteine zusammengefaßt, die, nachdem sie durch einen Antigen-Antikörperkomplex aktiviert wurden, in einer festgelegten Reihenfolge nacheinander reagieren).
- 2. Sie können phagozytieren.
- 3. Sie besitzen ein eigenes Verdauungsenzym (= Lysozym), das die aufgenommenen Fremdkörper abbaut.
- 4. Sie können auf das spezifische Abwehrsystem einwirken, indem sie Antigene weitergeben oder zurückhalten.

Spezifisches Abwehrsystem

Die Träger des spezifischen Abwehrsystems (Immunsystem) sind die sogenannten immunkompetenten Zellen. Sie sind in der Lage, körpereigenes von körperfremdem Protein und Glykoprotein zu unterscheiden und bei Bedarf Antikörper gegen einen bestimmten Fremdkörper zu bilden (z.B. gegen eingedrungene Bakterien).

An immunkompetenten Zellen kommen vor:
- T-Lymphozyten
- B-Lymphozyten.

Die Vorläuferzellen der B- und T-Lymphozyten entstehen während der Fetalzeit im Knochenmark aus einer gemeinsamen pluripotenten Stammzelle (= non-B-non-T-Zelle). Vom Knochenmark wandern die Vorläuferzellen der T-Lymphozyten als **Thymozyten** in die Thymusrinde, während die Vorläuferzellen der B-Lymphozyten im Knochenmark verbleiben.

Die T-Lymphozyten dienen der **zellulären Immunität,** das heißt, einige von ihnen bilden auf ihrer Zelloberfläche Rezeptoren (aus Immunglobulinmolekülen), die mit entsprechenden Antigenen reagieren.

Die B-Lymphozyten dienen der **humoralen Immunität,** das heißt, bei einem Antigenreiz differenzieren sie sich zu Plasmazellen, die Antikörper bilden und diese ins Blut oder ins Gewebe abgeben.

Die überwiegende Zahl der Lymphozyten liegt im Gewebe und tritt nur für Stunden in die Blutbahn über, wobei viel mehr T- als B-Lymphozyten in der Blutbahn zirkulieren.

T-Lymphozyten

Die Thymozyten vermehren sich in der Thymusrinde (daher T-Lymphozyten), wobei über Zwischenstufen die reifen immunkompetenten T-Lymphozyten entstehen, die über die Blutbahn aus dem Thymus ausgeschwemmt werden.

Im Thymus werden bis zur Pubertät so viele T-Lymphozyten gebildet, daß ihre Anzahl nach der Rückbildung des Thymus (siehe Kapitel 7.4) lebenslang ausreicht.

Innerhalb der T-Lymphozyten unterscheidet man viele Zellarten, wovon für Sie wichtig sind:
- zytotoxische T-Zellen (syn.: Killer-Zellen)
- T-Helfer-Zellen
- T-Suppressor-Zellen.

Die **zytotoxischen T-Zellen** dienen der zellvermittelten Immunantwort, wobei sie die als fremd erkannten Zellen oder Antigene phagozytieren ohne danach selbst zugrunde zu gehen. Über Rezeptoren an ihrer Zelloberfläche können sie mit bestimmten Antigenen in Kontakt treten.

Nachdem das Antigen an den Rezeptoren angeheftet ist, wandeln sich die zytotoxischen T-Zellen in **Immunozyten** um und lösen den Antigenträger (z.B. eine Bakterie) auf. Anschließend gehen die Immunozyten selbst zugrunde.

Sensibilisierte Zellen können bei Kontakt mit Antigenen zur Vermehrung stimuliert werden und sind dann zu folgenden Funktionen fähig:
- **zellvermittelte Immunität** – sie entsteht gegen bakterielle Antigene und führt zu einer Überempfindlichkeitsreaktion vom verzögerten Typ,
- **Transplantatabstoßung** – hierbei wirken die zytotoxischen Zellen auf die transplantierten Zellen zytotoxisch.

Die zytotoxischen Zellen sind also für die zelluläre Abwehr zuständig, sie differenzieren sich nicht in Immunglobulin-bildende Zellen und produzieren auch keine Antikörper.

Die **T-Helfer-Zellen** dienen als Helfer, sowie als Auslöser oder als Verstärker einer Immunantwort. Die T-Helfer-Zellen treten in Kontakt zu antigenpräsentierenden Makrophagen, dabei wird die Makrophage zur Bildung von Interleukin I veranlaßt. Interleukin I stimuliert die T-Helferzellen zur Synthese von Interleukin II, das die B-Lymphozyten zur Antikörperproduktion anregt. Einige T-Helfer-Zellen bilden Lymphokinine, von denen die bekanntesten die Interferone sind. Interferone steigern die Abwehrbereitschaft.

Die **T-Suppressor-Zellen** haben die Aufgabe, eine Immunantwort zu dämpfen um eine Überreaktion zu verhindern.

Im peripheren Blut kommen etwa doppelt soviele T-Helferzellen wie T-Suppressorzellen vor.

Die Überlebenszeit der T-Lymphozyten kann je nach Zellart Monate bis Jahre betragen.

Klinik: Bei der Immunschwächekrankheit **AIDS** befällt das HIV-Virus die T-Helferzellen, wodurch die B-Lymphozyten bei einem Infekt nicht aktiviert werden. Gegen Ende der Krankheit sind häufig keine T-Helferzellen mehr im Blut zu finden. Daraus läßt sich erklären, daß bei AIDS-Patienten selbst leichte Infektionen schwerste Komplikationen verursachen können.

Ein Defekt des T-Zellsystems, z.B. durch frühzeitige Entfernung des Thymus führt ebenfalls zu einer immunologischen Insuffizienz (= ungenügenden Leistung), die die zellvermittelte Immunität betrifft.

B-Lymphozyten

Die B-Lymphozyten haben etwa die gleiche Lebensdauer wie die T-Lymphozyten. Das „B" der B-Lymphozyten steht nach verschiedenen Erklärungen entweder für Bursa oder für das englische „bone" (= Knochen). Eine Bursa fabricii kommt jedoch als Anhangsorgan der Kloake nur bei Vögeln vor. Beim Menschen wandern die Vorläuferzellen der B-Lymphozyten vom Knochenmark in folgende bursaäquivalente Gewebe: Lymphknoten, weiße Milzpulpa, Tonsillen, Peyer'sche Plaques (= Folliculi lymphatici aggregati, die u.a. im Jejunum und Ileum vorkommen), Appendix vermiformis.

Nach einer Antigen-Einschwemmung (z.B. infolge eines bakteriellen Infekts) werden die B-Lymphozyten durch die T-Helfer-Zellen aktiviert. Bei der nun folgenden humoralen Immunantwort muß zwischen der primären und der sekundären Immunantwort unterschieden werden.

Bei der **primären humuralen Immunantwort** kommt der Körper erstmals mit dem spezifischen Antigen in Kontakt. Dabei werden die im Rindenbereich der Lymphknoten liegenden B-Lymphozyten zu **B-Immunoblasten** umgewandelt (= transformiert). Die B-Immunoblasten wandern in die Markstränge und teilen sich in viele Tochterzellen, die zu lymphoiden **Plasmazellen** werden. Diese Plasmazellen sind große Lymphozyten, die nach einem Reiz zuerst Antikörper vom IgM-Typ und etwas später Antikörper vom IgG-Typ produzieren, die alle in die Blutbahn abgegeben werden. IgM (= Immunglobulin der M-Klasse) ist wesentlich größer als IgG, weshalb bei einer Schwangeren nur IgG die Plazentaschranke überwinden kann. IgG-Moleküle sind wesentlich spezifischer gegenüber dem Antigen und damit effizienter bei der Bekämpfung eines Infektes.

Im Keimzentrum der Lymphfollikel wandeln sich gleichzeitig B-Lymphozyten in Zentroblasten um, aus denen kleine **Zentrozyten** hervorgehen. Aus den Zentrozyten entstehen kurz- bis langlebige **Gedächtniszellen** (= B-Memory-cells).

Zu einer **sekundären humoralen Immunantwort** kommt es, wenn der Körper bereits einmal mit dem Antigen in Kontakt gekommen ist und dabei Gedächtniszellen gebildet hat. Bei einer sekundären Immunantwort differenzieren sich die Gedächtniszellen zu Plasmazellen, die anschließend IgG-Moleküle bilden.

Bei der Immunität unterscheidet man außerdem zwischen einer angeborenen und einer erworbenen Immunität. **Angeborene Immunität** besagt, daß manche Säugetierarten (Spezies) von bestimmten Krankheiten nicht befallen werden, z.B. erkrankt der Mensch nicht an Hundestaupe. Die angeborene Immunität ist also genetisch bedingt.

Bei der **erworbenen Immunität** hat ein bestimmter Mensch nach einer oder mehreren Infektionen eine über längere Zeit anhaltende Resistenz gegenüber dem Antigen entwickelt, z.B. gegen das Masernvirus. Diese Immunität kann auch durch eine Impfung erworben werden (siehe Physiologie).

2.2.5 Knorpelgewebe

2.2.5.1 Struktur des Knorpelgewebes ! 0/2

Der Knorpel geht aus dem Mesenchym hervor. Die Mesenchymzellen wandeln sich zu Vorknorpelzellen um, die sich zu größeren Zellhaufen zusammenlagern. Diese, nun **Chondroblasten** genannten Zellen, bilden in ihren Golgi-Apparaten und im endoplasmatischen Retikulum Knorpelgrundsubstanz, die sie in die Umgebung ausscheiden.

▶ Diese **Grundsubstanz** besteht aus Chondroitinsulfat und aus ebenfalls von den Zellen gebildetem Tropokollagen. ◀ Das Mukopolysaccharid Chondroitinsulfat ist für die Basophilie der Grundsubstanz und das Aufquellen der Kollagenfasern verantwortlich. Die Kollagenfasern liegen daher unter dem Lichtmikroskop zumeist als lichtdurchlässige, maskierte (nicht sichtbare) Strukturen vor.

Die Chondroblasten teilen sich während des Wachstums, rücken aber, indem sie die Grundsubstanz in ihre Umgebung abgeben, zwangsläufig auseinander. So liegen nach Beendigung des Knorpelwachstums nur noch die Chondroblasten aus der letzten Teilung beieinander.

Das Wachstum des Knorpels erfolgt von innen her, was als interstitielles Wachstum bezeichnet wird (siehe Kapitel 2.2.5.3).

Als **Chondrozyten** werden die in einer **Lakune** (= Höhle) liegenden Knorpelzellen bezeichnet. In einer solchen Lakune können auch mehrere Chondrozyten liegen.
Die Lakune ist von einer schmalen Knorpelkapsel umgeben, um die wiederum der Knorpelvorhof liegt.
Werden mehrere Chondrozyten von einem basophilen Knorpelhof umgeben, so werden sie als **Chondrone** (= Knorpelterritorien) bezeichnet.
▶ Die Zahl und die Anordnung der Chondrone ist für die einzelnen Knorpeltypen charakteristisch. ◀
Der Raum zwischen den einzelnen Chondronen wird als **Interterritorium** bezeichnet, hier liegt die bereits erwähnte Grundsubstanz, außerdem kommen elastische oder kollagene Fasern vor.
Die jungen Chondrozyten sind meist flach, die älteren rund oder oval.

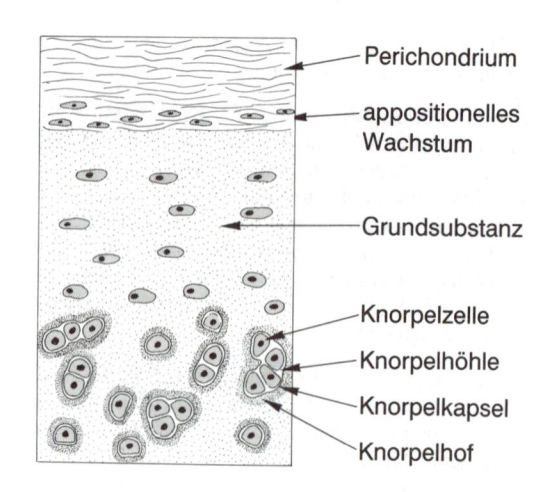

Abb. 2.19 Hyaliner Knorpel

▶ Der ausdifferenzierte Knorpel ist gefäß- und nervenfrei. Die einzelnen Zellen haben keinen Kontakt mehr zueinander. Daher erfolgt der Stoffwechsel mittels Diffusion vom gefäßhaltigen Perichondrium (= Knorpelhaut) bzw. beim Gelenkknorpel von der Gelenkflüssigkeit (= Synovia) aus. ◀ Die Chondrozyten betreiben wegen des trägen Stoffwechsels eine Vorratswirtschaft in Form von Lipid- und Glykogeneinlagerungen.

▶ Der Knorpel ist von der bindegewebigen, gefäß- und nervenreichen Knorpelhaut (= Perichondrium) umgeben. ◀ Das **Perichondrium** gliedert sich in eine innere Schicht, die **Stratum cellulare** genannt wird, und in eine äußere Schicht, die **Stratum fibrosum** genannt wird. Das Stratum fibrosum besteht aus kollagenen und elastischen Fasern.
▶ Das Perichondrium hat neben der Aufgabe, den Stoffwechsel des Knorpels zu gewährleisten, die Fähigkeit, den selbst kaum regenerationsfähigen Knorpel bei Bedarf neu zu bilden. Am Gelenkknorpel fehlt das Perichondrium, weshalb der Gelenkknorpel nicht erneuert werden kann. ◀

2.2.5.2 Typen des Knorpelgewebes und ihre biomechanischen Eigenschaften !! 0/4

Der Knorpel wird in folgende drei Gewebstypen eingeteilt:
- hyaliner Knorpel
- elastischer Knorpel
- Faserknorpel.

Hyaliner Knorpel

➤ Der hyaline Knorpel bildet das am häufigsten vorkommende Knorpelgewebe. Er ist nur wenig elastisch. ◀ In den Interterritorien (= die Gebiete, die zwischen den einzelnen Chondronen liegen) besteht er zu 60 % aus Wasser, die restlichen 40 % setzen sich aus Kollagenfasern (40 %), Proteoglykanen (40 %), wasserunlöslichen Proteinen (10 %) und Mineralien (10 %) zusammen.

➤ Die Proteoglykane sind für die elastischen Eigenschaften des Knorpels verantwortlich.

Der hyaline Knorpel hat eine niedrige Zug- und eine hohe Druckfestigkeit, die sich im Alter durch Wasserverluste vermindert. ◀ Im Alter kann es durch einen verminderten Stoffwechsel außerdem zum Absterben von Chondrozyten und damit zu einem verminderten Chondroitinsulfatgehalt kommen. Dadurch werden die Kollagenfasern demaskiert und erscheinen als sogenannte **Asbestfaserung.** Die Folge kann Höhlenbildung und Verkalkung sein.

➤ Unter dem Lichtmikroskop sieht der hyaline Knorpel bläulich-milchartig aus, die Kollagenfasern sind durch das Chondroitinsulfat maskiert.

Der hyaline Knorpel kommt vor:
- als Nasenknorpel
- im Kehlkopf (Schildknorpel)
- in den Luftwegen (Trachealspangen, Hauptbronchien)
- am Rippenansatz
- als Gelenkflächenüberzug
- in der Epiphyse des Heranwachsenden (siehe Knochenbildung). ◀

Mikroskopierhilfe: Hyalinen Knorpel erkennen Sie an der homogenen bläulichen Grundsubstanz innerhalb der die Chondrozyten von einem dunklen Hof umgeben liegen.

Elastischer Knorpel

Der elastische Knorpel unterscheidet sich vom hyalinen Knorpel dadurch, daß er außer der Grundsubstanz und den Kollagenfasern dichte elastische Fasernetze aus Elastin besitzt. Die Fasernetze umfassen die Chondrone und strahlen ins Perichondrium ein.

➤ Das Elastin verleiht dem elastischen Knorpelgewebe seine Biegefestigkeit. ◀

Die Chondrone kommen beim elastischen Knorpel gleichmäßiger verteilt vor als beim hyalinen Knorpel. Die Kollagenfasern liegen auch beim elastischen Knorpel maskiert vor.

➤ Elastischer Knorpel kommt vor:
- im äußeren Gehörgang
- in der Tuba auditiva (= Ohrtrompete)
- im Kehlkopf (Epiglottis, Cartilago corniculata, Cartilago cuneiformis)
- in der Ohrmuschel. ◀

Mikroskopierhilfe: Elastischen Knorpel erkennen Sie an den Fasernetzen, die bei der Elastica-Färbung gelb und bei der Resorzin-Färbung schwarz erscheinen.

Faserknorpel

➤ Der Faserknorpel (= Bindegewebsknorpel) besteht fast ausschließlich aus geflechtartig verbundenen Kollagenfasern, die wegen ihrer Masse nicht mehr maskiert vorliegen. ◀ Grundsubstanz ist nur sehr wenig vorhanden. Die weit auseinander gedrängten kleinen Chondrone enthalten nur wenige Chondrozyten.

➤ Der Faserknorpel besitzt eine hohe Zugfestigkeit. Er kommt dort vor, wo Bindegewebe größeren Drucken ausgesetzt ist, z.B.
- in den Disci intervertebrales (= „Bandscheiben" der Wirbelsäule)
- in der Symphysis pubica (= Schambeinfuge)
- in den Disci articulares (z.B. im Kiefergelenk)
- in den Menisci (z.B. im Kniegelenk)
- manchmal an den Stellen, wo Sehnen im Knochen befestigt sind. ◀

Mikroskopierhilfe: Faserknorpel erkennen Sie an den vielen parallel verlaufenden Fasern, in denen nur wenige Chondrozyten eingelagert sind.

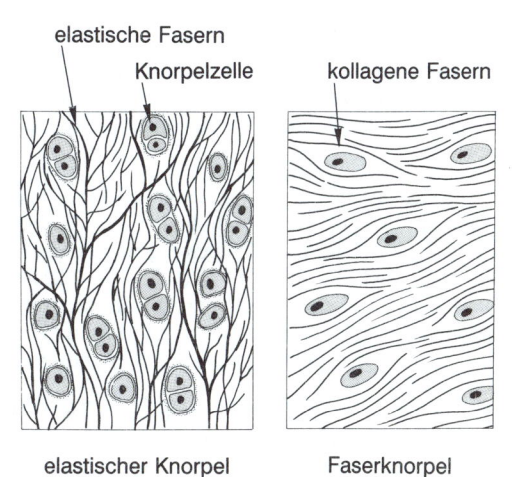

Abb. 2.20 Knorpelarten

2.2.5.3 Wachstum des Knorpelgewebes ! 0/1

Das Knorpelgewebe wächst entweder interstitiell oder appositionell.

Das **interstitielle Wachstum** findet nur während der Knorpelbildung statt. Dabei mauern sich die Knorpelbildner (= **Chondroblasten**) unter Abgabe von Interzellularsubstanz ein und teilen sich anschließend in Chondrozyten – dieses Knorpelwachstum erfolgt somit von innen nach außen!

Beim **appositionellen Wachstum** teilen sich die aus dem Perichondrium (= Knorpelhaut) hervorgehenden Chondroblasten nach der Abgabe der Interzellularsubstanz in Chondrozyten – dieses Knorpelwachstum erfolgt von außen nach innen.

➤ Im Gegensatz zum Knorpel besitzt der Knochen nicht die Fähigkeit zum interstitiellen Wachstum (außer bei der Knochenneubildung vom Endost aus). ◀ Daher ist das Wachstum des Röhrenknochens nur mit Hilfe des Knorpels möglich. Dies geschieht, indem die Matrix der zu einer Säule angeordneten Knorpelzellen verkalkt und anschließend aufgelöst und durch Knochengewebe ersetzt wird. Während des Wachstums der Röhrenknochen bleibt eine Schicht hyalinen Knorpels in der Metaphyse (= Wachstumsfuge) erhalten.

2.2.6 Knochengewebe

2.2.6.1 Grundstruktur des Knochengewebes ! 0/3

Die Knochenzellen (= **Osteoblasten**) stammen von den Mesenchymzellen ab. Durch Zytoplasmaausstülpungen sind die Osteoblasten untereinander verbunden.

➤ Die Osteoblasten produzieren (ähnlich den Chondroblasten) Tropokollagen und Mukopolysaccharide, die sie nach außen zur Bildung einer Knochenmatrix abgeben – dadurch „mauern" sich die Osteoblasten langsam ein. ◀ Die eingemauerten Osteoblasten produzieren keine Grundsubstanz mehr und werden deshalb als **Osteozyten** (= inaktive Zellen) bezeichnet.

Die Osteozyten liegen in **Lakunen** (= Höhlen) und stehen über ihre Zytoplasmafortsätze untereinander in Verbindung. Über diese Zytoplasmafortsätze, die jeweils in einem Knochenkanälchen (= Canaliculi ossei) liegen, erfolgt auch der Stoffaustausch.

➤ Im Gegensatz zum Knorpel ist der Knochen weder schneid- noch biegbar. Er hat jedoch eine sehr hohe Zug- und Druckfestigkeit. Die Zugfestigkeit ist durch die Kollagenfasern gewährleistet. ◀

Die Interzellularsubstanz des Knochens besteht zu 35 % aus organischen und zu 65 % aus anorganischen Bestandteilen.

Die anorganischen Bestandteile bestehen zu 85 % aus Kalziumphosphat, zu 10 % aus Kalziumkarbonat und zu 1 % aus Magnesiumphosphat.

➤ Der Knochen enthält rund 99 % des im Körper vorhandenen Kalziums und 75 % des Phosphats. Die organische Grundsubstanz des Knochens wird **Osteoid** genannt, sie besteht aus Glykoproteinen und Proteoglykanen.

Die hohe Druckfestigkeit des Knochens beruht auf den anorganischen Kalksalzen (Kalzium), die in Kristallform vorliegen und parallel zu den Kollagenfasern verlaufen.

Die Kalziummobilisation aus dem Knochen wird durch das von den Epithelkörperchen gebildete Parat-hormon gefördert. ◀

Klinik: Im Alter kommt es durch verminderte Belastung und durch veränderte hormonelle Bedingungen zu einer typischen Knochenatrophie (= Rückbildung). Durch Abnahme der Spongiosastruktur wird der Knochen in seiner Gesamtheit dünner, was auch die häufigeren Knochenbrüche älterer Menschen erklärt.

➤ Die Ernährung des Knochens erfolgt vom Periost (= Knochenhaut – siehe Kapitel 2.3.2) und vom Markraum her. ◀

2.2.6.2 Typen des Knochengewebes, biomechanische Eigenschaften !! 1/6

Es gibt zwei Arten von Knochengewebe:
- 1. den Geflechtknochen,
- 2. den Lamellenknochen.

Der **Geflechtknochen** (= Faserknochen) bildet die erste (= primitive) Form der Verknöcherung. Er entsteht durch chondrale oder desmale Ossifikation (siehe Kapitel 2.2.6.3). Im Geflechtknochen liegen Kollagenfasern als grobe, ungerichtete Bündel vor. Der Mineralanteil ist prozentual geringer als beim Lamellenknochen.

➤ Geflechtknochen kommt beim Feten vor. Bis zum 5. Lebensjahr ist er bis auf wenige Ausnahmen durch Lamellenknochen ersetzt. Beim Erwachsenen kommt Geflechtknochen nur noch im Felsenbein, in den Alveolarfortsätzen (Zähne) und an den Nähten (= Suturae) der Schädelknochen vor. ◄

Der **Lamellenknochen** besitzt, wie die Bezeichnung schon andeutet, ein lamellenartiges Aussehen. Bis auf die zuvor erwähnten Anteile an Geflechtknochen besteht das ganze Skelett aus Lamellenknochen.

Das lamellenartig angeordnete Knochengewebe wird nach der Dichtigkeit in eine äußere **Substantia compacta** (= **Kompakta**) und in eine innere, aus Knochenbälkchen aufgebaute **Substantia spongiosa** (= **Spongiosa**) unterteilt.

Die Knochenlamellen werden unterteilt in:
- Speziallamellen – liegen im Osteon
- Schaltlamellen – liegen zwischen den Osteonen
- Generallamellen – liegen an der inneren und äußeren Oberfläche des Knochens.

Die **Speziallamellen** sind jeweils etwa 5–9 µm dick und bestehen aus spiralig angeordneten, parallel zueinander verlaufenden Kollagenfaserbündeln und dem dazwischenliegenden mineralisierten Osteoid. Der Verlauf der Faserbündel wechselt von Lamelle zu Lamelle.

Bis zu 20 dieser Speziallamellen sind in der Substantia compacta der Diaphyse (= Mittelstück des Knochens – siehe Kapitel 2.3.1) konzentrisch um einen Gefäßkanal (= **Havers'scher Kanal**) herum gruppiert. Dieser Komplex aus Speziallamellen und Havers'schem Kanal wird als **Havers'sches System** (= **Osteon**) bezeichnet. Die Osteone sind einige Zentimeter lang und etwa 1 mm dick. Zwischen den einzelnen Lamellenschichten liegt Kittsubstanz, in diesem Bereich liegen in Lakunen auch die Osteozyten!

► In den Havers'schen Kanälen verlaufen neben Nerven die für die Nährstoffversorgung des Knochens notwendigen Gefäße. ◄

Die **Schaltlamellen** sind Reste von ehemaligen Osteonen, die abgebaut wurden und nun die Räume zwischen neu gebildeten Osteonen füllen. Schaltlamellen kommen auch in der Spongiosa der Epiphyse (Endstück des Knochens) vor.

Generallamellen begrenzen den Knochen nach innen und außen. Äußere Generallamellen liegen in der äußeren Knochenschicht zum Periost hin, innere Generallamellen liegen in der inneren Knochenschicht zur Markhöhle hin.

Während die äußeren Generallamellen eine geschlossene Schicht bilden, zeigen die inneren Generallamellen besonders im Bereich der Spongiosa Lücken. In den äußeren Generallamellen findet man manchmal **Sharpey'sche Fasern,** die als kollagene Fasern die Sehnen und Bänder mit den Knochen verbinden.

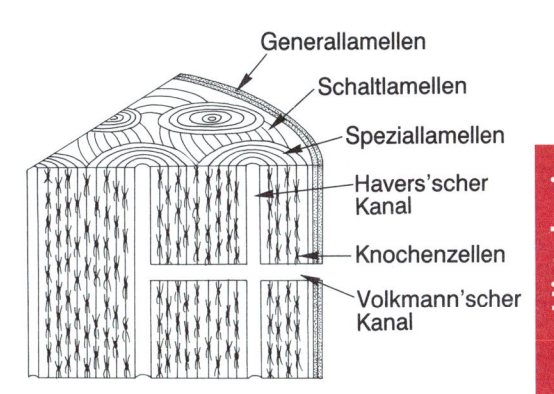

Abb. 2.21 Schematisierter Knochenaufbau

► Neben den Havers'schen Kanälen, die innerhalb der Osteone liegen, gibt es noch **Volkmann'sche Kanäle,** die unabhängig vom Lamellenverlauf durch die Osteone hindurchziehen und die Havers'schen Kanäle mit den Blutgefäßen des Periost (= Knochenhaut) verbinden. ◄

2.2.6.3 Bildung des Knochengewebes !! 2/16

► *Besonders prüfungsrelevant: Das gesamte Kapitel!* ä

Bei der Knochenbildung (= Ossifikation) unterscheidet man zwischen einer desmalen und einer chondralen Knochenbildung.

Die **desmale Knochenbildung** geht von **Ossifikationsinseln** (= Verknöcherungsinseln) aus, die durch Zellvermehrung im Mesenchym entstehen. Aus den Mesenchymzellen gehen die ein- selten mehrkernigen **Osteoblasten** hervor. Die Osteoblasten produzieren neben dem Osteoid (siehe Kapitel 2.2.6.1) Tropokollagen, das extrazellulär im Osteoid zu Kollagenfibrillen polymerisiert (= zu größeren Einheiten zusammengelegt wird). Aus dem Osteoid entsteht durch Verkalkung der Geflechtknochen.

Nachdem das Kollagen und die Grundsubstanz gebildet sind, setzt die Mineralisation durch Zuführung von Kalzium- und Phosphationen ein. Anschließend wird der Bindegewebsknochen in einen Lamellenknochen umgebaut. Bei diesem Umbau ist es notwendig, Teile des Knochens zu zerstören, was durch die Osteoklasten geschieht.

Die **Osteoklasten** gehen wie die Osteoblasten aus pluripotenten Bindegewebszellen (= osteogenen Zellen) hervor. Die Osteoklasten besitzen mehrere Kerne und enthalten viel saure Phosphatase, durch die der Knochen enzymatisch abgebaut wird. In den beim Abbau entstehenden Höhlen, **Howship'sche Lakunen** genannt, liegen die Osteoklasten.

> **Merksatz:**
>
> Osteoblasten **b**auen Knochen auf,
> Osteoklasten **k**auen Knochen.

Bei der **chondralen Knochenbildung** (= indirekte Knochenbildung) entsteht zuerst hyaliner Knorpel, der später zum Knochen umgebaut wird. Die chondrale Ossifikation setzt etwas später als die desmale Knochenbildung ein, sie nimmt ihren Ausgang an den **Ossifikationskernen.** Diese Ossifikationskerne dienen auch der Altersbestimmung (siehe Kapitel 3.1).

Die Bildung des chondralen Knochens aus dem Knorpel kann von außen (= peri-chondral) oder von innen (= en-chondral) erfolgen.

Die **perichondrale Knochenbildung** beginnt beim Röhrenknochen (siehe Kapitel 2.3.1) im Bereich der Diaphyse (= Knochenschaft) mit der Ausbildung einer Knochenmanschette aus dem Perichondrium (= Knorpelhaut). Diese Manschette entsteht als desmaler Knochen.

Osteoblasten mauern sich im Bereich der Knochenmanschette ein und werden so zu Osteozyten. Die Knochenmanschette beginnt nun mit dem Längenwachstum. Dabei kommt es zu einer Längsspannung, wodurch die Zellhöhlen des umschlossenen Knorpels blasenartig umgebildet werden und sich die Zellen säulenartig anordnen.

Aus dem Perichondrium geht anschließend das Periost hervor.

Bei der **enchondralen Ossifikation** der Diaphyse eines Röhrenknochens (= Mittelstück eines Knochens) wird der verkalkte Säulenknorpel mit Hilfe von Chondroklasten abgebaut. In die so entstehenden Höhlräume, primäre Markräume genannt, wachsen Gefäße und Bindegewebe hinein. Der primäre Markraum enthält später das primäre Knochenmark.

Die enchondrale Ossifikation der Epiphyse (= verdicktes Ende eines Knochens) erfolgt zu einem späteren Zeitpunkt. Dabei dringt ein Blutgefäß in die Epiphyse ein und bildet den Ossifikationspunkt. Das weitere Wachstum gleicht der Ossifikation der Diaphyse.

Am Ende der Ossifikation bleiben nur noch die knorpelhafte Metaphyse (= Wachstumsfuge = Epiphysenfuge) zwischen der Diaphyse und der Epiphyse sowie der Gelenkknorpel (der die Epiphyse überzieht) erhalten.

2.2.7 Muskelgewebe

2.2.7.1 Morphologische Grundlagen der Kontraktilität !! 1/8

Die Muskulatur geht überwiegend aus dem Mesoderm hervor (siehe Kapitel 1.4.4). Nur die im Bereich des Auges liegenden M. dilatator pupillae und M. sphincter pupillae sowie die Myoepithelzellen (= glatte Muskelzellen – siehe Kapitel 2.2.7.2) gehen aus dem Ektoderm hervor.

Das Muskelgewebe besteht aus spezialisierten Zellen, die sich kontrahieren (= zusammenziehen) können und unserem Körper damit seine Beweglichkeit geben. Die Kontraktionsfähigkeit wird durch die im Sarkoplasma der Muskelzellen in Längsrichtung angeordneten Myofibrillen ermöglicht (das Zytoplasma wird bei den Muskelzellen Sarkoplasma genannt).

Nach morphologischen und funktionellen Gesichtspunkten wird das Muskelgewebe unterteilt in:
- glattes Muskelgewebe
- quergestreiftes Muskelgewebe, das wiederum unterteilt wird in
  - Skelettmuskulatur
  - Herzmuskulatur.

▶ Die Zellen des **glatten Muskelgewebes** unterscheiden sich u.a. von den Zellen des quergestreiften Muskelgewebes dadurch, daß
- 1. unter dem Lichtmikroskop die Myofibrillen (siehe weiter unten) der quergestreiften Muskelzellen eine Querstreifung aufweisen, während die Myofibrillen der glatten Muskelzellen nur elektronenmikroskopisch sichtbar sind (nur mit speziellen Färbemethoden sind sie auch lichtmikroskopisch als längsgerichtete Fibrillen darstellbar),
- 2. die glatten Muskelzellen vegetativ und die Skelettmuskelzellen (= Skelettmuskelfasern) somatisch innerviert werden, weshalb nur die quergestreifte Muskulatur willkürlich bewegt werden kann. Eine Sonderform bildet die Herzmuskulatur, die zwar quergestreift ist, aber trotzdem vegetativ innerviert wird. ◀

Die zuvor erwähnte Querstreifung hängt mit dem Aufbau der Myofibrillen zusammen.

Die Myofibrillen sind aus Myofilamenten aufgebaut.

Bei den **Myofilamenten** können die beiden Proteine Aktin und Myosin unterschieden werden.

Wie Sie aus der Abbildung 2.22 entnehmen können, liegen die Aktinfilamete zwischen den Myosinfilamenten.

▶ Die Myofibrillen werden durch Z-Scheiben in etwa 3 µm lange Abschnitte unterteilt, die als **Sarkomere** bezeichnet werden. Unter dem Lichtmikroskop sehen Sie in der Mitte jedes Sarkomers dicke **Myosinfilamente**, die dunkel und in polarisierten Licht doppelbrechend (= anisotrop) erscheinen, und daher **A-Streifen** (syn.: A-Bande) genannt werden.

Zwischen den Myosinfilamenten liegen die an der Z-Scheibe befestigten dünnen **Aktinfilamente**, die unter dem Lichtmikroskop hell erscheinen und im polarisierten Licht einfachbrechend (= isotrop) sind – sie bilden deshalb die **I-Streifen** (syn.: I-Bande).

Der Bereich, in dem nur Myosinfilamente liegen, wird H-Zone genannt. ◀

▶ Im Ruhezustand des Muskels überlappen sich die beiden A- und I-Streifen nur minimal. Bei einer Kontraktion schieben sich die dünnen Aktinfilamente unter Energieverbrauch (ATP wird in ADP gespalten) zwischen die Myosinfilamente bis zur Mitte des Sarkomers vor, damit wird der I-Streifen schmäler, während sich der A-Streifen (Myosin) nicht verändert. Die H-Zone wird durch das Vordrängen des Aktins ebenfalls verschmälert. ◀

Der Kontraktion einer Muskelzelle geht ein Nervenreiz voraus, worauf Kalzium-Ionen ins Sarkoplasma der Muskelzelle einströmen. Die Kalzium-Ionen werden im **sarkoplasmatischen Retikulum** gespeichert, das die Myofibrillen netzartig umgibt.

▶ Das sarkoplasmatische Retikulum ist eine Sonderform des glatten endoplasmatischen Retikulums, es verbindet über ein enges Kanälchensystem das Sarkolemm (= Basalmembran) mit den Myofibrillen. ◀

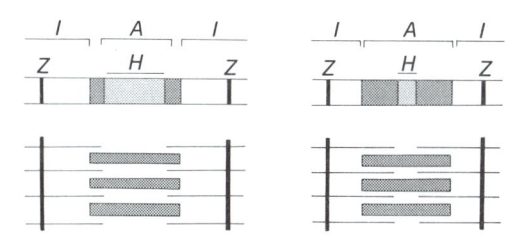

Abb. 2.22 Myofilamente

Mit dem Ende der Erregung werden die Kalzium-Ionen ins sarkoplasmatische Retikulum zurücktransportiert.

Das sarkoplasmatische Retikulum besteht aus einem transversal verlaufenden Röhrchensystem (= T-System) und einem längs (= longitudinal) verlaufenden Röhrchensystem (= L-System). Diese Röhrchen entstehen aus dem Sarkolemm (= Zellmembran der Muskelzelle).

▶ Das **T-System** liegt zwischen den A- und I-Streifen, das **L-System** längs der Myofibrillen. An den Stellen, an denen zwei L-Röhrchen (rechtes und linkes) mit einem T-Röhrchen in Kontakt treten, entsteht eine Triade (= eine zisternenartige Erweiterung). ◀

2.2.7.2 Typen des Muskelgewebes   !!! 5/19

▶ *Besonders prüfungsrelevant: Das gesamte Kapitel!* ◀

In unserem Körper kommt glattes Muskelgewebe sowie quergestreiftes Skelett- und Herzmuskelgewebe vor.

Das **glatte Muskelgewebe** besteht aus spindelförmigen, zumeist unverzweigten Muskelzellen, die etwa 20–200 µm lang und 3–10 µm dick sind. Längere glatte Muskelzellen kommen bis etwa 500 µm nur im schwangeren Uterus vor. Die glatten Muskelzellen besitzen einen länglichen (= stäbchenförmigen) mittelständig liegenden Kern, der bei der Kontraktion eine korkenzieherartige Gestalt annimmt. In Kernnähe liegen einige Mitochondrien und ein Golgi-Apparat. Die Zellmembran besitzt statt des Sarkolemm eine dünne Gitterfaserschicht.

Die glatte Muskulatur wird vom vegetativen Nervensystem innerviert. Da nicht alle Muskelzellen eine eigene Nervenendigung besitzen, erfolgt die Übertragung der Erregungen von der einen auf die andere Muskelzelle entweder über Bindegewebsfasern oder mittels Zellhaften (= gap junctions).

Die glatte Muskulatur des Uterus unterliegt einer endokrinen (= hormonellen) Kontrolle. Bei anhaltender Dehnung kann die glatte Muskulatur innerhalb weniger Tage hypertrophieren (z.B. während der Schwangerschaft der Uterus).

Glatte Muskulatur findet man in Hohlorganen, z.B. in der Wand des Magen-Darm-Kanals, in der Gallenblase, in den harnableitenden Wegen (= Nierenbecken bis Harnröhre), in den Gefäßwänden, in den Bronchien, sowie in Geschlechtsorganen (Uterus und im Bindegewebe der Prostata). Die 3 Augenmuskeln M. sphincter pupillae, M. dilatator pupillae und

M. ciliaris, sowie die Mm. arrectores pilorum (= Haarmuskeln) bestehen ebenfalls aus glatter Muskulatur.

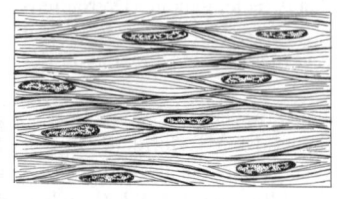

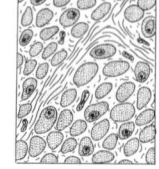

glatte Muskulatur

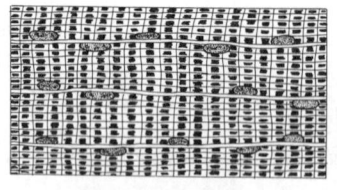

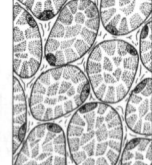

Skelettmuskulatur

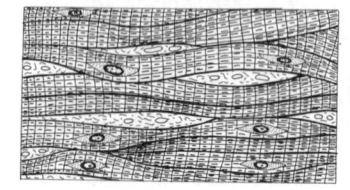

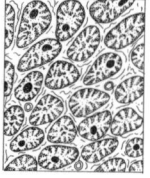

Herzmuskulatur

Abb. 2.23 Muskelgewebe (links Längsschnitt, rechts Querschnitt)

Die Zellen der **Skelettmuskulatur** werden auch als Muskelfasern bezeichnet. Sie sind bis zu 15 cm lang und zwischen 20–100 μm dick. Die Muskelfasern sind durch Endomitosen aus einkernigen Myoblasten hervorgegangen. Durch wiederholte Kernteilungen ohne Zellteilung enthalten sie einige hundert randständig liegende Zellkerne. Wegen der Vielkernigkeit bilden die Muskelfasern ein **Synzytium**.

Das **Sarkoplasma** (= Zytoplasma der Muskelzelle) wird von einem Sarkolemmschlauch umhüllt, der aus dem Plasmalemm der Muskelfaser, einer Basalmembran und einer Schicht aus Gitterfasern besteht.

In den Räumen zwischen den Myofibrillen liegt neben einigen Mitochondrien und dem sarkoplasmatischen Retikulum das sauerstoffbindende **Myoglobin,** das dem Hämoglobin nahesteht und für die Rotfärbung des Muskels verantwortlich ist. Die Myofibrillen, die in Längsrichtung zur Muskelfaser ausgerichtet sind, haben zumeist die gleiche Länge wie die Muskelfaser. Sie kommen entweder gleichmäßig als Fibrillenfelderung oder gebündelt als Cohnheim'sche Felderung vor.

Die einzelnen Skelettmuskeln unterscheiden sich wegen ihrer verschiedenartigen Aufgaben zum Teil erheblich in ihrem Aufbau. So enthalten die ständig arbeitenden Muskeln (z.B. die Atemmuskeln) viele Mitochondrien, während die zur raschen Kontraktion befähigten Muskeln besonders reich an Fibrillen sind.

Gehen Muskelfasern zugrunde, so werden sie wegen ihrer geringen Regenerationsfähigkeit durch Narbengewebe ersetzt.

Zwischen der glatten Muskulatur und der quergestreiften Skelettmuskulatur ist die **quergestreifte Herzmuskulatur** anzusiedeln, die im Gegensatz zur Skelettmuskulatur nicht der willkürlichen Kontrolle unterliegt, sondern vegetativ innerviert wird. Die Herzmuskelzellen besitzen 2–3 mittelständig liegende Zellkerne. Sie besitzen mehr Sarkoplasma und mehr Mitochondrien als die Skelettmuskelfasern. Die Zellkerne besitzen eine ovale Form und sind von einem fibrillenfreien Hof umgeben, in dessen Bereich sich mit zunehmendem Alter Lipofuszin (= braunes Abnutzungspigment) einlagern kann.

Die etwa 100 μm langen, unregelmäßig verzweigten Herzmuskelzellen sind durch End-zu-End-Verbindungen zu einem dreidimensionalen Raumgitter vernetzt. Die Verbindungen werden durch **Disci intercalares** (= **Glanzstreifen**) hergestellt. Dabei sind die Zellen in den Disci intercalares mit ihrer längs verlaufenden Seite durch gap junction und mit ihrer quer verlaufenden Seite durch Maculae adhaerentes und Faciae adhaerentes sowie durch mechanische Haftstrukturen untereinander verbunden.

Neben den kleineren, ausschließlich der Kontraktion dienenden Herzmuskelzellen, die in ihrer Gesamtheit als Arbeitsmyokard bezeichnet werden, besitzt das Herz viele größere Zellen, die der Erregungsleitung dienen. Zum Erregungsleitungssystem gehören die Zellen des His'schen Bündels mit ihren Purkinje-Fasern. Sie erhalten ihre Impulse über den AV-Knoten vom Sinusknoten (siehe Kapitel 7.5.2). Über gap junction werden die Erregungen von einer Zelle auf die andere übertragen.

Während bei der Skelettmuskulatur das L-System als Ca^{2+}-Speicher dient, übernimmt beim Herzmuskelgewebe das T-System diese Aufgabe – das T-System ist beim Herzmuskelgewebe stärker ausgebildet.

Das **Herzmuskelgewebe** unterscheidet sich in folgenden Punkten vom Skelettmuskelgewebe:
- Der Skelettmuskel besteht aus Muskelfasern, während die Herzmuskulatur aus Muskelzellen aufge-

baut ist, die durch Disci intercalares miteinander verbunden sind.
- Die Skelettmuskelfaser besitzt viele randständig liegende Zellkerne, während die 2–3 ovalen Zellkerne einer Herzmuskelzelle meist zentral (= mittelständig) liegen.
- Die Skelettmuskulatur besteht aus unverzweigten Fasern, während die Herzmuskelzellen ein dreidimensionales Netz bilden.
- Die Herzmuskelzellen besitzen mehr Mitochondrien und Sarkoplasma um Ermüdungserscheinungen vorzubeugen.
- Die Herzmuskelzellen haben einen kleineren Durchmesser als die Skelettmuskelfasern.

	Skelettmuskulatur	Herzmuskulatur	Glatte Muskulatur
Bauelement	Muskelfaser	Muskelzelle	Muskelzelle
Länge	bis 15 cm	50–100 µm	20–200 µm/ Uterus bis 500 µm
Kern	sehr zahlreich, randständig	2–3, zentral liegend	zentral liegender Einzelkern
Gestalt des Kerns	länglich	länglich oval	länglich (bei Kontraktion korkenzieherartig)

Sonderformen der Muskulatur
- Als **Myoepithelzellen** werden verzweigte, glatte Muskelzellen bezeichnet, die dem Epithel entstammen und ektodermaler Herkunft sind. Sie liegen um Endstücke von Drüsen herum gruppiert. Mit Hilfe kontraktiler Aktinfilamente unterstützen sie Drüsenzellen bei der Sekretabgabe. Myoepithelzellen kommen vor in: Speicheldrüsen, Duft- und Schweißdrüsen, Milchdrüse, Tränendrüse (nicht jedoch im Pankreas, weil entodermaler Herkunft).
- Als **Purkinje-Fasern** wird eine Sonderform der Herzmuskelzellen bezeichnet, die zum Erregungsleitungssystem gehören.

2.2.7.3 Mechanische Integration der Bauelemente des Muskelgewebes 0/0

An der Grenze zu anderen Gewebearten entwickelt das Muskelgewebe häufig eine Basalmembran (= Glashaut). Die **Basalmembran** besteht aus einer Basallamina (= Grenzmembran), die überwiegend aus Glykoproteiden und aus einem Filz von Retikulinfasern, dem Sarkolemm, aufgebaut ist.

Die Retikulinfasern bilden u.a. am Endomysium (siehe Kapitel 2.3.7.1) des Muskels ein Zellgitterwerk, das durch retikuläres Bindegewebe streifig aussieht.

Die Basalmembran hat neben der Funktion als Filter, mechanische Aufgaben, indem sie z.B. bei der Verankerung von Retikulinfasern im Parenchym und an Gefäßwänden hilft. An der Basallamina der Muskelfasern sind auch die kollagenen Sehnenfasern befestigt.

An den beiden Muskelenden geht das Sarkolemm in eine **Sehne** über. Die Sehnen der einzelnen Muskelfasern vereinen sich zu den Primärbändern. Die Muskeln bilden außerdem Ausstülpungen, in die die Sehnenfasern hineinwachsen. Am Übergang von Muskelfasern in die Sehnenfasern sind die Myofibrillen mit den Fibrillenbündeln der Sehnen fest verzahnt.

2.2.8 Nervengewebe

2.2.8.1 Zellarten ! 0/1

Aus den Zellen des Ektoderms entstehen im 2. Entwicklungsmonat die Neuroblasten und Glioblasten, die die Vorläuferzellen des Nervengewebes bilden (siehe auch Kapitel 2.2.8.6).

Aus den Neuroblasten entwickeln sich die Nervenzellen mit ihren Fortsätzen. Aus den Glioblasten gehen die Gliazellen hervor.

Die **Nervenzellen** (= **Neurozyten** = Ganglienzellen) leiten die elektrischen Erregungen weiter, wobei sie zumeist in einer Kette hintereinander geschaltet sind. Dabei wird die Erregung von einer zur nächsten Nervenzelle weitergeleitet. Ein Teil der Nervenzellen besitzt die Fähigkeit der Erregungsbildung.

Die Gesamtheit aller Nervenzellkörper bildet die graue Substanz (= Substantia grisea) des Gehirns und des Rückenmarks. Außerdem kommen Nervenzellen in den Ganglien (= knotenförmigen Ansammlungen von Nervenzellen) sowie in Sinnesorganen vor. Die weiße Substanz (= Substantia alba) des Gehirns und Rückenmarks wird von den Nervenzellfortsätzen gebildet (siehe Kapitel 9.2.2).

Gliazellen bilden mit ihren Fortsätzen das Stützgerüst, in dem die Nerven eingebettet sind. Die Gliazellen dienen dabei dem mechanischen Schutz und der Isolierung sowie dem Stoff- und Nährstofftransport für die Nervenzellen. Gliazellen dienen nicht der Erregung!

Die Nervenzellen unterscheiden sich von den Gliazellen:
- durch einen viel größeren Nukleus (= Zellkern),

- durch ihr basophiles Zytoplasma,
- indem sie Transmittersubstanzen (Acetylcholin, Adrenalin) bilden,
- indem sie über Synapsen untereinander verbunden sind (siehe Kapitel 2.8.7).

2.2.8.2 Gliederung und Gestalt der Nervenzellen !! 5/12

▶ Die Nervenzellen werden mit all ihren Fortsätzen als **Neuron** bezeichnet.

Die Lehre über die Neuronen besagt:
- Die Nervenzelle als selbständig morphologische und funktionelle Einheit wird als Neuron bezeichnet.
- Jedes Neuron geht aus einem Neuroblasten hervor.
- Ein Neuron leitet nervöse Funktionen.
- Durch Synapsen stehen Neurone untereinander in Verbindung.
- Das Neuron stellt eine trophische (= anderes Gewebe beeinflussende) Einheit dar. ◄

Ein Neuron besteht aus
- dem Perikaryon (= Zelleib),
- den Dendriten (= afferente Bahn), die die Informationen aufnehmen und zum Perikaryon weiterleiten (dienen also der Reizaufnahme),
- dem Axon (syn.: Neuriten = efferente Bahn), das die Erregung über Synapsen zum Erfolgsorgan oder zu einem anderen Neuron weiterleitet (dienen also der Reizweiterleitung).

Jedes Neuron besitzt ein Axon und einen bis viele Dendriten.

Perikaryon (= Zellkörper)

Das Perikaryon hat je nach Nervenzelltyp ein rundes bis eckiges Aussehen. Der Zellkern, der häufig zentral im Perikaryon liegt, besitzt einen großen Nukleolus. In der Umgebung des Zellkerns kommen Golgi-Apparate vor.

Das Perikaryon enthält viel rauhes endoplasmatisches Retikulum, das teilweise durch Neurofilamente gruppenförmig zusammengefaßt wird. Solche Gruppen können mittels eines basischen Farbstoffs (nach der Nissl-Methode) als sogenannte **Nissl-Schollen** dargestellt werden.

▶ Nissl-Schollen kommen in den Perikaryen und in größeren Dendriten vor. Die Nissl-Substanz ist dem Ergastoplasma anderer Zellen vergleichbar und dient der Proteinsynthese. Sie enthalten Glykoprotein zur Erneuerung der Zellmembran. In den Abgangsstellen des Axon (= Axonhügel) und in den Axonen selbst sind keine Nissl-Schollen vorhanden. Die Schollengröße ist für bestimmte Nervenzellen charakteristisch, so haben z.B. Pyramidenzellen große Nissl-Schollen. ◄

In einigen Nervenzellen können Pigmente (z.B. Melanin oder Lipofuszin) nachgewiesen werden. Einige Nervenzellen bilden als neurosekretorische Nervenzellen Sekretgranula, z.B. die Nervenzellen des Nucleus supra-opticus.

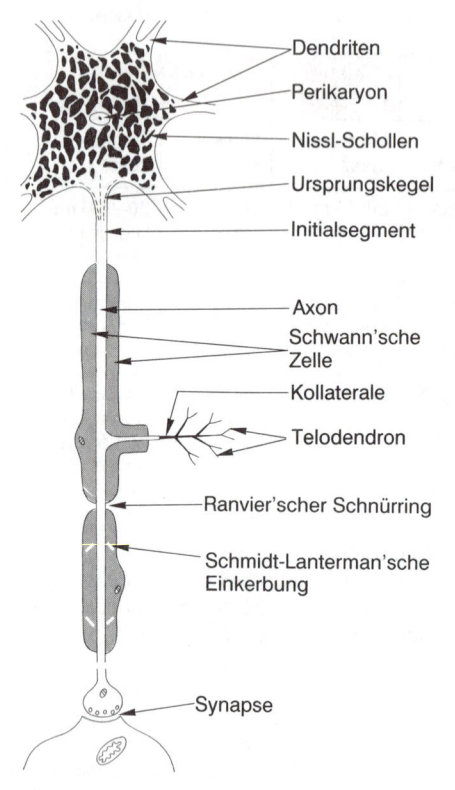

Abb. 2.24 Neuron

Dendriten

Die Dendriten sind zumeist baumartig verzweigt (= Dendritenbäumchen), wobei die Endbereiche dünner sind als die Anfangsteile. Die Äste der Dendriten ziehen zum Perikaryon hin.

▶ Die Dendriten sind zumeist kürzer und besitzen eine niedrigere Reizschwelle als das Axon. In ihrem Feinbau gleichen sie dem Perikaryon. ◄

Axon (alt: Neurit)

Jede Nervenzelle besitzt jeweils nur ein Axon. Wenn es von einer Gliascheide umhüllt ist, wird es als **Nervenfaser** bezeichnet.

Das Axon entspringt mit einem pyramidenartigen Hügel am Perikaryon. Dieser Hügel wird Ursprungs- oder **Axonhügel** genannt.

▶ Im **Axonhügel** liegen bündelartig angeordnete Mikrotubuli, aber keine Nissl-Schollen. Anhand der fehlenden Nissl-Schollen können Sie ein Axon von den Dendriten unterschieden.

Am Axonhügel geht bei markhaltigen Axonen das Axon in ein dünnes **Initialsegment** (= Anfangssegment) über. Unterhalb des Initialsegments beginnt bei diesen Axonen die Markscheide (siehe Kapitel 2.2.8.5).

Das untere Ende eines Axons ist zumeist ramifiziert (= baumartig verzweigt), weshalb dieser Teil als **Telodendron** bezeichnet wird.

Die Äste des Telodendron sind an ihren Enden zu Endkolben verdickt. Diese Endkolben stehen über Synapsen mit anderen Nervenfasern oder z.B. mit Muskel- oder Drüsenzellen (= Effektoren) in Verbindung.

Im Gegensatz zu den Dendriten ist ein Axon über seine gesamte Länge gleich dick. Axone verzweigen sich nur selten, solche Verzweigungen gehen regelmäßig rechtwinklig von dem Axon ab und werden **Kollaterale** genannt. ◀

Axone können wie z.B. die Nervenfasern des N. ischiadicus bis zu 1 m lang sein.

Nach der Art und der Zahl der Fortsätze werden Nervenzellen unterteilt in:

- ▶ **unipolare Nervenzellen** – besitzen nur ein Axon aber keine Dendriten. Vorkommen: Riechzellen (Nase);
- **bipolare Nervenzellen** – besitzen nur einen zuführenden Ast (= afferent = Dendrit) und einen wegführenden Ast (= efferent = Axon). Vorkommen: im Bulbus olfactorius, Retina, Ganglion vestibulare, Ganglion spirale cochleae.
- **pseudounipolare Nervenzellen** – gehen entwicklungsgeschichtlich aus bipolaren Nervenzellen hervor. Sie bestehen zu Anfang aus einem Fortsatz, aus dem nach kurzem Verlauf ein Axon und ein Dendrit hervorgehen. Vorkommen: im Spinalganglion und sensiblen Kopfganglien.
- **multipolare Nervenzellen** – bestehen aus einem Axon und mehreren bis vielen Dendriten. Die meisten Nervenzellen sind multipolar. Vorkommen: Motoneurone im Rückenmark, sowie als Sonderform als Purkinje-Zellen, Pyramidenzellen, Mitral- und Korbzellen. ◀

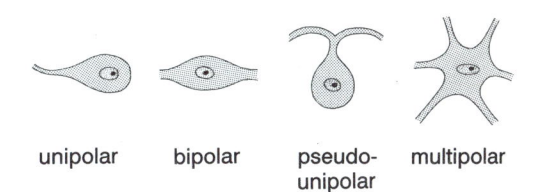

Abb. 2.25 Typen der Nervenzellen

2.2.8.3 Kontakte der Nervenzellen 0/0

Die einzelnen Nervenzellen stehen über Synapsen miteinander und mit ihren Erfolgsorten in Verbindung – siehe hierzu Kapitel 2.8.7.

2.2.8.4 Arten der Gliazellen !!! 11/20

▶ *Besonders prüfungsrelevant: Tabelle S.70* ◀

Die **Neuroglia** (= Glia) ist neben den Nervenzellen als zweite Gewebsart am Aufbau des zentralen und peripheren Nervensystems beteiligt.

▶ Die Gliazellen entwickeln sich aus dem Neuroektoderm. Sie haben mechanische Aufgaben (Stützfunktion). Außerdem dienen sie der Markscheidenbildung, dem Stofftransport (Ernährung der Nervenzelle), der elektrischen Isolierung der Nervenzelle, der Kompartimentierung, der Narbenbildung sowie der Abwehr.

Im Gegensatz zu den Nervenzellen behalten die Gliazellen ihre Teilungsfähigkeit bei und beteiligen sich an der Narbenbildung. Nach bestimmten Reizen, z.B. nach einer Durchtrennung eines Nerven, können sie proliferieren. ◀

Die Neuroglia kann in eine zentrale und in eine periphere Glia unterteilt werden.

Die Klassifizierung der Glia des zentralen ZNS (= **zentrale Glia**) ist in den Lehrbüchern teilweise unterschiedlich dargestellt. Im GK wird unterteilt zwischen

- Makroglia – hierzu zählen die Astrozyten und Oligodendrozyten
- Mikroglia (häufig syn.: Mesoglia) – sie besteht aus Hortega-Zellen
- Ependymzellen – kleiden die Hirnventrikel aus.

Astrozyten	Die Astrozyten (= Makrogliazellen) gehören zum Stützgewebe des ZNS. Sie unterteilen sich in **protoplasmatische Astrozyten,** die protoplasmareich sind und vorwiegend in der grauen Substanz des Hirns und des Rückenmarks liegen, sowie in **Faserastrozyten,** die faserreich sind und vorwiegend in der weißen Substanz des ZNS vorkommen. Astrozyten dienen dem Stoffaustausch der Nervenzellen, außerdem regulieren sie den Kaliumhaushalt im ZNS. Indem sie Antigen an ihrer Oberfläche präsentieren, dienen sie der Phagozytose. Außerdem können sie sich z.B. infolge einer Verletzung im ZNS-Bereich teilen und so die Verletzung abdecken. Die Astrozyten sind die größten Gliazellen. Sie haben ein sternförmiges Aussehen und besitzen einen großen, meist runden, chromatinreichen Kern. Jede Zelle verfügt über eine große Zahl von Plasmafortsätzen, über die die einzelnen Zellen untereinander in Verbindung stehen. An der Gehirnoberfläche und an den Wänden der Gehirngefäße verbreitern sich die Ausläufer der Astrozyten zu sogenannten Gliafüßchen, die eine Art Grenzmembran (= Membrana limitans gliae) bilden. Diese Grenzmembran bildet bei den Gehirnkapillaren zusammen mit der Basalmembran des Gefäßes die **Blut-Hirn-Schranke.**
Pituizyten	Pituizyten sind den Astrozyten vergleichbare Gliazellen, die nur in der Neurohypophyse vorkommen.
Oligodendrozyten (Oligodendroglia)	Die im Vergleich zu den Astrozyten kleineren sowie weniger verzweigten, protoplasmaarmen Oligodendrozyten treten in 2 Formen auf: In der grauen Hirnsubstanz kommen sie als **Satellitenzellen** vor, die als Stützgewebe den Perikaryen der Nervenzellen unmittelbar anliegen und mit ihnen im Stoffaustausch stehen. In der weißen Substanz des Hirns kommen sie als **Myelinisierungszellen** vor, die für die Markscheidenbildung um die Axone verantwortlich sind. Mit ihren Fortsätzen können sie mehrere Axone umscheiden. Die Zellkörper liegen reihenförmig angeordnet zwischen den Nervenfasern.
Mikroglia (= Mesogliozyten)	Die aus Hortega-Zellen bestehende Mikroglia soll mesodermaler Herkunft sein. Hortega-Zellen sind zusammen mit dem perivaskulären Bindegewebe ins Hirngewebe eingewandert. Sie liegen überwiegend innerhalb der grauen Substanz des Gehirns im Bereich der Gefäßwände. Die Zellen sind stark verzweigt und besitzen einen länglichen dunklen Zellkern. Sie sind amöboid beweglich und können phagozytieren, wobei sie besonders Fett speichern. Einige Autoren rechnen die Mesoglia nicht zur Neuroglia.
Ependymzellen	Die Ependymzellen sehen den Zylinderepithelzellen ähnlich. Sie kleiden die liquorhaltigen Hohlräume des ZNS (= Hirnventrikel und Rückenmarkskanal) aus. Mit einem basalen Fortsatz dringen sie in das Hirngewebe ein. Während der Fetalzeit sind die Ependymzellen mit Kinozilien besetzt, die der Fortbewegung des Liquor dienen. Nach der Geburt sind die Kinozilien nicht mehr zu finden. Die Kerne der Ependymzellen sind vergleichsweise klein. Im Bereich des 3. Hirnventrikels kommen als spezialisierte Ependymzellen die **Tanyzyten** vor, die im Gegensatz zu den anderen Zellen der Neuroglia über synapsenartige Verbindungen mit den Nervenzellen in Kontakt stehen. Als weitere Sonderform der Ependymzellen kommen isoprismatische Epithelzellen vor, die die Plexus choroidei in den Hirnventrikeln bedecken.
Schwann'sche Zellen	Die Schwann'schen Zellen umhüllen in der Peripherie die langen Nervenfasern (siehe Kapitel 2.2.8.5)
Mantelzellen (= Satellitenzellen)	Die kleinen Mantelzellen umgeben kranzartig die Neurone der Spinalganglien. Sie dienen dem Stoffaustausch zwischen den Nervenzellen und den Kapillaren.

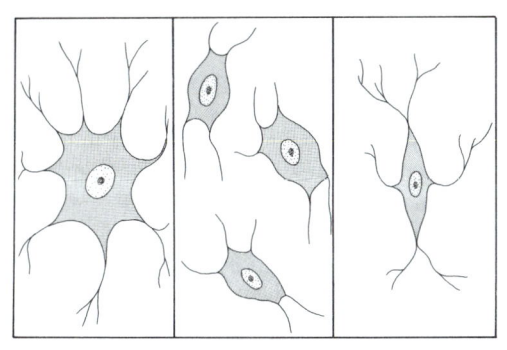

Astrozyt Oligodendrozyten Mikrogliazelle

Abb. 2.26 *Nervenzellen*

Die **periphere Glia** liegt vor als
- Schwann'sche Zellen
- Mantelzellen.

2.2.8.5 Nervenfasern !! 2/7

Die langen Fortsätze der Nervenzellen werden **Nervenfasern** genannt. Die Nervenfaser besteht aus einem Axon (= Neurit) und einer umgebenden Gliascheide (= Axonscheide).

Das **Axon** ist von einer Basalmembran umgeben, die aus der Basallamina und netzartig verflochtenen Retikulumfasern besteht. Hierdurch wird (nur elektronenmikroskopisch sichtbar) das Axon vom umgebenden Bindegewebsraum abgegrenzt. Das Axoplasma (= Zytoplasma des Axon) ist mit Neurofibrillen und Mitochondrien durchsetzt.

➤ Als **Gliazellen** kommen, wie in Kapitel 2.2.8.4 beschrieben, im ZNS die Oligodendrozyten und im peripheren Nervensystem die Schwann'schen Zellen vor. ◄ Diese Zellen umhüllen die Nervenfasern, wobei zwischen markhaltigen, markarmen und marklosen Nervenfasern unterschieden wird:
- markhaltige Nervenfasern – hier bildet die Gliascheide um jedes einzelne Axon eine Markscheide (z.B. bei animalen Nerven)
- markarme Nervenfasern – hier umhüllt die Gliascheide gleichzeitig mehrere Axone, bildet aber nur eine spärliche Markscheide (z.B. bei präganglionären Nervenfasern und bei vegetativen Nerven)
- marklose Nervenfasern – hier umfaßt die Gliascheide gleichzeitig mehrere Axone ohne jedoch eine Markscheide auszubilden (z.B. bei den postganglionären vegetativen Nervenfasern).

Die markhaltigen Nervenfasern der peripheren Nerven werden von den **Schwann'schen Zellen** umhüllt.

➤ Von den im vegetativen Nervensystem vorkommenden markarmen peripheren Nerven unterscheiden sich die markhaltigen durch die größere Anzahl an Marklamellen. Die Schwann'schen Zellen entstehen aus der Neuralleiste. Sie bilden das aus Proteinen und Lipiden zusammengesetzte **Myelin** (Nervenmark). In dem Bereich, in dem sich die Außenseite zweier Schwannschen Zellen aneinanderlagern, bilden sich Intermediärlinien.

Markhaltige Nervenfasern besitzen viel Myelin, markarme wenig, marklose Nervenfasern kein Myelin.

Die Axone der peripheren Nerven werden etwa mit Beginn des 4. Entwicklungsmonats von den **Schwann'schen Zellen** umhüllt. Dabei lagern sich die Schwann'schen Zellen auf dem Axon nebeneinander an und umwachsen das Axon, bis beide Ränder der Schwann'schen Zelle aneinander stoßen.

Diese Plasmalemm-Duplikatur wird **Mesaxon** genannt. Anschließend rollen sich die Schwann'schen Zellen unter weiterer Myelinbildung spiralig ein. ◄

Schwann'sche Zelle

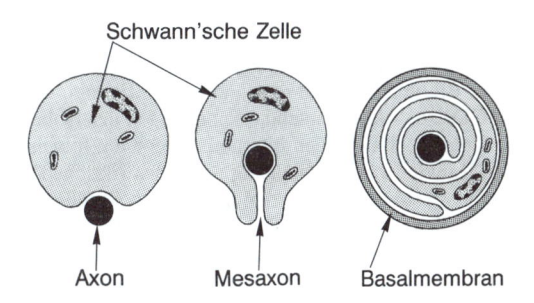

Axon   Mesaxon   Basalmembran

Abb. 2.27 *Bildung der Markscheide durch eine Schwann'sche Zelle*

➤ Die Markscheide der Schwann'schen Zelle wird von konisch verlaufenden Furchen unterbrochen, die als **Schmidt-Lanterman'sche Einkerbungen** bezeichnet werden. ◄ Diese Einkerbungen sieht man bei einer Osmiumsäurefärbung der Markscheide, wobei die Markscheide geschwärzt und die Einkerbungen hell erscheinen.

Die Markscheiden des ZNS werden im Prinzip von den Oligodendrozyten genauso aufgebaut wie die periphere Nervenfaserscheiden von den Schwann'schen Zellen.

➤ Jedoch umgibt ein Oligodendrozyt mehrere Axone mit seinen Fortsätzen. ◄

➤ Bei markhaltigen Nervenfasern mit einem Durchmesser von 2 μm oder mehr, treten **Ranvier'sche**

Schnürringe auf, die die mit einem Myelinmantel ausgestatteten Markscheiden in ganz bestimmten Abständen von 0,2–1 mm unterbrechen. An diesen Stellen fehlt das Myelin, die Nervenfasern sind hier also marklos und nur vom Axolemm und der Gliahülle umgeben. Hierbei wird die Kontinuität des Axon durch den Ranvier'schen Schnürring nicht unterbrochen, da sich die Einkerbung nur im Bereich der Markscheide (von der Schwann'schen Zelle gebildet) befindet.

Im Bereich der Ranvier'schen Schnürringe verlassen Nervenäste (Kollateralen) das Axon. ◀

▶ Die Abschnitte zwischen zwei benachbarten Schnürringen nennt man **Internodien** (= interanuläre Segmente). Die Internodien sind unterschiedlich lang, wobei ein Internodium einer Schwann'schen Zelle entspricht.

Der Faserdurchmesser des Internodium verhält sich zu seiner Länge wie etwa 1 : 100 – je größer der Durchmesser, desto länger das Internodium. ◀

▶ Die Leitungsgeschwindigkeit einer Erregung hängt ab:
- vom Durchmesser der Nervenfaser
- vom Anteil des Myelins in der Markscheide
- und von der Internodienlänge.

An den Ranvier'schen Schnürringen kommt es bei einer Erregung des Nerven zu einem **Aktionspotential**. Dieses Aktionspotential kann wegen der Isolierung des nachfolgenden Internodium erst am folgenden Ranvier'schen Schnürring ein neues Aktionspotential auslösen. Die Erregung springt somit von einem Schnürring zum nächsten, dieses Phänomen bezeichnet man als **saltatorische Erregungsleitung**. ◀

2.2.8.6 Grundzüge der Neurohistogenese !! 2/8

▶ Während sich das Neuralrohr abfaltet, lösen sich aus seinem Ektoderm Zellen, die die Neuralleiste bilden. ◀

Aus den Neuroepithelzellen des Neuralrohrs entstehen u.a. die Neuroblasten und die Glioblasten.

Die **Neuroblasten** besitzen zu Anfang einen zentralen Fortsatz, der vorläufiger Dendrit genannt wird. Dieser zentrale Fortsatz bildet sich im Laufe der weiteren Differenzierung zurück und die Zelle wird zu einem runden, apolaren Neuroblasten.

Aus dem Neuroblasten entwickeln sich zwei neue, entgegengesetzt gelegene Zytoplasmafortsätze, die die Zelle zu einem bipolaren Neuroblasten werden lassen. Einer der Fortsätze entwickelt sich zum Axon, der andere bildet Verzweigungen und wird Dendrit genannt. Aus diesem Neuroblasten entwickelt sich die Nervenzelle, die nicht mehr teilungsfähig ist.

Die **Gliazellen** entstehen erst dann aus den Neuroepithelzellen, wenn die Bildung der Neuroblasten beendet ist. Die Glioblasten wandern nach ihrer Entstehung in die von den Neuroblasten gebildete Mantelschicht ein, aus der später die graue Substanz des Rückenmarks hervorgeht. In der Mantelschicht differenzieren sich die Glioblasten zu Astrozyten und anderen Gliazellen.

Regeneration (= Erneuerung)

▶ Die Nervenzellen sind so hoch differenziert, daß sie sich nicht mehr regenerieren können. Nur die Axone sind noch regenerationsfähig. ◀

Wird eine Nervenfaser (Axon) durchtrennt, so liegt vom Perikaryon aus gesehen ein distales (= peripheres) und ein proximales (= zentrales) Nervenfaserteil vor.

▶ Im distalen Stumpf der Nervenfaser bleiben nur die Schwann'schen Zellen erhalten, während es bei den übrigen Strukturen (Axon und Myelinscheide) zur sekundären (= absteigenden) Degeneration (= Rückbildung) kommt, die als **Waller'sche Degeneration** bezeichnet wird. Die zerfallenden Teile werden von Makrophagen phagozytiert. ◀

Am proximalen Ende kommt es zu einer retrograden (= aufsteigenden) Degeneration. Dabei schwillt die Zelle (das Perikaryon) an und rundet sich ab. Der Kern wird zum Zellrand gedrängt, die Nissl-Schollen zerfallen (= Tigrolyse).

▶ Die Schwann'schen Zellen teilen sich nun und ordnen sich zu sogenannten **Büngner'schen Bändern** an. Anschließend wachsen der proximale und der distale Teil wieder zusammen. Aus dem zentralen Teil heraus regeneriert sich nun die Nervenfaser. ◀

Bei der Regeneration des distalen Nervenfaserteils wird Protein benötigt, das im Perikaryon gebildet wird (die Nissl-Schollen nehmen bei der Regeneration wieder zu!).

Findet die Nervenfaser keine „Leitschiene" in Form der Büngner'schen Bänder, so bildet sich ein sogenanntes Amputationsneurinom.

2.2.9 Histologische und histochemische Technik

2.2.9.1 Grundbegriffe der Präparationsmethoden ! 1/3

Bevor man ein Gewebe histologisch untersuchen kann, muß es gegen Autolyse (= Selbstauflösung) und Fäulnis geschützt und dementsprechend aufbereitet werden.

Nachfolgend werden die einzelnen Schritte am Beispiel einer Gewebsentnahme dargestellt.
Als erstes muß das Gewebestück durch Einlegen in eine Fixierflüssigkeit fixiert werden. Das **Fixiermittel** stellt eine chemische Verbindung dar, die einen Teil des Gewebes ausfällt oder in Wasser oder organischen Lösungsmitteln unlöslich macht. Aus diesem Grund ist es notwendig, für bestimmte Untersuchungen spezifische Fixiermittel zu verwenden.
➤ Alkohol ist aus diesem Grund nur sehr bedingt als Fixiermittel geeignet, da es Proteine denaturiert (= ausfällt), außerdem werden durch Alkohol Lipide (Fette) aus dem Gewebe herausgelöst. ◄
Als Fixierungsmittel wird vor allem Formalin, manchmal auch Kaliumpermanganat oder Chromsäure verwendet.
Nach der Fixierung wird das Gewebe durch ein Alkoholbad entwässert. Der Alkohol wird anschließend durch Xylol (einem organischen Lösungsmittel) ersetzt. Das nun xylolgetränkte Gewebe wird in geschmolzenes Paraffin oder Kunstharz getaucht. Anschließend kann der nun harte Gewebsblock mit einem Mikrotom (= einem Gerät mit dem feine Schnitte vom Gewebsblock abgeschnitten werden) in dünne Scheiben geschnitten werden.

Anmerkung: Fettzellen enthalten im Paraffinschnitt kein Fett, weil das Fett bei der Präparation herausgelöst wird. Unter dem Mikroskop sehen Sie daher nur noch die leeren Fettvakuolen.
➤ Zur Darstellung von Fettgewebe benutzt man den Gefrierschnitt (siehe unten) und färbt mit Sudan III oder Scharlachrot oder schwärzt mit Osmiumsäure. Bei der Fixation mit Osmiumtetroxyd erscheinen die Fettzellen dagegen als schwarze Kugeln. ◄

Die mit dem Mikrotom geschnittenen Scheiben dürfen für das Lichtmikroskop nicht dicker als 5–20 µm und für das Elektronenmikroskop nicht dicker als 1 µm sein.
Die dünnsten Schnitte bilden die **Gefrierschnitte.** Hierzu wird das Gewebe physikalisch fixiert, das heißt, das Gewebe wird eingefroren und anschließend mit einem Gefriermikrotom entsprechend geschnitten. Die Schnitte werden anschließend gefriergetrocknet und können nun wie die in Paraffin eingebetteten Schnitte eingefärbt werden.

Färbung

Durch die Anwendung spezifischer Färbemittel werden bestimmte Gewebsstrukturen angefärbt und damit besser sichtbar gemacht. Die Farbe wird dabei direkt auf das Präparat aufgetragen (mittels eines Farbbades). Eine weitere Möglichkeit der Färbung besteht darin, das Präparat zuerst durch ein anderes Mittel für das anschließende Farbbad vorzubereiten (= indirekte Färbung).
Nur solche Schnitte werden angefärbt, die unter dem Lichtmikroskop begutachtet werden sollen, unter dem Elektronenmikroskop sehen alle Strukturen schwarz-weiß aus.
Welche Farben die einzelnen Strukturen bei der jeweiligen Färbung annehmen, ersehen Sie aus der Tabelle in Kapitel 2.2.9.2.

Herstellung eines Knochenpräparates

Ein Knochenpräparat wird entweder durch einen Knochenschliff oder durch Entkalkung hergestellt.
Unter einem mazerierten Knochen versteht man ein von organischen Substanzen (= Weichteilen wie Muskelgewebe) befreites, getrocknetes Knochenpräparat. Mit einer Säge werden von dem mazerierten Knochen dünne Scheibchen abgesägt.
➤ Die Knochenscheibchen werden durch einen Schleifstein zu dünnen Schliffen verarbeitet und anschließend mit Tusche angefärbt. Durch die Tusche werden u.a. die Lakunen und die Havers'schen Kanäle schwarz dargestellt (siehe Kapitel 2.2.6.2). ◄
Bei der Entkalkung wird durch ein säurehaltiges Mittel die anorganische Knochenstruktur aufgelöst, wobei jedoch die Zellen und die organischen Substanzen erhalten bleiben.

2.2.9.2 Grundbegriffe der Färbetechnik !! 0/6

➤ *Prüfungsrelevant: Tabelle.* ◄

Es gibt basophile, azidophile und neutrophile Gewebsstrukturen (basophil = basische Farbstoffe liebend, azidophil = saure Farbstoffe liebend, neutrophil = bindet sowohl basische als auch saure Farbstoffe).

Saure Farbstoffe sind Elektronen-Akzeptoren, die negativ geladen sind und sich an positiv geladenen azidophilen Gewebsstrukturen, die basische Gruppen besitzen, anlagern.

Basische Farbstoffe sind Elektronen-Donatoren, die positiv geladen sind und sich an negativ geladene basophile Gewebsstrukturen, die saure Gruppen besitzen, anlagern.

➤ Basophil sind besonders die proteinbildenen Zellen (u.a. auch die Nerven- und Plasmazellen) weil sie viel RNA enthalten, das z.B. als m-RNA (= messenger-RNA) für die Proteinsynthese benötigt wird (siehe Biologie).

Azidophil ist z.B. das Zytoplasma der Zellen. ◀

➤ Wenn bei der Färbung eines Schnittes das Präparat eine andere Farbe annimmt als die Farblösung, so bezeichnet man das als **Metachromasie** (z.B. wenn es sich bei Methylblau rot anfärbt). ◀

Zur **Färbung eines Schnittes** werden verwendet,
- als basische Farbstoffe: Azokarmin, Hämatoxylin und Karmin-Lacke,
- als saure Farbstoffe: Eosin, Anilinblau, Pikrinsäure und Säurefuchsin.

Bei den jeweiligen Färbemethoden werden nachfolgende Farbkombinationen verwendet:
- Hämatoxylin-Eosion (= H.E.) – Hämatoxylin, Eosin
- van Gieson – Pikrinsäure, Fuchsin, Eisenhämatoxylin
- Elastikafärbung – Resorzin-Fuchsin
- Azan – Azokarmin, Anilinblau, Orange G
- Goldner – Azofuchsin, Lichtgrün, Eisenhämatoxylin (= EH)
- Kongorot – Kongorot, Hämatoxylin
- Giemsafärbung – Methylviolett, Azur-Eosin.

➤ Zum **Färben von Blutausstrichen** wird die panoptische Färbung nach Pappenheim verwendet, mit der man die Zellen optimal voneinander unterscheiden kann. ◀ Als Reagenzien verwendet man u.a. die May-Grünwald-Lösung (enthält Methylenblau) und die Giemsa-Lösung (enthält Azur II).

2.2.9.3 Kenntnis der Grundmechanismen wichtiger histo- und zytochemischer Methoden   !! 2/6

Durch die Histochemie ist es möglich, kleinste Bausteine eines Gewebes an ihrem angestammten Platz nachzuweisen. Das Präparat wird, um keine Verzerrungen zu verursachen, zu diesem Zweck gefriergetrocknet.

➤ Für die Histochemie ist besonders die Perjodsäure-Schiff-Reaktion (= PAS) wichtig, mit der Kohlenhydrate nachgewiesen werden können. Bei der **PAS-Reaktion** entstehen aus Zucker u.a. freie Aldehydgruppen, die dabei rot gefärbt werden.

Mit der PAS-Reaktion werden nachgewiesen: Glykogen, Glykoprotein, Glykolipide und auch viele Proteoglykane. ◀

Eine weitere histochemische Methode ist der Nachweis von Enzymaktivitäten. Dabei wird einem Gewebe ein Substrat angeboten, das von den im Gewebe enthaltenen Enzymen umgesetzt wird. Das dabei entstehende Reaktionsprodukt kann mikroskopisch sichtbar gemacht werden.

Färbemethode	Zellkern	Zytoplasma	Retikulinfasern	Kollagenfasern	Elastische Fasern	hyaliner Knorpel	Muskelgewebe	Fettzellen
H.-E.	blau	blaßrot	blaßrot	rot	blaßrosa	violett	rot	—
van Gieson	schwarz-braun	gelb-braun	blaßrot	rot	blaßgelb	rot und gelb	gelb	—
Elastica-Färbung	—	—	—	—	schwarz	—	—	—
Azan	rot	rot	blau	blau	blaßrot	blaßblau	orange	—
Versilberung	—	—	schwarz	braun	—	—	—	—
Goldner	schwarz	ziegelrot	blaßgrün	grün	grün bis rot	hellgrün	orange-rot	—
Kongorot	blau	—	—	—	—	—	—	—
Giemsafärbung	blau	rot	—	rot	—	—	—	—
H-Sudan	blau	—	—	—	—	—	—	orange

▶ Bei der **Histoautoradiographie** nimmt das Gewebe Radioisotope auf und wird damit zum Selbststrahler. Das Gewebe wird anschließend mit einer photographischen Platte in Kontakt gebracht und bildet darauf durch Strahlung seine charakteristischen Strukturen ab. ◀

▶ Der **immunhistochemische Nachweis** wird zumeist mit den klassischen serologischen Methoden durchgeführt. Dazu wird zuvor einem Tier die nachzuweisende Substanz als Antigen injiziert. Das Tier produziert gegen diese Antigene Antikörper, die später aus dem Serum (= Blut ohne Blutzellen und Fibrin) des Tieres gewonnen werden. Will man nun in einem Gewebsschnitt bestimmte Substanzen nachweisen, so überschichtet man den Schnitt mit den zuvor markierten Antikörpern. Dabei kommt es zu einer Antigen-Antikörper-Reaktion, bei der sich die markierten Antikörper dem Antigen anlagern. Die dadurch entstehenden Antigen-Antikörper-Komplexe können unter dem Licht- oder Elektronenmikroskop nachgewiesen werden. ◀

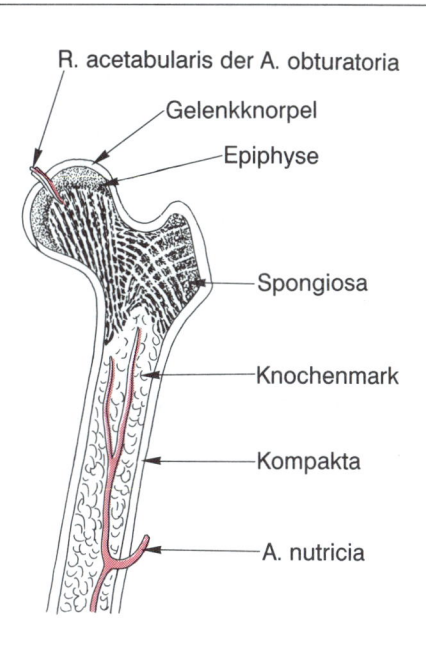

Abb. 2.28 Längsschnitt durch das Femur

2.3 Allgemeine Anatomie des Bewegungsapparates

2.3.1 Knochentypen ! 1/2

Das menschliche Skelett besteht aus folgenden Knochentypen:
- lange Knochen (= Röhrenknochen): z.B. Humerus (= Oberarmknochen), Femur (= Oberschenkelknochen) usw.,
- kurze Knochen: Fuß- und Handwurzelknochen,
- platte Knochen: Skapula (= Schulterblatt), Sternum (= Brustbein), Knochen im Schädelbereich, sowie das Os coxae (= Hüftbein),
- lufthaltige Knochen: Os ethmoidale (= Siebbein), Os sphenoidale (= Keilbein), Os frontale (= Stirnbein) und Maxilla (= Oberkieferknochen).

Die Knochen bestehen aus einer Rindenschicht, der **Substantia corticalis,** die unmittelbar unter dem Periost (= Knochenhaut) liegt. Am Schaft der Röhrenknochen ist die Substantia corticalis mehrere Millimeter dick und wird deshalb **Substantia compacta** (= **Kompakta**) genannt. Innerhalb des Knochens liegt die **Substantia spongiosa** (= **Spongiosa**), die jedoch bei den einzelnen Knochentypen unterschiedlich ausgeprägt ist.

▶ Der **Röhrenknochen** besteht aus einem Mittelstück (= Schaft) und zwei verdickten Enden. Das Mittelstück wird **Diaphyse,** die beiden verdickten Endstücke **Epiphysen** genannt.
Zwischen der Diaphyse und der Epiphyse liegt beim wachsenden Knochen die **Metaphyse** (syn.: Epiphysenfuge = **Wachstumsfuge**). ◀

▶ In der Metaphyse wird während des Längenwachstums der Knorpel durch die enchondrale Verknöcherung in Knochen umgewandelt. ◀ (Bitte beachten Sie, daß die Kliniker als Metaphyse beim Kind den Abschnitt zwischen der Wachstumsfuge und dem Ende der Diaphyse, beim Erwachsenen den Abschnitt zwischen der Epi- und der Diaphyse bezeichnen).

▶ Die Epiphysen sind zumeist mit hyalinem Knorpel überzogen und beteiligen sich am Aufbau eines Gelenks. ◀

▶ Als **Apophyse** bezeichnet man Knochenvorsprünge, die Bändern (= Ligamenta) und Muskeln als Ansatz oder Ursprung dienen. ◀

Während die Substantia corticalis im Bereich der Diaphyse als Substantia compacta relativ dick ist, ist sie in der Epiphyse vergleichsweise dünn, was dadurch aufgewogen wird, daß das Innere der Epiphyse von vielen Knochenbälkchen (= Spongiosa) ausgefüllt ist.

➤ Im Bereich der Diaphyse liegt die Markhöhle, die das Knochenmark enthält (siehe Kapitel 2.3.3). ◄

Die **kurzen Hand- und Fußwurzelknochen** und die Wirbelknochen bestehen aus der oberflächlich liegenden Substantia corticalis und der darunter liegenden Substantia spongiosa.

Die **platten Knochen** des Schädels bestehen aus einer kompakten Außenschicht, der **Lamina externa,** und einer Innenschicht, der **Lamina interna.**
➤ Zwischen den beiden Laminae liegt die Spongiosa, die bei den Schädelknochen als **Diploe** bezeichnet wird. Bei sehr flachen Knochen fehlt die Diploe. ◄

Die **lufthaltigen Knochen** enthalten einen mit Schleimhaut ausgekleideten lufthaltigen Hohlraum. Diese lufthaltigen Hohlräume dienen u.a. zur Gewichtsersparnis.

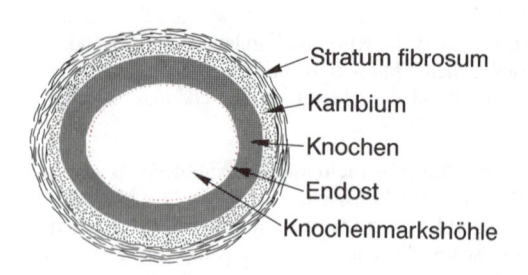

Abb. 2.29 Schematisierter Aufbau eines kindlichen Knochens

➤ Das **Stratum germinativum** (= **Kambiumschicht**) liegt dem Knochen direkt an. Aus den Zellen der Kambiumschicht differenzieren sich während der Entwicklung **Osteoblasten**, die beim jugendlichen Knochen für das Dickenwachstum des Knochens verantwortlich sind. Beim Erwachsenen kommen nur noch wenige Osteoblasten im Stratum germinativum vor. ◄

➤ Bei einem Knochenbruch differenzieren sich jedoch erneut Osteoblasten aus den Zellen des Stratum germinativum um den Knochen wieder aufzubauen. ◄

➤ Fehlt das Periost an einer Stelle des Knochens, so kommt es in diesem Bereich zum Knochenabbau. ◄

2.3.2 Periost und Endost !! 1/2

Periost
Der Knochen ist außen von einer bindegewebigen Haut, dem **Periost** (= **Knochenhaut**), umgeben. Bis auf die mit Gelenkknorpel überzogenen Bereiche überzieht das Periost den gesamten Knochen.

Das Periost besteht aus
- dem Stratum fibrosum, das die äußere, faserreiche Schicht bildet,
- dem Stratum germinativum (syn.: Stratum osteogenicum = Kambiumschicht), das die innere zell-, gefäß- und nervenreiche Schicht bildet.

➤ Das **Stratum fibrosum** besteht aus zugfesten Kollagenfaserbündeln, die geflechtartig angeordnet sind. Vom Stratum fibrosum aus dringen die Kollagenfaserbündel als **Sharpey'sche Fasern** (= **Fibrae perforantes**) in die äußeren Lamellen des Knochens ein und befestigen damit das Periost am Knochen.
Die Sehnen der Muskeln strahlen ihrerseits zumeist in das Stratum fibrosum ein und verteilen sich in dieser Schicht breitflächig, so daß die Sehnen über das Periost mit dem Knochen verbunden sind. Bei einigen Sehnen dringen die Sehnenfasern direkt in den Knochen ein. ◄

Gefäßversorgung des Knochens
Die Gefäße, die den Knochen mit Blut versorgen, kommen aus dem Periost und ziehen durch die **Volkmann'schen Kanäle** (= Canales perforantes) in den Knochen, wo sie sich verzweigen und in die kleinen **Havers'schen Kanälchen** (= Canales centrales) münden.
➤ Bei Röhrenknochen findet man die im Bereich der Diaphyse durch die **Canales nutricii** ins Knochenmark ziehenden **Aa. nutriciae**, die in der Markhöhle verlaufen und vor allem den Knochen im Bereich der Diaphyse versorgen. Die Wachstumsfuge wird zumeist von vielen kleinen Arterien versorgt, die von außen durch die nur mikroskopisch sichtbaren Canales perforantes in den Knochen eindringen. ◄
Die Aa. nutriciae des Femur gehen als Äste aus den Aa. perforantes I und III hervor.
➤ Im Gegensatz zum Knorpel ist der Knochen reich an Blutgefäßen. Das Periost hat entscheidenden Anteil an der Ernährung und am Erhalt des Knochens. ◄

Innervation
➤ Das Periost wird sensibel innerviert, was den intensiven Schmerz bei Verletzungen des Periosts z.B. nach Knochenbrüchen oder bei einem Tritt gegen die Tibia (= Schienbein) erklärt. ◀

Endost
Zur Markhöhle hin ist der Knochen von einer dünnen Schicht Bindegewebszellen bedeckt, die als Endost bezeichnet wird. Das Endost kleidet auch die kleinen Kanälchen (Canales perforantes und Canales centrales) aus.
➤ Wie die Zellen des Stratum germinativum, so können sich auch die Zellen des Endost zu Osteoblasten differenzieren und den Knochen von innen neu bilden. ◀

2.3.3 Knochenmark !! 2/5

Vom Periost aus dringt bei der enchondralen Ossifikation (= Verknöcherung) ein von Mesenchym umgebenes Gefäß in den verkalkten Knorpel ein und löst ihn von innen heraus auf. Dadurch entsteht die primäre Knochenmarkshöhle, die mit dem **primären Knochenmark** gefüllt ist. Das primäre Knochenmark differenziert sich zum sekundären Knochenmark.

➤ Vom 5. Entwicklungsmonat an bis zum Kleinkindalter füllt das rote, blutbildende Knochenmark die gesamte sekundäre Knochenmarkshöhle und den freien Raum zwischen den Knochenbälkchen der Spongiosa aus. ◀
Beim jugendlichen Knochen entstehen im Bereich der Diaphyse der Röhrenknochen aus den Retikulumzellen des roten Knochenmarks Fettzellen, wodurch das Knochenmark eine gelbliche Farbe erhält und **gelbes Knochenmark** (= Fettmark) genannt wird.
➤ Das gelbe Knochenmark füllt beim Erwachsenen die Markhöhlen der Röhrenknochen (= Diaphyse) aus, während das rote Knochenmark nur noch zwischen den Knochenbälkchen der Spongiosa und in den kurzen und platten Knochen (z.B. Rippen, Sternum, Schädelknochen) vorkommt.
Das gelbe Knochenmark kann bei erhöhtem Blutzellbedarf z.B. infolge einer Krankheit oder wegen eines hohen Blutverlustes in rotes, blutbildendes Knochenmark zurückgewandelt werden. ◀

Bei einer auszehrenden Erkrankung (z.B. bei bestimmten Tumorerkrankungen) kann das Fett des gelben Knochenmarks teilweise durch Wasser ersetzt werden, wodurch das Knochenmark gallertartig wird und wegen seines grauen Aussehens **graues Knochenmark** (syn.: weißes Knochenmark) genannt wird.

➤ Das gesamte Knochenmark wiegt beim erwachsenen Menschen durchschnittlich 2.600 g, das rote Knochenmark durchschnittlich 1.300 g. Die blutbildenden Zellen des roten Knochenmarks haben insgesamt ein Gewicht von etwa 400 g. ◀

Von den Gefäßen, die vom Periost in den Knochen ziehen, verlaufen die Aa. nutricae im Knochenmark, wo sie sich zu Kapillaren verzweigen, die in weitlumige venöse Sinus einmünden.
➤ Die Blutgefäße bilden innerhalb des Knochenmarks ein geschlossenes System. Lymphgefäße kommen im Knochenmark nicht vor.
Die venösen **Sinus** sind untereinander netzartig verbunden. Während die Wände der Kapillaren noch von **Endothelzellen** ausgekleidet sind, wird die dünne Wand der Sinus wahrscheinlich von umgewandelten Retikulumzellen gebildet, die lichtmikroskopisch den Endothelzellen gleichen, aber wie echte Retikulumzellen phagozytieren und speichern können. Da diese Zellen die Sinus umgeben, werden sie auch als **Uferzellen** bezeichnet. ◀

Der Raum zwischen den Gefäßen des roten Knochenmarks wird von retikulärem Bindegewebe ausgefüllt, das das **Markstroma** bildet. Die im retikulären Bindegewebe liegenden Blutzellen bilden das **Markparenchym.** Diese Zellen sind aus einer pluripotenten Stammzelle hervorgegangen und bilden die Vorstufen der Erythrozyten, Granulozyten, Monozyten, Thrombozyten und der B-Lymphozyten.
➤ Reife Erythrozyten, Granulozyten und Monozyten werden in dem retikulären Maschenwerk gespeichert und bei Bedarf mittels **Diapedese** (= aktiver Durchtritt durch die Sinusoidwände) in die Blutbahn abgegeben. Bei den Erythrozyten ist die Diapedese noch umstritten.
Bis zu 10 % der Blutzellen sollen im Knochenmark liegen. ◀

2.3.4 Knochenwachstum ! 0/0

Das Knochenwachstum kann unterteilt werden in ein
- Längenwachstum und ein
- Dickenwachstum.

Längenwachstum
Wie in Kapitel 2.3.1 bereits erwähnt, liegt zwischen der Diaphyse und der proximalen und distalen Epi-

physe die **Metaphyse** (= Wachstumsfuge) des Knochens.
➤ Die Metaphysen bleiben bis zum Ende des Längenwachstums erhalten. Bis zu diesem Zeitpunkt wird in den Metaphysen durch interstitielles Wachstum Knorpel gebildet, der durch enchondrale Ossifikation in Knochen umgewandelt wird.

Das Längenwachstum ist abgeschlossen, wenn kein Knorpel mehr gebildet wird und die Metaphyse dadurch „verknöchert". ◄

➤ Das Längenwachstum wird hauptsächlich von drei Hormonen bestimmt.

Es wird gefördert durch:
- **STH** (= Somatotropin), das als „Wachstumshormon" in der Adenohypophyse (= Hypophysenvorderlappen) gebildet wird. STH löst die Bildung von Somatomedin aus, das seinerseits die Zellen der Metaphyse stimuliert (siehe Physiologie).
- **Thyroxin** und **Trijod-thyronin,** die in der Schilddrüse gebildet werden.

Das Längenwachstum wird gehemmt durch:
- **Sexualhormone** (Testosteron). ◄

In der Metaphyse findet man ein oder mehrere Ossifikationszentren, die auch **Knochenkerne** genannt werden. Diese Kerne treten, von der Femur- und Tibiametaphyse abgesehen, wo sie auch als Reifenachweis dienen, in den ersten sechs Lebensjahren in einer bestimmten Reihenfolge auf (siehe Kapitel 3.1).

Dickenwachstum

➤ Während sich das Längenwachstum in der Metaphyse abspielt, erfolgt das Dickenwachstum des Knochens durch die im Stratum germinativum liegenden Osteoblasten. ◄ Gleichzeitig mit dem Dickenwachstum wird vom Markraum aus durch Osteoklasten der Knochen abgebaut (siehe Leichtbauweise in Kapitel 2.3.5).

➤ Die Fähigkeit zum Dickenwachstum bleibt im Gegensatz zum Längenwachstum ein Leben lang erhalten. Nach der Pubertät verlangsamt sich das Dickenwachstum jedoch sehr stark. ◄

> **Merke:** Der durch chondrale Ossifikation aufgebaute Geflechtknochen wird durch Osteoklasten ab- und durch Osteoblasten zum Lamellenknochen aufgebaut.

Frakturen (= Knochenbrüche)

➤ Nach Frakturen kann sowohl das Periost als auch das innerhalb des Knochens zwischen der Kompakta und der Spongiosa gelegene Endost (= innere Knochenhaut) neue Knochensubstanz bilden. Der Reiz zur Knochenbildung geht von der verletzten Stelle und den damit verbundenen Blutungen der Volkmann'schen und Havers'schen Gefäße aus. Zuerst wird ein **Kallus** (= geflechtartiger Knochen) gebildet, der die Knochenfragmente miteinander verbindet. Dieser Geflechtknochen wird später mittels desmaler oder chondraler Ossifikation in Lamellenknochen umgebaut. ◄

2.3.5 Funktioneller Bau des Knochens ! 0/1

Jeder Knochen ist nach dem **Leichtbauprinzip** aufgebaut, das heißt, mit möglichst wenig Material (Knochensubstanz) wird ein Maximum an Leistung erzielt. Dieses Leichtbauprinzip wird auch in der Technik angewandt, z.B. bei den Lastkränen, die nicht aus Stahlblöcken sondern aus Stahlträgern bestehen, deren Form und Anzahl den statischen Anforderungen entsprechend errechnet wurden.

In ihrer „Leichtbauweise" sind die Knochen mit etwa 10 % am gesamten Körpergewicht beteiligt. Wären sie schwerer, so müßte, um sie gegeneinander bewegen zu können, die Muskulatur wesentlich ausgeprägter sein, das aber würde uns schwerer machen und z.B. für die Fortbewegung mehr Energieaufwand erfordern.

Das Leichtbauprinzip ist besonders gut beim Lamellenknochen verwirklicht, der wegen seiner mechanischen Eigenschaften (hohe Druck-, Zug- und Biegefestigkeit) dem Geflechtknochen überlegen ist.

➤ Beim Lamellenknochen ist die Kompakta nur in den Bereichen verdickt, die besonders belastet sind. Außerdem sind die in der Spongiosa liegenden Knochenbälkchen so angeordnet, daß sie in der Richtung des größten Drucks bzw. Zugs ausgerichtet sind und somit Spannungslinien bilden, die **Trajektorien** genannt werden. Das bedeutet, daß die Knochenbälkchen vorwiegend druck- und zugfest sind, bei einer größeren Biegebelastung jedoch brechen können. ◄

➤ Um den sich möglicherweise im Laufe des Lebens verändernden funktionellen Bedingungen Rechnung zu tragen, laufen innerhalb des Knochens zeitlebens Umbauvorgänge ab um so den Knochen jeweils optimal den Notwendigkeiten anzupassen. ◄

2.3.6 Knochenverbindungen

Die Knochen können untereinander
- durch einen Gelenkspalt diskontinuierlich (= nur stellenweise),
- durch ein Zwischengewebe kontinuierlich (= überall)

miteinander verbunden sein.

Die diskontinuierlich (beweglich) miteinander verbundenen Knochen bilden eine Articulatio synovialis (syn.: echtes Gelenk – siehe Kapitel 2.3.6.2). Die kontinuierlich (unbeweglich) miteinander verbundenen Knochen bilden eine Synarthrose (= Fuge = Hafte).

2.3.6.1 Fugen   ! 0/0

Bei den **Synarthrosen** (= **Fugen** = **Haften**) unterscheidet man nach der Art des Zwischengewebes, das zwei Knochen miteinander verbindet, zwischen:
- Articulatio fibrosa – hierbei besteht das Zwischengewebe aus straffem Bindegewebe,
- Articulatio cartilaginea – hierbei besteht das Zwischengewebe aus Knorpel.

Die **Articulationes fibrosae** (= „Bandgelenke") unterteilt man in:
- **Syndesmosen** (= Bandhaften) – hierbei sind die Knochen durch straffes kollagenes oder elastisches Bindegewebe miteinander verbunden. Beispiel: Membrana interossea antebrachii, die die beiden Unterarmknochen (Ulna und Radius) miteinander verbindet, sowie das Lig. nuchae (= Nackenband).
- **Suturen** (= **Nähte**) – sie verbinden die Ränder der jeweils einander gegenüberliegenden Schädelknochen durch kurze, kollagene Fasern miteinander. Während der Geburt dienen die Suturen der Verformbarkeit des Schädels, nach der Geburt dienen sie dem Wachstum der Schädelknochen. Später verknöchern sie (siehe Kapitel 5.1.1).
- ➤ **Gomphosis** (= Einzapfungen) – diese Form der Knochenverbindung findet man nur bei den Zähnen. Hierbei stecken die Zähne quasi wie Nägel (gomphos = Nagel) in den Alveolen (= Zahnfächern) des Kiefers. Durch straffes kollagenes Bindegewebe sind die Zähne in den Alveolen befestigt. ◀

Die **Articulationes cartilagineae** (= „Knorpelgelenke") unterteilt man in:
- **Synchondrosen** – sie bilden Verbindungen die aus hyalinem Knorpel bestehen. Synchondrosen bilden Wachstumszentren, die im späteren Leben verknöchern. Beispiele sind die Synchondroses sternales am Sternum (= Brustbein).
- **Symphysen** – hierbei sind die Knochen durch Faserknorpel miteinander verbunden. Beispiel ist die Symphysis pubica (= Schambeinfuge), die zwischen den beiden Schambeinen (= Ossa pubica) liegt.

Sind die zuvor erwähnten Articulationes verknöchert, so wird die verknöcherte Verbindung zwischen den beiden Knochen als **Synostose** bezeichnet.

2.3.6.2 Gelenke   ! 1/5

Zu „Einteilung der Gelenke" wurde bisher noch keine Frage gestellt!

Als **diskontinuierliche Knochenverbindungen** werden die Gelenke (= Di-arthrosen = Articulationes synoviales) bezeichnet. Sie erlauben es den Knochen, sich gegeneinander zu bewegen.

Alle **Diarthrosen** besitzen folgende Merkmale:
- einen Gelenkspalt,
- eine Gelenkkapsel,
- Synovia (= Gelenkschmiere),
- einen die Knochen überziehenden Knorpel,
- Gelenkbänder (= Ligamenta).

Außerdem können vorkommen:
- Zwischenscheiben (= Disci oder Menisci articulares),
- Schleimbeutel (= Bursae synoviales),
- Gelenklippen (= Labra articularia).

Der **Gelenkspalt** (syn.: Gelenkhöhle = Cavitas articularis) liegt als dünner, kapillärer Spalt zwischen den Gelenkenden der Knochen sowie der Gelenkkapsel. Im Gelenkspalt befindet sich die Synovia (= Gelenkschmiere – siehe weiter unten).

Die **Gelenkkapsel** umschließt allseitig das Gelenk. Sie besteht wie das Periost aus einer äußeren und einer inneren Schicht.
Die äußere Schicht, das **Stratum fibrosum**, ist in ihrer Dicke sehr variabel und besteht aus kollagenen Fasern. Sie wird durch Bänder verstärkt und geht in das Periost über.
Die Gelenkinnenhaut, das **Stratum synovialis**, besteht aus lockerem Bindegewebe, das elastische Fasern enthält. Bei einigen Gelenken kann sie neben gefäßreichen Zotten auch fettreiche Falten bilden.
➤ Das Stratum synovialis hat die Aufgabe, Synovia in den Gelenkspalt zu sezernieren und Flüssigkeit aus dem Gelenkspalt zu resorbieren.
Während das Stratum fibrosum keine Gefäße besitzt, findet man im Stratum synovialis viele Nerven

und Blutgefäße. Das Stratum synovialis ist daher sehr schmerzempfindlich. ◄

➤ Die **Synovia** dient als Gleitmittel für die am Gelenk beteiligten Knochen („Gelenkschmiere"), sowie als Transportmedium zur Ernährung des gefäßlosen Gelenkknorpels. Die Synovia wird von den Fibrozyten der Membrana synovialis gebildet und enthält als Bluttranssudat u.a. Proteine (wenige), sowie Glukose und Hyaluronsäure. ◄

➤ Der den Knochen im Gelenkspalt überziehende **Gelenkknorpel** ist hyaliner, seltener faseriger Natur. ◄ Dieser Knorpel ist verformbar, dadurch wird bei Bewegungen eine größere Kontaktfläche gebildet, und damit eine bessere Druckverteilung erzielt.

An Stellen, die höheren Druckbelastungen ausgesetzt sind, findet man die dicksten Knorpelschichten. Bei Bewegungen schützt der Knorpel den Knochen gegen das Abreiben von Knochensubstanz.

➤ Wird der Gelenkknorpel zerstört, so ist wegen dieses „Abreibens" das Gelenk von einem bestimmten Zeitpunkt an nicht mehr funktionsfähig.

Im Bereich der Gelenkfläche ist der hyaline Knorpel nicht vom Perichondrium (= Knorpelhaut) überzogen, was zur Folge hat, daß zerstörtes Knorpelgewebe nicht mehr regenerieren kann.

Der Gelenkknorpel besitzt keine Blutgefäße, er wird von der Oberfläche her durch Diffusion aus der Synovia ernährt. ◄

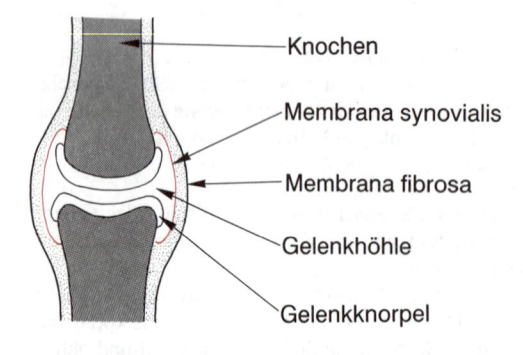

Abb. 2.30 Schematische Darstellung eines Gelenks

Die **Gelenkbänder** (= Ligamenta) dienen als Verstärkungsbänder der Gelenkkapsel sowie als Führungs- oder Hemmungsbänder des Gelenks. Hemmungsbänder dienen z.B. im Kniegelenk dazu, eine Überstreckung des Gelenks zu vermeiden.

➤ Neben den Gelenkbändern halten Muskelkräfte ein Gelenk zusammen. Eine Muskelführung kommt besonders ausgeprägt im Schultergelenk vor. ◄

Wird ein Gelenk durch äußere Kräfte auseinandergezogen, so entsteht in der Gelenkhöhle ein Unterdruck, der dann ebenfalls dazu beiträgt, das Gelenk zusammenzuhalten.

Die **Zwischenscheiben** liegen innerhalb des Gelenkspalts. Sie bestehen aus straffem Bindegewebe oder aus Faserknorpel. Die Zwischenscheiben dienen der Gelenkführung und der gleichmäßigen Verteilung des auf dem Gelenk lastenden Drucks auf die Knochenflächen. Die Zwischenscheiben teilen als **Disci articulares** den Gelenkspalt vollständig in zwei Bereiche. Als **Menisci articulares** teilen sie den Gelenkspalt unvollständig. Ein Discus kommt z.B. im Kiefergelenk vor, Menisci kommen u.a. im Kniegelenk vor.

Die **Gelenklippen** kommen als **Pfannenlippen** (= Labra glenoidalia) im Schulter- und Hüftgelenk vor, wo sie die Gelenkpfannen vergrößern.

Die **Schleimbeutel** (= **Bursae synoviales**) liegen zwischen den Gelenken und den sie umgebenden Muskeln und Sehnen. Die Schleimbeutel verbessern das Gleiten dieser Strukturen über das Gelenk. Teilweise kommunizieren die Schleimbeutel mit dem Gelenkspalt und können somit bei einer Gelenkerkrankung ebenfalls befallen sein.

Einteilung der Gelenke

Die Gelenke werden nach der Anzahl der am Gelenk beteiligten Knochen unterteilt in:
- **einfaches Gelenk** – in ihm artikulieren zwei Knochen miteinander,
- **zusammengesetztes Gelenk** – in ihm artikulieren mehr als zwei Knochen miteinander (z.B. im Ellenbogengelenk der Humerus, die Ulna und der Radius).

Die **Bewegungsmöglichkeiten der Gelenke** werden in drei aufeinander senkrecht stehende **Hauptachsen** (früher als **Freiheitsgrade** bezeichnet) unterteilt, wobei sich einachsige Gelenke nur in einer, zweiachsige Gelenke in zwei Hauptachsen bewegen können.

Anhand eines Kugelgelenks sind die Hauptachsen nachfolgend charakterisiert:

Die erste Hauptachse ist die **Längsachse**, durch die z.B. die Innen- und Außenrotation möglich ist.

Die zweite Hauptachse ist die **transversale Achse** (siehe Kapitel 2.1.2), durch die Beugung (= Flexion) und Streckung (= Extension) möglich ist.

Die dritte Hauptachse ist die **sagittale Achse**, die Abduktion (= Wegführen) und Adduktion (= Heranziehen) ermöglicht.

Als **Zirkumduktion** (= Kreiseln) bezeichnet man eine kombinierte Bewegung aus Adduktion, Abduktion, Flexion und Extension, die bei zwei- und dreiachsigen Gelenken möglich ist.

Nach der Form werden die Gelenke unterteilt in:
- **einachsige Gelenke** (sie besitzen 2 Hauptrichtungen):
  - **Scharniergelenk** (= **Ginglymus**) – es besteht wie die Türangel aus einer konkaven Gelenkpfanne, die den walzenförmigen Gelenkkopf teilweise umfaßt. Beispiel: Ellenbogengelenk, Kniegelenk, oberes Sprunggelenk.
  - **Drehgelenk** (= Articulatio trochoidea) – es wird in ein Radgelenk und in ein Zapfengelenk unterteilt.
  - **Zapfengelenk** – in ihm dreht sich ein Zapfen als Gelenkkopf in einer konkaven Gelenkpfanne. Beispiel: Articulatio radioulnaris proximalis.
  - **Radgelenk** – in ihm dreht sich die Gelenkpfanne um einen feststehenden Zapfen. Beispiele: Articulatio atlanto-axialis (= Gelenk zwischen den beiden ersten Halswirbeln), Articulatio radioulnaris distalis.
- **zweiachsige Gelenke** (sie besitzen 2 Hauptachsen = 4 Hauptrichtungen):
  - **Sattelgelenk** – hierbei haben der Gelenkkopf und die Gelenkpfanne jeweils eine konkav gekrümmte Gelenkfläche. Beispiel: Daumengrundgelenk.
  - **Eigelenk** (= **Ellipsoidgelenk**) – hierbei liegt ein konvexer ovaler Gelenkkopf in einer konkav geformten Gelenkpfanne. Beispiel: proximales Handgelenk.
- **dreiachsige Gelenke** (besitzen 3 Hauptachsen = 6 Hauptrichtungen):
  - **Kugelgelenk** – sie besitzen einen kugelförmigen Gelenkkopf und eine konkave Gelenkpfanne. Beispiel: Schultergelenk.
  - Eine Sonderform des Kugelgelenks bildet das **Nußgelenk**, bei dem der Gelenkkopf zu mehr als 50 % von der Gelenkpfanne umgeben ist. Beispiel: Hüftgelenk.

Neben diesen frei beweglichen Gelenken kommen als straffe Gelenke die **Amphiarthrosen** vor, die, bedingt durch eine straffe Gelenkkapsel und durch starke kurze Bänder, nur eine minimale Bewegungsmöglichkeit besitzen. Beispiel: Articulatio sacroiliaca.

2.3.7 Skelettmuskulatur und Hilfseinrichtungen

2.3.7.1 Form- und Strukturmerkmale !! 2/6

▶ *Prüfungsrelevant: Sie sollten die Bedeutung der fett hervorgehobenen Begriffe kennen.* ◀

Die meisten Skelettmuskeln haben ihren Ursprung und ihren Ansatz am Knochenapparat. Daneben findet man quergestreifte Skelettmuskulatur in der mimischen Muskulatur, den äußeren Augenmuskeln, der Zunge, im Pharynx (= Schlund), Larynx (= Kehlkopf) und im oberen Oesophagusabschnitt (= Speiseröhre).

▶ Die Skelettmuskulatur wird vom animalen (somatischen) Nervensystem innerviert, wobei jedoch nicht jede Skelettmuskelfaser von einem eigenen Spinalnervenast versorgt wird. ◀

Unterschiede zwischen den einzelnen Skelettmuskeln

Der Form nach unterscheiden sich die einzelnen Skelettmuskeln teilweise dadurch, daß sie einen oder mehrere eigenständige Ursprünge haben. Per definitionem wird bei der Muskel-Knochen-Verbindung als Ursprung des Muskels der Knochen bezeichnet, der weniger beweglich ist und als Ansatz der Knochen, der beweglicher ist.

Mehrere Ursprünge haben z.B.
- M. biceps brachii – zweiköpfig,
- M. triceps brachii – dreiköpfig,
- M. quadriceps femoris – vierköpfig.

Die Skelettmuskeln besitzen neben den zum Teil langen Sehnen einen aus kontraktilen Muskelfasern bestehenden **Muskelbauch**. Einige Muskeln besitzen mehrere hintereinanderliegende Muskelbäuche, die durch Zwischensehnen verbunden sind (z.B. der M. rectus abdominis).

Andere Muskeln wiederum bilden Fiedern aus, bei denen die Muskelfasern ohne Bauchbildung in die Ansatzsehne übergehen.

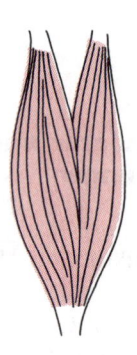

Abb. 2.31   Zweiköpfiger Muskel

Aufbau des Skelettmuskels

Der Skelettmuskel ist aus verschiedenen Geweben aufgebaut, wobei das quergestreifte Muskelgewebe den größten Anteil stellt. Das Muskelgewebe besteht aus einer Vielzahl von **Muskelfasern,** die als kontraktile Masse bezeichnet werden.

Jede Muskelfaser ist von einer als Sarkolemm bezeichneten Zellmembran umhüllt. Dieses Sarkolemm kann elektronenmikroskopisch in die eigentliche Zellmembran, in eine Basalmembran und in eine aus argyrophilen Fibrillen bestehende Schicht unterteilt werden.

Die Muskelfasern verlaufen zueinander parallel, verbinden sich jedoch nicht untereinander.

Als weiteres Gewebe findet man im Skelettmuskel das zwischen den Muskelfasern liegende lockere Bindegewebe. Durch dieses Bindegewebe werden die Muskelfasern gebündelt und damit zu größeren Einheiten zusammengefaßt.

Etwa 10–50 Muskelfasern bilden ein **Primärbündel.** Das im Primärbündel liegende kapillarreiche Bindegewebe, das das Sarkolemm der benachbarten Muskelfasern untereinander locker verbindet, wird **Endomysium** genannt.

Das Primärbündel wird vom **Perimysium internum** umhüllt, das die Verschieblichkeit der Primärbündel untereinander ermöglicht.

Durch das gefäß- und nervenführende **Perimysium externum** werden Gruppen von Primärbündeln zu höheren Funktionseinheiten (= Sekundärbündeln) zusammengefaßt.

Um den Skelettmuskel herum liegt als lockere Bindegewebshülle das **Epimysium,** das den einzelnen Muskeln erlaubt, sich gegeneinander zu verschieben.

Nerven- und Gefäßversorgung

Wegen des großen Energiebedarfs werden die quergestreiften Muskeln von sehr vielen im Endomysium liegenden Blutgefäßen versorgt.

Die Nerven, die die Skelettmuskeln innervieren, enthalten sowohl motorische (= efferente) als auch sensible (= afferente) Fasern. Die motorischen Nervenfasern verzweigen sich im Perimysium und stehen über **myoneurale Verbindungen** (= motorische Endplatten) mit einer bestimmten Anzahl von Muskelfasern in Verbindung.

➤ Die **motorische Endplatte** ist eine myoneurale Synapse, in der die Erregung mittels Acetylcholin (= Transmittersubstanz) auf eine Skelettmuskelfaser übertragen wird. Das zur Synapse führende Axon kann nur eine Muskelfaser oder durch vorherige Faserabgabe mehrere Muskelfasern innervieren.

Die sensiblen Nervenfasern leiten Informationen über die Tiefensensibilität (= propriozeptive Erregungen) dem Zentralnervensystem zu. Als Rezeptoren der Tiefensensibilität kommen die Muskel- und Sehnenspindeln vor. ◄

Muskelspindeln

➤ Die Muskelspindeln bestehen aus einer bindegewebigen Kapsel, in der 3–10 dünne Muskelfasern liegen (dünn im Vergleich zu den normalen Muskelfasern!). Die innerhalb der Muskelspindelkapsel liegenden Muskelfasern werden **intrafusale Muskelfasern** genannt. Die außerhalb der Kapsel liegenden „normalen" Fasern nennt man **extrafusale Muskelfasern.** Die intrafusalen Fasern verlaufen parallel zu den extrafusal gelegenen. Die Fasern besitzen nur in ihren Endabschnitten eine Querstreifung und können darum auch nur dort kontrahiert werden.

Die Muskelspindel enthält also besondere, modifizierte quergestreifte Muskelfasern. In der Fasermitte liegt die Kernsackregion, die die Zellkerne enthält.

Im Bereich der Kernsackregion tritt eine markhaltige Nervenfaser in die Spindel ein. Als **anulospinale Endigungen** umschlingen ihre Äste wendelartig die einzelnen Muskelfasern in der Kapsel. Diese peripheren (dendritischen) Endigungen von afferenten Aα(Ia)-Fasern der Spinalganglienzellen verformen und erregen sich bei der Muskeldehnung.

Die intrafusalen Fasern werden motorisch (= efferent) von Fasern der Aγ-Motoneuronen (die aus den motorischen Vorderhornzellen des Rückenmarks kommen) innerviert. Diese Fasern enden als Aγ-Endplatte (= **motorische Endplatte**) oder als γ-Endnetz (siehe Physiologie).

Die synaptischen Bläschen der myoneuralen Verbindung enthalten Acetylcholin, das aufgrund eines entsprechenden elektrischen Reizes in den synaptischen Spalt freigesetzt wird. Acetylcholin besetzt die postsynaptischen Rezeptoren und löst damit ein Endplattenpotential aus. Diesen Vorgang bezeichnet man als chemisch-synaptische Übertragung.

Als **motorische Einheit** faßt man die motorische Vorderhornzelle mit der Nervenfaser und den von ihr innervierten Muskelfasern zusammen. Bei einem Reiz kontrahieren sich alle zur motorischen Einheit gehörenden Muskelfasern. ◂

Sehnenspindeln

▸ Die **Golgi-Sehnenorgane** (= Sehnenspindeln) liegen innerhalb der Sehne an der Grenze zum Skelettmuskel und verlaufen parallel zu den Sehnenfasern. Die Sehnenspindeln sind wie die Muskelspindeln von einer Kapsel aus Bindegewebe umgeben. Sie werden von 1 oder 2 afferenten Aα- (Ib) Nervenfasern versorgt, die über die hintere Spinalnervenwurzel ins Rückenmark ziehen und die α-Motoneurone des Vorderhorns hemmen. Die Sehnenspindeln sind Dehnungsrezeptoren, die bei der Muskelkontraktion gedehnt und damit erregt werden. Sie kontrollieren die Muskelspannung, während die zuvor erwähnten Muskelspindeln die Länge des Muskels kontrollieren. ◂

Die Sehnenspindeln bilden mit den Muskelspindeln einen Teil des Rückkopplungssystems, das die Spannung der Skelettmuskeln steuert (näheres siehe bitte Physiologie).

▸ Die Muskelspindeln und die Golgi-Sehnenorgane bezeichnet man als **Propriozeptoren,** weil sie ihre Impulse nicht von der Umwelt sondern aus dem Körper erhalten. Sie dienen somit der Tiefensensibilität. Bei den Propriozeptoren ist der Reiz- und Erfolgsort identisch! ◂

▸ Sehnen und **Aponeurosen** (= flächenhafte Sehnen, z.B. bei den platten Bauchmuskeln) bestehen aus in Zugrichtung angeordneten, parallel verlaufenden Kollagenfaserbündeln, die durch schraubig verlaufende Fasern zusammengehalten werden. ◂ Die Sehne wird von einem geflechtartigen Bindegewebe, dem **Peritendineum externum,** umhüllt. Durch das gefäß- und nervenführende **Peritendineum internum** wird die Sehne in Primärbündel unterteilt. Die Sehnen sind relativ gefäßarm!

Zwischen den Kollagenfaserbündeln liegen strassenförmig angeordnete Fibrozyten. Die Fibrozyten sind größer und länger als die Bindegewebszellen und haben wegen der beengten Raumverhältnisse ein flügelförmiges Aussehen, weshalb sie auch als **Flügelzellen** bezeichnet werden.

Bei der **Muskel-Sehnen-Verbindung** ist am entsprechenden Ende das Plasmalemm der Muskelfaser fingerförmig geformt. Von der Basalmembran, die das Plasmalemm überzieht, ziehen kollagene Fibrillen als feine Fortsätze in den Anfangsteil der Sehne, wo sie sich den Sehnenfasern anlagern. Die große Festigkeit zwischen Sehne und Muskel ist dabei aus der großen Kontaktfläche zwischen der Sehne und dem Muskel zu erklären.

Bei der **Sehnen-Skelett-Verbindung** vereinigen sich die einzelnen Sehnenfasern zu spitzwinkligen Sehnen (Aponeurosen) und verbinden sich mit dem Stratum fibrosum des Periost. In einigen Bereichen dringen die Sehnenfasern bis in die Knochen ein und bilden damit eine direkte Sehnen-Knochen-Verbindung.

Muskelkontraktion (siehe Kapitel 2.2.7.1)
Die für die Kontraktion des Muskels notwendige Energie erhalten die Muskelfasern durch ATP-Spaltung. Die Kontraktionskraft ist von der Zahl der innerhalb eines Muskels erregten Fasergruppen abhängig.

Bei Ca^{2+}- Mangel ist die ATP-Spaltung gehemmt.

2.3.7.2 Allgemeine Muskelmechanik   ! 0/1

▸ *Prüfungsrelevant: Sie sollten die Bedeutung der fett hervorgehobenen Begriffe kennen.* ◂

Legt man einen Querschnitt durch die Skelettmuskulatur, so muß anhand der Struktur und der Funktion zwischen einem anatomischen und einem physiologischen Querschnitt unterschieden werden.

Als **anatomischer Querschnitt** bezeichnet man den in der Mitte des Muskels senkrecht zur Längsachse gelegten Schnitt.

Als **physiologischer Querschnitt** bezeichnet man die Summe aller Muskelfaserquerschnitte eines Muskels, was gleichbedeutend mit der Kraft des Muskels ist – den physiologischen Querschnitt legt man so, daß alle Muskelfasern dargestellt werden.

Ein weiteres Unterscheidungsmerkmal stellt die Hubhöhe (= Verkürzungsgröße) und die Hubkraft dar.

▸ Die **Hubhöhe** hängt von der Muskelfaserlänge ab. Die Kontraktionskraft (= **Hubkraft**) hängt von der Zahl der erregten Fasern ab. ◂

Kontrahieren sich mehrere Muskelfasern, so summiert sich ihre Wirkung (siehe hierzu die Physiologie).

2.3.7.3 Hilfseinrichtungen der Muskeln und der Sehnen ! 1/2

Zu den Hilfseinrichtungen der Muskeln und Sehnen zählen die Muskel- und Muskelgruppenfaszien, die Schleimbeutel und die Sehnenscheiden.

Die **Faszien** bestehen aus straffem Bindegewebe. Sie umhüllen einen Muskel, eine Muskelgruppe, ein ganzes Glied (z.B. Arm) oder ein Organ. Zwischen den Muskeln und der Innenseite der jeweiligen Faszie liegt als lockere Verschiebeschicht das **Epimysium**.

Die oberflächliche Körperfaszie grenzt den Muskelmantel unseres Körpers gegenüber der Subkutis (= Unterhaut) ab.

Die **Einzelfaszie** sichert als Führungsröhre die Form und die Lage des Muskels.

Die **Gruppenfaszie** umschließt Muskeln gleicher Funktion und trennt sie dabei von anderen Muskelgruppen. Einige Gruppenfaszien ziehen bis zum jeweiligen Knochen.

Den Bereich, der zwischen zwei Gruppenfaszien liegt, nennt man **Muskelscheidewand** (= Septum intermusculare). In den Muskelscheidewänden findet man oft Sehnenzüge, wodurch diese Wände verstärkt werden und damit Muskelfasern als Ursprungs- und Ansatzstelle dienen können.

Wenn sich die Muskeln innerhalb ihrer Faszien kontrahieren und sich damit verdicken, drücken sie auf die in ihrer Nähe liegenden Gefäße (Venen und Lymphgefäße) und fördern so den Blut- und Lymphtransport – dieser Vorgang wird als **Muskelpumpe** bezeichnet.

Klinik: Die Faszien verhindern, daß z.B. Entzündungen zum Muskel weitergeleitet werden, die Faszien bilden quasi also eine Art Schutzwand um die Muskeln.

Als **Faszienloge** (von einigen Autoren als **Muskelloge** bezeichnet) wird der von einer Faszie umschlossene Bereiche bezeichnet, in dem Muskeln liegen. Die Faszienlogen sind in einigen Körperbereichen bei der Ausbreitung von Eiteransammlungen von großer klinischer Bedeutung.

Die **Schleimbeutel** (= Bursae synoviales) sind mit Schleim gefüllte Spalträume, die zwischen einem Gelenk und den Sehnen/Muskeln oder zwischen Sehnen und der Haut liegen. Die Bursae wirken als Druckverteiler und erleichtern die Verschiebung der einzelnen Schichten gegeneinander.

Gelenknahe Bursae können mit dem Gelenkspalt in Verbindung stehen.

Die **Sehnenscheiden** bilden um lange Extremitätensehnen röhrenförmige Bindegewebshüllen. Sehnenscheiden treten dort auf, wo Sehnen durch vorspringende Knochen gefährdet sind. Sehnenscheiden umhüllen die Sehnen der langen Finger- und Zehenmuskeln.

Die Sehnenscheiden enthalten eine schleimige Flüssigkeit, die **Synovia** genannt wird. Die Synovia ermöglicht die Verschiebung der Sehne innerhalb der Sehnenscheide.

Die Sehnenscheiden bestehen aus einer inneren Vagina synovialis und einer äußeren starken Vagina fibrosa. Die Vagina fibrosa ist in der Umgebung verankert. Beide Vaginae gehen an den Enden der Sehnenscheide zum Teil mittels eines Mesotendineum (= Verbindung zwischen den beiden Vaginae) ineinander über.

➤ Als **Hypomochlion** bezeichnet man eine Umlenkstelle für die Sehne eines Muskels. Ein Hypomochlion verändert die Richtung eines Muskelzugs, wobei die Zugrichtung des Muskels nur von der wirksamen Endstrecke der Sehne bestimmt wird (= dem Teil, der hinter dem Hypomochlion liegt).

Im Bereich des Hypomochlion liegen die Sehnen in einer Sehnenscheide. ◄

➤ Beispiele für Hypomochlien sind:
- Malleolus medialis (= innerer Fußknöchel) – für M. flexor digitorum longus,
- Incisura ischiadica – für den M. obturatorius internus,
- Hamulus pterygoideus – für den M. tensor veli palatini. ◄

2.3.7.4 Muskelfunktion ! 0/1

➤ *Prüfungsrelevant: Sie sollten die Bedeutung der fett hervorgehobenen Begriffe kennen.* ◄

Die Muskeln haben die Aufgabe
- mittels Kontraktion Bewegungen auszuführen oder
- über den Muskeltonus eine Ruhespannung aufrecht zu erhalten (siehe Physiologie).

Nachfolgend sind die im GK aufgeführten Punkte definiert:

Funktionelle Muskelgruppen – die meisten Skelettmuskeln wirken gemeinsam mit anderen Muskeln (z.B. als Beuger eines Gelenks). Eine solche Gruppe bezeichnet man als funktionelle Muskelgruppe.

➤ Die Muskeln einer funktionellen Gruppe können, brauchen aber nicht gleicher Herkunft zu sein und können daher von verschiedenen Nerven innerviert werden. ◄

Genetische Muskelgruppen – die Muskeln einer genetischen Gruppe entstammen der gleichen Anlage und werden vom gleichen Nerv innerviert, z.B. entstammen die mimischen Muskeln (= Gesichtsmuskeln) dem 2. Kiemenbogen und werden vom N. facialis innerviert.

Synergisten – Bewegungen des Körpers werden zumeist von wenigstens zwei Muskeln (= funktionelle Muskelgruppe) gemeinsam ausgeübt. Solche Muskeln, die bestimmte Bewegungen gemeinsam ausüben, werden Synergisten (syn.: Agonisten = Gleichsinnige) genannt.

Antagonisten (= Gegenspieler) – als Gegenspieler der Synergisten führen die Antagonisten entgegengesetzte Bewegungen aus. Erst eine Feinabstimmung zwischen synergistischen und antagonistischen Bewegungen macht abgestufte Bewegungen möglich. Die Einstufung als Synergist oder Antagonist hängt für den betrachteten Muskel von der jeweilig auszuführenden Bewegung sowie von der Gelenkstellung ab.

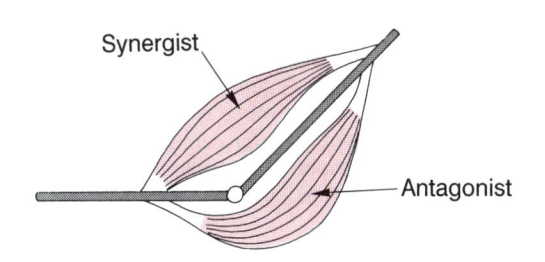

Abb. 2.32 Schematische Darstellung von Synergist und Antagonist

Bewegungsmuskeln – sie dienen dynamischen Vorgängen (= Bewegungen), das heißt, durch isotonische Kontraktionen (siehe unten) ziehen sich die Muskelfasern zusammen und ermöglichen es uns so, unseren Körper zu bewegen. Da die Bewegungsmuskeln jeweils nur kurzfristig aber intensiv genutzt werden, besitzen sie viel Glykogen aber sind relativ schlecht durchblutet, weshalb sie als weiße (= an-aerobe) Muskulatur bezeichnet werden.

Haltemuskeln – sie sind statisch tätig, das heißt, sie halten unseren Körper in einer bestimmten Stellung. Die Fasern der Haltemuskeln kontrahieren sich isometrisch (siehe unten). Da die Haltemuskeln (z.B. die Rückenmuskulatur) über längere Zeiträume beansprucht werden (z.B. tagsüber, um unseren Körper aufrecht zu halten) sind sie über viele Blutgefäße besonders gut mit Sauerstoff versorgt, weshalb sie als rote (= aerobe) Muskeln bezeichnet werden.

Isometrische Kontraktion – bei der isometrischen Kontraktion kommt es zu einer Spannungsänderung, bei der der Muskel zwar Kraft (= Haltearbeit) aufwendet, in seiner Länge aber konstant bleibt.

Isotonische Kontraktion – bei der isotonischen Kontraktion verkürzt sich der Muskel unter konstanter Belastung. Dabei schieben sich die dünnen Aktinfilamente zwischen die Myosinfilamente zur Sarkomermitte hin vor, wodurch sich die Muskelfaser verkürzt.

Aktive Muskelinsuffizienz – hiermit bezeichnet man die Unfähigkeit eines Muskels zur weiteren Kontraktion, wenn mit der Vorkontraktion bereits das Maximum an Verkürzung erreicht wurde. Bei Muskeln, die mehrere Gelenke überziehen, reicht ihre maximal mögliche Kontraktion manchmal nicht aus, um die jeweiligen Gelenke in eine Extremstellung zu bringen, z.B. kann man das Kniegelenk nicht so weit aktiv beugen, daß die Ferse das Gesäß erreicht.
➤ Anders ausgedrückt, die aktive Insuffizienz mehrgelenkiger Muskeln entsteht aus einer unzureichenden Verkürzungsfähigkeit des Muskels. ◄

Passive Muskelinsuffizienz – während bei der aktiven Insuffizienz die Verkürzung des Muskels nicht ausreicht, ist bei der passiven Insuffizienz die Fähigkeit eines Muskels sich über mehrere Gelenke zu dehnen, nicht ausreichend. Diese Besonderheit beobachtet man bei dem Versuch untrainierter Menschen, bei durchgestreckten Kniegelenken mit den Handballen den Boden zu erreichen.

2.4 Allgemeine Anatomie des Kreislaufsystems

2.4.1 Gliederung des Kreislaufsystems   !!! 8/19

➤ *Besonders prüfungsrelevant: Der gesamte Abschnitt „Fetaler Blutkreislauf" und „Umstellung des fetalen Blutkreislaufs".* ◄

Das **Blutgefäßsystem** wird unterteilt in:
- Aorta und Arterien, die das Blut vom Herzen wegleiten,
- Venen, die das Blut dem Herzen zuführen.

Das Herz bildet somit die Zentralstelle des Kreislaufsystems.

Das **Kreislaufsystem** kann in 2 Systeme unterteilt werden,
- in einen großen Kreislauf, der das Blut vom Herzen über die Arterien zu den einzelnen Organen leitet und über die Venen zum Herzen zurücktransportiert,
- in einen kleinen Kreislauf, der das sauerstoffarme Blut vom Herzen zur Lunge und das dort mit Sauerstoff angereicherte Blut von der Lunge zum Herzen zurücktransportiert.

Kleiner Kreislauf (= Lungenkreislauf)

Das in den Venen des großen Kreislaufs fließende sauerstoffarme Blut gelangt über die beiden Venae cavae (superior und inferior) in den rechten Vorhof und von dort in die rechte Kammer. Von der rechten Kammer wird es über den Truncus pulmonalis und durch die Aa. pulmonales (= Lungenarterien) zu den beiden Lungen gepumpt. In der Lunge geben die Erythrozyten (= rote Blutkörperchen) CO_2 ab und nehmen O_2 auf. Über die Vv. pulmonales fließt das sauerstoffreiche Blut in den linken Vorhof des Herzens.

> **Merke:** Als einzige Venen führen die Vv. pulmonales und beim Fetus die V. umbilicalis (siehe Fetalkreislauf) sauerstoffreiches Blut!

Großer Kreislauf

Vom linken Vorhof gelangt das Blut in die linke Herzkammer, aus der es mit hohem Druck in die Aorta gepumpt wird. Die Aorta leitet das Blut über ihr Arteriensystem den einzelnen Organen zu.

Durch die den Arterien nachgeschalteten Kapillaren gibt das Blut Sauerstoff und Nährstoffe an die Organe ab. Gleichzeitig werden CO_2 und Stoffwechselprodukte aus den Organen an das Blut abgegeben, die über die Vv. cavae zum rechten Vorhof transportiert werden.

Innerhalb des großen Kreislaufs nimmt die Pfortader (= V. portae – Leber) eine Sonderstellung ein. Die **V. portae** erhält ihr nährstoffreiches (mit Proteinen, Zucker und Salz angereichertes) Blut aus den Venen des Magens und des Darms. Das ebenfalls zur V. portae fließende Blut aus dem Pankreas (= Bauchspeicheldrüse) ist mit Hormonen und das aus der Milz kommende Blut mit Abbauprodukten angereichert. In der Leber werden die Stoffwechselprodukte teilweise umgebildet bzw. die für den Körper giftigen Produkte teilweise abgebaut und gespeichert. Von der Leber gelangt das sauerstoffarme Blut über die V. cava inferior zum rechten Vorhof des Herzens.

▶ Das aus dem Darm aufgenommene Fett wird nicht über die V. portae sondern über Lymphwege in den Blutkreislauf weitergeleitet. ◀ Dazu nimmt das Lymphgefäßsystem über die in den Gewebsspalten befindlichen Kapillaren einen Teil des an das Gewebe abgegebenen Blutplasmas als fast zellfreie Gewebsflüssigkeit auf.

▶ Die wie das Blut gerinnungsfähige Lymphe wird über Lymphgefäße, in denen Lymphknoten zwischengeschaltet sind, zum Hauptlymphgefäß, dem **Ductus thoracicus** (= Milchbrustgang) geleitet. ◀ Der Ductus thoracicus zieht vom Bauchraum durch die Brusthöhle zum Angulus venosus sinister (= linker Venenwinkel) in dem er einmündet, und damit die Lymphe in den Blutkreislauf zurückfließt.

Fetaler Blutkreislauf

▶ (orientieren Sie sich bitte an der Abb. 2.33)
Beim Fetus fließt das O_2-reiche Blut aus der Plazenta in die **V. umbilicalis** (= Nabelvene). Die Blutmenge wird dabei über einen Nabelschnursphinkter reguliert.

Von der V. umbilicalis gelangt der größte Teil des Blutes durch den **Ductus venosus Arantii** (einen Kurzschluß) zur V. cava inferior, der Rest fließt über eine Anastomose zur V. portae (= Pfortaderanastomose) zur Leber, wo es sich mit dem sauerstoffarmen Blut aus dem Darmbereich mischt und über die Vv. hepaticae ebenfalls in die V. cava inferior gelangt.

Von der V. cava inferior gelangt das Blut in den rechten Vorhof des Herzens, wobei der Blutstrom durch eine Klappe der V. cava inferior, die **Valvula venae cavae inferioris** (= **Valvula Eustachii**) genannt wird, direkt auf das **Foramen ovale** gerichtet ist, so daß der größte Teil des Blutes aus dem rechten Vorhof direkt in den linken Vorhof fließt (unter Umgehung der rechten Herzkammer). Vom linken Vorhof fließt das Blut in die linke Kammer und von dort durch die Aorta zu den jeweiligen Versorgungsgebieten.

Das sauerstoffarme Blut aus dem Kopf- und Armbereich fließt über die V. cava superior zum Herzen. Dabei kreuzt sich der aus der V. cava superior kommende Blutstrom mit dem aus der V. cava inferior kommende. Das Blut aus der V. cava superior nimmt jedoch einen etwas anderen Weg. Über die **Valvula sinus coronarii** (= **Thebesii-Falte**) gelangt es in die rechte Herzkammer und fließt von dort durch den Truncus pulmonalis zum **Ductus arteriosus (Botalli)** und weiter zur Aorta.

Da im spätfetalen Blutkreislauf die Lungen ihre Funktion noch nicht aufgenommen haben (die Sauerstoffanreicherung des Blutes erfolgt in der mütterlichen Lunge) fließt nur ein kleiner, der Eigenversorgung dienender Teil des Blutes vom Herzen über die Aa. pulmonales zu den beiden Lungen. Der Ductus arteriosus dient dabei als Kurzschluß zwischen dem Truncus pulmonalis und der Aorta, so wird der Lungenkreislauf umgangen. Dieser Kurzschluß wird dadurch begünstigt, daß der Widerstand in den Lungenarterien während der Fetalzeit relativ groß ist.

Über die Aorta descendens gelangt das Blut zu den Aa. iliacae und von dort über die beiden Aa. umbilicales zur Plazenta. ◄

► Wie Sie aus der Abb. 2.33 entnehmen können, gibt es im fetalen Blutkreislauf drei **Kurzschlüsse**, durch die das Blut an bestimmten Organen vorbeifließt:
- 1. Kurzschluß – **Ductus venosus Arantii** (Blut fließt größtenteils an der Leber vorbei),
- 2. Kurzschluß – **Foramen ovale** (Blut gelangt vom rechten direkt in den linken Vorhof des Herzens),
- 3. Kurzschluß – **Ductus arteriosus** (Blut fließt an den Lungen vorbei).

Das sauerstoff- und nährstoffarme Blut gelangt über die Aa. iliacae internae zu den beiden Aa. umbilicales, von denen das Blut zur Plazenta fließt. ◄

Merke (siehe Schema):
- Das sauerstoffreiche Blut gelangt über die V. umbilicalis zum Fetus.
- Alle fetalen Arterien führen Mischblut.
- Das von den Arterien geführte Blut ist in der oberen Körperhälfte sauerstoffreicher als in der unteren Körperhälfte.
- Das sauerstoffarme Blut gelangt über 2 Aa. umbilicales zum mütterlichen Blutkreislauf zurück.

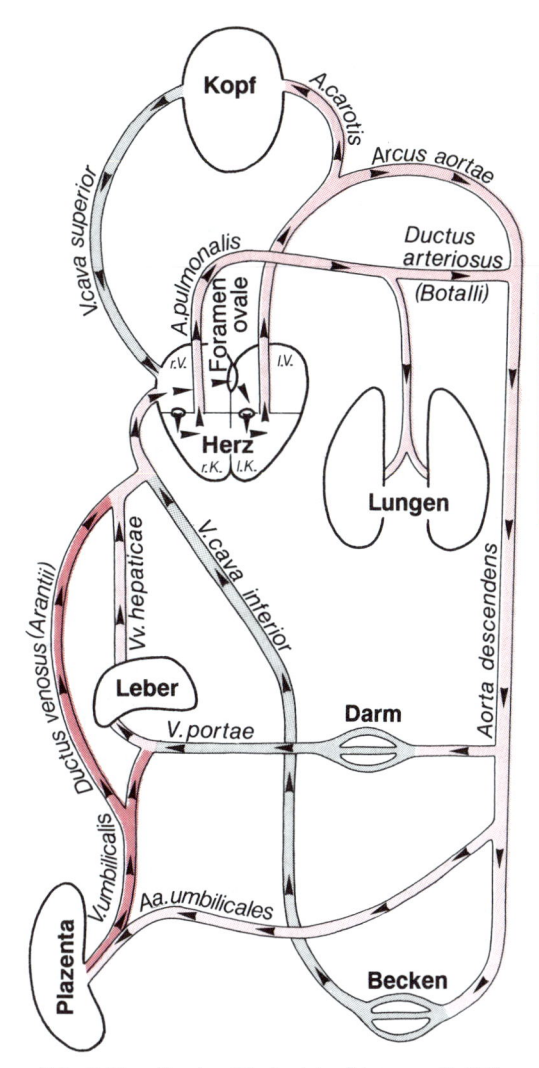

Abb. 2.33 Fetaler Blutkreislauf (grauer Gefäßbereich = sauerstoffarm, hellroter Gefäßbereich = Mischblut, roter Gefäßbereich = sauerstoffreich)

Umstellung des fetalen Blutkreislaufs mit der Geburt

Bei der Geburt wird der Plazentarkreislauf durch das „Abnabeln" unterbrochen. Wie in Kapitel 1.3.3 beschrieben, kontrahieren sich kurz nach der Geburt die Längsmuskelwülste innerhalb der Aa. umbilicales, so daß dadurch ein Zurückfließen des Blutes in den mütterlichen Kreislauf und damit ein Verbluten verhindert wird. Die dem Fetus das Blut zuführende V. umbilicalis verschließt sich kurz nach dem Verschluß der Aa. umbilicales. Durch die etwas länger offene Vene erhält das Neugeborene noch zusätzlich etwa 2 bis 4 % Blut.

➤ Mit der Unterbrechung des Plazentarkreislaufs steigt der CO_2-Gehalt des Blutes (weil kein O_2-reiches Blut mehr zugeführt wird). Dadurch wird das Atemzentrum aktiviert und das Neugeborene beginnt zu atmen, damit beginnt der Lungenkreislauf. Hierbei spielen auch die Abkühlung des Neugeborenen und die ersten Schreie eine Rolle.

Während des Durchtritts des Kindes durch den engen Geburtskanal wird die Amnionflüssigkeit aus den Lungen ausgedrückt. Durch die mit dem Schreien verbundenen ersten Atembewegungen des Neugeborenen entfalten sich die Lungen, wodurch ein Sog auf das von der A. pulmonalis transportierte Blut entsteht. Indem sich der Ductus arteriosus (Botalli) nun kontrahiert (= sein Lumen zusammenzieht) entfällt der 3. Kurzschluß und das Blut kann nicht mehr direkt von der A. pulmonalis in die Aorta fließen. Stattdessen fließt das Blut nun in die Lungen und von dort zum linken Vorhof zurück. Durch die damit verbundene Zunahme des Blutvolumens erhöht sich der Druck im linken Vorhof. Durch den höheren Druck wird das **Septum secundum** (siehe Kapitel 7.1.2) auf das **Septum primum** gedrückt, wodurch das **Foramen ovale** funktionell verschlossen wird – damit beginnt der eigentliche Lungen- und Körperkreislauf. Die beiden Septa verschmelzen zumeist innerhalb eines Jahres miteinander. Bei etwa 20 % der Erwachsenen sind die Septa nicht miteinander verschmolzen, so daß ein anatomisch offenes, funktionell aber verschlossenes Foramen ovale vorliegt. ◄

➤ Nach der Geburt bilden sich innerhalb von Tagen bis Monaten vollständig zurück (= obliterieren):
- Der Bauchteil der beiden Aa. umbilicales verödet zum rechten bzw. linken **Lig. umbilicale mediale**, die an der inneren Oberfläche der Unterbauchwand je eine Plica umbilicalis medialis (= mediale Nabelfalte) aufwerfen (siehe Kapitel 6.3.2). Der obere Teil der beiden Aa. umbilicales bleibt als Aa. vesicales superiores erhalten.
- Die V. umbilicalis obliteriert zum **Lig. teres hepatis**. Ein kleiner Teil der V. umbilicalis entwickelt sich zu den Lebersinusoiden.
- Der Ductus venosus (Arantii) obliteriert zum **Lig. venosum**.
- Der Ductus arteriosus (Botalli) verödet zum **Lig. arteriosum**.
- Das Foramen ovale verschließt sich. ◄

2.4.2 Gliederung des Blutgefäßsystems ! 0/2

➤ *Prüfungsrelevant: Sie sollten die Bedeutung der fett hervorgehobenen Begriffe kennen.* ◄

Das Herz pumpt das Blut über die Aorta in die **Arterien.** Die Arterien werden je nach ihrem Durchmesser in große, mittlere, kleine und präkapillare Arterien unterteilt. Die präkapillaren Arterien, auch **Arteriolen** genannt, verursachen durch ihren kleinen Gefäßdurchmesser eine Erhöhung des Widerstandes und üben dadurch einen maßgeblichen Einfluß auf den Blutdruck aus.

Von den Arteriolen fließt das Blut in die **Kapillaren,** die den wesentlichen Anteil am Stoff- und Gasaustausch mit dem Gewebe haben. Von den Kapillaren wird das Blut zu den **Venulae** und von dort zu den **Venen** geleitet. Arterie → Arteriole → Kapillare → Venula → Vene.

➤ Die Arterien und besonders die Arteriolen werden vom vegetativen Nervensystem innerviert, wobei sich die um die großen Arterien liegenden Nervenfasern zu Plexus zusammenschließen. Diese Nervenfasern entstammen überwiegend dem Sympathikus, dessen postganglionären marklosen Fasern zur Gefäßmuskulatur ziehen.

Die sympathischen Fasern wirken vasokonstriktorisch, was entscheidend für die Regulierung des Blutdrucks ist. Die parasympathischen Fasern wirken vasodilatatorisch. ◄

➤ Etwa 85 % des gesamten Blutes befindet sich im **Niederdrucksystem,** zu dem die Kapillaren, die Venulae, die Venen, das rechte Herz und während der Diastole (siehe Kapitel 7.5) auch die linke Herzkammer und der linke Vorhof zählen. ◄

Liegt zwischen den Arteriolen und den Venulae nicht oder nicht nur das zuvor beschriebene Kapillarnetz, sondern besteht eine direkte Verbindung (= Kurzschluß) zwischen der Arteriole/Arterie und der Venula/Vene, so spricht man von einer **arterio-venösen Anastomose.** Wird diese direkte Verbindung geöffnet, so wird das parallel geschaltete Kapillarnetz nicht mehr mit Blut versorgt. Arteriovenöse Anastomosen findet man in den Händen und Füßen sowie im Genitalbereich an den Schwellkörpern. Arteriovenöse Anastomosen dienen in den Extremitäten der Durchblutungs- und Wärmeregulierung.

Bei Lungen, Herz und Leber dient ein Teil der Blutgefäße ausschließlich der Versorgung des jeweiligen Organs, weshalb diese Gefäße als **Vasa privata** (= Versorgungsgefäße) bezeichnet werden. Der andere Teil der Blutgefäße dient dem Gesamtorganismus und führt dem jeweiligen Organ nur Blut zur „Verarbeitung" zu, weshalb diese Blutgefäße als **Vasa publica** (= „Arbeitsgefäße") bezeichnet werden.

▶ Die Aa. pulmonales, die aus dem Truncus pulmonalis hervorgehen, führen als Vasa publica den Lungen sauerstoffarmes Blut zu, während die aus der Aorta thoracica entspringenden Rr. bronchiales den Lungen sauerstoffreiches Blut nur zur Eigenversorgung zuleiten und deshalb Vasa privata bilden.

Beim Herzen sind die Herzkranzarterien Vasa privata, während die Vv. cavae, die Aorta und der Truncus pulmonalis Vasa publica bilden. ◀

Als **Plexus** wird eine geflecht- oder netzartige Vereinigung von Venen, Lymphgefäßen oder Nerven bezeichnet. Als venöse Plexus kommen z.B. im Kopfbereich u.a. der Plexus pharyngeus und der Plexus suboccipitalis vor.

Sinus bedeutet Vertiefung oder auch geschlossener Kanal. Beim Venensystem findet man als Sinus weitlumige Venen, z.B. im Kopfbereich als Sinus durae matris.

Als **Sinusoide** werden sehr weite Kapillaren bezeichnet, die in der Leber und in innersekretorischen Drüsen zu finden sind.

Als **Anastomose** bezeichnet man eine Verbindung zwischen Arterien, Venen oder Lymphgefäßen. Größere arterielle oder venöse Anastomosen werden in den entsprechenden Organkapiteln beschrieben, z.B. portokavale Anastomosen in Kapitel 8.10.4.

Als **Kollateralkreislauf** bezeichnet man einen Umgehungskreislauf, der dann Bedeutung erlangt, wenn ein Hauptgefäß verschlossen ist. Beim Kollateralkreislauf übernehmen kleinere Gefäße, die in der Nähe des großen Gefäßes verlaufen die Organversorgung. Dabei kann sich das Lumen der Kollateralgefäße erheblich vergrößern.

Reicht beim Verschluß eines Hauptgefäßes die Blutversorgung durch Kollateralgefäße nicht aus, wie z.B. nach einem Herzinfarkt, so kommt es in dem zu versorgenden Organbereich zu einer Sauerstoffunterversorgung, in deren Folge ein Teil des Gewebes zugrunde geht (= Nekrose).

▶ Sind keine Kollateralen oder Anastomosen zu den Nachbararterien vorhanden, so bezeichnet man eine Arterie als **Endarterie**. Sie versorgt allein das Kapillarnetz, wodurch bei einem Verschluß der Arterie z.B. infolge einer Embolie (= Verstopfung eines Blutgefäßes durch einen Embolus, z.B. Blutgerinnsel) oder einer Thrombose (= Blutpfropfbildung innerhalb eines Gefäßes) das zu versorgende Gewebe absterben kann. **Funktionelle Endarterien** sind z.B. die Koronararterien (= Aa. coronariae) des Herzens, bei denen die Anastomosen nicht genügend ausgebildet sind, sowie die Aa. segmenti der Niere oder die A. centralis retinae (der Netzhaut des Auges). ◀

Sperrarterien sind kleine arterielle Blutgefäße, die ihr Lumen durch Muskelkontraktion vollständig verschließen und dadurch die Durchblutung von Kapillargebieten unterbinden können.

▶ **Drosselvenen** sind kleine venöse Blutgefäße, die Blut aufstauen können. Man findet Drosselvenen in den genitalen Schwellkörpern, in der Nasenschleimhaut und in endokrinen Drüsen. ◀

Das **Wundernetz** (= Rete mirabile) ist eine Verzweigung einer Arteriole oder eines venösen Astes, die sich wieder zum arteriellen bzw. venösen Gefäß vereinigt.

▶ Ein arterielles Wundernetz ist z.B. das Malpighi'sche Körperchen (Niere), ein venöses Wundernetz liegt z.B. in der Leber zwischen der Pfortader und der Lebervene vor. ◀

In den Gefäß-Nervenstraßen verlaufen Gefäße und Nerven nebeneinander zu ihrem Zielort.

2.4.3 Mikroskopische Anatomie und Ultrastruktur der Blutgefäße

!! 1/5

Arterien

Die Arterien bestehen lichtmikroskopisch von innen nach außen aus 3 Schichten:
- 1. **Tunica intima** (= Innenschicht = Intima) – sie besteht ihrerseits aus:
  - einem an das Gefäßlumen angrenzenden Endothel,
  - einer Lamina propria intima (= subendotheliale Bindegewebslamelle),
  - einer Membrana elastica interna (= Elastika).

- 2. **Tunica media** (= Mittelschicht = Media) – sie besteht aus:
  - einer ringförmig verlaufenden Schicht aus glatten Muskelzellen,
  - zwischen den Muskelzellen liegenden elastischen Fasernetzen, die Membranae fenestrae genannt werden.

- 3. **Tunica externa** (Adventitia = Außenschicht = Externa) – sie besteht aus:
  - einer Membrana elastica externa, die an die Media angrenzt,
  - dem mit kollagenen Fasern durchsetzten adventitiellen Bindegewebe.

▶ Die Muskelschicht der **Media** reguliert die Gefäßweite der Arterien, sie wird vegetativ innerviert. ◀

▶ Die **Adventitia** verbindet das Gefäß locker mit der Umgebung. In dieser Schicht verlaufen die Nervenfasern und bei größeren Gefäßen die Vasa vasorum. ◀

▶ Die dünnwandigen Arterien werden mittels Diffusion aus dem Gefäßlumen ernährt. ◀

▶ Bei den dicken Gefäßwänden der größeren Gefäße erfolgt die Ernährung vom Gefäßlumen aus bis zur Media/Adventitiagrenze, der äußere Bezirk wird durch die Vasa vasorum versorgt, die von außen bis zur Media vordringen. ◀

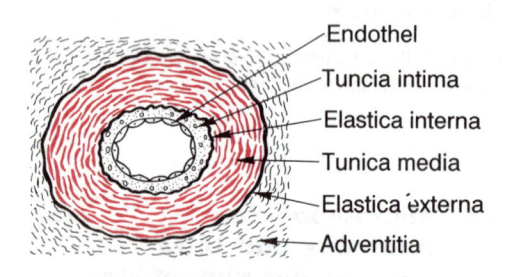

Abb. 2.34 Arterie

Anhand des Wandbaus unterscheidet man zwischen elastischen und muskulären Arterien. Die herznahen Gefäße sind Arterien vom **elastischen Typ,** z.B. die Aorta, die A. carotis communis, A. subclavia und die A. iliaca communis. Der elastische Typ besitzt in der Media besonders viele elastische Membranen, die zwischen den Muskelfasern liegen. Einige dieser Arterien, insbesondere der herznahe Teil der Aorta, besitzen eine **Windkesselfunktion,** wodurch aus einem diskontinuierlich verlaufenden Blutstrom ein kontinuierlicher (= gleichmäßiger) Blutstrom wird. In der Diastole (= Erschlaffungsphase des Herzens) ist das Lumen diese Arterien eng, in der Systole (= Austreibungsphase des Herzens) weit.

▶ Die herzfernen Arterien, wie die A. brachialis (Arm) oder die A. femoralis (Bein) gehören zum muskulären Arterietyp, der durch vermehrte glatte Muskulatur in der Media und einer Abnahme der elastischen Membranen gekennzeichnet ist. ◀

Arteriolen

Die nächst kleineren Gefäße sind die Arteriolen, die der Regulierung des Blutdrucks und der peripheren Durchblutung dienen. In der Tunica intima der Arteriolen sitzen die Endothelzellen unmittelbar der stark vernetzten Membrana elastica interna auf (eine Lamina propria interna fehlt). Die Media ist durch zwei bis drei ringförmige Schichten aus Muskelzellen gekennzeichnet, zwischen denen die elastische Membran liegt.

Kapillaren

Aus der Arteriole fließt das Blut in eine Vielzahl von Kapillaren (= Haargefäße). Die Kapillaren besitzen durch ihre große Zahl eine große Berührungsfläche zwischen ihrer Gefäßwand und dem Gewebe, außerdem bewirken sie eine Verlangsamung des Blutstroms. Die Kapillaren sind 0,5–1 mm lang, ihr Durchmesser beträgt 5–15 µm. In der Leber sind die Kapillaren weiter und werden Sinusoide genannt.

Die Kapillaren sind organspezifisch und damit funktionsabhängig aufgebaut.

Unter dem Lichtmikroskop besteht die Wand der Kapillare aus drei Schichten:
- Endothel
- Basalmembran,
- Perizyten.

Das **Endothel** bildet die innerste Schicht. Sie besteht aus einem dünnen, zumeist einschichtigen platten Epithel, das das Endothelrohr bildet.

Die den Endothelzellen außen anliegende **Basalmembran** (= Grenzmembran) erscheint als dünnes, hyalines Häutchen, das glasig durchsichtig ist. Die Basalmembran besteht aus Glykoprotein, sie umhüllt das Endothelrohr und mit einem äußeren Blatt die Perizyten. Die Basalmembran ist dehnbar und spielt wahrscheinlich bei den nachfolgend beschriebenen gefensterten Kapillaren eine Rolle beim Stoffdurchtritt ins oder aus dem Gewebe.

▶ Die **Perizyten** liegen der Basalmembran von außen an, sie umgeben mit ihren langen Fortsätzen die Basalmembran. Perizyten sind kontraktile Zellen.

Außen können den Kapillaren **Adventitiazellen** anliegen, die jedoch nicht von der Basalmembran umhüllt sind (unterscheiden sich dadurch mikroskopisch von den Perizyten!). Die Adventitiazellen werden zu den Makrophagen gezählt. ◀

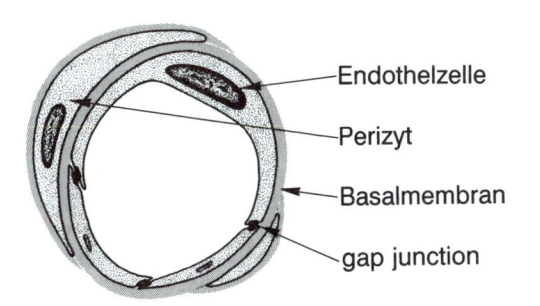

Abb. 2.35   Schnitt durch eine nicht gefensterte Kapillarwand

▶ Elektronenmikroskopisch lassen sich die Kapillaren unterteilen in:
- **Kapillaren mit geschlossener Epithelschicht** (= nicht-fenestriertes Endothel) – diese Kapillaren dichten porenlos das Kapillarinnere nach außen hin ab. Solches Endothel bildet eine unüberbrückbare Schranke für höhermolekulare Stoffe, weshalb es an den Blut-Gewebe-Schranken (z.B. der Blut-Hirn-Schranke) beteiligt ist.
- **Kapillaren mit gefenstertem Endothel** (= fenestriertes Endothel) – bei den Kapillaren vom gefensterten Typ umschließen die Endothelzellen das Kapillarlumen nicht lückenlos. Zwischen den Endothelzellen befinden sich **Poren** (= „Fenster"), die den Durchtritt von höhermolekularen Stoffen aus dem Gefäßlumen ermöglichen. Teilweise sind diese Poren durch ein dünnes **Diaphragma** verschlossen. Die Basalmembran umschließ das gefensterte Endothel lückenlos. Gefenstertes Endothel kommt in den Nierenglomeruli, in der Schleimhaut des Darms, bei endokrinen Drüsen (Schilddrüse, Nebennierenrinde) und im Plexus choroideus (Gehirn) vor.
- **Kapillaren mit interzellulären Lücken** (= diskontinuierliches Endothel) – bei diesen Kapillaren ist sowohl das Endothel als auch die Basalmembran mit Lücken durchsetzt. Durch diese Lücken können Makromoleküle aus dem Kapillarlumen ins Gewebe gelangen. Solche Kapillaren kommen als Sinusoide in der Leber und Milz vor. ◀

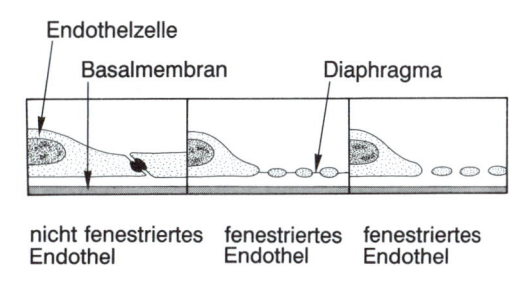

Abb. 2.36   Elektronenmikroskopischer Aufbau verschiedener Kapillartypen

Venen

In den Venen ist der Blutdruck niedriger als in den Arterien. Um das gleiche Blutvolumen transportieren zu können muß daher der Durchmesser der Vene größer sein oder aber zwei Venen das Blut einer Arterie abtansportieren, wie z.B. im Bein.

▶ Bedingt durch den niedrigeren Blutdruck, ist die Venenwand im Vergleich zur Arterie zumeist dünner. Außerdem sind die Wandschichten nicht so scharf voneinander abgegrenzt wie bei den Arterien. ◀

▶ Wie bei den Arterien, so bestehen auch die Venenwände aus drei Schichten:
- **Tunica intima** – bei kleineren Venen besteht sie nur aus Endothel, bei größeren Venen findet man noch eine unvollständig vorliegende Membrana elastica interna.
- **Tunica media** – in sehr kleinen Venen kann die Media fehlen, bei größeren Venen ist sie wesentlich schwächer als bei den Arterien ausgebildet. Sie besteht vor allem aus netzartig verbundenen Muskelfasern, zwischen denen kollagenes Bindegewebe und elastisches Material liegt.
- **Tunica externa** (Adventitia) – sie ist bei Venen oft breiter als bei Arterien und besteht aus lockerem kollagenem Bindegewebe, das von elastischen Fasernetzen und Muskelbündeln durchsetzt ist. ◀

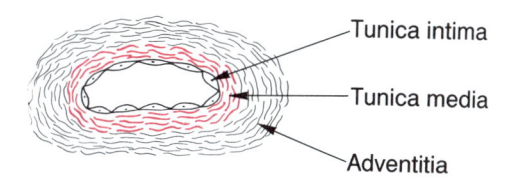

Abb. 2.37   Vene

Während in den Arterien ein Mitteldruck (kPa) von etwa 10–12 herrscht, beträgt er in den Venen nur 1–2. Da u.a. durch den niedrigeren Blutdruck das Blut in den Venen viel langsamer zum Herzen zurückfließt als Blut aus dem Herzen in den Arterien abfließt, befindet sich etwa 4mal mehr Blut in den Venen als in den Arterien – die Venen gehören zum Niederdrucksystem.

Einige Besonderheiten der Venen:
- Die Muskelschicht ist in den Beinvenen ausgeprägter als in den Armvenen, was mit dem größeren Druck in den Beinvenen zusammenhängt.
- Die Venen besitzen teilweise Venenklappen (= Endothelfalten) – siehe Kapitel 2.4.4).

▶ Die zumeist paarig vorliegenden Venenklappen sind Duplikaturen der Tunica intima (= Intimaduplikatur = Endothelfalte), sie sind frei von Gefäßen und Muskelzellen. ◀ Die herznahen Venen und die Venen im Bereich des Gehirns, des Halses und des Oberbauchs besitzen keine Venenklappen, da hier die Saugwirkung des Herzens ausreicht, das Blut nicht in die Peripherie zurückfließen zu lassen.

Im Bereich der Venenklappen ist das Venenlumen etwas erweitert. Wenn die Venenwand durch einen krankhaften Prozeß noch mehr erweitert wird, können sich die Klappen nicht mehr fest verschließen, so daß Blut in die Peripherie zurückfließt – es kommt dann zur Varizenbildung (Varizen = Krampfadern).

2.4.4 Einrichtungen zur Förderung des venösen Rückstroms ! 0/1

Das Blut in den Venen wird durch **Venenklappen** am Zurückfließen in die Peripherie gehindert und durch die „Muskelpumpe" herzwärts befördert. Durch die Kontraktionen der Skelettmuskeln werden die in ihrer Nachbarschaft verlaufenden Venen komprimiert und damit das in ihnen fließende Blut herzwärts gedrückt.

Damit das venöse Blut in den Venen nicht wieder in die Peripherie (z.B. in die Beine) zurückfließen kann, findet man in den Venen der Rumpfwand, der Arme und der Beine **Venenklappen,** die ähnlich den Taschenklappen des Herzens aufgebaut sind. Herzwärts fließendes Blut fließt durch die Venenklappen hindurch. Setzt ein Rückstrom ein, so schließen sich die Klappen, um ein weiteres Zurückfließen zu verhindern.

2.4.5 Funktionelle Gliederung des Lymphgefäßsystems !! 0/3

Die **Lymphe** (= Gewebsflüssigkeit) wird im interzellulären Bindegewebsraum (= in Gewebsspalten) durch die blind beginnenden Lymphkapillaren (klappenlos!) aufgenommen. Diese Lymphkapillaren sind mit Endothelröhrchen vergleichbar, ihnen fehlen jedoch die Perizyten. Außerdem ist die Basalmembran, wenn überhaupt, nur lückenhaft vorhanden.

▶ Die Lymphkapillaren leiten die Lymphe zu den größeren, mit einer Intima und einigen glatten Muskelzellen ausgestatteten Lymphgefäßen weiter, die von einem lockeren Bindegewebe umgeben sind – eine Media im eigentlichen Sinn oder eine Adventitia fehlen. Die größeren Lymphgefäße anastomosieren untereinander. Ähnlich den Venen besitzen die größeren Lymphgefäße Taschenklappen, die das Zurückfließen der Lymphe in die Peripherie verhindern. ◀ Die Lymphe wird mittels Muskelkompression (Muskelpumpe)zu den großen Lymphgefäßen befördert.

Die **großen Lymphgefäße** besitzen eine mit glatten Muskelzellen durchsetzte Media. Sie werden vegetativ innerviert. Die Lymphe wird in diesen Gefäßen durch aufeinanderfolgende Kontraktionen der zwischen den Taschenklappen gelegenen Gefäßabschnitte herzwärts transportiert.

▶ Während der Verlauf der kleinen Lymphgefäße von dem Verlauf der Blutgefäße unabhängig ist, verlaufen die großen Lymphgefäße zumeist parallel zu den Blutgefäßen. ◀

Die Lymphe durchfließt zahlreiche **Lymphknoten,** in denen sie gefiltert und gereinigt wird. Die regionären Lymphknoten erhalten die Lymphe aus jeweils einem bestimmten Zuflußgebiet (Region), z.B. aus

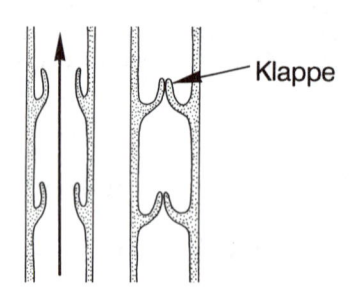

Abb. 2.38 Venenklappen (links offen, rechts geschlossen)

einem Organ oder aus einer Extremität. Nachdem die Lymphe mehrere regionäre Lymphknoten passiert hat, fließt sie zu **Sammellymphknoten.** Aus den Sammellymphknoten gehen als **Trunci lymphatici** die großen Lymphstämme hervor, die in Kapitel 7.6.4 dargestellt sind.

▶ Die **Lymphe** ist als Filtrat in seiner Zusammensetzung dem Blutplasma ähnlich. Gegenüber dem Blut besitzt die Lymphe weniger Proteine, dagegen im Darmbereich viele Fette.
Erythrozyten und Thrombozyten kommen nicht vor, manchmal jedoch Granulozyten.
Wie das Blut, so enthält auch die Lymphe Fibrinogen, daher ist auch die Lymphe gerinnungsfähig. ◀

2.5 Blutzellen und Blutzellbildung, lymphatische Organe, Immunsystem   !! 3/11

▶ *Besonders prüfungsrelevant: Die Tabelle „Differentialblutbild"* ◀

Das Blut hat die Aufgabe:
- den Organen die in der Lunge mit Sauerstoff beladenen Erythrozyten zuzuführen,
- Kohlendioxid über die Erythrozyten aus den Organen zur Lunge abzutransportieren (Kohlendioxid wird dabei in den Erythrozyten in die Transportform überführt),
- die Organe mit Nährstoffen zu versorgen,
- Stoffwechselprodukte und Hormone ab- bzw. anderen Organen zuzuführen,
- bei der Wärmeregulierung zu helfen,
- bei einer Verletzung eines Blutgefäßes die eröffnete Stelle abzudichten (= Blutgerinnung).

Das Blut macht ungefähr 6–8 % unseres Körpergewichts aus, was einem Blutvolumen von 4–6 Litern entspricht.
Das Blut setzt sich aus dem gelblich aussehenden **Blutplasma** und den darin enthaltenen zelligen Bestandteilen (= Blutkörperchen) zusammen.

Die **zelligen Bestandteile des Blutes** werden unterteilt in:
- Erythrozyten (= rote Blutkörperchen),
- Leukozyten (= weiße Blutkörperchen),
- Thrombozyten (= Blutplättchen).

▶ Den Anteil der Blutzellen am Blutvolumen nennt man **Hämatokrit,** er beträgt beim Mann 40–50 ml/100 ml Blut und bei der Frau 37–47 ml/100 ml Blut.
Das **Blutplasma** erhält man nach Entfernung der Blutzellen (mittels Zentrifuge). Das Blutplasma besteht zu 90 % aus Wasser, zu 6–8 % aus Proteinen und zu 2–4 % aus Hormonen, Enzymen, Lipiden, Elektrolyten usw. ◀

Bei einem normalen Blutbild werden folgende Durchschnittswerte ermittelt:

Blutbild	Erythrozyten	Hämoglobin	Hämatokrit	Leukozyten
	$10^6/mm^3$	g/100 ml	Vol. %	mm^3
Neugeborenes	5,1 +/− 1,0	19,3	54 +/− 10	11.000
1 Jahr	4,5	11,2	35,5	9.000
15 Jahre	4,8	13,4	39,0	7.000
Mann	4,5–6,3	16,0	40–50	4.000–10.000
Frau	4,2–5,5	14,0	37–48	4.000–10.000

▶ Das **Hämoglobin** bildet den roten Farbstoff der Erythrozyten. Hämoglobin besteht aus dem Häm, das 2-wertiges Eisen enthält, und dem Globin, einem Protein (siehe Physiologie). ◀

2.5.1 Morphologie der Blutzellen und funktionelle Zuordnung   !!! 7/24

▶ *Besonders prüfungsrelevant: Das gesamte Kapitel.* ◀

Von den in Kapitel 2.5 aufgeführten Blutkörperchen werden die Leukozyten (= Granulozyten, Lymphozyten und Monozyten) ausführlich in Kapitel 2.2.4.3 beschrieben.

Form wird bei den Erythrozyten die Oberfläche vergrößert, wodurch ein besserer Gasaustausch möglich ist. Erythrozyten, die über 9 µm groß sind, werden **Makrozyten** genannt, Erythrozyten, die unter 6 µm groß sind werden **Mikrozyten** genannt.

Erythrozyten entstehen im roten Knochenmark aus kernhaltigen Zellen. Die Erythrozyten enthalten das Hämoglobin (= roter Blutfarbstoff), das die Aufgabe hat, O_2 aus der Lunge zu den Geweben zu transportieren und CO_2 auf dem Rückweg zur Lunge zu befördern.

Das Plasmalemm der Erythrozyten ist mit einer Mukopolysaccharid-Schicht überzogen, die auch Träger der Blutgruppeneigenschaften ist.

Die Erythrozyten besitzen keinen Kern. Sie enthalten weder Mitochondrien noch endoplasmatisches Retikulum. Wegen des fehlenden Zellkerns sind die Erythrozyten nicht mehr in der Lage Protein (z.B. Hämoglobin) zu synthetisieren. In der Milz, im Knochenmark und in der Leber werden alte und deformierte Erythrozyten wieder abgebaut.

Thrombozyten (= Blutplättchen)

Die Thrombozyten sind im Durchmesser etwa 1–4 µm große kernlose Blutplättchen, die wie die Erythrozyten per definitionem keine Zellen sind, weil ihnen der Zellkern fehlt. Die Thrombozyten sind jedoch von einem Plasmalemm umgeben. Unter dem Plasmalemm liegt eine durchsichtige Zone, die Hyalomer genannt wird und aus einem zirkulären Ring aus Mikrotubuli besteht. Zentral liegt eine dunklere Zone, die als Granulomer bezeichnet wird.

Die Thrombozyten entstehen im Knochenmark durch Abschnürung aus dem Zytoplasma der großen, vielkernigen **Megakaryozyten.**

Bei einer Gefäßverletzung agglutinieren die Thrombozyten im Bereich der Gefäßwand und setzen Serotonin frei. Serotonin bewirkt, daß sich die Gefäßmuskulatur kontrahiert, wodurch die Blutzufuhr zur verletzten Stelle vermindert wird. Gleichzeitig zerfallen die Thrombozyten, wodurch **Thrombokinase** (syn.: **Thromboplastin**) freigesetzt wird, dabei entstehen im Bereich des Granulomers feine Fibrinfäden. Thrombokinase wandelt Prothrombin in Thrombin um, das seinerseits das im Blutplasma zirkulierende Fibrinogen in **Fibrin** umwandelt. Aus dem Fibrin entsteht ein Thrombus (= Blutpfropf), der das Gefäß im Bereich der Verletzung verschließt.

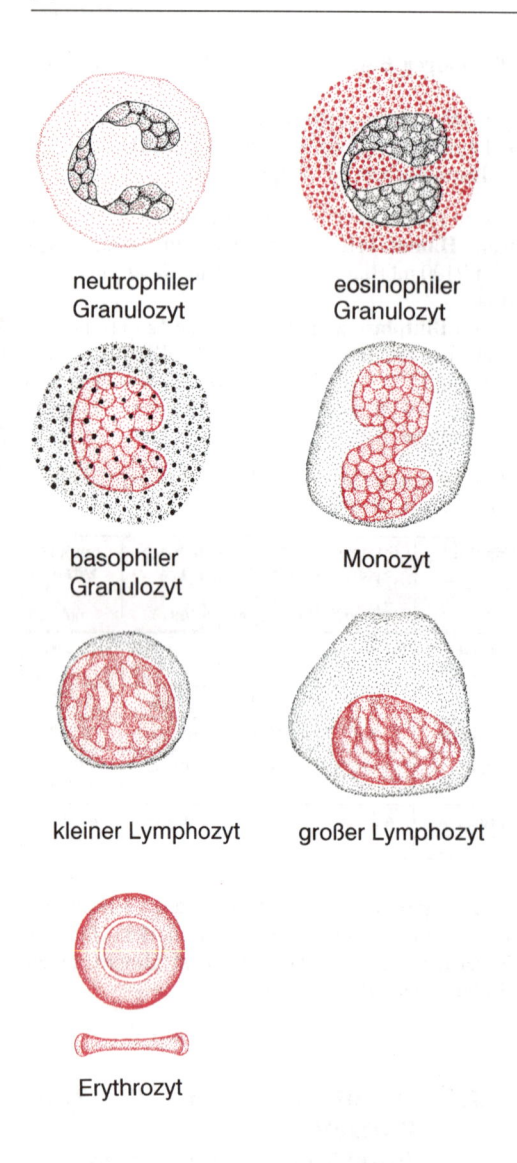

Abb. 2.39   Blutzellen

Erythrozyten (= rote Blutkörperchen)

Erythrozyten sind 7,4 µm große und 2 µm dicke, meniskusartige (= bikonkave), an beiden Seiten eingedellte Scheiben, die gut verformbar sind und dadurch mit dem Blutstrom selbst durch kleinste Gefäße hindurchschwimmen können. Durch die bikonkave

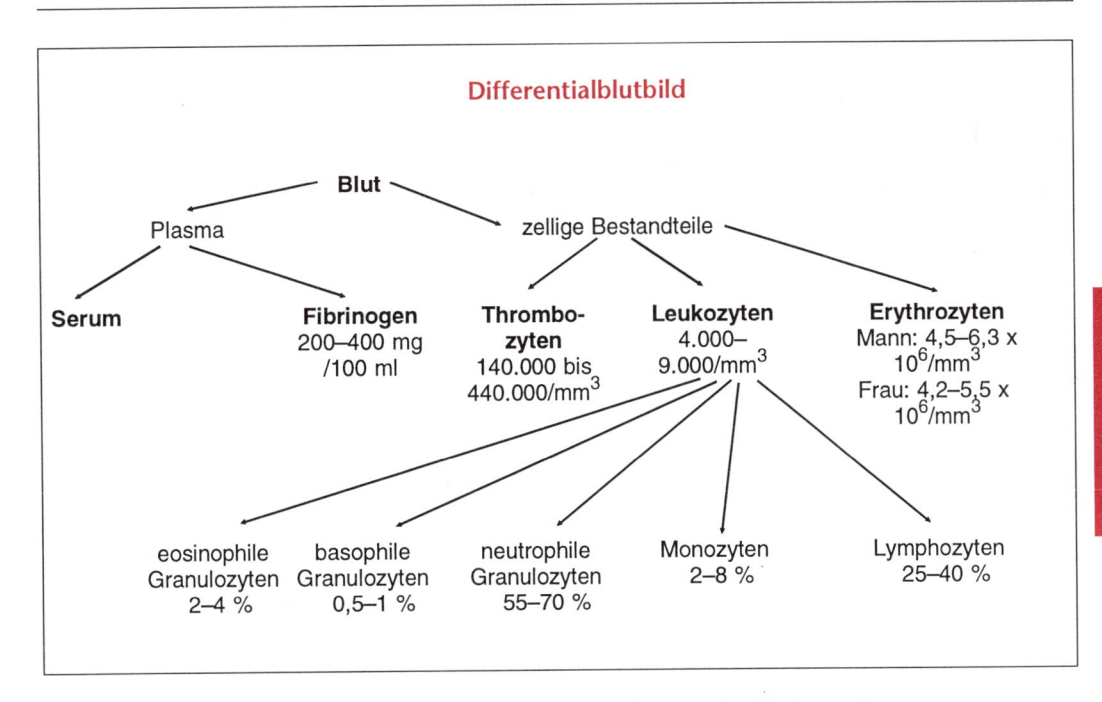

Differentialblutbild

```
                            Blut
                    ↙              ↘
            Plasma              zellige Bestandteile
          ↙        ↘           ↙      ↓      ↘
    Serum    Fibrinogen    Thrombo-   Leukozyten    Erythrozyten
             200–400 mg    zyten      4.000–        Mann: 4,5–6,3 x
             /100 ml       140.000 bis 9.000/mm³    10⁶/mm³
                           440.000/mm³              Frau: 4,2–5,5 x
                                                    10⁶/mm³
```

Leukozyten unterteilen sich in:

- eosinophile Granulozyten 2–4 %
- basophile Granulozyten 0,5–1 %
- neutrophile Granulozyten 55–70 %
- Monozyten 2–8 %
- Lymphozyten 25–40 %

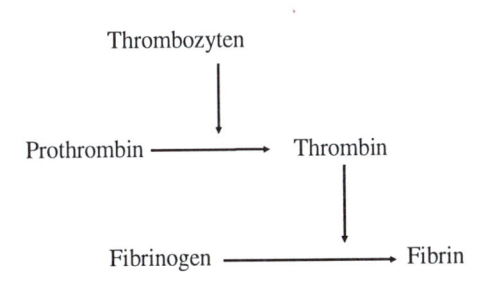

Thrombozyten
↓
Prothrombin ⟶ Thrombin
↓
Fibrinogen ⟶ Fibrin

Klinik: Bei einer Erniedrigung der Thrombozyten unter 60.000/mm³ ist die Blutgerinnung gestört.

Die **Verweildauer der Zellen** im strömenden Blut beträgt:

Erythrozyten	100–120 Tage
Granulozyten	einige Stunden (Lebensdauer einige Tage)
Monozyten	1,5–5 Tage
Thrombozyten	5–11 Tage
Lymphozyten	10–100 Tage (manchmal Jahre).

Die Verweildauer der Lymphozyten kann nicht genau angegeben werden, weil sie wieder ins Gewebe eintreten können.

Durchmesser der Blutkörperchen

Erythrozyten	7,5 µm
Granulozyten	10–15 µm
Monozyten	15–20 µm
Lymphozyten	10–15 µm
Thrombozyten	1–4 µm.

Merkwort zu den Größenverhältnissen der Blutkörperchen zueinander (mit zunehmender Größe): **TELyGraM**
T (Thrombozyt – kleinstes Blutkörperchen), **E** (Erythrozyt), **Ly** (Lymphozyt), **Gra** (Granulozyt), **M** (Monozyt).

2.5.2 Blutzellbildung im roten Knochenmark

Vorgeburtliche Blutzellbildung

Die vorgeburtliche Blutzellbildung erfolgt in drei verschiedenen Perioden an jeweils unterschiedlichen Orten.

Differentialblutbild

Beim Differentialblutbild werden im Blutausstrich die verschiedenen Leukozytenarten ausgezählt. Die Zahlen werden in Prozent umgerechnet

Blutzelle	Herkunft	mittlere Lebensdauer	Differential-Blutbild	Zellgröße µm	Bewegung	Funktion / Aufgabe	Auftreten	Besonderheit
Granulozyten	Knochenmark				amöboid		Bei Entzündung durch Kapillarwand	
neutrophile		6–7 Stunden *	55-70 % (55–68 %)**	9–15		Phagozytose		Die Granula sind sehr schlecht sichtbar; primäre Lysosome
basophile		5–6 Stunden *	0–1 % (0,5–1 %)	9–14		Heparin- u. Histamin-Produktion (Phagozytose)		Basophile Granula, enthalten Heparin und Histamin
eosinophile		8 Stunden *	2–4 % (2,5–3 %)	11–16		Antigen/Antikörper-Komplex	Bei allergischen Reaktionen	Eosinophile Granula; größer als neutrophile Granulozyten
Monozyten	Knochenmark	Monate, im Blut wenige Stunden	2–8 % (4–5 %)	15–20	amöboid	Phagozytose		Treten aus dem Blut ins Gewebe über und differenzieren sich in • Lunge zu Alveolarmakrophagen • Leber zu v. Kupffer'schen Sternzellen, • Milz zu Sinusendothelzellen, • lockerem Bindegwebe zu Histiozyten.
Histiozyten					amöboid	Phagozytose		Ins Bindegewebe eingewanderte Monozyten
Lymphozyten	Knochenmark, werden in lymphat. Organen geprägt	kurzlebige: bis 10 Tage, langlebige: 1,5–4 Jahre	25–40 % (20–36 %)	klein: 7–10 groß: 10–16	amöboid	B-Lymphozyten: humorale Immunität T-Lymphozyten: zellgebundene Immunität	Bei chron. Entzündungen	Die kleinen Lymphozyten transformieren sich bei Antigenkontakt zu großen, teilungsfähigen Lymphozyten, die Immunglobulin produzieren.
Thrombozyten	Knochenmark, durch Abschnürung aus Megakaryozyten	5–11 Tage	140.000 bis 440.000 /mm^3	1–3	mit dem Blutstrom	Dienen der Blutgerinnung u. zerfallen unter Abgabe von Thrombokinase		Kernlos, werden in der Milz abgebaut, enthalten Serotonin und den Blutplättchenfaktor III.
Erythrozyten	Knochenmark	100–120 Tage	Mann: 4,5–6,3 x 10^6/mm^3 Frau: 4,2–5,5 x 10^6/mm^3	Durchmesser 7,5; dick: 2; bikonkav	mit dem Blutstrom	Am Hämoglobin d. Erythrozyten ist O_2 bzw. CO_2 angelagert. Sauerstoffversorgung d. Gewebes u. Abtransport von CO_2.		Tragen die Blutgruppeneigenschaften (Blutgruppe, Rhesusfaktor). Sind kernlos und besitzen weder Mitochondrien noch endoplasmatisches Retikulum.

* = Verweildauer im Blut
** In der Spalte Differential-Blutbild sind in Klammern die Werte nach Leonhardt (Histologie, Zytologie und Mikroanatomie des Menschen/Thieme Verlag) angegeben – diese Werte weichen bei allen Autoren etwas voneinander ab.

Megaloblastische Periode – reicht von der 2. Entwicklungswoche bis zum Ende des 2. Monats. Die ersten Blutzellen gehen aus den Blutinseln des extraembryonalen Mesoderm der Dottersackwand hervor (siehe Kapitel 1.4.2).
➤ Aus den in diesem Bereich liegenden Blutinseln differenzieren sich Angioblasten, die die erste Gefäßanlage bilden. Aus zentral gelegenen Mesenchymzellen gehen die **Megaloblasten** als Vorstufen der Erythrozyten hervor. ◄ Leukozyten werden zu diesem Zeitpunkt noch nicht gebildet. Gegen Ende des 2. Entwicklungsmonats bildet sich der Dottersack zurück. Die Stammzellen der Blutzellen wandern aus der Dottersackwand zur Leber.
➤ **Hepatolienale Periode** – reicht vom Ende des 2. bis zum 8. Entwicklungsmonat. In dieser Zeit übernimmt das Lebermesenchym und später zusätzlich die Milz die Blutzellbildung. In dieser Zeit werden die Jugendformen der Erythrozyten, **Retikulozyten,** sowie Vorstufen der Granulozyten gebildet. ◄ Nach etwa 3 Monaten wandern Blutstammzellen vom Sinusendothel der Leber (wo sie sich vom Dottersack kommend eingenistet haben) ins Knochenmark.
Medulläre Periode – beginnt mit dem 5. Entwicklungsmonat. Während die Blutzellbildung in der Leber immer mehr abnimmt, tritt das rote Knochenmark als Produktionsort der Erythrozyten und Leukozyten immer mehr in den Vordergrund. Bis zur Geburt ist das gesamte rote Knochenmark an der Blutzellbildung beteiligt.

Stammzelle

Die pluripotente Stammzelle der Blutzellen wird **Hämozytoblast** genannt. Aus dem basophilen Hämozytoblasten gehen die spezifischen Stammzellen der einzelnen Blutzellen hervor. Diese spezifischen Stammzellen können ein Blastem (= Keim = aus undifferenzierten Zellen bestehendes Bildungsgewebe) bilden. Sie sind zur Regeneration (= Zellmauserung) notwendig.
➤ Die blutbildenden Zellen des Knochenmarks sind im retikulären Bindegewebe angesiedelt, das zwischen den Spongiosabälkchen liegt. Das Bindegewebe ist von vielen Fettzellen durchsetzt.
Als **Retikulozyten** werden jugendliche Erythrozyten bezeichnet, die noch nicht ganz ausgereift sind. Die Retikulozyten besitzen im Gegensatz zu den Erythrozyten als Substantia granulo-filamentosa noch Reste ribosomaler RNA (Ribosomen, rauhes endoplasmatisches Retikulum). Im Blut liegen etwa 1 % der Erythrozyten im noch nicht ausgereiften Stadium des Retikulozyten vor. ◄

2.5.3 Lymphatische Organe ! 1/1

➤ *Prüfungsrelevant: Gesamtes Kapitel.* ◄

Die Bildung der Lymphozyten (= Lymphozytopoese) beginnt im 4. Entwicklungsmonat in der Leber, später im Knochenmark. Ihre immunologische Prägung erhalten die Lymphozyten in den lymphatischen Organen. Die lymphatischen Organe dienen damit der Abwehr.

Zu den **lymphatischen Organen** gehören:
- Thymus,
- Tonsillen (Tonsillae palatinae, Tonsilla pharyngea)
- weiße Pulpa der Milz,
- Lymphknoten,
- Lymphfollikel (= Folliculi lymphatici – sie kommen vor allem im Ileum als Peyer'sche Plaques vor).

Der **Thymus** wird häufig als **primäres lymphatisches Organ** bezeichnet, weil in ihm die T-Lymphozyten ihre immunologische Ausreifung erfahren. Die T-Lymphozyten gelangen vom Thymus über den Blutweg zu den sogenannten „thymusabhängigen Regionen" (= sekundäre lymphatische Organe), z.B. in die parakortikale Zone (= Parakortex) der Lymphknoten.
Die B-Lymphozyten gelangen über den Blutweg zu den sogenannten B-Regionen der lymphatischen Organe (besonders der Lymphfollikel).
Die T- und B-Regionen bestehen aus retikulärem Bindegewebe.
Die unterschiedliche Bevorzugung bestimmter Orte wird wahrscheinlich durch verschiedene Retikulumzellen bewirkt, denn für die B-Regionen sind dendritische, für die T-Regionen interdigitierende Retikulumzellen kennzeichnend.

Bis auf den Thymus, der aus der 3. Schlundtasche des Entoderm hervorgeht (= epithelialer Herkunft ist), besteht das Grundgerüst der lymphatischen Organe aus retikulärem Gewebe, in dessen Maschen viele T- und B-Lymphozyten liegen.
Der Thymus unterscheidet sich außerdem von den anderen lymphatischen Organen dadurch, daß er keine Lymphfollikel besitzt und, bedingt durch eine Blut-Gewebe-Schranke, nicht wie die anderen Organe mit Körperflüssigkeit in Berührung kommt.

Lichtmikroskopisch können die lymphatischen Organe unterteilt werden in:
- **lympho-retikuläre Organe** – hierzu zählen die weiße Milzpulpa, die Lymphknoten und die Lymphfollikel,

- **lympho-epitheliale Organe** – hierzu zählen die Tonsillen und der Thymus.

Bei den lymphoepithelialen Organen liegen die Lymphozyten direkt unter dem Epithel (Tonsillen) bzw. im Verband mit Epithelzellen (Thymus).

2.5.4 Bauprinzipien der lymphatischen Organe ! 0/1

Das **Stroma** (Grundgewebe) der lymphatischen Organe besteht aus einem weitmaschigen Netz von Retikulumzellen, das durch ein Gerüst aus Retikulumfasern versteift wird. In den Maschen des Gewebes liegen viele Lymphozyten. Ordnen sich die Lymphozyten in Form von Knötchen an, so spricht man von **Lymphfollikeln**.

Beim Neugeborenen, das noch nicht mit Antigenen (= körperfremdem Material) in Berührung gekommen ist, liegen die Follikel als **Primärfollikel** vor. In diesen Primärfollikeln sind die Lymphozyten annähernd gleichmäßig verteilt.

➤ Nach Kontakt mit einem Antigen entwickeln die Lymphfollikel
- 1. ein helles Zentrum, das **Reaktionszentrum** (= **Keimzentrum**) genannt wird,
- 2. einen lymphozytenreichen **Randsaum**. ◂

Sobald ein Follikel ein solches helles Reaktionszentrum mit einem dunklen Randsaum aufweist, spricht man von einem **Sekundärfollikel**.

Primärfollikel   Sekundärfollikel

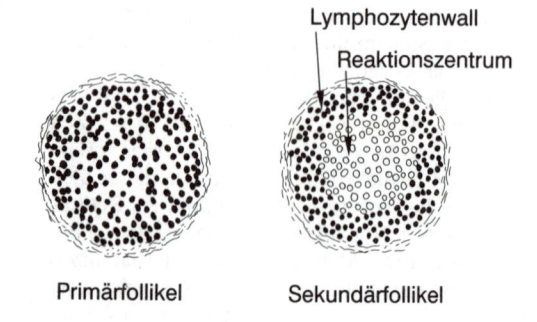

Abb. 2.40 Zwei verschiedene Stadien eines Lymphfollikels

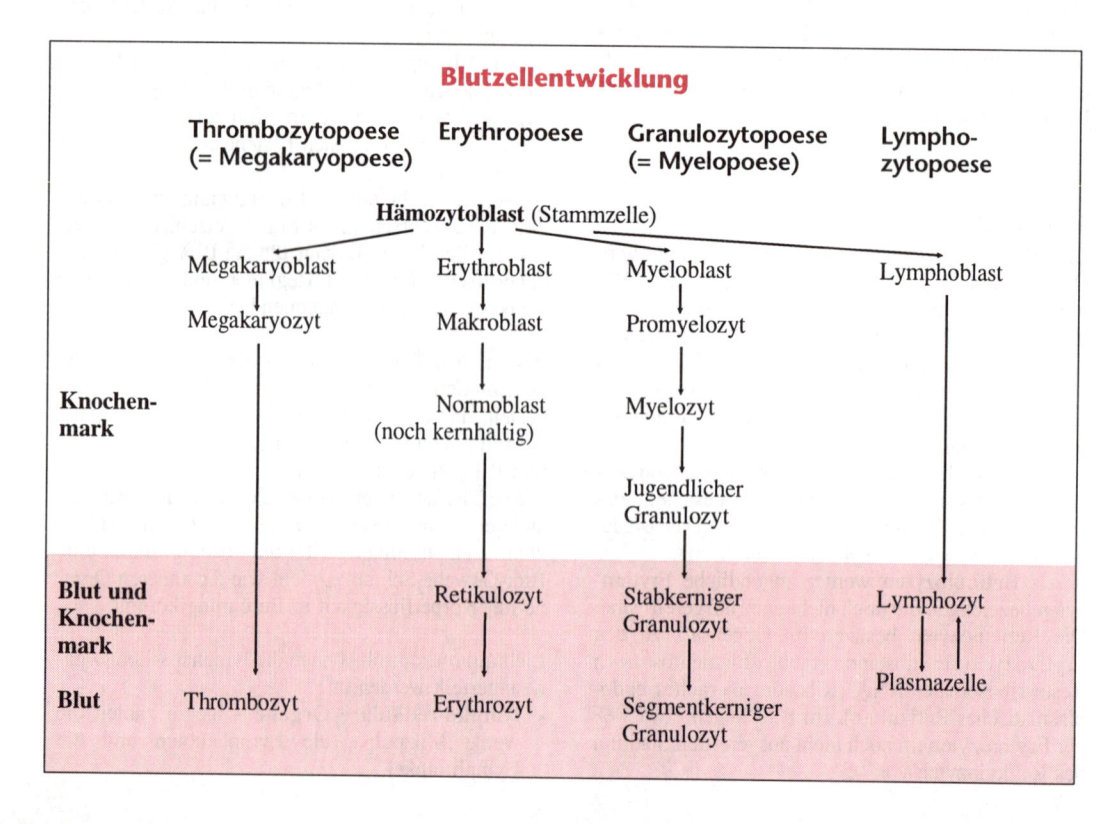

Blutzellentwicklung

	Thrombozytopoese (= Megakaryopoese)	Erythropoese	Granulozytopoese (= Myelopoese)	Lymphozytopoese
		Hämozytoblast (Stammzelle)		
Knochenmark	Megakaryoblast ↓ Megakaryozyt	Erythroblast ↓ Makroblast ↓ Normoblast (noch kernhaltig)	Myeloblast ↓ Promyelozyt ↓ Myelozyt ↓ Jugendlicher Granulozyt	Lymphoblast
Blut und Knochenmark		Retikulozyt	Stabkerniger Granulozyt	Lymphozyt ↓↑ Plasmazelle
Blut	Thrombozyt	Erythrozyt	Segmentkerniger Granulozyt	

➤ Im hellen Reaktionszentrum kommen vor allem immunreaktive Zellen vor wie Immunoblasten (= aktivierte B-Lymphozyten), Plasmazellen und Retikulumzellen. ◂

2.5.5 Mikroskopische Anatomie und Ultrastruktur der lymphatischen Organe   !! 1/5

➤ *Prüfungsrelevant: das gesamte Kapitel.* ◂

In diesem Kapitel wird nur der Lymphknoten beschrieben. Der Thymus, die Milz und die Tonsillen werden ausführlich in den jeweiligen Organkapiteln beschrieben.

Die **Lymphknoten** (= **Nodi lymphatici**) sind 2 bis 30 mm große, runde bis bohnenförmige Knötchen, die zwischen die Lymphgefäße geschaltet sind. Die zuführenden Lymphgefäße werden **Vasa afferentia** genannt, sie liegen auf der konvexen Seite des Lymphknotens. Das ableitende Lymphgefäß (= Vas efferens) verläßt den Lymphknoten am Hilum. Am Hilum treten auch die Arterien und Venen in den Lymphknoten ein.

Die Lymphknoten haben die Aufgabe, die mit der Lymphe transportierten Bakterien, Zelltrümmer, Viren und Tumorzellen aus der Lymphe zu filtern und abzubauen.

Klinik: Die aus der Lymphe gefilterten Tumorzellen können im Lymphknoten weiterwachsen und hier Metastasen (= Tochtergeschwülste) bilden.

Mikroskopische Anatomie

Außen ist der Lymphknoten von einer derben bindegewebigen **Organkapsel** umgeben. Diese Organkapsel besteht aus Kollagenfasern, in die elastische Netze eingeflochten sind. In der Kapsel kommen vereinzelt glatte Muskelzellen vor.

Von der Organkapsel zieht eine Vielzahl von Bindegewebsbälkchen (= **Trabekeln**) zur Mitte des Lymphknotens hin, wobei sie das Parenchym unvollständig unterteilen. Die Trabekel gehören zum Stroma und dienen als Stützgewebe des Lymphknotens. In den Trabekeln liegen Blutgefäße, die zum Hilum ziehen.

Der Raum zwischen den Trabekeln ist mit retikulärem Bindegewebe ausgefüllt. Das retikuläre Bindegewebe unterteilt man in eine Rinde und das Mark. Zwischen Rinde und Mark liegt die parakortikale Zone.

Die **Rinde** (= Kortex) besteht aus Lymphozyten, die sich zu vielen ringförmigen Sekundärfollikeln (Lymphfollikeln) zusammengelagert haben. (siehe

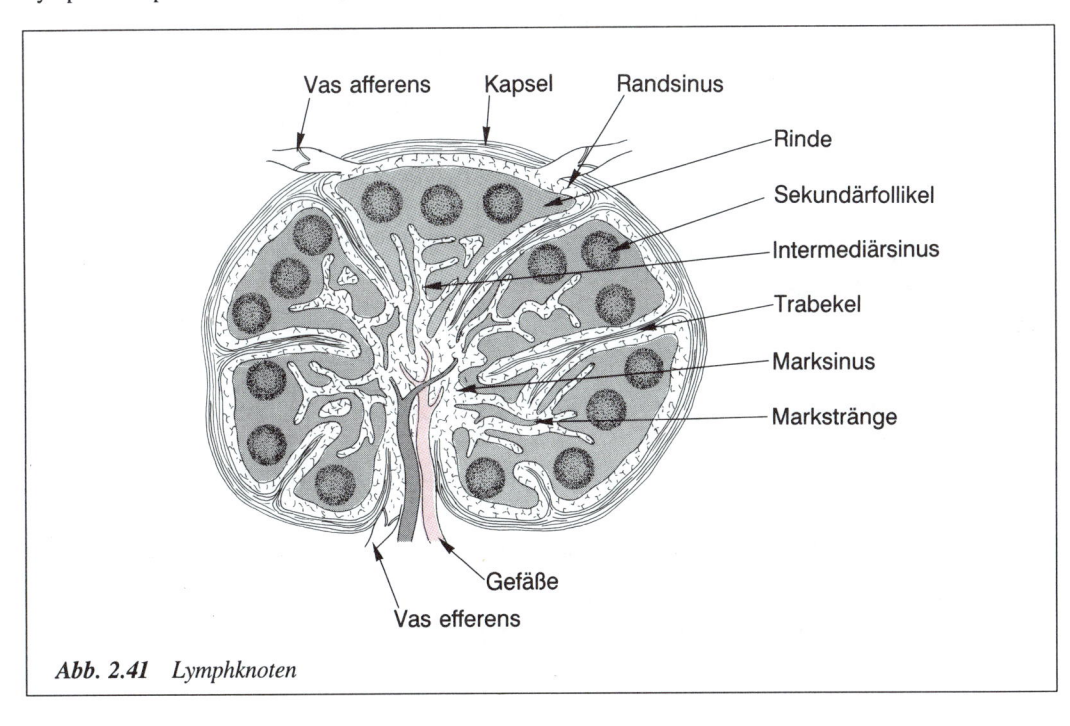

Abb. 2.41 Lymphknoten

Kapitel 2.5.4). Die **Sekundärfollikel** sind vor allem von B-Lymphozyten besiedelt.

Die T-Lymphozyten befinden sich überwiegend in der **parakortikalen Zone**.

Das **Mark** (= Medulla) des Lymphknotens liegt unterhalb der Rinde sowie im Bereich des Hilum. Das Mark besteht aus strangförmig (= **Markstränge**) angeordneten B-Lymphozyten, Retikulumzellen und Plasmazellen.

Im Mark kommen keine Lymphfollikel vor!

Lymphabfluß

Die Lymphe gelangt durch die in Mehrzahl vorkommenden **Vasa afferentia** in den zwischen der Organkapsel und der Rinde liegenden Randsinus. Die Vasa afferentia enthalten Gefäßklappen.

Vom **Randsinus** (Marginalsinus) fließt die Lymphe an den Lymphfollikeln vorbei durch die radiär zur Rindensubstanz angeordneten **Intermediärsinus** zum Marksinus.

Der **Marksinus** liegt zwischen den Marksträngen. Von ihm gelangt die Lymphe zum **Terminalsinus,** wo sie gesammelt wird und über ein **Vas efferens** aus dem Lymphknoten abfließt.

Die einzelnen Sinus sind untereinander durch ein Netz von Retikulumzellen und Retikulinfasern verbunden. Die Lymphsinus sind unvollständig von Endothelzellen ausgekleidet, die sich aus den Retikulumzellen entwickelt haben. Die Endothelzellen werden auch als Uferzellen bezeichnet. Sie können phagozytieren.

Trotz der nur unvollständig verschlossenen Sinuswände gelangt nur rund 1 % der Lymphe in das umliegende Lymphknotengewebe.

2.6 Allgemeine Anatomie der Drüsen

2.6.1 Klassifizierung von Drüsen !! 3/12

▶ *Es wurden mehrere Bildfragen gestellt.* ◀

▶ Die Drüsen gehen in ihrer Mehrzahl aus dem Oberflächenepithel (= Deckepithel) hervor. Dieser Entwicklungsvorgang läuft vereinfacht dargestellt so ab, daß Zellstränge des Epithels in das Bindegewebe hineinsprossen. Die weitere Entwicklung verläuft bei den jeweiligen Drüsenzellen verschieden.

Einige Drüsenzellen gehen nicht aus dem Oberflächenepithel hervor, zu ihnen gehören z.B. die Theka-lutein-zellen des Corpus luteum (= Gelbkörper des Ovar) und die Leydig'schen Zwischenzellen (Hoden), die sich beide aus dem Bindegewebe entwickeln. ◀

Die Aufgabe der Drüsen besteht in der Bildung eines spezifischen Sekrets.

Bei den **exokrinen Drüsen** wird das Sekret über Ausführungsgänge auf die Haut (z.B. Schweißdrüsen) oder auf die Schleimhaut des Atemtrakts oder des Magen-Darm-Kanals abgegeben.

Bei den **endokrinen Drüsen** bildet sich der Ausführungsgang während der Entwicklung zurück. Sie geben ihr Sekret in das Blut ab.

Das Sekret, das nach außen auf die Haut oder Schleimhaut abgegeben wird, bezeichnet man als **Exkret,** das nach innen abgegebene als **Inkret** (= **Hormon**).

Endokrine Drüsen

▶ Die endokrinen Drüsen bilden Hormone. Sie besitzen keine Ausführungsgänge. Statt dessen werden sie von einem verzweigten Kapillarnetz durchsetzt, über das sie ihr Sekret (Hormone) direkt in die Blutbahn, selten in die Lymphbahn abgeben. Über den gleichen Weg erhalten sie die zur Hormonproduktion notwendigen Stoffe.

Zu den endokrinen Drüsen gehören: Hypophyse (Hirnanhangdrüse), Schilddrüse, Nebenschilddrüse (= Epithelkörperchen), Nebennierenrinde, Zirbeldrüse (= Corpus pineale) und die Langerhans'sche Inseln des Pankreas. Außerdem werden Hormone im Ovar und im Hoden sowie während der Schwangerschaft in der Plazenta gebildet. ◀

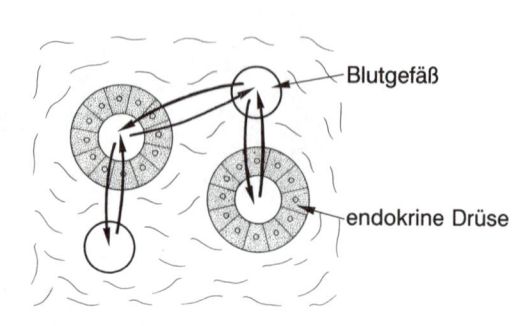

Abb. 2.42 Endokrine Drüse

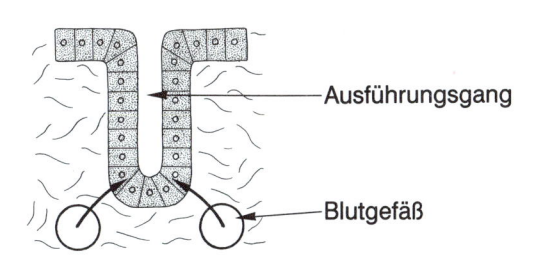

Abb. 2.43 Exokrine Drüse

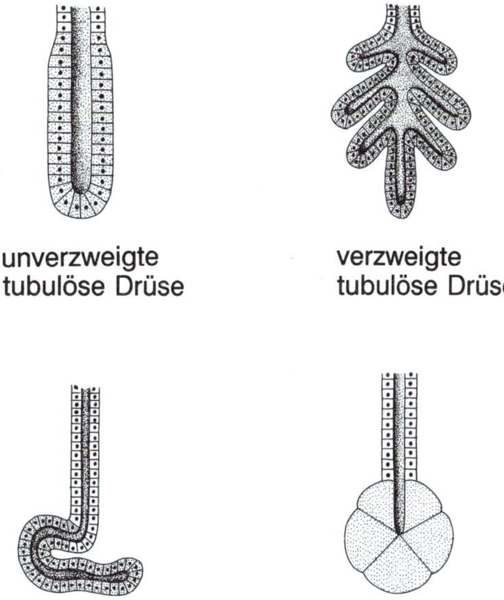

Exokrine Drüsen

Die exokrinen Drüsen können einzellig oder mehrzellig sein, wobei die einzelligen zumeist als endoepitheliale und die mehrzelligen als exo-epitheliale Drüsen vorkommen.

Endoepitheliale (exokrine) Drüsen

➤ Diese Drüsen liegen zumeist einzellig innerhalb des Oberflächenepithels. Ein typisches Beispiel für endoepitheliale einzellige Drüsen sind die **Becherzellen,** die im Darmbereich und in den Luftwegen (Luftröhre und Bronchien) vorkommen. ◀ Die kelchglasartig aussehenden Becherzellen produzieren einen Schleim, der am apikalen Teil der Zelle (= Zellspitze) z.B. ins Darmlumen abgegeben wird, wobei die Zelloberfläche zerreißt. Der Schleim dient als Gleitmittel für die Nahrung und als Schutzfilm für das Epithel.

➤ Neben den Becherzellen kommen als weitere einzellige endoepitheliale Drüsen u.a. die Paneth'schen Körnerzellen und die enterochromaffinen Drüsen (siehe Kapitel 8.2.2) vor.

Mehrzellige endoepitheliale Drüsen kommen nur in der Nasenschleimhaut und in der Urethra (= Harnröhre) vor. ◀

Exoepitheliale (exokrine) Drüsen

Die exoepithelialen Drüsen liegen unter dem Epithel im Bindegewebe. Sie sind als mehrzellige exokrine Drüsen durch einen Ausführungsgang mit der Haut- oder mit der Schleimhautoberfläche verbunden (zum Ausführungsgangsystem siehe Kapitel 2.6.3).

Die exoepithelialen Drüsen können ihrerseits unterteilt werden nach:
- Form der Drüse (= Form der Ausführungsgänge und der Endstücke),
- Art des Sekrets,
- Art der Sekretabgabe.

Abb. 2.44 Verschiedene Drüsenarten

Nach der **Form der exoepithelialen Drüse** unterscheidet man:
- **tubulöse Drüsen** – sie besitzen ein schlauchförmiges Endstück. Man unterteilt sie in:
  - einfach tubulöse Drüsen – der Ausführungsgang ist langgestreckt
    Vorkommen: Krypten (Kolon), Lieberkühn'sche Krypten (Dünndarm).
  - gewunden tubulöse Drüsen – bei ihnen liegt der Ausführungsgang aufgeknäuelt vor.
    Vorkommen: Schweißdrüsen.
  - verzweigt tubulöse Drüsen – bei ihnen münden mehrere Ausführungsgänge zusammen.
    Vorkommen: Gll. cervicales (Uterus), Gll. pylorica (Magen), Gll. duodenales (Duodenum).
- **azinöse Drüsen** – ihr Endstück hat ein beerenförmiges Aussehen (acinus = Weinbeere).
  Vorkommen: gemischte Drüsen.
- **alveoläre Drüsen** – sie haben ein bläschenförmiges Aussehen.
  Vorkommen: gemischte Drüsen.
- **tubulo-alveoläre Drüsen** – sie kommen als gemischte Drüsen z.B. in der Glandula parotis (= Ohrspeicheldrüse), in der Prostata und in der Milchdrüse (Mamma) vor.

Nach der **Art der Sekretabgabe** (= Extrusion) unterscheidet man zwischen apokrinen, holokrinen und mesokrinen Drüsen.

Apokrine Drüsen – in diesen Drüsen sammelt sich das Sekret an der Zellspitze (= apokrin). Das Zytoplasma der Zelle schnürt sich bei der Extrusion im apikalen Teil mit dem Sekret ab.

➤ Nach der Extrusion sind diese Drüsenzellen damit zwangsläufig kleiner geworden und müssen daher regeneriert werden, bevor sie erneut Sekret abgeben können.

Zu den apokrinen Drüsen gehören u.a.: Duftdrüsen der Achselgegend, Milchdrüsen, Moll'sche Drüsen (Augenlid). ◄

➤ **Holokrine Drüsen** – bei ihnen sammelt sich das Sekret im gesamten Zelleib. Bei der Extrusion gehen diese Drüsenzellen zugrunde. Neue Drüsenzellen entstehen aus dem unter den holokrinen Drüsenzellen liegenden mehrschichtigen Drüsenepithel.

Holokrine Drüsen kommen als Talgdrüsen (= Gll. sebaceae) und als Meibohm'sche Drüsen (= Gll. tarsales = modifizierte Talgdrüsen am Augenlid) vor. ◄

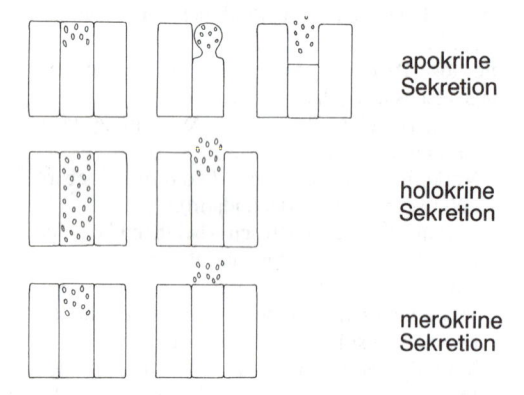

Abb. 2.45 Sekretionsarten

➤ **Merokrine Drüsen** (früher als ekkrine Drüsen bezeichnet) – sie bilden die häufigste Drüsenart. Sie sondern das Sekret in der Art der Exozytose (= in Tröpfchenform) an ihrer Zelloberfläche ab. Bei der Extrusion bleibt die Zelle vollständig erhalten. Die merokrinen Drüsen sind immer zur Sekretion bereit. ◄

Nach der Art des von den Endstücken gebildeten Sekrets werden die merokrinen Drüsen in seröse, muköse und gemischte Drüsen unterteilt.

Art des Sekrets

➤ Die **serösen Drüsen** produzieren ein dünnflüssiges Sekret, das reich an Proteinen und Enzymen ist. Die Endstücke der serösen Drüsen besitzen ein kleines Drüsenlumen, das von hohen Drüsenzellen umgeben ist. Diese Drüsenzellen besitzen einen zentral liegenden runden Zellkern.

Rein seröse Drüsen sind die Gl. parotis, das Pankreas, die Gl. lacrimalis (= Tränendrüse) und die Spüldrüsen der Geschmacks- und Geruchsorgane. ◄

> **Merksatz** für die serösen Drüsen:
> **Papagei**en**tränen** sind serös.
> **Pa** (= Parotis), **pa** (= Pankreas), **tränen** (= Tränendrüse).

➤ Die **mukösen Drüsen** produzieren einen fermentarmen, zähflüssigen Schleim, der **Muzin** genannt wird. Das Muzin besteht u.a. aus Mukoproteinen und Glykoproteinen, es dient hauptsächlich als Gleitmittel. Die Endstücke der mukösen Drüsen besitzen ein weites Drüsenlumen. Die das Lumen umgebenden Drüsenzellen sind flacher als die Zellen der serösen Drüsen. Die Zellkerne sind abgeplattet und liegen basal.

Rein muköse Drüsen sind beim Menschen relativ selten, zu ihnen gehören die Gll. linguales posteriores (= hintere Zungengrunddrüsen) und die Gll. palatinae (= hintere Gaumendrüsen). ◄

➤ Die **gemischten Drüsen** besitzen in ihren Endstücken sowohl seröse als auch muköse Zellen, wobei die serösen Zellen den mukösen Endstücken als **von Ebner'scher Halbmond** kappenartig aufliegen. Wenn die Zahl der serösen Zellen in den Endstücken überwiegt, so spricht man von sero-mukösen, im umgekehrten Fall von muko-serösen Drüsen.

Seromukös ist die Gl. submandibularis (= Unterkieferdrüse), mukoserös ist die Gl. sublingualis (= Unterzungendrüse). ◄

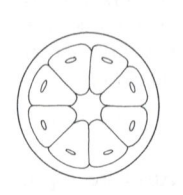

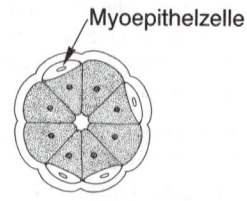

Abb. 2.46 Verschiedene Endstücke

2.6.2 Morphologische Grundlagen der Sekretbereitung und -abgabe ! 1/1

Unter **Sekretion** versteht man die Bildung und Abgabe (= Extrusion) von in den Drüsenzellen gebildeten spezifischen Substanzen.

Die für die Sekretzubereitung notwendigen Stoffe werden aus dem umgebenden Gewebe und dem Blut aufgenommen, dann abgebaut und an den Ribosomen zu spezifischen Strukturen aufgebaut.

Die Proteinsynthese läuft an den Ribosomen ab. Die Ribosomen sind dem rauhen endoplasmatischen Retikulum angelagert, die elektronenmikroskopisch in den Drüsenzellen als dicht zusammenliegende Membranen zu erkennen sind.

An dem endoplasmatischen Retikulum (= ER) vorbei gelangen diese Stoffe in die Golgi-Apparate, wo sie zu ihrer endgültigen Struktur und Funktion umgebaut werden. Die Sekrete werden in Vesikeln der Golgi-Apparate gelagert.

➤ Die Sekretion (= Sekretabgabe) erfolgt bei den exokrinen Drüsen
- 1. nach einem Impuls vom autonomen Nervensystem,
- 2. nach hormonellen Impulsen,
- 3. sowohl über das autonome Nervensystem als auch hormonell. ◄

2.6.3 Morphologische Grundlagen des Sekrettransports ! 0/3

Die die Sekrete produzierenden Drüsenzellen liegen, wie in Kapitel 2.6.1 beschrieben, in den Endstücken der Drüsen. Diese **Endstücke** sind durch eine Basalmembran vom umliegenden Bindegewebe getrennt.

Von den Endstücken gelangt das Sekret in das **Ausführungsgangsystem**, das unterteilt wird in:
- **Schaltstücke** – sie verbinden die Endstücke mit dem Steifenstück. Schaltstücke sind mit einem einschichtig, isoprismatischen Epithel ausgekleidet.
  ➤ Sie kommen bis auf in der Gl. lacrimalis nur in serösen Drüsen vor. ◄
- **Streifenstück** (= Sekretrohr) – sie liegen in den Drüsenläppchen und besitzen ein einschichtiges, iso- bis hochprismatisches Epithel.
- **Ausführungsgang** (= Ductus excretorius) – er verbindet das Drüsenläppchen mit der Oberfläche. Der Ausführungsgang besteht aus mehrreihigem, kubischem bis hochprismatischem Epithel. Von den Sekretrohren lassen sie sich außerdem dadurch unterscheiden, daß sie zumeist von viel mehr Bindegewebe umgeben sind.

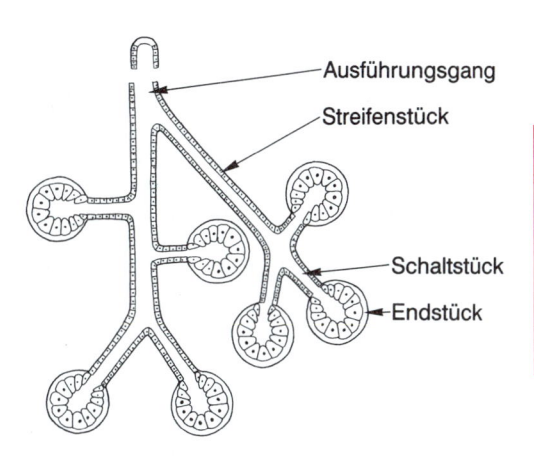

Abb. 2.47 Alveoläre Drüse

➤ Das Ausführungsgangsystem ist nicht bei allen exkretorischen Drüsen gleich aufgebaut, z.B. fehlen im Pankreas die Streifenstücke und bei der Gl. lacrimalis (= Tränendrüse) fehlen die Schalt- und Streifenstücke. ◄

Das drüsenspezifische Ausführungsgangsystem wird im mikroskopischen Teil der jeweiligen Drüse beschrieben.

➤ Die Endstücke und der Anfangsteil der Schaltstücke der Duft-, Schweiß- und der Speicheldrüsen, sowie der proliferierenden Milchdrüse, sind von **Myoepithelzellen** umgeben. Die Myoepithelzellen sind modifizierte Epithelzellen, die kontraktile muskuläre Fibrillen (= Myofibrillen) enthalten. Bei ihrer Kontraktion pressen sie das Sekret aus der Drüse heraus.

Die Myoepithelzellen sind ektodermalen Ursprungs, sie werden zur glatten Muskulatur gerechnet (Muskelzellen gehen aus dem Mesoderm hervor). ◄

2.7 Allgemeine Anatomie der Schleimhäute und der serösen Höhlen

2.7.1 Schleimhäute   ! 0/2

Als **Schleimhaut** (= **Tunica mucosa**) wird das Gewebe bezeichnet, das die innere Körperoberfläche auskleidet und Schleim produziert. Die Schleimhaut kleidet im Körperinnern all die Organe aus, die mit der Umwelt in Verbindung stehen, z.B. Magen-Darm-Kanal, Harn- und Atemwege.

An den Körperöffnungen geht die Schleimhaut in die äußere Haut (= Kutis) über.

Die Schleimhaut (= Tunica mucosa = Mukosa) besteht aus wenigstens zwei Schichten:
- Epithelium mucosae (alt = Lamina epithelialis mucosae = Schleimhautepithel),
- Lamina propria mucosae (= Schleimhautbindegewebe).

➤ Im Bereich des Oesophagus (= Speiseröhre) und des Darms kommen als weitere Schichten hinzu:
- Lamina muscularis mucosae (= Schleimhautmuskelschicht),
- Tela submucosa (= submuköse Bindegewebsschicht). ◄

Das **Schleimhautepithel** kann ein- oder mehrschichtig, iso- oder hochprismatisch sein oder als Übergangsepithel vorliegen. Es ist frei von Blutgefäßen und Nerven.

Das Schleimhautepithel dient der
- Protektion (= Schutz des unter ihm liegenden Gewebes)
- Resorption (= Aufnahme von Stoffen), dazu besitzt es in bestimmten Bereichen Mikrovilli (z.B. im Darm)
- Sekretion – sie erfolgt durch Drüsen, die als endoepitheliale Drüsen innerhalb der Schleimhaut liegen (siehe Kapitel 2.6.1).

Die **Lamina propria mucosae** besteht aus lockerem Bindegewebe, in dem zahlreiche vegetative Nervenfasern sowie Blut- und Lymphgefäße verlaufen.

➤ Die **Lamina muscularis mucosae** kommt im gesamten Verdauungskanal vor. Sie besteht aus glatten Muskelzellen (Ausnahme: oberes Drittel des Oesophagus, in dem quergestreifte Muskelfasern liegen). ◄

Die **Tela submucosa** besteht aus lockerem Bindegewebe, das mit scherengitterartig angeordneten Kollagenfasern und elastischen Fasern durchsetzt ist. In der Submukosa verlaufen die Leitungsbahnen (Arterien, Venen, Lymphgefäße). In dieser Schicht bilden die Nerven Nervengeflechte (= Plexus).

Die Submukosa dient als Verschiebeschicht und schützt die Mukosa vor mechanischen Einwirkungen (Verletzungen). Durch die Einlagerung von freien Bindegewebszellen dient sie außerdem der immunologischen Abwehr.

An den Körperstellen, an denen die Submukosa fehlt, z.B. am Zahnfleisch, ist die Mukosa unverschieblich mit dem Knochen verbunden.

2.7.2 Seröse Höhlen

2.7.2.1 Bauprinzip der serösen Höhlen   ! 0/1

Viele menschliche Organe liegen in Körperhöhlen z.B.
- Herz und Lungen in der Brusthöhle,
- Darm in der Bauchhöhle,
- Geschlechtsorgane in der Beckenhöhle.

Diese Höhlen (= Cavae) werden von einer Serosa (= **Tunica serosa**) ausgekleidet.

Die **Serosa** besteht aus zwei Blättern:
- mit einem parietalen Blatt kleidet sie die Höhlenwand aus und
- mit einem viszeralen Blatt überzieht sie das jeweilige Organ.

Zwischen den beiden Blättern liegt ein kleiner Spalt, der mit einer serösen (eiweißhaltigen) Flüssigkeit gefüllt ist und **Serosaspalt** genannt wird. Der Serosaspalt ermöglicht es den Organen, bei einer Volumenänderung reibungslos innerhalb der Höhle zu gleiten.

➤ Die seröse Flüssigkeit wird von der Serosa gebildet. Diese Flüssigkeit ist ein Transsudat (= nicht entzündlicher Erguß – im Gegensatz zum Exsudat). Die Serosa ist in der Lage die zuvor sezernierte Flüssigkeit wieder zu resorbieren. ◄

Klinik: Bei bestimmten Erkrankungen ist die Serosa zur Resorption nicht mehr in der Lage, dadurch kann es zu einer Flüssigkeitsansammlung z.B. in der freien Bauchhöhle kommen (= Aszites = Bauchwassersucht).

Mikroskopische Anatomie

Die **Serosa** besteht aus zwei Schichten:
- ➤ **Epithelium serosae** – sie besteht aus einem einschichtigen Plattenepithel und wird, da sie aus dem Mesoderm entsteht, **Mesothel** genannt. Das Mesothel besitzt an seiner Oberfläche Mikrovilli, die der Resorption dienen. Die Mesothelzellen können sich bei Gewebsentzündungen zu Makrophagen differenzieren. ◄
- **Lamina propria serosae** (= Subserosa) – sie bildet eine dünne lockere Bindegewebsschicht.

An bestimmten Stellen stehen die von einer Serosa umgebenen Organe mit der Höhlenwand über eine bindegewebige Versorgungsstraße in Verbindung. In diesen Versorgungsstraßen verlaufen die Nerven und Gefäße.

Im Bereich der Versorgungsstraßen geht das parietale Blatt der Serosa in das viszerale Blatt über – dieser Bereich wird daher als „Meso" (= zwischen) bezeichnet. Die Bezeichnung „Meso" wird dem jeweiligen Organabschnitt vorangestellt, z.B. Meso-colon, Meso-appendix.

Das Meso wird, da es auf beiden Seiten von Serosa überzogen ist, auch Duplikatur genannt. Einige dieser Meso werden nach der anatomischen Nomenklatur als Ligamentum bezeichnet (Meso und Ligamentum kann somit sinngemäß das gleiche bedeuten, die jeweilige Bezeichnung kann aber nicht ausgetauscht werden).

Der Serosaüberzug (über den Organen) und die Serosaauskleidung (der Höhle) wird im Brustraum **Pleura** (= Brustfell) und im Bauchraum **Peritoneum** (= Bauchfell) genannt.

2.8 Allgemeine Anatomie des Nervensystems

2.8.1 Gliederung nach morphologischen und funktionellen Kriterien !! 1/4

Das Nervensystem hat die Aufgabe,
- alle Funktionen und Tätigkeiten der einzelnen Organe zu regulieren, zu koordinieren und zu kontrollieren,
- Bewegungen auszulösen und zu kontrollieren,
- Reize über Sinnesorgane wahrzunehmen, zu verarbeiten und weiterzuleiten.

Topographisch unterscheidet man zwischen einem
- zentralen Nervensystem (= ZNS) und einem
- peripheren Nervensystem.

Funktionell unterscheidet man zwischen einem
- animalen Nervensystem und einem
- vegetativen Nervensystem.

Topographische Einteilung des Nervensystems

Zentrales Nervensystem

Zum zentralen Nervensystem (ZNS) gehören
- das innerhalb der Schädelhöhle liegende Gehirn,
- das innerhalb des Wirbelkanals liegende Rückenmark.

Durch das Foramen magnum (= Hinterhauptsloch) stehen das Gehirn und das Rückenmark miteinander in Verbindung. Gehirn und Rückenmark gehen beide aus dem Neuralrohr hervor (zur Entwicklung siehe Kapitel 9.1.1f).

Schneidet man das Gehirn oder das Rückenmark quer durch, so kann man mit bloßem Auge eine graue Substanz (= Substantia grisea) und eine weiße Substanz (= Substantia alba) unterscheiden. Die graue Substanz besteht überwiegend aus den Zellkörpern (= Perikaryen) der Neurone.

➤ Die weiße Substanz besteht vorwiegend aus markscheidenhaltigen Nervenfasern sowie aus Gliazellen und Blutgefäßen. ◄

Das **Rückenmark** wird aus der innen liegenden schmetterlingsförmigen grauen Substanz und der der grauen Substanz außen anliegenden weißen Substanz gebildet (siehe Kapitel 9.2.1).

Das **Gehirn** zeigt demgegenüber eine Art Dreischichtigkeit – grau/weiß/grau. Die äußere graue Schicht wird als **Rinde** (= Kortex) bezeichnet. Die innere graue Hirnschicht kommt in Form von disseminierten (= „verstreut vorliegenden") Ansammlung von Nervenzellkörpern (= Perikaryen) vor, die als **Kerne** oder **Nuclei** bezeichnet werden. Die weiße Substanz des Gehirns wird **Medulla** (= **Mark**) genannt.

Die Nervenfasern des ZNS sind überwiegend zu Nervenfaserbündeln zusammengefaßt, die als **Fasciculi** bezeichnet werden. Gleichbedeutend mit Fasciculus (= Strang) ist **Tractus**. Manche Nervenfaserbündel werden als Tractus (= Bahn), andere als Fasciculus bezeichnet.

➤ Die Räume zwischen den Perikaryen der grauen Substanz des ZNS werden von einem aus Glia und Nervenzellfortsätzen gebildeten Gewebe ausgefüllt, das in seiner Gesamtheit als **Neuropil** bezeichnet wird. ◂

Peripheres Nervensystem

Als **peripheres Nervensystem** wird die Gesamtheit der leitungsnetzartig durch den Körper ziehenden Nerven bezeichnet. Das periphere Nervensystem besteht aus Nervenfasern, Rezeptoren sowie aus Nervenzellen, deren Perikaryen häufig in Ganglien zusammenliegen (siehe weiter unten). Die Nerven sind aus vielen Nervenfasern zusammengesetzt.

▸ Die peripheren Nerven werden in 12 Hirnnerven und 31 Rückenmarksnerven (= Spinalnerven) unterteilt. Die **Hirnnerven** haben ihren Ursprung an den Kernen (= Nuclei) in der grauen Substanz des Gehirns. Die **Spinalnerven** (= Nn. spinales) gehen aus der grauen Substanz des Rückenmarks hervor. ◂

Aus jeder Hälfte des Gehirns treten zwölf Hirnnerven aus, die in Kapitel 5.5 ausführlich beschrieben werden.

Es gibt 31 Spinalnervenpaare. Aus jedem Rückenmarkssegment tritt auf der rechten und linken Seite je ein Spinalnerv aus und gelangt durch ein zwischen den Wirbeln liegendes Loch (= Foramen intervertebrale) aus dem Wirbelkanal hinaus.

▸ Die 31–33 Spinal-Nervenpaare liegen vor als:
- 8 Zervikalnervenpaare = Halsnerven,
- 12 Thorakalnervenpaare = Brustnerven,
- 5 Lumbalnervenpaare = Lendennerven,
- 5 Sakralnervenpaare = Kreuzbeinnerven,
- 1–3 Coccygealnervenpaare = Steißbeinnerven. ◂

▸ Der eigentliche Spinalnerv entsteht erst, indem sich die aus dem Rückenmark austretende vordere Wurzel (= Radix anterior) mit der hinteren Wurzel (= Radix posterior) vereinigt. Kurz vor der Vereinigungsstelle bildet die Radix dorsalis im Foramen intervertebrale das Ganglion spinale.
Die Radix ventralis ist motorisch, die Radix dorsalis sensibel. Die Spinalnerven werden ausführlich in Kapitel 9.2.1 beschrieben. ◂

▸ Die Hirnnerven unterscheiden sich von den Spinalnerven in folgenden Punkten:
- 1. Die Hirnnerven zeigen im Gegensatz zu den Spinalnerven keine segmentale Unterteilung.
- 2. Im Gegensatz zu den Spinalnerven sind nur wenige Hirnnerven als gemischte Nerven zu bezeichnen – siehe zur Faserqualität der Hirnnerven Kapitel 5.5.
- 3. Während bei den Spinalnerven der sensible Anteil mit der dorsalen Nervenwurzel in das Rückenmark eintritt und der motorische Anteil mit der ventralen Wurzel austritt, liegt bei den Hirnnerven die Ein- und Austrittsstelle normalerweise im basalen Hirnbereich, nur der N. trochlearis tritt dorsal aus. ◂

Funktionelle Einteilung des Nervensystems

Nach der Funktion unterteilt man die Nerven in sensible, motorische und gemischte Nerven.

Die Nervenfasern der **sensiblen Nerven** leiten die Reize von den Rezeptoren (= Organe, die der Aufnahme von Reizen dienen) zum ZNS weiter. Da die sensiblen Nervenfasern eine Information zum ZNS weiterleiten werden sie als **afferente** (= hinführende) **Nervenfasern** bezeichnet.

Im Gehirn werden die Informationen verarbeitet, worauf als Reaktion z.B. Impulse über motorische Nervenfasern zu den Muskeln geleitet werden. Da die **motorischen Nervenfasern** Informationen vom ZNS weiterleiten, werden sie auch als **efferente** (= wegführende) **Nervenfasern** bezeichnet.

Außerdem kommen **sensorische Nervenfasern** vor, die die Erregungen von Rezeptoren der Sinnesorgane (Geruchs- und Geschmacksorgane) zum ZNS leiten. Sie gehören deshalb ebenfalls zum afferenten Schenkel des Nervensystems.

▸ Die meisten Nerven besitzen mehrere Faserqualitäten. ◂

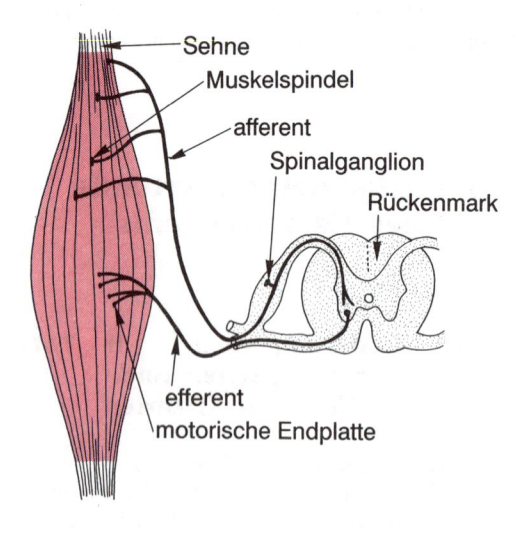

Abb. 2.48 Einfacher Reflexbogen mit 2 Neuronen

Die sensiblen und motorischen Neurone können zu einem **Reflexbogen** verknüpft werden. Der Reflexbogen ist ein Leitungsbogen, der eine Erregung (Reiz) des Rezeptors (Reizaufnehmer) zum ZNS leitet, wo die Erregung umgeschaltet und zum Effektor (z.B. Muskel) geleitet wird – siehe Kapitel 9.2.4.

➤ Als Rezeptoren (= Reizaufnehmer) eines Reflexbogens dienen freie Nervenendigungen oder Sinneszellen, als Effektoren z.B. Muskelzellen. ◀

➤ Wie zu Anfang des Kapitels erwähnt, kann das Nervensystem nach funktionellen Gesichtspunkten in ein animales und ein vegetatives Nervensystem unterteilt werden. Zum animalen Nervensystem werden alle Teile des zentralen und peripheren Nervensystems gerechnet, die der Verbindung zwischen dem Organismus und der Umwelt dienen. Zum vegetativen Nervensystem werden alle Teile des Nervensystems gerechnet, die nur die inneren Organe versorgen. ◀

Die Nervenfasern, die zum animalen oder vegetativen Nervensystem gehören, werden als **somatische Nervenfasern** bezeichnet, sie leiten als
- somato-afferente (= somatosensible) Nervenfasern die Erregung der Haut (Hautsensibilität) von den Rezeptoren zum ZNS,
- somato-efferente (= somatomotorische) Nervenfasern die Erregung vom ZNS zu den Muskeln,
- viszero-afferente (= viszerosensible) Nervenfasern die Erregung von den inneren Organen (Eingeweide, dazu gehören auch die Gefäße) zum ZNS,
- viszero-efferente (= viszeromotorische) Nervenfasern die Erregung vom ZNS zur glatten Muskulatur der inneren Organen.

Das **periphere Nervensystem** besteht vorwiegend aus Nervenfasern. Außerdem kommen im peripheren Nervensystem Nervenzellen vor, wobei zumeist mehrere bis viele Perikaryen in einem **Ganglion** (= „Nervenknoten") beisammen liegen.

➤ Ein Ganglion ist eine einige mm bis cm große Verdickung, die außen von einer Bindegewebskapsel umhüllt ist. Innerhalb des Ganglion sind die Perikaryen von Mantelzellen umgeben. ◀

Die Ganglien können unterteilt werden in
- kranio-spinale Ganglien – sie gehören zum animalen Nervensystem,
- vegetative Ganglien – sie gehören zum vegetativen Nervensystem.

Die **kraniospinalen Ganglien** kommen vor, als
- im Verlauf der Hirnnerven zwischengeschaltete Ganglien,
- Spinalganglien (= sensible Ganglien) an der hinteren Wurzel der Spinalnerven (siehe Kapitel 9.2.1).

➤ Die kraniospinalen Ganglien enthalten pseudo-unipolare Nervenzellen (mit Ausnahme des N. vestibulocochlearis, der bipolare Nervenzellen enthält). ◀

➤ Zu den **vegetativen Ganglien** gehören:
- paravertebrale Grenzstrangganglien
- prävertebrale Ganglien
- intramurale Ganglien
- vegetative Ganglien der Hirnnerven.

Die vegetativen Ganglien enthalten überwiegend multipolare, selten unipolare Nervenzellen. ◀

2.8.2 Neuronale Gliederung des peripheren animalischen Nervensystems ! 0/1

Beim peripheren animalen Nervensystem liegen die Perikaryen aller sensiblen Neurone
- 1. bei den Spinalnerven in den Spinalganglien und
- 2. bei den Hirnnerven in sensiblen Ganglien.

Die **Spinalganglien** liegen in den Foramina intervertebralia, die sensiblen Ganglien der Hirnnerven liegen in oder kurz unterhalb der Schädelbasis. Die sensiblen Neurone, deren Perikaryen in den Ganglien liegen, bilden das 1. afferente Neuron.

Die Perikaryen aller motorischen Neurone des peripheren animalen Nervensystems liegen im Vorderhorn des Rückenmarks (siehe Kapitel 9.2.1). Die Perikaryen der motorischen Neurone bilden den Ausgangspunkt der gemeinsamen motorischen Endstrecke der efferenten Leitung, wobei eine oder mehrere Muskelzellen jeweils nur mit einem Neuron in Verbindung stehen.

2.8.3 Neuronale Gliederung des peripheren vegetativen Nervensystems ! 0/0

➤ Das **vegetative Nervensystem** ist dem Willen nicht unterworfen, wobei die Einschränkung gemacht werden muß, daß das vegetative Nervensystem mittels bestimmter Trainingsmethoden (z.B. dem autogenen Training) bewußt beeinflußt werden kann. Da das vegetative Nervensystem jedoch weitgehend selbständig arbeitet, wird es auch als **autonomes Nervensystem** bezeichnet. ◀

Zwischen dem vegetativen Nervensystem, dem animalen Nervensystem und dem endokrinen System

(Hormonsystem) bestehen gegenseitige Wechselbeziehungen.

Das vegetative Nervensystem wird in einen Sympathikusanteil und einen Parasympathikusanteil unterteilt.

Sympathikus

▶ Der Sympathikus hat seinen Ursprung im Bereich des Brustteils und in den oberen 2 bis 3 Lendenmarkssegmenten des Rückenmarks (im lateralen Horn). Die Nervenfasern ziehen von den Perikaryen zu den paarig vorliegenden paravertebralen Ganglien und zu den unpaarig vorliegenden prävertebralen Bauchganglien. Die paravertebralen Ganglien liegen im **Grenzstrang** (= Truncus sympathicus), der an beiden Seiten der Wirbelsäule von der Hirnbasis bis zum Os sacrum entlangzieht. ◀ Die unmyelinisierten postganglionären Nervenfasern ziehen von den Grenzsträngen zu den Effektoren (= Organen) in die Peripherie und über besondere Nerven zu den Organen im Kopfbereich und im Brustraum.

Die postganglionären Nervenfasern der Bauchganglien bilden Nervengeflechte und ziehen zu den Bauch- und Beckenorganen.

Die Innervationsgebiete des Sympathikus sind in Kapitel 8.12 ausführlich beschrieben.

Parasympathikus

▶ Der Parasympathikus hat seinen Ursprung im Mittelhirn, im verlängerten Mark (= Medulla oblongata) und im sakralen Abschnitt des Rückenmarks. Ihre Nervenfasern sind sehr lang und ebenfalls unmyelinisiert. Sie verlaufen nicht über den Grenzstrang sondern schließen sich bestimmten Gehirn- und Rückenmarksnerven an. Ein Teil der parasympathischen Nervenfasern liegt im N. vagus (= 10. Hirnnerv). ◀

Parasympathikus und Sympathikus sind meist Gegenspieler.

2.8.4 Periphere Organisation und Projektion

Bei der peripheren Organisation des Nervensystems sind an Begriffen zu erwähnen: intra-murales Nervensystem, Dermatome und Head'sche Zonen.

Intramurales Nervensystem

Als intramurales Nervensystem bezeichnet man ein Geflecht von Nerven, das in oder an der Wand von

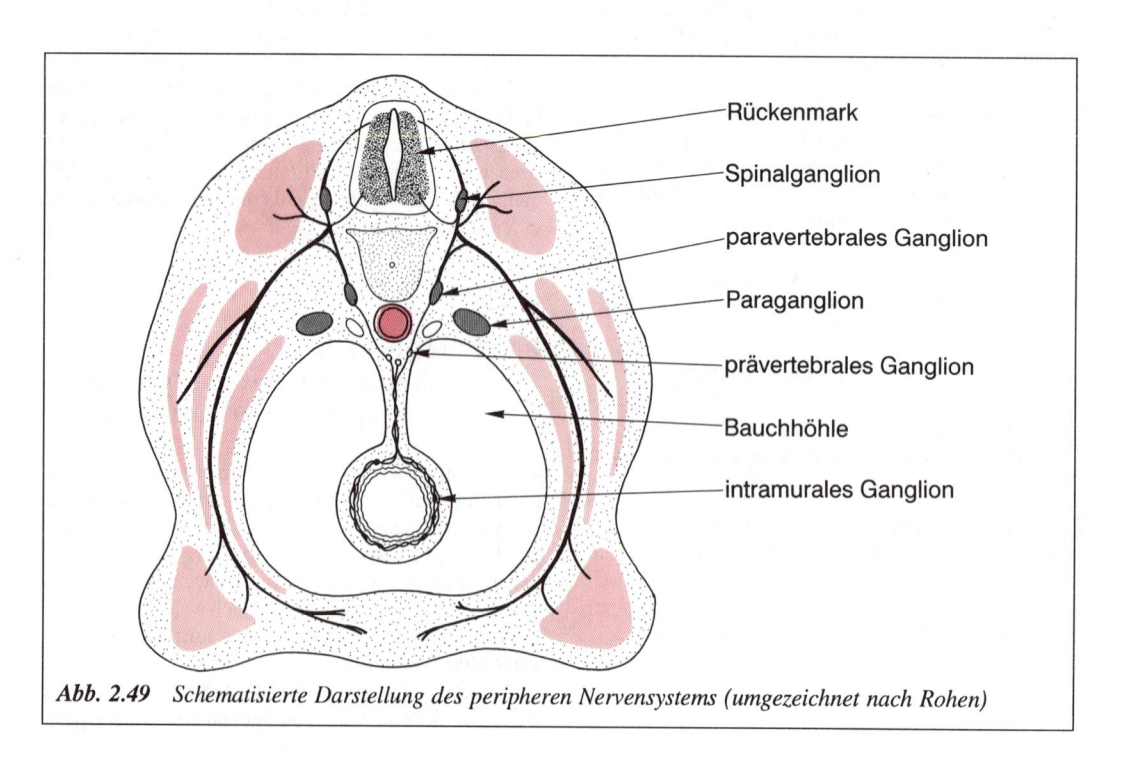

Abb. 2.49 Schematisierte Darstellung des peripheren Nervensystems (umgezeichnet nach Rohen)

Hohlorganen liegt (z.B. Magen-Darm-Kanal, Uterus, Harnblase).

➤ Dieses Nervengeflecht besitzt viele Ganglienzellen und steht über Nervenfasern mit dem Sympathikus und dem Parasympathikus in Verbindung.

Beispiele für intramurale Nervengeflechte sind der Plexus submucosus (= Meissner'sche Plexus – liegt in der Tela submucosa des Darms) und der Plexus myentericus (= Auerbach'sche Plexus – liegt zwischen der Längs- und Ringmuskulatur des Darms) – siehe Kapitel 8.2. ◄

Dermatome

➤ Als Dermatom bezeichnet man ein Hautareal, das von einem bestimmten Rückenmarksegment sensibel innerviert wird. ◄

➤ In der Entwicklungsgeschichte wird der zu einem dorsalen Ursegment gehörende Hautbezirk als Dermatom bezeichnet (siehe auch Kapitel 1.4.4).

Diese Hautbezirke vermischen sich bei der weiteren Entwicklung mit den Nachbarbezirken, so daß dem Hautbezirk beim Erwachsenen mehrere Dermatome zugeordnet werden können, wobei jedoch ein Dermatom anteilsmäßig immer überwiegt. Der Ausfall einer einzigen Hinterwurzel (= Radix dorsalis) ist also nicht eindeutig nachweisbar.

Die Hautoberfläche des Menschen ist in 30 Dermatome unterteilt. Die Dermatome sind den 31 Spinalnervenpaaren zugeordnet. Dem 1. Spinalnervenpaar ist kein Dermatom zuzuordnen. ◄

Die einzelnen Rückenmarkssegmente erhalten aus den abgegrenzten Hautbezirken afferente Signale.

Klinik: Dermatome dienen in der Neurologie der Höhendiagnose von Rückenmarksschäden, z.B. kann man bei einer Querschnittlähmung durch das Ausbleiben der afferenten Signale Rückschlüsse auf die Höhe (Wirbelsäulenhöhe) der Rückenmarksverletzung ziehen. Bei den Extremitäten zeigt ein Ausfall der Hautsensibilität, welcher Nerv geschädigt ist.

Die Head'schen Zonen werden ausführlich in Kapitel 8.14.1 beschrieben.

2.8.5 Sinnesfunktion !! 0/2

➤ *Prüfungsrelevant: Das gesamte Kapitel.* ◄

In den **Sinnesorganen** (z.B. der Netzhaut des Auges) liegen Rezeptoren, die auf einen Reiz hin (z.B. einen Lichtstrahl) eine Erregung auslösen und diese zu den entsprechenden Zentren im Gehirn leiten.

Die **Rezeptoren** werden unterteilt in:
- **freie Nervenendigungen**, z.B. für Schmerz- und Temperaturempfindungen (siehe Kapitel 2.9.1.5),
- **primäre Sinneszellen** – sind selbst Teil des Nervensystems. Sie besitzen ein eigenes afferentes Axon, das die Informationen zum Zentralnervensystem weiterleitet. Die primären Sinneszellen sind also modifizierte Nervenzellen, die gleichzeitig das 1. Neuron einer Leitungsbahn bilden.
  Primäre Sinneszellen sind z.B. die Stäbchen- und Zapfenzellen in der Retina (= Sehzellen), sowie die Riechzellen (= Sinneszellen der Regio olfactoria).
- **sekundäre Sinneszellen** – besitzen keine eigenen Axone und sind damit keine Nervenzellen. Die sekundären Sinneszellen leiten z.B. als Geschmackszellen, Gleichgewichtssinn-Zellen und Hörzellen die Erregungen über Synapsen an die sie umgebenden Nervenfasern weiter.

An Rezeptoren kommen u.a. vor (siehe auch die Physiologie):
- **Oberflächenrezeptoren** – nehmen Reize aus der Umwelt auf, z.B. Druck-, Schmerz- oder Temperaturempfindungen. Sie kommen z.B. in der Haut vor.
- **Propriozeptoren** – reagieren z.B. auf Muskel- oder Sehnendehnungen und dienen damit der Tiefensensibilität. Sie teilen dem ZNS die Lage des jeweiligen Körperteils mit.
- **Chemorezeptoren** – kommen z.B. im Glomus caroticum und im Glomus aorticum (liegen in der Wand von Blutgefäßen) vor, wo sie u.a. den O_2-Druck des Blutes messen (s. Kapitel 5.8.2).
- **Photorezeptoren** – kommen als Stäbchen- und Zapfenzellen in der Retina (= Netzhaut) des Auges vor und dienen der Verarbeitung von Lichtreizen.
- **Audiorezeptoren** – kommen im Gehörorgan vor und dienen der Verarbeitung von akustischen Reizen.

2.8.6 Nervenfaser !! 1/2

Siehe auch Kapitel 2.2.8.5.

Nervenfasern sind mit elektrischen Leitungen vergleichbar, wobei das innerhalb des Axon liegende Axoplasma die Impulse leitet.

Im Ruhezustand besteht zwischen der Außenseite der Nervenfaser und dem Axoplasma eine Potential-

Fasertyp/ Leitungsgeschwindigkeit	Fasertyp/ Muskelafferenz	Funktion	Nervenfaserdurchmesser	Leitungsgeschwindigkeit
Markscheidenhaltige Nervenfaser				
A α	Ia Ib	primäre Muskelspindelafferenzen, motorisch zu Skelettmuskeln	10–20 µm	60–120 m/sec
A β	II	Hautafferenzen für Berührung und Druck	7–15 µm	40–90 m/sec
A γ	—	motorisch zu Muskelspindeln	4–8 µm	15–25 m/sec
A δ	III	Afferenzen für Temperatur und Schmerz	2–6 µm	15–25 m/sec
B	III	Sympathisch ganglionär	1–3 µm	3–15 m/sec
Markscheidenfreie Nervenfaser				
C	IV	Hautafferenzenzen für Schmerz, sympathisch postganglionär	0,5–2 µm	0,5–2 m/sec

differenz von 80 mV, das heißt, die Außenseite ist gegenüber dem Axoplasma postiv geladen.

▶ Bei einer Erregung kommt es an dem erregten Abschnitt der Nervenfaser kurzfristig zu einem Ionenaustausch (Kationen gegen Anionen) und damit zu einem **Aktionspotential,** das heißt, das Innere des Axon wird kurzfristig positiv, die Außenseite negativ. ◀

Zwischen dem erregten Abschnitt und dem benachbarten, noch in Ruhe befindlichen Abschnitt, entsteht ein Potentialgefälle, was bei marklosen Nervenfasern zu einer Depolarisation des Nachbarabschnitts führt. So breitet sich die Erregung bis zur Synapse (siehe Kapitel 2.8.7) hin aus.

▶ Die Ausbreitung der Erregung hängt vom Durchmesser der Nervenfaser ab. ◀

▶ Bei den markhaltigen Nervenfasern erfolgt die Erregungsausbreitung wesentlich schneller, was dadurch bedingt ist, daß die Nervenfasern im Bereich der Internodien durch die Myelinscheide wesentlich besser isoliert sind als im Bereich der Ranvier'schen Schnürringe. Dadurch kommt es nur im Bereich eines Ranvier'schen Schnürrings zu einer Erregung.

Das Aktionspotential überspringt dabei das Internodium und löst beim nächsten Schnürring ein Aktionspotential aus. Die Erregung „springt" also von einem Schnürring zum nächsten, was als **saltatorische Erregung** bezeichnet wird. ◀

Das Verhältnis von Leitungsgeschwindigkeit zur Faserdicke beträgt bei markhaltigen Fasern etwa 6 : 1.

Die Nervenfasern können in zwei Klassen eingeteilt werden:

In der ersten Klasse werden die Nervenfasern nach dem Verhältnis Leitungsgeschwindigkeit zum Faserdurchmesser eingeteilt.

▶ Hierbei bilden die markhaltigen A-Fasern die dicksten und am schnellsten leitenden, die marklosen C-Fasern die dünnsten und am langsamsten leitenden Nervenfasern. ◀

In der zweiten Klasse werden die Nervenfasern nach der Muskelafferenz eingeteilt, dabei sind die I-Nervenfasern am dicksten und die IV-Nervenfasern am dünnsten.

2.8.7 Synapse ! 1/2

▶ *Die letzte Frage war eine Bildfrage.* ◀

Die Kontaktstelle, an der die Erregung von einem Neuron auf ein anderes Neuron oder auf ein Erfolgsorgan übertragen wird, wird als **Synapse** bezeichnet. Synapsen kommen sowohl im animalen als auch im vegetativen Nervensystem vor.

▶ Man unterscheidet zwischen chemischen und elektrischen Synapsen. Beim Menschen kommen vorwiegend chemische Synapsen vor. Bei den chemischen Synapsen wird die Erregung durch einen Transmitter übertragen. Die Erregungsübertragung ist nur in einer Richtung möglich („Einbahnstraße"). ◀

Die Synapsen werden nach dem Erfolgsort unterteilt in inter-neuronale, neuro-muskuläre und neuroepitheliale Synapsen.

Als **interneuronale Synapse** wird eine Synapse zwischen zwei Neuronen bezeichnet. Hierbei unterscheidet man:
- axo-dendritische Synapse – liegt zwischen einem Axon und einem Dendrit,
- axo-somatische Synapse – liegt zwischen einem Axon und einem Perikaryon,
- axo-axonale Synapse – liegt zwischen zwei Axonen.

▶ Die **neuromuskuläre Synapse** stellt eine Verbindung zwischen einem Neuron und einer Muskelzelle her. Diese auch myo-neurale Synapse genannte Verbindung kommt im animalen Nervensystem an der quergestreiften Skelettmuskulatur als motorische Endplatten und im vegetativen Nervensystem an den glatten Muskelzellen vor. ◀

▶ Die **neuroepitheliale Synapse** findet man als neuro-glanduläre Synapse zwischen einem Axon und dem Plasmalemm von exokrinen oder endokrinen Drüsenzellen sowie zwischen einem Axon und plurivakuolären Fettzellen. ◀

2.8.8 Bau der Synapsen ! 1/1

▶ *Die letzte Frage war eine Bildfrage.* ◀

Das Axon, von dem die Erregung ausgeht, besitzt an seinem Ende eine keulenförmige Vergrößerung, die man **Endkolben** nennt. Dieser Endkolben enthält besonders viele Mitochondrien und die als **Transmitter-Organellen** bezeichneten synaptischen Bläschen, die den Transmitter (= Überträgerstoff für die Erregung) enthalten.

Das Plasmalemm des Endkolbens wird im Synapsenbereich als **präsynaptische Membran** bezeichnet.

Die präsynaptische Membran ist durch einen etwa 20 nm breiten **Synapsenspalt** von der **subsynaptischen Membran** der Empfängerzelle getrennt.

Die prä- und die subsynaptische Membran sind durch Substanzanlagerungen verdickt. Das an die subsynaptische Membran anschließende Plasmalemm wird **postsynaptische Membran** genannt, sie ist nicht verdickt.

▶ Die wichtigsten in den Transmitterorganellen gespeicherten **Transmitter** (= Überträgerstoffe) sind Acetylcholin und Noradrenalin. Außerdem können Dopamin oder Adrenalin vorkommen. Zu beachten ist, daß in jeder Synapse jeweils nur eine Art von Transmitter vorkommt. ◀

Die Übertragung einer Erregung erfolgt durch eine Entleerung der Transmitterorganellen in den Synapsenspalt, wobei die Entleerung mittels Exozytose erfolgt. An der postsynaptischen Membran heften sich die Transmitter an die entsprechenden Rezeptoren an, depolarisieren dabei die postsynaptische Membran und übertragen damit die Erregung. Millisekunden nach der Depolarisation wird ein Teil der Transmitter durch Enzyme gespalten und damit von den Rezeptoren gelöst, damit repolarisiert die postsynaptische Membran. Der Rest der Transmitter wandert durch die präsynaptische Membran in den Endkolben zurück.

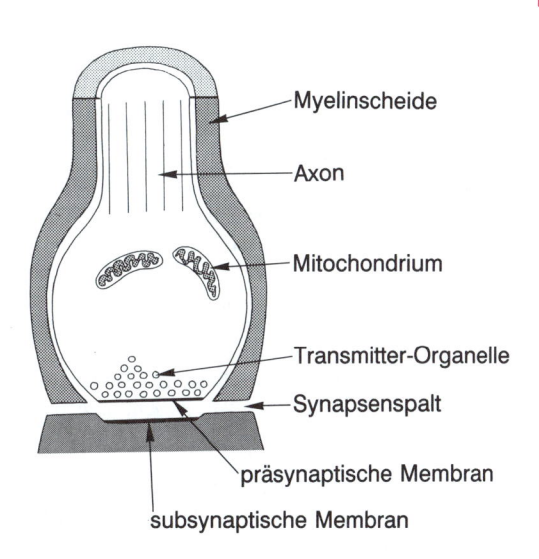

Abb. 2.50 Synapse

2.8.9 Neurosekretion ! 0/0

▶ Einige Nervenzellen können Hormone oder hormonähnliche Substanzen synthetisieren.

Nervenzellen im Hypothalamus (Gehirn) bilden Releasing Factors sowie ein Neurosekret, das Vasopressin (= Adiuretin) und Oxytoxin enthält – siehe Kapitel 9.6.3. ◀

▶ Neurosekrethaltige Anschwellungen der Axone werden als **Herring-Körper** bezeichnet. ◀

2.8.10 Mikroskopische Anatomie des peripheren Nerven ! 2/3

➤ *Prüfungsrelevant: Sie sollten die Bedeutung der fett hervorgehobenen Begriffe kennen. Bisher wurden nur Bildfragen gestellt.* ◄

Ein peripherer Nerv besteht aus einer Vielzahl von Nervenfasern, sowie aus Hüllgewebe.

Die von einer Gliascheide umgebenen **Nervenfasern** liegen S-förmig (= geschlängelt) im Nerven, wodurch bei einer Dehnung ein Zerreißen der Nervenfasern verhindert wird.

Die Nervenfasern sind von drei verschiedenen bindegewebigen Strukturen umschlossen (ähnlich den Muskelfasern):
- **Endoneurium** – liegt zwischen den Nervenfasern, enthält Blutkapillaren und bildet zusammen mit der Basalmembran die Endoneuralscheide. Die Basalmembran besteht aus der die Schwann'sche Zelle umgebenden Basallamina sowie aus Retikulinfasern.
- **Perineurium** – umgibt einige hundert Nervenfasern. Das Perineurium besteht aus straffem Bindegewebe, das elastische Fasern enthält. Innen ist das Perineurium von Perineuralepithel bedeckt, das als Abkömmling der weichen Hirnhaut anzusehen ist.
- **Epineurium** – umgibt die vom Perineurium umhüllten Nervenfaserbündel und schließt sie zu Nerven zusammen. Das aus lockerem Bindegewebe bestehende Epineurium ist mit dem umgebenden Gewebe verbunden.

Epineurium und Perineurium wirken zusammen einer Überdehnung des Nerven entgegen. Außerdem kommt es beim Dehnen eines Nerven zu einem intensiven Schmerzreiz.

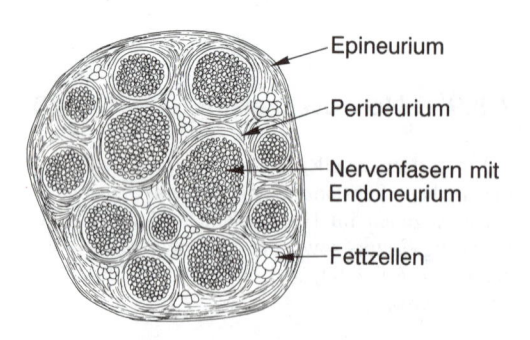

Abb. 2.51 Hüllen eines peripheren Nerven

2.9 Haut und Hautanhangsgebilde

2.9.1 Haut und Unterhaut ! 1/3

➤ *Prüfungsrelevant: Kenntnis welche Schichten zur Kutis gehören.* ◄

Die **Haut** (= **Kutis**) ist das größte Organ des Menschen. Die von der Haut bedeckte Oberfläche ist ungefähr 1,5 bis 1,8 m² groß. Die Haut hat die Aufgabe, den Körper vor mechanischen, chemischen und thermischen Schäden zu schützen. Außerdem dient sie als Wärmeregulator, indem sie bei übermäßiger Erhitzung des Körpers durch Absonderung von Schweiß den Körper abkühlt.

Über in der Haut liegende Druck-, Schmerz- und Temperaturrezeptoren (= „Fühler") werden dem Nervensystem die „äußeren Bedingungen" mitgeteilt.

Bestimmte Stoffe können durch die Haut in den Körper gelangen, was bei der Therapie einer Erkrankung teilweise ausgenutzt werden kann (z.B. Einreiben von Salben). Die Haut trägt jedoch nur mit etwa 1 % zur Atmung bei!

Die **Körperdecke** (= **Integumentum commune**) besteht aus:
- Kutis (= Haut) und
- Subkutis (= Unterhautbindegewebe).

Die Kutis besteht wiederum aus:
- Epidermis (= Oberhaut) und
- Korium (= Lederhaut).

➤ Die drei Schichten unterteilen sich in:

A. Kutis
  I. Epidermis   **Merkspruch**
    1. Stratum **corn**eum   **Corn**elias und
    2. Stratum **luci**dum   **Luci**s
    3. Stratum **gran**ulosum **gran**dfather
    Stratum **germ**inativum **ger**ne
    unterteilt sich in
    4. Stratum **spin**osum   **spi**elt
    5. Stratum **bas**ale   **Bas**eball
  II. Korium   während
    1. Stratum **pap**illare **Pap**a
    2. Stratum **ret**iculare **re**det.
B. Subkutis ◄

➤ Die Epidermis entwickelt sich aus dem Oberflächenektoderm, das Korium und die Subkutis gehen aus dem parietalen Mesoderm hervor. ◄

2.9.1.1 Epidermis !! 5/12

➤ *Prüfungsrelevant: Das gesamte Kapitel.* ◄

Die **Epidermis** ist durchschnittlich etwa 50 µm dick. Im Bereich der Fußsohlen kann sie bis zu 1 mm dick werden.

Die Epidermis besteht aus einem mehrschichtigen, verhornten Plattenepithel, dessen oberste Hornschichten täglich abgestoßen werden. Der Zellersatz erfolgt im Stratum germinativum (= Keimschicht). Diese **Keimschicht** wird in das Stratum spinosum und das Stratum basale unterteilt. Die Zellen des Stratum germinativum teilen sich ständig und schieben sich dabei zwischen die Zellen der drei oberen Epidermisschichten. Die gute Regenerationsfähigkeit der Epidermis zeigt sich darin, daß sie unter normalen Verhältnissen innerhalb von 30 Tagen vollkommen erneuert wird. Das Epithel der Haut ist normalerweise gefäßlos.

Mikroskopische Anatomie

Wie in Kapitel 2.9.1 aufgelistet, besteht die Epidermis aus folgenden 5 Schichten:

Stratum corneum (= Hornschicht) – In dieser Schicht liegen kernlose Epithelzellen, die sich zu Hornschuppen umgewandelt haben. Die Hornschuppen sind von einer festen Substanz umhüllt, die aus Lipoid, Milchsäure usw. besteht. Die Hornschuppen enthalten **Keratin** (= Hornsubstanz), sie sind frei von Zellorganellen.

Die Hornhaut kann Wasser aufnehmen, wodurch sie elastisch bleibt.

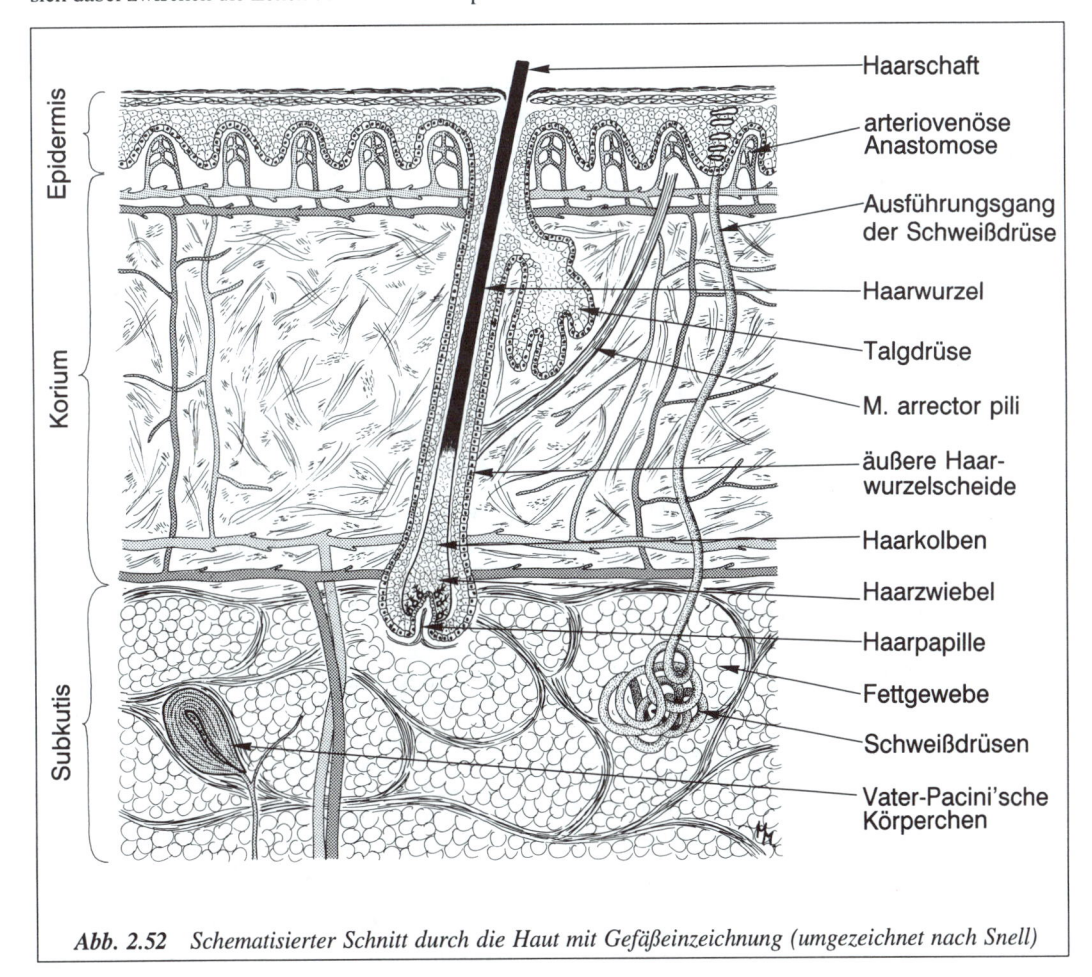

Abb. 2.52 Schematisierter Schnitt durch die Haut mit Gefäßeinzeichnung (umgezeichnet nach Snell)

Stratum lucidum (= helle Schicht) – Diese Schicht kann man nur bei einem Schnitt durch die Epidermis der Leistenhaut (z.B. der Fingerbeere) erkennen. In diesem Bereich verlieren die Zellen ihre Zellkerne (= Karyolyse). Diese Schicht erscheint unter dem Lichtmikroskop durchschimmernd und enthält neben Glykogen fein verteiltes Eleidin.

Stratum granulosum (= Körnerschicht) – Die Zellen dieser Schicht sind noch kernhaltig, aber schon im Um- oder Abbau begriffen. Hier entstehen die Vorstufen der Hornsubstanz, die Kerato-hyalinkörper. Das Stratum granulosum bietet alle Anzeichen für den beginnenden Verhornungsprozeß und dient daher als wichtigstes Diagnosekriterium für das verhornende Epithel, da sich die Hornschicht meist fixationsbedingt beim Anfertigen des histologischen Schnitts ablöst.

Stratum spinosum (= Stachelzellschicht) – Die runden bis kubischen Zellen des Stratum spinosum erhalten durch viele Zytoplasmaausläufer ein stachelförmiges Aussehen. Über Desmosomen stehen die Ausläufer der Zellen untereinander in Verbindung.

Stratum basale (= Basalschicht) – Das Stratum basale besteht aus einer iso- bis hochprismatischen Zellreihe, die mit einer Basalmembran über Hemidesmosomen oder Wurzelfüßchen fest verbunden ist. Die Zellen des Stratum basale sind basophil, sie haben einen relativ großen Zellkern. Im Stratum basale liegen die Stammzellen der Epidermis, die sich durch Mitose teilen. Während die Stammzellen zeitlebens teilungsfähig bleiben, wandern die Tochterzellen in Richtung Epidermisoberfläche und synthetisieren dabei Keratin (ein Protein). Als Endstadium bilden diese Zellen das verhornte Stratum corneum. So erneuert sich die Epidermis jeweils innerhalb von etwa 30 Tagen.

Im Stratum basale liegen auch die **Melanozyten** (= pigmentbildende Zellen), die mit den Epithelzellen in die höheren Epidermisschichten wandern (siehe Kapitel 2.9.1.4).

Außerdem kommen als Mechanorezeptoren die Merkelzellen und als Makrophagen die Langhans-Zellen vor.

Die **Langhans-Zellen** haben ein helles, sternförmiges Aussehen. Sie sind wahrscheinlich aus dem Knochenmark eingewandert und gehören zu den akzessorischen Zellen des Immunsystems. Langerhans-Zellen sind die einzigen Zellen der Epidermis, die IgG-Rezeptoren besitzen. Sie können bei Kontakt mit Antigen das Antigen aufnehmen und es den immunkompetenten Zellen (B- und T-Lymphozyten) präsentieren.

Innerhalb des Stratum germinativum liegen als Filamentbündel **Tonofibrillen,** die in Richtung der Hautspannung angeordnet sind. Die Aufgabe der Tonofibrillen ist es, die Druckfestigkeit der Haut zu erhöhen. Tonofibrillen sind unter dem Polarisationsmikroskop doppelbrechend.

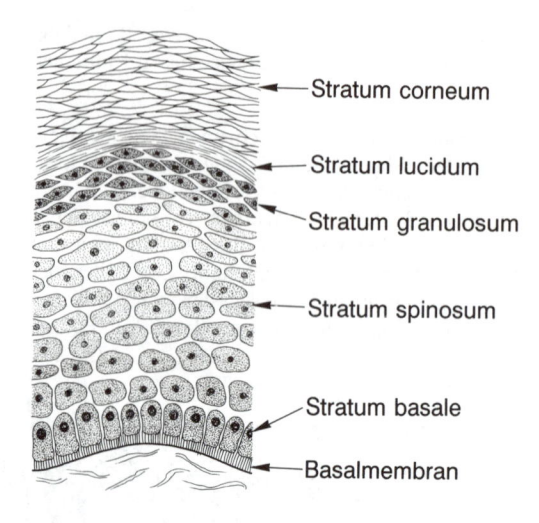

Abb. 2.53 Schnitt durch die Epidermis

2.9.1.2 Korium ! 0/1

Die **Dermis** (= Korium = **Lederhaut**) ist vor allem aus filzartig miteinander verbundenen kollagenen Fasern, sowie aus netzartig verzweigten elastischen Fasern aufgebaut. Die Hautdrüsen und die Wurzeln der glatten Mm. arrectores pilorum (= Muskeln, die die Haare aufrichten) liegen im Korium.

Das Korium besteht aus 2 Schichten:
- ➤ **Stratum papillare** – bildet die Grenzschicht zur Epidermis, wobei das Stratum papillare Bindegewebspapillen besitzt, die in das Stratum basale der Epidermis hineinragen und damit beide Schichten untereinander verzahnen. Das Stratum papillare wirkt daher einer Abscherung der Epidermis entgegen. In den Bindegewebspapillen liegen neben Kapillarschlingen, die der Wärmeregulierung dienen, Rezeptororgane wie die Meissner'schen Tastkörperchen.
- **Stratum reticulare** – in ihr liegen viele kollagene und elastische Fasern. Die elastischen Fasern sorgen für die Elastizität der Haut. Die kollagenen Fasern sind zu einem scherengitterartigen Geflecht angeordnet, das der Haut seine große Zerreißfestigkeit verleiht und eine begrenzte Dehnbarkeit

der Haut zuläßt. Die Kollagenfasern sind in Richtung der Hautspannung angeordnet, das heißt, sie haben eine ganz bestimmte Verlaufsrichtung, die in verschiedenen Regionen ganz unterschiedlich sein kann. ◄

Diese Verlaufsrichtungen erkennen Sie, wenn Sie eine Nadel in die Haut einstechen. Der Einstich hinterläßt statt eines erwarteten Loches einen Spalt. Der Verlauf solcher Spaltlinien ist in der Chirurgie von Wichtigkeit. Schneidet man die Haut quer zur Verlaufsrichtung der Spaltlinien, so entsteht eine klaffende Wunde, die schlecht verheilt und gut sichtbare Narbe hinterläßt. Schneidet man die Haut längs der Verlaufsrichtung der Spaltlinien, so legen sich die Wundränder einander wieder an und es entsteht ein schmale Narbe.

Texturunterschiede

Die **Textur** (= Struktur des Gewebes) der Haut ist regional unterschiedlich. Im Rückenbereich ist die Haut relativ dick, am Augenlid sehr dünn. In der Hohlhand oder in der Fußsohle ist die Haut über kleine Fasern an der jeweiligen Aponeurose fixiert (Palmar- bzw. Plantaraponeurose).

2.9.1.3 Subkutis   0/0

Funktionell gehört die **Subkutis** (= Tela subcutanea = Unterhautbindegewebe) zur Haut, sie wird jedoch nicht dazu gezählt.

Die Subkutis ist von Fettgewebe durchsetzt und enthält die Gefäße für die Haut. Sie befestigt die Haut an den tiefer gelegenen Strukturen, z.B. der Körperfaszie. Außerdem dient sie als Verschiebeschicht.

Das in der Subkutis eingelagerte Fett wird durch straffe Bindegewebszüge (Retinacula cutis) in Kammern untergliedert. Das Fett unterteilt sich in Baufett (kommt in der Fußsohle vor) und Depotfett (kommt in der Bauchwand vor).

2.9.1.4 Äußere Beschaffenheit der Haut   !! 2/4

Anhand der Struktur der Oberfläche kann man die Haut in eine Felder- und in eine Leistenhaut unterteilen.

Bei der Aufsicht auf die Haut sehen Sie viele feine polygonale (= vieleckige) Felder, die durch die Verzahnung der Epidermis mit dem Korium entstehen. Der Teil der Haut, der außen solche Felder aufweist, wird **Felderhaut** genannt. In den Furchen zwischen den Feldern münden die Talgdrüsen und treten die Haare aus, auf die Felder münden die Schweiß- und Duftdrüsen.

Die Felderhaut bildet den größten Teil unserer Haut. Besonders ausgeprägt ist sie im Bereich des Ellenbogen- und Kniegelenks.

Die **Leistenhaut** liegt in Form von längs und quer verlaufenden Rinnen in den Finger- und Zehenspitzen, sowie in der Hohlhand und in der Fußsohle vor. In die Leisten ragen Bindegewebspapillen hinein und bilden damit nebeneinanderliegende bogenförmige bis wirbelartige Erhebungen.

► Die Anordnung der Leisten ist genetisch festgelegt und daher für jedes Individuum verschieden. Diesen Umstand macht man sich kriminaltechnisch beim Fingerabdruck zunutze. Im Bereich der Leistenhaut fehlen Haare und die Talg- und Duftdrüsen. ◄

Die **Farbe der Haut** wird bestimmt durch:
- Pigmentkörnchen (Melanin)
- Stärke der Durchblutung
- Karotingehalt
- Dicke der Hornschicht.

► Das von den **Melanozyten** gebildete Melanin bestimmt die Hautfarbe. Die Melanozyten entstehen aus den Melanoblasten, die während der Embryonalentwicklung aus der Neuralleiste auswandern.

Die Melanozyten liegen im Stratum basale der Epidermis, wo sie sich teilen und das Pigment **Melanin** produzieren und als Melanosom abgeben können. Die langen Fortsätze der Melanozyten verzweigen sich in den Interzellularspalten des Stratum spinosum.

Die Zahl der Melanozyten ist bei hell- wie bei dunkelhäutigen Menschen ungefähr gleich. Bei dunkelhäutigen Rassen ist das Melanin jedoch in allen Schichten der Epidermis zu finden, während es sich bei hellhäutigen Rassen hauptsächlich auf das Stratum basale beschränkt. Melanin hat die Aufgabe, uns vor UV-Strahlen zu schützen. ◄

Die Albinos besitzen ebenfalls Melanozyten, jedoch ist bei ihnen die Melaninsynthese wegen eines Gendefektes gestört.

Die Blutgefäße der Haut dienen der Ernährung und der Temperaturregulierung. Bei Kälte sind die Gefäße eng, so daß nur wenig Blut hindurchfließt, dadurch fühlt sich die Extremität kalt an, bei Wärme sind die Gefäße weit, wodurch als Nebenwirkung der Blutdruck sinken kann (das Blut „versackt" in den peripheren Gefäßen).

Bei guter Durchblutung erscheint die Haut „rosig", bei schlechter Durchblutung, z.B. infolge einer Anämie (= Blutarmut) erscheint die Haut blaß.

Zusatz: Bei einer UV-Bestrahlung proliferiert das Epithel. Die Melaninproduktion wird erhöht und die Abgabe von Melaningranula verstärkt.
Melanin entsteht unter Tyrosinase beim Abbau von Tyrosin.

2.9.1.5 Sinnesfunktionen der Haut !!! 5/12

In der Haut liegen viele Rezeptoren, die Druck-, Berührungs-, Schmerz-, Wärme- und Kältereize weiterleiten. Wegen ihrer großen Ausdehnung (über 1,5 m²) kann die Haut als größtes Sinnesorgan des Menschen bezeichnet werden.

Die Nervenfasern für die Haut sind größtenteils sensibler (= afferenter) Natur. Autonome Nervenfasern innervieren Drüsen, Blutgefäße und die Mm. arrectores pilorum.

Für bestimmte Reize sind jeweils spezifische Strukturen zuständig:
- ▶ für Berührung – Meissner'sche Tastkörperchen
- für Druck – Merkel'sche Tastscheiben,
- für Druck und Vibration – Vater-Pacini'sche Lamellenkörperchen,
- für Temperatur und Schmerz – freie Nervenendigungen. ◀

▶ Die **freien, sensiblen Nervenendigungen** kommen in der Kutis und der Subkutis vor. Sie dienen als Rezeptoren für mechanische und thermische Reize sowie für Schmerzempfindungen (Nozirezeptoren). Mit ihren Ästen reichen sie bis in die Epidermis – die Epidermis ist also nicht frei von Nerven! ◀ Die sensiblen Nervenendigungen umwickeln die Wurzeln der Tasthaare und werden bei deren Bewegung (Abwinklung der Haare) erregt.

Neben den freien Nervenendigungen verdichten sich andere Endäste der Nervenfasern zu den nachfolgenden Mechano-rezeptoren:

▶ **Meissner'sche Tastkörperchen** (= Corpuscula tactus) – sie liegen als ovale Rezeptoren in den Papillen des Stratum papillare (Korium). Besonders zahlreich kommen sie in den Finger- und Zehenspitzen vor. Die Meissner'schen Tastkörperchen bestehen aus 5 bis 10 epithelähnlichen, übereinandergeschichteten Zellen, zwischen denen marklose Nervenfasern enden. Die Tastkörperchen sind von einer bindegewebige Kapsel umgeben. ◀

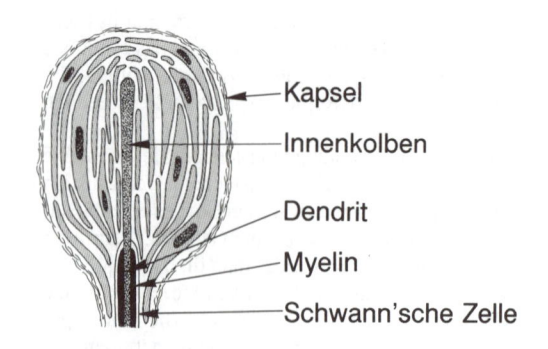

Abb. 2.54 Meissner'sches Tastkörperchen

▶ **Merkel'sche Tastscheiben** (= Menisci tactus) – sie bestehen aus hellen Zellen und liegen im Stratum basale der Epidermis. Sie besitzen keine Kapsel. ◀

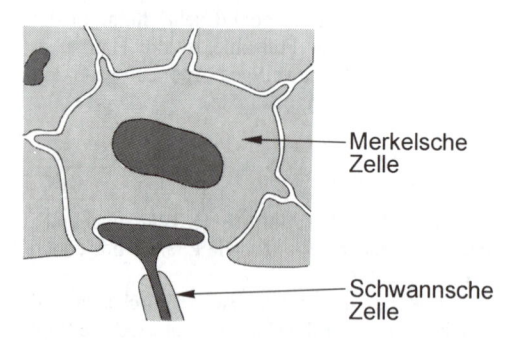

Abb. 2.55 Merkel'sche Tastscheibe

▶ **Vater-Pacini'sche Lamellenkörperchen** (= Corpuscula lamellosa) – sie sind etwa 4 mm lange und 2 mm dicke Gebilde, die birnenförmig aussehen. Vater-Pacini'sche Lamellenkörperchen kommen in der Subkutis des Handtellers und an der Fußsohle, sowie außerhalb der Haut in der Nähe von Faszien, Sehnen, Blutgefäßen und Periost (= Knochenhaut) vor. Als Viszero-Rezeptoren kommen sie in den Mesenterien und im Pankreas vor. ◀

Die Lamellenkörperchen besitzen eine Bindegewebskapsel, die die etwa 20–50 zwiebelschalenartig (= lamellenartig) angeordneten Zellen umgibt. Im Zentrum des Lamellenkörperchens liegt ein Innenkolben, in dem die markscheidenfreie Endigung einer Nervenfaser liegt.

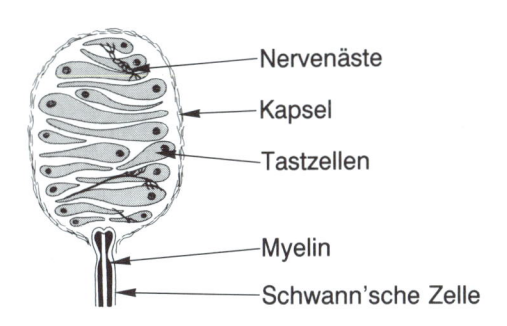

Abb. 2.56 Vater-Pacini'sches Lamellenkörperchen

Krausesche Endkörperchen (= Corpuscula bulboidea) – kommen als ovale Nervenknäuelchen in der Tunica propria vor. Wahrscheinlich dienen sie als Kälterezeptoren.

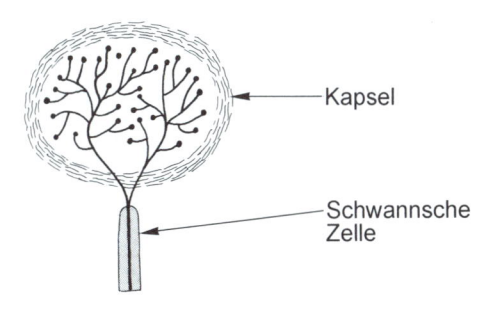

Abb. 2.57 Krausesches Endkörperchen

Ruffini-Körperchen – kommen im Stratum reticulae als Dehnungsrezeptoren vor.

2.9.2 Behaarung   !! 3/5

Die Haare bilden zusammen mit den Nägeln und den Talg- und Schweißdrüsen die epithelialen Hautanhangsgebilde.

Die **Haare** sind elastische Hornfäden, die aus verhornten Epithelzellen entstehen. Der Mensch ist nur im Handteller, an der Fußsohle und an der Innenfläche der Finger und Zehen frei von Haaren.

▶ Gegen Ende des 3. Entwicklungsmonats treten am Körper **Lanugohaare** auf, die fast den gesamten Körper als Flaum- oder Wollhärchen (= Primärhaare) bedecken. Zum Zeitpunkt der Geburt sollten die Lanugohaare jedoch nicht mehr vorhanden sein („unsicheres Reifezeichen"). ◀ Bis zur Pubertät ist nur noch die Kopf-, Achsel- und Schamgegend voll von Terminalhaaren bedeckt.

Die gruppenweise angeordneten **Terminalhaare** unterscheiden sich von den einzeln stehenden Lanugohaaren durch ihre größere Länge und Dicke, sowie dadurch, daß sie pigmentiert sind und ihre Wurzeln in der oberen Subkutis liegen, während die Wurzeln der Lanugohaare in der Kutis liegen.

Haaraufbau

Am Haar unterscheidet man zwischen einem über die Haut hinausragenden (sichtbaren) Haarschaft (= Scapus) und einer schräg in der Haut sitzenden Haarwurzel (= Radix pili): Die Wurzel endet in der verdickten **Haarzwiebel** (= Bulbus).

▶ In die Haarzwiebel stülpt sich von unten als blutgefäßführender Bindegewebskeil die **Haarpapille**, durch die das Haar ernährt wird. ◀

Der **Haarschaft** besteht von innen nach außen aus:
- Haarmark – hier liegen kubische Zellen,
- pigmenthaltige Rindenzone – sie ist für die Haarfarbe verantwortlich und besteht aus verhornten pigmentierten Zellen,
- Haarkutikula – sie besteht aus dachziegelartig angeordneten, verhornten (kernlosen) Zellen.

▶ Die **Haarwurzel** ist von zwei dem Haar zugewandten inneren epithelialen Wurzelscheiden und einer äußeren bindegewebigen Wurzelscheide umgeben. Die beiden inneren Wurzelscheiden werden als **Huxley'sche Schicht** und als **Henle'sche Schicht** bezeichnet. Die äußere Wurzelscheide, die auch **Haarbalg** genannt wird, stellt eine Fortsetzung des Stratum germinativum der Epidermis dar. Zwischen den beiden inneren und der äußeren Wurzelscheide liegt als Glashaut die Lamina basalis (Basalmembran). ◀

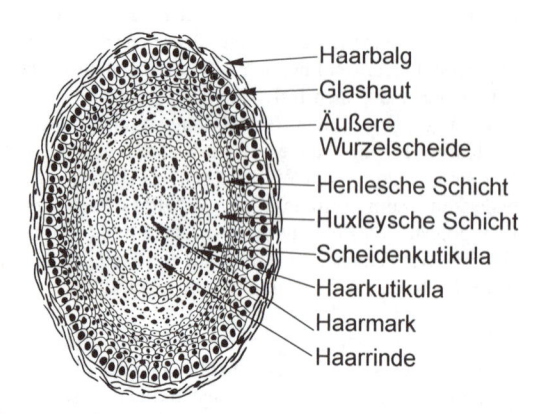

Abb. 2.58 Querschnitt durch einen Haarfollikel

Beschriftungen:
- Haarbalg
- Glashaut
- Äußere Wurzelscheide
- Henlesche Schicht
- Huxleysche Schicht
- Scheidenkutikula
- Haarkutikula
- Haarmark
- Haarrinde

➤ Im Bereich des Korium münden in jeden Haarbalg eine bis mehrere Talgdrüsen. Durch Kontraktion des an dem Haarbalg ansetzenden M. arrector pili wird die Talgdrüse ausgedrückt und das Haar aufgerichtet. Der M. arrector pili liegt dabei auf der Seite, zu der das Haar geneigt ist. ◄

➤ Die Haare werden von den inneren Epithelzellen des Bulbus gebildet. ◄ Werden der Bulbus und die Haarpapille zerstört, so ist eine Neubildung von Haaren nicht mehr möglich. Ist das Haarwachstum dagegen beendet, so löst sich das Haar durch Verdickung seines unteren Endes von der Papille ab, das Haar wird zum Ausgang der Wurzelscheide geschoben und „fällt" aus. Die Papille bildet nach einer Ruhephase ein neues Haar (Kolbenhaar), das das alte Haar vollends herausschiebt.

Die „Lebensdauer" der Kopfhaare beträgt 3–4 Jahre.

2.9.3 Nägel 0/0

Die Nägel sind gewölbte Platten, die das obere Ende der Finger und Zehen bedecken. Sie sind epidermaler Herkunft.

Die **Nagelplatte** (allgemein als Nagel bezeichnet) besteht aus Hornschuppen, die durch Tonofilamente verfestigt und damit steifer gemacht sind.

Die Nagelplatte liegt auf dem **Nagelbett**. Seitlich ist die Nagelplatte von der **Nagelfalz**, am Ende von der Nageltasche umgeben. Im Bereich der Nageltasche wird die Nagelplatte Nagelwurzel genannt. Von der **Nageltasche** aus wächst als Eponychium (= Nagelhaut) ein epithelial verhorntes Häutchen über die Oberfläche der Nagelplatte (wird häufig aus kosmetischen Gründen entfernt).

Unter dem Eponychium liegt die weißliche, halbmondförmige **Lunula**, die als vordere Wachstumszone sichtbar ist und Matrix genannt wird.

Der Teil des Nagelbetts, der vor der Lunula liegt, wird als Hyponychium bezeichnet – in diesem Bereich erfolgt keine Nagelbildung mehr.

2.9.4 Hautdrüsen !! 1/4

➤ *Prüfungsrelevant: Das gesamte Kapitel. Die letzte Frage war eine Bildfrage.* ◄

Die Haut besitzt 4 verschiedene Drüsen: Schweißdrüsen, Duftdrüsen, Talgdrüsen, Mamma (= Brustdrüsen).

Die **Schweißdrüsen** (= ekkrine Schweißdrüsen) sind unverzweigte tubulöse Drüsen, die aus einem im Stratum reticulare des Korium liegenden aufgeknäuelten Endstück und einem gerade verlaufenden Ausführungsgang bestehen.

Diese kleinen Drüsen sind an der Stirn, im Handteller und an der Fußsohle besonders häufig vorhanden. Sie bilden ein saures Sekret (hauptsächlich Milchsäure), das einen Säureschutzmantel um die Haut bildet und damit das Bakterienwachstum hemmt. Die Hauptaufgabe der ekkrinen Schweißdrüsen ist jedoch die Wärmeregulation (= Abkühlung der Haut durch Verdunstung von Schweiß).

Die **Duftdrüsen** (= apokrine Schweißdrüsen) sind mit einem weiten Lumen versehene apokrine und meist verzweigte Drüsen, deren alveoläre Drüsenendstücke in der Subkutis liegen. Zumeist enden sie in einen Haartrichter.

Duftdrüsen kommen in der Achselhöhle, in der Schamgegend und am Warzenhof der Brustdrüse vor. Die Sekretionsphase beginnt mit der Pubertät. Der erzeugte individuelle und geschlechtsspezifische Geruch wird vom menschlichen Riechorgan jedoch kaum noch wahrgenommen.

Da das (alkalische) Sekret keine Säure zur Abwehr von Keimen enthält, kann es durch Bakterieninfektionen zu Schweißdrüsenabszessen kommen.

Die **Talgdrüsen** sind holokrine Drüsen, die im Bereich des Stratum papillare an Haare gebunden sind, aber auch als freie Talgdrüsen im Lippenrot, an der Brustwarze und im Augenlid (als Meibom'sche Drüse) vorkommen können.

Das Sekret (Talg) mündet in die Haarfollikel und fettet Haut und Haare ein, wodurch beide geschmeidig gehalten werden. Wird das Sekret z.B. unter Einwirkung von Sexualhormonen (Testosteron) dickflüssig, so verstopft der Talg den Ausführungsgang. Dies führt zu einer entzündlichen Sekretstauung und damit zu sogenannten „Mitessern".

Die **Mamma** (= Brustdrüse) zählt ebenfalls zu den Hautdrüsen, sie wird ausführlich in Kapitel 6.2.7 beschrieben.

3 Obere Extremität

3.1 Entwicklung ! 2/3

In der 3. Entwicklungswoche entstehen aus dem Mesoderm der parietalen Seitenplatten Mesenchymkerne. Aus den beiden Mesenchymkernen in Höhe der unteren Halssegmente entwickeln sich um den 24. Entwicklungstag die **Armknospen**, aus den beiden Mesenchymkernen in Höhe der Lumbal- und oberen Sakralsegmente um den 26. Entwicklungstag die **Beinknospen**. Ab der 5. Entwicklungswoche kann zwischen Ober- und Unterarm und Handregion unterschieden werden. In der 7. Woche bilden sich die Finger- bzw. Zehenstrahlen aus.

In der 5. Entwicklungswoche wachsen in die Armknospen die ventralen Äste der 6 unteren Hals- und der 2 oberen Brustspinalnerven, sowie in die Beinknospen die ventralen Äste der 4 Lumbal- und der oberen 3 Sakralspinalnerven hinein (siehe Kapitel 2.8.4 „Dermatome")

In der 7. Entwicklungswoche entstehen die Extremitätenmuskeln.

▶ Gegen Ende der 7. Entwicklungswoche ist das gesamte knorpelige Skelett der oberen und unteren Extremität (mit Ausnahme der Endphalangen) angelegt. Die **Verknöcherung** (= Umbildung des Knorpels in Knochen – s. Kapitel 2.2.6.3) setzt in der 6.–7. Entwicklungswoche mit der desmalen Ossifikation (= Knochenbildung) des Mittelstücks der Clavicula ein. Alle anderen Knochen der Extremitäten entstehen durch chondrale Ossifikation (Unterschied s. Kapitel 2.2.6.3), wobei sich in den knorpeligen Diaphysen der Röhrenknochen die ersten Knochenkerne (= Ossifikationskerne) bilden (Aufbau des Röhrenknochens s. Kapitel 2.3.1). Die Apo- und Epiphysen der Knochen verschmelzen zumeist erst zwischen dem 18. und 25. Lebensjahr, wobei die distalen Epiphysenfugen früher als die proximalen verknöchern (z.B. Humerus: distaler Epiphysenfugenschluß etwa 15., proximaler 25. Lebensjahr).

Im Beckengürtel erfolgt die Verknöcherung beim Os ilii ab dem 2.–3., bei Os ischii ab dem 4. und beim Os pubis ab dem 5.–7. Entwicklungsmonat. ◀

In den Handwurzelknochen entstehen die Ossifikationskerne erst nach der Geburt, wobei eine bestimmte zeitliche Reihenfolge eingehalten wird.

▶ Daher kann anhand der in einer Röntgenaufnahme vorgefundenen Ossifikationskerne auf das Skelettalter des Kindes geschlossen werden. Es ist jedoch zu beachten, daß die Skelettentwicklung von Mädchen der von Jungen voraus ist. ◀

Mißbildungen

Schwere Mißbildungen sind im Bereich der Extremitäten selten. Gehäuft traten bestimmte Mißbildungen um 1960 nach Einnahme des Schlafmittels Thalidomid auf (Contergan-Kinder).

Bei Unterdrückung der Extremitätenanlage entsteht eine:
- Amelie – vollständiges Fehlen einer Extremität.

Durch Chromosomenanomalien können entstehen:
- Brachydaktylie – abnorm kurze Finger (Zehen)
- Polydaktylie – Überzahl an Fingern (Zehen)
- Syndaktylie („Flossenbildung") – Verschmelzung von Fingern (häufig des 2. und 4.).

3.2 Knochen ! 0/1

Einleitung

Die obere Extremität kann in 4 Bereiche unterteilt werden: Schultergürtel, Ober- und Unterarm, Hand.

Der Schultergürtel ist mit dem Oberarm über das Schultergelenk (Kapitel 3.3.2), der Oberarm über das Ellenbogengelenk mit dem Unterarm (Kapitel 3.3.3) und der Unterarm über das proximale Handgelenk mit der Hand verbunden (Kapitel 3.3.5).

Die obere Extremität besteht aus folgenden Knochen:
- Schultergürtel – Clavicula und Scapula
- Oberarm – Humerus
- Unterarm – Ulna und Radius
- Hand – Handwurzelknochen, Mittelhand- und Fingerknochen.

Der **Schultergürtel** verbindet den Arm mit dem Rumpf und bildet gleichzeitig die Grenze zwischen Hals und Brust.

Die **Clavicula** (= Schlüsselbein), ist ein 12–15 cm langer, schwach S-förmig gekrümmter Knochen, über die der Arm mit dem Thorax verbunden ist. Die Clavicula dient zwar Muskeln als Ursprung, wird selbst aber nicht von Muskeln umhüllt, weshalb sie in ihrer ganzen Länge unter der Haut zu tasten ist. Nur die Nn. supraclaviculares (Hautnerven) ziehen über die Clavicula hinweg. Die Clavicula besitzt als mediales Ende die Extremitas sternalis, die dem Sternum (= Brustbein) zugekehrt ist, und als laterales Ende die Extremitas acromialis, die dem Acromion (= Schulterhöhe) zugekehrt ist.

An der Clavicula kommen folgende Knochenstrukturen vor:
- Impressio lig. costoclavicularis – dient als Anheftstelle des Lig. costoclaviculare
- Linea trapezoidea – dient als Anheftstelle des Lig. coracoclaviculare.

Klinik: ▶ Nach dem Radius (siehe weiter unten) ist die Clavicula der Knochen, der am zweithäufigsten bricht (15 % aller Knochenbrüche). Nach einer Fraktur zieht der M. sternocleidomastoideus das mediale Claviculaende nach oben und der M. deltoideus das laterale Ende nach unten. Bei einer Fraktur sind die unter der Clavicula verlaufenden Strukturen: A. und V. subclavia, Plexus brachialis (Nervengeflecht – s. Kapitel 3.5.2) gefährdet. ◀
Eine Fraktur der Clavicula wird zumeist mit Hilfe eines sogenannten Rucksackverbandes behandelt (dient der Ruhigstellung), da ein Gipsverband wegen der Lage nicht geeignet ist.

Die dreieckige **Scapula** (= Schulterblatt) ist ein platter Knochen, der 3 Ränder (= Margo) und 3 Winkel (= Angulus) besitzt. Die zum Brustkorb hin gelegene ventrale Fläche wird Facies costalis (syn.: Facies anterior), die gegen den Rücken weisende dorsale Fläche Facies posterior genannt.
Die Facies costalis ist zur Fossa subscapularis vertieft. Die Facies posterior wird durch einen in das Acromion auslaufenden Knochenkamm, die Spina scapulae, in eine Fossa supraspinata und eine Fossa infraspinata unterteilt. Die Spina scapulae geht in das Acromion über. Acromion und Processus coracoideus dienen zusammen dem Schutz des Schultergelenks.
Das Acromion und die Spina scapulae sind nicht von Muskeln umhüllt, so daß sie getastet werden können.
▶ Am oberen Rand der Scapula liegt als Einkerbung die **Incisura scapulae** (syn.: Incisura scapularis), die durch das manchmal verknöcherte Lig. transversum scapulae superius zu einem Loch verschlossen wird. Durch die Incisura scapulae (= unter dem Lig. transversum scapulae superius) verläuft der N. suprascapularis, über das Lig. transversum scapulae superius verläuft die A. suprascapularis. ◀

Wichtige Knochenstrukturen der Scapula sind:
- **Acromion** (Schultereck) – Fortsatz, an dessen Ende als kleine Gelenkfläche die Facies articularis acromii für die Clavicula liegt.
- **Spina scapulae** – dient Muskeln als Ansatz und Ursprung, ist selbst jedoch nicht von Muskeln bedeckt.
- **Processus coracoideus** – dient als Ursprungsstelle für die Mm. coracobrachialis, pectoralis minor, Caput breve des M. biceps brachii.
- **Cavitas glenoidalis** (= Schulterpfanne) – geht in das Collum scapulae über. Die Cavitas dient dem Humeruskopf als Gelenkpfanne.
- **Tuberculum supraglenoidale** – liegt über der Cavitas und dient dem langen Kopf des M. biceps brachii als Ursprung.
- **Tuberculum infraglenoidale** – liegt unterhalb der Cavitas und dient dem langen Kopf des M. triceps brachii als Ursprung.
- Fossa subscapularis – dient dem M. subscapularis als Ursprung.
- Fossa supraspinata (syn.: Fossa supraspinosa) – Ursprungsfeld des M. supraspinatus.
- Fossa infraspinata (syn.: Fossa infraspinosa) – Ursprungsfeld des M. infraspinatus

Die an der Scapula ansetzenden und entspringenden Muskeln entnehmen Sie bitte dem Kapitel 3.4.1.

Der **Humerus** (= Oberarmknochen) gehört wie die anderen Armknochen zu den Röhrenknochen.

Wichtige Knochenstrukturen des Humerus sind:
- **Caput humeri** (syn.: Caput humerale = Kopf) – ist von hyalinem Knorpel überzogen. Er bildet mit der Schaftachse einen Winkel von ca. 130°.
- **Tuberculum majus und minus** – sind selbständige Apophysen (= Auswucherungen) zwischen denen der Sulcus intertubercularis liegt. Im Sulcus verläuft das Caput longum des M. biceps brachii. Von den Tuberculi zieht jeweils eine Leiste

(Crista tuberculi majoris und minoris) am Humerusschaft abwärts.
- ▶ **Collum chirurgicum** – liegt als leichte Einschnürung unterhalb der Tuberculi. In diesem Bereich ist der Humerus besonders bruchgefährdet, wobei der N. axillaris und die A. circumflexa humeri posterior verletzt werden können. ◀
- **Collum anatomicum** – ringförmige Einschnürung zwischen dem Caput humeri und dem Tuberculum majus und minus. In diesem Bereich setzt die Gelenkkapsel an.
- **Tuberositas deltoidea** – Rauhigkeit für den Ansatz des M. deltoideus.
- **Sulcus nervi radialis** – Rinne, in der der N. radialis und die A. profunda brachii von hinten oben nach vorn unten verlaufen.
- **Epicondylus medialis** – er ist im medialen Bereich des Ellenbogens gut zu tasten und dient den Beugemuskeln des Unterarms als Ursprung. Er ist größer als der Epicondylus lateralis.
- **Epicondylus lateralis** – er ist im lateralen Bereich des Ellenbogens zu tasten und dient einigen Streckermuskeln des Unterarms als Ursprung. In Streckstellung des Ellenbogens wird er vom M. brachioradialis und vom M. extensor carpi radialis longus überlagert.
- **Condylus humeri** (= Gelenkfortsatz) – liegt zwischen den beiden Epikondylen und besteht aus der Trochlea humeri und dem Capitulum humeri.
- **Sulcus nervi ulnaris** – liegt auf der Hinterseite des Epicondylus medialis. In ihm verläuft der N. ulnaris direkt unter der Haut („Musikantenknochen").
- **Capitulum humeri** – bildet den Gelenkkopf des Humeroradialgelenks (s. Kapitel 3.3.3).
- **Fossa coronoidea** – liegt auf der ventralen Humerusseite und nimmt den Processus coronoideus der Ulna auf.
- **Fossa radialis** – liegt auf der ventralen Humerusseite und nimmt das Caput des Radius auf.
- **Fossa olecrani** – liegt auf der dorsalen Humerusseite und nimmt das Olecranon der Ulna auf.

Praktische Anatomie

Das Caput humeri kann nur von der Achselhöhle aus getastet werden, was jedoch Schmerzen verursacht, weil dabei die in der Achselhöhle verlaufenden Nerven gereizt werden können.

Klinik: Eine Fraktur des Humerus kommt häufiger am Collum chirurgicum als am Collum anatomicum oder anderen Bereichen des Humerus vor.

Die am Humerus ansetzenden und entspringenden Muskeln entnehmen Sie bitte dem Kapitel 3.4.3.

Die **Ulna** (= Elle) liegt auf der Kleinfingerseite, der Radius auf der Daumenseite.

Nach distal (= handwärts) wird die Ulna dünner, was damit zu erklären ist, daß die Ulna hauptsächlich der Verbindung zum Humerus dient, während der weiter unten beschriebene Radius hauptsächlich der Verbindung zum Handgelenk dient.

Wichtige Knochenstrukturen der Ulna sind:
- **Incisura trochlearis** – paßt in den Condylus des Humerus. Die Incisura wird dorsal durch das Olecranon und ventral durch den Processus coronoideus der Ulna begrenzt.
- **Processus coronoideus** – am vorderen Ende der Incisura trochlearis gelegener Knochenvorsprung.
- **Olecranon** (= Ellenbogenknochen) – ist stark ausgebildet, bei gestrecktem Arm findet es teilweise in der Fossa olecrani des Humerus Platz. Dient dem M. triceps brachii als Ansatz.
- **Incisura radialis** – dient dem Köpfchen des Radius als Pfanne.
- Crista m. supinatoris – Ansatzstelle des M. supinator.
- Tuberositas ulnae – Ansatzstelle des M. brachialis.
- **Processus styloideus ulnae** (= Griffelfortsatz).
- Circumferentia articularis – ist eine dem Radius zugewandte, überknorpelte Gelenkfläche des Caput ulnae.

Die an der Ulna ansetzenden oder entspringenden Muskeln entnehmen Sie bitte dem Kapitel 3.4.4.

Der **Radius** (= Speiche) ist in seinem distalen Ende (zur Hand hin) stärker ausgebildet als in seinem proximalen (zum Oberarm hin gelegenen) Ende. Er steht mit dem Kahnbein und dem Mondbein (Handwurzelknochen) in Verbindung.

Wichtige Knochenstrukturen des Radius sind:
- **Caput radii** (syn.: Caput radiale) – ist oben abgeplattet. Es bildet mit dem Capitulum des Humerus einen Teil des Ellenbogengelenks. Seine Randfläche, die **Circumferentia articularis** bewegt sich bei Kreiselbewegungen des Unterarms in der Incisura radialis der Ulna, wobei das Caput radii vom Lig. anulare radii gehalten wird.
- Collum radii – Bereich zwischen Caput und Tuberositas radii.
- Tuberositas radii – Ansatzstelle des M. biceps brachii.
- **Processus styloideus radii** – Ausläufer des Radius.
- Incisura ulnaris – für gelenkigen Kontakt mit der Ulna

Beachte: Der Radius hat das Caput zum Humerus hin, die Ulna zur Hand hin.

Klinik: ► Der häufigste Knochenbruch ist die **Radiusfraktur.** Beim Fall auf die ausgestreckte Hand kommt es etwa 2–3 cm oberhalb des Handgelenks zum Bruch des Radius, manchmal bricht dabei auch der Processus styloideus der Ulna. ◄

Die am Radius ansetzenden oder entspringenden Muskeln entnehmen Sie bitte dem Kapitel 3.4.4.

Im Handbereich werden drei Abschnitte unterschieden: Handwurzelknochen, Mittelhandknochen und Fingerknochen.

Es gibt 7 **Handwurzelknochen** (= Ossa carpi), die in zwei Reihen angeordnet sind:

Proximal liegen:
- Kahnbein = Os scaphoideum (alt: Os naviculare),
- Mondbein = Os lunatum,
- Dreieckbein = Os triquetrum.

► Als vierter Knochen kommt das Erbsenbein (Os pisiforme) vor, das jedoch nicht als echter Handwurzelknochen sondern als Sesambein angesehen wird und in der Sehne des M. flexor carpi ulnaris eingebettet ist. ◄

Distal liegen (von radial nach ulnar):
- großes Vieleckbein = Os trapezium,
- kleines Vieleckbein = Os trapezoideum,
- Kopfbein = Os capitatum
- Hakenbein = Os hamatum.
- Das Hakenbein besitzt als Fortsatz den Hamulus ossis hamati.

> **Merkvers** für die Reihenfolge der Handwurzelknochen:
>
> Es fährt ein **Kahn** im **Mond**enschein
> **dreieck**ig um das **Erbsenbein.**
> **Vieleck groß, Vieleck klein,**
> der **Kopf** muß am **Haken** sein.

Klinik: Über die Hälfte aller Frakturen im Handwurzelbereich entfallen auf das Kahnbein.

Zur Orientierung sollten Sie sich merken, daß das Os trapezium auf der Daumen- und das Os pisiforme auf der Kleinfingerseite liegt.

Die Handwurzelknochen sind konvex angeordnet, wodurch auf der Hohlhandseite eine Längsrinne entsteht, die Sulcus carpi genannt wird.

Die 5 **Mittelhandknochen** (= Ossa metacarpi, syn.: Ossa metacarpalia) sind Röhrenknochen, an denen von proximal nach distal unterschieden werden:
- Basis (= proximaler Teil)
- Corpus (= Mittelstück)
- Caput (= Kopf).

Über die Basis stehen die Mittelhandknochen mit den Handwurzelknochen in Verbindung.

An den Mittelhandknochen kommen häufig in Sehnen oder Gelenkkapseln eingelagerte knöcherne **Sesambeine** (= Ossa sesamoidea) vor, deren Aufgabe es ist die Reibung der Sehnen zu vermindern und die Drehwirkung der Muskeln auf die Gelenke zu verbessern. Regelmäßig kommen 2 Sesambeine am Daumen vor.
Jeder Finger besitzt 3 (der Daumen 2) **Fingerknochen** (= Ossa digitorum manus, Phalanges), wobei unterschieden wird zwischen:
- Fingergrundglied (= Phalanx proximalis),
- Fingermittelglied (= Phalanx media),
- Fingerendglied (= Phalanx distalis).

Am Daumen fehlt das Fingermittelglied.

Die 5 Finger sind:
Daumen	= Pollex	= 1. Finger
Zeigefinger	= Index	= 2. Finger
Mittelfinger	= Digitus medius	= 3. Finger
Ringfinger	= Digitus anularis	= 4. Finger
Kleinfinger	= Digitus minimus	= 5. Finger.

3.3 Gelenke

Die Knochen der oberen Extremitäten sind durch die nachfolgend aufgeführten Gelenke miteinander verbunden.

3.3.1 Schultergürtel ! 0/0

Im Schultergürtelbereich gibt es 2 Gelenke:
- das innere (mediale) Schlüsselbeingelenk = Sternoclaviculargelenk
- das äußere (laterale) Schlüsselbeingelenk = Acromioclaviculargelenk

► Das **Sternoclaviculargelenk** (= **Articulatio sternoclavicularis**) bildet die einzige gelenkige Verbindung der oberen Extremität mit dem Thorax. ◄ Es liegt zwischen der Extremitas sternalis der Clavicula und der sattelartigen Incisura clavicularis des Sternum. Durch eine faserknorpelige Gelenkscheibe (= Discus articularis) wird die Gelenkhöhle in 2 spaltförmige Kammern unterteilt.

Die Gelenkpfanne ist relativ klein, weshalb die nachfolgenden straffen Bänder das Gelenk sichern müssen. An Bändern kommen vor:
- Lig. sternoclaviculare anterius – hemmt das Zurückführen der Schulter
- Lig. sternoclaviculare posterius – hemmt das Vorwärtsschieben der Schulter
- Lig. costoclaviculare – zieht von der Unterseite der Extremitas sternalis der Clavicula zur ersten Rippe
- Lig. interclaviculare – liegt zwischen den Extremitates sternales der beiden Claviculae. Es hemmt als straffes Band das Senken der beiden Claviculae.

Das **Acromioclaviculargelenk** (= **Articulatio acromioclavicularis**) liegt zwischen der pfannenartigen Facies articularis des Acromion (Teil der Scapula) und dem lateralen Ende der Clavicula (Extremitas acromialis).

Die Gelenkkapsel wird verstärkt durch folgende Bänder:
- **Lig. acromioclaviculare** – verstärkt auf der ventralen Seite die Gelenkkapsel
- ▶ **Lig. coracoclaviculare** – zieht vom Processus coracoideus zur Unterseite der Clavicula. Dieses Band wird in das medial liegende kegelförmige Lig. conoideum und in das lateral liegende vierseitige Lig. trapezoideum unterteilt. Das Lig. trapezoideum hemmt die Bewegungsmöglichkeiten der Schulter nach vorn, das Lig. conoideum hemmt sie nach hinten. ◀

▶ Das Sterno- und das Acromioclaviculargelenk sind beides Kugelgelenke, die in ihrer Drehbewegung jedoch durch Weichteile sowie straffe Bänder eingeschränkt sind. Die meisten Bewegungen im Schultergürtelbereich werden von beiden Gelenken gemeinsam durchgeführt. Was dadurch zu erklären ist, daß die Clavicula und Scapula nicht direkt durch Muskeln verbunden sind. ◀

Das Sternoclaviculargelenk kann die Clavicula bei herabhängendem Arm um 50° heben, um 5° senken und um 20° nach vorn oder hinten bewegen.

Das Acromioclaviculargelenk dient vor allem der Drehung der Scapula.

Der knöcherne Schultergürtel, der von der Clavicula und der Scapula gebildet wird, ist im Gegensatz zum Beckengürtel nur unvollständig geschlossen.

Der Schultergürtel kann in den beiden Gelenken (aus der Mittelstellung heraus)
60° abduziert und 10° adduziert,
20° antevertiert und 20° retrovertiert werden.

Dabei kann sich die Scapula nicht vom Thorax abheben, sondern nur über eine lockere Bindegewebsschicht gleiten.

An Bewegungen sind im Schultergelenk beteiligt:
Heben des Schultergürtels
- Pars descendens des M. trapezius
- M. levator scapulae
- Mm. rhomboidei

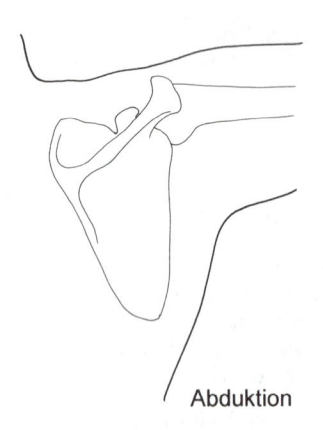

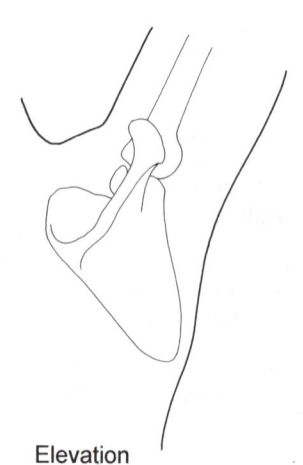

Abb. 3.1 Bewegungsmöglichkeiten im Schultergelenk

Senken des Schultergürtels
- M. trapezius (Pars ascendens)
- M. pectoralis major

Drehen der Scapula nach vorne
- M. serratus anterior

Drehen der Scapula nach hinten
- Mm. rhomboidei
- M. levator scapulae

3.3.2 Schultergelenk !! 1/4

▶ Das **Schultergelenk** (= **Articulatio humeri**, syn.: Articulatio glenohumeralis) ist ein Kugelgelenk mit Muskelführung (Begründung siehe weiter unten). Es besitzt die größte Bewegungsmöglichkeit aller Gelenke. ◀
Bei Bewegung des Oberarms sind zumeist neben dem Schultergelenk auch das Sterno- und das Acromioclaviculargelenk beteiligt. Dadurch werden die Bewegungsmöglichkeiten des Armes noch wesentlich erweitert.
Der Gelenkkopf des Schultergelenks wird vom Caput des Humerus gebildet, als Gelenkpfanne dient die mit hyalinem Knorpel überzogene Cavitas glenoidalis der Scapula.
▶ Der Humeruskopf ist etwa 4 mal so groß wie die Gelenkpfanne. Die Fläche der Gelenkpfanne wird durch eine am Pfannenrand befestigte etwa 3–5 mm breite faserknorpelige **Gelenklippe** (= Pfannenlippe = **Labrum glenoidale**) vergrößert. Trotzdem findet nur etwa 1/3 des Humeruskopfes in der Gelenkpfanne Platz. Darin liegt der Grund für die sehr große Beweglichkeit des Schultergelenks, gleichzeitig aber auch die Ursache für die große Gefährdung des Gelenks durch Luxationen (= Verrenkungen). ◀

▶ Die **Gelenkkapsel** ist schlaff und relativ weit, sie entspringt an der Gelenklippe (= Labrum glenoidale) und setzt am Collum anatomicum des Humerus an. Die Gelenkkapsel besitzt beim adduzierten Arm Reservefalten, die bei bestimmten Bewegungen verstreichen. ◀ Beim herabhängenden Arm bildet sich die Reservefalte am unteren Rand der Gelenkpfanne.
Die Gelenkkapsel ist im vorderen Wandbereich dünner als im hinteren Teil, daher erfolgen Luxationen zumeist von vorne. Hinzu kommt, daß der Bandapparat nur schwach ausgebildet ist.
▶ Innerhalb der Gelenkkapsel entspringt vom Tuberculum supraglenoidale (der Scapula) die lange Sehne (= Caput longum) des M. biceps brachii. Die Sehne ist von einer durch Ausstülpung der Gelenk-innenhaut entstandenen Sehnenscheide (Vagina tendinis intertubercularis) umhüllt. ◀

Am **Bandapparat** sind beteiligt:
- Lig. coracohumerale – bildet das einzig solide Verstärkungsband des Schultergelenks. Es zieht vom Processus coracoideus (= Rabenschnabelfortsatz) der Scapula zum Tuberculum majus des Humerus und verstärkt den oberen Teil der Kapsel.
- Lig. coracoacromiale – zieht vom Processus coracoideus zum Acromion (beide gehören zur Scapula!), wo es das Schultergelenk dachartig bedeckt.
- Ligg. glenohumeralia – verstärken die vordere Kapselwand.

▶ Wegen des schwach ausgebildeten Bandapparats wird die Sicherung des Schultergelenks vor allem von den folgenden, das Gelenk mantelartig umhüllenden Muskeln übernommen:
- dorsal – M. supraspinatus, M. infraspinatus und M. teres minor
- ventral – M. subscapularis. ◀

▶ Diese erste Muskelschicht wird lateral und dorsal vom M. deltoideus umgeben, der ebenfalls der Gelenksicherung dient.
Der Muskelmantel, der auch als **Rotatorenmanschette** bezeichnet wird, bewirkt, daß das Caput humeri (= Humeruskopf) in der Gelenkpfanne gehalten wird, indem die Muskeln einem von außen kommenden Zug auf das Gelenk einen Gegenzug entgegensetzen. Außerdem strahlen von den Sehnen dieser Muskeln Fasern in die Wand der Gelenkkapsel ein, die als Kapselspanner dienen. ◀

Klinik: ▶ Da die Kontaktfläche zwischen Humeruskopf und der Cavitas glenoidalis relativ klein, die Kapsel schlaff und die Bänder schwach sind, kommt es häufig zu einer Schulterluxation (Verrenkung), wenn eine auf das Gelenk wirkende äußere Zugkraft abrupt zu groß wird. Dabei tritt der Humeruskopf zumeist nach vorne hin aus der Gelenkpfanne aus (seltener nach hinten und fast nie nach kranial, weil dort das Lig. coracoacromiale eine Luxation verhindert). Die Schultergelenksluxation ist die häufigste Verrenkung. Bei einer Luxation kann das Tuberculum majus abreißen und der N. axillaris geschädigt werden. ◀

Der Humerus kann im Schultergelenk um
90° abduziert und 20° adduziert,
90° antevertiert und 30° retrovertiert,
70° nach innen oder außen rotiert werden.

Das Acromion (Teil der Scapula) bildet mit dem Proc. coracoideus und dem zwischen ihnen gespannten Lig. coracoacromiale ein das Gelenk überspannendes Schulterdach, das die Bewegungsmöglichkeiten begrenzt.

➤ Soll der Humerus über 90° (= über die Horizontale) hinaus abduziert werden, so ist die Mithilfe des Schultergürtels notwendig. Durch Drehen der Scapula (Drehen des unteren Scapulawinkels nach außen und damit verbundener Drehung der Cavitas glenoidalis nach schräg oben) wird eine Abduktion des Arms bis 190° möglich. Die Abduktion über 90° hinaus wird als Elevation bezeichnet.

Bei der Elevation wird der Arm im Schultergelenk angehoben, dann die Scapula nach vorne geschwungen und anschließend nach außen gedreht.

Für die Drehung der Scapula ist der M. serratus anterior verantwortlich, dessen unterer Teil (= Pars inferior) den Angulus inferior der Scapula nach lateral-kranial dreht. ◄

➤ An der Bewegung des Schultergelenks sind besonders beteiligt:

Abduktion:
- M. deltoideus (Pars acromialis)
- M. supraspinatus.

Adduktion:
- M. pectoralis major
- M. teres major
- M. latissimus dorsi
- M. triceps brachii (Caput longum)
- M. coracobrachialis.

Anteversion (Hebung des Arms nach vorne):
- M. deltoideus (Pars clavicularis)
- M. pectoralis major (Pars clavicularis)
- M. coracobrachialis
- M. biceps brachii.

Retroversion (Hebung des Arms nach hinten):
- M. deltoideus (Pars spinalis)
- M. triceps brachii (Caput longum)
- M. latissimus dorsi
- M. teres major.

Innenrotation:
- M. subscapularis
- M. latissimus dorsi
- M. pectoralis major
- M. biceps brachii (Caput longum)
- M. coracobrachialis
- M. teres major.

Außenrotation:
- M. infraspinatus
- M. deltoideus (Pars spinalis)
- M. teres minor. ◄

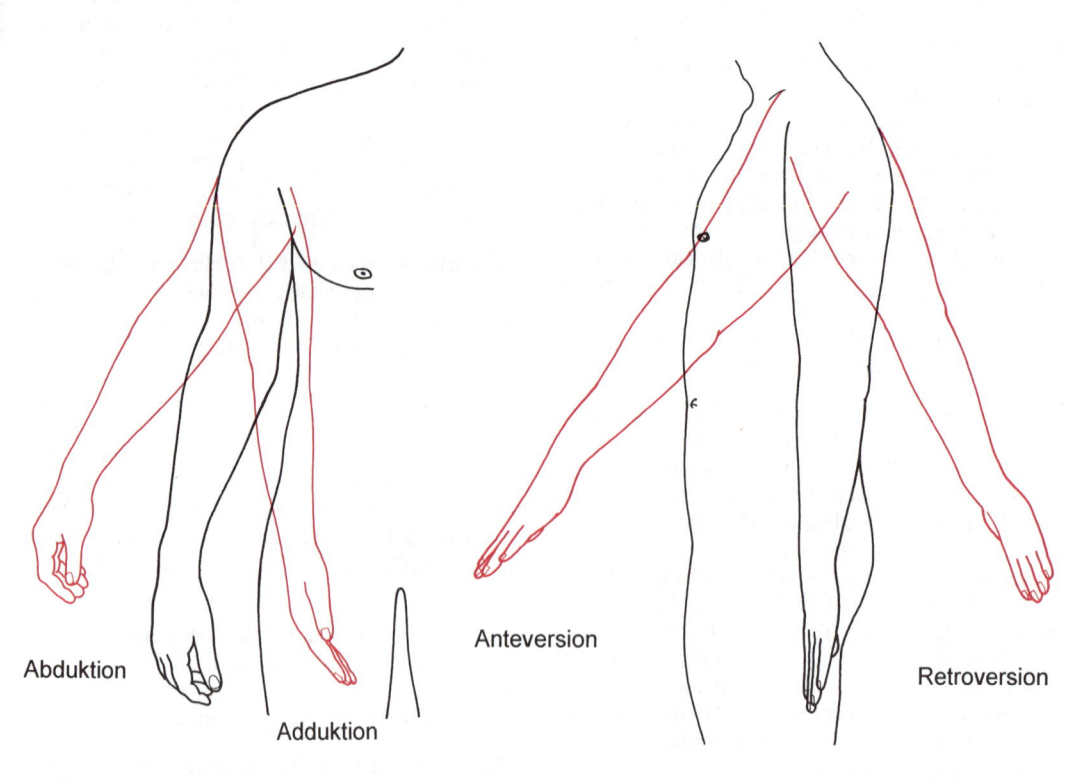

Abb. 3.2 *Bewegungsmöglichkeiten im Oberarmbereich*

Von den im Bereich des Schultergelenks vorkommenden Schleimbeuteln steht die unter der Ansatzsehne des M. subscapularis liegende Bursa subtendinea m. subscapularis mit dem Gelenk in Verbindung. Die beiden nachfolgend aufgeführten Schleimbeutel, die nicht mit dem Schultergelenk kommunizieren, sind gleichzeitig die wichtigsten:
- **Bursa subacromialis** – liegt zwischen dem Acromion und der Schultergelenkskapsel.
- **Bursa subdeltoidea** – liegt zwischen dem M. deltoideus und der Außenfläche des Humerus.

Diese beiden Bursae dienen als Gleitspalt bei Bewegungen im Schultergelenk, sie funktionieren damit wie ein Nebengelenk, weshalb sie als subakromiales Nebengelenk bezeichnet werden.

Klinik: Bei Entzündungen können die Schleimbeutel anschwellen und dadurch Schmerzen verursachen.

3.3.3 Ellenbogengelenk !!! 4/9

Das **Ellenbogengelenk** (= **Articulatio cubiti**, syn.: Articulatio cubitalis) ist ein aus drei Teilgelenken zusammengesetztes Gelenk, an dem 3 Knochen (= Humerus, Ulna und Radius) beteiligt sind.
➤ Das Ellenbogengelenk ist jedoch nur von einer einzigen Gelenkkapsel umgeben und besitzt nur eine Gelenkhöhle, daher wird es anatomisch als ein Gelenk angesehen, das als Drehscharniergelenk (= Trochoginglymus) bezeichnet wird. ◀

Funktionell besteht das Ellenbogengelenk aus dem
- Humero-ulnargelenk,
- Humero-radialgelenk,
- proximalen Radio-ulnargelenk.

Das oberhalb der Hand liegende distale Radio-ulnargelenk wird in Kapitel 3.3.4 beschrieben.

➤ Das **Humeroulnargelenk** (= Articulatio humeroulnaris) ist ein Scharniergelenk (1 Hauptachse) mit einer ausgesprochenen Knochenführung. ◀ Die Trochlea des Humerus dient als Gelenkkopf, die Incisura trochlearis der Ulna als Gelenkpfanne.
Das Humeroulnargelenk kann als Hauptgelenk des Ellenbogengelenks bezeichnet werden, es dient der Beuge- und Streckbewegung.

Das **Humeroradialgelenk** (= **Articulatio humeroradialis**) ist seiner Form nach ein Kugelgelenk (2 Hauptachsen), bei dem das kugelige Capitulum des Humerus den Gelenkkopf und die rundliche Fovea articularis des Radius die Gelenkpfanne bilden.

➤ Das Humeroradialgelenk kann aber nur Scharnierbewegungen ausführen weil
- der Radius über die in Kapitel 3.3.4 beschriebene bindegewebige Membrana interossea antebrachii an der Ulna befestigt ist
- das an der Ulna entspringende und ansetzende Lig. anulare radii den Radiuskopf an der Ulna fixiert.

Damit sind die Bewegungsmöglichkeiten des Humeroradialgelenks auf die beiden Hauptachsen Beugung und Streckung sowie Pronation und Supination begrenzt, weshalb das Gelenk auch als funktionelles Scharniergelenk bezeichnet wird. ◀

> **Merke:**
> **Supination** = Auswärtsdrehung wie „beim **Sup**pe löffeln",
> **Pro**nation = Einwärtsdrehung wie „beim **Pro**tschneiden mit dem Messer".

➤ Das **proximale Radioulnargelenk** (= **Articulatio radioulnaris proximalis**) ist ein Radgelenk (Drehgelenk), bei dem sich die Circumferentia articularis des Radius in der Incisura radialis der Ulna und im Lig. anulare radii dreht. Das proximale Radioulnargelenk dient der Supination und Pronation. ◀

Die Gelenkkapsel des Ellenbogengelenks ist schlaff.

Klinik: In leichter Beugestellung des Unterarms ist das Gelenk am meisten entspannt, weshalb bei einem Gelenkerguß diese Schonhaltung eingenommen wird. Muß das Gelenk länger ruhiggestellt werden, so wird es rechtwinklig gebeugt.

➤ Die **Gelenkkapsel** des Ellenbogengelenks wird an den Seiten durch folgende Bänder verstärkt:
- **Lig. collaterale ulnare** (= Innenband) – entspringt als stärkeres der beiden Ligamenta am Epicondylus medialis des Humerus und zieht fächerartig sich verbreiternd zur Incisura trochlearis der Ulna. Dadurch ist ein Teil der Bänderfasern in jeder Gelenkstellung angespannt.
- **Lig. collaterale radiale** (= Außenband) – es entspringt am Epicondylus lateralis des Humerus, vereinigt sich mit dem Lig. anulare radii und setzt an der Ulna ventral und dorsal an. Dadurch ist eine Abduktion des Unterarms nach medial unmöglich. Würde dieses Ligamentum am Radius ansetzen, so wäre die Kreiselung (= Pro- und Supination) des Unterarms eingeschränkt. Durch die Ligg. collateralia wird eine Abduktion im Ellenbogengelenk verhindert. ◀

▶ Als drittes Band ist das **Lig. anulare radii** (= Ringband) zu beschreiben. Das Lig. anulare radii liegt vollständig in der Kapsel des Ellenbogengelenks. Es entspringt und setzt an der Ulna an. Zusammen mit der Incisura der Ulna bildet es einen osteofibrösen Ring, der das Caput des Radius umschließt und ihn damit an der Ulna fest fixiert, wobei jedoch Pro- und Supinationsbewegungen ungehindert möglich sind. ◀

Klinik: Bei einem Kind umschließt das Lig. anulare radii den Radiuskopf noch nicht so fest, so daß bei einem kräftigen ruckartigen Zug an der Hand des Kindes der Radius aus dem Lig. anulare radii gezogen werden kann (Verrenkung = Luxation).

▶ Im Ellenbogengelenk kann der Unterarm zum Oberarm beim Mann bis zu 175°, bei der Frau und beim Kind wegen der schwächer ausgebildeten Gelenkkapsel bis zu 180° gestreckt und bei allen bis auf einen Winkel von etwa 30° gebeugt werden, wobei der Winkel für die Beugung u.a. davon abhängt, wie stark z.B. der M. biceps brachii ausgebildet ist.

Aus der Streckstellung ist eine Beugung von etwa 150° möglich. Der Unterarm kann bei rechtwinkelig gebeugtem Ellenbogengelenk 70–90° supiniert und 60–80° proniert werden. Bei gestrecktem Ellenbogengelenk vergrößert sich dieser Winkel, weil das Schultergelenk mit beteiligt wird. ◀

▶ An der Bewegung des Ellenbogengelenks sind sowohl Oberarm- als auch Unterarmmuskeln beteiligt:
Beugung (Flexion):
- M. brachialis
- M. biceps brachii
- M. pronator teres
- M. extensor carpi radialis longus
- M. brachioradialis.

Streckung (Extension):
- M. triceps brachii
- M. anconeus. ◀

▶ An der Pronations- und Supinationsbewegung des Unterarms sind das proximale und das distale Radioulnargelenk immer gemeinsam beteiligt. Beide Gelenke sind funktionell als ein Gelenk anzusehen, das jedoch räumlich getrennt ist. An den Bewegungen sind beteiligt:

Supination (Auswärtsdreher):
- M. biceps brachii
- M. supinator
- M. brachioradialis (aus der Pronationsstellung heraus).

Pronation (Einwärtsdreher):
- M. pronator teres
- M. pronator quadratus
- M. flexor carpi radialis
- M. brachioradialis (aus der Supinationsstellung heraus). ◀

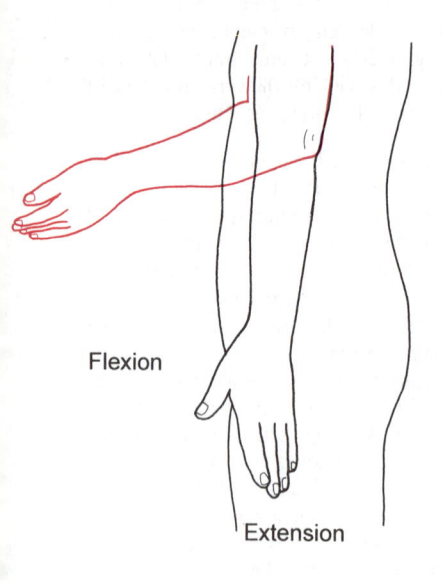

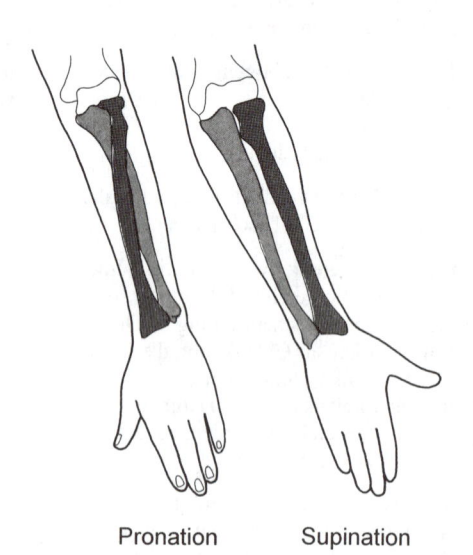

Abb. 3.3 Bewegungsmöglichkeiten im Ellenbogengelenk

> **Merke:**
> Die Hand wird nicht in den Handgelenken sondern im Humeroradialgelenk und im proximalen Radioulnargelenk gedreht.

Praktische Anatomie

Die gut tastbaren Epikondylen des Humerus und das Olecranon der Ulna bilden bei gestrecktem Arm eine Linie (Hueter-Linie). Bei der Beugung verschiebt sich das Olecranon und es entsteht ein gleichschenkliges Dreieck („Ellenbogendreieck"). Beim Abriß z.B. eines Epikondylus ist dieses Dreieck verschoben.

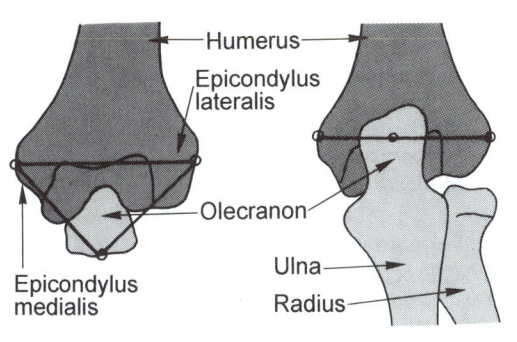

Abb. 3.4 Hueter-Linie

▶ Der M. biceps brachii entfaltet seine maximale Beugekraft in der Supinationsstellung. Weil der M. biceps brachii der kraftvollste Beuger ist, kann das Ellenbogengelenk in Supinationsstellung kraftvoller als in Pronationsstellung gebeugt werden. ◀

3.3.4 Verbindungen der Unterarmknochen ! 0/0

Die Ulna und der Radius sind verbunden durch
- das proximale Radio-ulnargelenk (siehe Kapitel 3.3.3),
- das distale Radio-ulnargelenk,
- die Membrana interossea antebrachii.

Das **distale Radioulnargelenk** (= **Articulatio radioulnaris distalis**) ist ein Radgelenk, das vom Caput der Ulna und von der Incisura ulnaris des Radius gebildet wird. Zwischen dem Radius und dem Processus styloideus der Ulna liegt der mit beiden verwachsene dreieckige Discus articularis, der den Spalt zwischen der Ulna und der Handwurzel ausfüllt und damit das distale Radioulnargelenk von dem in Kapitel 3.3.5 beschriebenen Handwurzelgelenk trennt.

Die Gelenkkapsel des distalen Radioulnargelenks ist schlaff. Am Radius bildet sie proximal als Aussackung den **Recessus sacciformis,** der als Reservefalte für die Pronations- und Supinationsbewegungen dient.

Klinik: Bei einem Bruch wird der Unterarm immer in Supinationsstellung eingegipst, weil dadurch die beiden Unterarmknochen am weitesten voneinander entfernt stehen und sich somit zwischen beiden Knochen keine Kallusbrücke (= Knochenbrücke) ausbilden kann.

Die Fasern der bindegewebigen **Membrana interossea antebrachii** verlaufen vom Radius aus schräg nach unten zur Ansatzstelle an der Ulna.
Die Membran hält die Ulna und den Radius zusammen, verhindert eine zu starke Supination und dient einigen Beuger- und Streckermuskeln als Ursprung.

▶ Im oberen Unterarmdrittel wird die Membrana interossea antebrachii durch die **Chorda obliqua** verstärkt, die als Bandzug von der Tuberositas ulnae schräg abwärts zum Radius verläuft. Proximal von der Chorda befindet sich eine Lücke, durch die die Sehne des M. biceps brachii und die A. und V. interossea posterior hindurchziehen. Bei der Pronation wickelt sich die Sehne des M. biceps brachii durch diese Lücke um den Radius. ◀

3.3.5 Handwurzelgelenke ! 1/2

Bei den Handgelenken kann unterschieden werden zwischen einem
- proximalen Handgelenk und einem
- distalen Handgelenk.

▶ Das **proximale Handgelenk** (= **Articulatio radiocarpalis**) ist ein Ellipsoidgelenk (= Eigelenk mit 2 Hauptachsen), bei dem der Radius und der Discus articularis die Gelenkpfanne und die proximalen Handwurzelknochen (= Kahnbein, Mondbein, Dreieckbein) den Gelenkkopf bilden (die Bewegungsmöglichkeiten siehe weiter unten).
Die Ulna ist diesem Gelenk nur über den Discus articularis schmal angelagert. ◀

Zusatz: Das Erbsenbein (Os pisiforme) steht in keiner Beziehung zu den Handgelenken, es bildet mit dem Dreieckbein ein selbständiges Gelenk.

▶ Das **distale Handgelenk** (= **Articulatio mediocarpalis**) ist ein verzahntes Scharniergelenk, das von den proximalen Handwurzelknochen sowie den distalen

Handwurzelknochen (= großes und kleines Vieleckbein, Kopfbein, Hakenbein) gebildet wird. Der Gelenkspalt verläuft S-förmig zwischen der proximalen und distalen Knochenreihe. ◄

Die einzelnen Bänder sind nicht prüfungsrelevant, sie verbinden den Radius und die Ulna mit den Handwurzelknochen, die Handwurzelknochen untereinander, sowie die Handwurzelknochen mit den Mittelhandknochen.

► Das proximale und das distale Handgelenk können funktionell als ein einheitliches Gelenk angesehen werden, das annähernd Bewegungen wie in einem Kugelgelenk ermöglicht. ◄ In beiden Gelenken kann aus der Mittelstellung heraus die Hand gegenüber dem Unterarm folgende Bewegungen ausführen:

- 1. Randbewegung
  - Radialabduktion von 20° und
  - Ulnarabduktion von 40°,
- 2. Flächenbewegung
  - Palmarflexion (= hohlhandwärts beugend) von 90° oder
  - Dorsalflexion (syn.: Extension = handrückenwärts streckend) von 60–90°,
- 3. als Kombination der Rand- und Flächenbewegung eine Kreiselbewegung (= Circumduktion).

Die Palmarflexion erfolgt überwiegend im proximalen, die Dorsalflexion überwiegend im distalen Handgelenk.

► An den Bewegungen der Handwurzelgelenke sind beteiligt:
Dorsalflexion:
  - M. extensor carpi radialis longus
  - M. extensor carpi radialis brevis
  - M. extensor carpi ulnaris
  - M. extensor digitorum.

Palmarflexion:
  - M. flexor carpi ulnaris
  - M. flexor carpi radialis
  - M. flexor pollicis longus
  - M. palmaris longus
  - M. flexor digitorum superficialis
  - M. flexor digitorum profundus

Ulnarabduktion:
  - M. flexor carpi ulnaris
  - M. extensor carpi ulnaris.

Radialabduktion:
  - M. extensor carpi radialis longus
  - M. extensor carpi radialis brevis
  - M. extensor pollicis longus
  - M. flexor carpi radialis. ◄

Praktische Anatomie
► Wie Sie bei sich selbst feststellen können, kann die Faust nur dann fest geschlossen werden, wenn die Hand nach rückwärts gestreckt wird (in Dorsalflexion), da nur so die Fingerbeuger (Mm. flexores) ihre volle Kraft entfalten können. Bei gebeugter Hand reicht die Verkürzungsmöglichkeit der Fingerbeuger nicht aus, was als aktive Insuffizienz bezeichnet wird. ◄

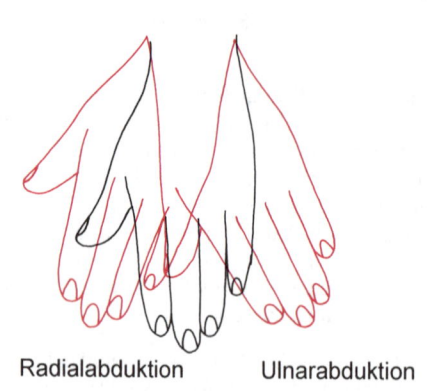

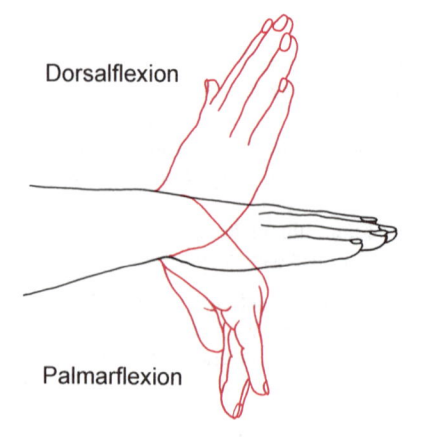

Abb. 3.5 Bewegungsmöglichkeiten im Handbereich

3.3.6 Fingergelenke ! 1/2

In diesem Kapitel werden die Handwurzel-Mittelhand-Gelenke sowie die Fingergelenke behandelt.

Die **Handwurzel-Mittelhandgelenke** (= **Articulationes carpometacarpales**) gehören zu den Amphiarthrosen (= straffe Gelenke), die nur eine minimale Bewegung zulassen. Diese Amphiarthrosen dienen dazu, die Elastizität der Hand zu erhöhen.

Die Finger besitzen mit Ausnahme des Daumens folgende Gelenke:
- Grundgelenk (= Metakarpophalangealgelenk) – liegt zwischen dem Mittelhandknochen und dem Grundglied,
- Mittelgelenk (= proximales Interphalangealgelenk) – liegt zwischen dem Grund- und Mittelglied,
- Endgelenk (= distales Interphalangealgelenk) – liegt zwischen dem Mittel- und Endglied.

Der Daumen besitzt, da ihm das Mittelglied fehlt, kein Mittelgelenk.

▶ Das **Karpometakarpalgelenk I** (= Daumenwurzelgelenk = Articulatio carpometacarpalis pollicis) ist ein Sattelgelenk, das zwischen dem großen Vieleckbein (Os trapezium) und dem 1. Mittelhandknochen (= Os metacarpale I) des Daumens liegt. Das Gelenk ermöglicht die Ab- und Adduktion (Ab- und Anspreizung), die Oppositon (Gegenstellung) und Reposition (Rückstellung) des Daumens. Als Oppositionsbewegung wird eine kombinierte Muskelbewegung aus Abduktion, Flexion und Adduktion verstanden, die maximal etwa 50–60° beträgt.

An den Bewegungen des Daumens sind beteiligt:
Oppositionsbewegung:
- M. opponens pollicis
- M. adductor pollicis
- M. flexor pollicis brevis.

Reposition:
- M. abductor pollicis longus

Beugung:
- M. flexor pollicis longus
- M. flexor pollicis brevis
- M. abductor pollicis brevis
- M. adductor pollicis

Streckung:
- M. extensor pollicis longus
- M. extensor pollicis brevis
- M. abductor pollicis longus

Abduktion:
- M. abductor pollicis longus
- M. abductor pollicis brevis

- M. flexor pollicis brevis.

Adduktion:
- M. adductor pollicis
- M. opponens pollicis
- M. extensor pollicis longus
- M. interosseus dorsalis primus.

Das **Daumengrundgelenk** (= **Articulatio metacarpophalangealis**) – ist im Gegensatz zu den anderen Grundgelenken ein Scharniergelenk, das nur Beugung und Streckung erlaubt.

Die **Fingergrundgelenke** (= **Articulationes metacarpophalangeales II-V**) sind eingeschränkte Kugelgelenke. Die Gelenke ermöglichen an Bewegungen: Beugung, Streckung, Abduktion und Adduktion. Die Spreizbewegung wird durch starke Seitenbänder (Ligg. collateralia) stark eingeschränkt.

▶ Die Finger können nur in Streckstellung maximal gespreizt werden, weil in Beugestellung der Finger die Ligg. collateralia ein Spreizen verhindern. ◀

Die **Mittel- und Endgelenke** (= **Articulationes interphalangeales**) sind Scharniergelenke, in denen nur gebeugt und gestreckt werden kann.

An den Bewegungen sind beteiligt:
Beugung
- M. flexor digitorum superficialis
- M. flexor digitorum profundus

Streckung
- M. extensor digitorum
- Mm. lumbricales
- Mm. interossei.

Für die kraftvollen Bewegungen der Finger 2.–5. sind die Sehnen der Unterarmmuskeln und für die feinen Bewegungen die kurzen Handmuskeln verantwortlich.

3.4 Muskeln der oberen Extremität

▶ *In den letzten 16 Physika wurden insgesamt nur 3 Fragen zu den oberen Extremitätenmuskeln gestellt. Andererseits ist jedoch die Kenntnis der Muskeln für mündliche Prüfungen weiterhin wichtig.*

Die wichtigsten Ansätze und Ursprünge erlernen Sie am leichtesten visuell anhand der Muskelschemata. Aus Ansatz und Ursprung können Sie die Funktion des Muskels teilweise bereits ableiten. ◀

Die Muskeln der oberen Extremität werden eingeteilt in:
- Schultergürtelmuskeln (Kapitel 3.4.1),
- Schultermuskeln (3.4.2),
- Oberarmmuskeln (3.4.3),
- Unterarmmuskeln (3.4.4),
- Handmuskeln (3.4.5).

Bei den unter „Funktion" aufgeführten Bewegungsmöglichkeiten ist zu bedenken, daß an den meisten Bewegungen mehrere Muskeln gleichzeitig beteiligt sind (s. die Auflistungen in Kapitel 3.3.1–3.3.5).

Anhand der Winterthur-Verlaufsbeschreibungen „Spinalnerven" können Sie die Muskelinnervation relativ leicht und überschaubar erlernen.

3.4.1 Schultergürtelmuskulatur

!! 1/14

➤ *Prüfungsrelevant sind: Innervation, Funktion, Besonderheiten und Klinik.* ◀

Die Schultergürtelmuskeln werden topographisch unterteilt in
- einen dorsalen Rumpf-Schultergürtelmuskelteil = **oberflächliche Rückenmuskeln**,
- einen ventralen Teil = **Brustmuskeln**.

Die Schultergürtelmuskeln entspringen vom Rumpf bzw. vom Kopf und setzen am Schultergürtel (Scapula oder Clavicula) an.

Die beiden Kopfmuskeln, M. trapezius und M. sternocleidomastoideus, stehen mit dem Schultergürtel in Verbindung.

Oberflächliche Rückenmuskeln (= dorsale Rumpf- und Schultergürtel-Muskeln)			
M. latissimus dorsi Abb. 3.6	*In.:* N. thoracodorsalis	*An.:* Crista tuberculi minoris des Humerus	*Ur.:* • Pars scapularis: Angulus inferior der Scapula, • Pars vertebralis: Processus spinosi der 7.–12. Brust- und aller Lendenwirbel, Os sacrum, sowie Fascia thoracolumbalis, • Pars costalis: 10.–12. Rippe, • Pars iliaca: Crista iliaca (Os ilium).
	Lage: Der Muskel besteht aus 4 Teilen (s. Ursprung). Er reicht vom Arm/Rücken bis zum Becken. Seine Sehne ist mit der des M. teres major am unteren Rand verwachsen. **Funktion:** Der M. latissimus dient im Schultergelenk der Innenrotation, der Adduktion (= zieht den erhobenen Arm heran) und der Retroversion des Arms (= dreht den Arm nach hinten). Außerdem hilft er bei der Seitwärtsbewegung der Wirbelsäule und dient als Atemhilfsmuskel bei der Exspiration, indem er die Rippen hebt. Beide Mm. latissimi ziehen die Schulter nach hinten. **Klinik:** Beim Husten wird jeweils die Vorderwand des Muskels kontrahiert, weshalb sich dieser Muskelteil bei chronischem Husten verdickt („Hustenmuskel").			
M. rhomboideus major Abb. 3.6	*In.:* N. dorsalis scapulae	*Ur.:* Margo medialis der Scapula (unterhalb der Spina scapulae)	*An.:* Processus spinosi der 1.–4. Brustwirbel, Lig. nuchae
	Lage: Der kräftige Muskel hat ein rautenförmiges Aussehen. Der Verlauf eines Astes der A. transversa cervicis kennzeichnet die Grenze zum M. rhomboideus minor. **Funktion:** Er hebt die Scapula nach medial und kranial und fixiert sie am Rumpf. **Klinik:** Bei seiner Lähmung steht der Margo lateralis der Scapula vom Thorax ab.			
M. rhomboideus minor Abb. 3.6	*In.:* N. dorsalis scapulae	*An.:* Margo medialis der Scapula (unterhalb der Spina scapulae)	*Ur.:* Processus spinosi des 6. und 7. Halswirbels, Lig. nuchae
	Funktion: Wie der M. rhomboideus major.			
M. levator scapulae Abb. 3.6	*In.:* N. dorsalis scapulae	*An.:* Angulus superior und Margo medialis der Scapula	*Ur.:* Tubercula posteriora der Processus transversi der 1.–4. Halswirbel
	Funktion: Er zieht die Scapula nach oben und wirkt bei der Drehung des Angulus inferior (der Scapula) nach medial (zusammen mit den Mm. rhomboidei) mit. **Besonderheit:** Auf seinem lateralen Rand verläuft der N. accessorius.			

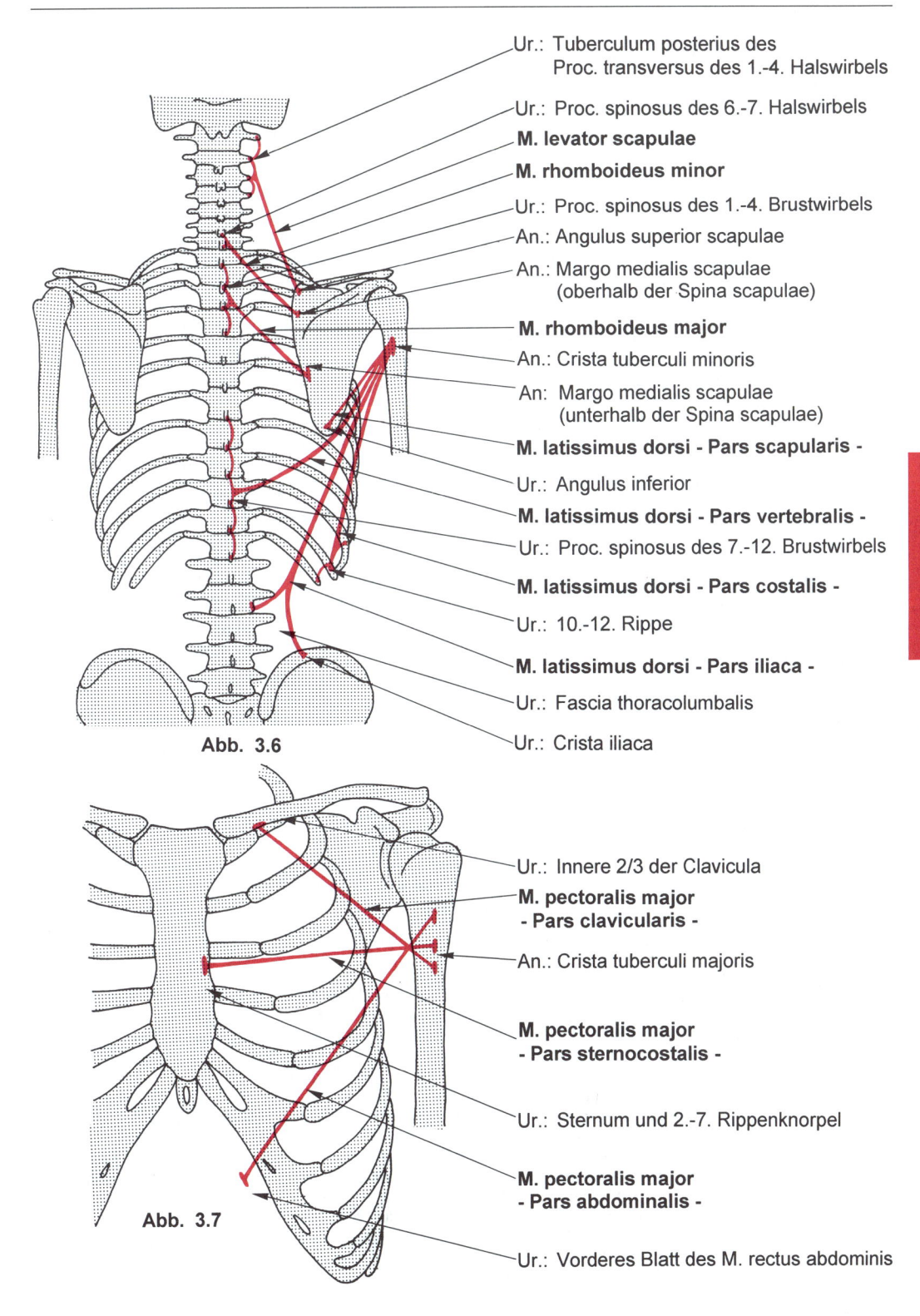

Ur.: Tuberculum posterius des
Proc. transversus des 1.-4. Halswirbels

Ur.: Proc. spinosus des 6.-7. Halswirbels

M. levator scapulae

M. rhomboideus minor

Ur.: Proc. spinosus des 1.-4. Brustwirbels

An.: Angulus superior scapulae

An.: Margo medialis scapulae
(oberhalb der Spina scapulae)

M. rhomboideus major

An.: Crista tuberculi minoris

An: Margo medialis scapulae
(unterhalb der Spina scapulae)

M. latissimus dorsi - Pars scapularis -

Ur.: Angulus inferior

M. latissimus dorsi - Pars vertebralis -

Ur.: Proc. spinosus des 7.-12. Brustwirbels

M. latissimus dorsi - Pars costalis -

Ur.: 10.-12. Rippe

M. latissimus dorsi - Pars iliaca -

Ur.: Fascia thoracolumbalis

Ur.: Crista iliaca

Abb. 3.6

Ur.: Innere 2/3 der Clavicula

**M. pectoralis major
- Pars clavicularis -**

An.: Crista tuberculi majoris

**M. pectoralis major
- Pars sternocostalis -**

Ur.: Sternum und 2.-7. Rippenknorpel

**M. pectoralis major
- Pars abdominalis -**

Abb. 3.7

Ur.: Vorderes Blatt des M. rectus abdominis

Arm

	**Brustmuskeln (= ventrale Rumpf-Schultergürtel-Muskeln)**
M. pectoralis major Abb. 3.7	*In.:* Nn. pectorales medialis u. lateralis	*An.:* Crista tuberculi majoris des Humerus	*Ur.:* • Pars clavicularis: mediale Hälfte der Clavicula, • Pars sternocostalis: Brustbein (Sternum), 2.–5. (7.) Rippenknorpel, • Pars abdominalis: vorderes Blatt der Rektusscheide
		**Lage:** Der Muskel besteht aus 3 Teilen (siehe Ursprung). Er liegt unter der Fascia pectoralis und auf der Fascia clavipectoralis. Zwischen seiner Pars clavicularis und dem M. deltoideus liegt das Trigonum clavipectorale, in dem die V. cephalica durch die Fascia clavipectoralis tritt. Über dem Trigonum spannt sich die Haut zur Fossa infraclavicularis (= Mohrenheimschen Grube). Der laterale Teil des Muskels bildet die vordere Achselfalte. **Funktion:** Die **Pars clavicularis** hebt und die **Pars abdominalis** senkt den Schultergürtel. Die **Pars sternocostalis** zieht den Schultergürtel nach vorne. Beim Arm dient der M. pectoralis major der Adduktion (besonders kraftvoll aus der Elevationsstellung), der Innenrotation u. der Anteversion (= den Arm nach vorne ziehen). Bei aufgestützten Armen unterstützt der Muskel die Inspiration (= Einatmung), indem er die Rippen hebt u. damit den Brustraum erweitert. **Klinik:** Der M. pectoralis major ist mit der Fascia pectoralis (= Brustfaszie) fest verwachsen. Beim Mammakarzinom kann der Tumor auf die Faszie und den Muskel übergreifen, so daß die Brustdrüse nicht mehr gegenüber dem M. pectoralis major verschoben werden kann.
M. sternalis	*In.:* Nn. pectorales medialis u. lateralis		*An.:* u. *Ur.:* Liegt längs am Rand des Sternum auf der Fascia pectoralis, ist jedoch in Form u. Ausdehnung sehr variabel.
		**Funktion:** Rudiment eines Hautmuskels, nur bei etwa 5 % der Präparate zu finden.
M. pectoralis minor Abb. 3.8	*In.:* Nn. pectorales medialis u. lateralis	*An.:* Processus coracoideus der Scapula	*Ur.:* 3.–5. Rippe (1–2 cm lateral der Knorpel-Knochen-Grenze)
		**Funktion:** Er zieht die Scapula nach vorn unten (senkt den Schultergürtel). Bei festgestelltem Schultergürtel hebt er die Rippen und dient der Inspiration (= Atemhilfsmuskel).
M. subclavius Abb. 3.8	*In.:* N. subclavius (evtl. N. phrenicus)	*An.:* Unterseite der Clavicula	*Ur.:* obere Fläche der 1. Rippe (Knorpelgrenze)
		**Lage:** Der gefiederte Muskel ist klein aber kräftig. Er liegt zwischen Clavicula und der 1. Rippe. **Funktion:** Er zieht die Clavicula gegen das Sternum und schützt das Sternoclaviculargelenk gegen Zug. Er kann nur geringfügig die Clavicula senken. Durch seine Lage schützt er die zwischen Clavicula und 1. Rippe verlaufenden Nerven u. die A. und V. subclavia. Außerdem übt er über die Fascia clavipectoralis einen Zug auf die V. subclavia aus und hält die Vene dadurch offen.
M. serratus anterior Abb. 3.9	*In.:* N. thoracicus longus	*An.:* • Pars superior: Angulus superior der Scapula, • Pars intermedia: Medialer Rand der Scapula (größter Anteil) • Pars inferior: Margo medialis u. Angulus inferior der Scapula	*Ur.:* • Pars superior: 1.–2. Rippe, • Pars intermedia: 2.–3. Rippe, • Pars inferior: 4.–9. Rippe
		**Lage:** Die Ursprünge der Pars inferior sind bei muskulösen Menschen unter der Haut als sägezahnartige kleine Wülste zu erkennen. Sie vereinigen sich zu einer Muskelplatte. **Funktion:** Der Muskel besteht aus 3 Teilen, die funktionell teilweise verschieden wirken • Die Pars superior hebt die Scapula. • Pars superior und Pars intermedia ziehen die Scapula nach vorn. • Die Pars inferior dreht den Angulus inferior nach lateral-kranial, (damit wird die Cavitas glenoidalis schräg nach oben gestellt), was die Voraussetzung für die Elevation (= Heben des Armes über die Horizontale) ist. • Alle drei Anteile fixieren zusammen mit den Mm. rhomboidei die Scapula am Rumpf. Bei aufgestützten Armen dient der M. serratus anterior als kräftiger Rippenheber (Inspirationsmuskel). **Klinik:** Bei einer Lähmung des Muskels ist vor allem das Heben des Arms nach vorne oben über die Horizontale nicht mehr möglich. Eine Abduktion ist also nur bis etwa 90° möglich. Außerdem kommt es zur **Scapula alata** (= „Engelflügelstellung"), bei der der mediale Skapularand flügelartig absteht. **Besonderheit:** Er bildet die mediale Wand der Achselhöhle.

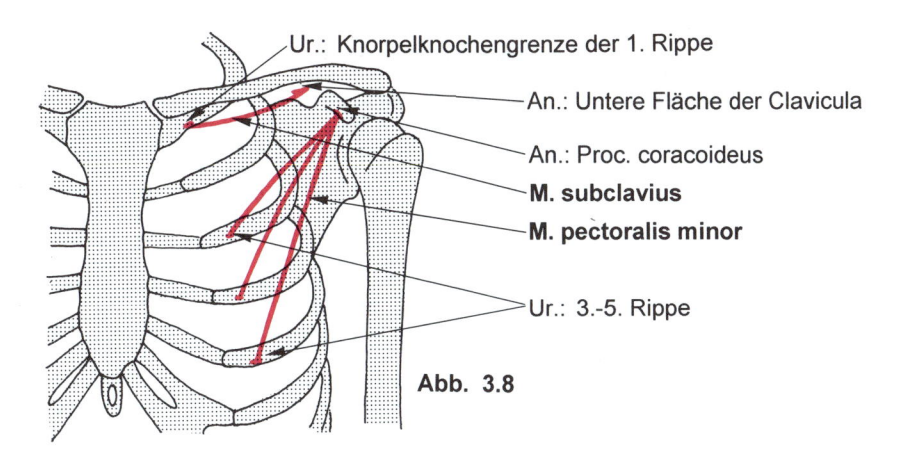

Ur.: Knorpelknochengrenze der 1. Rippe
An.: Untere Fläche der Clavicula
An.: Proc. coracoideus
M. subclavius
M. pectoralis minor
Ur.: 3.-5. Rippe

Abb. 3.8

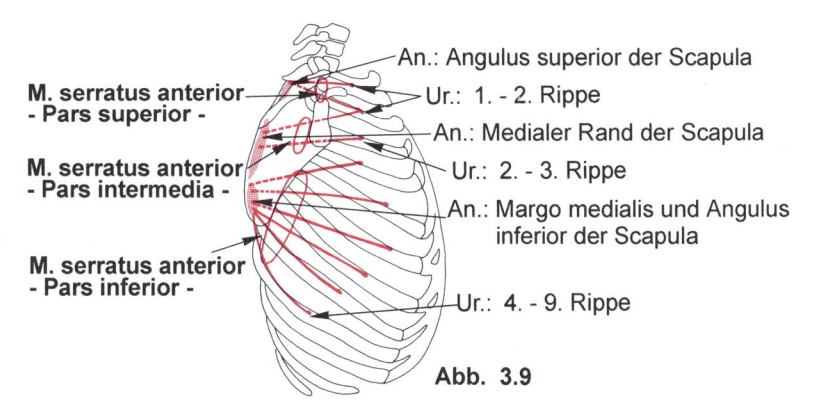

**M. serratus anterior
- Pars superior -**
An.: Angulus superior der Scapula
Ur.: 1. - 2. Rippe
An.: Medialer Rand der Scapula

**M. serratus anterior
- Pars intermedia -**
Ur.: 2. - 3. Rippe
An.: Margo medialis und Angulus inferior der Scapula

**M. serratus anterior
- Pars inferior -**
Ur.: 4. - 9. Rippe

Abb. 3.9

Ur.: Linea nuchae superior
Ur.: Protuberantia occipitalis externa
Ur.: Lig. nuchae

M. trapezius - Pars descendens -
An.: Laterales Drittel der Clavicula
An.: Acromion
An.: Spina scapulae

M. trapezius - Pars transversa -
Ur.: Proc. spinosus und Lig. supraspinale des 7. Hals- bis 3. Brustwirbels

M. trapezius - Pars ascendens -
Ur.: Proc. spinosus und Lig. supraspinale des 3.-12. Brustwirbels

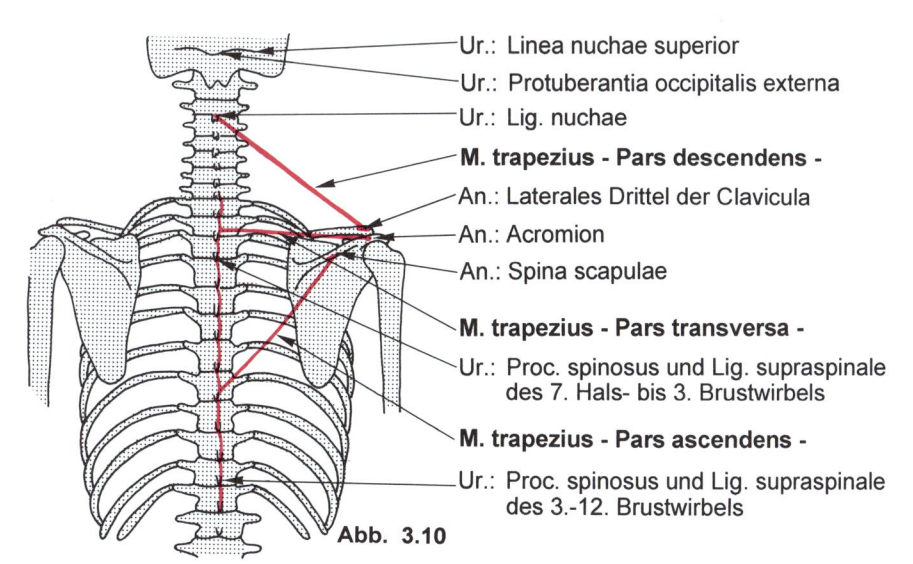

Abb. 3.10

Arm

Die beiden Kopfmuskeln			
M. trapezius Abb. 3.10	*In.:* N. accessorius und Plexus cervicalis	*An.:* Laterales Drittel der Clavicula, Akromion, Spina scapulae (Scapula)	*Ur.:* • Pars descendens: Linea nuchae superior, Protuberantia occipitalis externa, Lig. nuchae; • Pars transversa: Processus spinosi des 7. Hals- bis 3. Brustwirbels; • Pars ascendens: Processus spinosi der 3.–12. Brustwirbel
	Lage: Er stellt die oberste Muskelschicht im Nacken- und oberen Rückenbereich. **Funktion:** Der Muskel besteht funktionell aus 3 Teilen. • Die Pars descendens zieht die Schulter nach oben und wirkt damit einer nach kaudal gerichteten Kraft entgegen. • Die Pars transversa zieht die Schulter nach hinten. • Die Pars ascendens senkt die Schulter und dreht mit der Pars descendens zusammen die Scapula so, daß der Angulus inferior nach lateral und die Cavitas glenoidalis nach lateral-kranial zeigt, was eine wichtige Voraussetzung für das Hochheben des Arms über die Horizontale (= Elevation) ist. Aus dieser Beschreibung könnten Sie schließen, daß die Pars descendens und ascendens Antagonisten seien, jedoch arbeiten beide Teile zumeist zusammen, indem z.B. beim Heben des Arms die Pars descendens die Clavicula anhebt und die Pars ascendens die Scapula nach vorne zieht. Die Muskeln beider Körperhälften strecken bei festgestelltem Schultergelenk die Wirbelsäule und ziehen den Kopf nach hinten. Der Muskel einer Körperhälfte dreht den Kopf zur Gegenseite hin („Kopfwender"). **Klinik:** Bei einer Lähmung des Muskels hängt die Schulter auf der gelähmten Seite herab, die Scapula wird gedreht und dadurch das Armheben erschwert. Ein Seitwärtsheben des Arms über die Horizontale hinaus ist deutlich behindert. Die Schulter kann nur noch durch den M. levator scapulae unzureichend gehoben werden. Die Beweglichkeit des Schultergelenks wird dadurch jedoch nicht eingeschränkt.			
M. sternocleidomastoideus Abb. 3.8	*In.:* N. accessorius und Plexus cervicalis	*An.:* Processus mastoideus des Schläfenbeins, Linea nuchae superior	*Ur.:* Mit 2 unter der Haut deutlich zu erkennenden Sehnen von Clavicula und Manubrium sterni (= Handgriff des Brustbeins)
	Funktion: Bei der Kontraktion des M. sterno-cleido-mastoideus dreht sich der Kopf zur Gegenseite und die Halswirbelsäule (der Kopf) neigt sich zur gleichen Seite hin. Kontrahieren sich beide Mm. sternocleidomastoidei, so kann er den zurücksinkenden Kopf festhalten (= „Kopfhalter"). **Klinik:** Die krankhafte Verkürzung eines Muskels verursacht eine Drehung des Kopfes zur Gegenseite und eine Neigung des Kopfes zur erkrankten Seite hin (= muskulärer Schiefhals).			

3.4.2 Schultermuskeln !! 0/6

► *Besonders prüfungsrelevant sind: Innervation, Funktion, Klinik.* ◄

Die Schultermuskeln entspringen am Schultergürtel und setzen im Bereich des Ober- und Unterarms an. Sie können etwas willkürlich in eine dorsale und eine ventrale Muskelgruppe unterteilt werden.

Dorsale Gruppe der Schultermuskeln			
M. infraspinatus Abb. 3.11	*In.:* N. suprascapularis	*An.:* Tuberculum majus des Humerus, Kapsel des Schultergelenks	*Ur.:* Fossa infraspinata, Fascia infraspinata
	Funktion: Stärkster Außenrotator des Arms. Beim zur Seite erhobenen Arm abduziert und beim gesenkten Arm adduziert er. Er spannt die Kapsel des Schultergelenks.		
M. teres major Abb. 3.11	*In.:* N. thoracodorsalis (manchmal N. subscapularis)	*Ur.:* Crista tuberculi minoris des Humerus	*An.:* Angulus inferior der Scapula
	Lage: Seine Endsehne ist mit der des M. latissimus dorsi am unteren Rand verwachsen. **Funktion:** Innenrotation, Adduktion und Retroversion (= Rückwärtsziehen) des Oberarms. 🩺 **Klinik:** Bei seinem Ausfall steht der Arm nach außen rotiert.		
M. teres minor Abb. 3.11	*In.:* N. axillaris	*An.:* Tuberculum majus des Humerus	*Ur.:* Margo lateralis der Scapula
	Funktion: Er ist ein schwacher Außenrotator und Adduktor. **Besonderheit:** Er bildet die obere Begrenzung der medialen und lateralen Achsellücke.		
Ventrale Gruppe der Schultermuskeln			
M. supraspinatus Abb. 3.11	*In.:* N. suprascapularis	*An.:* Tuberculum majus des Humerus, Kapsel des Schultergelenks	*Ur.:* Fossa supraspinata der Scapula, Fascia supraspinata
	Funktion: Er hilft dem M. deltoideus bei der Abduktion. Außerdem ist er ein schwacher Außenrotator und spannt die Kapsel des Schultergelenks. 🩺 **Klinik:** Bei seiner Lähmung kommt es am Kopf des Humerus zur Subluxation (= Teilversenkung) nach unten (der Humerus steht stark nach einwärts rotiert).		
M. subscapularis Abb. 3.12	*In.:* N. subscapularis	*An.:* Tuberculum minus des Humerus, Schultergelenkskapsel	*Ur.:* Fossa subscapularis
	Lage: Er polstert als relativ dicker Muskel die Fossa subscapularis aus. **Funktion:** Stärkster Innenrotator des Oberarms. Er hilft bei der Adduktion und spannt die Kapsel des Schultergelenks.		
M. deltoideus Abb. 3.11 und Abb. 3.12	*In.:* N. axillaris	*An.:* Tuberositas deltoidea des Humerus	*Ur.:* • Pars clavicularis: Laterales Drittel der Clavicula, • Pars acromialis: Acromion, • Pars spinalis: Unterrand der Spina scapulae
	Lage: Der Muskel überdeckt als dicker Muskelmantel kappenartig das Schultergelenk. Er besteht aus drei funktionell verschiedenen Teilen (siehe Ursprung). **Funktion:** Er ist der stärkste Abduktor im Schultergelenk. • Pars clavicularis: Anteversion, Innenrotation, Adduktion und Abduktion. • Pars acromialis: Abduktion bis 90.° • Pars spinalis: Retroversion, Außenrotation, Adduktion und Abduktion. **Besonderheit:** Die Pars acromialis zeigt eine komplexe Fiederung. Die hohe Anzahl an Muskelfasern bewirkt einen großen physiologischen Querschnitt. 🩺 **Klinik:** Bei einer Muskellähmung kommt es zur Subluxation, das heißt, der Arm sinkt im Schultergelenk etwas nach unten und die Schulter wird etwas gehoben. Da der M. deltoideus der stärkste Abduktor ist, kann der Arm bei einer Lähmung des M. deltoideus nur noch durch den M. supraspinatus etwas abduziert werden.		

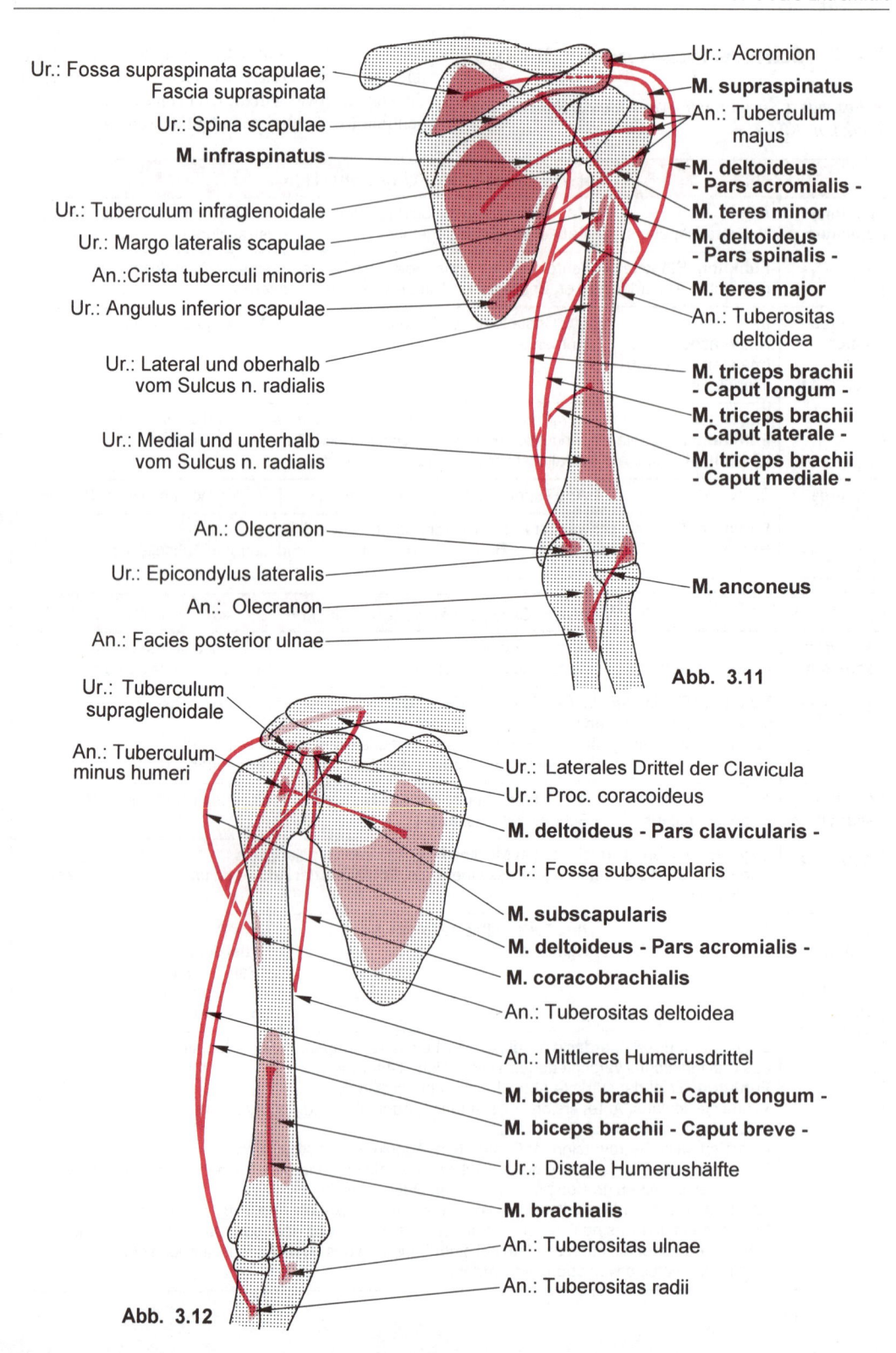

Ur.: Fossa supraspinata scapulae;
Fascia supraspinata
Ur.: Spina scapulae
M. infraspinatus

Ur.: Tuberculum infraglenoidale
Ur.: Margo lateralis scapulae
An.: Crista tuberculi minoris
Ur.: Angulus inferior scapulae

Ur.: Lateral und oberhalb
vom Sulcus n. radialis

Ur.: Medial und unterhalb
vom Sulcus n. radialis

An.: Olecranon
Ur.: Epicondylus lateralis
An.: Olecranon
An.: Facies posterior ulnae

Ur.: Acromion
M. supraspinatus
An.: Tuberculum majus
**M. deltoideus
- Pars acromialis -
M. teres minor
M. deltoideus
- Pars spinalis -
M. teres major**
An.: Tuberositas deltoidea
**M. triceps brachii
- Caput longum -
M. triceps brachii
- Caput laterale -
M. triceps brachii
- Caput mediale -**

M. anconeus

Abb. 3.11

Ur.: Tuberculum supraglenoidale
An.: Tuberculum minus humeri

Ur.: Laterales Drittel der Clavicula
Ur.: Proc. coracoideus
M. deltoideus - Pars clavicularis -
Ur.: Fossa subscapularis
**M. subscapularis
M. deltoideus - Pars acromialis -
M. coracobrachialis**
An.: Tuberositas deltoidea
An.: Mittleres Humerusdrittel
**M. biceps brachii - Caput longum -
M. biceps brachii - Caput breve -**
Ur.: Distale Humerushälfte
M. brachialis
An.: Tuberositas ulnae
An.: Tuberositas radii

Abb. 3.12

3.4.3 Oberarmmuskeln !! 1/10

➤ *Prüfungsrelevant sind: Innervation, Funktion und Klinik.* ◄

Die Oberarmmuskeln werden durch 2 bindegewebige Scheidewände (Septum intermusculare brachii mediale und laterale) unterteilt in:
- Extensoren (= Strecker) – sie liegen auf der dorsalen Humerusseite,
- Flexoren (= Beuger) – sie liegen auf der ventralen Humerusseite.

Da der physiologische Querschnitt der Beuger etwa 60 % größer als der des Streckers ist, macht auch das Drehmoment des Streckers nur rund 2/3 von dem der Beuger aus.

Beide Muskelgruppen sind jeweils von einer Gruppenfaszie umhüllt.

> **Merke:**
> Die Flexoren werden vom N. musculocutaneus, die Extensoren vom N. radialis innerviert.

Flexoren			
M. coracobrachialis Abb. 3.12	*In.:* N. musculocutaneus	*An.:* Mitte des Humerus (distal der Crista tuberculi minoris)	*Ur.:* Processus coracoideus der Scapula
	Funktion: Fixiert den Humeruskopf in der Gelenkpfanne und dient der Adduktion, Innenrotation und Anteversion. **Besonderheit:** Er wird vom N. musculocutaneus durchbohrt (Leitmuskel!).		
M. brachialis Abb. 3.12	*In.:* N. musculocutaneus	*An.:* Tuberositas der Ulna	*Ur.:* Humerus (distal der Tuberositas deltoidea)
	Lage: Er liegt unter dem M. biceps brachii und bedeckt etwa 2/3 der Vorderfläche des Humerus. **Funktion:** Der M. brachialis ist der wichtigste Beuger des Ellenbogengelenks. Über einige Fasern ist er mit der Kapsel des Ellenbogengelenks verbunden und verhindert damit, daß die Kapsel bei Beugebewegungen eingeklemmt wird. **Klinik:** Wegen seiner Lage ist der Muskel bei einer Humerusfraktur stark gefährdet. So kann es infolge einer Narbenbildung zur Verkürzung des Muskels kommen, wodurch das Ellenbogengelenk nicht mehr vollständig gestreckt werden kann.		
M. biceps brachii Abb. 3.12	*In.:* N. musculocutaneus	*An.:* Tuberositas des Radius, über Aponeurose des M. biceps brachii, an Fascia antebrachii	*Ur.:* • Caput longum: Tuberculum supraglenoidale der Scapula, • Caput breve: Processus coracoideus der Scapula.
	Lage: Der M. biceps brachii ist zweigelenkig, da er über das Schulter- und das Ellenbogengelenk hinwegzieht. Er besteht aus 2 Köpfen: Das Caput longum hat eine lange Ursprungssehne, das Caput breve einen längeren Muskelbauch. Die Sehne des Caput longum entspringt innerhalb der Gelenkkapsel des Schultergelenks vom Tuberculum supraglenoidale. Die kräftige Hauptsehne des M. biceps brachii setzt an der Tuberositas des Radius an. Die flächenhafte Nebensehne (= Aponeurosis m. bicipitis brachii) strahlt in die Fascia antebrachii (= Unterarmfaszie) ein. (Beide Ansatzsehnen können getastet werden). **Funktion:** Im Schultergelenk dient das Caput longum der Abduktion, das Caput breve der Adduktion und beide zusammen der Innenrotation und der Anteversion des Arms. Im Ellenbogengelenk dient der gesamte Muskel als Beuger und kräftigster Supinator, wobei er seine volle Kraft nur bei gebeugtem Arm entfalten kann.		

Extensoren				
M. triceps brachii Abb. 3.11	*In.:* N. radialis	*An.:* Olecranon der Ulna	*Ur.:* • Caput longum: Tuberculum infraglenoidale der Scapula, • Caput laterale: Humerus (lateral u. oberhalb vom Sulcus n. radialis), • Caput mediale: Humerus (medial u. unterhalb vom Sulcus n. radialis)		
	Lage: Der Muskel besteht aus 2 oberflächlichen (Caput laterale und Caput longum) und einem in der Tiefe liegenden Kopf (Caput mediale). Das Caput longum überspringt das Schulter- und Ellenbogengelenk und ist somit zweigelenkig. Die beiden anderen Muskelköpfe ziehen nur über das Ellenbogengelenk. **Funktion:** Der Muskel ist der einzige Strecker im Oberarmbereich (= Strecker im Ellenbogengelenk) und damit Antagonist zu den Beugern. Das Caput longum dient im Schultergelenk der Retroversion (= Rückwärtsführung des erhobenen Arms) und wirkt bei der Adduktion des Arms mit. **Besonderheit:** Als **M. articularis cubiti** werden einige vom M. triceps brachii abgrenzbare Fasern bezeichnet, die an der Kapsel des Ellenbogengelenks ansetzen. Das Caput longum trennt die laterale von der medialen Achsellücke. **Klinik:** Bei seiner Lähmung kann das Ellenbogengelenk nur noch mit Hilfe der Schwerkraft gestreckt werden.			
M. anconeus Abb. 3.11	*In.:* N. radialis	*An.:* Olecranon der Ulna	*Ur.:* Epicondylus lateralis des Humerus, Kapsel des Ellenbogengelenks		
	Funktion: Er ist ein schwacher Strecker im Ellenbogengelenk, wichtig ist er als Spanner der Gelenkkapsel des Ellenbogengelenks (verhindert damit das Einklemmen der Gelenkkapsel).			

3.4.4 Unterarmmuskeln !! 0/6

▶ *Besonders prüfungsrelevant sind: Innervation, Funktion, Klinik, sowie die Kenntnis, welche Sehnen durch welche Sehnenfächer ziehen.* ◀

Die Unterarmmuskeln werden in nachfolgende 3 Gruppen unterteilt, die jeweils in einer gemeinsamen Muskelloge liegen:
- radiale Extensoren (= Streckermuskeln im Bereich des Radius),
- dorsale Extensoren,
- Flexoren (= Beugermuskeln) – liegen palmar und ulnar.

Die Ulna bildet dorsal die Grenze zwischen den Flexoren und den Extensoren. Es bleibt noch zu erwähnen, daß sich die Einordnung nach Flexoren und Extensoren auf die Wirkung am Handgelenk bezieht, im Ellenbogengelenk wirken einige Extensoren als Beuger (Flexoren).

> **Merke:** Alle Extensoren werden vom N. radialis bzw. seinem Muskelast, dem R. profundus, und alle Flexoren vom N. medianus innerviert.
> **Ausnahmen:** der M. flexor carpi ulnaris wird vom N. ulnaris, der M. flexor digitorum profundus vom N. medianus und vom N. ulnaris innerviert. Beim Muskelursprung am Unterarm gilt: viele Flexoren entspringen u.a. vom Epicondylus medialis, viele Extensoren vom Epicondylus lateralis.

Radiale Extensorengruppe (= Strecker)			
M. brachioradialis Abb. 3.13	*In.:* N. radialis	*An.:* Radius (oberhalb der Basis des Processus styloideus)	*Ur.:* Margo lateralis des Humerus (proximal des Epicondylus lateralis)
	Funktion: Der Muskel ist ein wichtiger Beuger des Ellenbogengelenks. Es ist erwähnenswert, daß er von den Beugern im Ellenbogengelenk den längsten und damit günstigsten Hebelarm hat. Außerdem dient er bei proniertem Arm als schwacher Supinator (größte Wirkung bei gestrecktem Unterarm) und bei supiniertem Unterarm als Pronator. **Besonderheit:** 1. Der M. brachioradialis dient der radialen Gefäß-Nervenstraße (A. radialis, R. superficialis des N. radialis) als Leitmuskel. 2. Er bildet den Grenzmuskel zwischen den Extensoren und Flexoren. Seiner Funktion nach gehört er zu den Flexoren, seiner Innervation nach (und genetisch) zu den Extensoren.		

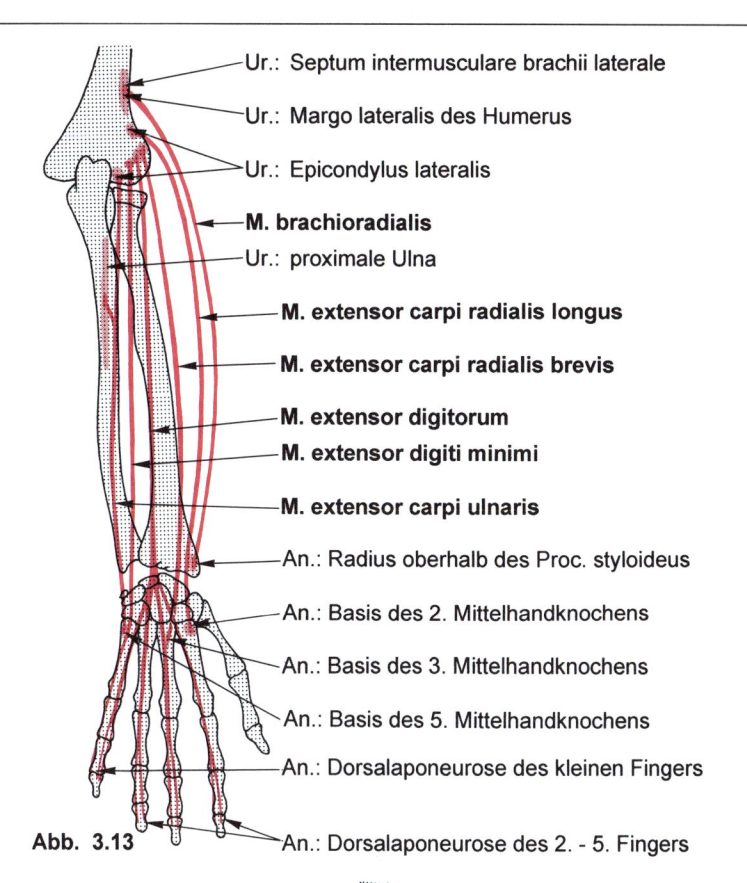

Ur.: Septum intermusculare brachii laterale
Ur.: Margo lateralis des Humerus
Ur.: Epicondylus lateralis
M. brachioradialis
Ur.: proximale Ulna
M. extensor carpi radialis longus
M. extensor carpi radialis brevis
M. extensor digitorum
M. extensor digiti minimi
M. extensor carpi ulnaris
An.: Radius oberhalb des Proc. styloideus
An.: Basis des 2. Mittelhandknochens
An.: Basis des 3. Mittelhandknochens
An.: Basis des 5. Mittelhandknochens
An.: Dorsalaponeurose des kleinen Fingers
An.: Dorsalaponeurose des 2. - 5. Fingers

Abb. 3.13

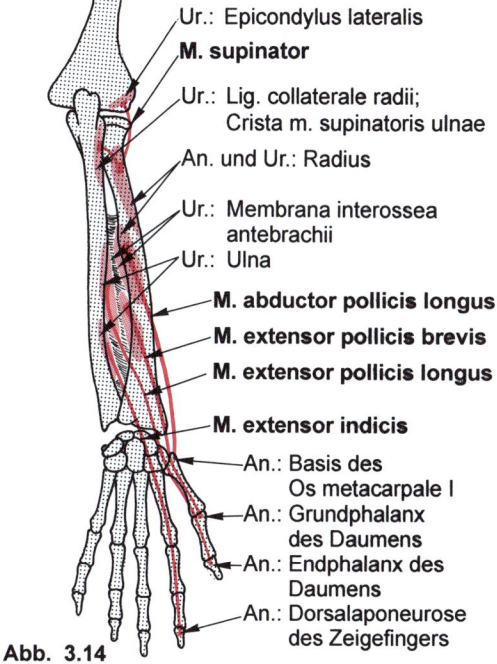

Ur.: Epicondylus lateralis
M. supinator
Ur.: Lig. collaterale radii; Crista m. supinatoris ulnae
An. und Ur.: Radius
Ur.: Membrana interossea antebrachii
Ur.: Ulna
M. abductor pollicis longus
M. extensor pollicis brevis
M. extensor pollicis longus
M. extensor indicis
An.: Basis des Os metacarpale I
An.: Grundphalanx des Daumens
An.: Endphalanx des Daumens
An.: Dorsalaponeurose des Zeigefingers

Abb. 3.14

Arm

Radiale Extensorengruppe (= Strecker)			
M. extensor carpi radialis longus Abb. 3.13	*In.:* N. radialis	*An.:* Basis des II. Mittelhandknochens	*Ur.:* Zwischen Margo lateralis u. dem Epicondylus lateralis des Humerus
	Funktion: Im Ellenbogengelenk hilft er bei der Beugung, im Handgelenk dient er der Dorsalflexion (Extension). Zusammen mit dem M. flexor carpi radialis dient er der Radialabduktion der Hand. Bei gebeugtem Arm proniert er aus der Supinationsstellung heraus. **Besonderheit:** Die Sehne zieht mit der Sehne des M. extensor carpi radialis brevis durch das 2. Sehnenfach.		
M. extensor carpi radialis brevis Abb. 3.13	*In.:* R. profundus des N. radialis	*An.:* Basis des III. Mittelhandknochens	*Ur.:* Epicondylus lateralis des Humerus, Lig. anulare radii
	Funktion: Im Handgelenk dient er zusammen mit dem M. extensor carpi ulnaris und dem M. extensor carpi radialis longus der Dorsalflexion (Extension) sowie einer leichten Radialabduktion. Schwacher Beuger im Ellenbogengelenk. **Besonderheit:** Die Sehne zieht mit der Sehne des M. extensor carpi radialis longus durch das 2. Sehnenfach.		

Oberflächliche Schicht der dorsalen Extensorengruppe			
M. extensor digitorum Abb. 3.13	*In.:* R. profundus des N. radialis	*An.:* geht in die Dorsalaponeurose des 2.–5. Fingers über	*Ur.:* Epicondylus lateralis des Humerus, Fascia antebrachii
	Lage: Aus dem Muskelbauch gehen 4 Sehnen hervor, die durch das unter dem Retinaculum extensorum liegende 4. Sehnenfach zum Handrücken gelangen (siehe weiter unten). Auf dem Handrücken weichen die Sehnen fächerförmig auseinander und ziehen zu den Fingerrücken der Finger 2.–5., wo sie sich zur Dorsalaponeurose (Sehnenplatte) ausbreiten. Bei einer Dorsalextension der Finger sind die 4 Sehnen auf dem Handrücken sehr gut zu erkennen. Die Sehnen sind im Bereich der Mittelhandknochen durch quere Bandzüge (= Connexus intertendinei) miteinander verbunden. **Funktion:** Der Muskel streckt im Handwurzelgelenk und in den Fingergelenken des 2.–5. Fingers, außerdem spreizt er den 2., 3. und 5. Finger und adduziert die gespreizten Finger wieder bis zur Normalstellung. **Besonderheit:** Die Sehne zieht mit der Sehne des M. extensor indicis durch das 4. Sehnenfach.		
M. extensor digiti minimi Abb. 3.13	*In.:* R. profundus des N. radialis	*An.:* Dorsalaponeurose des 5. Fingers	*Ur.:* Epicondylus lateralis des Humerus
	Lage: Er bildet eine Abspaltung des M. extensor digitorum von dem er nur durch ein Sehnenblatt getrennt ist. **Funktion:** Er streckt den 5. Finger. **Besonderheit:** Die Sehne zieht durch das 5. Sehnenfach. Zum Kleinfinger ziehen eine Sehne des M. extensor digitorum und die des M. extensor digiti minimi!		
M. extensor carpi ulnaris Abb. 3.13	*In.:* R. profundus des N. radialis	*An.:* Basis des 5. Mittelhandknochens	*Ur.:* • Caput humerale: Epicondylus lateralis des Humerus, • Caput ulnare: dorsale Kante der Ulna, Fascia antebrachii
	Funktion: Er dient im Handgelenk der Ulnarabduktion und der Dorsalflexion (Extension). **Besonderheit:** Die Sehne zieht durch das 6. Sehnenfach.		

Tiefe Schicht der dorsalen Extensorengruppe			
M. supinator Abb. 3.14	*In.:* R. profundus des N. radialis	*An.:* Radius	*Ur.:* Epicondylus lateralis des Humerus, Lig. collaterale radiale, Lig. anulare radii, Crista m. supinatoris der Ulna
	Funktion: Er dient sowohl in Beuge- als auch in Streckstellung des Unterarms als Supinator, wobei er im Unterschied zum M. biceps brachii in jeder Gelenkstellung supinieren kann. Während der Supination wickelt er sich vom Radius ab. (Keine Wirkung auf Handgelenk). **Klinik:** Bei seiner Lähmung kann ein im Ellenbogengelenk gestreckter Unterarm nicht mehr supiniert werden, weil der M. biceps brachii nur bei gebeugtem Ellenbogengelenk supinieren kann. **Besonderheit:** Er wird vom R. profundus des N. radialis durchbohrt. Neben dem M. supinator und dem M. biceps brachii haben auch der M. pronator teres und der M. pronator quadratus die Funktion, auf die Drehachse des Unterarms einzuwirken. Bei gebeugtem Arm ist die Kraft der Supinatoren größer als die der Pronatoren, bei gestrecktem Arm ist die Kraft der Pronatoren größer.			
M. abductor pollicis longus Abb. 3.14	*In.:* R. profundus des N. radialis	*An.:* Basis des 1. Mittelhandknochens, Os trapezium	*Ur.:* Dorsalseite der Membrana interossea antebrachii, Radius, Ulna
	Funktion: Er abduziert den Daumen und dient der Radialabduktion im proximalen Handgelenk. Außerdem hilft er bei der Beugung im Handgelenk und führt den opponierten Daumen in die Grundstellung zurück. **Besonderheit:** Die Sehne zieht mit der Sehne des M. extensor pollicis brevis durch das 1. Sehnenfach.			
M. extensor pollicis longus Abb. 3.14	*In.:* R. profundus des N. radialis	*An.:* Endphalanx des Daumens	*Ur.:* Membrana interossea antebrachii, Ulna
	Funktion: Strecker im Daumengrund- und Daumenendgelenk, außerdem unterstützt er die Reposition des opponierten Daumens. **Besonderheit:** Die Sehne zieht durch das 3. Sehnenfach.			
M. extensor pollicis brevis Abb. 3.14	*In.:* R. profundus des N. radialis	*An.:* Grundphalanx des Daumens	*Ur.:* Membrana interossea antebrachii, Radius
	Funktion: Er streckt im Daumengrundgelenk und hilft bei der Reposition des Daumens. Außerdem abduziert er im Hand- und im Daumengrundgelenk. **Besonderheit:** Die Sehne zieht mit der Sehne des M. abductor pollicis longus durch das 1. Sehnenfach.			
M. extensor indicis Abb. 3.14	*In.:* R. profundus des N. radialis	*An.:* Dorsalaponeurose des Zeigefingers	*Ur.:* Membrana interossea antebrachii, Ulna
	Funktion: Strecker in den Gelenken des Zeigefingers. **Besonderheit:** Die Sehne zieht mit der Sehne des M. extensor digitorum durch das 4. Sehnenfach. Zum Zeigefinger ziehen somit 2 Sehnen (eine des M. extensor digitorum und die des M. extensor indicis).			

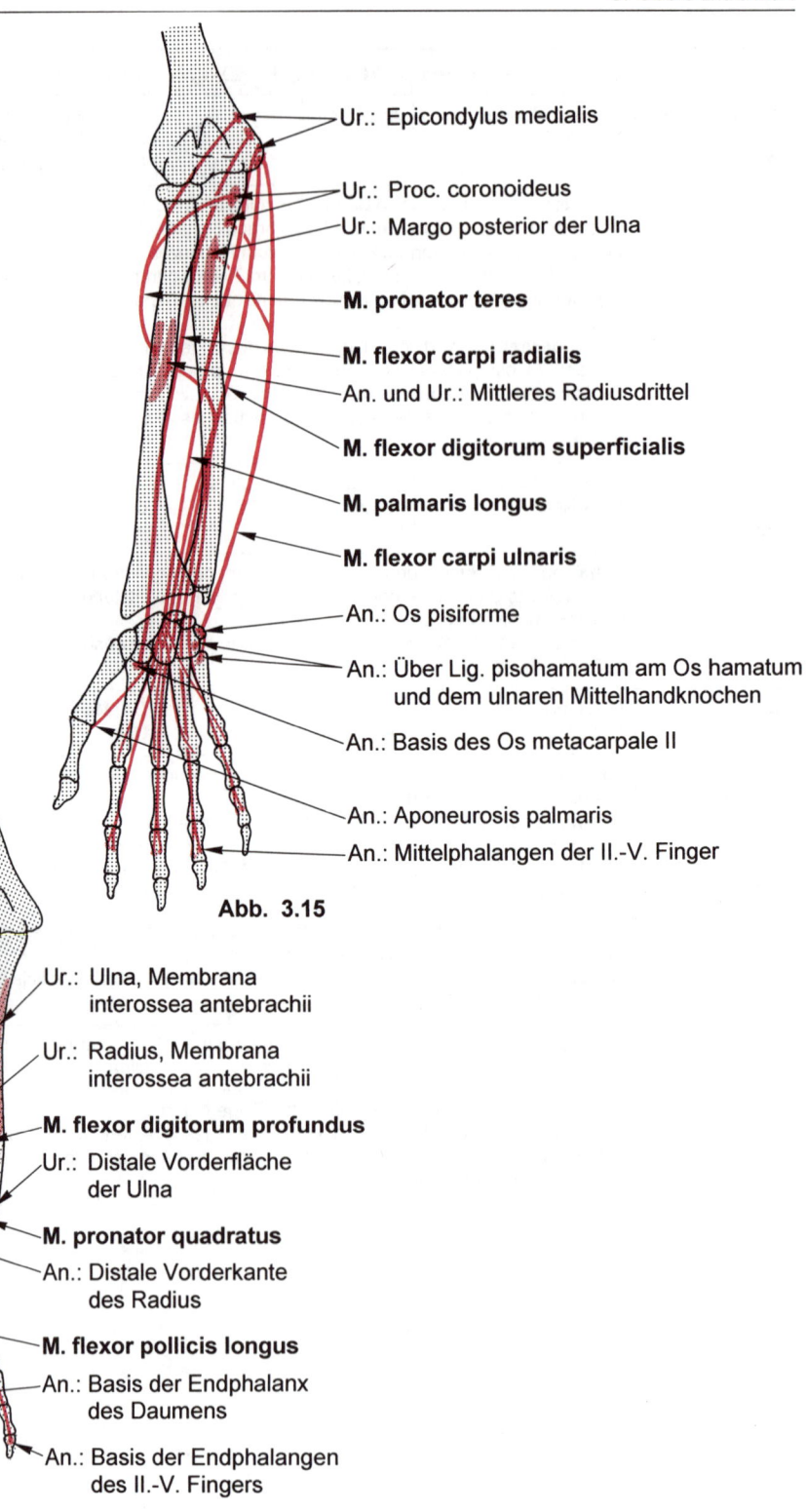

Ur.: Epicondylus medialis
Ur.: Proc. coronoideus
Ur.: Margo posterior der Ulna

M. pronator teres

M. flexor carpi radialis

An. und Ur.: Mittleres Radiusdrittel

M. flexor digitorum superficialis

M. palmaris longus

M. flexor carpi ulnaris

An.: Os pisiforme
An.: Über Lig. pisohamatum am Os hamatum und dem ulnaren Mittelhandknochen
An.: Basis des Os metacarpale II
An.: Aponeurosis palmaris
An.: Mittelphalangen der II.-V. Finger

Abb. 3.15

Ur.: Ulna, Membrana interossea antebrachii
Ur.: Radius, Membrana interossea antebrachii

M. flexor digitorum profundus

Ur.: Distale Vorderfläche der Ulna

M. pronator quadratus

An.: Distale Vorderkante des Radius

M. flexor pollicis longus

An.: Basis der Endphalanx des Daumens
An.: Basis der Endphalangen des II.-V. Fingers

Abb. 3.16

	**Oberflächliche Schicht der Flexorengruppe (= Beuger)**
M. pronator teres Abb. 3.15	*In.:* N. medianus (selten zusätzlich N. musculocutaneus oder N. ulnaris)	*An.:* Mittleres Drittel des Radius	*Ur.:* • Caput humerale: Epicondylus medialis des Humerus, • Caput ulnare: Proc. coronoideus der Ulna
		**Funktion:** Er proniert und beugt im Ellenbogengelenk. Mit zunehmender Beugung im Ellenbogengelenk erhöht sich die Pronationskraft des Muskels. **Besonderheit:** Zwischen den beiden Köpfen (= Caput humerale und ulnare) verläuft der N. medianus. Unter dem Caput ulnare verläuft die A. ulnaris.
M. flexor carpi radialis Abb. 3.15	*In.:* N. medianus (seltener N. musculocutaneus)	*An.:* Basis des 2. (und 3.) Mittelhandknochens	*Ur.:* Epicondylus medialis des Humerus
		**Funktion:** Er dient der Beugung (= Palmarflexion) und zusammen mit dem M. extensor carpi radialis longus der Radialabduktion im Handgelenk. Bei gestrecktem Ellenbogengelenk dient er auch als Pronator. **Besonderheit:** Er ist der Leitmuskel der A. radialis.
M. palmaris longus Abb. 3.15	*In.:* N. medianus	*An.:* Palmaraponeurose	*Ur.:* Epicondylus medialis des Humerus
		**Lage:** Der kurze Muskelbauch geht in eine lange Sehne über, die bei gebeugter Hand unter der Haut sichtbar ist. **Funktion:** Er spannt die Palmaraponeurose beim Faustschluß und unterstützt in den Handgelenken die Palmarflexion. **Besonderheit:** • Seine Sehne zieht über (!) das Retinaculum flexorum zur Hohlhand, wo sich die Sehne fächerförmig zur Palmaraponeurose (= Aponeurosis palmaris) verbreitet. • Bei etwa 20 % der Menschen fehlt der Muskel.
M. flexor carpi ulnaris Abb. 3.15	*In.:* N. ulnaris	*An.:* Os pisiforme und von dort über: • das Lig. pisohamatum am Os hamatum, und über • das Lig. pisometacarpeum am 5. Mittelhandknochen.	*Ur.:* • Caput humerale: Epicondylus medialis des Humerus, • Caput ulnare: Olecranon und Margo posterior der Ulna, Fascia antebrachii.
		**Funktion:** Er abduziert die Hand nach ulnar. Zusammen mit dem M. flexor carpi radialis beugt er die Hand nach palmar. **Besonderheit:** • Seine Sehne zieht nicht durch den Canalis carpi, sondern setzt am Os pisiforme (Erbsenbein) an und setzt sich über die Ligg. pisohamatum und pisometacarpeum fort. Das Erbsenbein dient dem Muskel als Sesambein, der dadurch ein günstiges Drehmoment für die Palmarflexion erhält. • Zwischen den beiden Köpfen des Muskels verläuft der N. ulnaris.

In Höhe der Handwurzel ist die die Unterarmmuskeln als Körperfaszie umhüllende Fascia antebrachii (s. Kapitel 3.8.8) durch Ringfasern zu folgenden zwei Haltebändern (Retinacula) verstärkt:
- Dorsal liegt das **Retinaculum extensorum,** von dem bindegewebige Septen zur Ulna und zum Radius ziehen und dabei 6 Sehnenfächer bilden.
- Palmar liegt das **Retinaculum flexorum,** das an der radialen und ulnaren Handseite befestigt ist.

▶ Zwischen dem Retinaculum flexorum und den Handwurzelknochen liegt als U-förmige Knochenrinne der **Canalis carpi** (= Karpaltunnel, syn.: Canalis carpalis). ◀

Die beiden Retinacula dienen dazu, die langen Sehnen der Unterarmmuskeln in ihrer Lage zu halten. Ohne diese Bänder würden sich z.B. bei der Handbeugung die Sehnen unter der Haut vorwölben.

Damit die Sehnen bei einer Muskelkontraktion nicht an den Haltebändern reiben, sind sie in diesem Bereich von Sehnenscheiden (Vaginae synoviales) umgeben (siehe Kapitel 2.3.7.3).

Mittlere Schicht der Flexorengruppe			
M. flexor digitorum superficialis Abb. 3.15	*In.:* N. medianus	*An.:* Mittelphalangen des 2.–5. Fingers	*Ur.:* • Caput humeroulnare: Epicondylus medialis des Humerus, Proc. coronoideus der Ulna, • Caput radiale: Margo anterior des Radius
	Lage: Aus dem Muskelbauch gehen 4 Sehnen hervor, die mit den 4 Sehnen des M. flexor digitorum profundus innerhalb einer gemeinsamen Sehnenscheide durch den Canalis carpi zur Hohlhand ziehen. In der Hohlhand teilen sich die Sehnen des M. flexor digitorum superficialis und ziehen mit der jeweiligen Sehne des M. flexor digitorum profundus zu den Fingern 2.–5. In Höhe der Grundphalanx der Finger teilt sich jede Sehne des M. flexor digitorum superficialis schlitzartig in 2 Schenkel – dieser Schlitz wird **Hiatus tendineus** genannt. Durch den Hiatus tendineus zieht jeweils eine Sehne des M. flexor digitorum profundus hindurch, deshalb wird er gelegentlich als „M. perforans" bezeichnet. Die beiden Schenkel vereinigen sich anschließend wieder und ziehen zur Mittelphalanx der Finger, wobei sich die Fasern der Sehne teilweise überkreuzen, was als **Chiasma tendinum** bezeichnet wird. **Funktion:** Er beugt in den Handgelenken u. in den Grund- und Mittelgelenken des 2.–5. Fingers. Die Mm. flexores digitorum superficialis u. profundus können sich jedoch nicht soweit verkürzen, daß in allen Gelenken (Hand- u. Fingergelenken) stark gebeugt werden kann (=aktive Muskelinsuffizienz).			

Tiefe Schicht der Flexorengruppe			
M. flexor digitorum profundus Abb.3.16	*In.:* N. medianus für den 2.–3. Finger, N. ulnaris für den 4.–5. Finger	*An.:* Endphalangen des 2.–5. Fingers	*Ur.:* Membrana interossea antebrachii, Ulna, Fascia antebrachii
	Lage: Aus dem Muskelbauch gehen 4 Sehnen hervor (siehe M. flexor superficialis), die durch den Canalis carpi ziehen. **Funktion:** Er beugt in den Handgelenken u. den Mittel- und Grundphalangen des 2.–5. Fingers. **Besonderheit:** Von der radialen Seite der Sehnen entspringen die Mm. lumbricales.			
M. flexor pollicis longus Abb. 3.16	*In.:* N. medianus	*An.:* Endphalanx des Daumens	*Ur.:* Membrana interossea antebrachii, Radius
	Funktion: Er beugt in den Daumengelenken sowie in den Handgelenken und wirkt bei der Opposition des Daumens mit.			
M. pronator quadratus Abb. 3.16	*In.:* N. medianus	*An.:* Vorderkante des Radius	*Ur.:* Vorderkante der Ulna
	Funktion: Pronation des Unterarms (unabhängig von der Beugung oder Streckung des Ellenbogengelenks).			

Die **Sehnenscheiden** werden entsprechend den Retinacula unterteilt in:
- dorsale Sehnenscheiden
- palmare Sehnenscheiden – werden unterteilt in:
  - karpale Sehnenscheiden – liegen im Canalis carpi
  - digitale Sehnenscheiden – umhüllen im Fingerbereich die Sehnen der Beugermuskeln.

▶ Unter dem Retinaculum extensorum liegen in den sechs durch Bindegewebe voneinander getrennten Sehnenfächern die Sehnenscheiden für die nachfolgenden Muskeln:

1. Sehnenfach:	M. abductor pollicis longus M. extensor pollicis brevis
2. Sehnenfach:	M. extensor carpi radialis longus M. extensor carpi radialis brevis
3. Sehnenfach:	M. extensor pollicis longus
4. Sehnenfach:	M. extensor digitorum M. extensor indicis
5. Sehnenfach:	M. extensor digiti minimi
6. Sehnenfach:	M. extensor carpi ulnaris. ◀

➤ Die **9 karpalen Sehnenscheiden** liegen unter dem Retinaculum flexorum und ziehen durch den Canalis carpi. ◄

➤ Sie umhüllen:
- die Sehne des M. flexor pollicis longus
- die 4 Sehnen des M. flexor digitorum superficialis
- die 4 Sehnen des M. flexor digitorum profundus. ◄

➤ Im Canalis carpi verläuft außerdem der N. medianus.

Die radial unter dem Retinaculum flexorum liegende kurze Sehnenscheide für den M. flexor carpi radialis verläuft in einer eigenen, vom Os trapezium gebildeten Rinne – liegt also nicht im Canalis carpi! ◄

Die im Fingerbereich liegenden digitalen Sehnenscheiden umhüllen die jeweils 4 Sehnen des M. flexor digitorum superficialis und die des M. flexor digitorum profundus.

Klinik
- 1. Sehnenscheiden sind quasi starre Führungsröhren, in denen sich Infektionen rasch ausbreiten können. Während Infektionen der Sehnenscheiden der Finger 2.–4. auf dem betroffenen Finger beschränkt bleiben, kann es durch die Nachbarschaftsbeziehung der Sehnenscheide des Daumens und des Kleinfingers im Canalis carpi zu einem Übergreifen der Entzündung auf die andere Sehnenscheide kommen, wodurch eine V-förmige Phlegmone (= Gewebsentzündung) entsteht.
- ➤ 2. Der N. medianus zieht, wie zuvor erwähnt, durch den Canalis carpi. Bei einer mechanischen Kompression des N. medianus im Canalis carpi kann das sogenannte **Karpaltunnel-Syndrom** entstehen, bei dem es zur Atrophie der vom N. medianus innervierten Daumenballenmuskeln sowie zu Sensibilitätsstörungen im Bereich der Hohlhand und des 1.–3. Fingers kommen kann. ◄

3.4.5 Handmuskeln   ! 0/2

Für die kraftvollen Bewegungen der Finger sind die langen Unterarmmuskeln zuständig, die Feinabstimmung der Finger erfolgt über die Handmuskeln.

Die kurzen Handmuskeln, die ihren Ansatz und Ursprung im Handbereich haben, werden unterteilt in:
- Hohlhandmuskeln
- Daumenballenmuskeln (Thenarmuskeln)
- Kleinfingerballenmuskeln (Hypothenarmuskeln).

Muskeln der Hohlhand			
Mm. lumbricales Abb. 3.17	*In.:* N. medianus für den 2. und 3. Finger, N. ulnaris für den 4. und 5. Finger	*An.:* Dorsalaponeurose des 2.–5. Fingers	*Ur.:* Sehnen des M. flexor digitorum profundus (radiale Seite)
	Funktion: Beugen in den Grund- und strecken in den Mittel- und Endgelenken des 2.–5. Fingers.		
Mm. interossei dorsales	*In.:* R. profundus des N. ulnaris	*An.:* Dorsalaponeurose des 2.–4. Fingers	*Ur.:* 1.–5. Mittelhandknochen (zweiköpfig, jeweils an den einander gegenüberliegenden Seitenflächen)
	Funktion: Beugen in den Grund- u. strecken in den Mittel- und Endgelenken des 2.–4. Fingers. Außerdem spreizen sie die 2.–4. Finger von den Mittelfingern weg, wobei die spreizende Wirkung mit zunehmender Beugung abnimmt. Die Mm. interossei sind für die Feinabstimmung der Fingerbewegungen besonders wichtig. **Besonderheit:** Sie sind die einzigen am Handrücken befindlichen Muskeln! **Klinik:** Bei einer Lähmung sind die Fingergrundgelenke gestreckt und die Mittel- und Endgelenke gebeugt (es entsteht die Krallenhand).		
Mm. interossei palmares Abb. 3.17	*In.:* R. profundus des N. ulnaris	*An.:* Dorsalaponeurose des 2., 4. und 5. Fingers	*Ur.:* 2., 4. und 5. Mittelhandknochen
	Funktion: Beugen in den Grund- u. strecken in den Mittel- und Endgelenken des 2., 4. und 5. Fingers, außerdem adduzieren sie die Finger in Richtung Mittelfinger (= schließen die gespreizten Finger).		

	**Kurze Muskeln des Daumenballens (Thenarmuskeln)**
M. abductor pollicis brevis Abb. 3.17	*In.:* N. medianus	*An.:* Radiales Sesambein des Daumengrundglieds, Dorsalaponeurose des Daumens	*Ur.:* Os scaphoideum, Retinaculum flexorum
		**Lage:** Er bildet den größten Muskelanteil des Daumenballens. **Funktion:** Er abduziert und beugt im Karpometakarpalgelenk des Daumens. Außerdem kann er im Grundgelenk beugen und im Endgelenk strecken. **Besonderheit:** Der R. palmaris superficialis zieht als Ast der A. radialis durch oder über den Muskel.
M. opponens pollicis Abb. 3.17	*In.:* N. medianus	*An.:* 1. Mittelhandknochen	*Ur.:* Os trapezium, Retinaculum flexorum
		**Funktion:** Er adduziert und opponiert den Daumen (= stellt ihn den anderen Fingern gegenüber).
M. flexor pollicis brevis		*Dieser Muskel wird in zwei Köpfe unterteilt:*
Caput superficiale	*In.:* N. medianus	*An.:* Radiales Sesambein am Daumengrundglied.	*Ur.:* Retinaculum flexorum
		**Funktion:** Er abduziert den Daumen.
Caput profundum Abb. 3.17	In.: R. profundus des N. ulnaris	*An.:* Dorsalaponeurose, mediales Sesambein am Daumengrundglied	*Ur.:* Os trapezoideum, Os trapezium
		**Funktion:** Er beugt im Grund- und streckt im Endgelenk des Daumens. Abhängig von der Ausgangsposition kann das Caput superficiale den Daumen abduzieren und das Caput profundum den Daumen adduzieren.
M. adductor pollicis Abb. 3.17	*In.:* R. profundus des N. ulnaris	*An.:* Ulnares Sesambein, am Daumengrundglied	*Ur.:* Caput obliquum: 2. Mittelhandknochen, Os capitatum. Caput transversum: 3. Mittelhandknochen
		**Funktion:** Er adduziert den Daumen. Außerdem opponiert er den Daumen. Er ist besonders für das „Zupacken" wesentlich.

Muskeln des Kleinfingerballens (Hypothenarmuskeln)			
M. palmaris brevis	*In.:* R. superficialis des N. ulnaris	*An.:* Haut über dem Ballen des kleinen Fingers	*Ur.:* Palmaraponeurose
	Funktion: Er hilft bei der Verspannung der Palmaraponeurose. Außerdem schützt er den N. ulnaris und die Vasa ulnaria.		
M. abductor digiti minimi	*In.:* R. profundus des N. ulnaris	*An.:* Basis der Grundphalanx des Kleinfingers	*Ur.:* Retinaculum flexorum, Os pisiforme
Abb. 3.17	**Funktion:** Abduktion im Grundgelenk des Kleinfingers.		
M. flexor digiti minimi brevis	*In.:* R. profundus des N. ulnaris	*An.:* Basis der Grundphalanx des Kleinfingers	*Ur.:* Retinaculum flexorum, Hamulus ossis hamati
Abb. 3.17	**Funktion:** Er beugt im Grundgelenk und streckt im Mittel- und Endgelenk. **Besonderheit:** Er ist inkonstant.		
M. opponens digiti minimi	*In.:* R. profundus des N. ulnaris	*An.:* 5. Mittelhandknochen	*Ur.:* Retinaculum flexorum, Hamulus ossis hamati
Abb. 3.17	**Funktion:** Er zieht den kleinen Finger palmarwärts.		

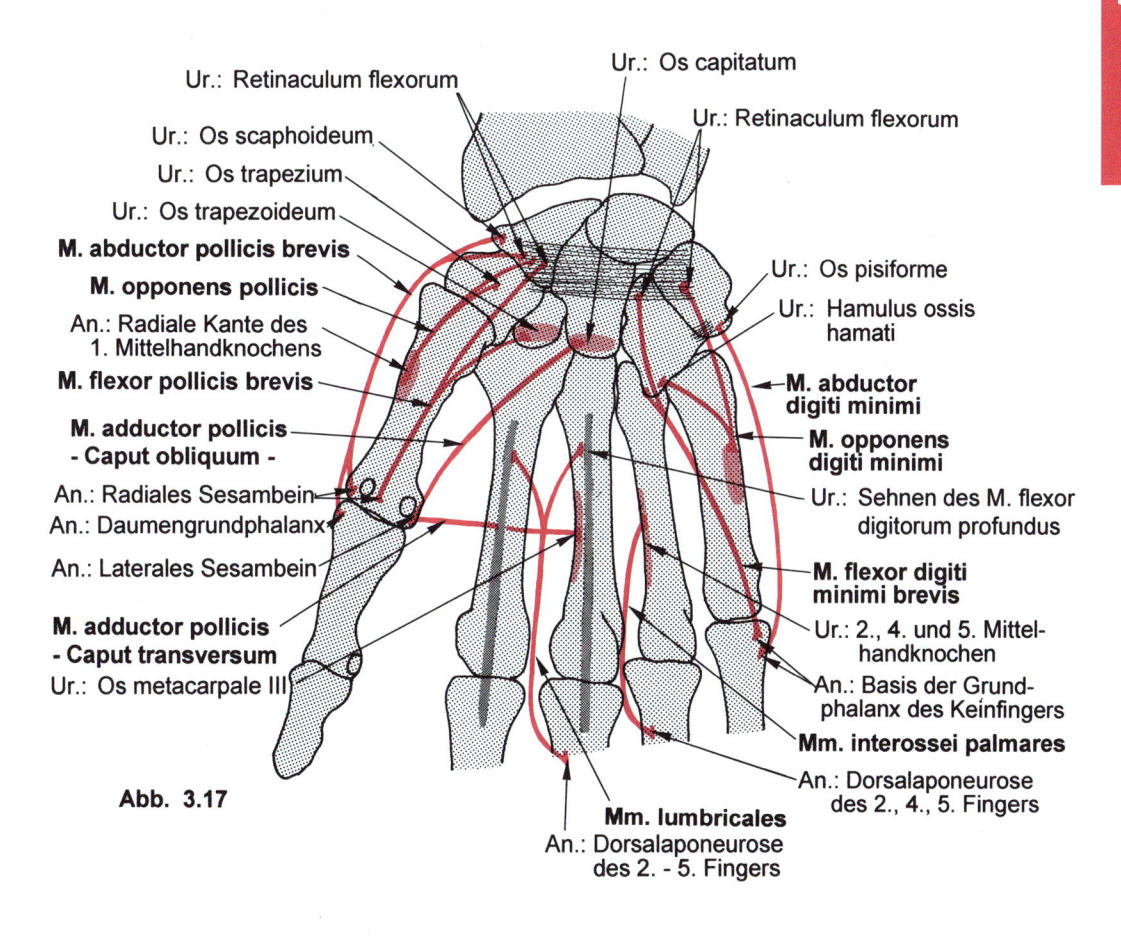

Abb. 3.17

3.5 Nerven

Das Erlernen der einzelnen Nerven und ihrer Innervationsorte können Sie sich wesentlich erleichtern, wenn Sie sich zunächst anhand der Winterthur-Verlaufsbeschreibung „Spinalnerven" einen Überblick über die Nerven verschaffen und anschließend den nachfolgenden Text mit Hilfe der Verlaufsbeschreibungen erarbeiten.

3.5.1 Plexus brachialis !! 1/8

Siehe Winterthur-Verlaufsbeschreibung „Spinalnerven".

In Höhe der oberen Extremität vereinigen sich die Radices anteriores der Spinalnerven C_5–Th_1 (= 5.–8. Zervikal- oder Halsnerv und 1. Thorakal- oder Brustnerv) geflechtartig zum **Plexus brachialis** (= Armgeflecht). Der Aufbau der Spinalnerven wird ausführlich in Kapitel 9.2.1 behandelt.
➤ Die Nerven aus dem Plexus brachialis innervieren im Bereich der oberen Extremität sensibel die Haut und motorisch die Muskeln.
Der 7. Halsnerv ist von diesen Nerven am stärksten ausgebildet. ◄

Im Halsbereich steht der Plexus brachialis mit dem in Kapitel 5.6.2 beschriebenen Plexus cervicalis in Verbindung.

➤ Nach dem Durchtritt durch die Foramina intervertebralia der Wirbelsäule zieht die Radix anterior der Spinalnerven zur zwischen dem M. scalenus anterior und M. scalenus medius liegenden Skalenuslücke, durch die sie zusammen mit der A. subclavia verlaufen. Noch oberhalb der Clavicula schließen sie sich zu folgenden 3 Primärsträngen (= Trunci) zusammen: ◄
- die Radices anteriores von C_5 und C_6 bilden den Truncus superior,
- der Radix anterior von C_7 bildet den Truncus medius,
- die Radices anteriores C_8 und Th_1 bilden den Truncus inferior.

Zwischen der Clavicula und der 1. Rippe ziehen die Primärstränge zur Achselhöhle.

Die vorderen Äste der 3 Trunci werden auch als **Divisiones anteriores** bezeichnet, sie innervieren die Beugermuskeln. Die hinteren Äste der 3 Trunci werden als **Divisiones posteriores** zusammengefaßt

(identisch mit dem Fasciculus posterior), sie innervieren die Streckermuskeln.

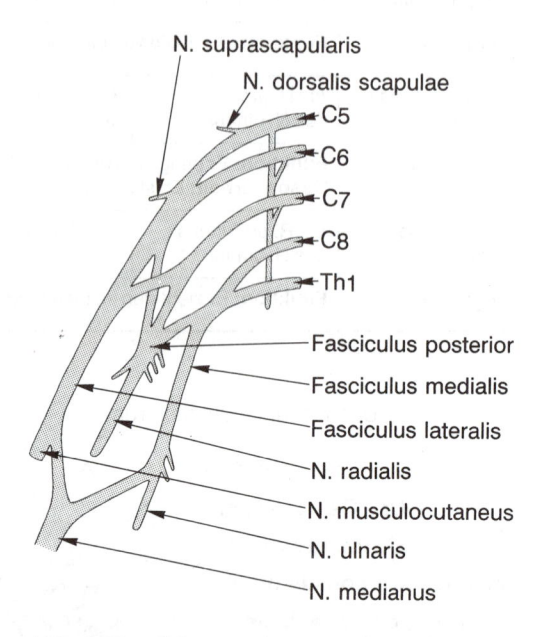

Abb. 3.18 Schematische Darstellung des Plexus brachialis

Topographisch-anatomisch unterteilt man in diesem Bereich den Plexus brachialis in eine Pars supraclavicularis (= Nervenäste die oberhalb der Clavicula abgehen) und eine Pars infraclavicularis (= Äste die unterhalb der Clavicula abgehen).
- ➤ **Pars supraclavicularis** – ihre Nerven gehen oberhalb (= supra) der Clavicula ab. ◄ Die Pars supraclavicularis liegt im Halsbereich, sie besitzt nur motorische Nerven, die in Kapitel 3.5.2 beschrieben werden;
- **Pars infraclavicularis** – sie liegt unterhalb (= infra) der Clavicula und reicht bis zur Achselhöhle – ihre Nerven werden in Kapitel 3.5.3 beschrieben.

➤ Die 3 Trunci teilen sich zumeist oberhalb der Clavicula jeweils in einen ventralen und einen dorsalen Ast. Diese Äste verbinden sich als Sekundärstränge hinter dem M. pectoralis minor liegend zu den nachfolgenden Fasciculi. Diese Fasciculi sind so um die A. axillaris (Fortsetzung der A. subclavia) gruppiert, daß sie nach dieser Lage benannt werden:

- **Fasciculus posterior** – wird aus den dorsalen Ästen der 3 Trunci gebildet und liegt hinter der A. axillaris; ◄
- **Fasciculus lateralis** – wird aus dem ventralen Ast des Truncus superior und des Truncus medius gebildet und liegt lateral von der A. axillaris;
- **Fasciculus medialis** – wird aus dem ventralen Ast des Truncus inferior gebildet und liegt medial von der A. axillaris.

Klinik: Eine Schädigung der Pars supraclavicularis z.B. infolge einer Luxation im Schultergelenk während der Geburt, wird als **obere Plexuslähmung** (= Erb-Duchenne'sche Lähmung) bezeichnet. Bei einer solchen Armplexusparese fallen die Abduktoren und Außenrotatoren des Schultergelenks aus.

Eine Schädigung der Pars infraclavicularis wird als **untere Plexuslähmung** bezeichnet. Hierbei fallen alle kleinen Handmuskeln aus, manchmal sind auch die Beugermuskeln betroffen.

3.5.2 Pars supraclavicularis   !! 1/3

Siehe die Winterthur-Verlaufsbeschreibung „Spinalnerven".

➤*Prüfungsrelevant: Gesamtes Kapitel.* ◄

Zur ventralen (= vorderen) Fläche ziehen:

Nerv	Innervationsort	Verlauf
N. subclavius (C_4–C_6)	*motorisch:* M. subclavius	Verläuft ventral von der A. subclavia auf dem M. scalenus anterior zum M. subclavius. Manchmal gibt er einen Ast an den N. phrenicus ab, dieser Ast bildet dann den **Nebenphrenikus**.
Nn. pectorales lateralis und medialis (C_5–Th_1)	*motorisch:* M. pectoralis major, M. pectoralis minor	Verlaufen hinter der Clavicula und vor der A. axillaris abwärts.

Zur dorsalen (= hinteren) und seitlichen Körperfläche ziehen:

Nerv	Innervationsort	Verlauf
N. dorsalis scapulae (C_4–C_5)	*motorisch:* M. levator scapulae, M. rhomboideus major, M. rhomboideus minor.	Durchbohrt den M. scalenus medius.
N. suprascapularis (C_4–C_6)	*motorisch:* M. supraspinatus, M. infraspinatus.	Zieht unter dem Lig. transversum scapulae superius durch die Incisura scapulae.
	Klinik: Beim Ausfall ist die Außenrotation eingeschränkt.	
N. thoracicus longus (C_5–C_7)	*motorisch:* M. serratus anterior	Durchbohrt unterhalb vom N. dorsalis scapulae mit 2 Ästen den M. scalenus medius. Die beiden Äste vereinigen sich wieder und verlaufen hinter dem Plexus brachialis zur Achselhöhle.
	Klinik: Beim Ausfall des N. thoracicus longus kann der Arm nicht mehr über die Horizontale gehoben werden. Die Scapula steht nach dorsal ab.	
N. subscapularis (C_5–C_7)	*motorisch:* M. subscapularis, M. teres major.	
N. thoracodorsalis (C_6–C_8)	*motorisch:* M. latissimus dorsi	
	Klinik: beim Ausfall ist die Retroversion behindert.	

Aus der Pars supraclavicularis gehen die zuvor aufgeführten Nerven hervor.

Hinweis: Einige Autoren ordnen aufgrund der internationalen Nomenklatur die Nn. pectorales, den N. subscapularis und den N. thoracodorsalis der Pars infraclavicularis zu. Nach der im deutschsprachigen Raum zumeist vertretenen Lehrmeinung werden alle kurzen Nervenäste zur Pars supraclavicularis gerechnet.

3.5.3 Pars infraclavicularis !!! 16/63

Siehe Winterthur-Verlaufsbeschreibung „Spinalnerven".

➤ *Absolut prüfungsrelevant sind:*
1. die Kenntnis der 7 Nerven und die Zuordnung der Nervenäste zu diesen Nerven,
2. die Kenntnis der einzelnen motorischen und sensiblen Innervationsgebiete, wobei sich die Zuordnung auf die fett hervorgehobenen Nerven beschränken kann,
3. die Kenntnis über den Verlauf der sieben Nerven und ihrer fett hervorgehobenen Äste,
4. die Klinik. ◄

Aus den in Kapitel 3.5.1 beschriebenen 3 Fasciculi gehen die nachfolgenden 7 Nerven für den Arm hervor. Davon sind für die Greiffunktion der Hand wesentlich: N. medianus, N. ulnaris, N. radialis.

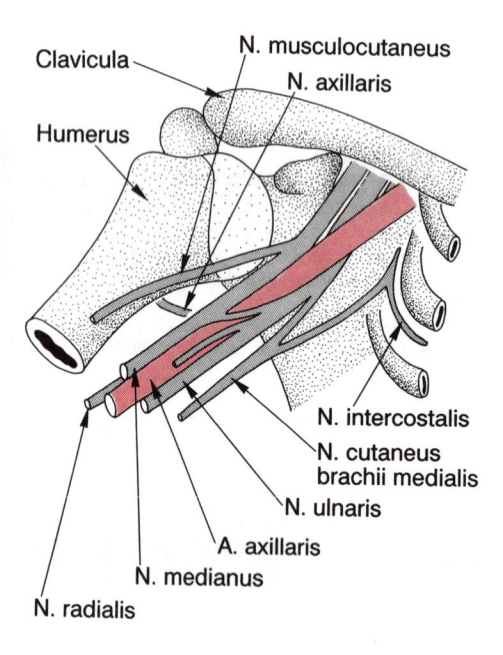

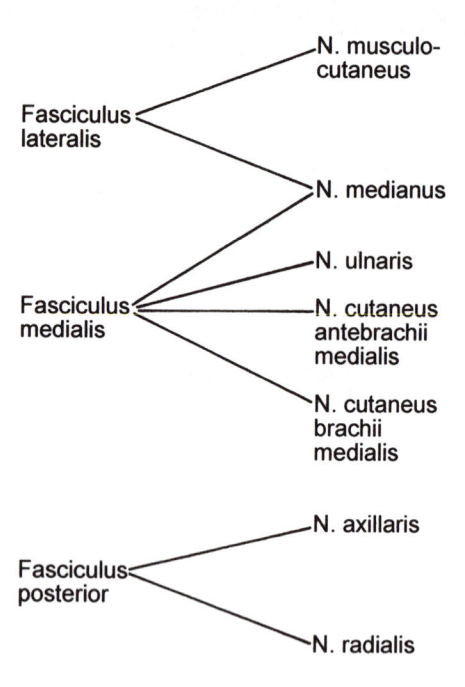

Abb. 3.19 Plexus brachialis (umgezeichnet nach einer Physikumsfrage)

Merkspruch

N. **m**usculocutaneus	**M**arylin
N. **me**dianus	**M**onroe
N. **u**lnaris	**u**nd
N. **c**utaneus brachii	**K**ing
N. **c**utaneus antebrachii	**K**ong
N. **r**adialis	**r**etten die
N. **a**xillaris	**A**natomie

Merke: Als Lernhilfe kann vereinfachend dienen (Ausnahmen beachten!):

- N. musculocutaneus – innerviert die Oberarmbeuger
- N. medianus – innerviert die Unterarmbeuger
- N. radialis – innerviert die Ober- und Unterarmstrecker
- N. ulnaris – innerviert Muskeln des Kleinfingerballens und vom Daumenballen die Muskeln, die nicht vom N. medianus innerviert werden.

Merkspruch: für die charakteristischen Handstellungen beim Ausfall des N. medianus, N. ulnaris und N. radialis:

Ich **schwöre** Dir beim Heiligen **Medianus** (Schwurhand – N. medianus), daß ich Dir die Augen mit der **Ulna** aus**kra**tze (Krallenhand – N. ulnaris), wenn Du vom **Rad fällst** (Fallhand – N. radialis).

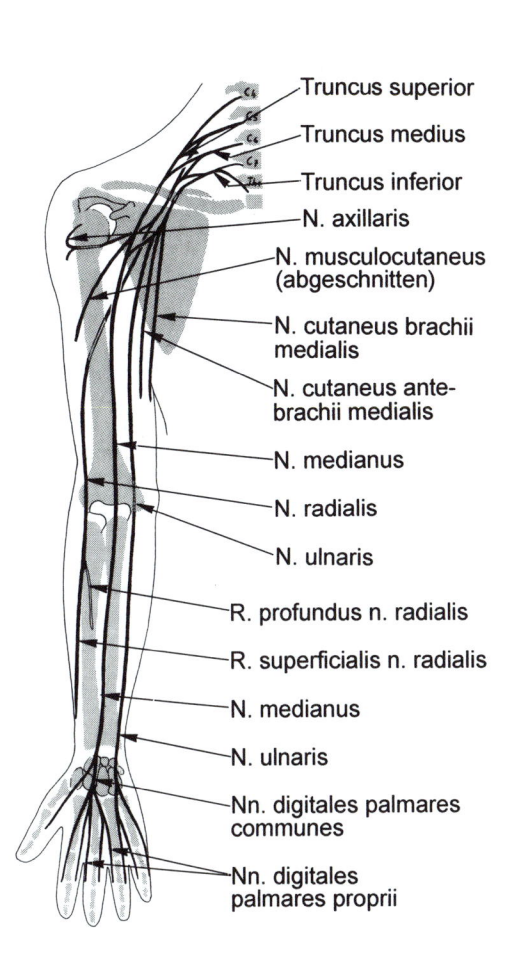

Abb. 3.20   Nerven des rechten Arms von vorne

Nerv	Innervationsort	Verlauf
N. musculo-cutaneus (C$_5$–C$_7$)	*motorisch* (alle Beuger des Oberarms): M. coracobrachialis, M. biceps brachii, M. brachialis	Durchbohrt den M. coracobrachialis. Anschließend verläuft er in der Beugerloge des Oberarms zwischen dem M. biceps brachii und dem M. brachialis zur Ellenbeuge, wo er endet.
Ast:		
– N. cutaneus antebrachii lateralis	*sensibel:* Haut der radialen Unterarmseite bis zum Daumenballen	Verläuft an der radialen Unterarmseite zum Handgelenk und zum Daumenballen.
	Klinik: Beim Ausfall des N. musculocutaneus ist u.a. der M. biceps brachii gelähmt, wodurch die Beugung im Ellenbogengelenk stark eingeschränkt wird. Die Beugefähigkeit ist jedoch nicht aufgehoben, weil der M. brachialis auch vom N. radialis innerviert wird und außerdem das Ellenbogengelenk von einigen Unterarmmuskeln gebeugt wird. Die Supinationsbewegung ist eingeschränkt.	
N. medianus (C$_6$–Th$_1$)	*motorisch* (größter Teil der Beuger im Unterarmbereich): M. pronator teres, M. flexor carpi radialis, M. flexor digitorum superficialis, M. palmaris longus.	Er entsteht aus 2 Wurzeln. Die mediale Wurzel (= Radix medialis) geht aus dem Fasciculus medialis, die laterale Wurzel (= Radix lateralis) geht aus dem Fasciculus lateralis hervor. Die beiden Wurzeln (auch Medianuszinken genannt) vereinigen sich auf der Vorderseite der A. axillaris als **Medianusgabel** zum N. medianus. Der N. medianus verläuft zusammen mit der A. brachialis im Sulcus bicipitis medialis (= mediale Bizepsfurche) nach distal. Zur A. brachialis liegt der N. medianus zunächst lateral, überkreuzt sie im unteren Oberarmteil und liegt in der Ellenbeuge medial. Unter der Aponeurosis m. bicipitis brachii liegend gelangt der N. medianus in die Ellenbeuge. Er verläßt die Ellenbeuge und verläuft zwischen den beiden Köpfen des M. pronator teres. Im Unterarm verläuft der N. medianus unter dem M. flexor digitorum superficialis und über dem M. flexor digitorum profundus. Vor der Handwurzel liegt er zwischen den Sehnen des M. flexor carpi radialis und falls vorhanden des M. palmaris longus. Bei Schnittverletzungen (z.B. nach einem Suizidversuch) wird der Nerv in diesem Bereich leicht geschädigt. Im Handbereich zieht er zusammen mit den Sehnen des M. flexor pollicis longus und des M. flexor digitorum superficialis und profundus durch den unter dem Retinaculum flexorum liegenden Canalis carpi hindurch zur Hohlhand. In der Hohlhand spaltet er sich in seine 3 Endäste, den Nn. digitales palmares communes auf. Im Oberarmbereich gibt er keine Äste ab.
Äste im Unterarmbereich:		
– Rr. articulares	*sensibel:* Ellenbogengelenk	

Nerv	Innervationsort	Verlauf
– N. interosseus (antebrachii) anterior	*motorisch:* M. pronator quadratus, M. flexor pollicis longus, M. flexor digitorum profundus (radialer Teil)	Zieht mit der gleichnamigen Arterie auf der ventralen Seite der Membrana interossea antebrachii zum M. pronator quadratus.
– R. palmaris	*sensibel:* Haut des Daumenballens und der radialen Hohlhand	Zweigt oberhalb des Handgelenks ab.
Äste des N. medianus im Handbereich:		
– R. communicans cum nervo ulnare	Der Ramus dient als Verbindung des N. medianus mit dem R. superficialis des N. ulnaris.	
– Nn. digitales palmares communes I–III	*motorisch* (über den N. digitalis palmaris I): Mit Ausnahme des M. adductor pollicis und des tiefen Kopfes des M. flexor pollicis brevis alle Muskeln des Daumenballens (= M. abductor pollicis brevis, oberflächlicher Kopf des M. flexor pollicis brevis, M. opponens pollicis) über N. digitalis palmaris communens II und III die Mm. lumbricales I und II.	Die Nn. digitales palmares communes teilen sich in Höhe der Fingergrundgelenke in je 2 Nn. digitales palmares proprii die die einander zugekehrten Seitenflächen der benachbarten Finger versorgen.
– – Nn. digitales palmares proprii	*sensibel:* Haut der 3 1/2 radialen Finger.	

Klinik: Der N. medianus ist bei einer Fraktur im Bereich des Ellenbogens gefährdet. Wesentlich häufiger ist der N. medianus jedoch z.B. von einer Sehnenscheidenentzündung oder einem Hämatom im Bereich des Canalis carpi betroffen, was beides den Karpaltunnel einengen und zur Kompression des Nerven führen kann. Bei einer Medianusparese ist die Pronation des Unterarms aufgehoben und die Beugung nur noch bedingt möglich. Da u.a. der M. flexor digitorum superficialis und der radiale Teil des M. flexor digitorum profundus ausfallen, können die Mittel- und Endgelenke des Zeige- und Mittelfingers nicht mehr gebeugt werden.

Da auch die Abduktoren des Daumens ausfallen, entsteht bei dem Versuch, die Hand zur Faust zu ballen, die für die Medianusparese charakteristische **Schwurhand** („Affenhand"). Da jedoch der M. adductor pollicis vom N. ulnaris innerviert wird, kann noch zwischen Daumen und Zeigefinger z.B. ein Stück Papier festgehalten werden. Andererseits ist durch den Ausfall des M. opponens pollicis auch die „Daumen-Kleinfinger-Probe" (= aktive Annäherung der Daumen- an die Kleinfingerkuppe) eingeschränkt.

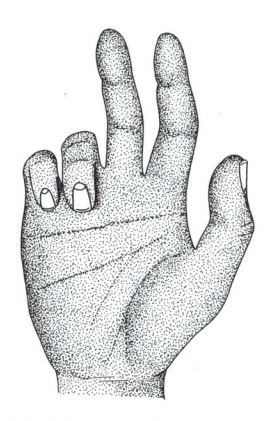

Abb. 3.21 Schwurhand

Nerv	Innervationsort	Verlauf
N. ulnaris (C$_6$–Th$_1$)	*motorisch* im Unterarmbereich: M. flexor carpi ulnaris, ulnarer Teil des M. flexor digitorum profundus	In der Achselhöhle und im oberen Armbereich liegt er zunächst medial von der A. axillaris (bzw. der aus der A. axillaris hervorgehenden A. brachialis). Auf der medialen Oberarmseite zieht er hinter dem Septum intermusculare brachii mediale zur Streckseite, wo er zwischen dem Epicondylus medialis des Humerus und dem Olecranon im Sulcus n. ulnaris humeri liegend gut zu tasten ist. Bei einem Stoß (Druck) auf diese Stelle entsteht ein elektrisierender Schmerz („Musikantenknochen"), der bis zur ulnaren Seite der Hand ausstrahlt. Unter den beiden Köpfen des M. flexor carpi ulnaris gelangt er zur Beugeseite (= Vorderseite) des Unterarms. Auf der Beugeseite verläuft er zusammen mit der A. ulnaris unter dem M. flexor carpi ulnaris (Leitmuskel!) liegend zum Handgelenk, wo er über das Retinaculum flexorum hinweg zur Hohlhand gelangt. In der Hohlhand teilt er sich auf dem Retinaculum flexorum in seine beiden Endäste, den R. profundus und den R. superficialis. Im Oberarmbereich gibt er keine Äste ab.
Äste im Unterarmbereich:		
– R. cutaneus palmaris	*sensibel:* ulnare Haut der Hohlhand	Zieht zur Hohlhand.
– R. dorsalis		Zweigt im unteren Unterarmdrittel ab und verläuft zwischen der Ulna und dem M. flexor carpi ulnaris zur dorsalen Seite des Handrückens, wo er sich in 3 Nn. digitales dorsales teilt. Zumeist besteht eine Anastomose zwischen dem R. dorsalis und dem R. superficialis des N. radialis.
– – Nn. digitales dorsales	*sensibel:* Haut der Streckseite der 2 1/2 ulnaren Finger (Kleinfinger bis zur ulnaren Seite des Mittelfingers) im Bereich der Grund- und Mittelglieder.	

Nerv	Innervationsort	Verlauf
Äste im Handbereich:		
– **R. profundus**	*motorisch:* Am Kleinfingerballen alle Muskeln (= Hypothenarmuskeln = M. abductor digiti minimi, M. opponens digiti minimi, M. flexor digiti minimi brevis). Die Mm. interossei palmares und dorsales, die Mm. lumbricales III und IV. Am Daumenballen die Muskeln, die nicht vom N. medianus innerviert werden (M. adductor pollicis, das Caput profundum des M. flexor pollicis brevis).	Zieht in die Tiefe der Hohlhand, wo er mit dem Arcus palmaris profundus (tiefer Arterienbogen – siehe Kapitel 3.6.1) bogenförmig in Richtung Daumen verläuft.
– **R. superficialis**	*motorisch:* M. palmaris brevis	Verläuft unter der Palmaraponeurose und teilt sich in 3 Nn. digitales palmares communes, aus denen die Nn. digitales palmares proprii hervorgehen.
– – – Nn. digitales palmares proprii	*sensibel:* Beugeseite der 1 1/2 ulnaren Finger (= Kleinfinger und Ringfinger)	

> **Klinik:** Zu einer Schädigung des N. ulnaris kann es z.B. infolge einer chronischen Druckeinwirkung oder durch einen Bruch des Humerus im Bereich des Sulcus n. ulnaris in Höhe des Epicondylus medialis kommen. Im Sulcus liegt der N. medianus direkt unter der Haut, wo er auch getastet werden kann. Das klinische Bild der Ulnarisparese ist besonders durch die Lähmung der Mm. interossei und der Mm. lumbricales geprägt. Da diese Muskeln in den Grundgelenken der Finger beugen und in den Mittel- und Endgelenken strecken, kommt es bei ihrer Lähmung durch das Übergewicht der Antagonisten zu einer Überstreckung der Finger in den Grundgelenken und gleichzeitig zu einer Beugung in den Mittel- und Endgelenken (bes. des 4.–5. Fingers), dadurch entsteht die sogenannte Krallen- oder Klauenhand.
> Da die Mm. interossei palmares I und II außerdem die Finger 2., 4. und 5. in Richtung Mittelfinger adduzieren und die Mm. interossei dorsales I bis IV den 2. bis 4. Finger abspreizen, fallen auch diese Funktionen aus. Außerdem fallen die Kleinfingermuskeln (u.a. M. opponens digiti minimi) und die Adduktoren des Daumens aus. Dadurch wird der Daumen abduziert, er kann sich dem Kleinfinger nicht mehr nähern. Bei der Daumen-Kleinfingerprobe zeigt sich, daß keine Gegenstände mehr zwischen Daumen und Kleinfinger festgehalten werden können.

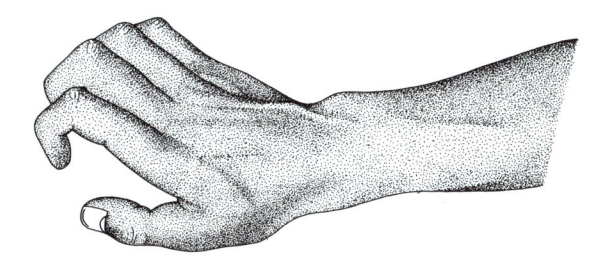

Abb. 3.22 Krallenhand

Nerv	Innervationsort	Verlauf
N. cutaneus antebrachii medialis (C$_8$–Th$_1$)	*siehe die nachfolgenden Äste*	Liegt in der Achselhöhle medial von der A. axillaris. Zieht zusammen mit der V. basilica aus der Achselhöhle zum Oberarm, durchbricht in der Mitte des Oberarms die Fascia brachii und spaltet sich am Hiatus basilicus in die folgenden beiden Äste auf:
– R. anterior	*sensibel:* Haut des vorderen Unterarms (= Beugeseite)	
– R. ulnaris	*sensibel:* Haut auf der ulnaren Unterarmseite	
N. cutaneus brachii medialis (C$_8$–Th$_2$)	*sensibel:* Haut der medialen Seite des Oberarms zwischen der Achselhöhle und der Ellenbeuge	Anastomosiert mit den beiden Nn. intercostobrachiales, die aus dem 2. und 3. N. intercostalis hervorgehen.
	Klinik: Bei einem Mammakarzinom sind die in der Achselhöhle liegenden Nll. pectorales zumeist vergrößert. Da die Nn. intercostobrachiales bei ihrem Verlauf an den Nll. pectorales vorbeiziehen, können die Nerven durch diese Vergrößerung gereizt werden, was über den N. cutaneus brachii medialis zu Schmerzen im Bereich der Innenseite des Oberarms führt. Solche Schmerzen können somit einen ersten Hinweis auf einen Brustdrüsenkrebs geben.	
N. axillaris (C$_5$–C$_7$)	*motorisch:* M. deltoideus, M. teres minor	Zieht zusammen mit der A. circumflexa humeri posterior und den beiden gleichnamigen Venen durch die laterale Achsellücke um das Collum chirurgicum des Humerus herum. Unter dem M. deltoideus liegend gelangt er zur dorsalen Seite des Humerus.
Ast:		
– N. cutaneus brachii lateralis superior	*sensibel:* Haut des seitlichen und dorsalen Oberarms	
	Klinik: Bei einer motorischen Lähmung z.B. infolge einer Schultergelenksluxation (= Verrenkung) oder einer Oberarmhalsfraktur kann der N. axillaris geschädigt werden und daher der M. deltoideus ausfallen. Die Folge ist, daß der Arm nicht mehr gegen einen größeren Widerstand abduziert werden kann. Außerdem ist die Haut über dem M. deltoideus empfindungslos.	

Nerv	Innervationsort	Verlauf
N. radialis (C$_5$–Th$_1$)	*motorisch* im Oberarmbereich die Extensoren (die Rr. musculares gehen oberhalb des Sulcus n. radialis ab): M. triceps brachii und M. anconeus; *motorisch* im Unterarmbereich die Extensoren: M. brachioradialis und M. extensor carpi radialis longus	Er ist etwa gleich stark wie der N. medianus. Der N. radialis liegt in der Achselhöhle dorsal von der A. axillaris. Mit der A. profunda brachii (einem Ast der A. axillaris) zieht er zwischen dem Caput mediale und dem Caput laterale des M. triceps brachii liegend zum Sulcus n. radialis, wo er sich auf der dorsalen Seite dem Humerus eng anliegend spiralartig um das mittlere Humerusdrittel zur Beugeseite (= Vorderseite des Humerus) wendet und in der Beugerloge zwischen dem M. brachioradialis und dem M. brachialis zur Ellenbeuge zieht. In der Ellenbeuge teilt er sich im Bereich des Caput radii in seine beiden Endäste R. superficialis und R. profundus auf.
Äste im Oberarmbereich:		
– N. cutaneus brachii posterior	*sensibel:* Haut des dorsalen Oberarms (= Streckseite)	Zweigt in der Achselhöhle ab.
– N. cutaneus brachii lateralis inferior	*sensibel:* Haut des lateralen Oberarms.	Zweigt in der Achselhöhle ab.
Äste im Unterarmbereich:		
– N. cutaneus antebrachii posterior	*sensibel:* Haut der radialen Streckseite des Unterarms bis zum Handgelenk	Geht im Sulcus n. radialis aus dem N. radialis hervor und zieht durch das Septum intermusculare brachii laterale.
– **R. profundus**	*motorisch:* M. supinator, M. extensor carpi radialis brevis, M. extensor digitorum communis, M. extensor digiti minimi, M. extensor carpi ulnaris, M. abductor pollicis longus, M. extensor pollicis brevis, M. extensor pollicis longus, M. extensor indicis	Er zweigt in der Ellenbeuge als tiefer Endast vom N. radialis ab. Er durchbohrt den M. supinator und verläuft spiralartig um den Radius herum zur Streckseite (= Dorsalseite) des Unterarms. Als Ast gibt er den N. interosseus antebrachii posterior ab.
– – N. interosseus (antebrachii) posterior	*sensibel:* Haut des Handgelenks	Verläuft auf der Membrana interossea antebrachii.

Nerv	Innervationsort	Verlauf
– R. superficialis		Verläuft als Hautast des N. radialis mit der A. radialis auf der Beugeseite des Unterarms handwärts. Im unteren Drittel des Unterarms unterkreuzt er die Sehne des M. brachioradialis, zieht zur Streckseite und von dort weiter zum Handrücken. Auf dem Handrücken bildet er über den R. communicans cum n. ulnaris mit dem R.dorsalis des N. ulnaris eine Anastomose und gibt als Endäste die 5 Nn. digitales dorsales ab.
– – Nn. digitales dorsales	*sensibel:* Haut des radialen Handrückens, Grund- und Mittelglieder der radialen 2 1/2 Finger	

Klinik: Der N. radialis kann durch eine Humerusfraktur in Höhe des Sulcus n. radialis sowie durch länger andauernden Druck (z.B. beim längeren Liegen über einer scharfen Kante) im Bereich des Condylus lateralis (Humerus) verletzt bzw. geschädigt werden. Eine weitere Gefährdungsmöglichkeit betrifft den R. profundus, der bei einem proximalen Bruch des Radius verletzt werden kann. Bei einer hohen Radialisparese fallen die Extensoren (Strecker) des Ober- und Unterarms aus, daher kann das Ellenbogengelenk nicht mehr aktiv gestreckt werden, die Beugung und Supination ist abgeschwächt. Im Unterarmbereich erhalten die Beugermuskeln ein Übergewicht, so daß das Handgelenk extrem gebeugt wird, während eine Streckung (= Palmarextension) im Handgelenk und in den Fingergelenken nicht mehr möglich ist. Als Folge hängt die Hand schlaff nach unten, was als **Fallhand** bezeichnet wird. Der Daumen kann nicht mehr abduziert werden. Wie Sie bei sich selber feststellen können, ist ein kraftvoller Faustschluß nur bei gestreckter Hand möglich. Bei gebeugter Hand sind die Beugersehnen dagegen erschlafft.
Da die Muskeläste für den M. triceps brachii oberhalb vom Sulcus n. radialis abgehen, ist dieser Muskel zumeist nicht betroffen.

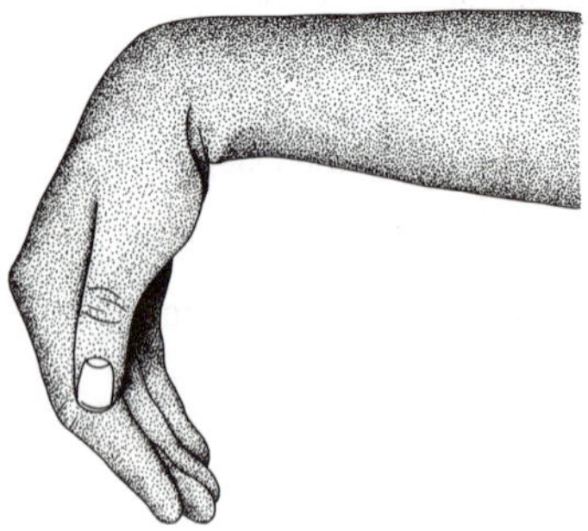

Abb. 3.23 Fallhand

Praktische Anatomie: Wichtige Nervenreflexe im Armbereich

Reflexart	Nerv	Auslösung (mit Reflexhammer)	Muskel
Bizepsreflex	N. musculo-cutaneus	Bei leicht gebeugtem Arm des Patienten Finger auf Bizepssehne in Ellenbeuge legen, auf Finger schlagen → Beugung im Ellenbogen.	M. biceps brachii
Brachio-radialis-reflex	N. radialis + N. musculocutaneus	Bei leicht gebeugtem Arm auf Radiusende schlagen → Flexion im Ellenbogen.	M. brachioradialis (+ M. biceps brachii und M. brachialis)
Trizepsreflex	N. radialis	Bei gebeugtem Arm auf Trizepssehne schlagen → Extension im Ellenbogen.	M. triceps brachii
Daumenreflex	N. medianus	Schlag auf die Sehne des M. flexor pollicis longus → Beugung des Daumenendgliedes	M. flexor pollicis longus

3.6 Arterien und Venen

3.6.1 Arterien !!! 4/9

▶ *Prüfungsrelevant ist der Verlauf der fett hervorgehobenen Arterien und die Zuordnung ihrer Äste.* ◀
Siehe die Winterthur-Verlaufsbeschreibung „Arterien".

Das sauerstoffarme Blut gelangt aus der linken Herzkammer über die Aorta ascendens in den Aortenbogen und von dort
- auf der rechten Körperseite durch den Truncus brachiocephalicus zur A. subclavia dextra und
- auf der linken Körperseite direkt in die A. subclavia sinistra.

Die Hauptarterie (Hauptschlagader) ändert bei ihrem Verlauf durch die obere Extremität drei mal ihren Namen. Zunächst wird sie als A. subclavia (Schlüsselbeinarterie) bezeichnet, ab der Clavicula als A. axillaris (Achselarterie) und ab der vorderen Achselfalte als A. brachialis (Oberarmarterie). Die A. subclavia wird ausführlich in Kapitel 5.8.1 beschrieben.

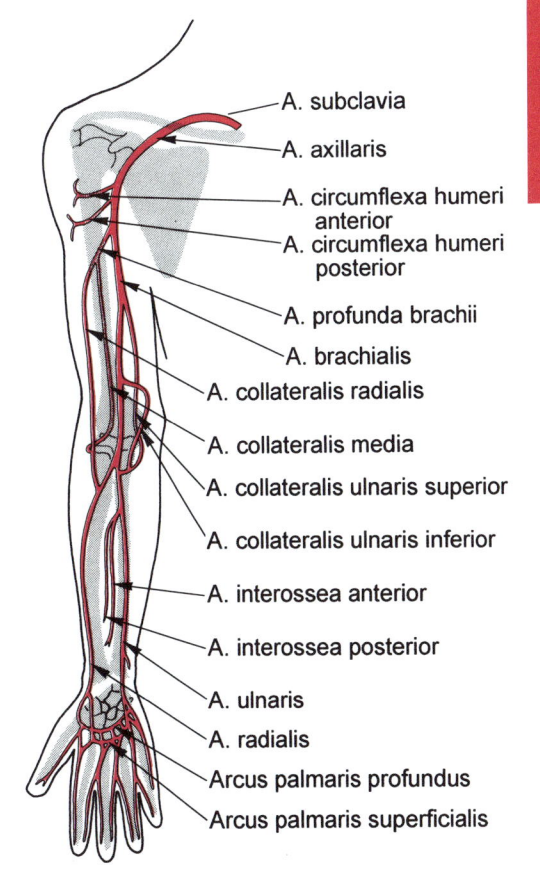

- A. subclavia
- A. axillaris
- A. circumflexa humeri anterior
- A. circumflexa humeri posterior
- A. profunda brachii
- A. brachialis
- A. collateralis radialis
- A. collateralis media
- A. collateralis ulnaris superior
- A. collateralis ulnaris inferior
- A. interossea anterior
- A. interossea posterior
- A. ulnaris
- A. radialis
- Arcus palmaris profundus
- Arcus palmaris superficialis

Abb. 3.24 Arterien des rechten Arms von vorne

A. axillaris

Sie geht zwischen dem Unterrand der Clavicula und dem lateralen Rand der 1. Rippe aus der A. subclavia (siehe Kapitel 5.8.1) hervor und reicht bis zum unteren Rand des M. pectoralis major, wo sie in die A. brachialis übergeht. Die A. axillaris verläuft unterhalb der Mm. pectorales major und minor. Um die Arterie sind die Nerven des Plexus brachialis in charakteristischer Weise gruppiert.

Aus der A. axillaris gehen die nachfolgenden 6 Äste ab, von denen die ersten 3 Äste zur Brustwand, die beiden nächsten zur Schulter und der letzte zum Oberarm ziehen (siehe Merkvers):

➜ **A. thoracica superior** – sie verläuft als kleines Gefäß zum M. subclavius, M. serratus anterior, Mm. pectorales und dem 1. und 2. Interkostalmuskel.

➜ **A. thoracoacromialis** – sie ist relativ kräftig ausgebildet und verläuft im Trigonum clavipectorale (oberhalb des M. pectoralis minor). Durch die Fascia clavipectoralis gelangt sie in die Fossa infraclavicularis (= Mohrenheim'sche Grube), wo sie sich in kleine Äste verzweigt. Sie versorgt über diese Äste u.a. die Mm. pectorales und Teile des M. deltoideus.

➜ **A. thoracica lateralis** – sie verläßt die A. axillaris hinter dem M. pectoralis minor und zieht ventral vom N. thoracicus longus zum M. serratus anterior, den sie versorgt. Als Äste gibt sie ab:
- Rr. mammarii laterales – ziehen zur Brustdrüse.

➜ **A. subscapularis** – sie geht unterhalb des M. pectoralis minor als kurzer Gefäßstamm aus der A. axillaris hervor und teilt sich in die beiden Äste:
- **A. thoracodorsalis** – verläuft mit dem N. thoracodorsalis zwischen dem M. latissimus dorsi und dem M. serratus anterior.
- **A. circumflexa scapulae** – verläuft durch die mediale Achsellücke zur Fossa infraspinata (= Dorsalseite der Scapula), wo sie die Muskeln versorgt und unter dem M. infraspinatus liegend mit der A. suprascapularis (aus dem Truncus thyrocervicalis) eine Anastomose bildet.

➜ **A. circumflexa anterior humeri** – sie verläuft vorn um das Collum chirurgicum des Humerus herum und durch den Sulcus intertubercularis zum Schultergelenk und zum M. deltoideus.

➜ **A. circumflexa posterior humeri** – sie verläuft mit dem N. axillaris und den Vv. circumflexae humeri posteriores durch die laterale Achsellücke, umschlingt dorsal das Collum chirurgicum humeri und versorgt den M. deltoideus, die Oberarmmuskeln und das Schultergelenk. Über einen R. acromialis anastomosiert sie mit der A. suprascapularis.

Merkvers der Äste der A. axillaris (die Lage bzw. den Verlauf der Äste betreffend):

Ganz oben	A. thoracica superior
am Acromion seitlich	A. thoracoacromialis
und am Rücken	A. thoracica lateralis
umgreift sie den Humerus	A. thoracodorsalis
von vorn	A. circumflexa humeri anterior
und von hinten	A. circumflexa humeri posterior

Klinik: Die A. axillaris kann relativ leicht in der Achselhöhle aufgesucht werden, indem die ventral liegenden Nerven und die medial liegende V. axillaris zur Seite geschoben werden. Als Leitmuskel dient der M. coracobrachialis.

Eine Unterbindung der A. axillaris sollte vor dem Abgang der A. subscapularis erfolgen, da nur dann ein Kollateralkreislauf möglich ist.

A. subclavia → Truncus thyrocervicalis → A. suprascapularis (oder A. transversa colli) → A. circumflexa scapulae → A. subscapularis → A. axillaris.

Eine Unterbindung des Gefäßes unterhalb des Abgangs der A. subscapularis oder oberhalb der A. profunda brachii, z.B. in Höhe der Sehne des M. latissimus dorsi, darf nicht vorgenommen werden, da hier zuallermeist kein Kollateralkreislauf möglich ist.

A. brachialis

Sie verläuft vom Unterrand des M. pectoralis major durch den Sulcus bicipitalis medialis (= mediale Bizepsfurche) und unter der Aponeurosis m. bicipitis brachii zur Ellenbeuge (= Fossa cubitalis). Im unteren Teil der Ellenbogengrube (etwa in Höhe des Collum radii) teilt sich die A. brachialis in die A. ulnaris und in die A. interossea communis. Aus der A. interossea communis geht die A. radialis hervor. (Die früher vertretene Auffassung, daß sich die A. brachialis in die A. ulnaris und in die A. radialis teilt, ist nach neueren Erkenntnissen von der Entwicklung der Arterien her gesehen nicht richtig.)

In ihrem Verlauf wird die A. brachialis von den Vv. brachiales und dem proximal (= oberarmwärts) zunächst lateral und weiter distal (= ellenbogenwärts) medial liegenden N. medianus begleitet.

Varianten der A. brachialis

Entwicklungsgeschichtlich bedingt kann eine **A. brachialis superficialis** erhalten bleiben, die im Bereich der Achselhöhle aus der A. brachialis hervorgeht und oberflächlich verläuft. Aus der A. brachialis superficialis gehen dann die Arterien für den Unterarm (A. radialis und A. ulnaris) ab. Die A. brachialis superficialis bildet sich normalerweise jedoch während der Fetalentwicklung zurück.

Manchmal teilt sich die A. brachialis bereits im Oberarmbereich in die A. ulnaris und die A. radialis.

Bei beiden Varietäten kann versehentlich im Bereich der Ellenbeuge statt eine Vene die A. brachialis superficialis oder ein Ast der A. brachialis punktiert werden. Beachten Sie daher, daß Sie im Ellenbogenbereich nicht ein pulsierendes Gefäß (= Arterie) punktieren, denn dies kann schwerwiegende Folgen haben (bei einer Injektion z.B. einen Gefäßkrampf).

Wichtige Äste der A. brachialis sind:
→ **A. profunda brachii** – sie entspringt unter der Ansatzsehne des M. latissimus dorsi am Unterrand des M. teres major. Sie verläuft mit dem N. radialis zwischen dem Caput mediale und laterale des M. triceps brachii durch den Sulcus n. radialis spiralartig um den dorsalen Teil des Humerusschaftes herum. Äste sind:
- Aa. nutriciae humeri – gelangen durch das Foramen nutricium in den Humerus den sie versorgen.
- A. collateralis media – zieht zum Epicondylus lateralis des Humerus.
- A. collateralis radialis – ihr vorderer Ast zieht mit dem N. radialis zur Beugeseite und ihr hinterer Ast zur Streckseite des Ellenbogengelenks.

→ **A. collateralis ulnaris superior** – sie verläuft mit dem N. ulnaris hinter dem Epicondylus ulnaris (Rückseite des Ellenbogengelenks) und endet im Rete articulare cubiti.

→ **A. collateralis ulnaris inferior** – sie verläuft durch das Septum intermusculare brachii zum Ellenbogengelenk, wo sie im Rete articulare cubiti endet.

→ **Rete articulare cubiti** – liegt als arterielles Gefäßnetz vor allem auf der dorsalen Seite um das Ellenbogengelenk herum und erhält Zuflüsse aus:
- A. profunda brachii (über die A. collateralis media und radialis)
- A. brachialis (über die A. collateralis ulnaris superior und inferior)
- A. radialis (über die A. recurrens radialis)
- A. ulnaris (über die A. recurrens ulnaris)
- A. interossea communis (über die A. interossea recurrens).

Klinik: Die A. brachialis kann unterhalb des Abgangs der A. profunda brachii unterbunden werden, da über das Rete articulare cubiti ein ausreichender Kollateralkreislauf möglich ist.

A. ulnaris

Sie ist stärker ausgebildet als die A. radialis. Sie verläuft von der Ellenbeuge unter dem M. pronator teres entlang zur ulnaren Seite des Unterarms, von wo sie zusammen mit dem N. ulnaris an der radialen Seite des M. flexor carpi ulnaris (ihrem Leitmuskel!) zur Handwurzel zieht. Radial vom Os pisiforme (= Erbsenbein) verläuft sie über dem Retinaculum flexorum und unter der Aponeurosis palmaris zur Hohlhand, wo sie im Arcus palmaris superficialis endet. Als wichtigen Ast gibt sie die A. recurrens ulnaris zum Rete articulare cubiti ab.

→ **Arcus palmaris superficialis** (= oberflächlicher Hohlhandbogen) – er verläuft in der Hohlhand bogenförmig zwischen der Palmaraponeurose und den Sehnen der langen Fingerbeuger. Aus ihm gehen eine A. digitalis palmaris propria für den Kleinfinger und 3 Aa. digitales palmares communes hervor, die sich wiederum in je 2 Aa. digitales palmares propriae teilen und zu den einander zugekehrten Seiten des 2.–5. Fingers ziehen. Die A. ulnaris versorgt damit die 3 1/2 Finger der ulnaren Handseite.

A. interossea communis

Aus ihr geht nach neueren Erkenntnissen die weiter unten beschriebene A. radialis hervor. Weitere Äste der A. interossea communis sind:
→ **A. interossea posterior** – sie zieht durch die Lücke zwischen der Chorda obliqua und der Membrana interossea antebrachii zur Streckseite des Unterarms.
→ **A. interossea anterior** – sie verläuft auf der Membrana interossea antebrachii in Richtung Handgelenk.
→ **A. interossea recurrens** – Anastomose mit der A. collateralis media.

A. radialis

Sie ist schwächer ausgebildet als die A. ulnaris. Die A. radialis verläuft auf der radialen Seite von der Ellenbeuge oberflächlich über die Sehne des M. biceps brachii hinweg. Im proximalen Drittel des Unterarms zieht sie zwischen dem M. pronator teres und dem M. brachioradialis und im unteren Drittel des Unterarms zusammen mit dem R. superficialis des N. radialis zwischen dem M. flexor carpi radialis und dem M. brachioradialis liegend zum Handgelenk. In diesem Bereich verläuft die A. radialis zwischen den Sehnen des M. brachioradialis und des M. flexor carpi radialis direkt unter der Haut, so daß man in diesem Bereich den Puls fühlen kann.

Um das Os trapezium herum zieht sie zur lateralen Seite des Handrückens, wo sie durch die Tabatiére (s. Kapitel 3.8.11) verläuft. Zwischen dem 1. und 2. Mittelhandknochen gelangt sie zur palmaren Seite der Hohlhand, wo sie im Arcus palmaris profundus endet. Als Äste gibt sie im oberen Unterarmdrittel die A. recurrens radialis zum Rete articulare cubiti ab. Im Handbereich anastomosiert sie über den R. palmaris superficialis mit dem Arcus palmaris superficialis. Ein weiterer Ast, die A. princeps pollicis, zieht zur Beugeseite des Daumens und teilt sich in 2 Aa. digitales palmares.

Zusammen mit einem kleinen Ast aus der A. ulnaris bildet sie den Arcus palmaris profundus.
➡ **Arcus palmaris profundus** (= tiefer Hohlhandbogen) – er verläuft mit dem R. profundus des N. ulnaris unter den Sehnen der Flexoren.

Über den kleinen R. palmaris profundus erhält er Blut aus der A. ulnaris. An Ästen gehen aus ihm 3–4 Aa. metacarpales palmares hervor, die über Rr. perforantes mit den aus der A. ulnaris abgehenden Aa. digitales palmares communens anastomosieren.

Praktische Anatomie: Arterienpulse im Armbereich:
- Die A. brachialis liegt im Oberarmbereich oberflächlich (im Sulcus bicipitalis medialis) und kann daher getastet werden.
- Die A. radialis läßt sich an 2 Stellen tasten:
  – am unteren Unterarm, indem man die A. radialis gegen den Radius drückt,
  – in der Tabatiére (s. Kapitel 3.8.11).
- Die A. ulnaris liegt im unteren Armbereich ebenfalls oberflächlich, da sie aber nicht gegen einen Knochen abgedrückt werden kann, ist der Puls wesentlich schwieriger zu fühlen.

Bei einer starken Blutung, z.B. im Handgelenk, kann die A. brachialis kurzfristig besonders einfach komprimiert werden, indem man die Manschette eines Blutdruckmeßgerätes bis über den systolischen Blutdruck aufpumpt.

3.6.2 Venen ! 1/2

Siehe die Winterthur-Verlaufsbeschreibung „Venen".

Die Venen der oberen Extremität werden unterteilt in
- oberflächlich liegende Hautvenen und
- tiefe Begleitvenen (für die Arterien).

Oberflächliche (epifasziale) Hautvenen
Im Bereich der Hand liegt je ein ausgedehntes palmares und ein dorsales Venennetz (Rete venosum). Aus dem dorsalen Venennetz fließt das Blut in 2 große Hautvenen – in die ulnar gelegene V. basilica und in die radial gelegene V. cephalica.

▶ **V. cephalica** – sie verläuft an der radialen Seite des Unterarms zur Ellenbeuge, wo sie lateral liegt. Im Unterarmbereich liegt sie nahe dem N. cutaneus antebrachii lateralis (dem Endast des N. musculocutaneus). Im Oberarmbereich zieht sie zunächst durch den Sulcus bicipitalis lateralis (= laterale Bizepsfurche) und weiter proximal durch den Sulcus deltoideopectoralis zum Trigonum clavipectorale, wo sie durch die Fascia clavipectoralis tritt und in die V. axillaris einmündet. ◀

▶ **V. basilica** – sie verläuft vom ulnaren Teil des Handrückens aus zur Ellenbeuge und weiter zum Oberarm, wo sie im Sulcus bicipitalis medialis (= mediale Bizepsfurche) im Gefäß-Nervenstrang des Oberarms liegt. Im Bereich zwischen unterem und mittlerem Teil des Oberarms durchbricht sie am Hiatus basilicus die Fascia brachii und zieht in die Tiefe um schließlich in eine der beiden Vv. brachiales einzumünden. ◀

meinsamen Gefäßscheide. Die tiefen Begleitvenen stehen über zahlreiche kleine Äste mit den oberflächlich verlaufenden Hautvenen in Verbindung.
▶ Die beiden Vv. brachiales vereinigen sich kurz vor dem Übergang in die V. axillaris zu einem gemeinsamen Stamm. ◀
Die V. axillaris verläuft medial von der A. axillaris, wobei zwischen Vene und Arterie der N. ulnaris und der N. cutaneus antebrachii medialis liegen. Die V. axillaris nimmt neben den gleichnamigen Ästen der A. axillaris die Vv. thoracoepigastricae auf, die in der Bauchwand mit der V. epigastrica superficialis anastomosieren.

Praktische Anatomie: **Venenpunktion**
Für eine Venenpunktion können Sie sowohl die oberflächlich verlaufenden Venen im Hand-, Unterarm- als auch Oberarmbereich benutzen. In der Praxis werden jedoch für die Blutentnahme oder eine i.v.-Injektion (intravenöse) die relativ großvolumigen Venen der Ellenbeuge bevorzugt, wobei darauf zu achten ist, daß kein pulsierendes Gefäß punktiert wird (s. Kapitel 3.6.1 – A. brachialis). Die Punktion einer Vene auf dem Handrücken ist schmerzhafter, jedoch sind diese Venen bei Infusionen zu bevorzugen, da bei einer Infusion in eine Ellenbogenvene das Ellenbogengelenk ruhiggestellt werden muß.

Die Hautvenen im Beinbereich sollten nicht für eine i.v.-Injektion genutzt werden, weil bei einer verminderten Blutzirkulation durch das injizierte Mittel Schäden an der Gefäßwand verursacht werden können.

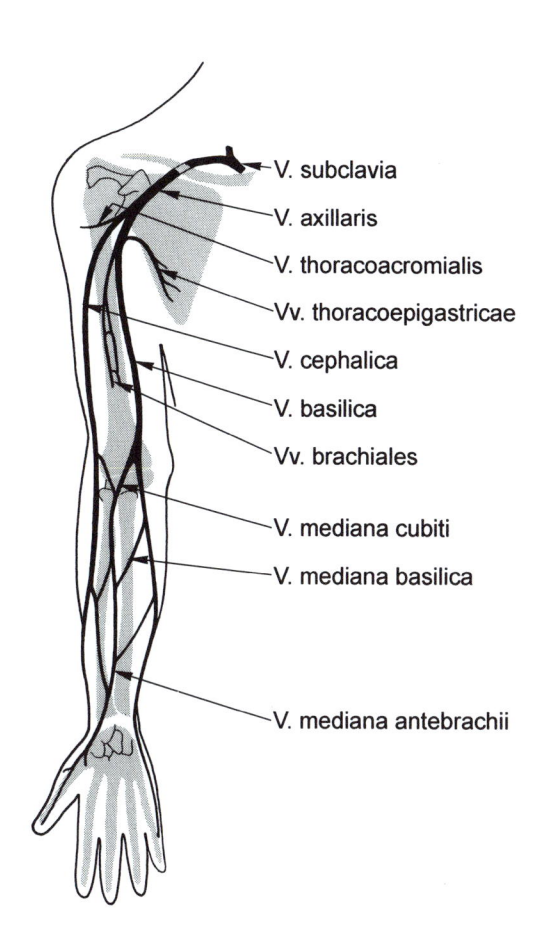

Abb. 3.25 Hautvenen des rechten Arms von vorne

▶ In der Ellenbeuge sind die V. cephalica und die V. basilica durch die auf der Aponeurose des M. biceps brachii liegende **V. mediana cubiti** verbunden. ◀

Anstelle der V. mediana cubiti kann die **V. mediana antebrachii** vorkommen, die sich in der Ellenbeuge V-förmig in die V. mediana cephalica und in die V. mediana basilica teilt.

Tiefe (subfasziale) Begleitvenen (= Vv. comitantes)
Die tiefen Begleitvenen liegen paarig vor. Sie verlaufen mit den gleichnamigen Arterien in einer ge-

3.7 Lymphknoten – Lymphgefäße

Die untereinander in Verbindung stehenden Lymphgefäße werden unterteilt in:
- oberflächliche und
- tiefe Lymphgefäße.

Die **oberflächlichen Lymphgefäße** (Vasa lymphatica superficialia) begleiten die in der Subkutis verlaufenden V. cephalica und V. basilica bis zur Ellenbeuge, wo die Lymphgefäße oberhalb des Ellenbogens von 2 Lymphknoten (= **Nll. supratrochleares**) durchsetzt werden.

Von diesen Lymphknoten ziehen die Lymphgefäße überwiegend entlang der V. basilica zur Achselhöhle, wo etwa 20–40 **Nll. axillares** netzartig zum Plexus lymphaticus axillaris verbunden sind.

Die tiefen Lymphgefäße verlaufen mit den Arterien und tiefen Venen. Entsprechend dieser Nachbarschaftsbeziehung werden zwischengelagerte Lymphknoten Nll. brachiales oder subscapularis genannt. Es kommen vor:
- Nll. cubitales – liegen in der Ellenbeuge,
- Nll. brachiales – Einzugsgebiet: Lymphe aus dem Arm.
- Nll. pectorales und interpectorales – liegen am Ober- bzw. Unterrand des M. pectoralis minor Einzugsgebiet u.a.: Mamma sowie Brustwand.
- Nll. subscapulares – liegen entlang der A. subscapularis. Einzugsgebiet: Brust und hintere Schultergegend.

Von den Nll. brachiales, pectorales und subscapularis gelangt die Lymphe zu den Nll. centales, die in der Achselhöhle eingebetet sind. Von hier fließt die Lymphe wie von allen anderen Lymphknoten der oberen Extremität zu den Nll. apicales.

Die **Nll. apicales** liegen entlang der V. axillaris. Von den Nll. apicales gelangt die Lymphe über den **Truncus subclavius** dexter bzw. sinister entlang der V. subclavia
- rechts zumeist in den Ductus lymphaticus dexter
- links in den Venenwinkel (zwischen V. jugularis interna und V. subclavia).

Klinik: ▶ Die Achsellymphknoten haben bei der Krebsfrüherkennung (Brustkrebs) große Bedeutung (siehe hierzu unter Kapitel 6.2.7 „Klinik"). Da Verbindungen zwischen den einzelnen Lymphknotengruppen bestehen, können Erkrankungen z.B. Metastasen übertragen werden. Die Achsellymphknoten können nur getastet werden, wenn die Fascia axillaris entspannt ist, d.h. der Arm locker herunterhängt. ◀

3.8 Angewandte und topographische Anatomie

3.8.1 Oberflächenanatomie !! 0/8

▶ *Prüfungsrelevant: Die beiden Abbildungen 3.6 und 3.7 und die sensible Innervation, wobei die Kenntnis der jeweiligen Hauptnerven ausreichen dürfte (z.B. dorsale Oberarmseite – N. radialis).* ◀

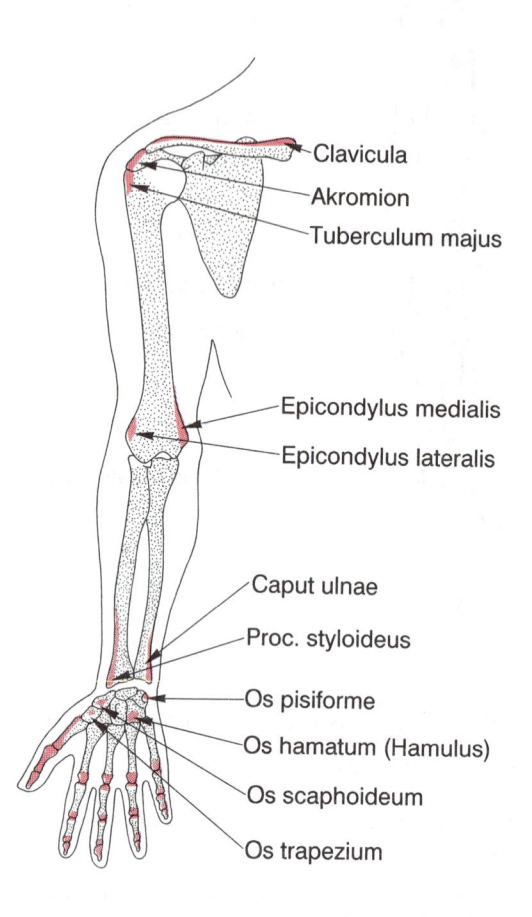

Abb. 3.26 Darstellung der tastbaren Knochenpunkte von ventral

Tastbare Knochenstellen
Beim Lebenden können direkt unter der Haut oder einem dünnen Muskelmantel bestimmte Knochenstellen getastet werden, die in den beiden nachfolgenden Zeichnungen rot hervorgehoben sind (sinnvoll ist es, diese Tastbefunde an sich selbst nachzuvollziehen).

Im Bereich der oberen Extremität können Sie die in den beiden Abbildungen Nr. 3.26 und 3.27 gekennzeichneten Knochenbereiche tasten.

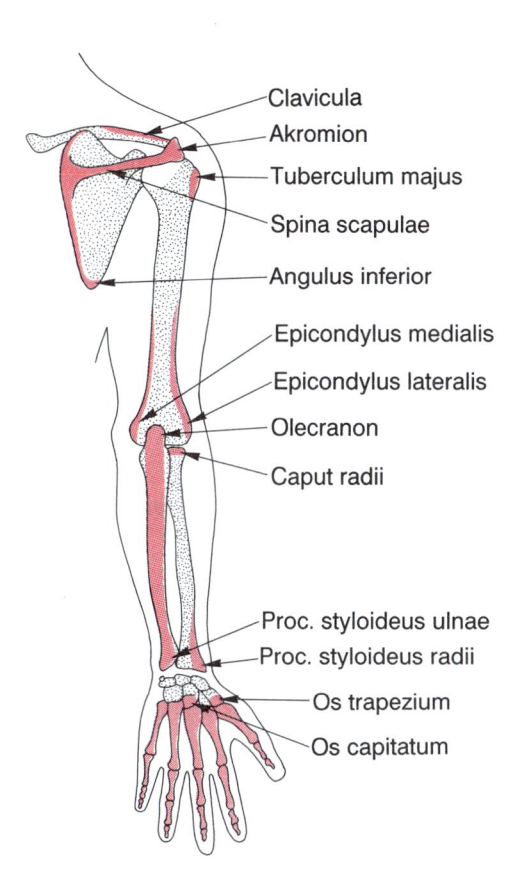

Abb. 3.27 Darstellung der tastbaren Knochenpunkte von dorsal

- Clavicula
- Akromion
- Tuberculum majus
- Spina scapulae
- Angulus inferior
- Epicondylus medialis
- Epicondylus lateralis
- Olecranon
- Caput radii
- Proc. styloideus ulnae
- Proc. styloideus radii
- Os trapezium
- Os capitatum

Sensible Innervation der Haut

Die Kenntnis der Innervationsgebiete auf der Haut kann in der Praxis Aufschluß über den Ausfall eines Nerven geben. Hierbei muß grundsätzlich zwischen 2 Innervationsbereichen unterschieden werden:
- 1. segmentale Hautnervenfelder (= Dermatome)
- 2. Innervationsbereich der Extremitätennerven.

Jedes der 30 Dermatome unseres Körpers kann jeweils einem Spinalnerven zugeordnet werden. Im Armbereich sind das die Spinalnerven C_5–Th_2. Eine Sensibilitätsstörung in einem dieser umgrenzten Bereiche deutet auf eine Rückenmarkserkrankung in Höhe des ermittelten Spinalnerven hin.

Bei den Innervationsgebieten der aus dem Plexus brachialis hervorgegangenen Extremitätennerven ist zu bedenken, daß diese Nerven Anteile mehrerer Segmente enthalten, so daß die Dermatome nicht mit den Innervationsbereichen der Extremitätennerven übereinstimmen. Die Innervationsgebiete der Extremitätennerven sind ihrerseits nicht scharf voneinander abgrenzbar, sie überlappen sich vielmehr. Die relativ kleinen Hautgebiete, die nur von einem Nerv innerviert werden, nennt man Autonomgebiete.

Die von den Extremitätennerven innervierten Hautgebiete, finden Sie in der nachfolgenden Tabelle „Innervationsgebiete der Extremitätennerven".

3.8.2 Regio supraclavicularis ! 0/0

Die Regio supraclavicularis liegt oberhalb der Clavicula. In diesem Bereich sind wichtig:
- die Skalenuslücke
- Halsrippen.

Es gibt drei Skalenusmuskeln: den M. scalenus anterior, den M. scalenus medius und den M. scalenus posterior.

▶ Die **Skalenuslücke** liegt zwischen dem M. scalenus anterior und dem M. scalenus medius. Durch die Skalenuslücke verlaufen die A. subclavia und der Plexus brachialis. ◀

▶ Die hinter der Clavicula und vor dem M. scalenus anterior gelegene Lücke wird von einigen Autoren als vordere Skalenuslücke bezeichnet, durch sie zieht die V. subclavia. ◀

Die im Halsbereich angelegten Rippen verschmelzen während der Fetalentwicklung mit den Querfortsätzen der Halswirbeln. Bei etwa 0,5 % der Menschen verschmilzt der Querfortsatz des 7. Halswirbels oder der des 5. oder 6. Halswirbels nicht mit der Rippenanlage, so daß eine oder mehrere **Halsrippen** entstehen.

Klinik: ▶ Halsrippen können von Bedeutung sein, weil über eine voll ausgebildete 7. Halsrippe

> **Innervationsgebiete der Extremitätennerven**
>
> **Nn. supraclaviculares** (aus Plexus cervicalis)
> - Schulterbereich – oberer Teil.
>
> **Nn. intercostales** (Rami cutanei laterales)
> - Schulterbereich – unterer Teil.
>
> **N. axillaris**
> - Oberarm (über N. cutaneus brachii lateralis superior) – seitlicher Schulterbereich (über dem M. deltoideus) sowie dorsolaterale Oberarmseite.
> - *Autonomgebiet:* Über dem M. deltoideus.
>
> **N. cutaneus brachii medialis**
> - Oberarm – mediale Seite.
>
> **N. radialis**
> - Oberarm (über N. cutaneus brachii posterior) – dorsale Oberarmseite.
> - Unterarm (über N. cutaneus antebrachii posterior) – dorsale Unterarmseite.
> - Handrücken (über R. superficialis) – laterale Handseite sowie die 2 1/2 radialen Finger (am Zeige- und Mittelfinger bis zum Mittelglied).
>
> **N. musculocutaneus**
> - Unterarm (über N. cutaneus antebrachii lateralis) – radiale (laterale) Unterarmseite.
>
> **N. cutaneus antebrachii medialis**
> - Unterarm – mediale Seite.
>
> **N. medianus**
> - Handrücken (über Nn. digitales palmares proprii) – Mittel- und Endglieder der 3 1/2 radialen Finger.
> - Hohlhand (über R. palmaris n. medianus) – laterale Hohlhandseite sowie die 3 1/2 radialen Finger.
> - *Autonomgebiet*: Fingerendglied von Zeige- und Mittelfinger.
>
> **N. ulnaris**
> - Handrücken (über R. dorsalis) – mediale Handseite sowie die 2 1/2 ulnaren Finger (bis zum Mittelglied).
> - – (über R. superficialis) – Mittel- und Endglieder der 1 1/2 ulnaren Finger.
> - Hohlhand (über R. palmaris und R. superficialis) – ulnare Hohlhand sowie die 1 1/2 ulnaren Finger.
> - *Autonomgebiet*: Gesamter kleiner Finger.

die A. und V. subclavia und der Plexus brachialis hinweg verlaufen. Bei bestimmten Körperbewegungen hebt sich die Halsrippe und zieht dadurch an dem Nervengeflecht und an den Gefäßen oder klemmt sie zwischen sich und der 1. Rippe ein. Hierdurch kann es zu sensiblen und motorischen Ausfällen sowie zu Durchblutungsstörungen im Armbereich kommen. ◄

3.8.3 Schulter   ! 1/1

►*Bisher wurde nur eine Bildfrage (Querschnitt) gestellt.* ◄

Topographisch wird die Schulter unterteilt in:
- Trigonum clavipectorale = vordere Schultergegend,
- Regio deltoidea = seitliche Schultergegend,
- Regio scapularis = hintere Schultergegend.

Außerdem gehört die Achselhöhle zur Schulter.

3.8.4 Regio infraclavicularis, Regio deltoidea, Regio scapularis ! 1/3

▶ *Bisher wurden nur Bildfragen gestellt..* ◀

Die **Regio infraclavicularis** liegt unterhalb der Clavicula. Sie wird begrenzt:

kranial	– Clavicula
medial	– M. pectoralis major
lateral	– M. deltoideus.

Wegen des dreieckigen Aussehens wird diese Region auch als **Trigonum clavipectorale** (früher als Trigonum deltoideopectorale) bezeichnet.

▶ Die Haut über dem Trigonum clavipectorale ist zur **Fossa infraclavicularis** (= **Mohrenheim'sche Grube**) eingesunken. ◀

▶ Das Trigonum clavipectorale wird durch die Fascia clavipectoralis (= tiefe Brustfaszie) in eine oberflächliche und eine tiefe Schicht unterteilt. Die oberflächliche Schicht liegt oberhalb der Faszie, in ihr verlaufen die V. cephalica, die Nn. pectorales und die Äste der A. thoracoacromialis. ◀

▶ In der tiefen Schicht (= unterhalb der Faszie) verläuft der Gefäß-Nervenstrang, in ihm liegen

ventral	die V. axillaris
in der Mitte	die A. axillaris
dorsal	der Plexus brachialis.

Vor der 1. Rippe gehen die A. und V. subclavia in die A. und V. axillaris über. ◀

🔖 **Klinik:** Im Bereich der Regio infraclavicularis kann die V. subclavia punktiert werden um z.B. über einen Vena-subclavia-Katheter einen zentralvenösen Zugang zu legen.

Die **Regio deltoidea** entspricht der Ausdehnung des M. deltoideus. Zwischen dem Muskel und dem Schultergelenk liegen die Bursa subacromialis und die Bursa subdeltoidea.

Die **Regio scapularis** entspricht in der Ausdehnung der Scapula. Die Scapula wird von einer oberflächlichen und einer tiefen Muskelschicht eingehüllt. Zur oberflächlichen Muskelschicht gehören der M. trapezius, der M. latissimus dorsi und der M. teres major. Zur tiefen Muskelschicht gehören die Mm. rhomboidei, der M. supraspinatus, der M. infraspinatus und der M. teres minor.

Zwischen der oberflächlichen und der tiefen Muskelschicht verlaufen der N. accessorius (= 11. Hirnnerv) und der R. superficialis der A. transversa cervicis.

3.8.5 Regio axillaris !! 2/6

▶ *Besonders prüfungsrelevant: Achsellücken (durchtetende Strukturen).* ◀

Bei der Regio axillaris wird unterschieden zwischen der Achselgrube und der Achselhöhle.

Als **Achselgrube** wird die sichtbare, mit Haaren besetzte grubenartige Vertiefung zwischen Oberarm und Brustwand bezeichnet.

Als **Achselhöhle** (= **Fossa axillaris** = Axilla) bezeichnet man den über der Achselgrube zwischen Oberarm und seitlicher Brustwand liegenden Raum der mit Fett- und Bindegewebe angefüllt ist. Die Achselhöhle dient als Durchzugsgebiet für den Gefäß-Nervenstrang des Arms (A. u. V. axillaris, Nerven der Pars infraclavicularis des Plexus brachialis). Außerdem liegen in der Achselhöhle wichtige Lymphknoten. Die mit einer vierseitigen Pyramide vergleichbare Achselhöhle reicht mit ihrer Spitze hinter der Clavicula bis in die seitliche Halsregion.

Äußerlich können Sie zwischen einer die Achselgrube und Achselhöhle umgrenzende vordere und hintere **Achselfalte** unterscheiden.

▶ Die vordere Achselfalte wird vom M. pectoralis major, die hintere Achselfalte vom M. latissimus dorsi und vom M. teres major gebildet. ◀

▶ Die Wände der Achselhöhle werden gebildet von:

Vorderwand	– M. pectoralis major und
	– M. pectoralis minor
mediale Wand	– M. serratus anterior
laterale Wand	– M. coracobrachialis, Caput breve des M. biceps brachii, Humerus
Hinterwand	– M. latissimus dorsi, M. subscapularis, Rand der Scapula
Boden (Basis)	– Fascia axillaris. ◀

Die Achselhöhle hat die Aufgabe, die vom Rumpf zum Arm verlaufenden Nerven und Gefäße vor Zerrung und Druck zu schützen und die große Beweglichkeit des Schultergürtels zu ermöglichen.

Dabei wird der zwischen M. teres minor und M. teres major sowie dem Humerus gebildete Spalt durch das Caput longum des M. triceps brachii in eine mediale und laterale Achsellücke unterteilt.

Achsellücke	Begrenzung	Durchtritt
mediale Achsellücke (= dreieckig)	kranial – M. teres minor kaudal – M. teres major lateral – Caput longum des M. triceps brachii	A. und Vv. circumflexae scapulae
laterale Achsellücke (= viereckig)	kranial – M. teres minor kaudal – M. teres major medial – Caput longum des M. triceps brachii lateral – Humerus	N. axillaris, A. und Vv. circumflexae humeri posteriores

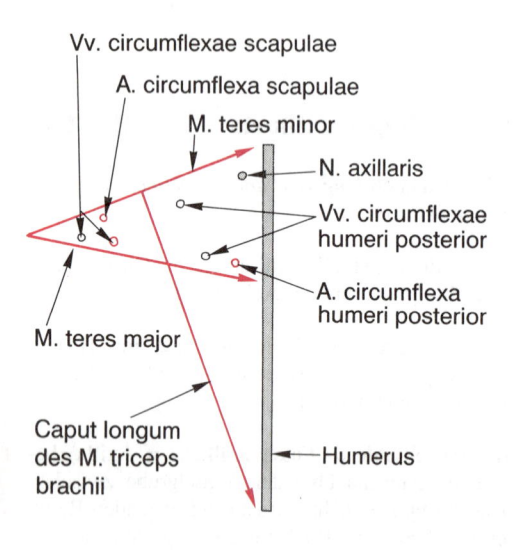

Abb. 3.28 Schematische Darstellung der medialen und lateralen Achsellücke (umgezeichnet nach Voss/Herrlinger)

In der Achselhöhle wird der Gefäß-Nerven-Strang in einen proximalen, mittleren und distalen Abschnitt unterteilt.

▶ Im proximalen Abschnitt, der zwischen der Clavicula und dem M. pectoralis minor liegt, liegen

    die V. axillaris   – ventral
    die A. axillaris   – in der Mitte
    der Plexus brachialis   – dorsal.

Der Leitmuskel für den Gefäß-Nerven-Strang ist der M. coracobrachialis. ◀

Im mittleren Abschnitt gehen aus den Trunci des Plexus brachialis die 3 Fasciculi und aus denen wiederum im distalen Abschnitt die Nerven hervor.

▶ Außerdem ziehen durch die Achselhöhle:

- die Nn. intercostobrachiales
- der N. thoracicus longus
- der N. thoracodorsalis. ◀

Mit der Regio scapularis ist die Achselhöhle durch 2 Achsellücken verbunden (siehe Abb. 3.28).

Faszienverhältnisse

Am Boden der Achselhöhle liegt als Körperfaszie die **Fascia axillaris**. Bei abduziertem Arm ist sie gespannt. Um die Achselhöhle auszutasten muß der Arm deshalb adduziert (anliegend) werden. Die Fascia axillaris ist im Bereich der Achselgrube dünn und mit kleinen Öffnungen für Gefäß- und Nervendurchtritte durchsetzt. An der vorderen Achselfalte geht sie in die Fascia pectoralis, an der hinteren Achselfalte in die Rückenfaszie und am Arm in die Fascia brachii über.

3.8.6 Oberarm   ! 1/1

Der Muskelmantel des Oberarms ist von der **Fascia brachii** (= Oberarmfaszie – Teil der Körperfaszie) umhüllt. Die Fascia geht vor der Achselhöhle in die Fascia axillaris und an der Ellenbeuge in die Fascia antebrachii über. Von der Fascia brachii gehen 2 Septen (= Septum intermusculare brachii mediale und laterale) ab, die am Humerus befestigt sind. Dadurch entsteht am Oberarm eine Beuger- und eine Streckerloge.

In der Streckerloge liegen: M. triceps brachii, M. anconeus, sowie N. radialis, A. profunda brachii und im unteren Oberarmdrittel N. ulnaris.

Die Beugerloge enthält die Beugermuskeln, wobei der M. biceps brachii dem M. brachialis aufliegt. Entlang den Rändern des M. biceps brachii bildet sich je eine Furche (= Sulcus bicipitalis medialis und lateralis). In der Beugerloge verläuft der Gefäß-Nervenstrang des Oberarms in der Tiefe des Sulcus bicipitalis medialis zur Ellenbogengrube.

➤ Im **proximalen Abschnitt** besteht der Gefäß-Nerven-Strang aus:
- N. musculocutaneus
- N. radialis
- N. ulnaris
- N. cutaneus antebrachii medialis
- N. medianus
- A. brachialis
- Vv. brachiales
- Lymphgefäßen. ◄

➤ Im **Oberarmbereich** verlassen den Gefäß-Nervenstrang:
- noch in der Achselhöhle der N. musculocutaneus,
- am unteren Rand des M. latissimus dorsi der N. radialis und die A. profunda brachii – ziehen in die Streckerloge,
- der N. ulnaris mit der A. collateralis ulnaris – ziehen in die Streckerloge,
- der N. cutaneus antebrachii medialis (durchbricht mit der V. basilica im mittleren Oberarmdrittel die Fascia brachii). ◄

➤ Im **mittleren Oberarmdrittel** ziehen durch den Sulcus bicipitalis medialis:
- A. und V. brachialis
- N. medianus
- N. cutaneus antebrachii medialis
- V. basilica (verläuft epifascial). ◄

➤ Im **unteren Oberarmbereich** enthält der Gefäß-Nerven-Strang somit nur noch den N. medianus, die A. brachialis, die Vv. brachiales und die Lymphgefäße. ◄

3.8.7 Fossa cubitalis (= Ellenbogengrube) ! 1/1

Die Ellenbogengegend wird topographisch in eine vordere (Regio cubiti anterior) und eine hintere Region (Regio cubiti posterior) unterteilt. Auf der Vorderseite verlaufen in der Subkutis der Fossa cubitalis (= Ellenbogengrube) die in Kapitel 3.6.2 beschriebenen oberflächlichen Venen.

Unter der Subkutis liegt die **Fascia brachii** (= Oberarmfaszie), die im Bereich des Ellenbogengelenks in die **Fascia antebrachii** (= Unterarmfaszie) übergeht. Unter der Faszie liegen auf der vorderen (= ventralen) Seite 3 Muskelwülste, zwischen denen als Y-förmige Vertiefung die **Ellenbogengrube** liegt. Die beiden oberen Schenkel des Y umschließen dabei die beiden Ränder des M. biceps brachii. Der untere Schenkel des Y wird medial vom M. pronator teres mit den oberflächlichen Flexoren des Unterarms und lateral vom M. brachioradialis umrandet.

Lateral wird die Fossa cubitalis von den radialen Unterarmstreckern begrenzt, die ihren Ursprung am Epicondylus lateralis des Humerus haben. Medial wird sie von den Beugern des Unterarms begrenzt, die vom Epicondylus medialis entspringen.

➤ Lateral liegt zwischen dem M. biceps brachii und dem M. brachialis der **Sulcus bicipitalis lateralis**, in dem der N. radialis mit der A. collateralis radialis zur Ellenbeuge ziehen; medial liegt zwischen beiden Muskeln der **Sulcus bicipitalis medialis** in dem der N. medianus mit der A. brachialis und den Vv. brachiales verlaufen. ◄

➤ Unter der Aponeurose des M. biceps brachii verlaufen der N. medianus, die A. brachialis und die Vv. brachiales. ◄

➤ Auf dem hinteren Ellenbogengelenk verläuft der N. ulnaris hinter dem Epicondylus medialis (im Sulcus n. ulnaris) des Humerus direkt auf der Knochenhaut („Musikantenknochen"). ◄

3.8.8 Unterarm ! 0/0

➤ *Prüfungsrelevant: Tabelle* ◄

Die Unterarmmuskeln werden von der Fascia antebrachii (= Unterarmfaszie = Teil der Körperfaszie) umhüllt.

Von der **Fascia antebrachii** ziehen Septa intermuscularia in die Tiefe zu den Unterarmknochen und bilden dabei folgende 3 Muskellogen:
- Streckerloge – liegt um den Radius gruppiert
- Beugerloge – liegt um die Ulna gruppiert
- radiale Streckermuskelloge – hier liegen u.a. der M. brachioradialis und die Mm. extensores carpi radiales.

Zwischen den 3 Muskellogen liegen die nachfolgenden 5 Gefäß-Nerven-Straßen:

Gefäß Nerven-Straße	Leitstruktur	Inhalt
Radiale Gefäß-Nervenstraße	M. brachioradialis	R. superficialis des N. radialis, A. und V. radialis
Ulnare Gefäß-Nervenstraße	M. flexor carpi ulnaris	N., A. und V. ulnaris
Mittlere Gefäß-Nervenstraße	M. flexor carpi radialis	N. medianus, A. comitans n. mediani
Palmare (= volare) Zwischenknochenstraße	keine (auf der Membrana interossea)	N. interosseus antebrachii anterior, A. interossea anterior, Vv. interosseae anteriores
Dorsale Zwischenknochenstraße	M. extensor digitorum	R. profundus des N. radialis, A. interossea posterior, Vv. interosseae posteriores

Von den 5 Gefäß-Nervenstraßen erreichen nur die radiale, die ulnare- und die mittlere Straße die Handwurzel.

3.8.9 Regio carpalis anterior !! 4/6

▶ *Die letzten 4 Fragen waren Bildfragen* ◀

Die Hand wird topographisch unterteilt in:
- Vorderseite (= Beugeseite) der Handwurzel = Regio carpalis anterior
- Rückseite (= Streckseite) der Handwurzel = Regio carpalis posterior
- Hohlhand = Palma manus
- Handrücken = Dorsum manus
- Finger = Digiti.

Die Hand besteht aus:
- Handwurzel = Carpus
- Mittelhand = Metacarpus
- Finger = Digiti manus.

▶ Auf der Beugeseite des Handgelenks treten 2 Sehnen hervor:
- 1. zur Kleinfingerseite hin die Sehne des M. palmaris longus (kann fehlen),
- 2. zur Daumenseite hin die dicke Sehne des M. flexor carpi radialis. ◀

▶ Zwischen beiden Sehnen liegt in der Tiefe der N. medianus. Radial von der Sehne des M. flexor carpi radialis verläuft die A. radialis (Puls). ◀

▶ Über das bereits in Kapitel 3.4.4 beschriebene Retinaculum flexorum verlaufen:
- N. und A. ulnaris
- R. palmaris superficialis der A. radialis
- Sehne des M. palmaris longus. ◀

3.8.10 Hohlhand (= Palma manus) 0/0

Die Hohlhand besitzt als Muskelwülste
- den Daumenballen
- den Kleinfingerballen.

Die oberflächliche Körperfaszie setzt sich von der Fascia antebrachii auf dem Handrücken als Fascia dorsalis manus fort. In der Hohlhand bildet die **Palmaraponeurose (= Aponeurosis palmaris)** die Fortsetzung der Körperfaszie, wobei die Palmaraponeurose durch Fasern aus der Sehne des M. palmaris longus wesentlich verstärkt wird.

▶ Auch wenn der M. palmaris longus fehlt (bei etwa 20 % der Menschen) ist die Palmaraponeurose vorhanden. ◀ Die Palmaraponeurose besitzt Längsfasern, die am Retinaculum flexorum ansetzen und sich strahlenförmig in 4 Sehnenzügen zu den 2.–5. Fingern ziehen, wo sie an den Köpfen der Mittelhandknochen inserieren. Diese Sehnenzüge werden durch quer verlaufende Faserzüge (= Fasciculi transversi) verspannt.

▶ Die Palmaraponeurose ist durch straffes Bindegewebe fest mit der Haut verbunden. An der Kleinfingerseite entspringt von der Palmaraponeurose der M. palmaris brevis. Von der Palmaraponeurose ziehen 2 Septen zu den Mittelhandknochen, wodurch 3 Logen entstehen: ◀
- Daumenballenloge
- Mittelloge
- Kleinfingerballenloge.

Die muskelfreie Mittelloge kann in 3 Schichten unterteilt werden:
- oberflächliche Schicht – in ihr verlaufen der Arcus palmaris superficialis (= oberflächlicher Hohlhandbogen aus der A. ulnaris), der N. medianus und der R. superficialis des N. ulnaris;
- mittlere Schicht – in ihr liegen die Sehnen der langen Fingerbeuger und die Mm. lumbricales;
- tiefe Schicht – hier liegt der Arcus palmaris profundus (= tiefer Hohlhandbogen aus der A. radialis).

3.8.11 Regio carpalis posterior und Dorsum manus   0/0

Wenn Sie den Daumen rotieren lassen, sehen Sie oberhalb des Daumens (auf dem Handrücken) wie sich die Sehne des M. extensor pollicis longus unter der Haut des Handrückens bewegt. Bei abduziertem Daumen sehen Sie zwischen der Sehne des M. extensor pollicis longus sowie den beiden Sehnen des M. extensor pollicis brevis und M. abductor pollicis longus eine grubenartige Vertiefung liegen, die **Foveola radialis** (= **Tabatiére** = „Schnupftabaksdose" – weil hier eine Prise Schnupftabak deponiert wurde) genannt wird.

▶ Unter der Foveola radialis liegen der Proc. styloideus des Radius, das Os scaphoideum und das Os trapezium.
Durch die Foveola ziehen die A. radialis (deren Puls in diesem Bereich getastet werden kann), sowie die beiden Sehnen des M. extensor carpi radialis longus und brevis. ◀

Auf dem Handrücken (= Dorsum manus) treten die 4 Sehnen des M. extensor digitorum unter der Haut hervor.

3.8.12 Finger   0/0

An den Fingern wird zwischen einer Streck- und einer Beugeseite unterschieden. Auf der Streckseite der Finger 2.–5. verbreitern sich die Sehnen der Streckermuskeln zu einer einheitlichen Dorsalaponeurose. Auf der Beugeseite liegen die Sehnen der Beugermuskeln in Sehnenscheiden. Die Sehnenscheiden liegen dabei zusammen mit den Fingerknochen in einem osteofibrösen Kanal.

Jeder Finger besitzt 4 Leitungsbahnen, von denen jeweils 2 auf einer Fingerseite verlaufen. Dorsal verlaufen der N. und die A. digitalis dorsalis, palmar der N. und die A. digitalis palmaris proprii.

4 Untere Extremität

Die untere Extremität ist über den Beckengürtel mit dem Rumpf verbunden. Die topographische Grenze zwischen der unteren Extremität und dem Rumpf verläuft im Bereich des Darmbeinkammes und des Lig. inguinale (= Leistenband).

4.1 Grundkenntnisse über die Entwicklung ! 0/0

Die Entwicklung der oberen und unteren Extremität wird in Kapitel 3.1 beschrieben. Wissensstoff ist noch:
▶ Die in Kapitel 4.2 beschriebene Y-förmige Wachstumsfuge zwischen den drei Hüftbeinen verknöchert bis etwa zum 14. Lebensjahr. ◀

Bei den Fußknochen beginnt die Ossifikation im 5.–6. Entwicklungsmonat im Calcaneus (= Fersenbein).

Ab der 7.–8. Entwicklungswoche verknöchert das Femur in der Diaphyse. In der distalen Epiphyse des Femur entsteht zwischen dem 9. Entwicklungsmonat und dem 2. Lebensjahr der Knochenkern – da er bei 95 % der Neugeborenen vorhanden ist, dient er dem Reifenachweis.

4.2 Knochen ! 0/2

▶ *Prüfungsrelevant: Bisher wurden nur 2 Bildfragen gestellt.* ◀

Die untere Extremität besteht aus folgenden Knochen:
- Hüftbereich – Os coxae
- Oberschenkel – Femur
- Unterschenkel – Tibia und Fibula
- Fuß – Fußknochen, Mittelfußknochen, Zehenknochen.

Das **Os coxae** (= **Hüftbein**) ist fast unbeweglich mit dem in Kapitel 6.1.2 beschriebenen Kreuzbein (= Os sacrum) verbunden.

Das Os coxae (= Hüftbein) entsteht durch die Synostose der folgenden 3 Knochen:
- Darmbein (= **Os ilii**)
- Sitzbein (= **Os ischii**)
- Schambein (= **Os pubis**).

Diese 3 Knochen sind bis zur Pubertät durch eine Y-förmige Wachstumsfuge (aus Knorpel) voneinander getrennt; bis etwa zum 14. Lebensjahr verknöchert sie. Das rechte und linke Hüftbein sind vorne durch die faserknorpelige Symphysis pubica (= Schambeinfuge) und dorsal mit dem Os sacrum (= Kreuzbein) zu einem geschlossenen Knochenring, dem knöchernen Becken, verbunden. Der rechte und linke Schambeinast bilden mit dem Unterrand der Symphyse den Schambeinbogen (= Arcus pubis – s. Kapitel 6.4.2).

Die Rahmenkonstruktion des Hüftbeins wird häufig mit der Form der Zahl 8 verglichen, wobei der obere Teil der 8 vom **Os ilii**, der vordere untere vom **Os pubis** und der hintere untere vom **Os ischii** gebildet wird. Im oberen Teil der 8 umgibt der Knochenrahmen eine dünne Knochenplatte, im unteren Teil der 8 umgibt der Knochenrahmen ein großes Loch das als **Foramen obturatum** bezeichnet wird.
▶ Das Foramen obturatum liegt zwischen dem Os ischii und dem Os pubis, es wird durch eine aus straffem Bindegewebe bestehende Membrana obturatoria verschlossen. ◀

Dort, wo sich die Schleifen der Zahl 8 in der Mitte treffen, liegt auf der lateralen Seite das **Acetabulum** (= Hüftgelenkpfanne).
▶ Im Acetabulum stehen alle 3 Knochen miteinander in Verbindung. Das Acetabulum bildet die Pfanne des Hüftgelenks, in dem der Femurkopf liegt (siehe Kapitel 4.3.1). ◀

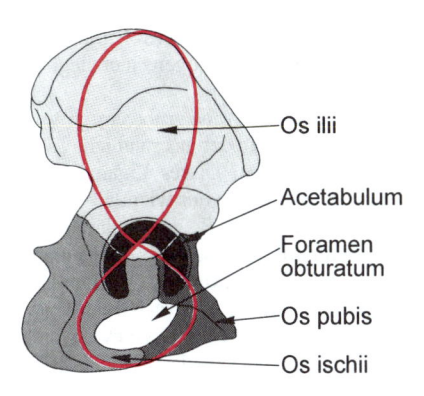

Abb. 4.1 Os coxae

An wichtigen Knochenpunkten kommen vor:
Os coxae (= Hüftbein)
- **Acetabulum** (= Hüftgelenkpfanne) – ist eine halbkugelige Aushöhlung, die an der dicksten Stelle des Os coxae liegt. Das Acetabulum wird vom Os ilii, Os ischii und vom Os pubis gebildet. Um das Acetabulum verläuft ein kräftiger knöcherner Randwulst (Limbus acetabuli), der kaudal durch die Incisura acetabuli unterbrochen ist. Die **Incisura acetabuli** wird durch das Lig. transversum acetabuli fast vollständig ausgefüllt. Das Acetabulum nimmt als Gelenkkopf das Caput des Femur auf.
- Fossa acetabuli – ist dünnwandig und bildet den zentralen Boden der Gelenkpfanne. In diesem Bereich ist das Acetabulum mit Fettgewebe ausgefüllt.
- Facies lunata – im Acetabulum liegende, mit Knorpel überzogene Gelenkfläche.
- Incisura acetabuli – zum Foramen obturatum auslaufender Einschnitt des Acetabulum.
- ➤ **Foramen obturatum** (syn.: Foramen obturatorium) – großes, vom Os pubis und Os ischii umrandetes Loch, das bis auf den Canalis obturatorius vollständig von der Membrana obturatoria verschlossen ist. ◄

Os ilii (alt: Os iliacum, Ilium = Darmbein):
- Corpus ossis ilii – dem Acetabulum zugewandter Teil.
- **Ala ossis ilii** (= Darmbeinschaufeln) – sie bilden mit dem Corpus ossis ilii das Darmbein.
- Fossa iliaca – muldenartige Vertiefung im Bereich der Ala ossis ilii. Ursprung für den M. iliacus.
- Tuberositas iliaca – rauhe Fläche an der das Lig. iliolumbale und das Lig. sacroiliaca befestigt sind.
- **Linea arcuata** – ist eine kräftig ausgebildete Knochenverstärkung auf der Innenseite, die die Grenze zwischen dem kleinen und großen Becken bildet.
- Facies glutealis – Außenseite der Ala ossis ilii.
- Linea glutealis anterior – liegt zwischen den Ursprungsflächen des M. gluteus medius und des M. gluteus minimus.
- Linea glutealis inferior – liegt zwischen den Ursprungsflächen des M. gluteus minimus und des M. rectus femoris.
- **Crista iliaca** (= Darmbeinkamm) – verdickter kranialer Rand der Darmbeinschaufel, die 3 Knochenlinien aufweist:
  - außen – Labium externum (Ansatz des M. obliquus externus abdominis)
  - Mitte – Linea intermedia (Ursprung für M. obliquus internus abdominis)
  - innen – Labium internum (Ursprung für M. transversus abdominis)
- ➤ **Spina iliaca anterior superior** (= vorderer oberer Darmbeinstachel) – Knochenvorsprung am vorderen Ende der Crista iliaca. Ursprung des M. sartorius und des M. tensor fasciae latae, Ansatz des Lig. inguinale. Wichtiger Orientierungspunkt bei der intramuskulären Injektion in der Glutealgegend.
- **Spina iliaca anterior inferior** (= vorderer unterer Darmbeinstachel) – Knochenvorsprung am Vorderrand des Os ilii. Dient dem M. rectus femoris und dem Lig. iliofemorale als Ursprung.
- **Spina iliaca posterior superior** (= hinterer oberer Darmbeinstachel) – Knochenvorsprung am hinteren Ende der Crista iliaca.
- **Spina iliaca posterior inferior** (= hinterer unterer Darmbeinstachel) – Knochenvorsprung am Hinterrand der Crista iliaca oberhalb der Incisura ischiadica major. ◄
- Lineae gluteales anterior, posterior und inferior – sind rauhe Knochenlinien, an denen die Mm. glutei entspringen.
- **Tuberculum iliacum** (= Darmbeinhöcker) – liegt als Rauhigkeit im Bereich der Vereinigung der Crista iliaca mit der Linea glutealis anterior.
- **Tuberositas iliaca** – rauhe Knochenstelle hinter der Fossa iliaca.

Os ischii (= Sitzbein):
- **Corpus ossis ischii** – bildet zu fast 2/3 das Acetabulum.
- **Tuber ischiadicum** (= Sitzbeinhöcker) – liegt am unteren Teil der Incisura ischiadica minor. Ursprung der ischiokruralen Muskeln.
- ➤ **Incisura ischiadica major** – Ausbuchtung zwischen der Spina iliaca posterior inferior und der

Spina ischiadica. Wird durch das Lig. sacrospinale zum Foramen sciaticum (alt: Foramen ischiadicum majus) verschlossen. Das Foramen wird wiederum durch den M. piriformis in ein Foramen supra- und infrapiriforme unterteilt (diese Unterteilung ist international jedoch nicht mehr gebräuchlich).
- **Incisura ischiadica minor** – kleine Ausbuchtung zwischen der Spina ischiadica und dem Tuber ischiadicum. Wird durch die Ligg. sacrotuberale und sacrospinale zum Foramen sciaticum minor verschlossen. ◄
- **Spina ischiadica** – Knochenvorsprung zwischen der Incisura ischiadica major und der Incisura ischiadica minor. Ansatzstelle des Lig. sacrospinale.

Os pubis (= Schambein):
- Corpus ossis pubis (= Schambeinkörper)
- Facies symphysialis – zur Symphyse (= Schamfuge) hin gelegene Fläche des Os pubis.
- Tuberculum obturatorium anterius – höckerartige Erhebung am Corpus ossis pubis.
- **Tuberculum pubicum** – liegt als kleiner Höcker lateral von der Symphyse (= Schambeinfuge). Ansatzstelle für das Lig. inguinale.
- **Crista pubica** – zieht als Knochenleiste vom Tuberculum pubicum bis zur Symphyse.
- **Crista obturatoria** – zieht als Knochenleiste vom Tuberculum pubicum zum Acetabulum. Ursprung für das Lig. pubofemorale.
- Pecten ossis pubis – scharfer Knochenkamm, bildet die Fortsetzung der Linea arcuata und endet am Tuberculum pubicum. Ursprung für den M. pectineus.
- Eminentia iliopubica – liegt an der Grenze vom Os ilii zum Os pubis. Dient als Ansatz für den Arcus iliopectineus (Teil der Fascia iliaca, s. Kapitel 4.8.2).

Beide Ossa pubica sind durch die **Symphyse** (= Schambeinfuge – siehe Kapitel 6.4.1) miteinander verbunden.

Die am Os coxae ansetzenden oder entspringenden Muskeln entnehmen Sie bitte den Kapiteln 4.4.1 bis 4.4.2.

Femur

Das Femur (= Oberschenkelknochen) ist der längste und stärkste Röhrenknochen unseres Körpers. Es besteht aus einem kugeligen Kopf (= Caput), einem schlanken Hals (= Collum), einem kräftigen Schaft und den verbreiterten Gelenkknorren.

Wichtige Knochenstrukturen des **Femur** sind:
- **Caput femoris** (= Kopf des Femur) – ist mit hyalinem Knorpel überzogen; hier liegt auch die Fovea capitis.
- ► **Fovea capitis** – ist eine grubenartige Vertiefung im Caput femoris, in der das rundliche Lig. capitis femoris befestigt ist. Dieses Ligamentum ist für die Versorgung des Femur wichtig, weil es in der Wachstumsphase den R. acetabularis, einen Ast der A. obturatoria (siehe Abb. 2.28) enthält, der sich im Alter oft zurückbildet. Die Blutversorgung des Femur erfolgt beim Erwachsenen vorwiegend aus Ästen der Aa. circumflexae femoris (siehe auch in Kapitel 4.3.1 die Tabelle „Bänder"). ◄
- **Collum femoris** (= Femurhals) – trennt das Caput vom Knochenschaft; es bildet einen Teil der Diaphyse.
- **Trochanter major** (= großer Rollhügel) – ist eine Apophyse (= Auswucherung). An ihm setzen die Mm. glutea medius und minimus und der M. piriformis an.
- **Trochanter minor** (= kleiner Rollhügel) – ist eine Apophyse. An ihm setzen der M. psoas major und der M. iliacus an.
- Fossa trochanterica – Grube an der Medialseite des Trochanter major. Ansatzstelle des M. obturatorius externus und internus.
- **Linea intertrochanterica** – verläuft als rauhe Linie zwischen Trochanter major und minor.
- **Linea pectinea** – verläuft als Knochenleiste vom Trochanter minor abwärts bis zur Linea aspera. Dient dem M. pectineus als Ansatz.
- **Linea aspera** – liegt als rauhe Linie auf der Rückseite des Femur. Sie verstärkt das Femur in dem Bereich, in dem die höchste Biegespannung auftritt. Die Linea aspera teilt sich in 2 Lippen (Labium laterale und mediale), die am oberen und unteren Ende des Femur auseinanderweichen. Sie dient einigen Muskeln als Ansatz- und Ursprungsstelle. Kranial verdichtet sich die Linea zur Tuberositas glutealis.
- Fossa intercondylaris – liegt zwischen den Kondylen.
- **Condylus medialis und lateralis** (= Gelenkknorren) – das Femur verbreitert sich distal zu den beiden, teilweise mit hyalinem Knorpel überzogenen Condyli medialis und lateralis. Auf der Vorderseite der Kondylen (= Gelenkfortsätze) liegt die Gelenkfläche, deren Mitte als **Facies patellaris** bezeichnet wird und dem Gleiten der Patella (= Kniescheibe) dient.
- **Epicondylus medialis** – liegt als Knochenerhebung außen am Condylus medialis.

- **Epicondylus lateralis** – liegt als Knochenerhebung außen am Condylus lateralis.

Die am Femur ansetzenden und entspringenden Muskeln entnehmen Sie bitte den Kapiteln 4.4.1–4.4.3.

➤ In Höhe des Kniegelenks liegt als annähernd dreieckiger Knochen die **Kniescheibe (= Patella)**. Die Vorderfläche ist aufgerauht, die Rückseite ist überknorpelt. Die Patella ist das größte Sesambein des menschlichen Körpers, sie liegt innerhalb der Sehne des M. quadriceps femoris. Von ihrer nach unten weisenden Spitze zieht als distales Endstück der Sehne des M. quadriceps femoris das Lig. patellae zur Tibia. Bei gestrecktem Kniegelenk und entspannter Oberschenkelmuskulatur (z.B. im Stehen) ist die Patella verschiebbar. ◄

Unterschenkelbereich

Im Unterschenkelbereich besteht das Skelett aus der
- **Tibia** (= Schienbein) und der
- **Fibula** (= Wadenbein).

Im Gegensatz zum Unterarm, wo Radius und Ulna funktionell als fast gleichwertig angesehen werden können, dominiert im Unterschenkel eindeutig die Tibia. Die Tibia liegt auf der Innenseite, die Fibula auf der Außenseite des Beins.
➤ Die wesentlich dünnere Fibula ist nur für die Malleolengabel (siehe weiter unten) und als Muskelansatzstelle von Bedeutung.
Die Tibia hingegen übernimmt die volle Tragefunktion des Körpers, indem sie einen Teil des Körpergewichts vom Kniegelenk auf das obere Sprunggelenk überträgt. ◄

Wichtige Knochenstrukturen der **Tibia** sind:
- **Condylus medialis und lateralis** (= Gelenkfortsätze) – die beide bedeckende Fläche (= Facies articularis superior) dient als Gelenkfläche des Kniegelenks.
- **Eminentia intercondylaris** – liegt als Gelenkfläche zwischen den beiden Kondylen.
- **Tuberositas tibiae** – ist eine Rauhigkeit, an der das Lig. patellae ansetzt.
- **Corpus tibiae** (= Tibiaschaft)
- ➤ **Malleolus medialis** (= innerer Knöchel) – ist ein verdickter Knochenabschnitt der Tibia, der mit dem **Malleolus lateralis** der Fibula die **Malleolengabel** bildet – zwischen dieser Gabel liegt das Sprungbein. ◄
- **Incisura fibularis** – ist eine Aushöhlung, die den entsprechenden Teil der Fibula aufnimmt.
- **Facies articularis inferior** – bildet die dem Sprunggelenk zugekehrte Fläche.

Wichtige Knochenstrukturen der **Fibula** sind:
- **Caput fibulae** (= Kopf) – steht **nicht** mit dem Femur sondern mit der Tibia in Verbindung! Das Caput läuft in eine kurze Spitze (= Apex capitis) aus.
- **Corpus fibulae** (= Fibulaschaft)
- **Malleolus lateralis** (= äußerer Knöchel).

Klinik: Der Malleolus lateralis der Fibula ist schwächer ausgebildet aber länger als der Malleolus medialis der Tibia, weshalb der Malleolus lateralis häufiger bricht.

Fußbereich

Im Fußbereich wird das Skelett wie das der Hand in 3 Teilbereiche untergliedert:
- Fußwurzelknochen = Ossa tarsi
- Mittelfußknochen = Ossa metatarsi
- Zehenknochen = Ossa digitorum pedis.

Fußwurzelknochen

Im Fußwurzelbereich kommen 7 Fußwurzelknochen (= **Ossa tarsi** = Tarsalia) vor, die in eine proximale und distale Reihe unterteilt werden.

Die **proximale Reihe** besteht aus:
- Sprungbein = Talus,
- Fersenbein = Calcaneus,
- Kahnbein = Os naviculare

Die **distale Reihe** besteht aus:
- mediales Keilbein = Os cuneiforme mediale,
- mittleres Keilbein = Os cuneiforme intermedium,
- laterales Keilbein = Os cuneiforme laterale,
- Würfelbein = Os cuboideum

> **Merkvers** für die Reihenfolge der sieben Fußwurzelknochen:
>
> Das **Sprungbein** und das **Fersenbein**
> die wollten in den **Kahn** hinein
> und kriegten **drei**mal **Keile**
> vom **Würfelbein**.

➤ Der Talus liegt auf dem Calcaneus. Der **Talus** besteht aus einem überknorpelten Kopf (Caput tali), einem Hals (Collum) und dem Körper (Corpus). Der Körper trägt die Gelenkrolle (Trochlea tali), die als Gelenkkopf für das obere Sprunggelenk dient (wird von der Malleolengabel umfaßt). Nach vorne steht der Talus mit dem Os naviculare in Verbindung. An der Unterseite des Corpus liegt die Gelenkpfanne für die hintere Kammer des unteren Sprunggelenks. ◄

► Der **Calcaneus** ist der größte Knochen des Fußes. Sein hinterer Teil ist zum Tuber calcanei (= Fersenhöcker) verdickt, an dem die Achillessehne ansetzt. Das Tuber calcanei bildet beim Stehen den hinteren Teil der Standfläche des Fußes, den vorderen Teil der Standfläche bilden die Köpfe der Ossa metatarsi (= Mittelfußknochen). Der Calcaneus bildet gelenkige Verbindungen mit dem Talus und dem Os cuboideum (Würfelbein). ◄

► Das Os naviculare liegt zwischen dem Talus und den 3 Ossa cuneiformia. Die keilförmige Ossa cuneiformia sind durch ihre Form wesentlich an der Formung des Quergewölbes des Fußes beteiligt (s. Kapitel 4.3.5). Sie liegen vor dem Os naviculare und sind jeweils mit einem Mittelfußknochen verbunden. Das Os cuboideum ist mit 2 Mittelfußknochen verbunden. ◄

Mittelfußknochen (= Ossa metatarsi I-V = Metatarsalia)

Die 5 Mittelfußknochen werden wie die Mittelhandknochen unterteilt in:
- Basis (= proximaler Teil),
- Corpus (= Mittelstück),
- Caput (= Kopf).

Zehenknochen (= Ossa digitorum pedis)

Die 5 Zehenknochen sind den Fingerknochen vergleichbar. Sie bestehen aus 3 Gliedern:
- Grundglied (= Phalanx proximalis)
- Mittelglied (= Phalanx media)
- Endglied (= Phalanx distalis).

Die Großzehe (= Hallux) besteht wie der Daumen aus 2 Gliedern (= Grund- und Endphalanx). Die Großzehe besitzt außerdem noch am Mittelfußknochen ein laterales und ein mediales Sesambein.

4.3 Gelenke

Die Knochen der unteren Extremität sind durch die in den nachfolgenden Kapiteln aufgeführten Gelenke miteinander verbunden.

4.3.1 Hüftgelenke !!! 5/15

► *Absolut prüfungsrelevant: Das gesamte Kapitel.* ◄

Im **Hüftgelenk (= Articulatio coxae,** syn.: Articulatio iliofemoralis) artikulieren das Caput des Femur mit dem Acetabulum des Os coxae (= Hüftbein). Das Hüftgelenk ist ein Nußgelenk (= eine Sonderform des Kugelgelenks). Seine Bewegungsmöglichkeiten sind fast so groß wie die des Schultergelenks, können jedoch beim Stehen und Gehen nicht völlig ausgenutzt werden. (Erklärung siehe weiter unten).

Der Gelenkkopf des Hüftgelenks wird vom Caput des Femur gebildet. Die Gelenkpfanne wird vom Acetabulum und vom Lig. transversus acetabuli gebildet, das die Incisura acetabuli fast vollständig verschließt. Der Rand der Gelenkpfanne ist ringförmig von der faserknorpeligen Gelenklippe, dem **Labrum acetabulare**, umgeben. Da das Labrum acetabulare das Caput des Femur über den Äquator hinaus umschließt, so daß annähernd 2/3 des Caput innerhalb der Gelenkpfanne liegen, hat das Caput femoris einen stabilen Halt im Hüftgelenk, was jedoch die Bewegungsfreiheit einschränkt.

Das Acetabulum besteht aus der sichelförmigen Facies lunata und der von der Facies umgebenen Fossa acetabuli (Pfannenboden).
Die Facies lunata ist mit Knorpel überzogen. In der Fossa acetabuli **fehlt** der Knorpelüberzug, dagegen ist die Fossa mit einem fett- und bindegewebigen Polster ausgefüllt, in dem das in der Tabelle beschriebene Lig. capitis femoris zum Caput femoris zieht. Wichtig zu wissen ist, daß das Caput des Femur nur mit der Facies lunata artikuliert.
Die kräftig ausgebildete Gelenkkapsel entspringt nicht am Labrum acetabulare sondern am knöchernen Rand des Acetabulum, dadurch ragt die Gelenklippe frei in den Gelenkraum hinein. Die Kapsel reicht beim Femur auf der Vorderseite bis zur Linea intertrochanterica und auf der Rückseite bis zur Mitte des Schenkelhalses, wodurch das Labrum acetabulare in die Gelenkhöhle hineinragt. Die Gelenkkapsel umschließt den gesamten vorderen und 2/3 des hinteren Schenkelhalses (= Collum femoris).
Beim Erwachsenen wird das Hüftgelenk und der Oberschenkelkopf aus den Aa. circumflexae femoris medialis und lateralis (Äste der A. profunda femoris) mit Blut versorgt.

► **Klinik:** Zu Frakturen im Bereich des Schenkelhalses kommt es besonders bei älteren Menschen, weil sich die Spongiosa des Femur (Kapitel 2.3.1) u.a. infolge schlechterer Durchblutung so verändert, daß die Brüchigkeit der Knochensubstanz zu- und die

Belastungsfähigkeit abnimmt. Zu bedenken ist, daß bei einer Schenkelhalsfraktur die Bruchlinie vorne immer innerhalb und hinten auch außerhalb der Gelenkkapsel verlaufen kann.

Bei **Schenkelhalsbrüchen** können alle Gefäße (Aa. circumflexae femoris medialis und lateralis – und sofern noch vorhanden der R. acetabularis aus der A. obturatoria) zerrissen werden, so daß die arterielle Versorgung des Femur eingeschränkt ist.

Das Hüftgelenk wird durch einen sehr kräftig ausgebildeten Bandapparat zusammengehalten und durch einen Muskelmantel gesichert.

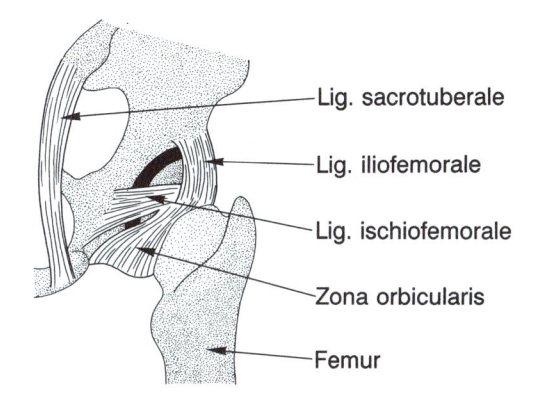

Abb. 4.2 Bänder im Bereich des Hüftgelenks.

Zum **Bandapparat** (siehe die Tabelle S. 173 und Abb. 4.2) gehören:
- Lig. iliofemorale
- Lig. ischiofemorale
- Lig. pubofemorale.

Diese Bänder verlaufen schraubenartig um das Gelenk herum. Bei gestrecktem Bein ist diese „Bänderschraube" zugedreht, bei gebeugtem Bein aufgedreht. Sie hemmt damit eine Überstreckung des Beins, sowie ein Abkippen des Rumpfes nach dorsal.

Als Muskeln sind an der Gelenksicherung beteiligt:
- ventral: M. iliopsoas, M. pectineus.
- dorsal: M. obturatorius externus, M. obturatorius internus, M. gluteus maximus, M. quadratus femoris, Mm. gemelli superior und inferior.
- kranial: M. gluteus medius, M. gluteus minimus.
- kaudal: M. adductor magnus, M. adductor longus, M. adductor brevis.

Klinik: Eine **Hüftgelenksluxation** (= Verrenkung) entsteht, wenn auf das Gelenk sehr große Kräfte einwirken, z.B. infolge eines Verkehrsunfalls, wobei die Knie gegen das Armaturenbrett geschleudert werden. Dabei kann das Femur aus der Gelenkpfanne austreten, außerdem zerreißt das in der Tabelle beschriebene Lig. capitis femoris häufig. Solche Luxationen treten normalerweise im hinteren Gelenkbereich zwischen Lig. pubofemorale und Lig. ischiofemorale auf, weil die Gelenkkapsel
- vorne durch das starke Lig. iliofemorale,
- medial durch das Lig. pubofemorale und
- lateral durch das Lig. ischiofemorale verstärkt wird.

Bei einer Hüftgelenksluxation ist eine schnelle Reposition nötig, da ansonsten eine Hüftkopfnekrose (Absterben des Gewebes) entstehen kann.

Bei der angeborenen Hüftgelenksluxation ist die Hüftpfanne nur unvollkommen ausgebildet (zu flach), so daß bei den ersten Gehversuchen das Caput des Femur über das Pfannendach rutscht, dadurch sinkt das Becken beim Gehen auf der Spielbeinseite ab (Trendelenburg'sches Zeichen). Die Therapie besteht in einer Abspreizung der Oberschenkel (Spreizhose), durch die die weitere Ausbildung der Hüftpfanne gefördert wird.

Das Hüftgelenk hat 3 Hauptachsen: Es kann
- bis 15° gestreckt (= Retroversion) und bis 120° gebeugt (= Anteversion),
- bis 10° adduziert und bis 40° abduziert,
- bis 15° nach außen und bis 35° nach innen rotiert werden.

Bis auf die Beugung werden alle Bewegungsmöglichkeiten im Hüftgelenk durch die kräftigen Ligamenta gehemmt. Bei gebeugtem Hüftgelenk sind die Ligamenta entspannt, so daß der Oberschenkel weiter abduziert werden kann.

Bei der Beugung bis 120° ist zu beachten, daß sich der Oberschenkel bei gestecktem Kniegelenk aktiv bis etwa 70–80° beugen läßt, während bei gebeugtem Kniegelenk eine Beugung im Hüftgelenk bis 120° möglich ist. Dies ist dadurch zu erklären, daß bei gestrecktem Kniegelenk die ischiokruralen Muskeln (= Flexoren) vorzeitig insuffizient werden, während bei gebeutem Kniegelenk gleichzeitig die Spannung in den Adduktoren herabgesetzt wird. Wird das Bein mit der Hand passiv angezogen, dann kann der Oberschenkel bis zum Rumpf gebeugt werden.

An den Bewegungen des Hüftgelenks sind beteiligt:
Beugung (= Anteversion):
- M. rectus femoris

Bänder im Bereich des Hüftgelenks			
Band	**Lage**	**Funktion**	**Besonderheiten**
Lig. ilio-femorale	Zieht von der Spina iliaca anterior inferior des Os ilii (= Darmbein) fächerförmig zum Trochanter major und zur Linea intertrochanterica des Femur	Es verstärkt die vordere Wand der Gelenkkapsel. Es spannt sich bei Streckung des Beins und hemmt dadurch im Hüftgelenk die Überstreckung und damit das Zurückkippen des Beckens. Der laterale Schenkel (= Pars lateralis) hemmt die Adduktion und Außenrotation des Beins. Der mediale Schenkel (= Pars medialis) hemmt die Streckung des Beins über 15° hinaus und ist damit passiver Antagonist des M. gluteus maximus. Am Standbein hemmt das Band das Absinken des Beckens zur Gegenseite.	Es ist das stärkste Band des menschlichen Körpers. Es verbreitert sich nach unten hin fächerförmig.
Lig. ischio-femorale	Zieht vom Os ischii (= Sitzbein) zur Zona orbicularis, sowie zur Fossa trochanterica und zur Linea intertrochanterica des Femur.	Verstärkt als kräftiges Band die dorsale Wand der Gelenkkapsel. Hemmt die Innenrotation und die Streckung der Hüfte.	
Lig. pubo-femorale	Zieht vom Os pubis (= Schambein) zur Zona orbicularis sowie zum Trochanter minor und zur Linea intertrochanterica des Femur.	Es ist ein schwaches Band, das die mediale Wand der Gelenkkapsel verstärkt. Hemmt in Streckstellung die Außenrotation und in Beugestellung die Abduktion des Beins.	
Lig. capitis femoris	Entspringt als rundes Band in der Nähe der Incisura acetabuli und zieht zur Fovea capitis auf dem Caput des Femur.	Ist mechanisch ohne Bedeutung. Wichtig ist es jedoch für die Blutversorgung des kindlichen Femur, weil es in der Wachstumsphase den R. acetabularis (= Ast der A. obturatoria) enthält, der sich im Alter oft zurückbildet.	Liegt innerhalb der Gelenkkapsel, reißt zumeist bei einer Hüftgelenksluxation.

- M. iliopsoas
- M. tensor fasciae latae
- M. gluteus medius
- M. gluteus minimus
- M. sartorius
- M. pectineus.

Streckung (= Retroversion):
- M. gluteus maximus
- M. gluteus medius (dorsaler Teil)
- M. gluteus minimus (dorsaler Teil)
- M. semimembranosus
- M. adductor magnus
- M. semitendinosus
- M. biceps femoris (Caput longum).

Abduktion:
- M. gluteus maximus (oberer Teil)

- M. gluteus medius
- M. gluteus minimus
- M. tensor fasciae latae (bei gestrecktem Knie)
- M. rectus femoris (bei gebeugtem Knie)
- M. sartorius
- M. piriformis.

Adduktion:
- M. adductor magnus
- M. adductor longus
- M. adductor brevis
- M. gluteus maximus (unterer Teil)
- M. iliopsoas
- M. semimembranosus
- M. quadratus femoris
- M. pectineus
- M. gracilis
- M. biceps femoris (Caput longum).

Innenrotation:
- M. adductor magnus
- M. tensor fasciae latae
- M. gluteus minimus und medius (jeweils vorderer Teil).

Außenrotation:
- M. gluteus maximus
- M. gluteus medius (dorsaler Teil)
- M. gluteus minimus (dorsaler Teil)
- M. quadratus femoris
- M. iliopsoas
- M. rectus femoris
- M. adductor magnus
- M. adductor longus
- M. adductor brevis
- M. obturatorius externus
- M. obturatorius internus
- M. piriformis
- M. pectineus
- Mm. gemelli
- M. sartorius
- M. biceps femoris (Caput longum).

Zwischen dem Collum (Schenkelhals) und dem Schaft des Femur kann man einen stumpfen Winkel schlagen, der als **Kollodiaphysenwinkel (= Schenkelhalswinkel)** bezeichnet wird. Der Kollodiaphysenwinkel gibt Aufschluß über die Belastungsverhältnisse im Hüftgelenk. Bei einer Fehlstellung kann das Hüftgelenk frühzeitig abgenutzt werden.

Der Kollodiaphysenwinkel beträgt:
- beim Neugeborenen ca. 150°
- in der Pubertät 133°
- beim Erwachsenen 127° (mittlere Schwankungsbreite 120–133°)
- beim alten Menschen 120°.

Der Kollodiaphysenwinkel nimmt also mit zunehmendem Alter ab (siehe Abb. 4.3).

Klinik: Ist der Kollodiaphysenwinkel beim Erwachsenen kleiner als 120°, so wird dieses Krankheitsbild **Coxa vara** genannt. Dabei nähern sich der Trochanter major (Femur) und die Crista iliaca (Os ilii) einander an, so daß die Kraft der Mm. glutei medius und minimus herabgesetzt wird. Ist der Winkel beim Erwachsenen größer als 140°, so spricht man von einer **Coxa valga.**

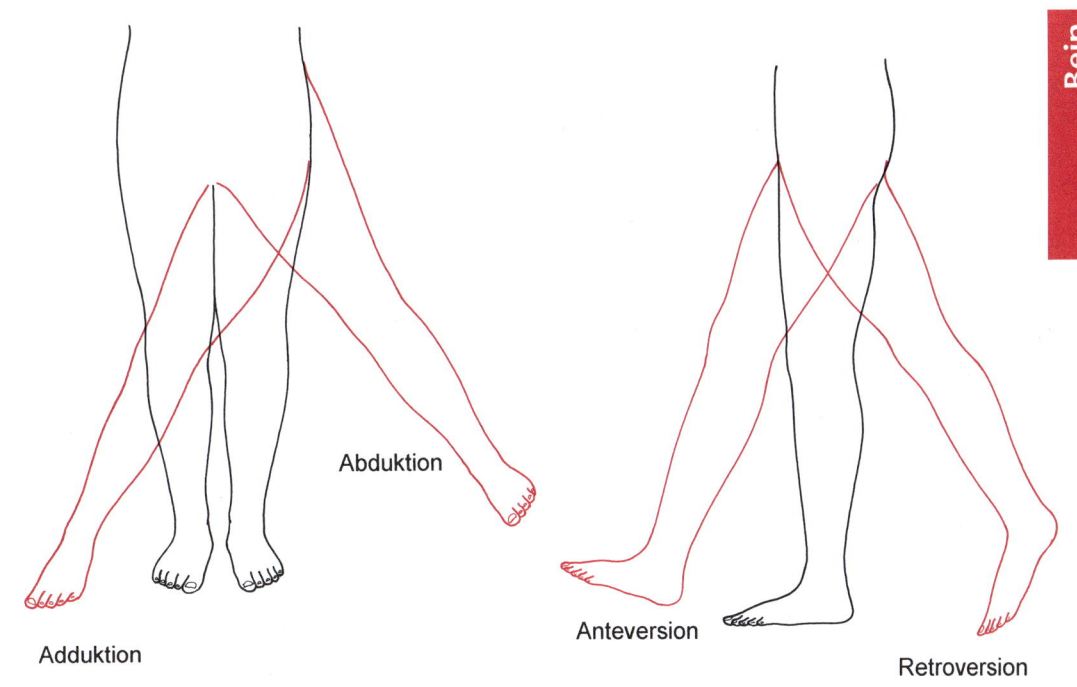

Abb. 4.3   Bewegungsmöglichkeiten im Hüftgelenk

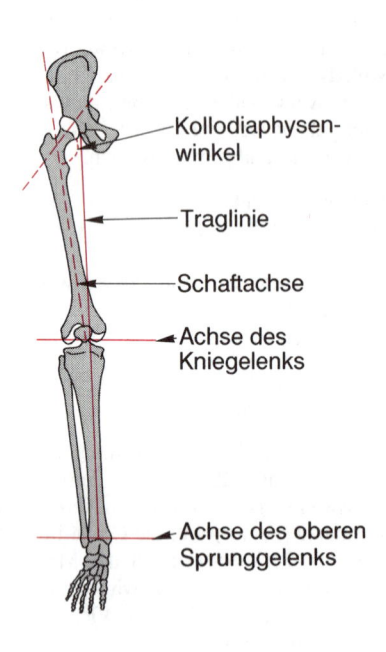

Abb. 4.4 Darstellung der Achsen und des Kollodiaphysenwinkels

Als weiterer Winkel kommt der **Antetorsionswinkel** vor. Hierunter versteht man, daß der Schenkelhals beim Erwachsenen zusätzlich gegenüber der Frontalachse der Kondylen im Kniegelenk (= quere Kondylenachse) nach vorne um etwa 12° verdreht (= Antetorsion) ist. Beim Neugeborenen beträgt dieser Winkel noch etwa 35°.

4.3.2 Kniegelenk !!! 4/15

▶ *Besonders prüfungsrelevant: Tabelle und Bewegungsmöglichkeiten im Kniegelenk.* ◀

▶ Das **Kniegelenk** (= **Articulatio genus**) ist das größte Gelenk des menschlichen Körpers. Es ist ein Drehscharniergelenk = Trochoginglymus. ◀

Das Kniegelenk kann unterteilt werden in ein
- Femoro-tibialgelenk (= Articulatio tibiofibularis) – liegt zwischen Femur und Tibia
- Femoro-patellargelenk – liegt zwischen Femur und Patella.

Im Gegensatz zum Arm sind am Kniegelenk nur das Femur und die Tibia, nicht jedoch die Fibula beteiligt!

Das **Femoropatellargelenk** liegt zwischen der Facies patellaris des Femur und der Facies articularis der Patella. Die Patella kann sich im Kniegelenk zwischen maximaler Beugung und Streckung bis zu 5–7 cm auf dem Femur auf- oder abwärts bewegen. Diese Beweglichkeit wird durch die Bursa suprapatellaris und die Bursa subcutanea praepatellaris ermöglicht, die eine Art Verschiebespalt bilden.

Am **Femorotibialgelenk** sind als Gelenkkopf die Kondylen des Femur und als Gelenkpfanne die Facies articularis der Tibia beteiligt. Das Verhältnis von Gelenkkopf zur Gelenkpfanne beträgt 3:1.

▶ Während die Knochen bei anderen Gelenken zumeist ineinander passen, berühren sich das Femur und die Tibia im Kniegelenk nur punktförmig, so daß die Kondylen des Femur quasi über die Gelenkfläche der Tibia schlittern, was als **Rollgleitbewegung** bezeichnet wird. ◀

Da somit eine knöcherne Gelenkführung fehlt, andererseits aber eine flächenhafte Berührung der beiden Knochen für die Stabilität des Gelenks notwendig ist, gibt es im Kniegelenk die beiden zwischen den Gelenkflächen geschobenen bindegewebigen **Menisci medialis** und **lateralis**, die mit Faserknorpel überzogen sind.

▶ Neben der Gelenkführung dienen die Menisci der Druckverteilung zwischen Femur und Tibia. Die Menisci haben im Querschnitt ein keilförmiges Aussehen. Ihr äußerer Rand ist verdickt, nach innen verdünnen sie sich. Bei entsprechendem Druck sind die Menisci verformbar. ◀

Die Menisci unterteilen das Femorotibialgelenk in zwei unvollständig voneinander getrennte Gelenke: die Articulatio meniscofemoralis (zwischen Femur und Meniskus) und die Articulatio meniscotibialis (zwischen Tibia und Meniskus). Durch die Ligg. cruciata (siehe weiter unten) werden beide Gelenke jeweils nochmals in ein mediales und ein laterales Gelenk unterteilt.

▶ Der **Meniscus medialis** hat ein C-förmiges Aussehen. Er ist größer als der Meniscus lateralis. Da er fest mit der Gelenkkapsel sowie mit dem Lig. collaterale tibiale (siehe weiter unten) verwachsen ist, kann er nur wenig verschoben werden. Bei der Außenrotation im Kniegelenk wird er am stärksten verlagert, bei der Innenrotation wird er entlastet. ◀

▶ Der **Meniscus lateralis** hat ein fast kreisförmiges Aussehen. Er ist relativ gut verschiebbar, weil er nur punktuell mit der Gelenkkapsel verbunden ist. Dadurch wird er bei verschiedenen Bewegungen insgesamt weniger belastet. Über das Lig. meniscofemorale posterius, das am Condylus medialis des Femur

ansetzt, ist der Meniscus lateralis mit dem Lig. cruciatum posterius verbunden.
Beide Menisci sind vorn durch das kleine Lig. transversum genus miteinander verbunden. Durch kurze Fasern sind ihre Enden an der Tibia befestigt. ◄

Bei gestrecktem Bein haben die Kondylen des Femur großflächigen Kontakt zu den Menisci. Wird das Kniegelenk gebeugt, so verlagern sich die Menisci nach dorsal. Dadurch wird der Kontakt zu den Kondylen geringer.

Klinik: ► Bei Meniskusverletzungen ist zumeist der Meniscus medialis betroffen, weil er fest mit seiner Umgebung verwachsen ist. Zu einer Meniskusläsion kommt es zumeist durch eine plötzliche passive (= nicht durch Muskeln verursachte) Außenrotation des Unterschenkels.
Auf eine Verletzung des Meniscus medialis deuten Schmerzen bei der Außenkreiselung (bei gebeugtem Knie!) hin, bei einer Verletzung des Meniscus lateralis treten Schmerzen bei der Innenkreiselung auf. ◄

Eine weitere Verletzungsmöglichkeit der Menisken liegt darin, daß sie aus der Gelenkkapsel abgerissen und zwischen den Knochenenden eingeklemmt werden können.

Das Femorotibial- und das Femoropatellargelenk liegen in einer gemeinsamen Gelenkhöhle. Der vordere Teil der Gelenkhöhle ist von einem keilförmigen Fettkörper gefüllt, der Plica synovialis infrapatellaris genannt wird und sich durch 2 Fettwülste (Plicae alares) in die Gelenkhöhle vorbuchtet.
Die Gelenkhöhle ist relativ weit und durch die vorspringenden Bänder und die Menisci sehr buchtenreich. Die Kreuzbänder (Ligg. cruciata) liegen unter der Synovialmembran der Gelenkkapsel – und damit außerhalb der Gelenkhöhle.

Die Gelenkkapsel setzt bei der Tibia am Knorpelrand und beim Femur vorne 1–2 cm oberhalb des Knorpelrandes und hinten am Knorpelrand der Kondylen an.
► Die Epiphysenlinie liegt beim Femur somit vorne innerhalb und hinten außerhalb der Gelenkhöhle. Somit liegen auch der Epicondylus lateralis und medialis außerhalb der Gelenkhöhle. ◄

Bänder im Bereich des Kniegelenks			
Band	**Lage**	**Funktion**	**Besonderheit**
Lig. cruciatum posterius (= hinteres Kreuzband)	Zieht von der lateralen Fläche des Condylus medialis des Femur zur Area intercondylaris posterior der Tibia.	Sichert den Zusammenhalt des gebeugten Knies. Bei gestrecktem Knie wirken die Ligg. cruciata mit den Ligg. collateralia einer Überstreckung entgegen. **Klinik:** Beim Riß des Bandes kommt es zum sogenannten hinteren Schubladenphänomen. Dabei kann der Unterschenkel (wegen der insuffizienten Kollateralbänder) in Beugestellung um 2–3 cm nach hinten geschoben werden.	Verläuft von vorn-oben-innen nach hinten-unten-außen. In jeder Stellung des Kniegelenks ist ein Teil der Sehnenfasern der Ligg. cruciata posterior oder anterior angespannt.
Lig. cruciatum anterius (= vorderes Kreuzband)	Zieht von der medialen Fläche des Condylus lateralis des Femur zur Area intercondylaris anterior der Tibia.	Sichert die Stabilität des gebeugten Knies und wirkt einer Überstreckung entgegen. Der mediale Teil spannt sich bei Streckung und Innenrotation, der laterale Teil spannt sich bei Beugung des Unterschenkels. **Klinik:** Beim Riß des Bandes kommt es zum sogenannten vorderen Schubladenphänomen, wobei beim gebeugten Knie der Unterschenkel von hinten nach vorn geschoben werden kann.	Das Ligamentum besteht aus einem vorderen medialen und einem hinteren lateralen Teil. Es verläuft von hinten-oben-außen nach vorn-unten-innen. Das Lig. cruciatum anterius steht im rechten Winkel zum Lig. cruciatum posterius. Bei der Außenrotation des Knies wickeln sich die beiden Bänder voneinander ab, bei Innenrotation wickeln sie sich auf.

Band	Lage	Funktion	Besonderheit
Lig. patellae	Zieht von der Patella zur Tuberositas der Tibia.	Ist ein kräftiges Band, in dem die Patella eingelagert ist (siehe M. quadriceps femoris, Kapitel 4.4.2). Durch die Einlagerung der Patella besitzt die Sehne des M. quadriceps einen besseren Ansatzwinkel, wodurch der M. quadriceps auch bei gestrecktem Bein voll funktionsfähig ist.	Bildet die Fortsetzung der Sehne des M. quadriceps femoris.
Lig. collaterale fibulare (= laterales Seitenband)	Zieht vom Epicondylus lateralis des Femur zum Caput der Fibula.	Ist ein kräftiges Band, das die Gelenkkapsel verstärkt. In der Streck- und Außenrotationsstellung ist es gespannt, während der Beugung und der Innenrotation im Kniegelenk entspannt.	Ist nicht mit der Gelenkkapsel verwachsen.
Lig. collaterale tibiale (= mediales Seitenband)	Zieht vom Epicondylus medialis des Femur zum Condylus medialis der Tibia.	Verstärkt die Gelenkkapsel. In Streck- und Außenrotationsstellung des Kniegelenks ist es wie das Lig. collaterale fibulare gespannt. Beide Bänder stellen das Knie damit in der Streckstellung fest und machen eine Kreiselung unmöglich.	Ist ein dreieckiges Band, das mit der Membrana fibrosa der Gelenkkapsel und mit dem Meniscus medialis fest verwachsen ist.
Lig. popliteum obliquum	Zieht von der Ansatzstelle des M. semimembranosus schräg nach oben außen zum Tibiakopf.	Verstärkt die dorsale Wand der Gelenkkapsel.	Geht aus Fasern des M. semimembranosus hervor.
Lig. popliteum arcuatum	Zieht von der Ansatzstelle des M. semimembranosus abwärts zum Fibulakopf.	Verstärkt die dorsale Wand der Gelenkkapsel.	Zieht über den M. popliteus hinweg.
Retinaculum patellae laterale und mediale	Ziehen vom Sehnenspiegel des M. quadriceps femoris lateral bzw. medial an der Patella vorbei zur Tuberositas der Tibia.	Retinaculae sind straffe Bandzüge, die als Haltebänder der Patella dienen und die Gelenkkapsel auf der Vorderseite verstärken. Bei einem Querbruch der Patella (und damit einem Funktionsausfall des Lig. patellae) kann über die Retinaculae noch ein Teil der Kraft des M. quadratus femoris auf die Tibia übertragen werden.	In das Retinaculum patellae laterale strahlen noch Fasern des Tractus iliotibialis ein und verstärken es.

Klinik: Bei einem Kniegelenkserguß kommt es zur Überdehnung der Gelenkkapsel. Da zwischen den Gelenkflächen nur wenig Platz ist, sammelt sich die Flüssigkeit in der zwischen der Patella und dem Femur liegenden Bursa suprapatellaris (s. weiter unten). Dadurch wird die Patella vom Femur abgehoben. Beim Versuch, die Patella auf das Femur zu drücken, federt die Patella zurück (= „tanzende Patella").

Bänder und Bewegungsmöglichkeiten

Die Kniegelenkkapsel wird durch folgende innere und äußere Bänder verstärkt:

▶ Die beiden **inneren Bänder** sichern den Zusammenhalt des gebeugten Knies:
- Lig. cruciatum anterius (= vorderes Kreuzband)
- Lig. cruciatum posterius (= hinteres Kreuzband)

An **äußeren Bändern** kommen vor:
- Lig. patellae
- Lig. collaterale fibulare und tibiale
- Lig. popliteum obliquum und arcuatum
- Retinaculum patellae laterale und mediale. ◄

Die Kapsel des Kniegelenks wird verstärkt durch:
- ventral: Lig. patellae, Sehne des M. quadriceps femoris, Retinaculum patellae mediale und laterale
- lateral: Lig. collaterale fibulare
- medial: Lig. collaterale tibiale
- dorsal: Lig. popliteum obliquum, sowie durch Sehnenfasern vom M. semimembranosus, M. popliteus und M. gastrocnemius.

Außerdem liegt auf der Vorderseite als spezieller Spanner der Gelenkkapsel der M. articularis genus.
► Das Kniegelenk besitzt 2 Hauptachsen, das heißt, durch das Doppelgelenk (= Drehscharniergelenk) sind folgende Bewegungen möglich:
- Streckung bis 180° und Beugung bis 130°
- Außenrotation bis 40° und Innenrotation bis 10°. ◄

► Passiv kann im Knie bis zu 160° gebeugt werden, danach setzt die Weichteilhemmung ein. Wegen der Anspannung des Lig. cruciatum anterius sind die letzten 10° der Streckung nur bei gleichzeitiger unwillkürlicher Außenrotation von 5° möglich, was als **Schlußrotation** bezeichnet wird. Der M. popliteus macht die Schlußrotation wieder rückgängig.

Nur bei gebeugtem Kniegelenk kann der Unterschenkel aktiv gegen den Oberschenkel rotieren, weil nur in der Beugestellung die Ligg. collateralia überwiegend entspannt sind; das bedeutet, daß die Rotationsmöglichkeit mit steigender Beugung zunimmt (selbst nachvollziehen!). ◄

► An den Bewegungen des Kniegelenks sind beteiligt:

Extension (= Streckung):
- M. quadriceps femoris.

Flexion (= Beugung):
- M. semimembranosus
- M. semitendinosus
- M. biceps femoris
- M. sartorius ◄
- M. gastrocnemius
- M. gracilis
- M. popliteus
- M. plantaris.

► **Außenrotation**:
- M. biceps femoris
- M. gastrocnemius (Caput mediale)
- M. tensor fasciae latae

Innenrotation:
- M. semitendinosus
- M. semimembranosus
- M. sartorius
- M. popliteus
- M. gracilis
- M. gastrocnemius (Caput laterale). ◄

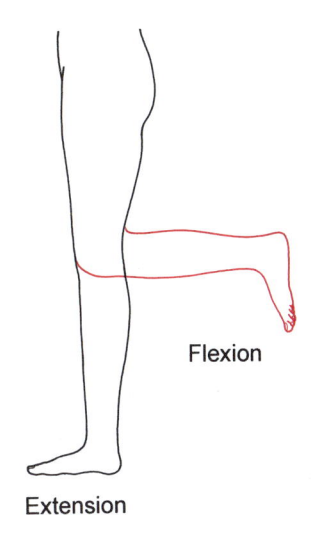

Abb. 4.5 Bewegungsmöglichkeiten im Kniegelenk

Merke: Eine Innen- oder Außenrotation ist nur bei gebeugtem Kniegelenk möglich!

► Die Innenrotation wird gehemmt durch:
- Ligg. cruciata posterius und anterius.

Die Außenrotation wird gehemmt durch:
- Ligg. collateralia fibulare und tibiale. ◄

Wichtige **Schleimbeutel** im Bereich des Kniegelenks sind:
- **Bursa suprapatellaris** – liegt oberhalb der Patella unter der Sehne des M. quadriceps femoris. Sie dient der Gleitbewegung der Patella und steht zumeist mit der Gelenkhöhle in Verbindung.
- **Bursa infrapatellaris** – liegt zwischen dem Lig. patellae und der Tibia.
- **Recessus subpopliteus** (syn.: Bursa m. poplitei) – liegt unterhalb der Ursprungssehne des M. popliteus und steht mit der Gelenkhöhle in Verbindung.
- **Bursa subcutanea praepatellaris** – liegt vor der Patella und dem Lig. patellae.

4.3.3 Verbindungen der Unterschenkelknochen ! 0/0

Die beiden Unterschenkelknochen Tibia und Fibula sind miteinander verbunden durch
- das obere Tibio-fibulargelenk,
- die Membrana interossea cruris,
- das untere Tibio-fibulargelenk.

Das **obere Tibiofibulargelenk** (= **Articulatio tibiofibularis**) ist eine Amphiarthrose (= straffes Gelenk), das zwischen der Facies articularis fibularis der Tibia und der Facies articularis capitis der Fibula liegt. Mit der straffen Gelenkkapsel sind einige Bänder verwachsen.

▶ Es ist zu beachten, daß die Articulatio tibiofibularis meistens nicht mit dem Kniegelenk in Verbindung steht. ◀

Die derbe, bindegewebige **Membrana interossea cruris** spannt sich zwischen der Tibia und der Fibula aus. Im proximalen Teil der Membrana liegt eine Öffnung für den Durchtritt der A. tibialis anterior und der Vv. tibiales anteriores; distal liegt eine Öffnung durch die der R. perforans der A. fibularis zieht. Nach distal wird die Membran immer schmaler, um schließlich in das untere Tibiofibulargelenk überzugehen.

▶ Die Membrana interossea cruris dient
- der Abfederung von Druckbelastungen zwischen Tibia und Fibula, ◀
- einigen Muskeln als Ursprung (siehe Kapitel 4.4.3)
- als Trennwand zwischen Beuge- und Streckmuskeln.

Das **untere Tibiofibulargelenk = Syndesmosis tibiofibularis** (alt: Articulatio tibiofibularis distalis) nimmt unter den Gelenken eine Sonderstellung ein, da zumeist eine Gelenkhöhle und der Knorpelüberzug fehlen. Daher spricht man nur in den wenigen Fällen von einer Articulatio tibiofibularis, in denen sich zwischen dem distalen Teil von Tibia und Fibula ein echtes Gelenk ausgebildet hat, ansonsten wird die Verbindung als **Syndesmosis tibiofibularis** bezeichnet. Die Syndesmose verbindet die Tibia und Fibula zur festen, aber nicht völlig starren **Malleolengabel** (Knöchelgabel). Bei der Syndesmosis sind die einander gegenüberliegenden Flächen der Tibia und Fibula aufgerauht. Die Syndesmosis wird durch das kräftige, über die Vorderseite verlaufende Lig. tibiofibulare anterius und das über die Hinterfläche verlaufende Lig. tibiofibulare posterius fest zusammengehalten.

4.3.4 Fußgelenk !! 3/9

Als **Hauptgelenke** liegen im Fußbereich:
- das obere Sprunggelenk,
- das untere Sprunggelenk, das wiederum unterteilt wird in:
  - ein hinteres unteres Sprunggelenk,
  - ein vorderes unteres Sprunggelenk.

▶ Das obere und das untere Sprunggelenk liegen übereinander, wobei das obere oberhalb und das untere Sprunggelenk unterhalb des Sprungbeins (= Talus) liegt. ◀

Oberes Sprunggelenk

▶ Das **obere Sprunggelenk** (= **Articulatio talocruralis**) ist ein reines Scharniergelenk (= eine Hauptachse), da in ihm nur Bewegungen um eine quere Achse möglich sind. ◀ Die Gelenkpfanne wird von der Malleolengabel gebildet. Als Gelenkkopf dient die Trochlea tali (= Sprungbeinrolle), die über 3 Gelenkflächen mit der Malleolengabel verbunden ist. Die Malleolengabel besteht aus den beiden Enden der Tibia und Fibula, wobei die Gelenkfläche der Fibula etwas tiefer als die der Tibia steht.

▶ Um den walzenartigen Teil des Talus bildet die Malleolengabel eine Art Klammer, die der Knochenführung dient.

Die dünne Gelenkkapsel des oberen Sprunggelenks setzt an der Knorpelknochengrenze von Tibia und Fibula sowie am Collum des Talus an – die beiden Malleolen (= Knöchel) liegen also außerhalb der Gelenkkapsel. ◀

An beiden Seiten wird die Gelenkkapsel durch folgende Bänder verstärkt:
Medial zieht vom Innenknöchel (Malleolus medialis):
- ▶ **Lig. mediale** (syn.: Lig. deltoideum = **Deltaband**) – ist ein starkes, in 4 Teile (= Partes) unterteilbares Band, das vom Malleolus medialis (= Innenknöchel – Teil der Tibia) fächerförmig zu den Fußwurzelknochen (Talus, Calcaneus, Os naviculare) zieht. ◀

▶ Durch das Lig. deltoideum wird eine Abduktion (= Wegziehen) des Fußes nach fibular verhindert. ◀

Lateral ziehen vom Außenknöchel (Malleolus lateralis) zu den Fußwurzelknochen (die Knochen gehen aus der Bezeichnung des Bandes hervor):
- Lig. talofibulare anterius – zum Talus,
- Lig. talofibulare posterius – zum Talus,
- Lig. calcaneofibulare – zum Calcaneus.

Klinik: Im Gegensatz zu den Bändern der Hand sind die Bänder der Sprunggelenke klinisch relevant, da diese Bänder infolge einer Sportverletzung häufiger geschädigt werden. Besonders häufig reißt das Lig. talofibulare anterius.

➤ An Bewegungen sind im oberen Sprunggelenk möglich:
- Dorsalflexion = Heben des Fußes bis 20°
- Plantarflexion = Senken des Fußes bis 30°.

An den Bewegungen des oberen Sprunggelenks sind beteiligt:
Dorsalflexion (= Extension = Heben der Fußspitze):
- M. tibialis anterior
- M. extensor hallucis longus
- M. extensor digitorum longus.

Plantarflexion (= Flexion = Senken der Fußspitze):
- M. soleus
- M. gastrocnemius
- M. tibialis posterior
- M. flexor hallucis longus
- M. flexor digitorum longus.

Diese Bewegungen sind dadurch zu erklären, daß die Sehnen der Dorsalflexoren vor der Gelenkkapsel liegen, während die Plantarflexoren hinter der Gelenkkapsel verlaufen. Bei der Plantarflexion artikuliert der schmalere hintere Teil der Trochlea tali mit der Tibia und dem Malleolus medialis, dadurch vergrößert sich der Spielraum im Gelenkbereich (der Gelenkschluß ist in diesem Bereich weniger fest, so daß seitliche Wackelbewegungen möglich sind).

Unteres Sprunggelenk

➤ Das **untere Sprunggelenk** wird durch das im Sinus tarsi liegende, starke Lig. talocalcaneum interosseum (= ein Zwischenknochenband) in ein hinteres unteres und ein vorderes unteres Sprunggelenk unterteilt. Anatomisch besitzen beide Gelenke getrennte Gelenkhöhlen, funktionell gehören sie zusammen. Sie dienen als Scharniergelenke (manche Autoren bezeichnen es auch als atypisches Drehgelenk). ◂

➤ Beim **vorderen unteren Sprunggelenk** (= **Articulatio talocalcaneonavicularis**) bildet der Talus den Gelenkkopf, während die Gelenkpfanne vom Calcaneus, dem Os naviculare und dem überknorpelten Lig. calcaneonaviculare plantare gebildet wird. ◂

➤ An **Gelenkbändern** kommen im vorderen unteren Sprunggelenk vor:
- Lig. calcaneonaviculare plantare (= **Pfannenband**) – zieht als kräftiges Band vom Calcaneus (= Fersenbein) zum Os naviculare. Seine überknorpelte Innenseite ist an der Bildung der Gelenkpfanne des unteren Sprunggelenks beteiligt (daher die Bezeichnung Pfannenband). Außerdem ist das Ligamentum als Stütze für das Längsgewölbe des Fußes von großer Bedeutung (s. Kapitel 4.3.5). ◂
- Lig. talonaviculare – zieht vom Talus zum Os naviculare und verstärkt dorsal die Gelenkkapsel.
- Lig. plantare longum – zieht als breites, derbes Band von der Plantarseite des Calcaneus zum Os cuboideum und zu den Mittelfußknochen und verklammert dabei die lateralen Fußwurzelknochen.

➤ Beim **hinteren unteren Sprunggelenk** (= **Articulatio subtalaris**) liegt das Gelenk zwischen der konkaven Seite des Talus und der konvexen Seite des Calcaneus. ◂

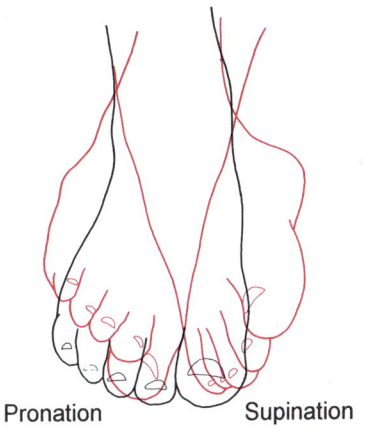

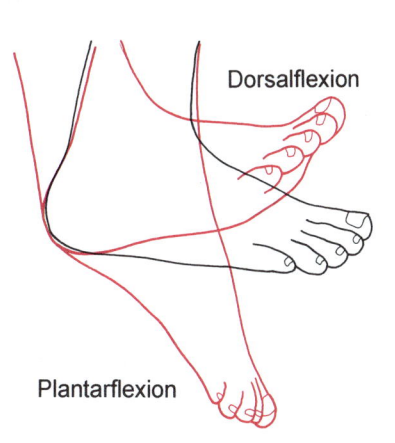

Abb. 4.6 Bewegungsmöglichkeiten im Fußbereich

Als Gelenkband sei erwähnt:
- Lig. talocalcaneum – zieht im grubenförmigen Sinus tarsi vom Talus zum Calcaneus. Es trennt das untere Sprunggelenk in zwei Gelenke und hemmt die Supinationsbewegung.

➤ An Bewegungen sind im unteren Sprunggelenk möglich:
- Supination (= Einwärtskanten = Heben des medialen Fußrandes mit gleichzeitiger Adduktion und Plantarflexion) bis 30°.
- Pronation (= Außwärtskanten = Heben des lateralen Fußrandes mit gleichzeitiger Abduktion und Dorsalflexion) bis 50°.

Bitte nicht verwechseln: Bei der Hand bedeutet Supination = Auswärtsdrehung und Pronation = Einwärtsdrehung! ◄

➤ An den Bewegungen im unteren Sprunggelenk sind beteiligt:
Supination (mit Plantarflexion und Adduktion):
- M. soleus
- M. gastrocnemius
- M. tibialis posterior
- M. flexor hallucis longus
- M. flexor digitorum longus

Pronation (mit Dorsalflexion und Abduktion):
- M. peroneus longus
- M. peroneus brevis
- M. peroneus tertius
- M. extensor digitorum longus
- M. tibialis anterior (proniert nur in Supinationsstellung). ◄

Während bei der oberen Extremität der Unterarm für die Pro- und Supinationsbewegung verantwortlich ist, sind diese Bewegungen bei der unteren Extremität auf den Fuß verlagert, was sinnvoll ist, damit wir auch über unebene Unterflächen schrittsicher gehen können. Zusammen besitzen das obere und untere Sprunggelenk die Beweglichkeit eines Kugelgelenks (3 Hauptachsen).

4.3.5 Weitere Gelenke der Fußwurzel und des Mittelfußes ! 0/1

➤ *Prüfungsrelevant: Die am Längs- und Quergewölbe des Fußes beteiligten Muskeln und Ligamenta.* ◄

Die nachfolgend aufgeführten Gelenke im Fuß- und Mittelfußbereich sind nur minimal beweglich.

- die Articulatio calcaneocuboidea (= Fersenbein-Würfelbein-Gelenk),
- die Articulatio tarsi transversa (= queres Fußwurzelgelenk),
- die Articulatio cuneonavicularis (= Keilbein-Kahnbein-Gelenk,
- die Articulationes tarsometatarseae (= Fußwurzel-mittelfußgelenke).

Die **Articulatio calcaneocuboidea** ist eine Amphiarthrose, die nur minimale Bewegungen zuläßt. Das Gelenk liegt zwischen dem Calcaneus und dem Os cuboideum. Die Gelenkkapsel wird durch verschiedene kleine Ligamenta verstärkt.

Die **Articulatio tarsi transversa** (= Chopart'sche Gelenklinie) ist aus der Articulatio calcaneocuboidea (Würfelbein-Fersenbein-Gelenk) und der Articulatio talocalcaneonavicularis (vordere Kammer des unteren Sprunggelenks) zusammengesetzt. Die Articulatio tarsi transversa verläuft als S-förmiger Spalt zwischen den proximal liegenden Talus und Calcaneus und den distal vom Spalt liegenden Os naviculare und Os cuboideum. Dieser Spalt wird als **Articulatio tarsi transversa** (= Chorpat'sche Gelenklinie) bezeichnet. Früher wurde unterhalb dieser Gelenklinie der Vorderfuß amputiert.

Auf der dorsalen Seite der Chopart'schen Gelenklinie liegt das V-förmige **Lig. bifurcatum**, das am Calcaneus ansetzt. Es teilt sich in 2 Bänder auf, von denen das Lig. calcaneonaviculare zum Os naviculare und das Lig. calcaneocuboideum zum Os cuboideum zieht.

Die **Articulatio cuneonavicularis** liegt als Amphiarthrose zwischen den 3 Ossa cuneiformia (= Keilbeine) und dem Os naviculare.

Die **Articulationes tarsometatarsales** sind Amphiarthrosen. Sie liegen nebeneinander zwischen der Fußwurzel und dem Mittelfußknochen. Proximal vom gemeinsamen Gelenkspalt liegen die 3 Ossa cuneiformia und das Os cuboideum, distal liegen die Ossa metatarsalia (Mittelfußknochen). Dieser Gelenkspalt wird als **Lisfranc'sche Amputationslinie** bezeichnet, früher wurde in dieser Gelenklinie der Metatarsus (Mittelfuß) vom Tarsus getrennt.

Gewölbekonstruktion des Fußes
Bei der Aufsicht auf das Fußskelett von seitlich können Sie erkennen, daß nicht alle Knochen den Boden erreichen. In der Mitte des Fußskeletts liegt zwischen den Fußwurzelknochen und den Mittelfußknochen ein Gewölbe, das durch Muskeln und Bänder gesichert wird. Dieses Gewölbe, das für die

Stabilität des Fußes wichtig ist, wird in ein Längs- und ein Quergewölbe unterteilt.

▶ Die **Längswölbung** des Fußes wird verspannt

aktiv durch:
Unterschenkelmuskeln:
- Sehne des M. flexor hallucis longus
- Sehne des M. flexor digitorum longus
- Sehne des M. tibialis anterior
- Sehne des M. tibialis posterior;

Fußmuskeln:
- M. flexor digitorum brevis
- M. quadratus plantae
- M. abductor hallucis
- M. flexor hallucis brevis
- M. abductor digiti minimi
- M. opponens digiti minimi;

passiv durch:
- Lig. calcaneonaviculare plantare (= Pfannenband)
- Lig. calcaneocuboideum
- Lig. plantare longum
- Aponeurosis plantaris.

Die **Querwölbung** des Fußes wird verspannt

aktiv durch:
Unterschenkelmuskeln:
- Sehne des M. peroneus longus
- Sehne des M. tibialis posterior (schwach);

Fußmuskel:
- Caput transversum des M. adductor hallucis.

passiv durch:
- Lig. metatarsale transversum profundum (= Band zwischen den Köpfen der Mittelfußknochen).

Die Sicherung der Querwölbung erfolgt vor allem durch die entgegengesetzt gerichteten Querzüge des M. peroneus longus und des M. tibialis posterior. Der M. tibialis posterior hilft außerdem dabei, den Taluskopf in seiner Lage zu halten, indem seine Sehne unter dem Lig. calcaneonaviculare plantare verläuft und damit dieses Ligamentum stützt. ◀

Klinik: Durch langandauernde Fehlbelastung oder auch infolge einer Lähmung findet man in der Praxis bei vielen Erwachsenen Fußdeformitäten, die auf eine Veränderung der Fußwölbung zurückzuführen sind.
- **Plattfuß** (= Pes planus) – das Längsgewölbe ist abgeflacht. Meist ist der Plattfuß mit einem Knickfuß kombiniert (= Pes valgoplanus).
- **Hohlfuß** (= Pes cavus) – die Längswölbung ist im medialen Fußgewölbe überhöht. Der Fuß kann nicht mehr über den lateralen Fußrand abgerollt werden.
- **Spreizfuß** (= Pes transversoplanus) – die Querwölbung ist besonders im Bereich der Mittelfußknochen abgeflacht. Die Köpfe der Mittelfußknochen sind nicht mehr bogenförmig angeordnet sondern liegen auf gleicher Höhe nebeneinander. Der Vorfuß ist verbreitert.
- **Hackenfuß** (= Pes calcaneus) – entsteht durch Lähmung der Flexoren des Unterschenkels (Ausfall des N. tibialis). Der Fuß ist in Dorsalflexionsstellung fixiert (Ferse zeigt nach unten, Fußspitze nach oben).
- **Klumpfuß** (= Pes varus) – die seitliche Fußkante steht nach unten (= O-Stellung = Varusstellung), der innere Fußrand ist angehoben (Supinationsstellung).
- **Spitzfuß** (= Pes equinus) – entsteht durch Lähmung aller Extensoren des Unterschenkels (Ausfall des N. fibularis profundus). Der Fuß ist nach plantar flektiert. Der Patient setzt nur mit der Fußspitze auf.
- **Knickfuß** (= Pes valgus) – der Talus verschiebt sich auf dem Calcaneus nach medial, dadurch knickt das Fersenbein nach lateral ab (= X-Stellung = Valgusstellung). Beim zweijährigen Kind ist der Knickfuß noch physiologisch.
- **Senkfuß** (= Pes valgoplanus = Knickplattfuß) – Kombination von Knick- und Plattfuß.

4.3.6 Zehengelenke ! 0/0

Im Bereich der Zehen kommen als Gelenke vor:
- Zehengrundgelenke (= Articulationes metatarsophalangeales),
- Mittel- und Endgelenke der Zehen (= Articulationes interphalangeales pedis).

Die **Zehengrundgelenke** sind eingeschränkte Kugelgelenke, die zwischen den Mittelfußknochen und der Basis der Phalanx proximalis (= Zehengrundglied) liegen.

Die schlaffe Gelenkkapsel wird durch seitlich liegende Ligg. collateralia sowie durch die Ligg. plantaria verstärkt. Durch die Bänder ist die Bewegung auf 2 Hauptachsen beschränkt.

An Bewegungen sind möglich:
- Dorsalflexion (= Streckung) bis 50°
- Plantarflexion (= Beugung) bis 40°
- sowie in Streckstellung eine geringgradige Ab- und Adduktion der Zehen.

Die **Mittel- und Endgelenke** der Zehen sind Scharniergelenke, die zwischen den Grund- und Mittel- bzw. zwischen den Mittel- und Endgliedern der Zehen liegen. In ihnen sind nur Beugung und Streckung möglich.

Die Großzehe wird im Grundgelenk
- gebeugt – Mm. flexores hallucis longus und brevis
- gestreckt – Mm. extensores hallucis longus und brevis

im Endgelenk
- gebeugt – M. flexor hallucis longus
- gestreckt – M. extensor hallucis longus.

Die Zehen II bis V werden
- gebeugt – Mm. flexores digitorum longus und brevis, Mm. interossei, Mm. lumbricales
- gestreckt – Mm. extensores digitorum longus und brevis.

4.4 Muskeln

Die Muskeln der unteren Extremität werden unterteilt in:
- Hüftmuskeln – Kapitel 4.4.1,
- Oberschenkelmuskeln – Kapitel 4.4.2,
- Unterschenkelmuskeln – Kapitel 4.4.3,
- Fußmuskeln – Kapitel 4.4.4.

Wenn Sie die Winterthur-Verlaufsbeschreibungen zur Hand haben, ist es effektiver die Muskelinnervationen anhand der Verlaufsbeschreibungen zu erlernen.

4.4.1 Muskeln der Hüfte !! 4/17

	Innere Hüftmuskeln
M. iliopsoas		Oberhalb des Lig. inguinale (= Leistenband) vereinigen sich der M. psoas major mit dem M. iliacus zum M. iliopsoas. Bei etwa der Hälfte der Menschen kommt noch ein M. psoas minor vor, der sich dann ebenfalls am M. iliopsoas beteiligt.
M. psoas major Abb. 4.7	*In.*: N. femoralis und Plexus lumbalis	*An.*: Trochanter minor des Femur	*Ur.*: 12. Brust- und 1. bis 4. Lendenwirbelkörper
		**Lage:** M. psoas major und M. iliacus verlassen das Becken durch die unter dem Lig. inguinale (= Leistenband) liegende Lacuna musculorum und setzen mit einer gemeinsamen Sehne am Trochanter minor an. **Funktion:** Der M. psoas major ist der stärkste Beuger im Hüftgelenk und dient damit dem Gehen und dem Aufrichten des Körpers aus der liegenden Körperlage. Außerdem dient er je nach Ausgangsstellung der Außen- und Innenrotation. Er beteiligt sich an der Adduktion. Da er mit dem M. iliacus das Bein nach vorne zieht, kann er auch als der eigentliche Laufmuskel bezeichnet werden. **Klinik:** Bei seiner Lähmung fällt vor allem der Ausfall der Beugefunktion ins Gewicht, wodurch das Gehen erschwert wird (das raumgreifende Gehen ist nicht mehr möglich). Bei einer beidseitigen Lähmung kann der Körper nicht mehr aus der horizontalen Lage aufgerichtet werden. **Besonderheiten:** 1. Der M. psoas major ist der einzige Hüftmuskel, der über das Becken bis in den Bauchraum reicht. Er besitzt eine große Hubhöhe. 2. Der M. iliopsoas ist von der Fascia iliaca umhüllt, die im Bereich des Lig. inguinale den **Arcus iliopectineus** bildet. Dieser Arcus trennt die Lacuna vasorum von der Lacuna musculorum (siehe Kapitel 4.8.2).
M. psoas minor Abb. 4.7	*In.*: Plexus lumbalis	*An.*: Über Fascia iliaca am Arcus iliopectineus	*Ur.*: 12. Brust- und 1. Lendenwirbelkörper, Procc. costales aller Lendenwirbel
		**Lage:** Mit seiner langen Sehne liegt er auf dem M. psoas major. **Funktion:** Er hilft dabei, den Rumpf nach vorne zu beugen. **Besonderheit:** Er kommt nur bei etwa 40–50 % der Menschen vor.
M. iliacus Abb. 4.7	*In.*: N. femoralis und Plexus lumbalis	*An.*: Trochanter minor des Femur	*Ur.*: Fossa iliaca, Spina iliaca anterior inferior
		**Funktion** und **Klinik:** Siehe M. psoas major. **Besonderheit:** Da er aus einer großen Anzahl von Fasern besteht, ist er sehr kraftvoll.

▶ *Besonders prüfungsrelevant sind in Kapitel 4.4.1: Innervation, Funktion, Klinik und Besonderheiten. Es wurden wiederholt Fragen zu Bildquerschnitten gestellt.* ◀

Die Hüftmuskeln verbinden das Becken mit dem oberen Ende des Femur. Bei festgestelltem Becken bewegen sie das Bein, bei festgestelltem Bein bewegen sie das Becken.

Äußere hintere Hüftmuskeln			
M. gluteus maximus Abb. 4.8	*In.:* N. gluteus inferior	*An.:* Tractus iliotibialis, Tuberositas glutealis des Femur	*Ur.:* Ala ossis ilii; dorsale Fläche des Os sacrum und Os coccygis; Lig. sacrotuberale, Fascia thoracolumbalis
	Lage: Er ist der größte Gesäßmuskel. Er bedeckt bis auf den oberen Teil des M. gluteus medius alle anderen Gesäßmuskeln. Im Stehen bedeckt er das Tuber ischiadicum (= Sitzbeinhöcker = Teil des Os ischii). Beim Sitzen gleitet er an dem Tuber hinauf und läßt es somit frei – wir sitzen also nicht auf dem M. gluteus maximus sondern auf dem Tuber ischiadicum. Am unteren Rand befindet sich ein starker Faszienstreifen der Sitzhalfter genannt wird. Phylogenetisch war der Muskel für das Aufrichten der Primaten wichtig. **Funktion:** Es ist der stärkste Strecker im Hüftgelenk. Seine größte Kraft entfaltet er beim Aufstehen aus der Hockstellung und beim Treppensteigen. Außerdem rotiert er nach außen. Der obere Teil abduziert, der untere Teil adduziert im Hüftgelenk und spannt mit dem M. tensor fasciae latae den Tractus iliotibialis. Beim aufrechten Gang verhindert er, daß der Körper im Becken nach vorne überkippt. Beim lockeren Stehen ist der Muskel entspannt. **Klinik:** Bei seiner Lähmung ist ein kraftvolles Strecken im Hüftgelenk nicht mehr möglich, so daß sich der Patient nicht mehr aus der Hocke aufrichten oder Treppen steigen kann.			
M. tensor fasciae latae Abb. 4.8 und Abb. 4.10	*In.:* N. gluteus superior	*An.:* Über den Tractus iliotibialis am Condylus lateralis der Tibia; Fascia lata	*Ur.:* Spina iliaca anterior superior
	Funktion: Im Hüftgelenk dient er der Abduktion, der Innenrotation und der Beugung. Im Kniegelenk dient er bei gebeugtem Knie als schwacher Außenrotator. Er spannt den Tractus iliotibialis und preßt den Kopf des Femur in die Hüftpfanne. **Besonderheit:** Abspaltung des M. gluteus medius. **Klinik:** Bei seiner Lähmung wird das Bein beim Gehen nach außen rotiert.			
M. gluteus medius Abb. 4.8	*In.:* N. gluteus superior	*An.:* Trochanter major des Femur	*Ur.:* Os ilii (Ala ossis ilii zwischen Crista iliaca und Linea glutea anterior)
	Funktion: Wichtiger Abduktor des Oberschenkels, bei festgestelltem Bein beugt er das Becken zur Standbeinseite hin, wodurch die gegenüberliegende Seite angehoben wird. Der vordere Muskelteil beugt im Hüftgelenk und rotiert den Oberschenkel nach innen. Der hintere Muskelteil streckt im Hüftgelenk und rotiert den Oberschenkel nach außen. Zusammen mit dem M. gluteus minimus stabilisiert er das Becken auf dem Standbein und verhindert so das Absinken der Hüfte zur Spielbeinseite. Antagonisten sind die Muskeln der Adduktorengruppe **Klinik:** Bei einer einseitigen Lähmung der M. gluteus medius und M. gluteus minimus (siehe weiter unten) auf der Standbeinseite sinkt das Becken beim Gehen auf die Gegenseite (= Spielbein), weil das Becken auf der Standbeinseite nicht mehr gehalten werden kann. Sind beim einbeinigen Stehen beide Muskeln der Standbeinseite gelähmt, so sinkt die nicht gelähmte Gesäßhälfte ab. Bei einer beidseitigen Lähmung kommt es zum sogenannten „Watschelgang", weil das Becken jeweils zur Seite des angehobenen Beins (Spielbein) kippt. In der Klinik bezeichnet man dieses Phänomen auch als Trendelenburg'sches Zeichen.			

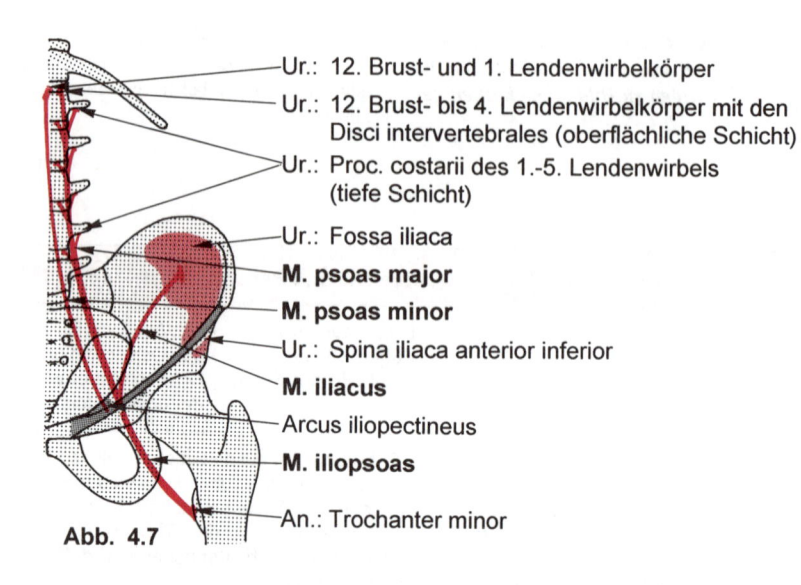

Ur.: 12. Brust- und 1. Lendenwirbelkörper
Ur.: 12. Brust- bis 4. Lendenwirbelkörper mit den Disci intervertebrales (oberflächliche Schicht)
Ur.: Proc. costarii des 1.-5. Lendenwirbels (tiefe Schicht)
Ur.: Fossa iliaca
M. psoas major
M. psoas minor
Ur.: Spina iliaca anterior inferior
M. iliacus
Arcus iliopectineus
M. iliopsoas
An.: Trochanter minor

Abb. 4.7

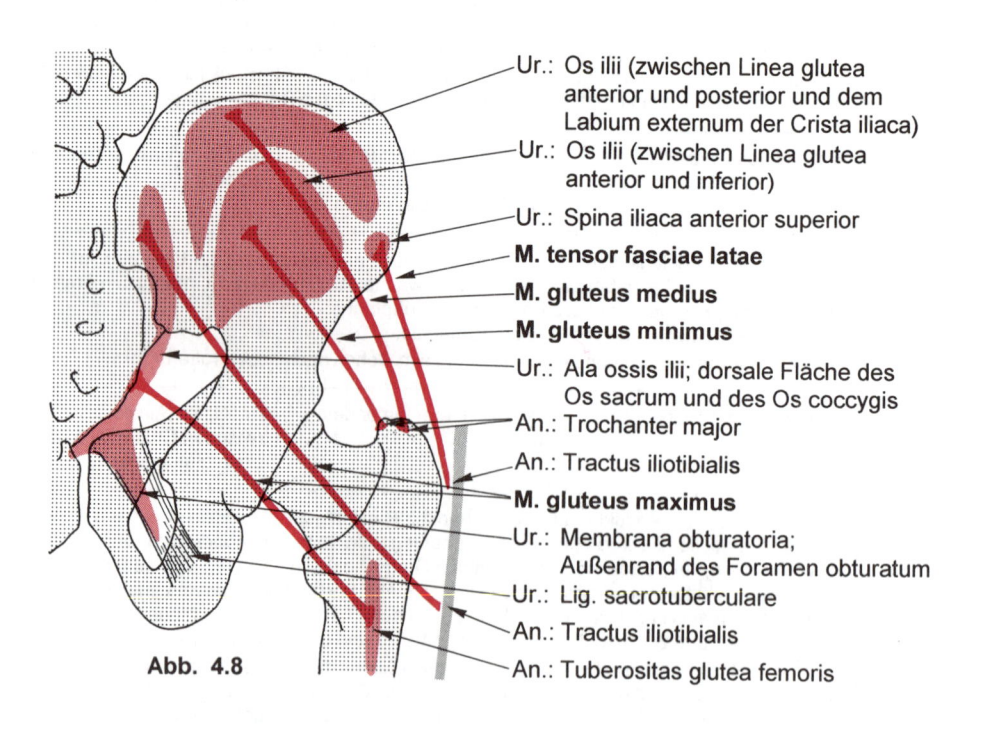

Ur.: Os ilii (zwischen Linea glutea anterior und posterior und dem Labium externum der Crista iliaca)
Ur.: Os ilii (zwischen Linea glutea anterior und inferior)
Ur.: Spina iliaca anterior superior
M. tensor fasciae latae
M. gluteus medius
M. gluteus minimus
Ur.: Ala ossis ilii; dorsale Fläche des Os sacrum und des Os coccygis
An.: Trochanter major
An.: Tractus iliotibialis
M. gluteus maximus
Ur.: Membrana obturatoria; Außenrand des Foramen obturatum
Ur.: Lig. sacrotuberculare
An.: Tractus iliotibialis
An.: Tuberositas glutea femoris

Abb. 4.8

Äußere tiefe Hüftmuskeln			
M. gluteus minimus Abb. 4.8	*In.:* N. gluteus superior	*An.:* Trochanter major des Femur	*Ur.:* Os ilii (Ala ossis ilii zwischen Linea glutea anterior und inferior)
	Funktion und 🕭 Klinik: Wie M. gluteus medius.		
M. piriformis Abb. 4.9	*In.:* Plexus sacralis	*An.:* Trochanter major des Femur	*Ur.:* Kreuzbeinvorderfläche (= Facies pelvina des Os sacrum)
	Funktion: Im Stehen dient er der Abduktion und Außenrotation, beim gebeugten Oberschenkel der Innenrotation. **Besonderheit:** Er zieht durch das Foramen sciaticum majus und unterteilt es damit in ein Foramen suprapiriforme und ein Foramen infrapiriforme (siehe Kapitel 4.8.4).		
M. obturatorius internus Abb. 4.9	*In.:* N. obturatorius internus aus Plexus sacralis	*An.:* Fossa trochanterica des Femur	*Ur.:* Innenfläche der Membrana obturatoria; knöcherner Rand des Foramen obturatum
	Lage: Er zieht von der Innenfläche der Membrana obturatoria zum Foramen sciaticum minus, durch das er das kleine Becken verläßt. Seine Endsehne vereinigt sich mit der des M. gemellus superior und M. gemellus inferior. **Funktion:** Er dient als Außenrotator des Oberschenkels. In Normalstellung dient er als schwacher Adduktor, bei gebeugtem Oberschenkel als Abduktor. **Besonderheiten:** Beim Verlassen des Beckens biegt er am überknorpelten Rand des Foramen ischiadicum minus um und setzt mit seiner Sehne in der Fossa trochanterica an – die Incisura dient ihm dabei als Hypomochlion (= verändert die Richtung des Muskelzugs).		
Mm. gemelli superior und inferior Abb. 4.9	*In.:* Plexus sacralis	*An.:* Fossa trochanterica des Femur	*Ur.:* M. gemellus superior: Spina ischiadica; M. gemellus inferior: Tuber ischiadicum
	Funktion: Sie dienen der Außenrotation des Oberschenkels. **Besonderheit:** Sie ziehen durch das Foramen sciaticum minus.		
M. quadratus femoris Abb. 4.9	*In.:* N. ischiadicus	*An.:* Crista intertrochanterica des Femur	*Ur.:* Tuber ischiadicum
	Funktion: Er dient als kräftiger Außenrotator des Hüftgelenks und als Adduktor des Oberschenkels.		
M. obturatorius externus Abb. 4.9	*In.:* N. obturatorius	*An.:* Fossa trochanterica des Femur	*Ur.:* Membrana obturatoria; knöcherner Rand des Foramen obturatum
	Funktion: Er ist Außenrotator und schwacher Adduktor des Oberschenkels.		

4.4.2 Oberschenkelmuskeln

!! 2/14

▶ *Besonders prüfungsrelevant sind: Innervation, Funktion und Klinik. Es wurden mehrere Fragen zu Querschnittbildern gestellt.* ◀

Die Oberschenkelmuskulatur wird von der in Kapitel 4.8.3 beschriebenen **Fascia lata** (= Teil der Körperfaszie) umhüllt. An der lateralen Seite wird die Fascia lata durch kräftige, längsverlaufende Sehnenfasern zu einem breiten, derben Faserzug, dem **Tractus iliotibialis**, verstärkt.

▶ Die Sehnenfasern des Tractus iliotibialis stammen vom M. tensor fasciae latae, M. gluteus maximus und von der aponeurotischen Faszie des M. gluteus medius. ◀

▶ Der Tractus iliotibialis reicht von der Crista iliaca (Darmbeinkamm) bis zum Condylus lateralis der Tibia – er überspringt somit das Hüft- und Kniegelenk, wodurch die beiden in ihn einstrahlenden Muskeln zweigelenkig werden. Außerdem ist der Tractus über das Septum intermusculare laterale mit dem Femur und über Fasern mit dem Caput der Fibula verbunden.

Der Tractus iliotibialis hat die Aufgabe, einer Auswärtsbiegung des Femur entgegenzuwirken, d.h. in der Standbeinphase drückt das Körpergewicht auf das Femur, was zu einer inneren Druckspannung führt. ◄

Der Tractus erzeugt eine der Auswärtsbiegung des Femur entgegengesetzte Zugspannung, so daß die entstehende Druckspannung stark herabgesetzt wird – der Tractus iliotibialis bildet somit eine Zuggurtung des Femur. Durch den M. tensor fasciae latae und den M. gluteus maximus kann die Spannung im Tractus aktiv verändert werden (weiter S.190).

Extensoren			
M. sartorius Abb. 4.10	*In.:* N. femoralis	*An.:* Über Pes anserinus an der medialen Tibiafläche	*Ur.:* Spina iliaca anterior superior
	Lage: Er verläuft innerhalb einer von der Fascia lata gebildeten Faszienloge schräg über den vorderen Oberschenkel. **Funktion:** Er ist ein zweigelenkiger Muskel. Im Hüftgelenk dient er als Beuger, außerdem dient er als Abduktor und schwacher Außenrotator des Oberschenkels. Im Kniegelenk dient er bei gebeugtem Knie als Innenrotator. **Besonderheit:** Er ist der längste Muskel bei uns Menschen.		
M. quadriceps femoris	Besteht aus den nachfolgend beschriebenen 4 Köpfen: M. rectus femoris, M. vastus medialis, lateralis und intermedius. Diese 4 Muskeln bilden eine gemeinsame Endsehne (= Quadrizepssehne), in der die Patella eingelagert ist. Dadurch, daß die Patella in der Sehne eingelagert ist, vergrößert sich der Abstand der Sehne von der Beugeachse des Kniegelenks, die Patella wirkt somit bei der Extension als Hyp*o*mochlion. **Klinik:** Bei seiner Lähmung ist das Gehen und Stehen erschwert, weil das Kniegelenk nicht mehr aktiv gestreckt werden kann – beim Gehen knickt das Knie ein und die Patienten fallen hin. Der Patellarsehnenreflex ist auf der gelähmten Seite negativ.		
M. rectus femoris Abb. 4.10	*In.:* N. femoralis	*An.:* Patella, über das Lig. patellae an der Tuberositas der Tibia	*Ur.:* Spina iliaca anterior inferior, Oberrand des Acetabulum
	Funktion: Er ist ein zweigelenkiger Muskel. Er beugt im Hüft- und streckt im Kniegelenk.		
M. vastus intermedius Abb. 4.10	*In.:* N. femoralis	*An.:* Wie M. rectus femoris	*Ur.:* Vorderseite des Femur
	Funktion: Er streckt im Kniegelenk.		
M. vastus lateralis Abb. 4.10	*In.:* N. femoralis	*An.:* Wie M. rectus femoris	*Ur.:* Trochanter major des Femur, Labium laterale der Linea aspera femoris
	Lage: Er bildet den größten Kopf des M. quadriceps femoris. **Funktion:** Wie der M. vastus intermedius.		
M. vastus medialis Abb.4.10	*In.:* N. femoralis	*An.:* Wie M. rectus femoris	*Ur.:* Labium mediale der Linea aspera des Femur
	Funktion: Wie der M. vastus intermedius.		
M. articularis genus Abb.4.10	*In.:* N. femoralis	*An.:* Vorderseite des Femur	*Ur.:* Abspaltung aus dem M. vastus intermedius
	Funktion: Er spannt die Kniegelenkskapsel und verhindert somit, daß bei einer Streckung des Kniegelenks die Kapsel eingeklemmt wird. **Besonderheit:** Er spaltet sich vom M. vastus intermedius ab.		

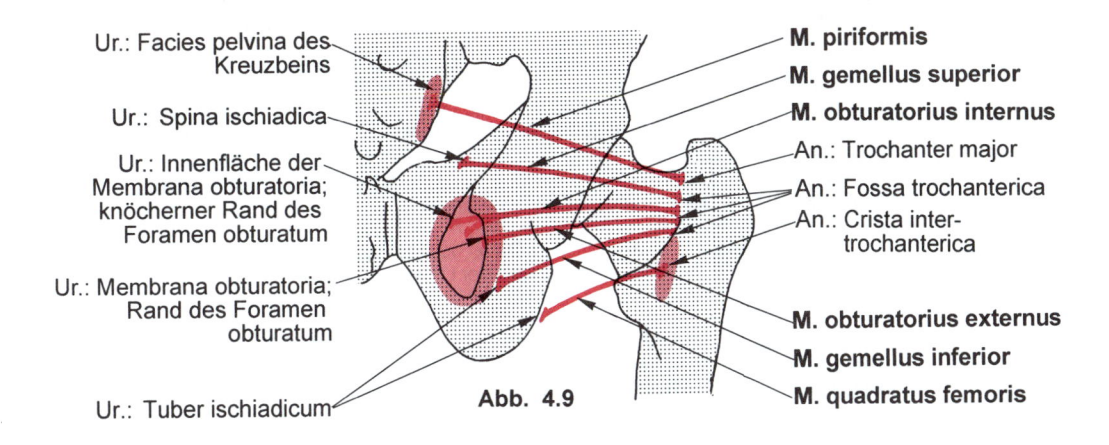

Ur.: Facies pelvina des Kreuzbeins
Ur.: Spina ischiadica
Ur.: Innenfläche der Membrana obturatoria; knöcherner Rand des Foramen obturatum
Ur.: Membrana obturatoria; Rand des Foramen obturatum
Ur.: Tuber ischiadicum

M. piriformis
M. gemellus superior
M. obturatorius internus
An.: Trochanter major
An.: Fossa trochanterica
An.: Crista intertrochanterica
M. obturatorius externus
M. gemellus inferior
M. quadratus femoris

Abb. 4.9

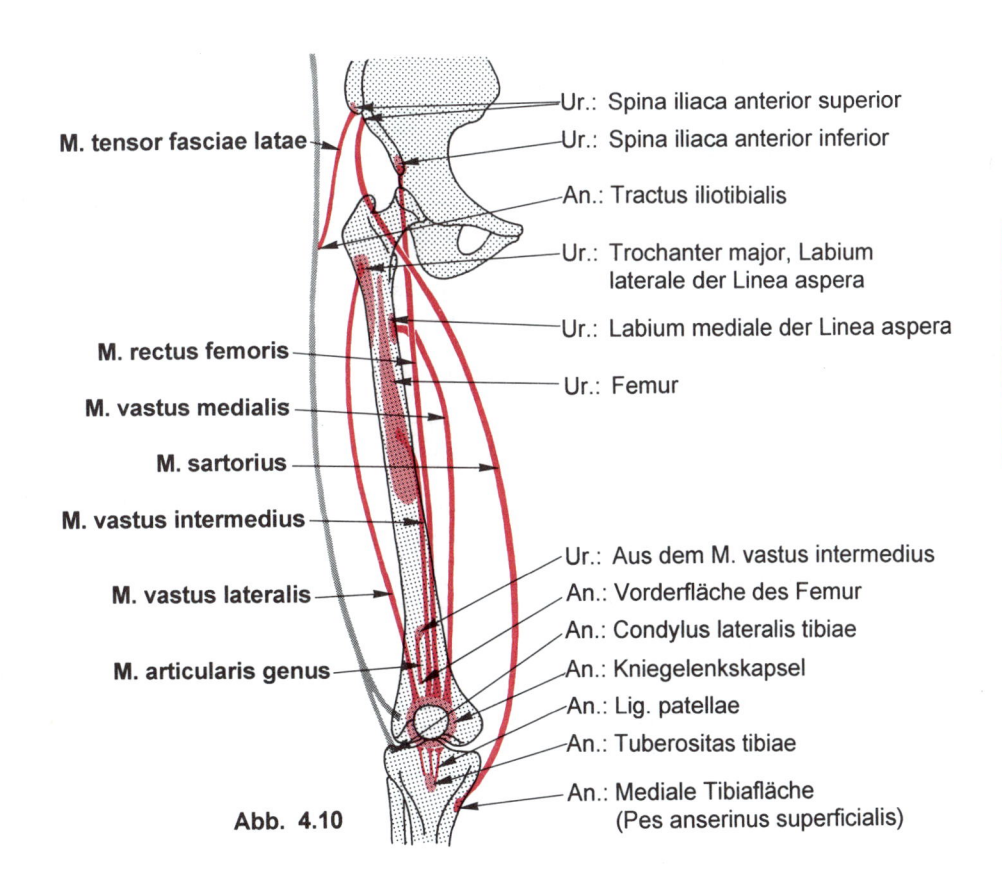

M. tensor fasciae latae
M. rectus femoris
M. vastus medialis
M. sartorius
M. vastus intermedius
M. vastus lateralis
M. articularis genus

Ur.: Spina iliaca anterior superior
Ur.: Spina iliaca anterior inferior
An.: Tractus iliotibialis
Ur.: Trochanter major, Labium laterale der Linea aspera
Ur.: Labium mediale der Linea aspera
Ur.: Femur
Ur.: Aus dem M. vastus intermedius
An.: Vorderfläche des Femur
An.: Condylus lateralis tibiae
An.: Kniegelenkskapsel
An.: Lig. patellae
An.: Tuberositas tibiae
An.: Mediale Tibiafläche (Pes anserinus superficialis)

Abb. 4.10

Bein

	**Adduktoren (= Anzieher des Beins) – Obere Adduktorenschicht**
M. pectineus Abb. 4.11	*In.:* N. femoralis und N. obturatorius	*An.:* Linea pectinea des Femur	*Ur.:* Pecten ossis pubis
		**Funktion:** Er adduziert im Hüftgelenk und dient der Außenrotation und Beugung des Oberschenkels. **Besonderheit:** Zwischen dem M. pectineus und dem M. iliopsoas liegt die Fossa iliopectinea, in der die A. und V. femoralis verlaufen.
M. adductor longus Abb. 4.11	*In.:* N. obturatorius	*An.:* Mittleres Drittel des Femur (Labium mediale der Linea aspera)	*Ur.:* Ramus superior des Os pubis (zwischen Symphyse und Tuberculum pubicum)
		**Funktion:** Er dient der Adduktion und Außenrotation. Außerdem ist er ein schwacher Beuger. Bei gespreizten Beinen dienen die Adduktoren dazu, daß die Beine nicht zur Seite weggleiten, außerdem halten sie den Rumpf aufrecht. **Besonderheit:** Die Mm. adductores longus und magnus sowie der M. vastus medialis begrenzen den Canalis adductorius (siehe Kapitel 4.8.6).
M. gracilis Abb. 4.11	*In.:* N. obturatorius	*An.:* Über den Pes anserinus am medialen Tibiarand	*Ur.:* Symphyse und Ramus inferior des Os pubis
		**Lage:** Er ist der einzige zweigelenkige Muskel der Adduktorengruppe. **Funktion:** Im Hüftgelenk dient er als Adduktor und hilft bei der Beugung, im Kniegelenk dient er als Beuger und Innenrotator. **Besonderheit:** Die Sehnen des M. sartorius, des M. gracilis und des M. semitendinosus verbreitern sich zum Ansatz hin, weshalb der Ansatzbereich als **Pes anserinus** (= „Gänsefuß") bezeichnet wird. Über den Pes setzen die Muskeln am medialen Tibiarand an.
	**Mittlere Adduktorenschicht**
M. adductor brevis Abb. 4.11	*In.:* N. obturatorius	*An.:* Labium mediale der Linea aspera (Femur)	*Ur.:* Ramus inferior des Os pubis
		**Funktion:** Er dient der Adduktion und der Außenrotation, außerdem ist er ein schwacher Beuger des Hüftgelenks.
	**Tiefe Adduktorenschicht**
M. adductor magnus Abb. 4.11	*In.:* N. obturatorius und N. tibialis oder direkt der N. ischiadicus	*An.:* Labium mediale der Linea aspera, Epicondylus medialis	*Ur.:* Tuber ischiadicum, Ramus ossis ischii
		**Funktion:** Er ist der stärkste Muskel der Adduktorengruppe. Er adduziert den Oberschenkel. Wichtiger ist jedoch, daß er im Hüftgelenk streckt, wodurch er mit den anderen Adduktoren und den Mm. glutei medius und minimus dazu dient, das Becken beim Gehen und Stehen auszubalancieren. Mit seinem proximalen Muskelteil wirkt er als Außenrotator und mit seinem distalen Muskelteil als Innenrotator des Oberschenkels. **Besonderheit:** Zwischen beiden Ansatzsehnen des Muskels liegt als länglicher Spalt der Hiatus tendineus (syn.: Hiatus adductorius). Der Hiatus bildet das Ende des Canalis adductorius (= **Adduktorenkanal**).
M. adductor minimus Abb. 4.11	*In.:* N. obturatorius	*An.:* Labium mediale der Linea aspera (Femur)	*Ur.:* M. adductor magnus
		**Funktion:** Er ist ein schwacher Adduktor und Außenrotator des Oberschenkels. **Besonderheit:** Er spaltet sich vom M. adductor magnus ab.

Unterteilung der Oberschenkelmuskeln

Die Oberschenkelmuskeln werden topographisch unterteilt in:
- Extensoren (= Strecker)
- Adduktoren (= mittlere Muskelgruppe)
- Flexoren (= Beuger).

Die Extensoren liegen auf der Vorderseite des Oberschenkels, die Flexoren bedecken die Hinterseite und die Adduktoren die mediale Seite des Oberschenkels.

Die Flexoren werden auch als **ischiokrurale Muskeln** bezeichnet, weil sie alle am Tuber ischiadicum entspringen (Ausnahme kurzer Kopf des M. biceps femoris) und zum Unterschenkel ziehen. Alle ischiokruralen Muskeln beugen im Knie und strecken im Hüftgelenk. Bei gestrecktem Hüftgelenk können sich die Muskeln jedoch nicht so stark kontrahieren um das Kniegelenk maximal zu beugen – ab einem bestimmten Beugungsgrad werden die Muskeln insuffizient, was als **aktive Insuffizienz** bezeichnet wird. Umgekehrt ist es nicht möglich, die Muskeln soweit zu dehnen um maximal im Hüftgelenk zu beugen – dies wird **passive Insuffizienz** genannt.

Merke: Alle Extensoren werden vom N. femoralis, alle Adduktoren vom N. obturatorius innerviert.

Flexoren (= ischiokrurale Muskeln)			
M. biceps femoris	*Der M. biceps femoris besteht aus den nachfolgenden Köpfen (Caput longum und breve):*		
Caput longum Abb. 4.12	In.: N. tibialis oder direkt aus dem N. ischiadicus	An.: Caput der Fibula, mit einigen Fasern am Condylus lateralis der Tibia	Ur.: Hinterfläche des Tuber ischiadicum (Os ischii)
	Lage: Der M. biceps femoris setzt als einziger Oberschenkelmuskel an der Fibula an! Funktion: Zweigelenkiger Muskel. Im Hüftgelenk dient er der Streckung und Außenrotation, im Kniegelenk der Beugung und Außenrotation. 🗨 Klinik: Bei Lähmung der ischiokruralen Muskeln kann das Kniegelenk nicht mehr kraftvoll gebeugt werden.		
Caput breve	In.: N. fibularis communis oder direkt aus dem N. ischiadicus	An.: Caput der Fibula	Ur.: Labium laterale der Linea aspera des Femur
	Funktion: Eingelenkiger Muskel. Im Kniegelenk dient er der Beugung und Außenrotation. Besonderheit: Der M. biceps femoris ist im Kniegelenk der einzige Außenrotator, seine Kraft entspricht dabei der Kraft aller Innenrotatoren des Kniegelenks. Er ist Leitmuskel für den N. fibularis communis.		
M. semitendinosus Abb. 4.12	In.: N. tibialis	An.: Über den Pes anserinus an der medialen Tibiafläche	Ur.: Tuber ischiadicum (Os ischii)
	Lage: Der Muskel erhielt seinen Namen („tendinosus" = Sehne) wegen seiner langen Endsehne. Funktion: Zweigelenkiger Muskel. Im Hüftgelenk dient er als Strecker und Adduktor, im Kniegelenk als Beuger und bei gebeugtem Knie als Innenrotator.		
M. semimembranosus Abb. 4.12	In.: N. tibialis	An.: Condylus medialis der Tibia; Lig. popliteum obliquum	Ur.: Tuber ischiadicum des Os ischii
	Funktion: Zweigelenkiger Muskel. Funktion wie die des M. semitendinosus (kräftigster Beuger des Kniegelenks!). Besonderheit: Von seiner Ansatzsehne ziehen einige Fasern als Lig. popliteum obliquum zur hinteren Kapselwand des Kniegelenks, wo sie die Kapsel verstärken.		

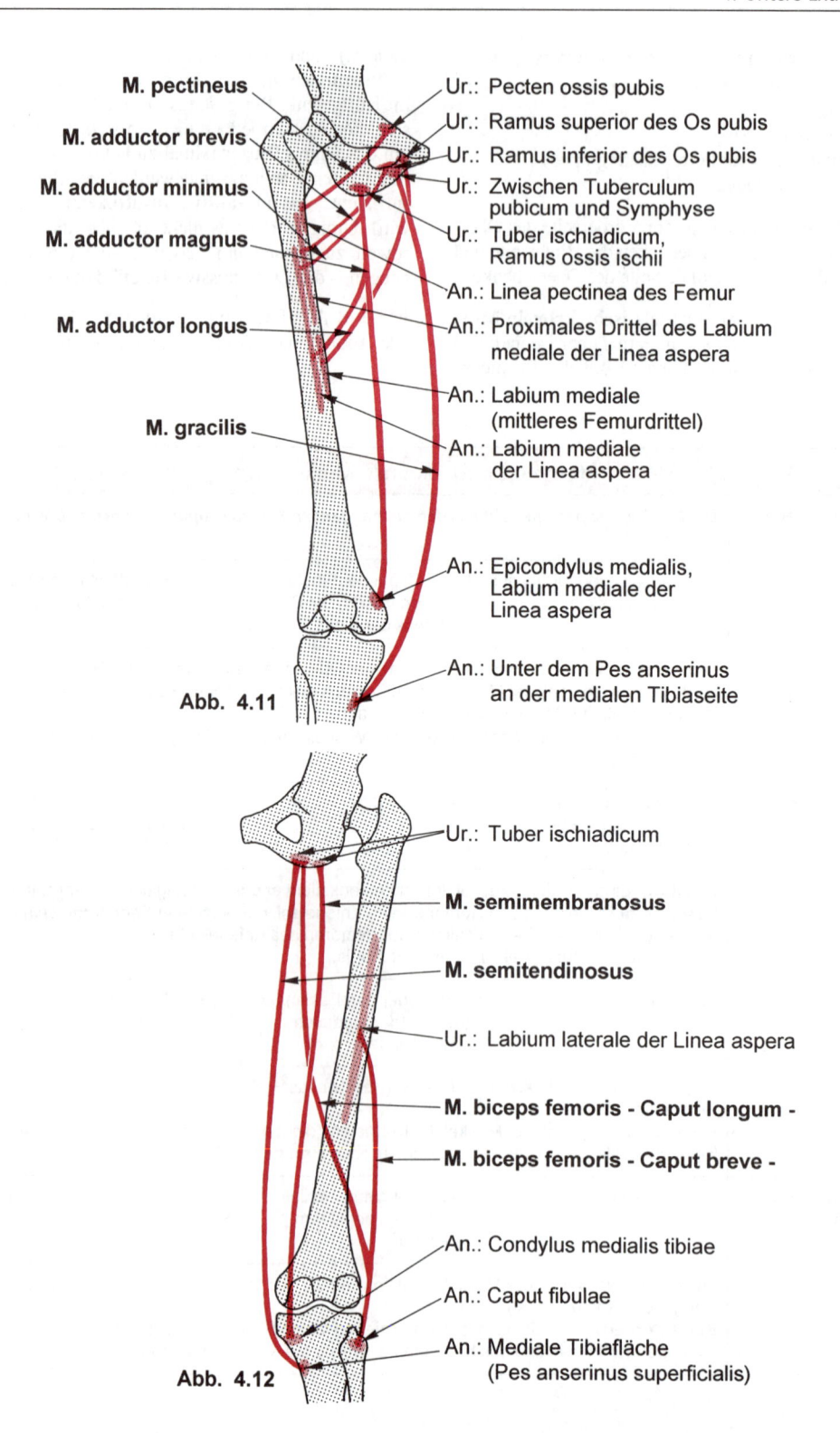

M. pectineus
M. adductor brevis
M. adductor minimus
M. adductor magnus
M. adductor longus
M. gracilis

Ur.: Pecten ossis pubis
Ur.: Ramus superior des Os pubis
Ur.: Ramus inferior des Os pubis
Ur.: Zwischen Tuberculum pubicum und Symphyse
Ur.: Tuber ischiadicum, Ramus ossis ischii
An.: Linea pectinea des Femur
An.: Proximales Drittel des Labium mediale der Linea aspera
An.: Labium mediale (mittleres Femurdrittel)
An.: Labium mediale der Linea aspera
An.: Epicondylus medialis, Labium mediale der Linea aspera
An.: Unter dem Pes anserinus an der medialen Tibiaseite

Abb. 4.11

Ur.: Tuber ischiadicum
M. semimembranosus
M. semitendinosus
Ur.: Labium laterale der Linea aspera
M. biceps femoris - Caput longum -
M. biceps femoris - Caput breve -
An.: Condylus medialis tibiae
An.: Caput fibulae
An.: Mediale Tibiafläche (Pes anserinus superficialis)

Abb. 4.12

4.4.3 Unterschenkel-muskeln !! 2/9

➤ *Besonders prüfungsrelevant sind: Innervation, Funktion, Klinik und Besonderheiten. Es wurden einige Bildfragen gestellt.* ◄

Die Unterschenkelmuskeln liegen in 3 Muskellogen (s. Kapitel 4.8.9):
- Vorderseite – Extensorengruppe (Strecker)
- laterale Seite – Peroneusgruppe
- Hinterseite – Flexorengruppe (Beuger).

Die Flexoren werden wiederum unterteilt in:
- oberflächliche Flexoren (= Wadenmuskeln)
- tiefe Flexoren.

Die Wadenmuskeln sind besonders ausgeprägt, was durch den aufrechten Gang bedingt ist.

Wie im Handwurzelbereich, so gibt es auch im Fußbereich Bänder (= Retinacula), die die **Fascia cruris** (= Unterschenkelfaszie) verstärken. Da der Fuß gegenüber dem Unterschenkel abgeknickt ist, sind die Retinacula notwendig um die langen Sehnen der Unterschenkelmuskeln im Fußgelenkbereich in ihrer Lage zu halten (ansonsten würden die Sehnen abstehen oder bei Bewegungen aus ihrer Lage weggleiten).

Unter den Retinacula liegen die Sehnenscheiden, die im Fußbereich in
- tarsale (= zum Fußwurzelgelenk gehörend) und
- digitale Sehnenscheiden unterteilt werden.

➤ Die **tarsalen Sehnenscheiden** liegen auf der Vorderfläche des Fußes unter den Retinacula mm. extensorum superius und inferius. ◄

Die 5 digitalen Sehnenscheiden liegen an der Unterseite des Fußes.

Folgende Retinacula kommen vor:
Retinaculum flexorum – liegt oberhalb der Fußwurzel auf der medialen Seite. Es zieht vom inneren Knöchel (Malleolus medialis) zum Calcaneus und überspannt damit eine Art Kanal (= Canalis malleolus).

➤ Unter diesem Retinaculum verlaufen die Sehnen der tiefen Beugermuskeln (= M. tibialis posterior, M. flexor digitorum longus, M. flexor hallucis longus), sowie der N. tibialis und die A. tibialis posterior.◄

Retinaculum extensorum superius und **inferius** – ihre Fasern kommen vom lateralen bzw. medialen Fußknöchel und ziehen zum entgegengesetzten (medialen bzw. lateralen) Fußrand. Das Retinaculum extensorum inferius ist kreuz- oder ypsilonförmig. Unter diesen Retinacula verlaufen in Sehnenscheiden (= Vagina tendinis) die Sehnen von: M. tibialis anterior, M. extensor hallucis longus, M. extensor digitorum longus und M. peroneus tertius (ist nicht immer vorhanden). Die jeweilige Vagina tendines wird durch die Hinzufügung der in ihr verlaufenden Muskelsehne benannt (z.B. Vagina tendinis m. tibialis anterioris).

Retinaculum peroneorum superius und **inferius** – befinden sich im Bereich des äußeren Knöchels und setzen am Fersenbein an. Unter ihnen verlaufen die Sehnen der Mm. peronei.

Merke:
- Extensoren – N. fibularis profundus, Sehnen verlaufen auf dem Fußrücken;
- Mm. peronei – N. fibularis superficialis, Sehnen velaufen hinter dem Außenknöchel;
- Wadenmuskeln – N. tibialis, Sehnen enden am Tuber calcanei, stärkste Beuger und Einwärtsdreher des Fußes;
- tiefe Flexoren – N. tibialis, Sehnen verlaufen hinter dem Innenknöchel.

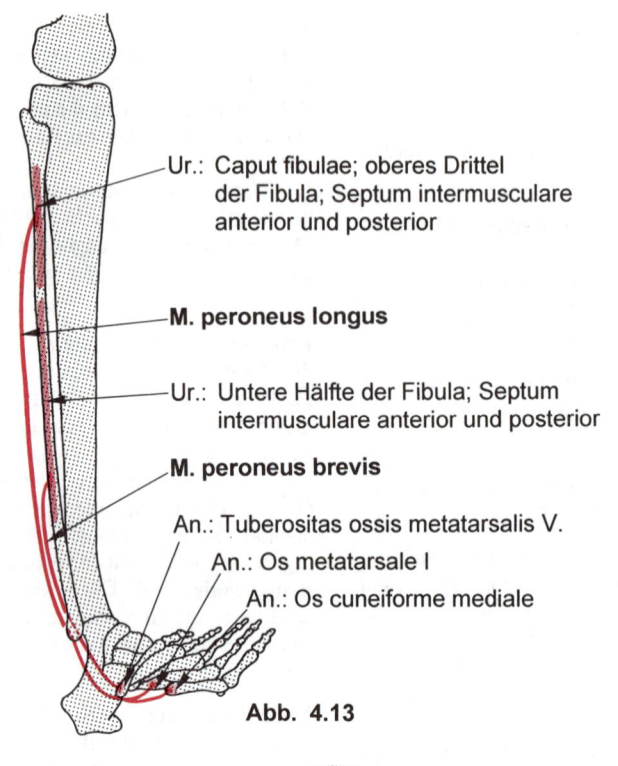

Ur.: Caput fibulae; oberes Drittel
der Fibula; Septum intermusculare
anterior und posterior

M. peroneus longus

Ur.: Untere Hälfte der Fibula; Septum
intermusculare anterior und posterior

M. peroneus brevis

An.: Tuberositas ossis metatarsalis V.
An.: Os metatarsale I
An.: Os cuneiforme mediale

Abb. 4.13

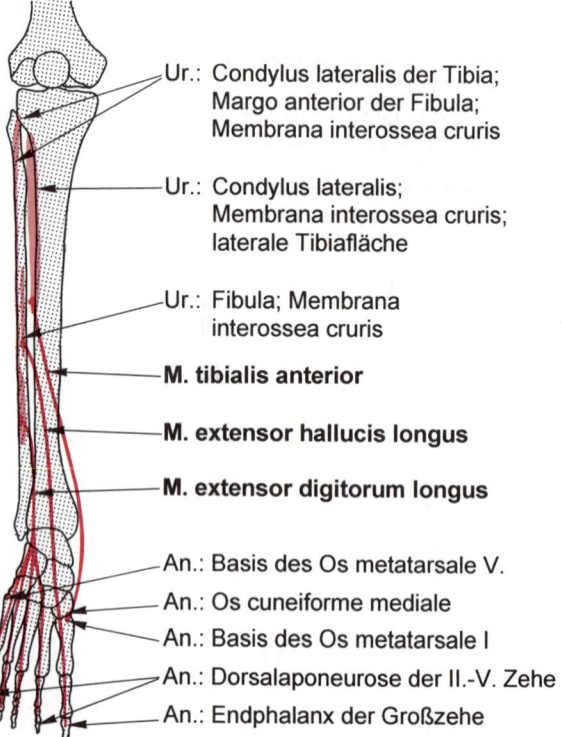

Ur.: Condylus lateralis der Tibia;
Margo anterior der Fibula;
Membrana interossea cruris

Ur.: Condylus lateralis;
Membrana interossea cruris;
laterale Tibiafläche

Ur.: Fibula; Membrana
interossea cruris

M. tibialis anterior

M. extensor hallucis longus

M. extensor digitorum longus

An.: Basis des Os metatarsale V.
An.: Os cuneiforme mediale
An.: Basis des Os metatarsale I
An.: Dorsalaponeurose der II.-V. Zehe
An.: Endphalanx der Großzehe

Abb. 4.14

Peroneusgruppe (seitlich von der Fibula gelegen)			
M. peroneus longus (syn.: **M. fibularis longus**) Abb. 4.13	*In.:* N. fibularis superficialis	*An.:* Os metatarsale I, Os cuneiforme mediale	*Ur.:* Caput fibulae, oberes Drittel der Fibula, Septa intermuscularia anterius und posterius cruris, Fascia cruris
	Lage: Die Sehne des M. peroneus longus verläuft schräg unter dem Fuß, wodurch er als einziger Fußmuskel eine Querkomponente besitzt und damit an der Verspannung der Querwölbung des Fußes beteiligt ist. **Funktion:** Der M. peroneus longus dient der Pronation, Abduktion und der Plantarflexion des Fußes (der M. peroneus longus senkt den inneren, der M. peroneus brevis hebt den äußeren Fußrand). Am Standbein ziehen der M. peroneus longus und der M. peroneus brevis den Unterschenkel nach hinten, wodurch dem Kippen des Körpers nach vorne entgegengewirkt wird. Gemeinsam mit der Sehne des M. tibialis posterior verspannt er die Querwölbung des Mittelfußes (siehe Kapitel 4.3.5).		
M. peroneus brevis (syn. **M. fibularis brevis**) Abb. 4.13	In.: N. fibularis superficialis	*An.:* Tuberositas ossis metatarsalis V	*Ur.:* Untere Hälfte der Fibula, Septa intermuscularia anterius und posterius cruris
	Funktion: Er dient der Pronation, Abduktion und Plantarflexion des Fußes. **Lage:** Er liegt unter dem M. peroneus longus.		
Extensorengruppe (vorn zwischen der Tibia und Fibula gelegen)			
M. tibialis anterior Abb. 4.14	*In.:* N. fibularis profundus	*An.:* Basis des Os metatarsale I, Os cuneiforme mediale	*Ur.:* Condylus lateralis der Tibia, Membrana interossea cruris, Fascia cruris
	Funktion: Er dient im oberen Sprunggelenk der Dorsalflexion (= Extension) des Fußes, außerdem ist er ein schwacher Supinator (= Heber des medialen Fußrandes) im unteren Sprunggelenk. Beim Gehen zieht er am Standbein den Körper nach vorne, beim Stehen auf einem Bein verhindert er das Umfallen nach hinten. **Besonderheit:** Er ist Leitmuskel der A. tibialis anterior und des N. fibularis communis.		
M. extensor hallucis longus Abb. 4.14	In.: N. fibularis profundus	*An.:* Endphalanx der Großzehe	*Ur.:* Facies medialis der Fibula, Membrana interossea cruris
	Funktion: Er unterstützt die Dorsalflexion (= Extension) im oberen Sprunggelenk und streckt die Großzehe im Grund- und Endgelenk.		
M. extensor digitorum longus Abb. 4.14	In.: N. fibularis profundus	*An.:* Dorsalaponeurose der 2.–5. Zehe	*Ur.:* Condylus lateralis der Tibia, Margo anterior der Fibula, Membrana interossea cruris, Fascia cruris
	Funktion: Er dient der Dorsalflexion des Fußes und der Streckung der 2.–5. Zehe. Außerdem proniert er im unteren Sprunggelenk. **Besonderheit:** Er kann eine zusätzliche Sehne besitzen, die als **M. peroneus tertius** bezeichnet wird und zur Basis des Os metatarsale IV. oder V. zieht.		
M. peroneus tertius (syn.: **M. fibularis tertius**)	*In.:* N. fibularis profundus	*An.:* Os metatarsale V.	*Ur.:* Abspaltung des M. extensor digitorum longus
	Funktion: Er dient als schwacher Dorsalextensor. **Besonderheit:** Dieser Muskel spaltet sich, sofern er vorhanden ist, vom M. extensor digitorum longus ab.		

Oberflächliche Flexorenschicht			
M. triceps surae	Er besteht aus dem M. gastrocnemius und dem M. soleus und wölbt sich unter der Haut als „Wade" vor.		
M. gastrocnemius Abb. 4.15	In.: N. tibialis	*An.:* Zusammen mit der Sehne des M. soleus über die Achillessehne am Tuber calcanei (Fersenbeinhöcker)	*Ur.:* Caput mediale: Condylus medialis des Femur; Caput laterale: Condylus lateralis des Femur
	Funktion: Er dient der Plantarflexion des oberen Sprunggelenks, außerdem ist er der kräftigste Supinator des unteren Sprunggelenks. Eine maximale Plantarflexion oder Supination kann jedoch nur bei gestrecktem Knie erreicht werden, weil durch die Beugung im Kniegelenk der Muskel verkürzt wird. Außerdem beugt der M. gastrocnemius im Kniegelenk. **Besonderheit:** Die Endsehnen des M. gastrocnemius und des M. soleus bilden zusammen die **Achillessehne** (= **Tendo calcaneu**s = Tendo m. tricipitis surae). Funktionell ist interessant, daß die Hebelwirkung des M. triceps surae mit der Länge des Fersenbeinhöckers wächst – ein Mensch mit einem längeren Fersenbein ist somit z.B. ein potentiell besserer Läufer. **Klinik:** Nach einem Abriß der Achillessehne kann der hohe Zehenstand nicht mehr ausgeführt werden, weil die Kraft der übrigen Plantarflexoren dafür nicht ausreicht.		
M. soleus Abb. 4.15	In.: N. tibialis	*An.:* Wie der M. gastrocnemius (Tuber calcanei)	*Ur.:* Linea m. solei der Tibia, Caput und oberes Drittel der Fibula, Arcus tendineus m. solei (Sehnenarkade zwischen Fibula und Tibia)
	Lage: Er liegt größtenteils unter dem M. gastrocnemius. Über der Membrana interossea cruris bildet er als Sehnenbogen den **Arcus tendineus m. solei** durch den der N. tibialis und die A. und V. tibialis posterior ziehen. **Funktion:** Er dient als kräftiger Plantarflexor im oberen Sprunggelenk und als Supinator im unteren Sprunggelenk. Indem er den Unterschenkel nach hinten zieht, wirkt er beim Stehen dem Einknicken im Kniegelenk entgegen.		
M. plantaris Abb. 4.15	In.: N. tibialis	*An.:* Tuber calcanei	*Ur.:* Condylus lateralis des Femur
	Lage: Die lange dünne Endsehne verläuft zwischen dem M. gastrocnemius und dem M. soleus. Sie setzt medial von der Achillessehne am Tuber calcanei an. Im Gegensatz zu seinem Pedanten am Arm, dem M. palmaris longus, ist er nicht an der Aponeurose des Fußes beteiligt. **Funktion:** Der M. plantaris ist ein sehr dünner Muskel, er dient im Kniegelenk als schwacher Beuger, außerdem hilft er, den Unterschenkel nach innen zu rotieren. Im oberen Sprunggelenk hilft er bei der Plantarflexion, im unteren Sprunggelenk bei der Supination. **Besonderheit:** Die lange dünne Endsehne liegt zwischen dem M. gastrocnemius und dem M. soleus. Unter dem Muskel verlaufen die A. und V. tibialis posterior, die er schützt.		

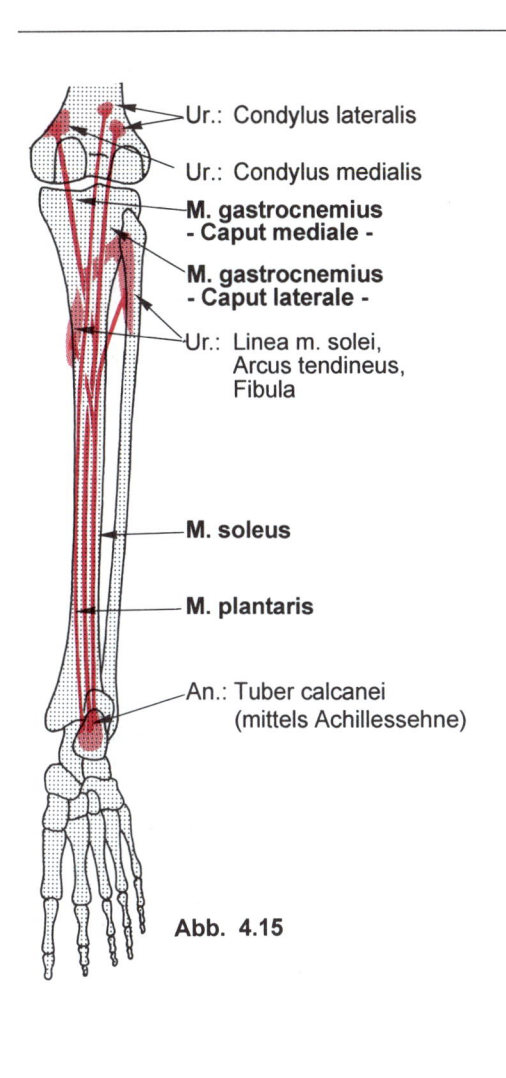

Ur.: Condylus lateralis
Ur.: Condylus medialis
**M. gastrocnemius
- Caput mediale -**
**M. gastrocnemius
- Caput laterale -**
Ur.: Linea m. solei,
Arcus tendineus,
Fibula

M. soleus

M. plantaris

An.: Tuber calcanei
(mittels Achillessehne)

Abb. 4.15

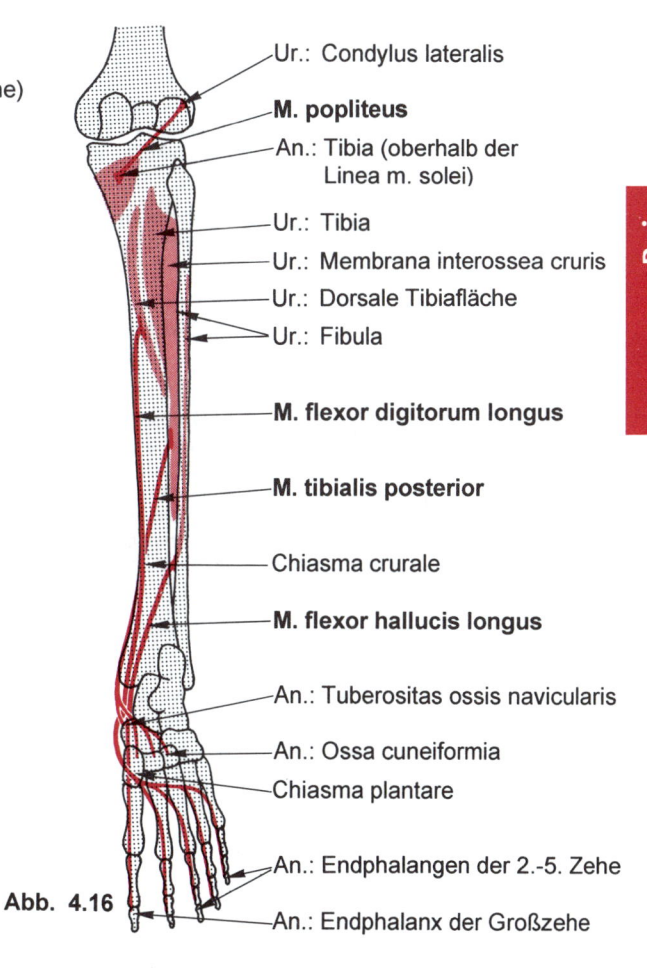

Ur.: Condylus lateralis
M. popliteus
An.: Tibia (oberhalb der
Linea m. solei)
Ur.: Tibia
Ur.: Membrana interossea cruris
Ur.: Dorsale Tibiafläche
Ur.: Fibula

M. flexor digitorum longus

M. tibialis posterior

Chiasma crurale

M. flexor hallucis longus

An.: Tuberositas ossis navicularis
An.: Ossa cuneiformia
Chiasma plantare

An.: Endphalangen der 2.-5. Zehe
Abb. 4.16
An.: Endphalanx der Großzehe

Bein

Tiefe Flexorenschicht			
M. flexor digitorum longus Abb. 4.16	*In.:* N. tibialis	*An.:* Endphalangen der 2.–5. Zehe	*Ur.:* Dorsale Fläche der Tibia
	Lage: Die Sehne des M. flexor digitorum longus verläuft dorsolateral von der Sehne des M. tibialis posterior durch den Sulcus malleolaris. Die 4 Sehnen des M. flexor digitorum longus ziehen in Höhe der Grundphalangen der Zehen jeweils durch eine Sehnenspalte des M. flexor digitorum brevis (wie im Fingerbereich der M. flexor digitorum profundus durch den Hiatus tendineus des M. flexor digitorum superficialis zieht). **Funktion:** Er besitzt 4 Sehnen, die die 2.–5. Zehe beugen. Im oberen Sprunggelenk dient er der Plantarflexion, im unteren Sprunggelenk der Supination. Außerdem verspannt er die Längswölbung des Fußes. **Besonderheit:** • Oberhalb des medialen Fußknöchels überkreuzt die Sehne des M. flexor digitorum longus die Sehne des M. tibialis posterior – diese Stelle wird als **Chiasma crurale** bezeichnet. • Die 4 Sehnen des M. flexor digitorum longus ziehen im Zehenbereich jeweils durch eine Sehnenspalte des M. flexor digitorum brevis (wie im Fingerbereich der M. flexor digitorum profundus durch den Hiatus tendineus des M. flexor digitorum superficialis zieht). • An den Sehnen des M. flexor digitorum longus haben die Mm. lumbricales ihren Ursprung. • Der M. quadratus plantae (häufig als plantarer Kopf des M. flexor digitorum longus bezeichnet) setzt an der Sehne des M. flexor digitorum longus an, dadurch kann er die Zugrichtung der Sehne verändern.			
M. tibialis posterior Abb. 4.16	*In.:* N. tibialis	*An.:* Tuberositas ossis navicularis, Os cuneiforme I und II, Mittelfußknochen	*Ur.:* Membrana interossea cruris, dorsale Fläche der Tibia und mediale Fläche der Fibula
	Funktion: Stärkster Supinator im unteren Sprunggelenk und schwächster Plantarflexor im oberen Sprunggelenk. Er ist an der Verspannung der Längswölbung des Fußes beteiligt (s. Kapitel 4.3.5).			
M. flexor hallucis longus Abb. 4.16	*In.:* N. tibialis	*An.:* Endphalanx der Großzehe	*Ur.:* Fibula, Membrana interossea cruris
	Funktion: Er beugt die Großzehe und dient der Plantarflexion im oberen Sprunggelenk. Im unteren Sprunggelenk ist er ein schwacher Supinator. Außerdem ist er ein wichtiger Muskel für die Verspannung der Längswölbung des Fußes. **Besonderheit:** Auf der Plantarfläche des Fußes unterkreuzt die Sehne des M. flexor hallucis longus die Sehne des M. flexor digitorum longus – diese Stelle wird als **Chiasma plantae** bezeichnet. In diesem Bereich sind die beiden Sehnen durch Sehnenfasern miteinander verbunden. Das Chiasma plantae liegt unter dem M. flexor digitorum brevis.			
M. popliteus Abb. 4.16	In.: N. tibialis	*An.:* Tibia (Facies posterior)	*Ur.:* Condylus lateralis des Femur
	Funktion: Er ist ein schwacher Beuger im Kniegelenk, bei gebeugtem Knie dient er als Innenrotator des Unterschenkels. Außerdem spannt er die Gelenkkapsel des Knies.			

4.4.4 Kurze Fußmuskeln ! 0/1

Die kurzen Fußmuskeln werden eingeteilt in:
- Muskeln des Fußrückens, (= Extensoren)
- Muskeln der Fußsohle (= Flexoren), die wiederum unterteilt werden in:
  - Muskeln des Großzehenballens,
  - mittlere Muskelschicht,
  - Muskeln des Kleinzehenballens.

Im Gegensatz zum Handrücken, der keine Muskeln besitzt, liegen auf dem Fußrücken zwei kräftige Muskeln. Die Fußsohlenmuskeln haben vor allem Haltefunktion.

Merke: Die Fußsohlenmuskeln werden von Ästen des N. tibialis, die Fußrückenmuskeln vom N. fibularis profundus innerviert.

Muskeln des Fußrückens (= Extensoren)			
M. extensor hallucis brevis Abb. 4.17	*In.:* N. fibularis profundus	*An.:* Grundphalanx der Großzehe	*Ur.:* Calcaneus (Dorsalfläche)
	Funktion: Großzehenstrecker im Grundgelenk.		
M. extensor digitorum brevis Abb. 4.17	*In.:* N. fibualris profundus	*An.:* Dorsalaponeurose der 2.–4. Zehe	*Ur.:* Calcaneus
	Funktion: Zehenstrecker (= Dorsalflektor = Extensor) in den Grundgelenken der 2.–4. Zehe.		
Muskeln des Großzehenballens			
M. abductor hallucis Abb. 4.18	*In.:* N. plantaris medialis	*An.:* Grundphalanx der Großzehe, mediales Sesambein	*Ur.:* Tuber calcanei, Aponeurosis plantaris
	Funktion: Er abduziert die Großzehe im Grundgelenk nach medial und beugt sie im Grundgelenk. Außerdem verspannt er die Längswölbung des Fußes.		
M. flexor hallucis brevis Abb. 4.18	*In.:* Caput mediale: N. plantaris medialis; Caput laterale: N. plantaris lateralis	*An.:* Caput mediale: über medialem Sesambein an der Grundphalanx der Großzehe Caput laterale: über lateralem Sesambein an der Grundphalanx der Großzehe	*Ur.:* Ossa cuneiformia, Lig. plantare longum, Sehne des M. tibialis posterior
	Funktion: Zweiköpfiger Beuger (= Plantarflektor) im Grundgelenk der Großzehe. Außerdem verspannt er die Längswölbung des Fußes.		
M. adductor hallucis Abb. 4.19	*In.:* N. plantaris lateralis	*An.:* Laterales Sesambein in der Kapsel des Grundgelenks der Großzehe	*Ur.:* Caput transversum: Gelenkkapsel des 3.–5. Zehengrundgelenks Caput obliquum: Os cuboideum, Os cuneiforme laterale, 2.–4. Mittelfußknochen
	Funktion: Zweiköpfig (Caput transversum und obliquum). Beide Köpfe dienen als Großzehenanzieher (= Adduktoren). Das Caput transversum ist außerdem an der Verspannung des Quergewölbes des Fußes beteiligt (Kapitel 4.3.5).		

Bein

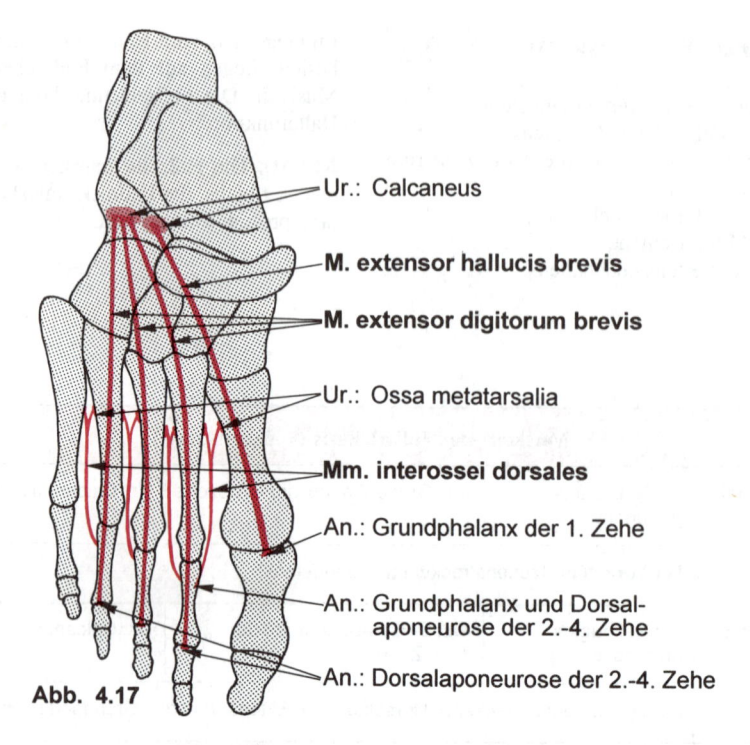

Ur.: Calcaneus

M. extensor hallucis brevis

M. extensor digitorum brevis

Ur.: Ossa metatarsalia

Mm. interossei dorsales

An.: Grundphalanx der 1. Zehe

An.: Grundphalanx und Dorsalaponeurose der 2.-4. Zehe

An.: Dorsalaponeurose der 2.-4. Zehe

Abb. 4.17

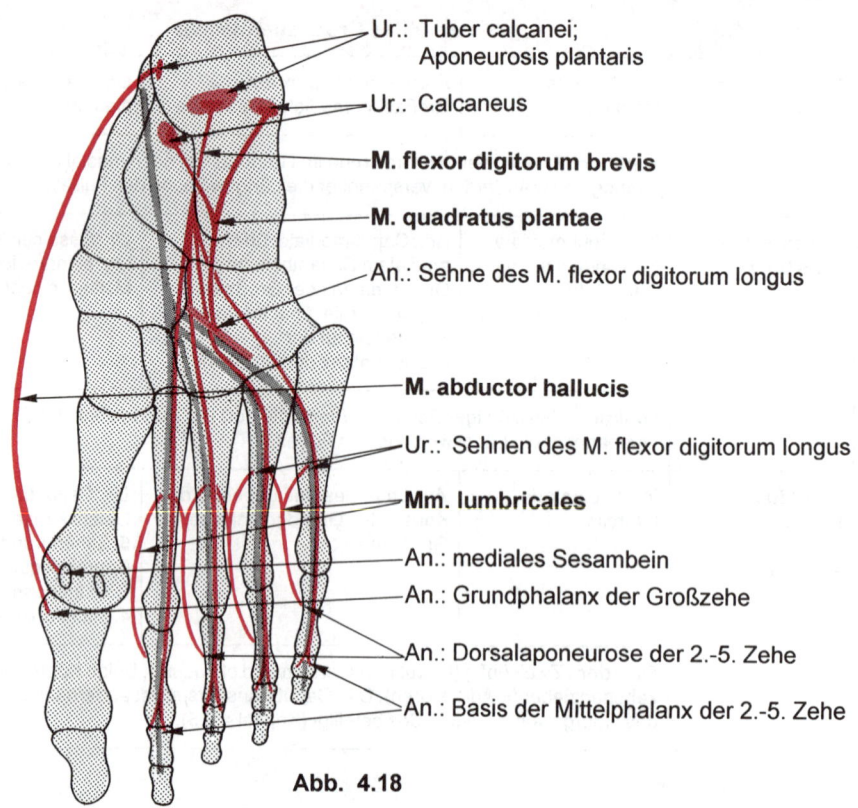

Ur.: Tuber calcanei; Aponeurosis plantaris

Ur.: Calcaneus

M. flexor digitorum brevis

M. quadratus plantae

An.: Sehne des M. flexor digitorum longus

M. abductor hallucis

Ur.: Sehnen des M. flexor digitorum longus

Mm. lumbricales

An.: mediales Sesambein

An.: Grundphalanx der Großzehe

An.: Dorsalaponeurose der 2.-5. Zehe

An.: Basis der Mittelphalanx der 2.-5. Zehe

Abb. 4.18

Mittlere Gruppe der Fußsohlenmuskeln			
M. flexor digitorum brevis Abb. 4.18	*In.:* N. plantaris medialis	*An.:* Basis der Mittelphalangen der 2.–5. Zehe	*Ur.:* Tuber calcanei, Aponeurosis plantaris
	Funktion: Seine 4 Sehnen beugen die Zehen in den Grund- und Mittelgelenken der 2.–5. Zehe. Außerdem verspannen sie die Längswölbung des Fußes. **Besonderheit:** Wie die Sehnen des M. flexor digitorum superficialis an den Fingern, so sind auch die 4 Sehnen des M. flexor digitorum brevis gespalten. Durch diese Sehnenspalte zieht jeweils eine Sehne des M. flexor digitorum longus.		
M. quadratus plantae (syn.: M. flexor accessorius) Abb. 4.18	*In.:* N. plantaris lateralis	*An.:* Sehne des M. flexor digitorum longus	*Ur.:* Calcaneus
	Funktion: Er unterstützt den M. flexor digitorum longus (= Beugung des Fußes nach plantar), indem er dessen Zugrichtung korrigiert. **Besonderheit:** Er wird als plantarer Kopf des M. flexor digitorum longus aufgefaßt.		
Mm. lumbricales Abb. 4.18	*In.:* Nn. plantares medialis und lateralis	*An.:* Dorsalaponeurose der 2.–5. Zehe	*Ur.:* Sehne des M. flexor digitorum longus (von den einander zugekehrten Rändern)
	Funktion: Die 4 Mm. lumbricales beugen im Grund- und strecken im Mittel- und Endgelenk der 2.–5. Zehe.		
Mm. interossei dorsales und plantares Abb. 4.17 und 4.19	*In.:* N. plantaris lateralis	*An.:* Grundphalangen der 2.–4. Zehe (bzw. 3.–5.), Dorsalaponeurose	*Ur.:* Zweiköpfig an den einander zugewandten Seitenflächen der Ossa metatarsalia
	Lage: Die 4 Mm. interossei dorsales entspringen im Gegensatz zu den 3 Mm. interossei plantares zweiköpfig. **Funktion:** Alle beugen in den Grund- und strecken in den Mittel- und Endgelenken der Zehen – mit den Mm. lumbricales sind sie die wichtigsten Beuger in den Zehengrundgelenken. **Klinik:** Bei einer Lähmung können die Zehen nicht mehr gespreizt und zusammengeführt werden, die Zehen stehen in Krallenstellung.		
Muskeln des Kleinzehenballens			
M. abductor digiti minimi Abb. 4.19	*In.:* N. plantaris lateralis	*An.:* Grundphalanx der Kleinzehe	*Ur.:* Tuber calcanei, Aponeurosis plantaris
	Funktion: Er beugt und abduziert als kräftigster Muskel des Kleinzehenballens im Grundgelenk des kleinen Zehs.		
M. flexor digiti minimi brevis Abb. 4.19	*In.:* N. plantaris lateralis	*An.:* Grundphalanx der Kleinzehe	*Ur.:* Lig. plantare longum, Os metatarsale V.
	Funktion: Er beugt im Grundgelenk der Kleinzehe. Außerdem kann er bei seiner Kontraktion durch den Ursprung am Lig. plantare longum die Längswölbung des Fußes verspannen.		
M. opponens digiti minimi Abb. 4.19	*In.:* N. plantaris lateralis	*An.:* Grundphalanx der Kleinzehe	*Ur.:* Lig. plantare longum, Mittelfußknochen
	Funktion: Er zieht den kleinen Zeh plantarwärts und hilft wie die beiden anderen Muskeln des Kleinzehenballens das Fußgewölbe zu verspannen. **Besonderheit:** Er fehlt häufig.		

Bein

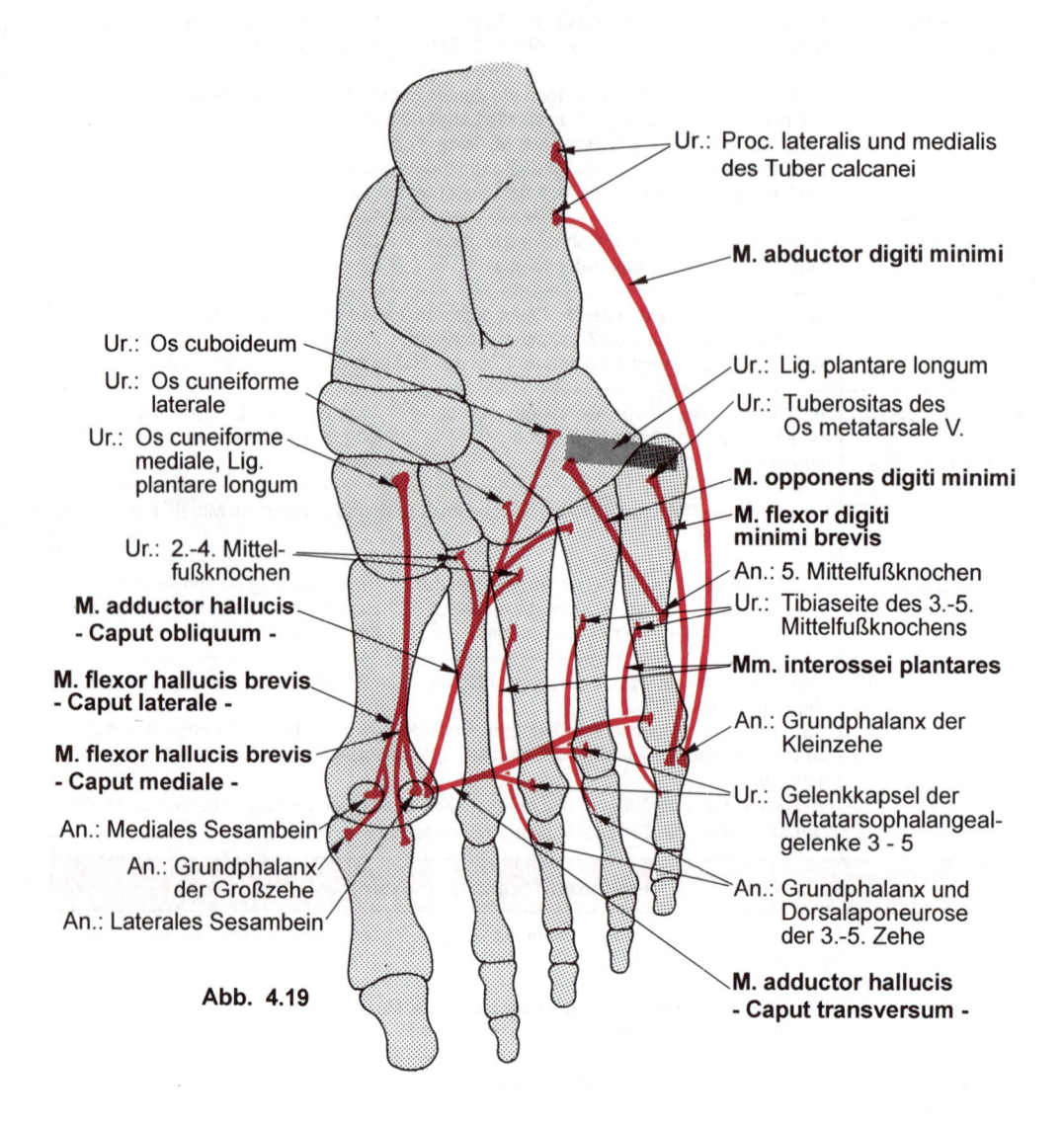

Ur.: Os cuboideum
Ur.: Os cuneiforme laterale
Ur.: Os cuneiforme mediale, Lig. plantare longum
Ur.: 2.-4. Mittelfußknochen

M. adductor hallucis
- Caput obliquum -

M. flexor hallucis brevis
- Caput laterale -

M. flexor hallucis brevis
- Caput mediale -

An.: Mediales Sesambein
An.: Grundphalanx der Großzehe
An.: Laterales Sesambein

Abb. 4.19

Ur.: Proc. lateralis und medialis des Tuber calcanei

M. abductor digiti minimi

Ur.: Lig. plantare longum
Ur.: Tuberositas des Os metatarsale V.

M. opponens digiti minimi
M. flexor digiti minimi brevis

An.: 5. Mittelfußknochen
Ur.: Tibiaseite des 3.-5. Mittelfußknochens

Mm. interossei plantares

An.: Grundphalanx der Kleinzehe

Ur.: Gelenkkapsel der Metatarsophalangealgelenke 3 - 5

An.: Grundphalanx und Dorsalaponeurose der 3.-5. Zehe

M. adductor hallucis
- Caput transversum -

4.5 Nerven

Das Erlernen der einzelnen Nerven und ihrer Innervationsgebiete können Sie sich wesentlich erleichtern, wenn Sie sich zunächst anhand der Winterthur-Verlaufsbeschreibung „Spinalnerven" einen Überblick über die Nerven verschaffen und anschließend den nachfolgenden Text mit Hilfe der Verlaufsbeschreibungen erarbeiten.

4.5.1 Plexus lumbosacralis

Siehe Winterthur-Verlaufsbeschreibung „Spinalnerven".

Die durch die Foramina intervertebralia der Lumbalwirbel und durch die Foramina sacralia pelvina der Sakralwirbeln (Erklärung s. Kapitel 6.1.2) austretenden Radices anteriores der Spinalnerven werden als Nervi lumbales bzw. Nervi sacrales bezeichnet.

Die Nn. lumbales aus L_1–L_4 (= 1.–4. Lendennerv) bilden mit dem 12. N. thoracicus (= **N. subcostalis**) aus Th_{12} den **Plexus lumbalis** (= obere Abteilung des Plexus lumbosacralis).

Der N. lumbalis aus L_5 bildet mit den Nn. sacrales aus S_1–S_3 den **Plexus sacralis** (= untere Abteilung des Plexus lumbosacralis). Über den Truncus lumbosacralis, der Fasern aus L_4 und L_5 führt und an beide Plexus abgibt, stehen beide Plexus miteinander in Verbindung und werden deshalb zusammen als **Plexus lumbosacralis** bezeichnet.

4.5.2 Plexus lumbalis !! 2/8

Siehe Winterthur-Verlaufsbeschreibung „Spinalnerven".

▶ *Prüfungsrelevant: Das gesamte Kapitel. Sie sollten den jeweiligen Hauptnerven die Innervationsgebiete zuordnen können und Kenntnis über den Verlauf der Hauptnerven haben.* ◀

Die Radices anteriores der Spinalnerven bilden innerhalb des M. psoas major den Plexus lumbalis (= Lendengeflecht). Der Plexus lumbalis besteht aus 6 Nervenstämmen, wovon
- 3 kranial (= N. iliohypogastricus, N. ilioinguinalis, N. genitofemoralis) und
- 3 kaudal (= N. cutaneus femoris lateralis, N. femoralis, N. obturatorius)

verlaufen.

Merksatz:	
In	– N. **i**liohypogastricus
Indien	– N. **i**lioinguinalis
gibt's	– N. **g**enitofemoralis
kein	– N. **c**utaneus femoris lateralis
frisches	– N. **f**emoralis
Obst	– N. **ob**turatorius.

Bein

Äste des Plexus lumbalis

Nerv	Innervationsort	Verlauf
Rr. musculares	*motorisch:* M. quadratus lumborum, M. psoas major, M. psoas minor	
N. iliohypo-gastricus (Th$_{12}$–L$_1$)	*motorisch:* M. obliquus internus abdominis, M. transversus abdominis	Er verläuft nach seinem Austritt aus dem M. psoas major hinter der Niere und über der Vorderfläche des M. quadratus lumborum zur Crista iliaca (= Darmbeinkamm). Zwischen dem M. transversus abdominis und dem M. obliquus internus abdominis liegend zieht er weiter, bis er als R. cutaneus anterior endet.
– R. cutaneus lateralis	*sensibel:* Haut der seitlichen Hüftgegend	Geht oberhalb der Crista iliaca aus dem N. iliohypogastricus hervor.
– R. cutaneus anterior	*sensibel:* Haut der Regio inguinalis und der Regio pubica.	Durchbohrt oberhalb des äußeren Leistenrings (= Anulus inguinalis superficialis) die Aponeurose des M. obliquus externus abdominis.
N. ilioinguinalis (L$_1$)	*motorisch:* M. obliquus internus abdominis, M. transversus abdominis	Er verläuft unterhalb des N. iliohypogastricus zunächst zwischen der Niere und dem M. quadratus lumborum (also hinter der Niere!) und anschließend zwischen dem M. obliquus internus abdominis und dem M. transversus abdominis liegend zum Canalis inguinalis (= Leistenkanal). Durch den Leistenkanal zieht er beim Mann mit dem Funiculus spermaticus (= Samenstrang) ins Skrotum (= Hodensack). Durch den Leistenkanal der Frau zieht er mit dem Lig. teres uteri zum Labium majus (= große Schamlippe). Oberhalb des Canalis inguinalis gibt er die Rr. musculares für die motorische Innervation ab.
– Nn. scrotales anteriores	*sensibel:* Peniswurzel und oberer Teil des Skrotum	Sie kommen nur beim Mann vor.
– Nn. labiales anteriores	*sensibel:* Labium majus	Sie kommen nur bei der Frau vor.
N. genito-femoralis (L$_1$–L$_2$)	Zur Innervation siehe die nachfolgenden Äste.	Nach dem Austritt aus dem M. psoas major verläuft er auf der Vorderfläche des M. psoas major abwärts und teilt sich in 2 Äste. Er, bzw. seine beiden Äste, unterkreuzen den Ureter (= Harnleiter).

Nerv	Innervationsort	Verlauf
Äste des N. genitofemoralis – **R. genitalis**		
	Beim Mann: *motorisch:* M. cremaster und Tunica dartos (die Tunica liegt als „Fleischhaut" unter der Skrotalhaut); *sensibel:* Haut des Skrotum und die Haut des dem Skrotum gegenüberliegenden Oberschenkels	Verläuft beim Mann über das Lig. inguinale (Leistenband) und anschließend mit dem Funiculus spermaticus (Samenstrang) durch den Canalis inguinalis (= Leistenkanal) zum Skrotum.
	Bei der Frau: *sensibel:* Labium majus und der entsprechende Hautbereich am Oberschenkel (siehe Mann).	Verläuft bei der Frau mit dem Lig. teres uteri durch den Leistenkanal zum Labium majus.
– **R. femoralis**	*sensibel:* Haut des lateralen Teils des Oberschenkels im Bereich des Hiatus saphenus	Verläuft lateral von der A. femoralis durch die unter dem Lig. inguinale liegende Lacuna vasorum zum Oberschenkel, wo er im Hiatus saphenus in die Subkutis eindringt.
N. cutaneus femoris lateralis (L_2–L_3)	*sensibel:* Haut an der lateralen Seite des Oberschenkels	Er tritt am lateralen Rand des M. psoas major aus und zieht zur Fossa iliaca, wo er schräg über den M. iliacus zur Spina iliaca anterior superior zieht. Unter der Spina iliaca anterior superior liegend gelangt er zur Lacuna musculorum, durch die er zum lateralen Teil des Oberschenkels zieht.
N. femoralis (L_1–L_4)	*motorisch:* M. iliacus, M. psoas major, M. quadriceps femoris, M. sartorius und zusammen mit dem N. obturatorius den M. pectineus	Stärkster Ast des Plexus lumbalis. Er tritt am lateralen Rand des M. psoas major aus. In der Rinne zwischen dem M. psoas major und dem M. iliacus verläuft er abwärts, wobei er noch im kleinen Becken einige Rr. musculares abgibt. Durch die unter dem Lig. inguinale liegende Lacuna musculorum zieht er lateral zum M. iliopsoas, wo er sich fächerförmig in seine Endäste die Rr. cutanei und den N. saphenus aufteilt.
– **Rr. cutanei anteriores**	*sensibel:* Haut der Vorderseite des Oberschenkels bis zum Knie.	
– **N. saphenus** (Hautast)	*Siehe die nachfolgenden Äste*	Er ist ein rein sensibler Nerv! Er verläuft zunächst lateral von der A. femoralis durch den Canalis adductorius (= Adduktorenkanal), durchbohrt dann zusammen mit der A. genus descendens die Membrana vasto-adductoria und zieht unter dem M. sartorius liegend zur medialen Seite des Kniegelenks, von wo er mit der V. saphena magna an der medialen Seite des Unterschenkels zum medialen Knöchel zieht.

Nerv	Innervationsort	Verlauf
– – R. infrapatellaris	*sensibel:* mediale Haut unterhalb der Kniescheibe.	
– Rr. cutanei cruris mediales	*sensibel:* Haut im Bereich des medialen und ventralen Unterschenkels und des medialen Fußrandes.	
	🛈 **Klinik:** Beim (wenn auch selten vorkommenden) Ausfall des N. femoralis ist die Beugung im Hüftgelenk abgeschwächt (durch die Lähmung des M. iliopsoas), wodurch das Aufrichten aus dem Liegen (z.B. aus dem Bett) erschwert ist. Im Kniegelenk kann das Bein nicht mehr aktiv gestreckt werden (Lähmung des M. quadriceps femoris), wodurch der Patient beim Treppensteigen und beim Aufstehen aus dem Sitzen stark behindert ist, beim Stehen knickt der Patient im Kniegelenk leicht ein. Durch den Ausfall des M. quadriceps femoris kann außerdem der Patellarsehnenreflex nicht mehr ausgelöst werden.	
N. obturatorius (L_2–L_4)	*motorisch:* M. obturatorius externus, M. obturatorius internus	Er tritt als einziger Nervenstamm am medialen Rand des M. psoas major aus (in Höhe der Articulatio sacroiliaca). An der lateralen Wand des kleinen Beckens verläuft er unterhalb der Linea terminalis nach kaudal, wobei er dorsal von der A. iliaca interna und lateral vom Ureter verläuft. Mit der A. obturatoria zieht er durch den Canalis obturatorius zum Oberschenkel, wobei er sich noch im Kanal in seine beiden Endäste teilt.
– R. anterior	*motorisch:* M. adductor longus, M. adductor brevis, M. gracilis. Zusammen mit dem N. femoralis den M. pectineus. *sensibel:* Haut auf der Innenseite (= medial) des Oberschenkels.	
– R. posterior	*motorisch:* M. adductor magnus, M. adductor minimus	Zieht über oder durch den M. obturatorius externus zum M. adductor magnus.
	🛈 **Klinik:** Infolge eines Beckenbruchs kann der N. obturatorius im Canalis obturatorius geschädigt werden. Außerdem können aufgrund seiner topographischen Lage zum Ovar (= Eierstock) und zum Ureter (= Harnleiter) Entzündungen auf den N. obturatorius übergreifen. Bei einer Lähmung des N. obturatorius fallen die Adduktorenmuskeln aus, wodurch der Oberschenkel nicht mehr adduziert (= herangeführt) werden kann. Dadurch ist ein kraftvoller Schenkelschluß unmöglich und der Gang wirkt breitbeinig („Seemannsgang"). Das betroffene Bein kann nicht mehr aktiv über das andere Bein geschlagen werden. Außerdem ist das Stehen und Gehen stark beeinträchtigt.	

4.5.3 Plexus sacralis !!! 5/22

Siehe auch die Winterthur-Verlaufsbeschreibung „Spinalnerven".

➤ *Absolut prüfungsrelevant: Das gesamte Kapitel. Sie sollten*
1. alle wesentlichen Nervenäste den entsprechenden Hauptnerven zuordnen können,
2. die motorischen und sensiblen Innervationsgebiete den jeweiligen Nerven oder den fett hervorgehobenen Nervenästen zuordnen können,
3. Kenntnis über den Verlauf der Hauptnerven und der wichtigsten Nervenäste haben,
4. die Klinik kennen. ◄

Der Plexus sacralis ist das stärkste Nervengeflecht unseres Körpers. Der Plexus liegt im Bereich des vorderen Kreuzbeins (= Os sacrum) auf der Vorderseite des M. piriformis und hinter der A. iliaca interna. Der Plexus besteht aus 4 Nervenstämmen.

> **Merksatz:**
>
> **G**ut   – N. **g**luteus superior
> **g**eht's   – N. **g**luteus inferior
> **k**aum   – N. **c**utaneus femoris posterior
> mit **Ischia**s – N. **ischia**dicus.

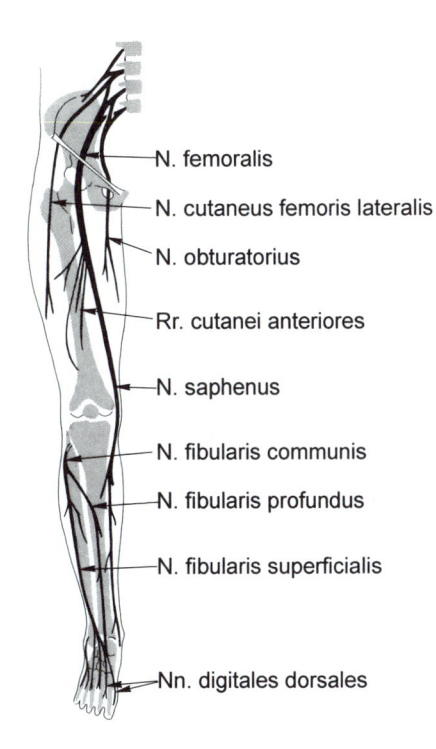

Abb. 4.20 Nerven des rechten Beins von vorne

Äste des Plexus sacralis

Nerv	Innervationsort	Verlauf
Rr. musculares	*motorisch:* M. piriformis, Mm. gemelli, M. obturatorius internus, M. quadratus femoris	Die Rr. musculares, die die nebenstehenden Muskeln innervieren, gehen im Beckenbereich ab.
N. gluteus superior (L_4–S_1)	*motorisch:* M. gluteus medius, M. gluteus minimus, M. tensor fasciae latae	Er verläuft über dem oberen Rand des M. piriformis zum Foramen suprapiriforme (Teil des Foramen sciaticum majus), durch das er aus dem kleinen Becken zur Gesäßregion zieht.
	Klinik: Infolge einer falsch gesetzten intraglutealen Injektion kann es zum Ausfall des N. gluteus superior kommen, wodurch im Hüftbereich die Abduktoren (= Mm. glutei medius und minimus sowie der M. tensor fasciae latae) gelähmt werden. Dadurch sinkt beim Patienten der auf dem kranken Bein steht (= Standbein) das Becken auf der gesunden Seite (= Spielbein) ab, was als Trendelenburg'sches Zeichen bezeichnet wird. Der Oberkörper beugt sich dabei wegen des Gewichtausgleichs zur kranken Seite hin.	
N. gluteus inferior (L_5–S_2)	*motorisch:* M. gluteus maximus	Er gelangt durch das Foramen infrapiriforme (Teil des Foramen sciaticum majus) vom Becken in die Gesäßregion.
	Klinik: Ebenfalls durch eine falsch gesetzte intragluteale Injektion kann es zum Ausfall des N. gluteus inferior kommen, was zur Lähmung des M. gluteus maximus führt. Dadurch wird der Schwerpunkt des Körpers nach hinten verlagert. Im Hüftgelenk ist die Streckung stark geschwächt, weshalb sich der Patient nicht mehr aus dem Sitzen aufrichten oder Treppen steigen kann. Gehen und Stehen sind nur unwesentlich beeinträchtigt.	

Nerv	Innervationsort	Verlauf
N. cutaneus femoris posterior (S$_1$–S$_3$)	*sensibel:* Haut an der Rückseite des Oberschenkels bis zur Kniekehle.	Zusammen mit dem N. ischiadicus und dem N. gluteus inferior verläßt er das kleine Becken durch das Foramen infrapiriforme (Teil des Foramen sciaticum majus). Mit dem N. ischiadicus verläuft er zwischen dem Tuber ischiadicum (Teil des Os ischii = Sitzbein) und dem Trochanter major des Femur abwärts. Unter dem M. gluteus maximus zieht er zur Rückseite des Oberschenkels und unter der Fascia lata (= Körperfaszie) zur Kniekehle weiter.
– Nn. clunium inferiores	*sensibel:* Haut im Gesäßbereich	
– Nn. perineales	*sensibel:* Haut im Damm- und Schambereich	
N. ischiadicus (L$_4$–S$_3$) (syn.: **N. sciaticus**)	*motorisch:* M. obturatorius internus, Mm. gemelli, M. quadratus femoris, M. biceps femoris (Caput longum), M. semimembranosus, M. semitendinosus, M. adductor magnus	Er ist mit etwa 1,5 cm Breite der stärkste und längste periphere Nerv im menschlichen Körper. Durch das Foramen infrapiriforme (Teil des Foramen sciaticum majus) verläßt er das kleine Becken. Er verläuft über den M. obturatorius internus, die Mm. gemelli und den M. quadratus femoris, sowie anschließend zwischen dem Tuber ischiadicum und dem Trochanter major des Femur zur Rückseite des Oberschenkels, wo er unter dem M. biceps femoris liegend zur Kniekehle zieht. Der N. ischiadicus teilt sich im Bereich des Oberschenkels, spätestens vor dem Eintritt in die Kniekehle, in seine beiden Endäste (N. tibialis und N. fibularis communis). Die Nervenfasern der beiden Endäste liegen teilweise schon im Foramen infrapiriforme als morphologisch getrennte Faserbündeln vor, die jedoch noch von einer gemeinsamen Bindegewebshülle umgeben sind und so als Nervenstamm erscheinen. In seltenen Fällen liegen beide Endäste bereits im Becken getrennt vor, dann verläuft der N. tibialis durch das Foramen infrapiriforme und der N. fibularis communis durch den M. piriformis.
Äste im Oberschenkelbereich:		
– **N. tibialis**	*motorisch:* • Im Oberschenkelbereich (wenn nicht direkt aus dem N. ischiadicus): M. semimembranosus, M. semitendinosus, M. adductor magnus, manchmal das Caput longum des M. biceps femoris. • Im Unterschenkelbereich die Beuger: M. gastrocnemius, M. soleus, M. plantaris, M. popliteus, M. tibialis posterior, M. flexor hallucis longus, M. flexor digitorum longus	Er ist stärker ausgebildet als der andere Endast (N. fibularis communis). Der N. tibialis zieht unter dem M. gastrocnemius liegend lateral von der V. poplitea durch die Mitte der Kniekehle. Er verläßt die Kniekehle unter dem Sehnenbogen des M. soleus (= Arcus tendineus m. solei) liegend. Lateral von der A. tibialis posterior verläuft er zwischen dem M. flexor hallucis longus und dem M. flexor digitorum longus liegend bis hinter den medialen Knöchel, wo er sich in seine beiden Endäste, den N. plantaris lateralis und den N. plantaris medialis spaltet, die beide unter dem Retinaculum mm. flexorum zur Fußsohle ziehen.

Nerv	Innervationsort	Verlauf
Äste im Unterschenkelbereich:		
– – N. cutaneus surae medialis		Geht in der Kniekehle aus dem N. tibialis hervor. Er verläuft lateral von der V. saphena parva zwischen den Köpfen des M. gastrocnemius und verbindet sich mit dem R. communicans des N. fibularis communis zum N. suralis.
– – N. suralis	Siehe die nachfolgenden Äste	Verläuft lateral von der Achillessehne. Um den Malleolus lateralis (= Außenknöchel) herum gelangt er zum lateralen Fußrand.
– – – Rr. calcanei laterales	*sensibel:* Haut der lateralen Fersenseite	
– – – N. cutaneus dorsalis lateralis	*sensibel:* Haut des lateralen Fußrandes	
– – N. interosseus cruris	*sensibel:* Periost der Tibia	Zieht hinter der Membrana interossea cruris liegend zum Sprunggelenk.
Endäste des N. tibialis:		
– – **N. plantaris medialis**	*motorisch:* M. abductor hallucis, M. flexor digitorum brevis, M. flexor hallucis brevis	Ist der stärkere Endast. Er verläuft unter dem M. abductor hallucis zur Fußsohle, wo er sich in einen medialen und einen lateralen Ast teilt. Aus dem lateralen Ast gehen die 3 Nn. digitales plantares communes hervor, die sich in je 2 Nn. digitales plantares proprii teilen.
– – – Nn. digitales plantares communes	*motorisch:* Mm. lumbricales I und II.	
– – – Nn. digitales plantares proprii	*sensibel:* Haut der medialen 3 1/2 Zehen.	
– – **N. plantaris lateralis**	Siehe die nachfolgenden Äste	Verläuft mit dem gleichnamigen Gefäß unter dem M. flexor digitorum brevis und teilt sich in einen R. superficialis und einen R. profundus.
– – – R. superficialis		Teilt sich in die Nn. digitales plantares communes, aus denen die Nn. digitales plantares proprii hervorgehen.
– – – – Nn. digitales plantares proprii	*sensibel:* Haut der lateralen 1 1/2 Zehen (Kleinzehe und 4. Zehe).	

Nerv	Innervationsort	Verlauf
– – – R. profundus	*motorisch:* M. flexor digiti minimi brevis, M. opponens digiti minimi, Mm. interossei, die lateralen Mm. lumbricales III und IV, M. adductor hallucis, das Caput laterale des M. flexor hallucis brevis, M. quadratus plantae, M. abductor digiti minimi	
– **N. fibularis communis** (alt: N. peroneus communis)	Im Oberschenkelbereich *motorisch:* Caput breve des M. biceps femoris.	Verläuft im Oberschenkel am lateralen Rand des M. biceps femoris entlang zur lateralen Seite der Kniekehle und mit der Sehne des M. biceps femoris zum Caput der Fibula. Anschließend zieht er um das Collum der Fibula (wo er direkt unter der Haut liegt) herum zur Streckseite (= Vorderseite) des Unterschenkels, wo er in den M. peroneus longus eindringt. Im M. peroneus longus teilt er sich in seine beiden Endäste, den oberflächlich verlaufenden N. fibularis superficialis und den in der Tiefe verlaufenden N. fibularis profundus.
Äste im Unterschenkelbereich:		
– – N. cutaneus surae lateralis	*sensibel:* Haut der lateralen Unterschenkelseite bis zum Malleolus lateralis	Zweigt in der Kniekehle ab.
– – R. communicans peroneus		Vereinigt sich mit dem N. cutaneus surae medialis (= Ast des N. tibialis) zum N. suralis.
– – **N. fibularis superficialis** (alt: N. peroneus superficialis)	*motorisch:* M. peroneus longus, M. peroneus brevis	Durchdringt im unteren Teil des Unterschenkels die Fascia cruris und zieht zum Fußrücken, wo er sich in seine beiden Endäste, den N. cutaneus dorsalis und den N. cutaneus intermedius teilt, aus denen wiederum die Nn. digitales dorsales pedis hervorgehen.
– – – Nn. cutanei dorsalis und intermedius	*sensibel:* Haut des Fußrückens.	
– – – – Nn. digitales dorsales pedis	*sensibel:* Haut an der dorsalen Seite der 2.–5. Zehe.	

Nerv	Innervationsort	Verlauf
– – **N. fibularis profundus** (alt: N. peroneus profundus)	*motorisch:* M. extensor digitorum longus und brevis, M. extensor hallucis longus und brevis, M. tibialis anterior; *sensibel:* Haut der einander zugekehrten Seiten der 1. und 2. Zehe.	Zieht durch das Septum intermusculare cruris anterius zur Streckerloge, wo er mit der A. tibialis anterior zwischen den Extensoren zum Fußrücken gelangt. Auf dem Fußrücken verläuft er mit der A. dorsalis pedis.

Klinik: Nachfolgend sind die Krankheitsbilder beim Ausfall der jeweiligen Nervenäste beschrieben.

1. N. ischiadicus – er kann infolge einer Beckenfraktur oder einer Hüftgelenksluxation geschädigt werden. Dadurch kann es zur Lähmung der ischiocruralen Muskeln und aller Muskeln des Unterschenkels und des Fußes kommen (Ausnahme: Adduktoren und Kniestrecker). Ein davon betroffener Patient kann im Kniegelenk nicht mehr aktiv beugen oder kreiseln. Die Unterschenkelmuskeln sind gelähmt und die Sprunggelenke ohne Halt.

2. N. tibialis – bei seinem Ausfall kommt es zur Lähmung aller Flexoren (= Beuger) des Fußes und der Zehen sowie der Supinatoren. Der Patient kann den Fuß nicht mehr nach plantarwärts bewegen, ein Zehenstand ist nicht mehr möglich. Durch den Ausfall der Mm. interossei befinden sich die Mittel- und Endglieder der Zehen in Plantarflexion, was als Krallen- oder Hackenfuß bezeichnet wird.

3. N. fibularis communis – er verläuft im Bereich des Collum fibulae direkt unter der Haut. Am häufigsten wird er daher in diesem Bereich durch chronischen Druck (z.B. schlecht angepaßtem Gehgips), Stoß oder eine Fraktur des Fibulaköpfchens geschädigt. Beim Ausfall des N. fibularis communis sind die Mm. peronei (Pronatoren) und die Extensoren gelähmt. Eine Dorsalextension (Heben) und Pronation des Fußes ist nicht mehr möglich. Der Fuß ist vielmehr supiniert und plantar flektiert, d.h. der Fuß kann im Sprunggelenk nicht mehr angehoben werden, die Fußspitze (Zehen) schleifen beim Gehen über den Boden (ein Hackengang ist unmöglich). Es entwickelt sich ein Spitzfuß. Außerdem können die Zehen nicht mehr gestreckt werden.
Beim Gehen kommt es zum sogenannten Stepper- oder Hahnentrittgang, weil der Patient den Fuß besonders hoch hebt, um so das Schleifen der Fußspitze über dem Fußboden auszugleichen.

4. N. fibularis profundus – bei seinem Ausfall fallen alle Extensoren aus. So kommt es zur Lähmung der Dorsalflexion des Fußes. Das hat zur Folge, daß der Fuß im Sprunggelenk nicht mehr angehoben werden kann. Dadurch ist der Hackengang (= Fersengang) nicht mehr möglich. Die Zehen sind wegen des Ausfalls der Zehenstrecker stark gebeugt. Wie beim Ausfall des N. fibularis communis kommt es zum Stepper- oder Hahnentrittgang.

5. N. fibularis superficialis – bei seinem Ausfall sind die Mm. peronei longus und brevis gelähmt. Dadurch kommt es zur Supinationsstellung des Fußes – der laterale Fußrand hängt herab. Eine Pronation (= Hochheben des lateralen Fußrandes) ist nicht mehr möglich (Klumpfuß).

Praktische Anatomie: Wichtige Nervenreflexe im Beinbereich

Reflex	Nerv	Auslösung (mit Reflexhammer)	Muskel
Kremasterreflex	N. genitofemoralis	Auf der Haut der Innenseite des Oberschenkels Richtung Genital streichen → Hoden hebt sich (durch Kontraktion des M. cremaster)	M. cremaster
Patellarsehnenreflex (= Quadricepsfemoris-Reflex)	N. femoralis	Bei flektiertem (entspanntem) Knie Schlag auf das Lig. patellae (Sehne unterhalb der Patella) → Streckbewegung im Kniegelenk.	M. quadriceps femoris
Achillessehnenreflex (Triceps-surae-Reflex)	N. tibialis	Bei leicht flektiertem Kniegelenk Schlag auf die Achillessehne → Plantarflexion des Fußes.	M. triceps surae
Fußsohlenreflex	N. tibialis	Bestreichen des lateralen Fußrandes → Plantarflexion der Großzehe. Patholog.: Dorsalflexion der Großzehe und fächerförmiges Spreizen der anderen Zehen (= Babinski positiv)	M. flexor hallucis longus.

Merke:
- N. obturatorius – innerviert am Oberschenkel alle Adduktoren;
- N. femoralis – innerviert am Oberschenkel alle Extensoren;
- N. tibialis – innerviert am Unterschenkel alle Flexoren und alle Fußsohlenmuskeln;
- N. fibularis profundus – innerviert am Unterschenkel alle Extensoren und alle Fußrückenmuskeln;
- N. fibularis superficialis – innerviert die Muskeln der Peroneusgruppe.

4.6 Arterien und Venen

4.6.1 Arterien !!! 6/15

➤ *Prüfungsrelevant sind der Verlauf der Hauptstämme (Topographie), die Kenntnis der größeren Arterien sowie die Klinik.* ◄

Siehe auch Winterthur-Verlaufsbeschreibung „Arterien".

Die Aorta abdominalis gibt in Höhe des 4. Lendenwirbels die beiden Aa. iliacae communes ab und endet als A. sacralis mediana. Jede der beiden Aa. iliacae communes teilt sich in eine A. iliaca externa und eine A. iliaca interna (s. Kapitel 8.9.2). Die A. iliaca externa geht in die A. femoralis über.

Die Hauptarterie für die untere Extremität ändert also während ihres Verlaufs dreimal ihre Bezeichnung. Zunächst wird sie als A. iliaca externa, distal vom Lig. inguinale (Leistenband) als A. femoralis und in der Kniekehle als A. poplitea bezeichnet.

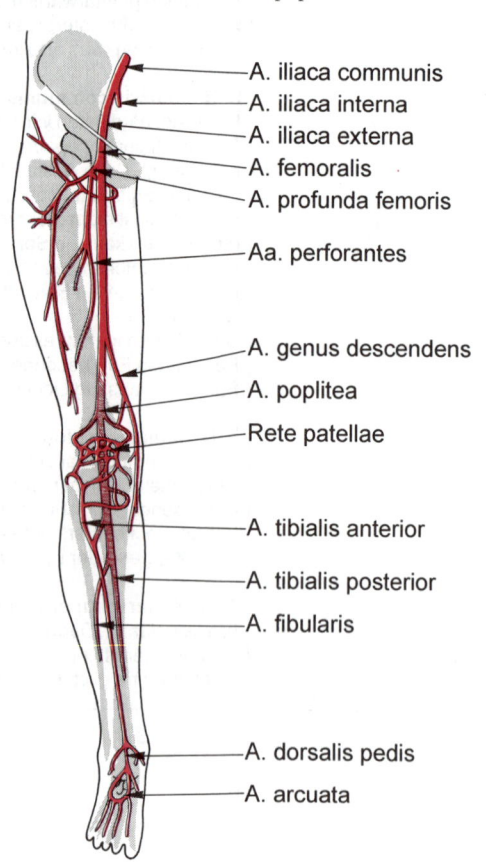

Abb. 4.21 Arterien des rechten Beins von vorne

A. femoralis (= Oberschenkelarterie)

Sie beginnt als Fortsetzung der A. iliaca externa in der unter dem Lig. inguinale (= Leistenband) liegenden Lacuna vasorum, wo sie auf dem Pecten ossis pubis (= Knochenkamm des Schambeins) liegt. Durch die Lacuna vasorum gelangt die A. femoralis in die vom M. iliopsoas und M. pectineus begrenzte Fossa iliopectinea (alt: Fossa subinguinalis). In diesem Bereich ist sie nur von der Haut und der Fascia lata bedeckt und kann daher getastet werden (Puls!).
Anschließend verläuft sie in dem unter dem M. sartorius liegenden Canalis adductorius (= Adduktorenkanal), wo sie zu Anfang vom N. saphenus (Ast des N. femoralis) begleitet wird. Im Adduktorenkanal gelangt sie von der ventralen zur dorsalen Oberschenkelseite. Durch den Hiatus tendineus (syn: Hiatus adductorius = Adduktorenschlitz) verläßt sie den Kanal und geht in die A. poplitea über.

Die A. femoralis gibt an Ästen ab:

→ **A. epigastrica superficialis** – geht etwa 1 cm unterhalb des Lig. inguinale ab und zieht über das Lig. inguinale bis zur Nabelhöhe, wo sie mit Ästen der A. thoracica interna anastomosiert.

→ **A. circumflexa ilium superficialis** – zieht unter dem Lig. inguinale liegend zur Haut im Bereich der Spina iliaca anterior superior.

→ **Aa. pudendae externae** – ziehen beim Mann zum Skrotum (= Hodensack), bei der Frau zu den Schamlippen.

→ **A. profunda femoris** – geht als stärkster Ast der A. femoralis etwa 3–6 cm unterhalb des Lig. inguinale aus der lateralen Seite der A. femoralis hervor. Die A. profunda femoris zieht nach medial, wobei sie die A. femoralis unterkreuzt und auf dem M. adductor brevis und M. adductor magnus kniewärts zieht. Zwischen der A. femoralis und der A. profunda femoris liegt der M. adductor longus. An Ästen gehen aus ihr hervor:
- A. circumflexa femoris medialis – geht in der Fossa iliopectinea ab und zieht zwischen dem M. iliopsoas und dem M. pectineus nach hinten zur Fossa trochanterica und versorgt die ischiokruralen Muskeln.
- A. circumflexa femoris lateralis – geht in der Fossa iliopectinea ab und zieht unter dem M. rectus femoris nach lateral und versorgt die Extensoren.
- Aa. perforantes I, II, III – bilden die Endäste der A. profunda femoris und ziehen durch einen Schlitz zwischen den Adduktoren zur Rückseite des Oberschenkels. Sie stehen untereinander in Verbindung.

→ **A. genus descendens** – geht im Adduktorenkanal aus der A. femoralis hervor und durchbricht zusammen mit dem N. saphenus und der V. genus descendens die Membrana vastoadductoria.

Klinik: Im Bereich der Hüfte ist die A. femoralis über Anastomosen mit Ästen der A. iliaca interna verbunden, so daß bei einer Unterbindung der A. femoralis oberhalb des Abgangs der A. profunda femoris ein ausreichender Kollateralkreislauf entsteht. Distal vom Abgang der A. profunda femoris sollte die A. femoralis jedoch nicht unterbunden werden, da ein ausreichender Kollateralkreislauf zwischen der A. profunda femoris und der A. genus descendens nur selten möglich ist.

A. poplitea (= Kniekehlenarterie)

Sie erstreckt sich als Fortsetzung der A. femoralis vom Hiatus tendineus (= Ausgang des Adduktorenkanals) bis zum unteren Rand des M. popliteus. Vom Hiatus tendineus aus zieht sie medial vom Femur liegend knochennah in die Fossa poplitea (= Kniekehle), wo sie innerhalb des Gefäß-Nerven-Strangs am tiefsten liegt. Über ihr verläuft die V. poplitea und darüber der N. popliteus.

> **Merkwort: Nivea**
>
> (N = Nerv, v = Vene, A = Arterie).

Ober- oder unterhalb vom Arcus tendineus m. solei teilt sich die A. poplitea in ihre beiden Endäste, die A. tibialis posterior und die A. tibialis anterior auf.

An Ästen gibt sie u.a. ab:
- A. genus inferior medialis – zum Rete articulare genus
- Aa. surales – zu den Wadenmuskeln.

Rete articulare genus – liegt als Arteriengeflecht im Bereich des vorderen Kniegelenks. Es erhält Zuflüße aus dem oberen Teil der A. poplitea und aus der A. tibialis anterior (über A. recurrens tibialis anterior).

Klinik: Beim Verschluß der A. poplitea reicht die Kapazität des Rete articulare genus für einen Kollateralkreislauf zumeist nicht aus.

A. tibialis anterior (= vordere Schienbeinarterie)

Sie geht am unteren Rand des M. popliteus ober- oder unterhalb des Arcus tendineus m. solei aus der

A. poplitea hervor. Durch einen Schlitz im oberen Teil der Membrana interossea cruris gelangt die A. tibialis anterior zur Vorderseite des Unterschenkels, von wo sie mit dem N. fibularis profundus durch die Extensorenloge bis zum Retinaculum mm. extensorum inferius fußwärts verläuft und in die A. dorsalis pedis übergeht. Sie versorgt die Extensoren mit Blut. An Ästen gibt sie u.a. ab:
- A. malleolaris anterior lateralis – zieht zum äußeren Knöchel, wo sie ins Rete malleolare laterale einmündet.
- A. malleolaris anterior medialis – zieht zum Rete malleolare mediale des inneren Knöchels.

A. dorsalis pedis – zieht als Endast der A. tibialis anterior lateral von der Sehne des M. extensor hallucis longus auf dem Fußrücken. Ihr wichtigster Ast ist die A. arcuata.

→ A. arcuata – verläuft in Höhe der Lisfranc'schen Gelenklinie (= Basen der Mittelfußknochen) unter den Sehnen des M. extensor digitorum longus und brevis bogenförmig bis zum lateralen Fußrand. Aus dem Gefäßbogen gehen 4 Aa. metatarseae dorsales hervor, die sich wiederum in jeweils 2 Aa. digitales dorsales teilen.

A. tibialis posterior
(= hintere Schienbeinarterie)

Sie ist stärker ausgebildet als die A. tibialis anterior und bildet die eigentliche Fortsetzung der A. poplitea. Die A. tibialis posterior beginnt am unteren Rand des M. popliteus ober- oder unterhalb des Arcus tendineus m. solei. Mit dem N. tibialis und den Vv. tibiales posteriores verläuft sie zwischen den tiefen und oberflächlichen Flexoren zum medialen Fußknöchel (= Malleolus medialis). Unter dem Retinaculum mm. flexorum liegend gelangt sie durch den medialen Malleolarkanal (= Gefäß-Nervenstraße am Hinterrand des medialen Knöchels) zur Fußsohle, wo sie sich in die A. plantaris medialis und in die stärkere A. plantaris lateralis teilt. Sie versorgt die Flexoren mit Blut.

Wichtige Äste der A. tibialis posterior sind:
→ **A. fibularis (alt: A. peronea)** – verläuft auf der dorsalen Seite der Fibula in der Loge der tiefen Wadenmuskeln (= Flexorenloge, zwischen M. flexor hallucis longus und M. flexor digitorum longus) zum lateralen Knöchel. Über einen R. communicans anastomosiert sie im Bereich der Malleolen mit der A. tibialis anterior. Über einen Ramus perforans mündet sie in das Rete malleolare laterale, das auch aus der A. tibialis anterior versorgt wird.

→ A. plantaris medialis – verläuft am medialen Fußrand zwischen dem M. abductor hallucis und dem M. flexor digitorum brevis.

→ A. plantaris lateralis – verläuft zwischen dem M. flexor digitorum brevis und dem M. quadratus plantae liegend nach lateral und bildet den bogenförmigen Arcus plantaris profundus. Dieser Arcus erhält außerdem Blut über den R. plantaris profundus aus der A. dorsalis pedis. Aus dem Arcus plantaris gehen 4 Aa. metatarseae plantares hervor, die sich in Aa. digitales plantares communes und diese wiederum in Aa. digitales plantares propriae verzweigen.

→ Rete malleolare laterale und mediale – liegen als Arteriengeflechte über dem Außen- bzw. Innenknöchel. An ihnen sind Äste aus der A. tibialis posterior und anterior beteiligt.

Klinik: Arterienpulse: Im Bereich der unteren Extremität kommt der Qualität der Arterienpulse im Hinblick auf Durchblutungsstörungen (z.B. bei starken Rauchern) große Bedeutung zu.
Der Puls der A. femoralis kann kurz unterhalb der Mitte des Lig. inguinale im Bereich der Fossa iliopectinea (= Fossa subinguinalis) getastet werden. In diesem Bereich können Sie die A. femoralis auch bei Blutungen komprimieren, indem Sie die Arterie mit der Faust gegen die Eminentia iliopubica (oberer Schambeinast) drücken.
Den Puls der A. poplitea können Sie bei gebeugtem Knie mit etwas Geduld in der Kniekehle tasten.
Den Puls der A. tibialis posterior können Sie leicht am inneren Fußknöchel (Malleolus medialis), den der A. dorsalis pedis auf dem Fußrücken, lateral von der Sehne des M. extensor hallucis longus, tasten.

4.6.2 Venen ! 1/2

Siehe auch die Winterthur-Verlaufsbeschreibung „Venen".

Die Venen des Beins werden wie die des Arms eingeteilt in oberflächliche Hautvenen (verlaufen in der Subkutis) und tiefe Begleitvenen (für die Arterien).

Die weiter unten beschriebenen beiden Hauptstämme der oberflächlichen Venen stehen über zahlreiche Äste untereinander und über Vv. perforantes und Vv. communicantes mit den tiefen Begleitvenen in Verbindung. Die Venen besitzen Venenklappen (s. Kapitel 2.4.4), die den Blutfluß nur in eine Richtung zulassen, wobei das Blut von den oberflächlichen zu den tiefen Venen fließt.

Klinik: Besonders die Beinvenen können u.a. durch eine Schwäche der Venenklappen oder einen chronisch erhöhten peripheren Venendruck (Blutstauung) krankhaft erweitert werden. Dadurch werden die Venenklappen insuffizient und das Blut fließt von den tiefen in die oberflächlichen Venen zurück, was zur Blutstauung und damit zu den sichtbaren **Krampfadern** (= Varizen) führt. Durch den verzögerten Abfluß des venösen Blutes kann nährstoffreiches arterielles Blut nur bedingt zugeführt werden, wodurch es zu Ödemen (= Schwellung infolge Wassereinlagerung) und zur Geschwürbildung (Ulcera cruris) kommen kann.

Oberflächliche (epifasziale) Hautvenen

Im Bereich des Fußrückens liegt als Venennetz das Rete venosum dorsale pedis. Aus diesem Venennetz fließt das Blut in die medial verlaufende V. saphena magna und in die lateral verlaufende V. saphena parva.

V. saphena magna – zieht vom medialen Fußrand kommend vorn am Malleolus medialis (= Innenknöchel) vorbei und an der medialen Seite des Unterschenkels zur Kniekehle hoch.

➤ Zusammen mit dem N. saphenus verläuft sie hinter dem Condylus medialis des Femur weiter zur Innenseite des Oberschenkels, wo sie durch die Fascia cribrosa in den Hiatus saphenus gelangt. Unterhalb des Lig. inguinale münden im Bereich der Fossa iliopectinea die Vv. pudendae externae, V. epigastrica superficialis und die V. circumflexa ilium superficialis sternförmig („oberer Venenstern") in die V. saphena oder direkt in die V. femoralis ein. Anschließend mündet die V. saphena magna in die V. femoralis. ◂

Die V. saphena magna besitzt öfter als Seitenast eine V. saphena accessoria, die manchmal mit der V. saphena parva Anastomosen bildet.

V. saphena parva – verläuft vom lateralen Fußrand um den hinteren Teil des Malleolus lateralis (= Außenknöchel) herum zur Rückseite des Unterschenkels. Etwas unterhalb der Kniekehle durchbricht sie die Fascia cruris (= Unterschenkelfaszie) und zieht zwischen den beiden Ursprungsköpfen des M. gastrocnemius in die Tiefe, wo sie in die V. poplitea mündet.

Merke: ➤ Die V. saphena magna mündet in die V. femoralis, die V. saphena parva in die V. poplitea! ◂

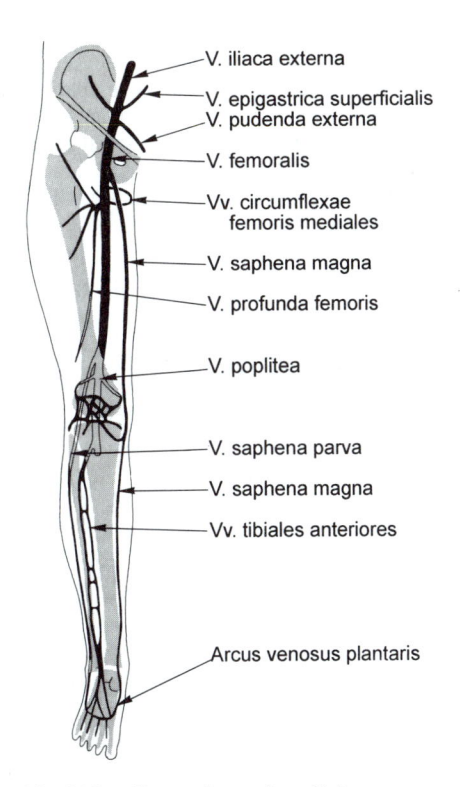

Abb. 4.22   Venen des rechten Beins von vorne

Beschriftung:
- V. iliaca externa
- V. epigastrica superficialis
- V. pudenda externa
- V. femoralis
- Vv. circumflexae femoris mediales
- V. saphena magna
- V. profunda femoris
- V. poplitea
- V. saphena parva
- V. saphena magna
- Vv. tibiales anteriores
- Arcus venosus plantaris

Tiefe (subfasziale) Begleitvenen (= Vv. comitantes)

Die tiefen Begleitvenen liegen bis zum Kniebereich paarig vor. Sie verlaufen mit den gleichnamigen Arterien in einer gemeinsamen Gefäßscheide.

➤ **V. poplitea** – die jeweils doppelt angelegten Vv. tibiales posteriores und anteriores münden in die zunächst ebenfalls doppelt angelegten Vv. popliteae. Im oberen Teil der Kniekehle vereinigen sich die beiden Vv. popliteae zu einem Gefäß.

Im Hiatus tendineus (Adduktorenschlitz) geht sie in die V. femoralis über. ◂

➤ **V. femoralis** – ist einfach angelegt und reicht vom Hiatus tendineus bis zur unter dem Lig. inguinale (= Leistenband) liegenden Lacuna vasorum, wo sie sich in der V. iliaca interna fortsetzt. Im Adduktorenkanal liegt die V. femoralis dorsal und in der Lacuna vasorum medial von der A. femoralis. An Ästen nimmt die V. femoralis im Hiatus saphenus die V. saphena magna sowie im oberen Oberschenkelbereich die V. profunda femoris auf. ◂

🩺 **Klinik:** ➤ Über die V. epigastrica superficialis, die mit den Vv. thoracoepigastricae eine Anastomose bildet, steht die V. femoralis mit der V. axillaris und damit mit der V. cava superior in Verbindung. Diese Verbindung reicht jedoch als Kollateralkreislauf nicht aus, so daß bei einer Unterbindung der V. femoralis in Höhe des Lig. inguinale im Beinbereich eine venöse Stauung auftritt. ◄

4.7 Lymphknoten – Lymphgefäße ! 0/1

Siehe auch die Winterthur-Verlaufsbeschreibung „Lymphgefäßsystem".

Wie bei der oberen Extremität, so werden auch bei der unteren Extremität die Lymphgefäße unterteilt in:
- oberflächliche und
- tiefe Lymphgefäße.

Die oberflächlichen Lymphgefäße begleiten die in der Subkutis verlaufenden V. saphena magna und V. saphena parva. In der Leistenbeuge liegen um die V. saphena magna gruppiert (vor dem Hiatus saphenus) die Nll. inguinales superficialis, die die Lymphe der oberflächlichen Lymphgefäße aufnehmen und sie zu den tiefen Lymphknoten (= Nll. inguinales profundi) weiterleiten.

Die tiefen Lymphgefäße verlaufen im Unterschenkel mit den Arterien, in der Kniekehle ziehen sie durch die zumeist 3 Nll. popliteales. Rumpfwärts verlaufen die tiefen Lymphgefäße mit der A. und V. femoralis bis zu den Nll. inguinales profundi, die unterhalb des Lig. inguinale in der Fossa iliopectinea liegen.

Von den Nll. inguinales profundi fließt die Lymphe durch den in der Lacuna vasorum liegenden großen Lymphknoten, den **Rosenmüller-** oder **Cloquet-Lymphknoten** (= Nl. anuli femoralis), und in den Lymphgefäßen entlang der A. iliaca communis zu den in der Bauchhöhle liegenden Nll. lumbales (weiterer Verlauf s. Kapitel 7.6.4).

Durch die Nll. inguinales superficialis und profundi fließen neben der Lymphe aus der unteren Extremität die Lymphe aus der unteren Bauchwand, den äußeren Geschlechtsorganen, dem Fundus des Uterus und der Analregion.

🩺 **Klinik:** Die Nll. inguinales (und besonders der Rosenmüller'sche Lymphknoten) können beim Hoden- oder Gebärmutterkrebs als erste vergrößert sein.

4.8 Angewandte und topographische Anatomie

4.8.1 Oberflächenanatomie !! 2/18

Prüfungsrelevant: Das gesamte Kapitel.

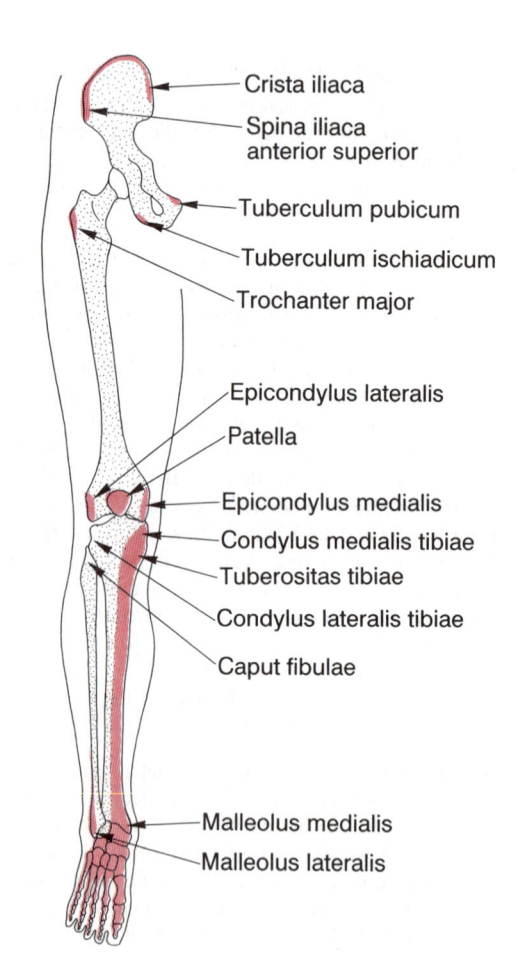

Abb. 4.23 Tastbare Knochenpunkte im Bereich der unteren Extremität von ventral (die Fußknochen sind nicht einzeln beschriftet)

Tastbare Knochenstellen
Beim Lebenden können Sie die in den Zeichnungen 4.4 und 4.5 rot hervorgehobenen Knochenstellen tasten.

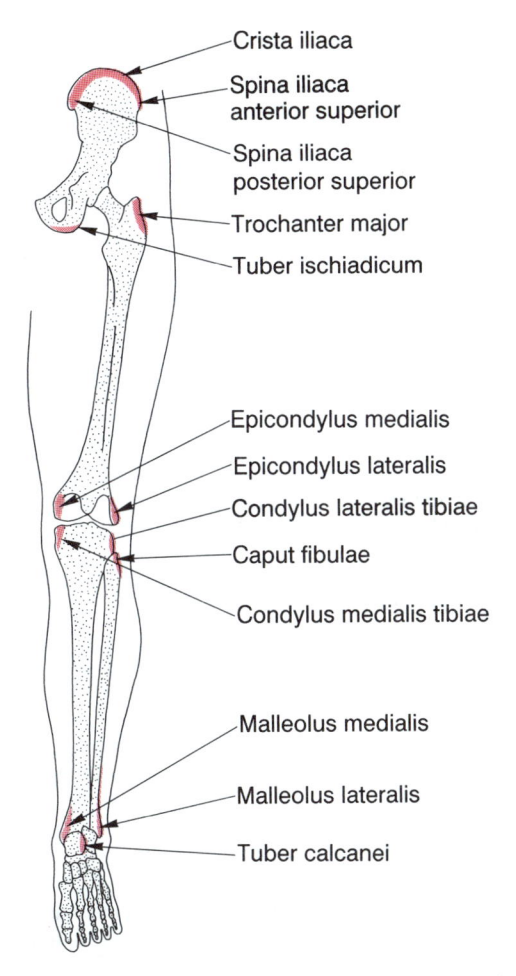

Abb. 4.24 Tastbare Knochenpunkte im Bereich der unteren Extremität von dorsal

4.8.2 Regio inguinalis !!! 0/9

▶ *Prüfungsrelevant: Das gesamte Kapitel.* ◀

Die Regio inguinalis (= Leistengegend) liegt im Übergangsgebiet vom Unterbauch zum Oberschenkel.

Die Regio inguinalis wird begrenzt:
- kranial – durch eine Verbindungslinie zwischen den beiden Spinae iliacae anteriores superiores;
- medial – durch den lateralen Rand des M. rectus abdominis;
- kaudal – durch das Lig. inguinale.

Das bogenförmige **Lig. inguinale** (= Leistenband) spannt sich zwischen der Spina iliaca anterior superior und dem Tuberculum pubicum (= Schambeinhöcker) aus. Das **Lig. inguinale** wird vom verstärkten unteren Rand der Aponeurosen des M. obliquus externus abdominis, M. obliquus internus abdominis und M. transversus abdominis, sowie von straffen queren Faserzügen aus der Fascia iliaca gebildet. Der untere Rand des Lig. inguinale ist nach innen rinnenartig umgebogen und dient damit dem Leistenkanal als vordere und untere Wand. Unter dem Lig. inguinale liegen die Lacuna vasorum und die Lacuna musculorum.

Der **Leistenkanal** (= **Canalis inguinalis**) ist etwa 4–6 cm lang und etwa 1,5 cm breit. Er verbindet beim Mann die Leibeshöhle mit dem Hodensack. Der Canalis inguinalis verläuft in der Bauchwand schräg von oben hinten nach vorn unten. Der Inguinalkanal beginnt lateral vom Tuberculum pubicum mit dem in der Fossa inguinalis lateralis (oberhalb der Mitte des Lig. inguinale) liegenden Anulus inguinalis profundus (= innerer Leistenring). Er endet mit dem Anulus inguinalis superficialis (= äußerer Leistenring) in der Fossa inguinalis medialis. Der **Anulus inguinalis superficialis** liegt als schlitzförmige Öffnung in der Aponeurose des M. obliquus externus abdominis. Neben zwei Faserschenkeln aus der Aponeurose (Crus laterale und Crus mediale) wird dieser Anulus vom Lig. reflexum begrenzt. Das **Lig. reflexum** zieht vom medialen Rand des Lig. inguinale zur Rektusscheide. Die Fossa inguinalis lateralis liegt lateral von der Plica umbilicalis lateralis. Die Fossa inguinalis medialis liegt zwischen der Plica umbilicalis medialis und der Plica umbilicalis lateralis.

Der Leistenkanal wird begrenzt:
- kranial – M. obliquus internus abdominis, M. transversus abdominis, unterer Rand der Rektusscheide;
- ventral – Aponeurose des M. obliquus externus abdominis, Fascia abdominalis superficialis, Lig. inguinale
- dorsal – Fascia transversalis, Peritoneum;
- kaudal – Lig. inguinale und Lig. reflexum.

Durch den Leistenkanal wandert kurz vor der Geburt der Hoden aus der Bauchhöhle in den Hodensack (siehe Kapitel 8.13).

Sensible Innervation der Haut
Zur Einführung siehe bitte die Erklärung in Kapitel 3.8.1.
Die Dermatome der unteren Extremität sind den Spinalnerven L_1–S_3 zuzuordnen.
Die Extremitätennerven innervieren folgende Hautgebiete.
Siehe auch Winterthur-Verlaufsbeschreibung „Spinalnerven".

N. iliohypogastricus
- Hüftgegend – seitliche Hüftgegend unterhalb der Crista iliaca.

Nn. clunium superiores (direkt aus L_{1-3}), **Nn. clunium medii** (direkt aus S_{1-3}), und **Nn. clunium inferiores** (aus N. cutaneus femoris posterior)
- Hüftgegend – Gesäßregion

N. genitofemoralis
- Oberschenkel – vordere und mediale Seite bis zum Kniegelenk.
- Unterschenkel: (über N. saphenus) – mediale Seite des Kniegelenks; (über N. saphenus) – mediale Seite unterhalb des Kniegelenks bis oberhalb des Malleolus medialis.
- Fußrücken (über N. saphenus) – medialer Fußrand.

N. cutaneus femoris lateralis
- Oberschenkel – laterale Seite des Oberschenkels bis zur Kniekehle.

N. cutaneus femoris posterior
- Oberschenkel – dorsale Seite von der Gesäßfläche bis zur Kniekehle.

N. obturatorius
- Oberschenkel – mediale Seite oberhalb des Kniegelenks.

N. fibularis communis
- Unterschenkel (über N. cutaneus surae lateralis) – laterale Seite bis oberhalb des Malleolus lateralis.
- Fußrücken: (über N. fibularis superficialis) – Fußrücken und obere Seite der 1 1/2.–5. Zehe; (über N. fibularis profundus) – einander zugekehrten Seiten der 1. und 2. Zehe.

N. tibialis
- Fußrücken (über N. suralis) – lateraler Knöchel und lateraler Fußrand.
- Fußsohle: (über N. plantaris medialis) – medialer Teil und 3 1/2 medialen Zehen; (über N. plantaris lateralis) – lateraler Teil und 1 1/2 lateralen Zehen.

Der Leistenkanal enthält beim Mann:
- den Funiculus spermaticus (= Samenstrang), in ihm verlaufen:
  - Ductus deferens
  - A. testicularis
  - A. ducuts deferentis (Ast der A. vesicalis inferior)
  - A. cremasterica (Ast der A. epigastrica inferior)
  - V. testicularis (geht aus dem Plexus pampiniformis hervor)
  - V. ductus deferentis
  - M. cremaster
  - Fascia spermatica interna
  - Vestigium processus vaginalis (manchmal als Rest des Processus vaginalis peritonei noch vorhanden),
- den N. ilioinguinalis,
- den R. genitalis des N. genitofemoralis.

Der Leistenkanal enthält bei der Frau:
- das Lig. teres uteri,
- die A. ligamenti teretis uteri (Ast der A. epigastrica inferior),
- den N. ilioinguinalis,
- den R. genitalis des N. genitofemoralis.

Zwischen dem unteren Rand des Lig. inguinale und dem Beckenknochen liegt eine Aussparung, die durch den Arcus iliopectineus in eine medial liegende Gefäßpforte (= Lacuna vasorum) und eine lateral liegende Muskelpforte (= Lacuna musculorum) unterteilt wird.

Der **Arcus iliopectineus** ist ein Sehnenbogen, der sich als Teil der Fascia iliaca zwischen dem Lig. inguinale und der Eminentia iliopubica ausspannt.

Die **Lacuna vasorum** wird begrenzt durch:
- ventral – Lig. inguinale
- dorsal – Os pubis
- medial – Lig. lacunare
- lateral – Arcus iliopectineus

Durch die **Lacuna vasorum** ziehen:
- R. femoralis des N. genitofemoralis
- A. femoralis
- V. femoralis
- Lymphgefäße
- Rosenmüller'scher Lymphknoten.

Das **Lig. lacunare** zieht durch den medialen Winkel der Lacuna vasorum. Es reicht vom Lig. inguinale bis zum Os pubis (= Schambein), wo es in das Lig. pectinale einstrahlt.

Der nicht von Gefäßen oder Lymphknoten ausgefüllte Teil der Lacuna vasorum wird durch das Septum femorale verschlossen. Das Septum bildet eine Scheidewand zwischen Becken und Bein. Es verdeckt den im medialen Teil der Lacuna liegenden **Anulus femoralis**, (Schenkelring), der den Eingang in den zwischen dem M. iliopsoas und dem M. pectineus liegenden Canalis femoralis (= Schenkelkanal) bildet (s. Kapitel 4.8.3).

> **Merkwort** für die Lacuna vasorum:
>
> **IVAN** (von medial nach lateral: Vene, Arterie, Nerv).

Die **Lacuna musculorum** wird begrenzt durch:
- ventral – Lig. inguinale
- dorsal – Os ilium
- medial – Arcus iliopectineus.

Durch die **Lacuna musculorum** ziehen:
- N. femoralis
- N. cutaneus femoris lateralis
- M. iliopsoas.

4.8.3 Trigonum femorale und Fossa iliopectinea   ! 0/0

Unterhalb der Regio inguinalis liegt das dreieckige Trigonum femorale (= Oberschenkeldreieck).

Das **Trigonum femorale** wird begrenzt:
- kranial – Lig. inguinale
- medial – M. adductor longus
- lateral – M. sartorius
- kaudal – M. iliopsoas und M. pectineus.

Im Bereich des Trigonum femorale können getastet werden:
- In der Leistenbeuge die Nll. inguinales superficiales.
- Unterhalb der Mitte des Lig. inguinale in der Fossa iliopectinea der Puls der A. femoralis.
- Unterhalb des Lig. inguinale mit etwas Mühe das Caput des Femur.

Klinik: ▶ Die A. femoralis wird kurz unterhalb der Mitte des Lig. inguinale zur Blutentnahme punktiert. ◀

Körperfaszie

Zum besseren Verständnis der nachfolgenden topographischen Verhältnisse, werden an dieser Stelle zunächst die Faszienverhältnisse im Hüft- und Oberschenkelbereich behandelt.

Im Hüftbereich werden die Muskeln von verschiedenen Faszien bedeckt. Die zarte **Fascia glutea** umhüllt den M. gluteus maximus.

Die Fascia iliaca bedeckt den M. iliopsoas. Nach ihrem Austritt aus der Bauchhöhle zieht ein Teil der Fascia iliaca zum Lig. inguinale, mit dem sie fest verwachsen ist. Der andere Faszienteil bildet den Arcus iliopectineus, der die Lacuna vasorum von der Lacuna musculorum trennt.

Die Oberschenkelmuskeln werden von der derben **Fascia lata** umhüllt, die u.a. am Lig. inguinale und an der Crista iliaca des Os ilium fest verankert ist und im Kniebereich in die **Fascia poplitea** (= Kniefaszie) übergeht.

An der lateralen Oberschenkelseite ist die Fascia lata zum sehnenartigen **Tractus iliotibialis** verstärkt (s. Kapitel 4.4.2).

Fossa iliopectinea

▶ Im Trigonum femorale liegt kaudal vom Li.g inguinale in der Rinne zwischen dem M. iliopsoas und dem M. pectineus die Fossa iliopectinea (syn.: **Fossa subinguinalis** = Unterleistengrube). ◀

Der Boden der Fossa ist von der Fascia pectinea und der Fascia iliaca ausgekleidet, beide als tiefes Blatt der Fascia lata angesehen werden. Die äußere Begrenzung der Fossa bildet das oberflächliche Blatt der Fascia lata, so daß eine zwischen dem oberflächlichen und dem tiefen Faszienblatt liegende Loge entsteht. Durch diese Gefäßloge verlaufen die aus der Lacuna vasorum kommenden A. und V. femoralis.

▶ Durch eine Schenkelhernie (siehe weiter unten) kann diese Loge zum sogenannten **Schenkelkanal** (= **Canalis femoralis**) erweitert werden. Der obere, an die Lacuna vasorum angrenzende Teil des Schenkelkanals, wird von einer zwischen dem Becken und dem Bein gelegenen, stark durchlöcherten Scheidewand (= Septum femorale) gebildet, deren Rand bei einer Schenkelhernie zum Anulus femoralis (= Schenkelring) verdickt ist. Der Schenkelkanal endet am Hiatus saphenus.

Im Bereich des **Hiatus saphenus** besitzt das oberflächliche Blatt der Fascia lata eine große rundliche Öffnung, die durch die siebartig durchbrochene **Fascia cribrosa** verschlossen und von einem sichelartigen Rand (Margo falciformis) umgeben ist. Durch die Fascia cribrosa zieht neben kleineren Gefäßen und Nervenästen die V. saphena magna, die in die V. femoralis mündet. ◄

◊ **Klinik:** ► Der Hiatus saphenus hat besondere Bedeutung als Austrittsstelle der **Schenkelhernien** (= Hernia femoralis), bei der Baucheingeweide das den Anulus femoralis verschließende Septum femorale (= innere Bruchpforte) ausbuchtet, durch den Schenkelkanal zum Hiatus saphenus (= äußere Bruchpforte) gelangt, und durch den Hiatus saphenus bis in das subkutane Gewebe des Oberschenkels absteigen kann. ◄ Während bei der Frau, bedingt durch ein breiteres Becken und eine weitere Lacuna vasorum, die Hernia femoralis besonders in der Schwangerschaft häufiger als beim Mann vorkommt, verhält es sich bei der Hernia inguinalis (= Leistenbruch – siehe Kapitel 6.3.4) umgekehrt. Diese beiden Hernienformen sind dadurch zu unterscheiden, daß die Hernia femoralis weiter lateral als die Hernia inguinalis liegt. Außerdem erstreckt sich die Femoralhernie auf dem Oberschenkel, während die Inguinalhernie in den Hodensack absteigt.

Infolge einer Entzündung im Becken kann es auch zu einem **Senkungsabszeß** kommen, der am M. psoas major entlang und durch die Lacuna musculorum bis in die Kniehöhle vordringen kann. Im Gegensatz zur Schenkelhernie liegt ein Senkungsabszeß lateral vom Puls der A. femoralis.

4.8.4 Regio glutealis ! 0/0

Die Regio glutealis (= Gesäßregion) wird begrenzt:
- kranial – durch die Crista iliaca
- medial – durch die Analrinne
- ventral – durch den M. tensor fasciae latae
- kaudal – durch die Gesäßfurche.

Die Muskeln der Regio glutealis werden in folgende 2 Schichten unterteilt:
- Zur **oberflächlichen Gesäßmuskelschicht** gehören: M. gluteus maximus, M. gluteus medius und M. tensor fasciae latae.
- Zur **tiefen Gesäßmuskelschicht** gehören: M. gluteus minimus, M. piriformis, M. obturatorius internus, Mm. gemelli superior und inferior, M. quadratus femoris und M. obturatorius externus.

Im Bereich der Regio glutealis liegt zwischen der Incisura ischiadica major (im Bereich des Sitzbeins) und dem Os sacrum (Kreuzbein) das **Foramen sciaticum majus** (wird ausführlich in Kapitel 6.4.5 beschrieben).

◊ **Klinik:** Für ein Medikament, das intramuskulär injiziert werden soll, wird zumeist der M. gluteus medius bevorzugt (seltener der M. deltoideus oder der M. vastus lateralis).

Wegen der Lage des N. ischiadicus und des N. gluteus superior darf nicht in den M. gluteus maximus injiziert werden, da ansonsten diese Nerven geschädigt werden können (Kunstfehler!).

Für die intragluteale Injektion haben sich folgende Methoden bewährt:
- Bei der einen Methode wird zwischen der Spina iliaca anterior superior und der Spina iliaca posterior superior eine horizontale Linie und von der Mitte der Crista iliaca nach unten eine senkrechte Linie gezogen, wodurch die Gesäßgegend in 4 Quadranten eingeteilt wird. Die Injektion erfolgt in den oberen äußeren Quadranten.
- Bei der zweiten, heute zumeist bevorzugten Methode, wird mit dem Zeige- und Mittelfinger ein Dreieck gebildet, wobei die Spitze des Zeigefingers über der Spina iliaca anterior superior und die Spitze des Mittelfingers auf der Crista iliaca liegt. Die Injektion erfolgt innerhalb dieses Dreiecks.

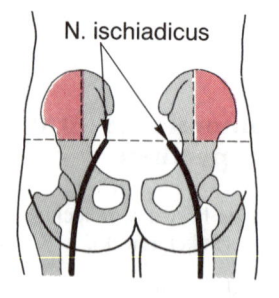

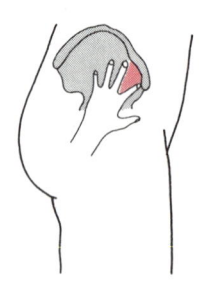

Abb. 4.25 Schematische Darstellung der beiden Injektionsorte für die intragluteale Injektion (Injektionsorte dunkel dargestellt)

4.8.5 Hüfte ! 1/2

Die im GK aufgeführten Fehlstellungen der Hüfte werden in Kapitel 4.3.1 beschrieben.

Als **Standbein** bezeichnet man das Bein, auf dem man steht, als Spielbein das andere Bein, das beim Gehen hochgehoben wird, wobei beim Gehen das Bein laufend zwischen Stand- und Spielbein wechselt.

Das Spielbein bewegt sich beim Gehen vom Boden weg, dabei wird als letztes die große Zehe angehoben und das Gewicht auf das Standbein verlagert. Das Spielbein setzt zuerst mit der Ferse auf und wird, nachdem der gesamte Fuß aufgesetzt wurde, zum Standbein.

➤ Beim Stand auf einem Bein (= Standbein) neigt sich das Becken etwas zur Standbeinseite, während sich durch die Kontraktion der Abduktoren der Standbeinseite (insbesondere der Mm. glutei medius und minimus) das Becken auf der Spielbeinseite etwas anhebt. ◄

4.8.6 Oberschenkel !! 1/1

Die Oberschenkelmuskulatur ist von der bindegewebigen Fascia lata umhüllt.

Von der **Fascia lata** zieht lateral und medial je eine Scheidewand (= Septum intermusculare laterale bzw. mediale) in die Tiefe zum Labium laterale bzw. mediale der Linea aspera des Femur, wodurch eine ventrale und eine dorsale Muskelloge gebildet wird. In der ventralen Muskelloge liegen die Streckermuskeln, in der dorsalen Muskelloge liegen medial die Adduktorenmuskeln und lateral die Beugermuskeln. Der M. sartorius und der M. gracilis liegen in jeweils einer eigenen, von der Fascia lata gebildeten Hülle, die beiden Muskeln eine fest Führung gibt.

➤ Bei der Seitenansicht auf das Becken sehen Sie, daß die Membrana obturatoria am oberen Rand des Foramen obturatorium eine kleine Lücke offen läßt, durch die der 2–3 cm lange **Canalis obturatorius** aus dem kleinen Becken in die Oberschenkelregion gelangt.
Der Canalis obturatorius wird kranial durch das Os pubis (= Schambein) und kaudal durch die Membrana obturatoria begrenzt. ◄

Durch den Canalis obturatorius verlaufen der N. obturatorius und die A. und V. obturatoria.

Klinik: Der Canalis obturatorius wird durch einen Fettpfropf ausgefüllt. Wird dieser Fettpfropf abgebaut oder entfernt, so kann sich Baucheingeweide und Peritoneum in den Kanal einstülpen, was als **Hernia obturatoria** bezeichnet wird. Durch eine solche Hernie kann der N. obturatorius gereizt werden, was auf der Innenseite des Oberschenkels zu Parästhesien (= Taubheitsgefühl und Kribbeln) führt.

Im Oberschenkelbereich liegt der **Canalis adductorius** (= Adduktorenkanal), der von der Vorderseite des Oberschenkels in Richtung Kniekehle verläuft.

➤ Der Canalis adductorius ist eine etwa 6 cm lange Furche zwischen dem M. vastus medialis sowie dem M. adductor magnus bzw. M. adductor longus. Diese Furche wird vorne durch die **Membrana vastoadductoria** zum Kanal verschlossen. Die Membrana vastoadductoria ist eine Sehnenplatte, deren Sehnenfasern vom M. adductor longus und magnus stammen und die sich zwischen diesen Muskeln und dem M. vastus medialis ausspannt.

Über den Adduktorenkanal verläuft der M. sartorius. Der Adduktorenkanal endet mit einer schlitzartigen Öffnung in der Ansatzsehne des M. adductor magnus, die Hiatus tendineus (syn.: Hiatus adductorius = Adduktorenschlitz) genannt wird. ◄

➤ Durch den Canalis adductorius ziehen:
- A. und V. femoralis – gelangen durch den Canalis von der ventralen zur dorsalen Oberschenkelseite
- N. saphenus (Ast des N. femoralis) – verläuft nur eine kurze Wegstrecke mit der A. und V. femoralis und bohrt sich dann zusammen mit der A. genus descendens durch die Membrana vastoadductoria und verläßt damit den Hiatus tendineus. ◄

Im Oberschenkelbereich verlaufen folgende 3 Gefäß-Nerven-Straßen:

Gefäß-Nerven-Straße	Leitmuskeln	Inhalt
Streckerloge	M. iliopsoas und M. pectineus. Beide Gefäße (s. Inhalt) ziehen von der Lacuna vasorum durch den Canalis adductorius zur Kniekehle).	A. und V. femoralis, N. saphenus
Adduktorenloge	ventrale und mediale Muskelgruppen	A. und V. profunda femoris
Ischiokrurale Loge	Caput longum des M. biceps femoris	N. ischiadicus oder seine beiden Äste: N. tibialis und N. fibularis communis

4.8.7 Fossa poplitea ! 0/2

Die Kniegegend (= Regio genus) wird unterteilt in
- Regio genus anterior = vordere Kniegegend (s. Kapitel 4.8.8),
- Regio genus posterior (= Regio poplitea) = hintere Kniegegend.

Die rautenförmige Fossa poplitea (= Kniekehle) wird von der **Fascia poplitea** bedeckt. Die Fascia poplitea geht aus der Fascia lata hervor und setzt sich in die Fascia cruris (= Unterschenkelfaszie) fort.

Die Kniekehle wird begrenzt durch:

	lateral	medial
oben	M. biceps femoris	M. semimembranosus M. semitendinosus
unten	M. plantaris, Caput laterale des M. gastrocnemius	Caput mediale des M. gastrocnemius

▶ Die Kniekehle enthält neben Fett- und Bindegewebe die beiden Äste des N. ischiadicus:
- N. fibularis communis (liegt lateral)
- N. tibialis (liegt in der Mitte). ◀

▶ Unter den beiden Nerven verlaufen die A. und V. poplitea, wobei die beiden Nerven am oberflächlichsten liegen, darunter liegt die V. poplitea, am tiefsten (dem Gelenk anliegend) findet man die A. poplitea. ◀

Merkwort:

Nivea (N = Nerv, v = Vene, a = Arterie).

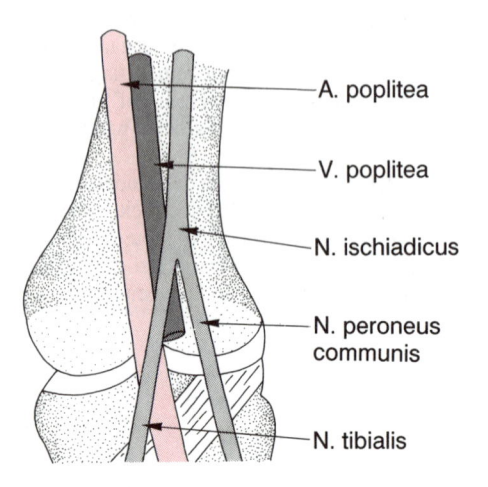

Abb. 4.26 Leitungsbahn der rechten Kniekehle (umgezeichnet nach einer Physikumsfrage)

Von den oberflächlich verlaufenden Venen durchbricht die V. saphena parva kurz unterhalb der Kniekehle die Fascia cruris und zieht in die Tiefe. Die V. saphena magna verläuft medial über die Faszie.

Im Bereich der V. saphena parva liegen die Nll. popliteales superficiales. Im Fettgewebe der Kniekehle liegen die nur schlecht zu tastenden Nll. popliteales profundi. Die Lymphe fließt von den Nll. popliteales zu den Nll. inguinales (siehe Kapitel 4.7).

4.8.8 Regio genus !! 2/3

Die vordere Kniegegend enthält das Skelett des Kniegelenks (= Femur, Tibia und Patella).
▶ Die **Patella** wird vom Lig. patellae, einer Fortsetzung der Quadrizepssehne, umschlossen, die an der Tuberositas der Tibia ansetzt. Seitlich von der Patella ziehen vom M. vastus medialis das Retinaculum patellae mediale und vom M. vastus lateralis das Retinaculum patellae laterale als Aponeurosen zur

Tuberositas der Tibia. Diese beiden Retinaculae halten als Seitenbänder die Patella in der Gelenkrinne. ◂

Die im Bereich der Patella liegenden Schleimbeutel werden im Kapitel 4.3.2 beschrieben.

Diese Bursae stehen zumeist untereinander in Verbindung, bei tiefen Wunden können sie leicht eröffnet werden.

Klinik: Bei einer Achsenfehlstellung im Bereich des Kniegelenks kann es langfristig zu Deformitäten kommen. Wie Sie in Kaptel 4.3.1 Abb. 4.4 sehen, verläuft die Belastungsachse (rote Linie) im Normalfall durch das Caput des Femur und durch die Mitte des Kniegelenks und des oberen Sprunggelenks.
▸ Im Kniegelenk bildet die Schaftachse des Femur mit der Längsachse der Tibia einen nach lateral offenen Winkel von 175°. Ist dieser Winkel wesentlich kleiner als 175°, so spricht man von einem **Genu valgum** (= X-Bein), ist der Winkel wesentlich größer, von einem Genu varum (= O-Bein). Der Mittelpunkt des Kniegelenks liegt dabei außerhalb der Traglinie (die Traglinie wird dadurch selbst nicht verschoben!). Beim **Genu varum** liegt die Belastungsachse und damit die Hauptbelastung im medialen Kniebereich, beim Genu valgum entsprechend im lateralen Kniebereich. ◂

Das Genu varum ist in leichten Graden im Säuglingsalter, das Genu valgum ebenfalls in leichten Graden zwischen dem 2. und 6. Lebensjahr physiologisch.

> **Merksatz** zum Genu varum:
>
> Oh, warum habe ich O-Beine.

Ist im Kniegelenk eine Überstreckung z.B. bis 200° möglich, so spricht man von einem **Genu recurvatum** (= Knickbein).

4.8.9 Unterschenkel ! 1/3

Prüfungsrelevant: Inhalt der Gefäß-Nerven-Straßen.

Die Muskeln des Unterschenkels werden von der Fascia cruris (Teil der Körperfaszie) umhüllt. Die Fascia cruris ist mit der medialen Fläche der Tibia verwachsen.

Die Muskeln des Unterschenkels werden durch die Tibia, Fibula und die Membrana interossea cruris in eine vorne liegende Streckerloge und eine hinten liegende Beugerloge unterteilt.

Von der Fascia cruris gehen 2 Septa intermuscularia zur Fibula ab, wodurch als dritte Muskelloge die Peroneusloge für die Mm. peronei gebildet wird.

Gefäß-Nerven-Straße	Leitstrukturen	Inhalt
Extensorenloge (= Streckerloge)	M. tibialis anterior	N. fibularis profundus, A. tibialis anterior, Vv. tibiales anteriores
Peroneusloge	—	N. fibularis superficialis
Flexorenloge (= Beugerloge)	zwischen dem M. flexor hallucis longus und dem M. flexor digitorum longus	N. tibialis, A. tibialis posterior, Vv. tibiales posteriores

Außerhalb der Muskellogen verlaufen gemeinsam:
- die V. saphena magna mit dem N. saphenus,
- die V. saphena parva mit dem N. suralis.

4.8.10 Regio malleolaris ! 0/0

Als Regio malleolaris wird der Bereich um den Außen- und Innenknöchel bezeichnet.

▸ Hinter dem Innenknöchel (= Malleolus medialis) ziehen 3 Sehnen zur Fußsohle. Von plantar nach dorsal gesehen sind dies die Sehnen von
- M. flexor hallucis longus
- M. flexor digitorum longus
- M. tibialis posterior.

Hinter der Sehne des M. flexor digitorum longus verlaufen der N. plantaris lateralis, der N. plantaris medialis und die A. tibialis posterior um den Innenknöchel herum zur Plantarseite des Fußes.

Hinter dem Außenknöchel (= Malleolus lateralis) verlaufen die beiden Sehnen der Mm. peronei. ◂

4.8.11 Fuß ! 0/1

Der Fuß wird in den Fußrücken und die Fußsohle unterteilt. Auf dem Fußrücken verlaufen unter der

Fascia dorsalis pedis (= Teil der Körperfaszie) die Sehnen der langen Extensorenmuskeln (M. extensor hallucis longus, M. extensor digitorum longus, M. tibialis anterior). Außerdem liegen in diesem Bereich die kurzen Extensorenmuskeln (M. extensor hallucis brevis, M. extensor digitorum brevis).

Oberflächlich verlaufen Äste des N. fibularis superficialis. In einer Gefäß-Nerven-Straße ziehen der N. fibularis profundus und die A. dorsalis pedis.

4.8.12 Planta pedis   ! 0/0

Die Fußsohle (= Planta pedis) ist subcutan mit einer relativ dicken Schicht aus Baufett abgepolstert. Diese Baufettschicht wird durch Bindegewebslamellen in unverschiebliche Kammern unterteilt. Die Kammerung dient dazu, die beim Gehen oder Stehen auftretenden Drucke aufzunehmen und zu verteilen (Druckpolster).

➤ Unter dem Baufett liegt die **Plantaraponeurose** (= **Aponeurosis plantaris**). Die Plantaraponeurose ist eine derbe, sehnige Bindegewebsplatte, die am Tuber calcanei entspringt und über 5 Längszüge an den Zehengrundgelenken und den digitalen Sehnenscheiden ansetzt. Die Längszüge sind durch quere Faserzüge (Fasciculi transversi) verbunden. Die Plantaraponeurose ist für die Längswölbung des Fußes wichtig, außerdem schützt sie die unter ihr liegenden Muskeln und Nerven. Mit der Haut ist sie über Bindegewebssepten fest verbunden. Im Gegensatz zur Palmaraponeurose ist der M. plantaris (Kapitel 4.4.3) nicht an der Plantaraponeurose beteiligt! ◄

Von der Plantaraponeurose ziehen ein mediales und ein laterales Septum zum Fußskelett, wodurch folgende 3 Logen (= Kammern) entstehen:
- **Mediale Loge** – für die Großzehenmuskeln,
- **Kleinzehenloge** – für die Kleinzehenmuskeln,
- **Mittelloge** – besteht aus 3 Muskelschichten.

Die 3 Schichten der Mittelloge werden gebildet von: (oberflächlich liegt die Aponeurosis plantaris).
- 1. Schicht – M. flexor digitorum brevis,
- 2. Schicht – Sehnenfächer des M. flexor digitorum longus,
- 3. Schicht – M. adductor hallucis. Der Boden dieser Schicht wird vom Lig. plantare longum gebildet.

Die hinter dem medialen Malleolus verlaufende Gefäß-Nerven-Straße zieht in die Mittelloge der Fußsohle, wo sie sich in eine mediale und eine laterale Gefäß-Nerven-Straße teilt.
Die mediale Gefäß-Nerven-Straße liegt zwischen dem M. abductor hallucis brevis und dem M. flexor digitorum brevis. Sie enthält den N. plantaris medialis und die A. plantaris medialis mit den gleichnamigen Venen.
Die laterale Gefäß-Nerven-Straße verläuft zwischen dem M. flexor digitorum brevis und dem M. quadratus plantae. Sie enthält den N. plantaris lateralis, die A. plantaris lateralis und die gleichnamigen Venen.

5 Kopf

Der knöcherne Teil des Kopfes wird **Schädel** (= **Kranium**) genannt. Der Schädel wird unterteilt in einen
- Gehirnschädel = Neurokranium (= Cranium cerebrale) und in einen
- Gesichtsschädel = Viszerokranium (= Cranium faciale).

Das **Neurokranium** besteht aus dem Schädeldach (= **Kalotte** = **Kalvaria**) und der Schädelbasis (= Basis cranii). Das Neurokranium dient als geschlossene Schutzhülle für das Gehirn, es umschließt außerdem das Mittelohr und das Labyrinth (= Innenohr – s. Kapitel 11.4.1).

Als **Viszerokranium** wird der knöcherne Teil des Gesichts bezeichnet, zu dem die Augenhöhlen, die Nasenhöhlen einschließlich der Nasennebenhöhlen und die Mundhöhle gehören.

Nach dem GK werden gesondert behandelt:
- Gehirn – Kapitel 9
- Auge – Kapitel 10
- Ohr – Kapitel 11

5.1 Entstehung und Wachstum

Die Kapitel 5.1.1 und 5.1.2 sollten Sie wegen des besseren Verständnisses erst nach dem Kapitel 5.2 durcharbeiten

5.1.1 Neurokranium !!! 6/12

▶ *Besonders prüfungsrelevant: Fundierte Kenntnisse über Suturen und Fontanellen.* ◀

▶ Der Schädel (= Kranium) entwickelt sich aus 3 Bereichen:
- dem Kopfmesenchym,
- den beiden oberen Kiemenbögen (s. Kap. 5.1.2),
- den kranialen Somiten (s. Kapitel 1.4.4). ◀

Der Schädel entwickelt sich in der 5. bis 6. Entwicklungswoche aus einer sich verdichteten Mesenchymschicht, die die Gehirnanlage umgibt. Dieses Mesenchym wandelt sich:
a) zu einem späteren Zeitpunkt in desmalen Knochen oder
b) zuerst in Knorpel um, aus dem sich später Knochen bildet.

Deshalb kann das **Neurokranium** (= Gehirnschädel) nach der Art der Verknöcherung in 2 Bereiche unterteilt werden:

▶ **Desmokranium** – seine Knochen entstehen durch direkte Umwandlung aus dem Bindegewebe (= desmale Verknöcherung). Daher werden diese Knochen als **Bindegewebsknochen** oder auch als Deck- oder Belegknochen bezeichnet. ◀

▶ **Chondrokranium** – seine Knochen entstehen indirekt, indem der zunächst angelegte Knorpel enchondral verknöchert. Die so gebildeten Knochen werden als **Ersatzknochen** bezeichnet. ◀

Bei einigen Schädelknochen kommen beide Entwicklungsformen vor, weshalb sie **gemischte Knochen** genannt werden.

Desmokranium

In dem Mesenchymbereich, aus dem sich das **Desmokranium** entwickelt, differenzieren sich die Mesenchymzellen zunächst zu Osteoblasten, die ab der 7. Entwicklungswoche zunächst Knochenkerne bilden. Im Laufe der weiteren Entwicklung wird das Mesenchym durch desmale Ossifikation zu sich flächenhaft ausbreitenden Knochen umgewandelt. Nach Abschluß der Ossifikation liegen zwischen den Knochen als schmale Spalten die bindegewebigen Schädelnähte (= Suturen). An den Kreuzungsstellen der Suturen liegen die Fontanellen (s. weiter unten).

Die fünf Knochenkerne sind am ausgewachsenen Schädel noch als Tubera zu erkennen. Die erste Knochenbildung beginnt in der 6. Entwicklungswoche am Unterkiefer.

▶ Durch **desmale Ossifikation** (= Verknöcherung) entstehen:
- beim Schädeldach: Stirnbein (= Os frontale), Scheitelbein (= Os parietale), sowie die Squama des Hinterhauptbeins (= Squama des Os occipitale) und die Squama der beiden Schläfenbeine (= Squama des Os temporale),
- beim Gesichtsschädel: Nasenbein (= Os nasale), Tränenbein (= Os lacrimale), Pflugscharbein (= Vomer), Gaumenbein (= Os palatinum), Jochbein (= Os zygomaticum), Oberkiefer (= Maxilla), Unterkiefer (= Mandibula).
- ein Teil des Processus pterygoideus des Keilbeins (= Os sphenoidale). ◀

Chondrokranium

Das Mesenchym, aus dem sich das **Chondrokranium** entwickelt, umhüllt den kranialen Teil der Chorda dorsalis (s. hierzu Kapitel 1.4.4). Im 2. Entwicklungsmonat differenziert sich dieses Mesenchym zum Parachordalknorpel.

Aus den oberen vier Sklerotomen wird ebenfalls Knorpel gebildet, der sich mit dem Parachordalknorpel zu einer Knorpelplatte (= Basalplatte) vereinigt, aus der sich später durch enchondrale Ossifikation (= Verknöcherung) die Knochen der Schädelbasis bilden.

▶ Der verbleibende knorpelige Rest zwischen den einzelnen Knochen wird **Synchondrose** (Bindegewebsfuge) genannt, er dient als Wachstumszone (etwa der Epiphyse vergleichbar) und verbindet die Knochen miteinander. Bis zum 20. Lebensjahr ist die letzte Synchondrose zur Synostose (= Knochenfuge) verknöchert.

Ungefähr in der Mitte der Knorpelplatte liegt als Ausstülpung des Mundhöhlendaches die Hypophysentasche (= Rathke'sche Tasche), aus deren Epithel sich der Hypophysenvorderlappen entwickelt (s. Kapitel 9.1.3).

Durch **enchondrale Ossifikation** (gehören zum Chondrokranium) entstehen:
- Siebbein (= Os ethmoidale)
- untere Nasenmuschel (= Concha nasalis inferior)
- Hinterhauptsbein (= Os occipitale) bis auf den oberen Teil der Squama (= Hinterhauptsschuppe)
- Keilbein (= Os sphenoidale) bis auf die Ala major
- Pars petrosa des Schläfenbeins (an der Schädelbasis: Felsenbeinpyramide)
- sowie das Zungenbein (= Os hyoideum) und als Gehörknöchelchen der Amboß (= Incus) und der Steigbügel (= Stapes). ◀

> **Merksatz:** Zusammen mit den Knochen des Viszeralschädels sind rein chondralen Ursprungs:
> **Sie** – **Sieb**bein
> **na**scht – untere **Na**senmuschel
> **am** – **Am**boß
> **Stein** und – **Steig**bügel
> **zuck**t – **Zu**ngenbein.

Alle anderen Schädelknochen sind desmalen oder gemischten Ursprungs.

Gemischten Ursprungs sind: Hinterhauptsbein, Schläfenbein, Keilbein, Hammer (Gehörknöchelchen).

▶ Die bei der Geburt relativ weichen Knochen sowie die Suturae und Fontanellen ermöglichen es dem Schädel, sich während der Geburt in begrenztem Maße zu verformen, um sich so dem Geburtskanal besser anzupassen. Außerdem ist diese noch lockere Verbindung zwischen den Knochen notwendig, damit sich das Schädeldach nach der Geburt dem raschen Wachstum des Gehirns (besonders im 1. Lebensjahr) anpassen kann. Im 5. Lebensjahr erreicht das Schädeldach fast seine endgültige Größe. ◀

▶ Folgende Suturen sind wichtig (s. Abb. 5.1 und 5.2):
- **Sutura lambdoidea** (= **Lambdanaht**) – liegt zwischen den Scheitelbeinen und der Hinterhauptsschuppe (= Teil des Hinterhauptsbeins). Sie verknöchert zwischen dem 40. und 50. Lebensjahr.
- **Sutura frontalis** (= **Stirnnaht**) – liegt zwischen den beiden Stirnbeinen. Sie verknöchert zwischen dem 1. und 2. Lebensjahr. Manchmal verknöchert diese Sutura nicht, so daß diese Erwachsenen dann 2 Stirnbeine besitzen.
- **Sutura sagittalis** (= **Pfeilnaht**) – liegt zwischen den beiden Scheitelbeinen. Sie verknöchert zwischen dem 20. und 30. Lebensjahr.
- **Sutura coronalis** (= **Kranznaht**) – liegt zwischen dem Stirn- und dem Scheitelbein. Sie verknöchert zwischen dem 30. und 40. Lebensjahr. ◀

▶ Am Schädel des Neugeborenen kommen sechs Fontanellen vor (s. Abb. 5.1 und 5.2):
- **Stirnfontanelle** (= **Fonticulus anterior**) – sie hat ein rautenförmiges Aussehen und liegt unpaarig (= Einzahl) zwischen den beiden Stirn- und Scheitelbeinen. In der Stirnfontanelle treffen die Stirn-, Pfeil- und Kranznaht aufeinander.
- **Hinterhauptsfontanelle** (= **Fonticulus posterior**) – sie hat ein dreieckiges Aussehen und liegt

unpaarig zwischen den beiden Scheitelbeinen und dem Hinterhauptsbein. In der Hinterhauptsfontanelle treffen die beiden Lambdanähte und die Pfeilnaht aufeinander.
- Vordere Seitenfontanelle (= **Fonticulus sphenoidalis**) – hiervon existieren zwei (= paarig). Sie liegen zwischen dem Scheitelbein, der Ala major des Keilbeins und dem Stirnbein.
- Hintere Seitenfontanelle (= **Fonticulus mastoideus**) – hiervon kommen ebenfalls zwei vor (= paarig). Sie liegen zwischen dem Scheitelbein, dem Warzenfortsatz (= Processus mastoideus) des Schläfenbeins und dem Hinterhauptsbein. (S. Abb. 5.1 und 5.2). ◄

▶ Die Fontanellen schließen sich in den folgenden Monaten nach der Geburt:
 3. Monat – Fonticulus posterior
 6. Monat – Fonticulus sphenoidalis
18. Monat – Fonticulus mastoideus
36. Monat – Fonticulus anterior. ◄

Nach der Geburt nimmt das Gehirn sehr schnell an Masse zu, wodurch sich das Volumen des Hirnschädels entsprechend ausweitet. Beim Neugeborenen hat der Schädel ein Volumen von etwa 400 cm^3, Ende des ersten Lebensjahres von etwa 900 cm^3 und um das 18. Lebensjahr von etwa 1.300–1.450 cm^3. Dementsprechend wächst auch der Kopfumfang: Neugeborenes 33–35 cm, Ende des 1. Lebensjahres 45–47 cm. Der Gesichtsschädel wächst wesentlich langsamer, seine endgültige Form erhält er erst nach Durchbruch der bleibenden Zähne.

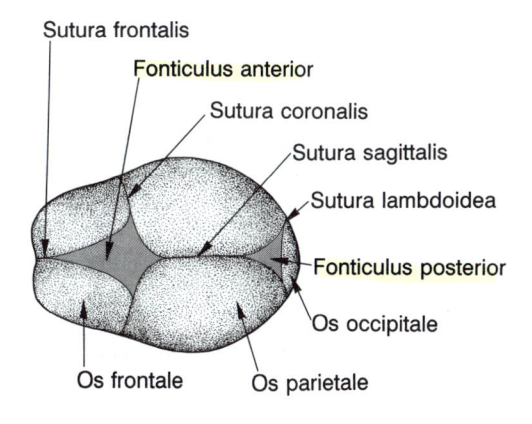

Abb. 5.1 Fontanellen und Nähte beim Schädel eines Neugeborenen mit Aufsicht von kranial

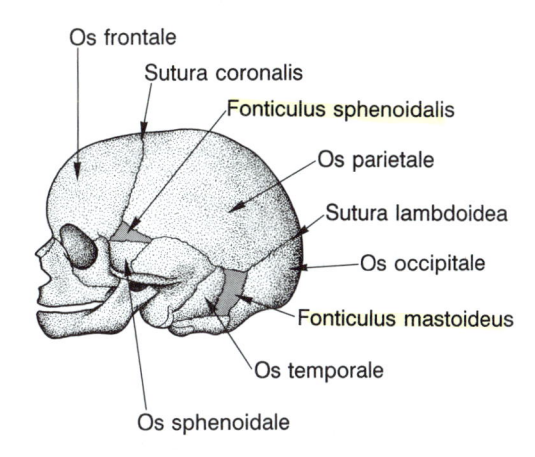

Abb. 5.2 Fontanellen und Nähte beim Schädel eines Neugeborenen mit Aufsicht von lateral

5.1.2 Viszerokranium, Gesicht, Hals !!! 11/24

▶ *Besonders prüfungsrelevant: Tabelle.* ◄

Infolge des schnellen Wachstums des Keimlings kommt es zur Krümmung der Hirnanlage. Dadurch entsteht zwischen dem Herzwulst und der Hirnanlage die primitive Mundbucht, die durch das Wachstum der weiter unten beschriebenen Gesichtswülste zur primären Mundbucht (= Stomodeum) verengt wird.

Wie in Kapitel 1.4.6 bereits beschrieben, wird der primitive Darm in 4 Abschnitte unterteilt, von denen der obere Teil als Schlunddarm bezeichnet wird.

▶ Der **Schlunddarm** ist gegenüber dem Stomodeum durch die **Membrana stomatopharyngealis (= Rachenmembran)** verschlossen. Die Rachenmembran besteht aus dem Entoderm des Schlunddarms und dem Ektoderm der Mundhöhle. Gegen Ende der 3. Entwicklungswoche reißt die Membran ein, wodurch eine offene Verbindung zwischen der primären Mundhöhle und dem Schlunddarm entsteht. (S. Abb. 5.3).

Aus dem Oberkieferwulst entwickeln sich die seitlichen Teile der Oberlippe und des Oberkiefers, sowie der sekundäre Gaumen. Der sekundäre Gaumen trennt die Mund- von der Nasenhöhle.

In der 9. Entwicklungswoche verschmelzen der primäre und der sekundäre Gaumen miteinander. In der Verschmelzungszone bleibt das Foramen incisivum erhalten, das direkt hinter den oberen Schneidezähnen liegt. ◂

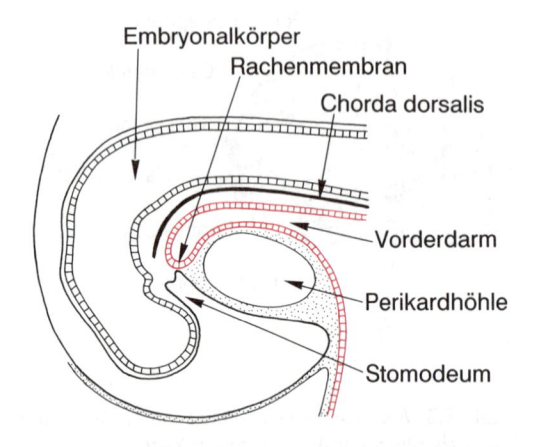

Abb. 5.3 Sagitalschnitt durch einen 4 Wochen alten Embryo

Zwischen der 4. und 5. Entwicklungswoche entstehen im Bereich der ektodermalen Mundbucht 5 rundliche Wülste (= eine Stirnwulst sowie zwei Oberkiefer- und zwei Unterkieferwülste).

▶ An beiden Seiten des Stirnwulstes verdickt sich das Oberflächenektoderm zu 2 Riechplakoden (= Riechplatten). Um die beiden **Riechplakoden** entsteht ein lateraler und ein medialer Nasenwulst, wodurch sich die Riechplakoden zu den Riechgruben vertiefen. Zwischen dem lateralen Nasenwulst und dem Oberkieferwulst liegt die Tränennasenfurche, die später zum Tränennasengang wird.

Die beiden medialen Nasenwülste verschmelzen anschließend. Aus ihnen entstehen der mittlere Teil der Oberlippe und des Oberkiefers, sowie der primäre Gaumen. ◂ In der 6. Entwicklungswoche vereinigen sich die beiden Oberkieferwülste mit dem medialen Nasenwulst. Aus dem Oberkieferwulst entwickelt sich der sekundäre Gaumen, der im vorderen Mundbereich im Bereich des Foramen incisivum mit dem primären Gaumen verschmilzt. Der sekundäre Gaumen trennt die Mund- von der Nasenhöhle.

Aus den lateralen Nasenwülsten entstehen die Nasenflügel. Aus den Schleimhautdivertikeln der lateralen Nasenwand bilden sich die Nasennebenhöhlen.

Aus den beiden Unterkieferwülsten entwickeln sich die Unterlippe und der Unterkiefer. (S. Abb. 5.4).

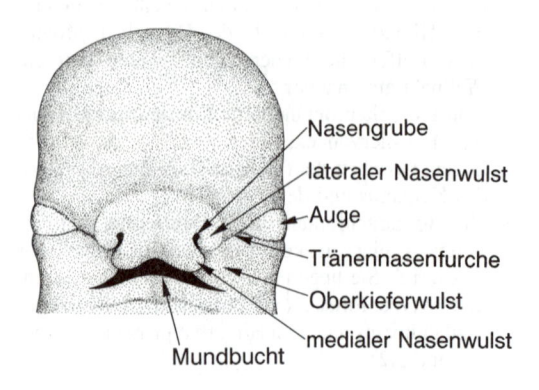

Abb. 5.4 Darstellung der Nasen- und Oberkieferwülste bei einem sechs Wochen alten Embryo.

Anfang der 4. Entwicklungswoche entstehen unterhalb der Mundbucht 6 Kiemenbögen (= Branchialbögen), die den Schlunddarm abstützen. Zwischen diesen Kiemenbögen bilden sich auf der Außenseite des Keimlings Kiemenfurchen und ab Mitte der 4. Woche auf der Innenseite als Aussackungen fünf Schlundtaschen (syn.: Kiementaschen).

Kiemenbögen

Von den insgesamt 6 Kiemenbögen sind der 5. und 6. Kiemenbogen nur undeutlich ausgebildet (s. Abb. 5.6). Jeder Kiemenbogen (Branchialbogen) besteht aus:
- einem mesodermalen Kern
- einer Knorpelspange
- einer Muskelanlage
- einem Nerv
- einer Arterie.

▶ Der 1. Kiemenbogen wird auch als Kiefer- oder Mandibularbogen und der 2. Kiemenbogen als Zungenbein- oder Hyoidbogen bezeichnet. Der Knorpel des 1. Kiemenbogens wird **Meckel-Knorpel**, der des 2. Kiemenbogens **Reichert-Knorpel** genannt. ◂

In der Tabelle sind die Strukturen aufgeführt, die sich aus den einzelnen Kiemenbögen entwickeln. Die Kiemenbogennerven versorgen die aus den jeweiligen Kiemenbögen hervorgehenden Muskeln.

Die 6 Kiemenbogenarterien (= embryonale Aortenbögen) gehen aus dem Truncus arteriosus hervor. Sie ziehen auf beiden Seiten um den Schlunddarm herum und münden in die paarig vorliegende dorsale Aorta (s. Kapitel 7.1.3). Die 1., 2. und 5. Kiemenbogenarterie bilden sich zurück.

Abb. 5.5 *Schlundtaschen und ihre Derivate*

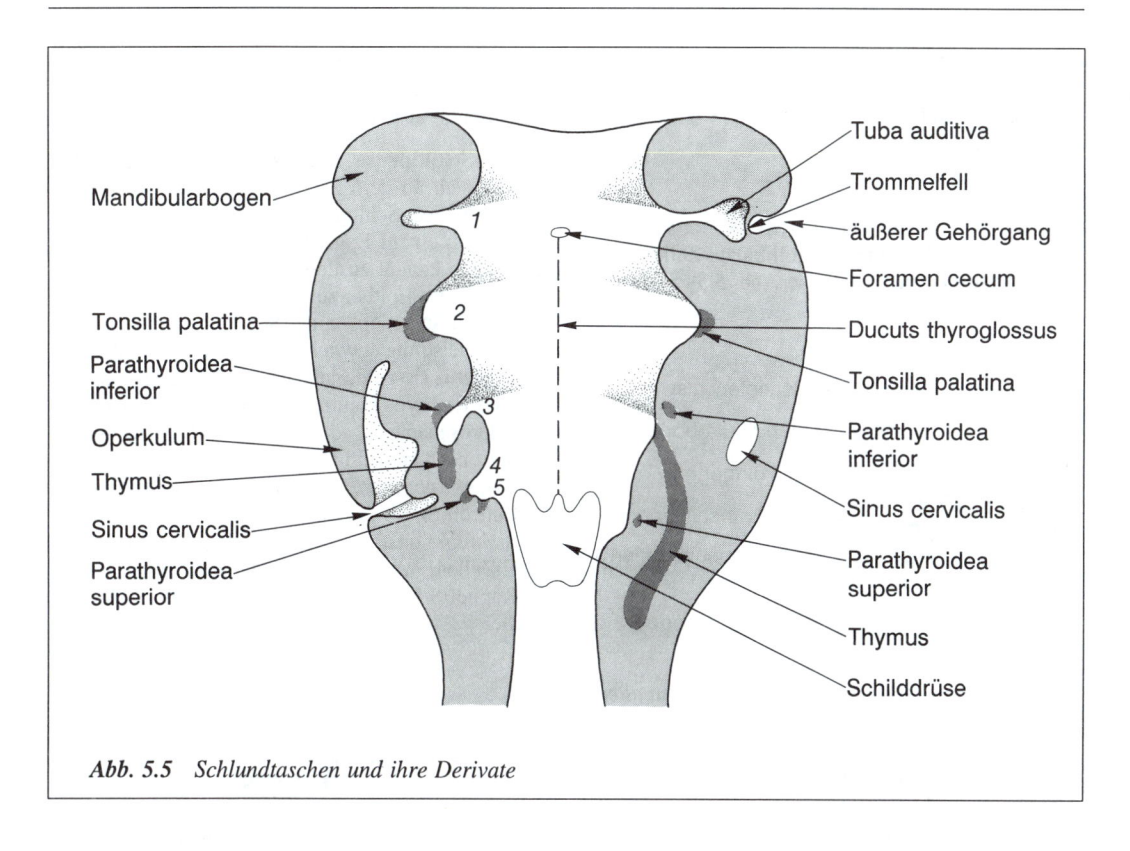

Kiemenfurchen

Die Kiemenfurchen wachsen den Schlundtaschen entgegen, dabei drängen sie das um den Schlunddarm liegende Mesenchym zur Seite.

➤ Um die 5. Entwicklungswoche proliferiert das Mesoderm des 2. Kiemenbogens zur Operkularfalte und überdeckt dadurch den 3. und 4. Kiemenbogen und die 2., 3. und 4. Kiemenfurche.

Diese 3 Kiemenfurchen bilden vorübergehend eine Höhle, die **Sinus cervicalis** genannt wird. Der Sinus cervicalis ist bis auf einen engen Gang (= Ductus cervicalis) verschlossen. Über weitere Entwicklungsstadien entsteht aus dem Sinus cervicalis eine Vesicula cervicalis (= Halsbläschen), die vollständig abgebaut wird.

Mitte des 2. Entwicklungsmonats bilden sich bis auf die 1. Kiemenfurche die anderen Kiemenfurchen zurück. Aus der 1. Kiemenfurche entwickelt sich der äußere Gehörgang. ◄

Klinik: Bei einer embryonalen Entwicklungsstörung kann der Ductus cervicalis erhalten bleiben, woraus später eine laterale Halsfistel entstehen kann.

Eine mediale Halsfistel kann bei einer nicht vollständigen Rückbildung des Ductus thyroglossus bestehen (s. weiter unten bei Schilddrüsenentwicklung).

Schlundtaschen

➤ Von den fünf Schlundtaschen verlängert sich die 1. Schlundtasche zum Recessus pharyngotympanicus, der die Gehörknöchelchen umschließt. ◄

Aus dem Entoderm der **Schlundtaschen** entwickeln sich folgende Organe:

➤ **1. Schlundtasche**:
- Tuba auditiva (Ohrtrompete – Kapitel 11.3.1)
- Cavum tympani (= Paukenhöhle)
- Membrana tympani (= Trommelfell)
- Antrum mastoideum (Kapitel 11.3.1)

2. Schlundtasche:
- Tonsilla palatina (= Gaumenmandel)

3. Schlundtasche:
- Thymusanlage
- Glandula parathyroidea inferior (= unteres Epithelkörperchen).

4. Schlundtasche:
- Glandula parathyroidea superior (= oberes Epithelkörperchen).
- (Thymusanlage).

5. Schlundtasche:
- bildet den ultimobranchialen Körper, aus dessen Zellen die C-Zellen (= parafollikuläre Zellen) der Schilddrüse entstehen. (Siehe Abb. 5.5). ◄

Wie Sie aus der Tabelle entnehmen können, entwickelt sich der größere Teil des Viszerokraniums (Mandibula) aus dem 1. Kiemenbogen.

➤ Die **Schilddrüse** (= Glandula thyroidea) entwickelt sich ab dem 24. Entwicklungstag aus dem Entoderm des Schlunddarms, das sich in diesem Bereich zu einem Epithelstrang verdichtet und sich rasch nach kaudal ausdehnt. Am distalen Ende verdickt sich das Epithel zu 2 Knospen, aus denen sich die beiden Seitenlappen der Schilddrüse entwickeln. Der Epithelstrang entwickelt sich zu einem Schlauch, dem **Ductus thyroglossus**. Durch das Längenwachstum des Embryos kommt es zu einem Descensus der Schilddrüsenanlage, d.h. die Schilddrüsenanlage wandert nach kaudal in die Halsregion. In der 7. Entwicklungswoche erreicht die Schilddrüse die Trachea (= Luftröhre), ab Ende des 3. Entwicklungsmonats ist sie funktionsfähig. Die parafollikulären Zellen (= C-Zellen) werden zu den APUD-Zellen gezählt (s. Kapitel 8.5.3) und stammen aus der 5. Schlundtasche.

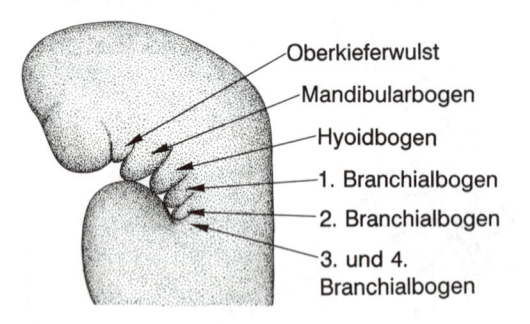

Abb. 5.6 Kiemenbögen bei einem fünf Wochen alten Embryo

Kiemenbogen	Nerv/Gefäß	Muskelanlage	Knorpelspange
I. = Kieferbogen (= Mandibularbogen)	N. mandibularis (= 3. Ast des N. trigeminus – 5. Hirnnerv), Gefäß bildet sich zurück	Kaumuskulatur (= M. temporalis, M. masseter, Mm. pterygoidei), Venter anterior des M. digastricus, M. mylohyoideus, M. tensor tympani, M. tensor veli palatini	Amboß und Hammer (= Gehörknöchelchen), Teil des Unterkiefers (= Mandibula)
II. = Zungenbeinbogen (= Hyoidbogen)	N. facialis (= 7. Hirnnerv), Gefäß bildet sich zurück	M. stapedius, M. stylohyoideus, Venter posterior des M. digastricus, mimische Muskeln	Steigbügel (= Gehörknöchelchen), Proc. styloideus des Schläfenbeins, Lig. stylohyoideum, Cornu minus und oberer Teil des Os hyoideum
III.	N. glossopharyngeus, unterer Teil der A. carotis interna	M. stylopharyngeus, M. constrictor pharyngis superior und medius (= Schlundschnürer)	Cornu majus und unterer Teil des Os hyoideum
IV.	N. laryngeus superior (= Ast des N. vagus – 10. Hirnnerv), Links: Aortenbogen, Rechts: Teil der rechten A. subclavia	Untere Pharynxmuskeln	Am Kehlkopf: oberer Teil des Schildknorpels
V. und VI.	N. laryngeus recurrens (= Ast des N. vagus), N. accessorius, Aa. pulmonales, Ductus arteriosus Botalli	Kehlkopfmuskeln, M. trapezius, M. sternocleidomastoideus	Am Kehlkopf: unterer Teil des Schildknorpels, Ringknorpel und Stellknorpel

Der **Ductus thyroglossus** bildet sich zurück. Als Relikt bleibt am Zungengrund nur das **Foramen caecum linguae** oberhalb des Sulcus terminalis erhalten. Vom Ductus thyroglossus können Teile erhalten bleiben, die sich dann zum Lobus pyramidalis der Schilddrüse entwickeln. ◄

5.1.3 Mißbildungen ! 0/2

► *Prüfungsrelevant: Sie sollten die Mißbildungen, ihre Lage und Ursache kennen.* ◄

Die häufigsten Mißbildungen sind im Gesichtsbereich die Spaltbildungen mit rund einem Fall pro 1.000 Geburten (= 1 : 1.000). Diese Mißbildungen haben genetische oder umweltbedingte Ursachen, durch die das beschriebene Verschmelzen der beiden medialen Nasenwülste und der beiden Oberkieferwülste gestört wird (s. Kapitel 5.1.2).

Bei den Spaltbildungen unterscheidet man zwischen vor und hinter dem Foramen incisivum liegende Spaltbildungen. Zu den vorderen Spaltmißbildungen gehören die Lippen- und Oberkieferspalte. Hinter dem Foramen incisivum liegende Spaltmißbildungen werden Gaumenspalten genannt.

Eine **Lippenspalte** (= Hasenscharte) entsteht im Bereich des Oberkiefers, wenn der mediale Nasenwulst nicht vollständig mit dem Oberkieferwulst verschmilzt. Lippenspalten kommen zumeist als seitliche Lippenspalte, seltener als mediane oder doppelseitige Spalte vor. Sie bilden etwa 15 % aller Mißbildungen bei Neugeborenen.

Die Entstehung einer **Oberkieferspalte** hat die gleiche Ursache wie die Lippenspalte. Die Oberkieferspalte liegt zwischen dem seitlichen Schneidezahn und dem Eckzahn und reicht zumeist bis zum Foramen incisivum.

Die **Lippen-Kiefer-Spalte** ist eine Kombination beider Spalten.

Gaumenspalten können sich ausbilden, wenn die beiden Oberkieferwülste nicht vollständig miteinander verschmelzen. Da die Oberkieferwülste vom Foramen incisivum aus nach hinten verschmelzen, kann die Ausprägung dieser Spalte sehr unterschiedlich sein, so kann nur die Uvula (= Zäpfchen), aber auch der ganze Gaumen gespalten sein.

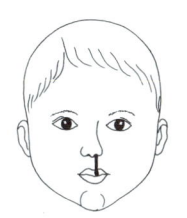

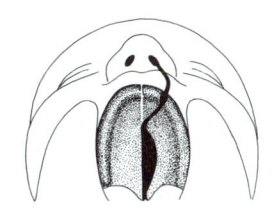

Abb. 5.7 Spaltbildung im Gesichtsbereich (links: laterale Lippenspalte; rechts: einseitige Lippen-, Kiefer- Gaumenspalte).

Die **Lippen-Kiefer-Gaumenspalte** (= Wolfsrachen) ist eine Kombination der 3 Spalten, wobei zu beachten ist, daß die beiden Oberkieferwülste erst eine Woche nach den medialen Nasenwülsten verschmelzen. (S. Abb. 5.7).

Der **Anenzephalus** (= Froschkopf) ist eine schwere Mißbildung des Gehirns. Hierbei fehlt die Schädeldecke. Anstelle des Gehirns liegt an der Oberfläche eine degenerierte Gewebsmasse. Der Anenzephalus kommt relativ häufig vor (1:1000), wobei die weiblichen Feten etwa viermal so häufig wie männliche Feten betroffen sind. Die Neugeborenen versterben zumeist wenige Tage nach der Geburt.

Im Halsbereich kommt als Fehlbildung die **Halsfistel** (syn.: Halszyte) vor. Als Halsfistel wird ein mit Flüssigkeit gefüllter dünner, röhrenförmiger Hohlraum bezeichnet, der mit Epithel ausgekleidet ist und häufig auf der Oberfläche des Halses blind endet. Nach ihrem Entstehungsort werden die Halsfisteln in mediale und laterale Halsfisteln unterteilt.

Die **mediale Halsfistel** entsteht durch eine mangelhafte Rückbildung des Ductus thyroglossus. Sie kann nach außen perforieren (= durchbrechen).

Die **laterale Halsfistel** entsteht infolge einer Entwicklungsstörung im Bereich der 2., 3. oder 4. Kiemenfurche, durch die eine der Furchen (zumeist die 2.) nur unvollständig überdeckt wird und dann am vorderen unteren Rand des M. sternocleidomastoideus an die Halsoberfläche tritt.

Eine Fistel kann sich auch zwischen dem Oesophagus (= Speiseröhre) und der Trachea (= Luftröhre) im Gefolge einer Oesophagusatresie ausbilden. Unter Atresie versteht man einen membran- oder strangartigen Verschluß.

Bei der **Oesophagusatresie** handelt es sich um einen zumeist in Höhe der Bifurcatio tracheae liegenden angeborenen Verschluß des Oesophagus.

Die Folge einer solchen Atresie ist, daß beim Fetus das von ihm geschluckte Fruchtwasser nicht zum Darm transportiert und dort resorbiert werden kann. Damit kann das Fruchtwasser nicht über den Blutweg in den mütterlichen Blutkreislauf zurückgeführt werden, was zu einer Vermehrung des Fruchtwassers führt. Beim Neugeborenen mit einer Oesophagusatresie fließt beim Stillen die Milch durch den Oesophagus in die Lunge – eine frühzeitige Diagnose kann daher lebensrettend sein.

5.2 Kranium ! 1/2

➤ *Prüfungsrelevant: Es wurden bisher nur zwei Fragen zu diesem Kapitel gestellt, jedoch sind Grundkenntnisse im Hinblick auch auf die mündliche Prüfung unverzichtbar.* ◄

Das Knochengerüst des Schädels wird Kranium genannt. Die Knochen können im Kopfbereich eingeteilt werden in (s. auch Einleitung zu Kapitel 5):
- **Neurokranium** (= Hirnschädel) – wird wiederum unterteilt in:
  - Kalvaria (= Schädeldach)
  - Basis cranii (= Schädelbasis)
- **Viszerokranium** (= Gesichtsschädel).

Insgesamt besteht der Schädel aus 21 fest miteinander verbundenen Knochen, sowie dem Unterkieferknochen (= Mandibula), der mit den Schläfenbeinen gelenkig verbunden ist (einziges Gelenk zwischen den Schädelknochen - mit Ausnahme der Gehörknöchelchen).

Zum **Neurokranium** gehören:
- 1 Stirnbein = Os frontale
- 2 Scheitelbeine = Ossa parietalia
- 1 Hinterhauptbein = Os occipitale
- 2 Schläfenbeine = Ossa temporalia
- 1 Keilbein = Os sphenoidale.

Zum **Viszerokranium** gehören:
- 1 Siebbein = Os ethmoidale
- 2 Tränenbeine = Ossa lacrimalia
- 2 Nasenbeine = Ossa nasalia
- 1 Pflugscharbein = Vomer
- 2 untere Nasenmuscheln = Conchae nasales inferiores
- 2 Gaumenbeine = Ossa palatina
- 2 Jochbeine = Ossa zygomatica
- 2 Oberkieferknochen = Maxillae
- 1 Unterkieferknochen = Mandibula.

Außerdem können zu den Knochen im Schädelbereich noch gezählt werden:
- 1 Zungenbein = Os hyoideum
- sowie die paarigen Gehörknöchelchen:
- Hammer = Malleus,
- Amboß = Incus,
- Steigbügel = Stapes.

➤ Die **Kalvaria** besteht aus platten Knochen, die unterschiedlich dick sind. So ist die Knochenwand in den Bereichen dünn, die mechanisch wenig beansprucht werden. Wegen ihrer annähernd kugeligen Form bietet sie einen guten Schutz gegen einen Schlag oder Stoß. Die Knochen der Schädelbasis sind dagegen stellenweise sehr dünn und weisen viele Löcher auf, durch die Nerven und Gefäße verlaufen. ◄

Klinik: ➤ Bei einem Bruch der Schädelbasis, dessen Frakturlinien radienförmig verlaufen, können die durch die Schädelbasis ein- oder austretenden Hirnnerven geschädigt werden und ausfallen. Anhand der Ausfallserscheinungen dieser Nerven kann man über die Durchtrittstellen der Nerven im Bereich der Schädelbasis auf die Frakturlinien schließen und damit das Zentrum des Bruches ermitteln. ◄

Während der Gesichtsschädel in einer gewissen Relation zur Körpergröße steht, ist das für den Hirnschädel nur bedingt möglich, denn der Organismus benötigt ein Nervensystem, das die Lebensfähigkeit sichert – die Gehirnmasse ist also nur sehr beschränkt verkleinerbar. Für die Größe des Gehirnschädels spielen neben genetischen Einflüssen auch Umweltfaktoren eine Rolle.

Nachfolgend werden die einzelnen Knochen des Neurokraniums und des Viszerokraniums mit ihren prüfungsrelevanten Strukturen beschrieben.

Os frontale (= Stirnbein)

Das Stirnbein bildet den vorderen Teil des Schädels. Es bildet die Stirn, den vorderen Teil der Schädelgrube und den größten Teil des Augenhöhlendachs. Bei der Geburt liegen noch 2 Stirnbeine vor, die durch die Stirnnaht (= Sutura frontalis – s. Kapitel 5.1.1) verbunden sind. Während des 2. Lebensjahres verschmelzen die beiden Stirnbeine miteinander zu einer Synostose.

Das Stirnbein besteht aus 3 Teilen:
- Squama frontalis (= Stirnbeinschuppe)
- zwei Partes orbitales (= Orbitateil)
- Pars nasalis (= Nasenteil).

▶ Die Squama frontalis bildet den oberen Rand der Augenhöhle (= Margo supraorbitalis). In diesem Bereich liegt die Incisura frontalis, durch die der R. medialis des N. supraorbitalis zieht, und lateral davon die Incisura supraorbitalis, durch die der R. lateralis des N. supraorbitalis zieht. Über dem oberen Rand der Augenhöhle (= Orbita) wölbt sich der Arcus superciliaris (= Augenbrauenbogen) vor.

Die Pars orbitalis bildet das Dach der Orbita. In ihr befindet sich die Fossa glandulae lacrimalis, die die Tränendrüse aufnimmt.

Zwischen der Pars orbitalis und dem Os ethmoidale liegen das Foramen ethmoidale anterius und das Foramen ethmoidale posterius.

Die zwischen den Partes orbitales liegende Pars nasalis beteiligt sich am Aufbau des Nasenskeletts. Im Bereich der Pars nasalis liegt der **Sinus frontalis** (= Stirnhöhle – s. Kapitel 5.4.2). Unterhalb des Sinus frontalis liegen die Cellulae ethmoidales (= Siebbeinzellen). Die Pars nasalis verbindet die beiden Orbitateile. ◀

Os parietale (= Scheitelbein)

Die beiden annähernd viereckig aussehenden Scheitelbeine liegen in der Mitte des Schädeldaches. Sie sind die einzigen Knochen, die sich ausschließlich an der Bildung des Schädeldaches beteiligen.

An der Außenseite kommen vor:
- Linea temporalis superior als Ansatzstelle der Fascia temporalis und die
- Linea temporalis inferior als Ursprungsstelle des M. temporalis.

An der Innenseite sehen Sie als Vertiefung den Sulcus sinus sagittalis superior und den Sulcus sinus sigmoidei, in denen die gleichnamigen venösen Gehirnblutleiter (= Sinus – s. Kapitel 9.10.1) verlaufen.

Os occipitale (= Hinterhauptsbein)

Das Hinterhauptsbein liegt zwischen dem Keilbein, den Schläfenbeinen und den Scheitelbeinen. Es besteht aus:
- Squama occipitalis (= Hinterhauptsschuppe)
- Pars basilaris
- zwei Partes laterales.

▶ Alle 3 Teile begrenzen das Foramen magnum, durch das die Schädelhöhle mit dem Wirbelkanal verbunden ist. ◀
Die Pars basilaris bildet den vorderen Rand des Foramen magnum. Die Innenfläche (zerebrale Fläche) bildet mit dem Dorsum sellae des Keilbeins den Clivus (s. Os sphenoidale). Die beiden Partes laterales begrenzen auf beiden Seiten das Foramen magnum. Auf der Außenseite der Pars lateralis liegt der Condylus occipitalis, der den Gelenkkopf für das Atlanto-occipitalgelenk bildet (Kapitel 6.1.3). Lateral vom Foramen magnum liegt der Canalis hypoglossi. Hinter dem Condylus occipitalis liegt der Canalis condylaris.

Die Squama occipitalis bildet den hinteren Rand des Foramen magnum.

An der Außenseite des Squama occipitalis liegt als gut tastbarer Knochenvorsprung die **Protuberantia occipitalis externa**, der auf der Schädelinnenseite die Protuberantia occipitalis interna gegenüberliegt.

▶ Im Bereich der **Protuberantia occipitalis interna** treffen der im Sulcus sinus sagittalis superior verlaufende Sinus sagittalis superior und der im Sulcus sinus transversi verlaufende Sinus transversus senkrecht aufeinander.

Im Bereich des Sulcus sinus sagittalis superior ist die Falx cerebri, im Bereich des Sulcus sinus transveri das Tentorium cerebelli am Os occipitale befestigt. ◀
Auf der Außenseite sind noch die Lineae nuchae superior und inferior sowie die Linea nuchae suprema (Ursprungsstelle des M. trapezius) zu erkennen. Oberhalb der Pars basilaris liegt die Medulla oblongata, oberhalb der Squama occipitalis liegen das Kleinhirn und der Okzipitallappen des Großhirns, die durch das Tentorium cerebelli voneinander getrennt sind (Kapitel 9.10.1).

Os temporale (= Schläfenbein)

Das Schläfenbein liegt zwischen dem Keilbein und dem Hinterhauptsbein. Es wird unterteilt in:
- Pars petrosa (= Felsenbein),
- Pars squamosa (= Schläfenbeinschuppe),
- Pars tympanica (= Paukenteil).

Diese 3 Teile sind um den äußeren Gehörgang gruppiert, wobei die Pars squamosa über, die Pars tympanica unter und vor und das Felsenbein medial liegen.

▶ Im **Felsenbein** liegen das Mittelohr mit der Paukenhöhle und der Tuba auditiva sowie das Innenohr mit dem Gehör- und Gleichgewichtsorgan.

Die Vorderseite (Innenseite) des Felsenbeins grenzt an die mittlere Schädelgrube. In diesem Bereich liegt der Sulcus sinus sigmoidei, in dem der Sinus sigmoideus verläuft (s. Kapitel 9.11.2). Die Felsenbeinspitze bildet in der mittleren Schädelgrube als flache Grube die Impressio trigemini, in der das Ganglion trigeminale des N. trigeminus (Kapitel 5.5) liegt.

Den Außenteil bildet der **Proc. mastoideus** (= Warzenfortsatz), der hinter dem Ohr als Erhebung zu tasten ist. Der Proc. entsteht erst nach der Geburt, er enthält die mit Luft gefüllten und mit Schleimhaut ausgekleideten Cellulae mastoideae, die über das Antrum mastoideum mit der Paukenhöhle (Teil des Mittelohrs) in Verbindung stehen. Außerdem dient der Proc. dem M. sternocleidomastoideus als Ursprung.

Die Hinterseite enthält den **Porus acusticus internus**, der die Öffnung zum Meatus acusticus internus (= innerer Gehörgang) bildet. Der Meatus endet im Bereich der Pars tympanica des Os temporale am Porus acusticus externus. Die Unterseite des Felsenbeins bildet den Boden der Paukenhöhle. Hinter einer Vertiefung (= Fossa jugularis) für die V. jugularis interna, ragt als Fortsatz der **Proc. styloideus** (= Griffelfortsatz) nach unten. ◄

➤ Der Proc. styloideus ist ein verknöchertes Überbleibsel des Knorpels des 2. Kiemenbogens. Am Proc. haben ihren Ursprung: Lig. stylohyoideum, Lig. stylomandibulare, M. stylohyoideus, M. styloglossus, M. stylopharyngeus. Der Innenteil des Felsenbeins wird zusammen mit der Pars tympanica auch als **Felsenbeinpyramide** bezeichnet. In der Felsenbeinpyramide liegen das Mittel- und das Innenohr. In der Pyramide liegt als Doppelkanal der Canalis musculotubarius, der durch eine dünne Knochenwand in 2 Halbkanäle geteilt ist. Im oberen Halbkanal (= Semicanalis m. tensoris tympani) liegt der M. tensor tympani, der untere Halbkanal (= Semicanalis tubae auditivae) bildet den knöchernen Teil der Tuba auditiva (= Ohrtrompete). ◄

In der Pars petrosa kommen an Öffnungen und Kanälen vor:
- **Hiatus canalis n. petrosi majoris und minoris** – liegen auf der Vorderseite des Felsenbeins.
- **Foramen mastoideum** – liegt hinter dem Proc. mastoideus. Es enthält die V. emissaria mastoidea, die den Sinus sigmoideus mit der V. occipitalis verbindet.
- **Foramen stylomastoideum** – liegt zwischen dem Proc. mastoideus und dem Proc. styloideus
- **Foramen lacerum** – liegt zwischen der Pars petrosa und der Ala major des Os sphenoidale.
- **Foramen jugulare** – liegt zwischen der Pars petrosa und dem Os occipitale.
- **Canalis caroticus** – enthält die A. carotis interna.
- **Canalis facialis** – beginnt am Porus acusticus internus und zieht nach lateral/vorn zum Geniculum canalis facialis, wo er im spitzen Winkel nach lateral/hinten umbiegt und in der medialen Wand der Paukenhöhle verläuft. Er mündet an der äußeren Schädelbasis zwischen Proc. mastoideus und Proc. styloideus am Foramen stylomastoideum.

Die **Pars tympanica** bildet die knöcherne Grundlage für den äußeren Gehörgang (= Meatus acusticus externus), dessen äußere Öffnung **Porus acusticus externus** genannt wird. Der Boden und die Wände des Meatus werden von der Pars tympanica, das Dach von der Pars squamosa gebildet.

➤ Die **Pars squamosa** liegt zwischen dem Os sphenoidale und dem Os occipitale. Mit ihrer Fossa mandibularis bildet sie die Gelenkpfanne für das Kiefergelenk. ◄ Medial von der Fossa liegt die Fissura petrotympanica.

Os sphenoidale (= Keilbein)

Das Keilbein ähnelt in seinem Aussehen einer fliegenden Wespe. Es steht mit allen Knochen des Gehirnschädels in Verbindung. Kaudal grenzt es an die Maxilla und das Os ethmoidale. Das Keilbein besteht aus einem Corpus (= Keilbeinkörper) und folgenden 3 Fortsätzen:
- zwei Alae majores
- zwei Alae minores
- zwei Procc. pterygoidei

➤ Der Keilbeinkörper bildet mit der Pars basilaris des Os occipitale den **Clivus**. Auf der Innenseite des Os sphenoidale (zur Schädelhöhle hin) befindet sich die **Sella turcica** (= **Türkensattel**), die vorn vom Tuberculum sellae und hinten vom Dorsum sellae begrenzt wird. Die Vertiefung in die Sella turcica wird **Fossa hypophysialis** genannt, in ihr liegt die Hypophyse. Auf beiden Seiten des Keilbeinkörpers liegt lateral von der Sella als Furche der **Sulcus caroticus**, durch den die A. carotis interna verläuft. Im Keilbeinkörper liegt die paarige Keilbeinhöhle (= Sinus sphenoidalis – s. Kapitel 5.4.2).

Die **Ala major** (= großer Keilbeinflügel) ragt flügelartig vom Corpus ab. Die Ala major grenzt an die laterale Wand der Orbita (= Augenhöhle), sowie an die mittlere Schädelgrube und an die Schläfenregion. In der Ala major liegen 3 Öffnungen: Foramen rotundum, Foramen ovale und Foramen spinosum. ◄

Zwischen Ala major und der Pars petrosa des Os temporale liegt das **Foramen lacerum**.

➤ Die **Ala minor** (= kleiner Keilbeinflügel) entspringt mit 2 Wurzeln vom Keilbeinkörper, wobei die Wurzeln den Canalis opticus umschließen. Die Ala minor ist an der Begrenzung der vorderen Schädelgrube und der Orbita beteiligt.

Zwischen Ala major und Ala minor liegt die **Fissura orbitalis superior**. ◄

Als **Processus pterygoideus** wird ein Flügelfortsatz bezeichnet, der sich in eine Lamina medialis und lateralis unterteilen läßt. An der Lamina medialis hat der M. tensor veli palatini, an der Lamina lateralis der M. pterygoideus lateralis seinen Ursprung. An der Basis verläuft der Canalis pterygoideus.

Os ethmoidale (= Siebbein)

Das Os ethmoidale bildet das Kernstück des Gesichtsschädels. Es hat ein T-förmiges Aussehen, wobei der vertikale Teil des „T" von der Lamina perpendiculare und der horizontale Teil von der Lamina cribrosa gebildet wird.

Am Os ethmoidale sind folgende Strukturen zu unterscheiden:
- ➤ **Lamina cribrosa (= Siebplatte)** – liegt zwischen der Nasenhöhle und der vorderen Schädelgrube. Sie ist als einziger Teil des Siebbeins am Aufbau des Schädeldaches beteiligt. Die **Lamina cribrosa** bildet den größten Teil des Nasenhöhlendaches. Durch sie gelangen die Nn. olfactorii (= Riechnerven – Kapitel 5.5) in die Schädelgrube. Von der Lamina cribrosa ragt als **Crista galli** ein kleiner Knochenkamm in die Schädelhöhle, an der die Falx cerebri der Dura mater (Kapitel 9.10.1) befestigt ist.
- **Lamina perpendicularis** – bildet den hinteren oberen Teil des knöchernen Nasenseptums.
- **Lamina orbitalis** – ist häufig papierdünn. Sie grenzt die Siebbeinzellen gegen den medialen Teil der Orbitawand ab. ◄

➤ Im Siebbein liegen 8 bis 10 Cellulae ethmoidales (= Siebbeinzellen – Kapitel 5.4.2). Als Bulla ethmoidalis wird eine besonders große Siebbeinzelle bezeichnet, die das **Infundibulum ethmoidale** (= Grube, in die der Sinus maxillaris und der Sinus frontalis einmünden – Kapitel 5.4.1) einengen kann.

Das Siebbein bildet außerdem die obere und mittlere Nasenmuschel (= Concha nasalis superior und media), die den oberen bzw. mittleren Nasengang (Meatus nasi superior bzw. medius) überdachen. ◄

🩺 **Klinik:** ➤ Beim Bruch der Lamina cribrosa entsteht eine Verbindung zwischen der Nasenhöhle und der Schädelgrube, wodurch es bei Infektionen zur Meningitis (= Hirnhautentzündung) kommen kann. ◄

Bei Kopfverletzungen müssen Sie wegen dieses möglichen Bruchs darauf achten, ob besonders dünnflüssiger, klarer Ausfluß aus der Nase fließt (Liquor!).

Os lacrimale (= Tränenbein)

Das Tränenbein trennt die Augenhöhle von der Nasenhöhle.

Os nasale (= Nasenbein)

Das Nasenbein bildet die vordere Wand der Nasenhöhle.

Vomer (= Pflugscharbein)

Der Vomer ist eine dünne Knochenlamelle, die den hinteren unteren Teil der Nasenscheidewand (= Nasenseptum) bildet. Der hintere freie Rand trennt die beiden Choanae (= hintere Nasenöffnungen) voneinander.

Concha nasalis inferior (= untere Nasenmuschel)

Die untere Nasenmuschel bildet einen selbständigen Knochen. Sie liegt an der seitlichen Nasenwand.

Os palatinum (= Gaumenbein)

Das Gaumenbein liegt zwischen der Maxilla (= Oberkieferknochen) und dem Proc. pterygoideus des Keilbeins. Das Os palatinum besteht aus 2 fast rechtwinklig zueinander stehenden Platten (= Laminae). Die Lamina horizontalis bildet den hinteren Teil des **Palatum durum** (= harter Gaumen). Die zweite Platte, die Lamina perpendicularis ist an der Bildung der lateralen Nasenwand beteiligt.

Os zygomaticum (= Jochbein)

Das Jochbein liegt zwischen der Maxilla, dem Schläfen- und dem Stirnbein. Das Os zygomaticum ist an der Bildung des lateralen Teils der Orbita sowie am Jochbogen beteiligt.

Im Corpus des Jochbeinbogens liegen der Canalis zygomaticofacialis und der Canalis zygomaticotemporalis.

Maxilla (= Oberkieferknochen)

Die Maxilla besteht aus einem Corpus (= Körper) und folgenden 4 Fortsätzen:
- Processus frontalis (= Stirnfortsatz) – grenzt an das Stirn-, Tränen- und Nasenbein.
- Processus zygomaticus (= Jochbeinfortsatz) – bildet einen Teil des Jochbogens.
- Processus palatinus (= Gaumenfortsatz) – bildet die vorderen 2/3 des harten Gaumens und gleich-

zeitig den Boden der Nasenhöhle. Er enthält beiderseits je einen Canalis incisivus, die gemeinsam am Foramen incisivum enden.
- Processus alveolaris (= Fortsatz für die Aufnahme der Zähne).

▶ Das Corpus maxillae ist zur Oberkieferhöhle (= Sinus maxillaris – Kapitel 5.4.2) pneumatisiert. Da der Sinus fast den gesamten Körper ausfüllt, sind die Knochenwände teilweise sehr dünn. ◀

Von den 4 Flächen des Körpers stellt die Facies orbitalis den größten Anteil am Boden der Orbita (= Augenhöhle). Die Facies nasalis ist an der Bildung der lateralen Nasenwand beteiligt. Mit der Facies infratemporalis grenzt der Körper an die Unterschläfengrube (Fossa infratemporalis). Die vierte Fläche weist nach außen, sie enthält das **Foramen infraorbitale**, das den Druckpunkt für den 2. Ast des N. trigeminus bildet.

In der Facies nasalis liegt als große Öffnung der **Hiatus maxillaris**, der die Kieferhöhle mit der Nasenhöhle verbindet. Vor dem Hiatus liegt als Furche der Sulcus lacrimalis, in dem der Tränennasengang liegt.

Im hinteren Bereich der Facies orbitalis beginnt der **Canalis infraorbitalis**, der innerhalb einer dünnen Knochenlamelle zwischen der Orbita und dem Sinus maxillaris liegend zur Vorderseite des Oberkiefers zieht, wo er am Foramen infraorbitale endet.

Klinik: Durch die enge Beziehung zum Sinus maxillaris kann es bei einer Sinusitis (= Entzündung des Sinus maxillaris) zur Reizung des im Canalis infraorbitalis verlaufenden N. infraorbitalis kommen.

Mandibula (= Unterkieferknochen)

Die zunächst angelegten zwei Unterkieferkörper verschmelzen innerhalb der ersten Lebensjahre im Bereich der Protuberantia mentalis (= Kinnmitte) zum Unterkieferknochen. Die Mandibula besteht aus einem Corpus und zwei aus dem Corpus hervorgehenden aufsteigenden Unterkieferästen, die Rami mandibulae genannt werden.
Wichtige Strukturen der Mandibula sind:
Das obere Ende des Unterkiefers läuft in 2 Fortsätzen aus, wobei der vorne liegende **Proc. coronoideus** (= Kronenfortsatz) und der kürzere hintere **Proc. condylaris** (= Gelenkfortsatz) genannt werden. Zwischen beiden Processus liegt als Einbuchtung die **Incisura mandibulae**. Am Proc. coronoideus setzt der M. temporalis an, der Proc. condylaris dient als Gelenkkopf des Kiefergelenks.

An Öffnungen kommen vor:
- ▶ **Foramen mandibulae** – liegt auf der Innenseite der Mandibula etwa 2 cm hinter dem 3. Mahlzahn (= Molar III). Das Foramen bildet den Eingang zum Canalis mandibulae. Der Canalis verläuft als Knochenkanal unterhalb der Zahnwurzeln durch die Spongiosa der Mandibula bis zum Foramen mentale.
- **Foramen mentale** – liegt an der Außenseite der Mandibula unterhalb des Zwischenraumens zwischen dem 1. und 2. Backenzahn (= Premolar I und II). Das Foramen mentale bildet den Druckpunkt für den 3. Ast des N. trigeminus. ◀

Geschlechtsbestimmung am Schädel

Anhand eines Schädels kann auf das Geschlecht geschlossen werden. Der Schädel eines Mannes ist größer, die Supraorbitalbögen ausgeprägter und die Knochenleisten, an denen die Muskeln ansetzen, kräftiger ausgebildet. Strukturen die die Geschlechtsbestimmung erleichtern sind: Glabella, Proc. zygomaticus und Os zygomaticum, Proc. mastoideus, Arcus superciliaris, Protuberantia occipitalis externa, Mandibula.

5.2.1 Kalvaria   ! 1/2

Am Aufbau des Schädeldaches (= Kalvaria = Kalotte) sind beteiligt:
- Os frontale (= Stirnbein)
- Ossa parietalia (= Scheitelbeine)
- Squama des Os occipitale (= Hinterhauptsschuppe)
- Squama des Os temporale (= Schläfenbeinschuppe)
- Ala major des Os sphenoidale (= Keilbeinflügel).

Am Innenrelief der Kalvaria können Sie flache und tiefe Rinnen erkennen. Durch die tiefen Rinnen (= Sulci arteriosi) verlaufen die Arterien, besonders die A. meningea media. Durch die flachen Rinnen verlaufen die gleichnamigen Sinus durae matris (s. Kapitel 9.11.2).

Das durchschnittlich 1/2 cm dicke Schädeldach ist aus fünf Schichten aufgebaut:
- 1. Perikranium
- 2. Lamina externa
- 3. Diploe
- 4. Lamina interna
- 5. Dura mater.

➤ Das **Perikranium** bildet die äußere Knochenhaut. Es ist reich vaskularisiert und nur an den Suturen fest mit dem Knochen verbunden, so daß es leicht vom Knochen abgelöst werden kann. ◀

Die **Lamina externa** bildet die äußere, dicke Knochenschicht des Schädelknochens. Sie geht ohne scharfe Grenze in die Diploe über.

Die Diploe ist eine spezielle Form der Spongiosa, in ihren Maschenräumen liegt rotes Knochenmark. Die Diploe besitzt kein Fettgewebe. Durch die Diploe verlaufen in Knochenkanälchen (= Canales diploicae) die Vv. diploicae (= Knochenvenen).

➤ Die 4 Hauptstämme der Vv. diploicae stehen über die weiter unten beschriebenen Emissarien mit den Sinus durae matris (= venöse Blutleiter des Gehirns) sowie mit den Venen der Kopfschwarte in Verbindung. Bei einem Rückstau in den Hirnvenen dienen sie als zusätzliche Abflußwege. ◀

Die **Lamina interna** bildet die innere Schicht der Schädelknochen.
Die **Dura mater** (= harte Hirnhaut) dient auf der Innenseite der Schädelknochen als Periostersatz.
➤ Die Dura mater ist beim Erwachsenen leicht vom Knochen zu lösen, beim Kind dagegen noch fest mit dem Knochen verbunden. ◀ Ihre Gefäße hinterlassen auf der inneren Schädeloberfläche Abdrücke die als Sulci (= Rinnen) bezeichnet werden.

Klinik: ➤ Die Lamina interna ist dünner als die Lamina externa. Bei einer Gewalteinwirkung, z.B. einem Schlag auf den Schädel, kann es zu einer Fraktur des Knochens kommen.

Wenn die Aufschlagoberfläche klein ist, z.B. beim Schlag mit einem Hammer, findet man häufig nur einen Bruch der Lamina interna, was im Röntgenbild übersehen werden kann und manchmal nur anhand der Hirnsymptome (= Ausfallerscheinungen der Hirnnerven) erkannt wird. ◀

➤ Als **Emissarien** werden Knochenkanälchen im Bereich des Schädeldachs bezeichnet, in denen die dünnwandigen Vv. emissariae verlaufen. Die Vv. emissariae leiten das Blut aus den Vv. diploicae weiter. Sie dienen vermutlich dem Druckausgleich in den Sinus durae matris. An Emissarienvenen kommen vor:
- **V. emissaria condylaris** – zieht durch den am Hinterhaupt liegenden Canalis condylaris und verbindet die im Kopfschwartenbereich verlaufende V. occipitalis mit dem Sinus sigmoideus. ◀
- **V. emissaria parietalis** – zieht am Scheitelbein durch das Foramen parietale und verbindet die V. temporalis superficialis mit dem Sinus sagittalis superior.
- **V. emissaria mastoidea** – zieht durch das hinter dem Warzenfortsatz (= Processus mastoideus) liegende Foramen mastoideum und verbindet die V. auricularis posterior mit dem Sinus sigmoideus.
- **V. emissaria occipitalis** – zieht durch die Squama occipitalis und verbindet die V. occipitalis mit dem Confluens sinuum oder dem Sinus transversus.

Klinik: ➤ Da über die Vv. emissariae die äußeren (= extrakraniellen) Kopfschwartenvenen mit den venösen Blutleitern des Gehirns (= Sinus) in Verbindung stehen, können auf diesem Weg Infektionen von außen in die Schädelhöhle gelangen. ◀

Neben diesem Infektionsweg kommen als weitere Infektionspforten (von außen nach innen) vor:
- **V. angularis** (Ast der V. facialis) – sie ist über die V. ophthalmica superior mit dem Sinus cavernosus verbunden.
  Klinik: Beim unsachgemäßen Umgang mit im Nasenbereich vorkommenden Pickeln und kleinen Abszessen („ausdrücken") kann eine Infektion entstehen, die über die V. angularis zum Sinus cavernosus weitergeleitet werden kann.
- V. retromandibularis – steht über den Plexus pterygoideus mit dem Sinus cavernosus in Verbindung.
- **V. jugularis interna** – sie ist im Bereich des Foramen jugulare über den Bulbus superior mit dem Sinus sigmoideus verbunden.

5.2.2 Basis cranii   !!! 5/37

➤ *Absolut prüfungsrelevant: Tabellen und Abbildungen im Atlas.* ◀

Die Schädelbasis (= Basis cranii) ist je nach Region unterschiedlich dick. In der Schädelbasis liegen eine Vielzahl von Löchern und Spalten für den Durchtritt von Nerven und Gefäßen.
An der Schädelbasis sind beteiligt: **Stirn**bein (= Os frontale), **Sieb**bein (= Os ethmoidale), **Keil**bein (= Os sphenoidale), **Hinter**hauptsbein (= Os occipitale) und **Schl**äfenbein (= Os temporale).

> **Merksatz: Sti**nes **sieb**en **Keil**er sind **hinter**sinnige **Schl**eimer.

An der **Schädelbasis** wird zwischen einem Außen- und einem Innenrelief unterschieden. Nach Entfernung der Mandibula sieht man auf die **äußere Schädelbasis** (= Basis cranii externa), die aus einem vorderen, mittleren und hinteren Abschnitt besteht.

Der **vordere Abschnitt** der äußeren Schädelbasis wird hauptsächlich vom Os palatinum gebildet. Außerdem sind die Maxilla und das Os zygomaticum am Aufbau beteiligt.

An **Öffnungen** kommen im vorderen Abschnitt vor:
- Foramen incisivum,
- Foramen palatinum majus,
- Foramen palatinum minus.

Der **mittlere Abschnitt** der äußeren Schädelbasis reicht vom hinteren Gaumenrand bis zum Foramen magnum. Der mittlere Abschnitt wird vom Os sphenoidale und den Ossa temporalia gebildet.

An **Öffnungen** kommen vor:
- Choanae
- Foramen ovale
- Foramen spinosum
- Foramen lacerum
- Fissura orbitalis inferior
- Fissura petrotympanica
- Canalis pterygoideus
- Canalis caroticus
- Canalis musculotubarius
- Canaliculus tympanicus.

Der **hintere Abschnitt** der äußeren Schädelbasis reicht vom Foramen magnum bis in den Bereich der oberen Nackenlinie. Dieser Abschnitt wird hauptsächlich vom Os occipitale gebildet.

An **Öffnungen** kommen vor:
- Foramen magnum
- Foramen stylomastoideum
- Foramen jugulare
- Canalis hypoglossalis
- Canalis condylaris
- Porus acusticus externus.

Die **innere Schädelbasis** (= Basis cranii interna) ist aufgebaut aus: Os frontale, Os ethmoidale, Os sphenoidale, Ossa temporalia und Ossa occipitalia.

Bei der Aufsicht auf die innere Schädelbasis sehen Sie eine vordere, mittlere und hintere Schädelgrube.

➤ An der **vorderen Schädelgrube** (= Fossa cranii anterior) sind das Os frontale, die Lamina cribrosa des Os ethmoidale und das Os sphenoidale beteiligt. In der Mitte der vorderen Schädelgrube liegt die Crista galli, an der die Falx cerebri befestigt ist (Kapitel 9.10.1).

Die vordere Schädelgrube wird von der mittleren Schädelgrube durch die Alae minores der Ossa sphenoidalia und das Jugum sphenoidale (verbindet die beiden Alae minores miteinander) getrennt. Der Boden der vorderen Schädelgrube liegt am höchsten, der der hinteren Schädelgrube am tiefsten.

Die vordere Schädelgrube bildet das Dach der Orbita (= Augenhöhle) und der Nasenhöhle.

In der vorderen Schädelgrube liegen der Lobus frontalis (= Stirnlappen) des Großhirns sowie Teile des Riechhirns. ◄

➤ An **Öffnungen** kommen vor:
Zur Nasenhöhle hin
- Lamina cribrosa
- Foramen caecum (endet zumeist blind, selten enthält es eine V. emissaria). ◄

➤ An der **mittleren Schädelgrube** (= Fossa cranii media) sind die Alae majores der Ossa sphenoidalia, die Partes squamosae der Ossa temporalia und die Felsenbeinpyramiden beteiligt.

Die mittlere Schädelgrube wird von der hinteren Schädelgrube durch die Partes petrosae der Ossa temporalia sowie durch das Dorsum sellae (= Sattellehne des Türkensattels) getrennt.

In der mittleren Schädelgrube liegt der Lobus temporalis (= Schläfenlappen) des Großhirns und auf der Sella turcica in der Fossa hypophysialis die Hypophyse. Es besteht eine topographische Beziehung zum Kiefergelenk. ◄

➤ An **Öffnungen** kommen vor:
Zur Orbita hin:
- Canalis opticus
- Fissura orbitalis superior.

Zur Fossa pterygopalatina (= Flügelgaumengrube) hin:
- Foramen rotundum.

Zur Fossa infratemporalis (= Unterschläfengrube) hin:
- Foramen ovale
- Foramen spinosum.

Zur äußeren Schädelbasis hin:
- Canalis caroticus
- Foramen lacerum
- Hiatus canalis n. petrosi majoris
- Hiatus canalis n. petrosi minoris. ◄

➤ Die **hintere Schädelgrube** (= Fossa cranii posterior) wird größtenteils vom Os occipitale sowie von der Partes petrosae der Ossa temporalia gebildet. In der hinteren Schädelgrube liegen das Cerebellum (= Kleinhirn) und ein Teil des Hirnstamms.

Der Inhalt der hinteren Schädelgrube wird durch das Kleinhirnzelt (= Tentorium cerebelli – Kapitel 9.10.1) nach oben hin abgeschlossen.

Öffnungen im Bereich der Schädelbasis			
Öffnung	Lage	verbindet (zieht von ... nach)	Inhalt
Lamina cribrosa	siebartig durchlöcherte Platte im Os ethmoidale	vordere Schädelgrube mit der Nasenhöhle	Nn. olfactorii, N., A. und V. ethmoidalis anterior
Canalis opticus	Os sphenoidale	mittlere Schädelgrube mit der Orbita	N. opticus (= 2. Hirnnerv), A. ophthalmica
Foramen ovale	an der Wurzel der Ala major des Os sphenoidale	mittlere Schädelgrube mit der Fossa infratemporalis	N. mandibularis (Ast des 5. Hirnnerven), A. meningea accessoria
Foramen rotundum	an der Wurzel der Ala major des Os sphenoidale	mittlere Schädelgrube mit der Fossa pterygopalatina	N. maxillaris (aus dem 5. Hirnnerv)
Foramen spinosum	zieht durch die Ala major des Os sphenoidale	mittlere Schädelgrube mit der Fossa infratemporalis	A. meningea media (= Ast der A. maxillaris), R. meningeus (= Ast des N. mandibularis)
Fissura orbitalis superior	liegt zwischen der Ala major und der Ala minor des Os sphenoidale	mittlere Schädelgrube mit der Orbita	N. oculomotorius (= 3. Hirnnerv), N. trochlearis (= 4. Hirnnerv). 3 Äste des N. ophthalmicus (= Ast des 5. Hirnnerven) = N. lacrimalis, N. frontalis, N. nasociliaris; N. abducens (= 6. Hirnnerv), V. ophthalmica superior.
Foramen lacerum	Spalte zwischen dem hinteren Rand der Ala major des Os sphenoidale und der Spitze der Felsenbeinpyramide	durch Faserknorpel (Fibrocartilago basilaris) verschlossen – verbindet die mittlere Schädelgrube mit dem Canalis pterygoideus	N. petrosus major N. petrosus minor
Canalis caroticus	liegt an der Spitze der Felsenbeinpyramide	Apertura externa canalis carotici (an der Schädelbasis) mit der Apertura interna (an der Pyramidenspitze)	A. carotis interna, Plexus sympathicus caroticus, Plexus venosus caroticus internus
Caniculi carotici tympanici	Os temporale (in der Wand des Canalis caroticus)	Canalis caroticus mit dem Cavum tympani	Nn. caroticotympanici
Foramen jugulare	Spalt zwischen der Pars petrosa des Os temporale und dem Os occipitale	hintere Schädelgrube mit dem Spatium parapharyngeum	Durch das **kleine vordere Loch** ziehen: N. glossopharyngeus (= 9. Hirnnerv), Sinus petrosus inferior. Durch das **große hintere Loch** ziehen: N. vagus (= 10. Hirnnerv), N. accessorius (= 11. Hirnnerv), V. jugularis interna, A. meningea posterior (= Ast der A. pharyngea ascendens)

Öffnung	Lage	verbindet (zieht von ... nach)	Inhalt
Porus acusticus internus (= Eingang zum Meatus acusticus internus)	Os temporale	hintere Schädelgrube mit dem Innenohr	N. facialis (= 7. Hirnnerv), N. vestibulocochlearis (= 8. Hirnnerv), A. und V. labyrinthi
Canaliculus mastoideus	Os temporale	Fossa jugularis mit Meatus acusticus externus	R. auricularis des N. vagus
Canaliculus tympanicus	Os temporale	Fossula petrosa (Außenseite der Schädelbasis) mit der Paukenhöhle	N. tympanicus (= Ast des N. glossopharyngeus), A. tympanica inferior
Canalis musculotubarius	Os temporale (Pyramide)	Pharynx mit der Paukenhöhle	Tuba auditiva, M. tensor tympani
Canalis hypoglossi	über den Kondylen im Os occipitale	hintere Schädelgrube mit der äußeren Schädelbasis	N. hypoglossus (= 12. Hirnnerv)
Foramen stylomastoideum	Os temporale (zwischen dem Proc. mastoideus und dem Proc. styloideus)	Öffnung des Canalis n. facialis	N. facialis (= 7. Hirnnerv), A. stylomastoidea
Hiatus canalis n. petrosi majoris	Os temporale	steht mit dem Canalis facialis in Verbindung	N. petrosus major
Hiatus canalis n. petrosi minoris	Os temporale	steht mit dem Canalis facialis in Verbindung	N. petrosus minor, A. tympanica superior
Canalis pterygoideus	Os sphenoidale (durch die Wurzel des Proc. pterygoideus)	vom Foramen lacerum zur Fossa pterygopalatina	N. petrosus major, N. petrosus profundus
Foramen magnum (syn.: Foramen occipitale magnum)	Os occipitale	hintere Schädelgrube mit dem Wirbelkanal	Medulla oblongata, Radices spinales des N. accessorius, Aa. vertebrales, A. spinalis anterior, Aa. spinales posteriores, V. spinalis

An **Öffnungen** kommen in der hinteren Schädelgrube vor:
Zum Wirbelkanal hin:
- Foramen magnum.

Zum Innenohr hin:
- Porus acusticus internus.

Zur äußeren Schädelbasis hin:
- Foramen jugulare
- Canalis hypoglossalis. ◂

Klinik: ▸ Im Bereich der Schädelbasis ist der Knochen unterschiedlich dick. Durch die vielen kleinen Öffnungen wird die Stabilität der Schädelbasis weiter geschwächt, so daß Schädelbasisbrüche nicht selten sind. Die Frakturlinien durchziehen zumeist die schwachen Stellen der Schädelbasis, wobei sie vom Schlagzentrum aus strahlenförmig auseinanderlaufen. ◂

Anhand der Ausfallerscheinungen von Hirnnerven, die durch die Fraktur geschädigt wurden, kann darauf geschlossen werden, welche Öffnungen der Schädelbasis (durch die die entsprechenden Nerven verlaufen) in die Fraktur einbezogen sind und so das Bruchzentrum ermittelt werden.

➤ Bei Frakturen kann es zu folgenden Störungen kommen:
Vordere Schädelgrube
- Sehstörung – durch Fraktur der Ala minor des Keilbeins → Schädigung des N. opticus
- Geruchsstörung und Blutung aus der Nase – durch Fraktur des Siebbeins → Schädigung der Nn. olfactorii und der A. ethmoidalis anterior

Mittlere Schädelgrube
- Lähmung der Augenmuskeln – Schädigung des N. trochlearis und des N. oculomotorius
- Sensibilitätsausfall im Gesicht – Schädigung des N. trigeminus
- Blutung aus dem Ohr
- Fazialisparese – Schädigung des N. intermediofacialis
- Hörstörung – Schädigung des N. vestibulocochlearis

Hintere Schädelgrube
- Schädigung des N. vagus, N. accessorius und N. hypoglossus. ◄

➤ Bei Austritt von Liquor aus der Nase oder dem Ohr ist infolge einer Schädelbasisfraktur die Dura mater verletzt. ◄

5.2.3 Viszerokranium !! 2/6

➤ *Prüfungsrelevant: Tabellen.* ◄

Als **Viszerokranium** (= Gesichtsschädel) werden die Knochen zusammengefaßt, die am Aufbau des Gesichts beteiligt und in Kapitel 5.2 aufgelistet sind.
Das Viszerokranium umschließt die beiden Augenhöhlen (= Orbitae), die Nasenhöhle mit den Nasennebenhöhlen sowie die Mundhöhle.

Wenn sie von vorne auf den Schädel schauen, sehen Sie zwei verschiedene Höhlen:
- die beiden Orbitae (= Augenhöhlen),
- die Nasenhöhlen.

Wenn Sie von seitlich auf den Schädel schauen, sehen Sie 3 Vertiefungen:
- die Fossa temporalis (= Schläfengrube),
- die Fossa infratemporalis (= Unterschläfengrube),
- die Fossa pterygopalatina (= Flügelgaumengrube).

Orbita (= Augenhöhle)
Die knöchernen Wände und der Inhalt der Orbita werden ausführlich in einem eigenen Kapitel (Kapitel 10.1.1) beschrieben.

Die einzelnen Öffnungen der Orbita sind in der Tabelle am Ende dieses Kapitels aufgelistet.

Nasenhöhlen
Die beiden Nasenhöhlen (= Cavitates nasi) werden durch die Nasenscheidewand (= Septum nasi) voneinander getrennt. Die vordere Öffnung jeder Nasenhöhle wird Apertura piriformis genannt. Über die innere Öffnung, Choanae genannt, steht die Nasenhöhle mit dem Nasenrachenraum in Verbindung.

Die 5 Wände der Nasenhöhle werden gebildet von:
- Dach – Os frontale, Os nasale, Lamina cribrosa des Os ethmoidale,
- mediale Wand (= Nasenscheidewand = Nasenseptum) – Vomer, Lamina perpendicularis des Os ethmoidale,
- laterale Wand – den drei Nasenmuscheln: Concha nasalis superior und media des Os ethmoidale, sowie Concha nasalis inferior (= eigenständiger Knochen!),
- dorsale Wand – Os sphenoidale. In diesem Bereich liegt die Öffnung des Sinus sphenoidalis (Kapitel 5.4.2),
- Boden – Processus palatinus der Maxilla, Lamina horizontalis des Os palatinum (Palatum durum). Der Boden der Nasenhöhle bildet gleichzeitig das Dach des Mundes (Gaumen).

Die weiteren Einzelheiten zur Nasenhöhlen werden ausführlich in Kapitel 5.4.1 beschrieben.

Fossa temporalis (= Schläfengrube)
Die Fossa temporalis gehört ihrer Lage nach zum Gehirnschädel, wird jedoch im GK beim Gesichtsteil abgehandelt.
Die Fossa temporalis ist eine flache ausgedehnte Grube an der seitlichen Schädelwand, die sich bis zum seitlichen Orbitarand erstreckt.

Die Fossa temporalis wird begrenzt:
- kranial und dorsal – von der Linea temporalis superior,
- medial – von der Pars squamosa des Os temporale und der Ala major des Os sphenoidale,
- ventral – vom Os zygomaticum,
- kaudal – von der Crista infratemporalis (einer Knochenleiste des Os sphenoidale) und dem unteren Rand des Arcus zygomaticus (= Jochbogen).

Am knöchernen Aufbau der Fossa temporalis sind das Os frontale, die Ala major des Os sphenoidale, das Os parietale und die Squama des Os temporale beteiligt.

In der Fossa temporalis liegt der M. temporalis, der sich bei älteren Menschen zurückbildet, weshalb bei ihnen die Fossa deutlicher hervortritt.

Fossa infratemporalis (= Unterschläfengrube)
Die Fossa temporalis geht nach unten in die tiefe Fossa infratemporalis über, die in Höhe der Schädelbasis liegt. In die Fossa infratemporalis gelangt man, nachdem der Jochbogen entfernt ist.

Die Fossa infratemporalis wird begrenzt:
- kranial – Ala major des Os sphenoidale,
- medial – Processus pterygoideus des Os sphenoidale,
- lateral – Ramus mandibulae,
- ventral – Maxilla,
- dorsal – Ala major des Os sphenoidale und Pars squamosa des Os temporale.

Die Fossa infratemporalis steht in Verbindung mit:
- kranial – der Fossa temporalis,
- medial – der Fossa pterygopalatina,
- dorsal – der Fossa retromandibularis.

Öffnungen im Bereich der Orbita

Öffnung	Lage	verbindet die Orbita mit	Inhalt
Canalis opticus	Os sphenoidale	der mittleren Schädelgrube	N. opticus (= 2. Hirnnerv), A. ophthalmica
Canalis nasolacrimalis	Fossa sacci lacrimalis (vom Os lacrimale und dem Proc. frontalis der Maxilla gebildet)	zieht vom Saccus lacrimalis zum Meatus nasi inferior	Ductus nasolacrimalis
Canalis infraorbitalis	Maxilla	der Gesichtsfläche unterhalb des unteren Augenhöhlenrandes	N. und A. infraorbitalis
Fissura orbitalis superior	Liegt zwischen der Ala major und der Ala minor des Os sphenoidale	der mittleren Schädelgrube	N. oculomotorius, N. trochlearis, 3 Äste des N. ophthalmicus (= N. lacrimalis, N. frontalis, N. nasociliaris), N. abducens, V. ophthalmica superior
Fissura orbitalis inferior	zwischen Ala major und Maxilla (durch eine Bindegewebsplatte und den M. orbitalis verschlossen!)	der Fossa infratemporalis und der Fossa pterygopalatina	N., A. und V. infraorbitalis, N. zygomaticus, V. ophthalmica inferior
Foramen supraorbitale	Os frontale	der Kalvaria	N. supraorbitalis lateralis
Foramen frontale	Os frontale	der Kalvaria	N. supraorbitalis medialis
Foramen ethmoidale anterius	zwischen dem Os frontale und dem Os ethmoidale	vordere Schädelgrube	N. und A. ethmoidalis anterior
Foramen ethmoidale posterius	zwischen dem Os frontale und dem Os ethmoidale	Siebbeinzellen	N. und A. ethmoidalis posterior
Foramen zygomaticoorbitale	Os zygomaticum	dem Foramen zygomaticotemporale und dem Foramen zygomaticofaciale	N. zygomaticotemporalis, N. zygomaticofacialis

Öffnungen im Bereich der Fossa infratemporalis

Öffnung	Lage	verbindet die Fossa infratemporalis mit	Inhalt
Fissura orbitalis inferior	zwischen Ala major und Maxilla	Orbita	N., A., V. infraorbitalis, N. zygomaticus, V. ophthalmica inferior
Foramen ovale	an der Wurzel der Ala major des Os sphenoidale	mittlere Schädelgrube	N. mandibularis, A. meningea accessoria
Foramen spinosum	zieht durch die Ala major des Os sphenoidale	mittlere Schädelgrube	A. meningea media (= Ast der A. maxillaris), R. meningeus (= rückläufiger Ast des N. mandibularis)
Fissura pterygomaxillaris	zwischen der Ala major des Os sphenoidale und der Maxilla	Fossa pterygopalatina	A. maxillaris, Nn. und Aa. alveolares

Öffnungen im Bereich der Fossa pterygopalatina

Öffnung	Lage	verbindet die Fossa pterygopalatina mit	Inhalt
Foramen rotundum	an der Wurzel der Ala major des Os sphenoidale	der mittleren Schädelgrube	N. maxillaris
Canalis pterygoideus	Os sphenoidale	der äußeren Schädelbasis	N. petrosus major, N. petrosus profundus, A. canalis pterygoidei
Fissura orbitalis inferior	zwischen Ala major und Maxilla	der Augenhöhle (Orbita)	N., A., V. infraorbitalis, N. zygomaticus, V. ophthalmica inferior
Foramen sphenopalatinum	zwischen dem Os palatinum und dem Os sphenoidale	Nasenhöhle	Rr. nasales posteriores superiores, A. sphenopalatina
Canalis palatinus major	zwischen dem Os palatinum und der Maxilla	Mundhöhle	N. palatinus major, A. palatina major
Foramina palatina minora (= Öffnungen der Canales palatini minores)	Os palatinum	Mundhöhle	Nn. palatini minores, Aa. palatinae minores
Fissura pterygomaxillaris	zwischen der Ala major des Os sphenoidale und der Maxilla	Fossa infratemporalis	A. maxillaris, Nn. und Aa. alveolares

▶ In der Fossa infratemporalis liegen:
- oberflächlich – die Fortsetzung des Corpus adiposum buccae (= Bichat'scher Fettpfropf – s. Kapitel 5.3.1)
- der M. pterygoideus medialis
- der M. pterygoideus lateralis.
- der N. mandibularis – er gelangt mit der Radix motoria (Ast des N. trigeminus – s. Kapitel 5.5) durch das Foramen ovale in die Fossa infratemporalis, wo er sich in seine Äste aufteilt (s. Kapitel 5.5).
- das Ganglion oticum (= parasympathisches Ganglion des N. glossopharyngeus), das medial vom N. mandibularis liegt.
- die A. maxillaris – sie gelangt zwischen dem Collum mandibulae und dem Lig. sphenomandibulare in die Fossa infratemporalis, wo sie zwischen den beiden Köpfen des M. pterygoideus lateralis verläuft und zur Fossa pterygopalatina weiterzieht.
- der Plexus pterygoideus – er liegt als Venengeflecht zwischen dem M. pterygoideus medialis und dem M. pterygoideus lateralis. Der Plexus pterygoideus steht u.a. mit der V. ophthalmica inferior, der V. facialis und der V. retromandibularis in Verbindung und leitet das Blut über die Vv. maxillares in die V. retromandibularis. ◀

Die einzelnen Öffnungen der Fossa infratemporalis sind in der Tabelle am Ende des Kapitels aufgelistet.

Fossa pterygopalatina (= Flügelgaumengrube)

Die Fossa pterygopalatina ist ein kleiner, pyramidenartiger Raum. Sie bildet die mediale Fortsetzung der Fossa infratemporalis. Nach kaudal (unten) verengt sich die Fossa pterygopalatina zum Canalis palatinus major und endet am Foramen palatinum majus medial vom oberen 3. Molaren.

Die Fossa pterygopalatina wird begrenzt:
- kranial – vom Corpus und der Ala major des Os sphenoidale,
- ventral – von der Maxilla,
- dorsal – vom Processus pterygoideus des Os sphenoidale,
- medial – von der Lamina perpendicularis des Os palatinum.

Die Fossa pterygopalatina kann als eine Art Verteilstation angesehen werden, weil sie über Öffnungen mit all ihren Nachbarregionen in Verbindung steht (s. Tabelle).

▶ In der Fossa teilen sich der N. maxillaris und die A. maxillaris in ihre jeweiligen Endäste.
An der Vorderwand der Fossa pterygopalatina liegt medial das **parasympathische Ganglion pterygopalatinum** (s. Kapitel 5.5 N. petrosus major – Ast des N. facialis). ◀

5.2.4 Kiefergelenk !! 0/3

Das Kiefergelenk (= Articulatio temporomandibularis) verbindet die Mandibula (= Unterkiefer) gelenkig mit dem Os temporale (= Schläfenbein). Das Gelenk dient der Bewegung des Unterkiefers und ist damit für die Zerkleinerung der Nahrung und das Sprechen von größter Bedeutung.

▶ Der Gelenkkopf des Kiefergelenks wird vom Caput mandibulae gebildet, das sich am Ende des Processus condylaris der Mandibula befindet. Die Gelenkpfanne wird von der Fossa mandibularis und vorne von einem walzenförmigen Höcker, dem Tuberculum articulare des Os temporale gebildet. ◀

Die **Fossa mandibularis** liegt kurz vor der Pars tympanica der Schläfenbeinschuppe (= Pars squamosa des Os temporale), sie ist etwa 2–3 mal größer als die Gelenkfläche des Gelenkkopfes. Das Tuberculum articulare liegt als walzenartige Erhebung vor der Fossa mandibularis.

Die Gelenkflächen des Kiefergelenks sind mit Faserknorpel überzogen.

▶ Das Kiefergelenk wird durch einen faserknorpeligen bikonkaven Discus articularis in ein unter dem Diskus liegendes Scharnier- und ein über dem Diskus liegendes Schiebegelenk unterteilt. ◀ Bei allen Bewegungen im Kiefergelenk wirken beide Teilgelenke zusammen. Der Diskus ist fast vollständig mit der Gelenkkapsel verwachsen. Der Diskus dient dazu, den Größenunterschied zwischen Gelenkpfanne und Gelenkkopf auszugleichen. Bei Bewegungen im Kiefergelenk verschiebt er sich.

Die Gelenkkapsel des Kiefergelenks ist weit und schlaff. Der hintere Teil der Fossa articularis liegt außerhalb der Gelenkkapsel.

Die Gelenkkapsel wird von vielen Ästen des N. mandibularis (N. auriculotemporalis, N. massetericus, N. pterygoideus lateralis) innerviert, was die relativ große Schmerzempfindlichkeit des Kiefergelenks erklärt.

▶ Die Gelenkkapsel wird durch das folgende Band verstärkt:
- **Lig. laterale temporomandibulare** – liegt an der Außenseite des Gelenks und zieht vom Processus zygomaticus zum Collum mandibulae. Es hemmt das Zurückschieben des Unterkiefers in Richtung äußeren Gehörgangs. ◀

An der Innenseite des Kiefergelenks liegen die beiden nachfolgenden Ligamenta, die jedoch nicht mit der Gelenkpfanne verbunden sind.
- **Lig. stylomandibulare** – zieht vom Processus styloideus zum Angulus mandibulae (= Unterkieferwinkel).
- **Lig. sphenomandibulare** – ist ein flaches Band, das von der Spina des Os sphenoidale zur Mandibula zieht, wobei es über dem Foramen mandibulare liegt.

Diese beiden Bänder haben keine Beziehung zur Gelenkkapsel! Sie dienen der Führung des Kiefergelenks.

Das Kiefergelenk ermöglicht folgende 3 Hauptbewegungen:
- Öffnen und Schließen des Mundes (= Ab- und Adduktion = Scharnierbewegung),
- Vor- und Zurückschieben des Unterkiefers (= Pro- und Retrusion = Schlittenbewegung),
- Mahlbewegungen (= Rotation = Seitwärtsschieben des Unterkiefers).

▶ An diesen **Bewegungen des Kiefergelenks** sind beteiligt:
Öffnen des Mundes:
- Venter anterior des M. digastricus
- M. mylohyoideus
- M. geniohyoideus
- bei festgestelltem Os hyoideum auch das Platysma.

Schließen des Mundes (Zubeißen):
- M. temporalis (wichtigster Schließer!)
- M. masseter
- M. pterygoideus medialis.

Vorschieben des Unterkiefers:
- M. pterygoideus lateralis (= wichtigster Vorschieber)
- vorderer Teil des M. masseter.

Zurückschieben des Unterkiefers:
- hinterer Teil des M. temporalis.

Mahlbewegungen
- M. pterygoideus lateralis (stärkste Wirkung)
- M. masseter
  diese beiden Muskeln führen auf der Kauseite den Unterkiefer schräg nach vorne.
- M. temporalis
  dieser Muskel ist während des Kauaktes auf der Gegenseite aktiv, indem er dort den Gelenkkopf während der Mahlbewegung im Kiefergelenk stabilisiert. ◀

Topographie
▶ Das Kiefergelenk ist durch das Os tympanicum vom hinter ihm liegenden äußeren Gehörgang (= Porus acusticus externus) getrennt. Beim Öffnen des Mundes wird der äußere Gehörgang erweitert.

Zwischen Kiefergelenk und dem Ohr verlaufen der N. auriculotemporalis und die A. temporalis superficialis. ◀

Klinik: ▶ Bei einem sehr starken Schlag auf das Kinn kann der Druck auf den äußeren Gehörgang übertragen und damit die vordere Gehörgangswand geschädigt werden. ◀

Beim ausgiebigen Gähnen kann der Processus condylaris der Mandibula hinter das Tuberculum articulare rutschen, was zur Folge hat, daß der Mund nicht mehr geschlossen werden kann (= Mundsperre).

Kauakt
Bei der Kaubewegung werden die Teilbewegungen im Kiefergelenk kombiniert. Die Kaubewegung wird durch das extrapyramidale System gesteuert, das Koordinationszentrum für die Bewegungen liegt wahrscheinlich im Pons (= Brücke – s. Gehirn).

Begriffsdefinitionen
- **Okklusion** (= Schlußbißstellung) – die obere und untere Zahnreihe liegen bei Kontraktion der Kaumuskeln fest aufeinander.
- **Überbiß** (= Scherenbiß) – die Schneidezähne des Oberkiefers ragen über die Schneidezähne des Unterkiefers hinaus, dadurch gleiten die oberen und unteren Schneidezähne scherenartig aneinander vorbei.
- **Zangenbiß** – die Enden der Schneidezähne stehen zangenartig aufeinander.
- **Artikulation** – Bißbewegung der Zähne. Bei einer guten Artikulation stehen die Kauflächen der gegenüberliegenden Zahnreihen in engem Kontakt.

5.3 Kopf- und Halsmuskeln, Faszien

Im Kopfbereich werden die Muskeln unterteilt in
- mimische Muskeln (Kapitel 5.3.1),
- Kaumuskeln (Kapitel 5.3.2),
- Zungenbeinmuskeln (Kapitel 5.3.4),
- Zungenmuskeln (Kapitel 5.4.5),
- Gaumenmuskeln (Kapitel 5.4.7).

5.3.1 Gesichtsmuskulatur ! 0/2

Die **mimischen Muskeln** (= Mm. faciales) sind Hautmuskeln, die überwiegend um die Öffnungen des Gesichts (Mund, Nase, Augen, Ohren) herum angeordnet sind. Sie setzen zumeist nicht an einem Knochen an und betätigen somit auch kein Gelenk.

Die mimischen Muskeln spiegeln durch ihre Funktion (Verschieben der Haut, Faltenbildung) nach außen hin (den Mitmenschen gegenüber) den jeweiligen psychischen Zustand wider (Lachen, Freude, Weinen, Sorgen), was als Mimik bezeichnet wird.

➤ Alle mimischen Muskeln werden vom N. facialis innerviert. ◄

Bei den nachfolgend aufgeführten mimischen Muskeln sind Ansatz und Ursprung nicht angegeben, da sie nicht prüfungsrelevant sind.

Die mimischen Muskeln lassen sich anhand der Gesichtsöffnungen, um die sie gruppiert sind, unterteilen in:
- Lidspaltenmuskeln
- Ohrmuschelmuskeln
- Nasenmuskeln
- Mundmuskeln.

Zu den **Lidspaltenmuskeln** gehören:
- **M. orbicularis oculi** – Ringmuskel, dessen Fasern um die Lidspalte herum angeordnet sind. Er dient dem Lidschlag, dem Lidschluß (schließt die Lidspalte) und der Fortbewegung der Tränenflüssigkeit. Mimik: Besorgnis.
- **M. depressor supercilii** – zieht die Augenbraue herab.
- **M. corrugator supercilii** – zieht die Augenbrauen zusammen und dient als Stirnglatzenrunzler. Mimik: Denkerstirn.

Zu den **Ohrmuschelmuskeln** gehören:
- **M. auricularis superior** – zieht die Ohrmuschel nach oben.
- **M. auricularis anterior** – zieht die Ohrmuschel nach vorne.
- **M. auricularis posterior** – zieht die Ohrmuschel nach hinten.

Zu den **Nasenmuskeln** gehören:
- **M. procerus** – zieht die Glabella herab (als Glabella wird der kleine, zumeist haararme Bereich zwischen den beiden Augenbrauenbögen bezeichnet). Mimik: Drohung.
- **M. nasalis** – verengt und erweitert die Nasenlöcher. Mimik: Begehren.
- **M. depressor septi** – zieht die Nasenspitze herunter.
- **M. levator labii superioris alaeque nasi** – zieht die Haut des Nasenflügels und die der Oberlippe nach oben. Mimik: Unzufriedenheit.

Zu den **Mundmuskeln** gehören:
- **M. orbicularis oris** – ist ein Ringmuskel. Er schließt die Mundspalte. Mimik: Verschlossenheit.

Zu den oberflächlichen Mundmuskeln gehören:
- **M. zygomaticus minor** (= kleiner Jochbeinmuskel) – bewegt den Mundwinkel nach oben und zur Seite hin. Mimik: Lachen.
- **M. zygomaticus major** (= großer Jochbeinmuskel) – bewegt die Oberlippe nach oben und zur Seite hin. Mimik: Lachen, Vergnügen.
- **M. levator labii superioris** – hebt die Oberlippe hoch und erweitert die Nasenlöcher.
- **M. depressor anguli oris** – zieht den Mundwinkel herunter. Mimik: Traurigkeit.
- **M. risorius** (= Lachmuskel) – zieht den Mundwinkel zurück. Mimik: Lachen.
- **M. mentalis** (= Kinnmuskel) – zieht die Kinnhaut zum Kinngrübchen ein. Mimik: Zweifel, Unentschlossenheit.

➤ Zu den tiefen Mundmuskeln gehören:
- **M. buccinator** (= Trompetermuskel) – liegt in der tiefen Wangengegend. Zwischen ihm und dem M. masseter (Kap. 5.3.2) liegt der Wangenfettpfropf. In Höhe des 2. Molars (= Mahlzahn) wird er vom Ductus parotideus (= Ausführungsgang der Ohrspeicheldrüse) durchbohrt.
Der M. buccinator dient vorrangig der Nahrungsaufnahme, indem er sich beim Kauen versteift und zusammen mit der Zunge die Nahrung zwischen die Zähne schiebt. Außerdem verkleinert er zusammen mit dem M. orbicularis oris den Vorhof der Mundhöhle, wodurch z.B. Luft ausgeblasen werden kann (Pfeifen). Mimik: „Genugtuung". ◄

- M. levator anguli oris – zieht den Mundwinkel hoch.
- M. depressor labii inferioris – zieht die Unterlippe nach unten und zur Seite hin.

In diesem Kapitel sind außerdem noch die Galea aponeurotica und der M. epicranius zu beschreiben. Obwohl der M. epicranius nicht um eine Gesichtsöffnung liegt, gehört er zur mimischen Muskulatur.

Die mimische Muskulatur des Schädeldaches wird in ihrer Gesamtheit als **M. epicranius** bezeichnet. Der M. epicranius wird unterteilt in:
- **M. occipitofrontalis** – sein Venter frontalis zieht die Augenbrauen hoch und runzelt die Stirn. Sein Venter occipitalis fixiert die Kopfhaut und glättet die Stirn. Beide Venter spannen die Galea aponeurotica in Längsrichtung. Mimik: Aufmerksamkeit (Augenbrauen hochziehen) und Nachdenklichkeit.
- **M. temporoparietalis** – zieht von der Ohrmuschelwurzel zur Galea und spannt sie in Querrichtung.

▶ Als **Galea aponeurotica** (= Aponeurosis epicranialis) wird eine das Schädeldach bedeckende feste Sehnenhaube bezeichnet. In diese straffe Sehnenplatte strahlen von der Stirn der Venter frontalis und vom Hinterhaupt der Venter occipitalis des zuvor beschriebenen M. occipitofrontalis sowie von den Schläfen der M. temporoparietalis in die Galea aponeurotica ein (s. auch Kapitel 5.10.2). ◀

Klinik: In der Neurologie wird mit Hilfe des Mimenspiels des Patienten der N. facialis untersucht, z.B. hängt bei einer einseitigen Fazialislähmung der Mundwinkel auf der betroffenen Seite etwas nach unten (ausführliche Darstellung siehe Kapitel 5.5).

5.3.2 Kaumuskulatur !!! 5/16

▶ *Besonders prüfungsrelevant: Funktionen und Besonderheiten der Muskeln.* ◀

▶ Die Kaumuskeln ziehen vom Schädel zum Unterkiefer. Alle 4 Kaumuskeln werden von Ästen des N. mandibularis (= 3. Hauptast des N. trigeminus = 5. Hirnnerv) innerviert. ◀

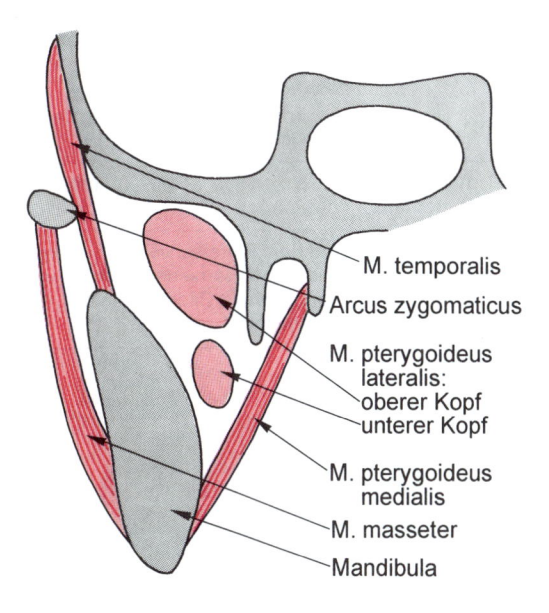

Abb. 5.8 Frontalschnitt durch den Kopf zur Darstellung der Kaumuskeln.

Kaumuskulatur			
M. masseter	*In.:* N. massetericus	*An.:* Tuberositas masseterica (= Knochenleiste an der Außenseite der Mandibula)	*Ur.:* Jochbogen (Arcus zygomaticus)
	Lage: Er liegt zwischen dem Jochbogen und dem Unterkieferwinkel. **Funktion:** Kieferschließer. Außerdem bewegt er während der Mahlbewegungen auf der Kauseite den Kopf der Mandibula etwas schräg nach vorne. **Besonderheit:** Nach dem Tod wird der M. masseter als erster Muskel von der Leichenstarre befallen.		
M. temporalis	*In.:* Nn. temporales profundi	*An.:* Proc. coronoideus der Mandibula	*Ur.:* Linea temporalis inferior, Fossa u. Fascia temporalis
	Lage: Er ist der größte und stärkste Kaumuskel. **Funktion:** Stärkster Kieferschließer. Außerdem zieht er den Kopf der vorgeschobenen Mandibula nach hinten.		

Kaumuskulatur			
M. pterygoideus lateralis	*In.:* N. pterygoideus lateralis	*An.:* Caput laterale: Fovea pterygoidea (= kleine Grube im Bereich des Proc. condylaris der Mandibula), Caput mediale: Discus articularis und Gelenkkapsel des Kiefergelenks 2-köpfig!	*Ur.:* Caput laterale (= Hauptkopf):Proc. pterygoideus des Os sphenoidale, Caput mediale: Ala major des Os sphenoidale
	Funktion: Das Caput laterale bewegt bei beidseitiger Kontraktion der der Mandibula nach vorne und dient damit dem Vorschieben der Mandibula. Bei einer einseitigen Kontraktion (Mahlbewegung) verschiebt sich die Mandibula zur Gegenseite. Das Caput mediale zieht denDiskus nach vorne und leitet damit die Öffnung des Mundes ein. Kontrahiert es sich einseitig, so wird der Kiefer bei Mahlbewegungen auf der Kauseite (= Balanceseite) schräg nach vorne gezogen. **Klinik:** Bei einer Lähmung der Mundbodenmuskulatur ist das Caput laterale in der Lage, den Kiefer alleine zu öffnen.			
M. pterygoideus medialis	*In.:* N. pterygoideus medialis	*An.:* Tuberositas pterygoidea der Mandibula (Innenfläche)	*Ur.:* Fossa pterygoidea des Os sphenoidale
	Funktion: Kieferschließer. Bei einseitiger Kontraktion führt er den Unterkiefer auf der Kauseite schräg nach vorne und ist somit an den Mahlbewegungen beteiligt. **Besonderheit:** Bildet mit dem M. masseter eine Muskelschlinge, in der die Mandibula aufgehängt ist.			

5.3.3 Faszien an Kopf und Hals !! 2/6

An Faszien kommen im lateralen Gesichtsbereich die Fascia temporalis, die Fascia parotidea, die Fascia masseterica und die Fascia buccopharyngea vor. Der Hals wird von der Fascia cervicalis umhüllt.

Fascia temporalis – ist eine kräftige Faszie, die an der Linea temporalis superior des Os parietale (= Scheitelbein) entspringt und sich in 2 Blätter (= Lamina superficialis und profunda) teilt, die beide am Jochbogen ansetzen. Zwischen den beiden Laminae liegt Fett- und lockeres Bindegewebe.

➤ Zwischen den Laminae verlaufen die A. und V. temporalis media. Unter der Fascia temporalis liegt der M. temporalis. ◄

Fascia parotidea – ist eine kräftige Faszie deren oberflächliches Blatt (= Lamina superficialis) kranial in die Fascia temporalis, ventral in die Fascia masseterica und kaudal in die Fascia cervicalis übergeht.
➤ Das oberflächliche Blatt bedeckt die Glandula parotis (= Ohrspeicheldrüse) und ist oben am Jochbogen, unten an der Mandibula befestigt.
Das tiefe Blatt (= Lamina profunda) bedeckt die Muskeln im Bereich des Processus styloideus (= M. styloglossus, M. stylohyoideus, M. stylopharyngeus).

Fascia masseterica – ist eine kräftige Faszie, deren oberflächliches Blatt (= Lamina superficialis) zwischen der Glandula parotis und dem M. masseter liegt. Das oberflächliche Blatt geht in das tiefe Blatt (= Lamina profunda) über, das den M. pterygoideus medialis bedeckt. ◄

Fascia buccopharyngea – erstreckt sich vom Mundwinkel bis zum M. constrictor pharyngis (= Schlundschnürer). Wie der Name schon sagt, bedeckt sie den M. buccinator (der damit als einziger mimischer Muskel von einer Faszie bedeckt ist), sowie den Wangenfettpfropf (= Bichat'scher Fettpfropf) und den Pharynx (= Schlund).

Die **Fascia cervicalis** (= **Halsfaszie**) wird in 3 Bindegewebsblätter unterteilt:
- Lamina superficialis = oberflächliches Blatt
- Lamina praetrachealis = mittleres Blatt
- Lamina praevertebralis = tiefes Blatt.

Lamina superficialis fasciae cervicalis – ist eine kräftige Faszie, die als Teil der oberflächlichen Körperfaszie den Muskelmantel des Halses umhüllt. Die Lamina superficialis ist an der Mandibula sowie an der Clavicula und am Manubrium sterni (Brustbein) befestigt.

➤ Sie liegt unter dem Platysma und umhüllt die gesamte Halsmuskulatur (einschließlich des Teils vom M. trapezius, der im Nackenbereich liegt). Am Mundboden bedeckt sie die Gl. submandibularis. ◄

Dorsal geht sie in die Fascia nuchae, kranial in die Fascia masseterica und in die Fascia parotidea über.

➤ **Lamina praetrachealis fasciae cervicalis** – liegt, wie der Name schon sagt, vor der Trachea (= Luftröhre). Sie hat ein annähernd dreieckiges Aussehen. Der obere Teil setzt am Körper des Os hyoideum (= Zungenbein), der viel breitere untere Teil am Manubrium sterni und an den beiden Claviculae an.

Seitlich ist die Lamina praetrachealis mit der Zwischensehne des rechten bzw. linken M. omohyoideus verwachsen, so daß diese beiden Muskeln als Spanner der Lamina dienen. Als dünnes Blatt geht die Lamina lateral von den Mm. omohyoidei in die Lamina praevertebralis über.

Die Lamina praetrachealis umhüllt vorne die infrahyaline Muskulatur und ist in diesem Bereich von besonders fester Konsistenz. Außerdem ist sie mit der Vagina carotica verbunden, die als bindegewebige Hülle den Gefäß-Nerven-Strang des Halses umgibt. In diesem Strang verlaufen die A. carotis communis bzw. die A. carotis interna, die V. jugularis interna und der N. vagus; die Radix superior ansae cervicalis kann ebenfalls in diesem Strang verlaufen.

Indem sich die Mm. omohyoidei kontrahieren, wird die Lamina praetrachealis gestrafft und dadurch über die Vagina carotica ein Zug auf die V. jugularis interna ausgeübt, der die Vene offenhält (in der V. jugularis interna herrscht ein Unterdruck).

In der Lamina praevertebralis verläuft der Truncus sympathicus. Zwischen der Lamina praetrachealis und der nachfolgend beschriebenen Lamina praevertebralis liegen die Eingeweide des Halses: Trachea, Oesophagus, Schilddrüse, Epithelkörperchen (= Glandulae parathyroideae). ◄

➤ **Lamina praevertebralis fasciae cervicalis** – sie liegt hinter dem Eingeweidebereich und vor der Wirbelsäule. Sie bedeckt die tiefen Halsmuskeln (M. longus capitis, M. longus colli, Mm. scaleni). Die Lamina praevertebralis reicht von der Schädelbasis bis zur Höhe des 3. Brustwirbels, wo sie in die Fascia endothoracica übergeht. ◄

Verfolgen Sie am Präparat die Lamina vom Hals aus bis zum Brustkorb, so gelangen Sie in das hintere Mediastinum.

➤ Die Lamina praevertebralis bedeckt den Truncus sympathicus mit den 3 Halsganglien, den Plexus brachialis, die A. subclavia und den N. phrenicus. ◄

5.3.4 Zungenbein und Zungenbeinmuskulatur !! 2/6

➤ *Prüfungsrelevant: Muskeltabelle: Innervation, Funktion, evtl. Besonderheiten.* ◄

Das hufeisenförmig aussehende **Os hyoideum** (= **Zungenbein**) kann am Übergang vom Mundboden zum Hals getastet werden. Es liegt bei normaler Kopfhaltung in Höhe des 4. Halswirbels. Das Os hyoideum besteht aus einem Körper (= Corpus) sowie auf jeder Seite aus einem großen Horn (= Cornu majus) und einem kleinen Horn (= Cornu minus).

Das Cornu minus stammt vom 2., das Cornu majus vom 3. Kiemenbogen ab (s. Kapitel 5.1.2).

➤ Das Os hyoideum ist ein freier, muskulär zwischen dem Schädel sowie dem Sternum und dem Schildknorpel aufgehängter Knochen, der keine Gelenkverbindung zu anderen Knochen besitzt.

Es wird dem Schädelskelett zugeordnet und dient der Zunge als Stütze. Am Os hyoideum haben die weiter unten beschriebenen Zungenbeinmuskeln ihren Ansatz.

Das Cornu minus steht über das nicht kontraktionsfähige Lig. stylohyoideum mit dem Processus styloideus (= Griffelfortsatz) des Os temporale (= Schläfenbein) in Verbindung. ◄

➤ Durch die flächenhafte Membrana thyrohyoidea ist der Kehlkopf am Os hyoideum aufgehängt; dadurch wird jede Bewegung des Os hyoideum auf den Kehlkopf übertragen. ◄

Klinik: Beim festen Zugreifen kann das Cornu majus brechen. Beim Bruch des Zungenbeinkörpers sinkt das Os hyoideum in Richtung Kehlkopf ab, so daß beim Schluckakt die Mundbodenmuskeln nicht mehr ausreichend nach oben gezogen weren können.

Zungenbeinmuskulatur

Die Zungenbeinmuskeln werden in obere und untere Zungenbeinmuskeln unterteilt. Die oberen Zungenbeinmuskeln (= Mm. suprahyoidei) ziehen von der Mandibula zum Os hyoideum. Einige dieser Muskeln bilden den Mundboden (s. Kapitel 5.10.6).

Die unteren Zungenbeinmuskeln (= Mm. infrahyoidei), auch infrahyale Muskeln genannt, liegen unterhalb des Os hyoideum. Sie sind als kraniale Fortsetzung der Muskeln der vorderen Bauchwand aufzufassen. Ihre Muskelbäuche sind von Intersectiones tendineae (= sehnige Unterbrechungen) durchsetzt (ähnlich den Muskeln der vorderen Bauchwand). Sie sind von der Lamina praetrachealis der Fascia cervicalis eingeschlossen.

Obere Zungenbeinmuskeln			
M. mylohyoideus	*In.:* N. mylohyoideus (Ast des N. mandibularis)	*An.:* Os hyoideum und Raphe zwischen Mandibula und Os hyoideum	*Ur.:* Linea mylohyoidea der Mandibula
	Lage: Der rechte und linke M. mylohyoideus sind über die bindegewebige Raphe mylohyoidea zu einer Muskelplatte vereinigt, die den Mundboden bildet und Diaphragma oris genannt wird. **Funktion:** Bei fixiertem Os hyoideum dient er als Kieferöffner (er senkt die Mandibula). Außerdem hebt er das Os hyoideum und spannt den Mundboden. **Besonderheit:** Er bildet den Hauptanteil des Mundbodens (s. Kapitel 5.10.6)		
M. geniohyoideus	*In.:* Plexus cervicalis (N. hypoglossus)	*An.:* Os hyoideum	*Ur.:* Spina mentalis der Mandibula
	Funktion: Er zieht das Os hyoideum nach vorn.		
M. digastricus *Venter anterior*	*In.:* N. mylohyoideus (Ast des N. mandibularis)	*An.:* Os hyoideum	*Ur.:* Fossa digastrica der Mandibula
	Lage: Der M. digastricus besitzt 2 Muskelbäuche (Venter). Der vordere Bauch (Venter anterior) liegt unter dem M. mylohyoideus. Im Bereich des Os hyoideum geht der Venter anterior in eine Zwischensehne über und setzt sich in den hinteren Muskelbauch (Venter posterior) fort. Die Zwischensehne ist über eine Sehnenschlaufe fest mit dem Os hyoideum verbunden. **Funktion:** Bei fixiertem Os hyoideum dient er als Kieferöffner. **Besonderheit:** Zwischen dem Venter anterior und dem Rand der Mandibula liegt das Trigonum submandibulare.		
Venter posterior	*In.:* N. facialis (R. digastricus)	*An.:* Os hyoideum	*Ur.:* Incisura mastoidea des Os temporale (medial vom Warzenfortsatz)
	Funktion: Er zieht das Os hyoideum nach hinten oben (beim Schluckakt).		
M. stylohyoideus	*In.:* N. facialis (R. styohyoideus)	*An.:* zwischen dem Corpus und dem Cornu majus des Os hyoideum	*Ur.:* Proc. styloideus des Os temporale
	Funktion: Er zieht das Os hyoideum nach hinten oben (beim Schluckakt). **Besonderheit:** Der Muskelbauch teilt sich kurz hinter dem Ansatz in zwei Muskelzüge, die die Zwischensehne des M. digastricus umschließen.		

Untere Zungenbeinmuskeln			
M. sternohyoideus	*In.:* Ansa cervicalis	*An.:* Os hyoideum	*Ur.:* Manubrium sterni, sternales Ende der Clavicula, Gelenkkapsel des Sternoclaviculargelenks
	Funktion: Er zieht das Os hyoideum nach unten. **Funktion für alle unteren Zungenbeinmuskeln:** Sie stellen das Os hyoideum fest, ziehen es zum Sternum (= Brustbein) hin und dienen als Hilfsmuskeln beim Schluckakt.		
M. sterno-thyroideus	*In.:* Ansa cervicalis	*An.:* Linea obliqua des Schildknorpels	*Ur.:* Manubrium sterni und 1. Rippe
	Funktion: Er senkt den Schildknorpel und damit den Kehlkopf. Gemeinsam mit dem M. thyrohyoideus reguliert er den Abstand zwischen dem Schildknorpel und dem Os hyoideum.		
M. thyrohyoideus	*In.:* Ansa cervicalis	*An.:* Cornu majus und Corpus des Os hyoideum	*Ur.:* Linea obliqua des Schildknorpels
	Funktion: Er senkt das Os hyoideum und hebt den Schildknorpel und damit den Kehlkopf.		
M. omohyoideus	In.: Ansa cervicalis	*An.:* Corpus des Os hyoideum	*Ur.:* Margo superior der Scapula (Oberrand des Schulterblatts), Lig. transversum scapulae
	Funktion: (Zweibäuchig!) Er senkt das Os hyoideum und spannt die Lamina praetrachealis (= mittlere Halsfaszie), dadurch wird ein Zug auf die V. jugularis interna ausgeübt, der die Vene offenhält und damit dem Blutabfluß dient s. Kapitel 5.3.3)		

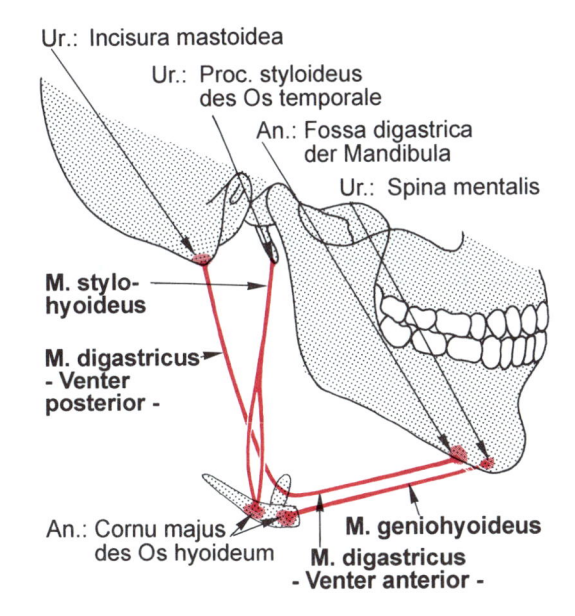

Abb. 5.9 Obere Zungenbeinmuskeln

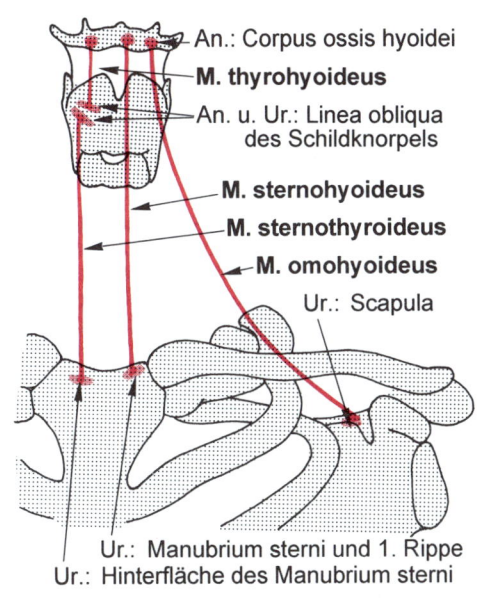

Abb. 5.10 Untere Zungenbeinmuskeln

5.3.5 Halsmuskulatur ! 1/3

➤ *Prüfungsrelevant: Platysma, evtl. Mm. scaleni (Funktion, Besonderheiten).* ◀

Zur Halsmuskulatur werden neben den in diesem Kapitel abgehandelten Muskeln noch die Zungenbeinmuskeln (Kapitel 5.3.4), die Kehlkopfmuskeln (Kapitel 5.4.11) und die Muskeln des Pharynx (Kapitel 5.4.9) gezählt.

Nachfolgend werden von den Halsmuskeln
- 1. die oberflächliche Schicht = Platysma und Kopfwendermuskeln,
- 2. die tiefe Halsmuskelschicht = Skalenusmuskeln und prävertebralen Muskeln

besprochen.

\multicolumn{4}{c}{Oberflächliche Halsmuskelschicht}			
Platysma	*In.:* N. facialis	*An.:* Haut im Brustbereich (in Höhe der 2. Rippe)	*Ur.:* Mandibula, Fascia parotidea
	Funktion: Das Platysma spannt als Hautmuskel die Haut des Halses und zieht die Mandibula herab = Kieferöffner. Als mimischer Hilfsmuskel zieht das Platysma den Mundwinkel herab und wirkt beim Breitziehen des Mundes (= Zähnefletschen) mit. **Besonderheit:** Das Platysma ist eine sehr dünne Muskelplatte, die fest mit der Haut verbunden ist. Unter dem Platysma liegt die Lamina superficialis der Fascia cervicalis.		
M. sternocleidomastoideus	*Siehe Kapitel 3.4.1, wo er ausführlich beschrieben wird.*		
M. trapezius	*Siehe Kapitel 3.4.1, wo er ausführlich beschrieben wird.*		

\multicolumn{4}{c}{Skalenusmuskeln der tiefen Halsmuskelschicht}			
M. scalenus anterior	*In.:* Rr. ventrales der 5.–7. (8.) Zervikalnerven	*An.:* Tuberculum m.scaleni anterioris auf der 1. Rippe	*Ur.:* 3.–6. Halswirbelquerfortsatz
	Funktion: Er hebt bei fixierter HWS (= Halswirbelsäule) die 1. Rippe und erweitert somit den Thorax (= Inspirationsmuskel). Bei fixierten Rippen und einseitiger Kontraktion kann er die Halswirbelsäule nach lateral neigen und drehen. **Besonderheit:** Die Mm. scaleni anterior und medius bilden die dreieckige Skalenuslücke, durch die die A. subclavia und der Plexus brachialis verlaufen. Durch die Lücke zwischen dem M. scalenus anterior und der Clavicula zieht die V. subclavia.		
M. scalenus medius	*In.:* Rr. ventrales der 4.–8. Zervikalnerven	*An.:* Hinter dem Sulcus a. subclaviae der 1. Rippe	*Ur.:* 1.–7. Halswirbelquerfortsatz
	Funktion: *Siehe M. scalenus anterior.*		
M. scalenus posterior	*In.:* Rr. ventrales des 7. (8.). Zervikalnerven	*An.:* oberer Rand der 2. Rippe	*Ur.:* 6.–7. Halswirbelquerfortsatz
	Funktion: *Siehe M. scalenus anterior.*		

Prävertebrale Muskelgruppe der tiefen Halsmuskelschicht			
M. longus colli Pars recta	*In.:* Rr. ventrales der Zervikalnerven (C$_2$–C$_6$)	*An.:* oberer Halswirbelkörper	*Ur.:* erster Brust- und letzter Halswirbelkörper
Pars obliqua superior	*In.:* Rr. ventrales (C$_2$–C$_6$)	*An.:* Tuberculum anterius des Atlas	*Ur.:* Tuberculum anterius des 3.–5. Halswirbelfortsatzes
Pars obliqua inferior	*In.:* Rr. ventrales (C$_2$–C$_6$)	*An.:* 5.-6. Halswirbelquerfortsatz	*Ur.:* die oberen Brustwirbelkörper
M. longus capitis	*In.:* Rr. ventrales (C$_1$–C$_6$)	*An.:* Os occipitale	*Ur.:* Tubercula anteriora der 3.–6. Halswirbelquerfortsätze
M. rectus capitis anterior	*In.:* R. ventralis (C$_1$)	*An.:* Os occipitale	*Ur.:* Massa lateralis des Atlas
Funktion: Für alle Muskeln der prävertebralen Muskelgruppe gilt: Bei einseitiger Kontraktion: Neigung von Kopf und Wirbelsäule zur Seite hin, bei beidseitiger Kontraktion: Beugung von Kopf und Wirbelsäule.			

5.4 Kopf- und Halseingeweide

5.4.1 Nasenhöhle !!! 5/19

Die Nase hat folgende Aufgaben:
- Sie reinigt durch ihre Haare die eingeatmete Luft von Staubteilchen und von kleineren Insekten.
- Sie erwärmt die Luft durch ein Venengeflecht.
- Sie feuchtet durch Abgabe von Schleim und dünnflüssigem Sekret die Luft an.
- Sie dient zur Bildung der Nasallaute unserer Stimme.
- Sie enthält das Riechorgan.

Die **Nase** wird durch das Nasenseptum (= Nasenscheidewand = Septum nasi) in 2 annähernd gleich große Höhlen getrennt. Die beiden Höhlen werden unterteilt in:
- Nasenvorhof (= Vestibulum nasi)
- Nasenhöhle (= Cavitas nasi).

Als **Nasenvorhof** wird der an den Nasenlöchern beginnende Teil der Nase bezeichnet, der im Bereich der lateralen Nasenwand bis zu dem von außen gut zu erkennenden Wulst der Nase reicht.
An der Seitenwand liegt eine bogenförmig verlaufende Schleimhautleiste (= Limen nasi), die die Grenze zwischen Nasenvorhof und Nasenhöhle (= Cavum nasi) bildet.

▶ Das **Septum nasi** (= **Nasenscheidewand**) besteht dorsal aus einem knöchernen Teil (= Pars ossea), der von der Lamina perpendicularis des Siebbeins (Os ethmoidale) und dem Vomer gebildet wird, sowie einem ventral liegenden Teil (Pars membranacea), der aus Knorpel (= Cartilago septi nasi – s. weiter unten) und straffem Bindegewebe aufgebaut ist. ◄

Die Nase besitzt zwei Öffnungen. Die beiden vorderen Nasenöffnungen (= Nasenlöcher = Aperturae piriformes) verbinden die beiden Nasenhöhlen mit der Außenwelt. Über die inneren Öffnungen, **Choanae** genannt, stehen die beiden Nasenhöhlen mit dem Nasenrachenraum in Verbindung.

Die Nase ist aus Knochen und Knorpel aufgebaut. Die am Aufbau des Nasenskeletts beteiligten Knochen werden in Kapitel 5.2.3 beschrieben.

Der aus hyalinem Knorpel bestehende vordere Teil der Nase ist aufgebaut aus:
- **Cartilago alaris major** (= Nasenspitzenknorpel) – umgibt die äußere Nasenöffnung und bestimmt somit die Form des Nasenloches.
- **Cartilago nasi lateralis** (= Dreiecksknorpel) – liegt auf beiden Nasenseiten oberhalb des Nasenspitzenknorpels und ist mit dem knöchernen Nasenteil und dem knorpeligen Septum nasi verbunden.
- **Cartilago septi nasi** – bildet den vorderen Teil der Nasenscheidewand.

- **Cartilagines nasales accessoriae** – sie liegen als kleine Knorpelstückchen im Bereich der Nasenflügel.

Klinik: 1. Der Knorpelaufbau des vorderen Nasenteils vermindert die Bruchgefahr der Nase.
2. Durch eine starke Abweichung der Nasenscheidewand von der Medianebene kann die Nasenatmung beeinträchtigt werden.

Öffnungen der lateralen Nasenwand

Von den beiden lateralen Nasenwänden ragen hakenartig drei dünne Knochenplatten in die Nasenhöhle hinein. Diese, mit Schleimhautepithel überzogenen Knochenplatten werden **Nasenmuscheln (= Conchae nasales)** genannt.

▶ In den Nasenmuscheln liegen die Öffnungen zu den Nasennebenhöhlen, sowie die Mündung des Tränennasenganges. Die Oberfläche der Nasenhöhle wird durch die Conchae wesentlich vergrößert. ◀

▶ Die **untere Nasenmuschel (= Concha nasalis inferior)** ist ein selbständiger Knochen, der hinter dem Nasenvorhof beginnt und am Meatus nasopharyngeus (= Nasenrachengang) endet. Die untere Nasenmuschel hat von den 3 Nasenmuscheln die größte Ausdehnung.
Die **mittlere Nasenmuschel (= Concha nasalis media)** gehört zum Siebbein (= Os ethmoidale).
Die **obere Nasenmuschel (= Concha nasalis superior)** gehört ebenfalls zum Os ethmoidale, sie hat die geringste Ausdehnung. ◀

Bei manchen Individuen findet man oberhalb der oberen Nasenmuschel noch Nebenmuscheln (= Conchae intermediae).

Unter dem bogenartigen Rand der 3 Nasenmuscheln verläuft jeweils einer der nachfolgend aufgeführten **Nasengänge**, die zu den in Kapitel 5.4.2 behandelten Nasennebenhöhlen führen:

- ▶ **Meatus nasalis superior** – liegt unterhalb der oberen Nasenmuschel. In ihn münden die hinteren Siebbeinzellen (= Cellulae ethmoidales posteriores).
- **Meatus nasalis medius** – ist klinisch besonders wichtig. Unter der mittleren Nasenmuschel liegt als halbmondförmiger Spalt der Hiatus semilunaris, der vorn vom Processus uncinatus und hinten von der Bulla ethmoidalis (Kapitel 5.4.2, Cellulae ethmoidales) begrenzt wird. Der Hiatus verengt sich zum Infundibulum ethmoidale, in das die vorderen Siebbeinzellen sowie die Stirn- und Kieferhöhle münden. Das Infundibulum ethmoidale liegt vor der Bulla ethmoidalis.
- **Meatus nasalis inferior** – liegt unterhalb der unteren Nasenmuschel. In ihm endet hinter der Plica lacrimalis der Tränennasengang (= Ductus nasolacrimalis). ◀

▶ Die Hinterränder der 3 Nasenmuscheln grenzen im dorsalen Teil der Nasenhöhle an den kurzen **Meatus nasopharyngeus** (= Nasenrachengang), der bis zu den Choanen reicht.

Oberhalb vom Hinterrand des Meatus nasi superior liegt als Nische der **Recessus sphenoethmoidalis**. Der Recessus sphenoethmoidalis ist durch das Os sphenoidale (= Keilbein) verschlossen. ◀ Im Bereich des Recessus sphenoethmoidalis öffnet sich die Keilbeinhöhle. Außerdem liegt in diesem Bereich das Foramen sphenopalatinum, das eine Verbindung zur Fossa pterygopalatina herstellt.

▶ Die beiden trichterförmigen **Choanae** bilden die Grenze zwischen der Nasenhöhle und dem Nasenrachenraum. ◀ Die beiden Choanae sind jeweils 3 cm hoch und 1 cm breit. Mit Hilfe eines in der Hals-Nasen-Ohren-Heilkunde benutzten Kehlkopfspiegels können die Choanen betrachtet werden. (S. Abb. 5.11).

Topographie

▶ Der Recessus sphenoethmoidalis ist nur durch die Lamina cribrosa (= Siebplatte) des Os ethmoidale von der vorderen Schädelgrube und damit vom Stirnlappen des Großhirns getrennt.
Der obere Teil der Nasenhöhle grenzt an die Stirnhöhle (= Sinus frontalis), der hintere Teil an die Keilbeinhöhle (= Sinus sphenoidalis), der laterale Teil an die Oberkieferhöhle (Sinus maxillaris) und der untere Teil an die Mundhöhle. ◀

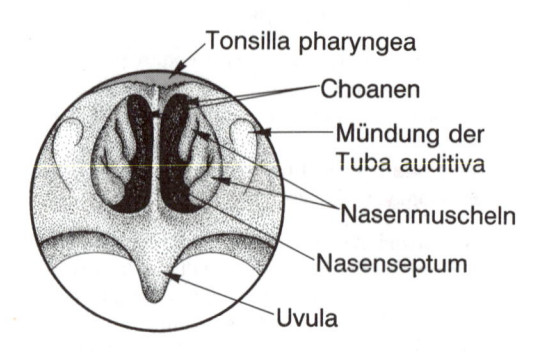

Abb. 5.11 Darstellung der Choanen bei der Untersuchung des Nasenraums vom Rachen aus (mittels Kehlkopfspiegel)

Mikroskopische Anatomie

Der **Nasenvorhof** (= Vestibulum nasi) besteht mikroskopisch aus mehrschichtigem, verhornten Plattenepithel, das von Talg- und Schweißdrüsen sowie apokrinen Knäueldrüsen durchsetzt ist. Außerdem kommen Borstenhaare (= Vibrissen) vor, die die in der Luft enthaltenen Verunreinigungen herausfiltern.

▶ Im Bereich des Limen nasi, in dem das mehrreihige Plattenepithel in das mehrreihige Zylinderepithel übergeht, liegt ein von vielen Kapillaren durchzogener kleiner Streifen, der Locus Kieselbachii genannt wird. Die Kapillaren sondern Flüssigkeit zur Befeuchtung der Schleimhaut ab. ◀

 Klinik: Beim starken Nasenbluten ist zumeist der Locus Kieselbachii betroffen.

Das **Cavitas nasi** weist mikroskopisch folgende unterschiedliche Schleimhautbereiche auf:
- Regio respiratoria
- Regio olfactoria.

▶ Die **Regio respiratoria** umfaßt den Bereich der unteren und mittleren Nasenmuscheln (also den größten Teil der Nasenhöhle). Sie besteht aus mehrreihigem Zylinderepithel, das mit Kinozilien besetzt ist, deren Flimmerschlag rachenwärts gerichtet ist. In der Schleimhaut der Regio respiratoria sind viele Becherzellen eingelagert.

Außerdem kommen mehrzellige endoepitheliale Schleimdrüsen (= Gll. nasales) vor, deren dünnflüssiges, schleimhaltiges Sekret der Befeuchtung der Nasenschleimhaut dient.

In der Schleimhaut der unteren und mittleren Nasenmuschel sind Venengeflechte (= Plexus cavernosi concharum) eingelagert, die zu den Drosselvenen gerechnet werden und der Erwärmung der Atemluft dienen. ◀

 Klinik: Beim Schnupfen (= Rhinitis) geben die Gll. nasales vermehrt Sekret ab, außerdem verursachen die Drosselvenen eine Schwellung der Schleimhaut, was Ihnen als „verstopfte Nase" bekannt ist.

▶ Die **Regio olfactoria** (olfacere = riechen) bedeckt die obere Nasenmuschel, das Nasendach und den oberen Teil des Nasenseptums. Die Schleimhaut dieser Region hat ein gelb-braunes Aussehen, sie wird Riechschleimhaut genannt. Die Riechschleimhaut besteht aus mehrreihigem Zylinderepithel, das keine Kinozilien mehr besitzt und frei von Becherzellen ist. Es ist durch folgende 3 Zelltypen gekennzeichnet:
- **Riechzellen** (= Sinneszellen) – sind bipolare Nervenzellen, die das 1. Neuron der Riechleitung darstellen. Ihre basalen Fortsätze bilden die Axone der Nn. olfactorii (s. Kapitel 9.8.1). Die Riechzellen ragen mit ihrer zum Riechkolben verdickten Spitze etwas über die epitheliale Oberfläche der Schleimhaut hinaus. Die Riechkolben sind mit jeweils 10 Kinozilien besetzt in deren Anfangsteil die Mikrotubuli im 9 + 2 Muster angeordnet sind. Die Kinozilien bilden die eigentlichen Rezeptoren für das Riechen.
- **Stützzellen** – liegen zwischen den spindelförmigen Riechzellen. Die Zellkerne der Stützzellen liegen weiter distal von der Basalmembran als die der Riechzellen.
- **Basal-** oder **Ersatzzellen** – sind kleine, rundliche Zellen, die einschichtig auf der Basalmembran liegen und die Schleimhautoberfläche nicht erreichen. Ihre Fortsätze verzweigen sich zwischen den anderen Zellen. Sie dienen wahrscheinlich der Regeneration der Stützzellen. ◀

Unter der Riechschleimhaut liegt als subepitheliales Bindegewebe die Lamina propria, in der neben vielen Nervenbündeln die Glandulae olfactoriae liegen. Die tubuloalveolären **Gll. olfactoriae** (= **Bowman'sche Drüsen**) bilden ein dünnflüssiges Sekret, das die alten Riechstoffe von den Kinozilien wegspült. Außerdem kommen in der Lamina propria noch viele Blut- und Lymphgefäße vor. (s. Abb. 5.12).

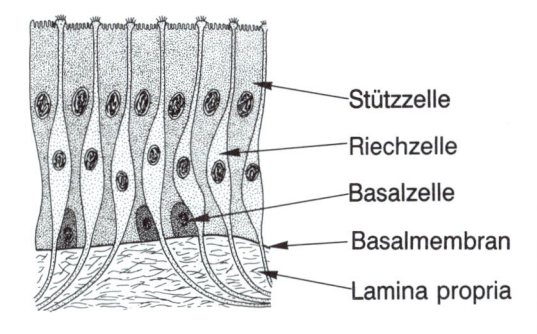

Abb. 5.12 Schematischer Schnitt durch die Riechschleimhaut

Innervation und Gefäßversorgung

▶ Bei der Nasenhöhle kann zwischen einem vorderen und einem hinteren Versorgungsbereich unterschieden werden. Die Nasenhöhlen werden
- **sensibel** innerviert:
 im vorderen Teil vom N. ethmoidalis anterior (einem Ast des N. ophthalmicus);
 im hinteren Teil von den Nn. nasales aus dem Ganglion pterygopalatinum (Äste des N. maxillaris).

- **sekretorisch** für die Gll. nasales innerviert:
  parasympathisch über den N. petrosus major (wirkt fördernd auf die Sekretion),
  sympathisch über den N. petrosus profundus (wirkt hemmend auf die Sekretion).
- **sensorisch** (Regio olfactoria):
  Nn. olfactorii ◄

➤ Die Nase erhält Blut
- im vorderen Teil aus Ästen der A. ophthalmica (geht aus der A. carotis interna hervor),
- im hinteren Teil aus Ästen der A. maxillaris (geht aus der A. carotis externa hervor).

Diese beiden Arterienstämme bilden im Bereich der Nasenhöhlen Anastomosen. ◄

Das Blut fließt ab über: V. maxillaris, V. ophthalmica inferior, V. facialis, Plexus pterygoideus. Über diese Abflüsse bestehen Verbindungen zu den venösen Blutleitern der Dura mater.

5.4.2 Nasennebenhöhlen   !! 1/5

➤ *Prüfungsrelevant: Das gesamte Kapitel.* ◄

Als **Nasennebenhöhlen** (= Sinus paranasales) werden luftgefüllte Hohlräume bezeichnet, die sich in den der Nasenhöhle benachbarten Knochen ausbilden und über Öffnungen mit der Nasenhöhle in Verbindung stehen. Die Entwicklung der Nasennebenhöhlen erfolgt aus der Nasenhöhle, indem mehrreihiges Zylinderepithel der Regio respiratoria in die Markräume der entsprechenden Gesichtsknochen vordringt und sie pneumatisiert (= aushöhlt). Dabei entspricht die Öffnung der Nasennebenhöhle jeweils dem Ort, von wo aus ihre Entwicklung begann.

Die Nasennebenhöhlen sind beim Neugeborenen zwar schon angelegt, entwickeln sich aber erst nach der Geburt. Die Ausbildung der einzelnen Nasennebenhöhlen umfaßt einen längeren Zeitraum; so bildet sich die Keilbeinhöhle vom 3. bis etwa zum 20. Lebensjahr und die Kieferhöhle vom 6. bis etwa 18. Lebensjahr voll aus.

Die Entfaltung der Nasennebenhöhlen steht darüber hinaus in enger Beziehung zur Ausbildung des Gesichtsschädels.

Neben einer gewissen Gewichtsersparnis dienen die Nasennebenhöhlen vor allem der Vergrößerung der Nasenhöhlen. Dadurch kann mehr Atemluft angewärmt werden, außerdem wird der Resonanzraum für die Stimme vergrößert.

An Nasennebenhöhlen kommen vor:
- Sinus maxillaris
- Sinus frontalis
- Sinus sphenoidalis
- Cellulae ethmoidales

Sinus maxillaris (= Oberkieferhöhle)

Er ist paarig angelegt. Er bildet die größte Nasennebenhöhle und breitet sich fast in der gesamten Maxilla (= Oberkieferknochen) aus. Der Sinus maxillaris mündet in das trichterförmige **Infundibulum ethmoidale**, das am **Hiatus maxillaris** (= Eingang zur Kieferhöhle) endet. Der sichelförmig aussehende Hiatus maxillaris liegt unter der mittleren Nasenmuschel (= Meatus nasi medius).

Topographie

Der Sinus maxillaris grenzt
- kranial – über ein dünnes Dach an die Orbita (= Augenhöhle), im Dach verläuft der Canalis infraorbitalis
- medial – liegt sie in Höhe des unteren und mittleren Nasengangs (= Meatus nasi inferior und medius) – hier liegt auch das Infundibulum ethmoidale
- dorsal – an die Fossa pterygopalatina (= Flügelgaumengrube)
- ventral – bildet die Gesichtsfläche der Maxilla
- kaudal – über eine dünne Knochenlamelle an die hinteren oberen Zahnwurzeln.

Die tiefste Stelle des Sinus maxillaris befindet sich normalerweise über den Wurzeln des zweiten Prämolaren (= 2. Backenzahn) und des ersten Molaren (= 1. Mahlzahn).

Klinik:
- Da der Hiatus maxillaris nicht in Höhe der tiefsten Stelle des Sinus maxillaris liegt, kann im Bereich des Sinus maxillaris ein Sekretstau entstehen, weil der Abfluß erschwert ist.
- Der Sinus maxillaris kann bei den hinteren oberen Zähnen bis in den Alveolarfortsatz hineinreichen, so daß er nur durch eine dünne Knochenwand von den Zahnwurzeln getrennt ist. Daher kann z.B. ein Wurzelgranulom (= durch Entzündung verursachte Geschwulst im Zahnbereich) auf den Sinus maxillaris übergreifen und zur Sinusitis maxillaris (= Oberkieferentzündung) führen. Eine Zahnextraktion kann dabei zu einer offenen Verbindung zwischen Sinus maxillaris und Mundhöhle führen.
- Da der Sinus frontalis (= Stirnhöhle) direkt oberhalb des Sinus maxillaris in die Nasenhöhle mündet, kann sich eine Stirnhöhlenvereiterung in die Kieferhöhle fortsetzen.

Sinus frontalis (= Stirnhöhle)

Er ist paarig angelegt. Er höhlt das Os frontale (= Stirnbein) teilweise aus, wobei er in Form und Größe variabel ist. Die beiden Sinus frontales sind durch ein Septum interfrontale voneinander getrennt. Das Septum liegt nur selten in der Kopfmitte, weshalb beide Höhlen zumeist unterschiedlich groß sind. Der Sinus frontalis mündet über die am Boden der Stirnhöhle liegende Apertura sinus frontalis unter der mittleren Nasenmuschel (= Meatus nasalis medius) in den Hiatus semilunaris.

Topographie
Der Boden grenzt an die Augenhöhle (= Orbita), die Hinterwand grenzt an die vordere Schädelgrube.

Sinus sphenoidalis (= Keilbeinhöhle)

Er ist paarig angelegt, zumeist wird er durch ein Septum unvollständig unterteilt. Der Sinus sphenoidalis höhlt den Körper des Os sphenoidale (= Keilbeinkörper) fast vollständig aus. Der Sinus sphenoidalis mündet hinter der oberen Nasenmuschel (= Meatus nasi superior) in den **Recessus sphenoethmoidalis.**

Topographie
Der Sinus sphenoidalis grenzt
- kranial – an die Sella turcica mit der Hypophyse (operativer Zugang zur Hypophyse durch die Nasen- und Keilbeinhöhle!) sowie an die vordere und mittlere Schädelgrube – hier bestehen Nachbarschaftsbeziehungen zum N. opticus (Canalis opticus) und zum Chiasma opticum (= Sehnervenkreuzung).
- lateral – steht sie in Beziehung zur A. carotis interna und zum Sinus cavernosus
- kaudal – bildet sie das Dach des Pharynx (= Schlundes) und das Dach der Choanen (= Öffnungen zwischen der Nasenhöhle und dem Nasenrachenraum).

Cellulae ethmoidales (=Siebbeinzellen)

Die 8 bis 10 Siebbeinzellen liegen als erbsengroße, pneumatisierte Knochenkapseln im Os ethmoidale (= Siebbein). Die gesamten Siebbeinzellen werden **Sinus ethmoidalis** (= Siebbeinzellen) genannt. Die hinteren Siebbeinzellen (= Cellulae ethmoidales posteriores) münden in den oberen Nasengang, die vorderen Siebbeinzellen (= Cellulae ethmoidales anteriores) münden im Bereich des Infundibulum ethmoidale in den mittleren Nasengang. Eine vordere, besonders große Siebbeinzelle, wird als **Bulla ethmoidalis** bezeichnet, sie kann das Infundibulum ethmoidale einengen (s. Kapitel 5.2 – Os ethmoidale).

Topographie
Die Cellulae ethmoidales grenzen
- kranial – an den Sinus frontalis (= Stirnhöhle) und an die vordere Schädelgrube, in der der Stirnlappen des Großhirns liegt;
- lateral – an die Orbita (Augenhöhle)
- dorsal – an den Sinus sphenoidalis
- kaudal – an den Sinus maxillaris

Abschließend läßt sich feststellen:
- alle Nasennebenhöhlen stehen in topographischer Beziehung zur Orbita,
- mit Ausnahme des Sinus maxillaris stehen die Nasennebenhöhlen in enger Nachbarschaft zu den Wänden der Schädelhöhle und damit zu den Hirnhäuten.

Mikroskopische Anatomie

Die Nasennebenhöhlen werden wie in Kapitel 5.4.1 erwähnt, von einem mehrreihigen Zylinderepithel ausgekleidet, das jedoch nur von wenigen Becherzellen durchsetzt ist. Ein Venenplexus fehlt.

5.4.3 Mundhöhle !! 1/4

Die **Mundhöhle** wird unterteilt in
- **Vestibulum oris** (= Vorhof) – Raum zwischen Lippe (und Wange) und der Zahnreihe
- **Cavitas oris propria**, das die eigentliche Mundhöhle bildet und den Raum von der Zahnreihe bis zur Schlundenge (= Isthmus faucium) umfaßt.

➤ In das Vestibulum oris münden als Speicheldrüsen die Glandula parotis sowie die Glandulae buccales und linguales (s. Kapitel 5.4.6). ◄

Die Grenzen der eigentlichen Mundhöhle (= Cavitas oris) werden gebildet:
- Dach – Palatum durum und molle (= harter und weicher Gaumen) (s. Kapitel 5.4.7),
- ventral und lateral – von den Zähnen und den Alveolarfortsätzen,
- dorsal – hier geht die Mundhöhle im Bereich des vorderen Gaumenbogens in den Schlund (= Pharynx) über.
- Boden – Diaphragma oris (vom M. mylohyoideus).

Die muskulöse Grundlage der Wange bildet der M. buccinator, der für den Saugakt beim Säugling wichtig ist. Zwischen dem M. buccinator und dem

M. masseter liegt der Wangenfettpfropf (= Corpus adiposum buccae). Auf einen kleinen Schleimhauthöcker der Wange mündet gegenüber dem 2. Molar (Mahlzahn) der Ductus parotideus (Ohrspeicheldrüsengang).

Innervation der Mundhöhle

Die Mundschleimhaut wird sensibel innerviert
- im Oberkieferbereich von Ästen des N. maxillaris
- im Unterkiefer- und Wangenbereich von Ästen des N. mandibularis
- im Gaumenbogen- und Zungenwurzelbereich vom N. glossopharyngeus.

Lippen (= Labia oris)

Die Lippen werden in eine Oberlippe (= Labium superius) und eine Unterlippe (= Labium inferius) unterteilt.

Innerhalb der Lippen liegt als quergestreifter Muskel der ringförmig verlaufende M. orbicularis oris, der u.a. für das Saugen, Sprechen und Kauen von großer Bedeutung ist.

Innervation und Gefäßversorgung

Die **Lippen** werden sensibel aus Ästen des N. maxillaris (Oberlippe) und des N. mandibularis (Unterlippe) und motorisch vom N. facialis innerviert. Im Lippenrot liegen zahlreiche Tast-, Schmerz- und Temperaturrezeptoren.
➤ Äste aus der A. facialis bilden im Bereich der Lippen einen Gefäßkranz. Wegen dieses Gefäßkranzes muß bei einer Verletzung im Lippenbereich doppelt unterbunden werden. Die rote Farbe der Lippen wird von den durchschimmernden Kapillaren verursacht. ◀

Mikroskopische Anatomie

(s. auch Kapitel 5.4.7) Die Wange ist außen von einer Kutis und Subkutis, innen von der aus mehrschichtigem unverhornten Plattenepithel bestehenden Mundschleimhaut ausgekleidet. In der Submukosa liegen als seromuköse Drüsen (Speicheldrüsen) kleine Glandulae buccales.

Die Lippen werden in einen außerhalb (= Pars cutanea) und einen innerhalb der Mundhöhle liegenden Bereich (= Pars mucosa)) unterteilt, die beide am Lippenrot (= Pars intermedia) ineinander übergehen.
➤ Der äußere Bereich der Lippen besteht aus mehrschichtig verhorntem Plattenepithel, das pigmentiert ist und von Talg- und Schweißdrüsen sowie Haaren durchsetzt ist.

Das Lippenrot beginnt mit einer sichtbaren Grenze. Es ist von einem mehrschichtig schwach verhornten Plattenepithel bedeckt und pigmentarm. In der Lamina propria mucosae kommen hohe Bindegewebspapillen vor, die sehr kapillarreich sind und damit die Farbe des Blutes durchscheinen lassen. In den ersten Lebenswochen besitzen die Säuglinge am Lippenrot einen Zottensaum, der beim Saugen den Mund um die Saugstelle abdichtet.

Der innere Bereich der Lippen ist pigmentlos und reich kapillarisiert. Er besteht aus mehrschichtig unverhorntem Plattenepithel. In der Submukosa liegen die seromukösen Glandulae labiales. Unter der Submukosa liegen die quergestreiften Muskelfasern des M. orbicularis oris. ◀

5.4.4 Zähne !!! 9/28

➤ *Prüfungsrelevant: Gesamtes Kapitel.* ◀

Zu Anfang dieses Kapitels wird die Entwicklung der Zähne beschrieben, weil Sie dadurch den mikroskopischen Aufbau der Zähne leichter verstehen werden. Die Entwicklung der Zähne beginnt durchschnittlich Anfang der 6. Entwicklungswoche und endet um das 16. Lebensjahr mit dem Durchbruch der Weisheitszähne.

Anfang der 6. Entwicklungswoche verdickt im oberen und unteren Bereich der Mundbucht ein Teil des Ektoderm zu je einer U-förmigen Epithelleiste, die **Zahnleiste** genannt wird. Die Zahnleiste wächst in die mesenchymale Anlage des Ober- bzw. Unterkiefers hinein.

Zu Beginn der 8. Entwicklungswoche bilden sich am seitlichen Rand jeder Zahnleiste 10 kolbenartige Epithelverdickungen, die **Zahnknospen** genannt werden. Diese in das jeweils umliegende Mesenchym vorwachsenden oberen und unteren Zahnknospen bilden die Anlage der Milchzähne.

Das im Bereich der Zahnknospe liegende Mesenchym entstammt der Neuralleiste. Ein Teil dieses Mesenchyms dringt in die Zahnknospen ein und dellt sie glockenförmig aus. Den Bereich, der vom vorgedrungen Mesenchym ausgefüllt wird, nennt man **Zahnpapille**.

Ab dem Zeitpunkt der Eindellung wird die ehemalige Zahnknospe **Schmelzorgan** genannt, weil aus ihr die Zahnschmelzbildner hervorgehen. Die außen liegenden kubischen Zellen bilden das äußere, einschichtige Schmelzepithel, die innen liegenden zylindrischen Zellen bilden das innere, einschichtige Schmelzepithel. Das dazwischenliegende Gewebe bezeichnet man als **Schmelzpulpa**. Das um das

Schmelzorgan liegende Mesenchym verdichtet sich zum **Zahnsäckchen**. (S. Abb. 5.13 und 5.14).

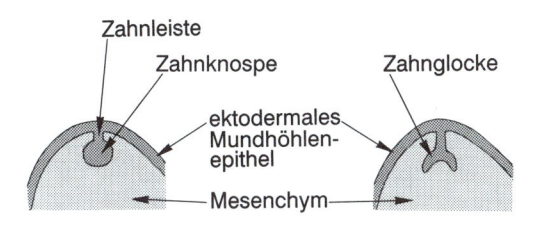

Abb. 5.13 Schematische Darstellung der Zahnentwicklung

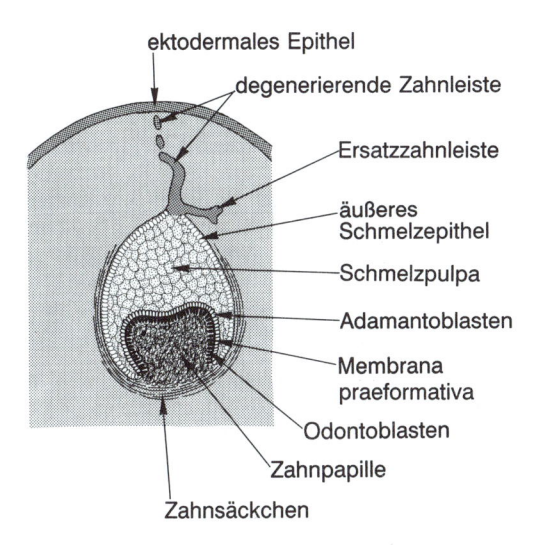

Abb. 5.14 Zahnentwicklung im 4. Entwicklungsmonat.

Die Zellen des inneren Schmelzepithels entwickeln sich zu **Adamantoblasten** (s. weiter unten). Die Mesenchymzellen der Zahnpapille, die dem inneren Schmelzepithel direkt anliegen, wandeln sich zu **Odontoblasten** um (s. weiter unten). Zwischen dem inneren Schmelzepithel und der Oberfläche der mesenchymalen Zahnpulpa entwickelt sich als dicke Basalmembran die **Membrana praeformativa**. Die übrigen Zellen der Zahnpapille bilden die **Zahnpulpa** und das Dentin (= Zahnbein). In die Zahnpulpa wachsen Gefäße und Nervenfasern vor.

Die **Odontoblasten** (= **Zahnbildner**) liegen palisadenartig nebeneinander. Sie sind reich an Mitochondrien (Zeichen für einen aktiven Stoffwechsel) sowie an Kalium, Kalzium und Phosphaten. Die Odontoblasten sind wie die weiter unten beschriebenen Adamantoblasten sekretorische Zellen.

Die Odontoblasten geben unverkalktes Prädentin sowie Tropokollagen ab, das sich zu Kollagenfibrillen zusammenlagert. Das aus Knochengrundsubstanz (= Osteoid) und Kollagenfasern bestehende Prädentin mineralisiert durch Einlagerung von anorganischen Substanzen zu **Dentin** (= Zahnbein). Zwischen der Dentin- und der Osteoblastenschicht bleibt, solange der Zahn lebt, eine dünne Schicht **Prädentin** erhalten, das wiederum in rhythmischen Zeitintervallen zu Dentin umgebildet wird, so daß am ausgebildeten Zahn Dentinlamellen zu erkennen sind.

Im Gegensatz zu den Osteoblasten (= Knochenzellen – s. Kapitel 2.2.6.3) mauern sich die Odontoblasten nicht ein sondern ziehen sich aus der sich verdickenden Prädentinschicht zurück, wobei sie einen Zytoplasmafortsatz, **Tomes'sche-Faser** genannt, in der Prädentinschicht zurücklassen. Diese Tomes'schen-Fasern versorgen das Prädentin mit Mineralstoffen, später bilden sich um sie herum die Dentinkanälchen (= Zahnbeinkanälchen).

Aus dem inneren Schmelzepithel entwickeln sich die **Adamantoblasten** (syn.: Ameloblasten = Schmelzbildner). Die Adamantoblasten sind nicht mehr teilungsfähig. Sie enthalten viele Mitochondrien. Die Adamantoblasten produzieren Schmelzproteine (= nichtkollagene Proteine), die sie abgeben. Durch Einlagerung von Kalzium entstehen aus den Schmelzproteinen Apatitkristalle. Anschließend bilden die Adamantoblasten je einen Tomes'schen Fortsatz, der in Richtung Dentin vorwächst (nicht mit der Tomes'schen Faser der Odontoblasten verwechseln!). Im Bereich dieses Fortsatzes ordnen sich die Apatitkristalle zu Schmelzprismen, die den **Zahnschmelz** bilden. Der Zahnschmelz ist das härteste menschliche Gewebe. Er ist frei von Nerven und Gefäßen.

Sobald der Zahnschmelz eine bestimmte Dicke erreicht hat, bilden sich die Tomes'schen Fortsätze zurück. Die Adamantoblasten wandeln sich zu Saumepithelzellen um, die das besonders widerstandsfähige **Schmelzoberhäutchen** (= Cuticula dentis) bilden. Nach dem Zahndurchbruch wird das Schmelzoberhäutchen (und damit die ehemaligen Adamantoblasten) durch Kauen abgerieben. Weil keine Adamantoblasten mehr vorhanden sind, kann sich der Zahnschmelz bei Schäden nicht mehr regenerieren (z.B. Karies). (s. Abb. 5.15).

Nachdem die **Hartsubstanzen** der Zahnkrone (Dentin und Zahnschmelz) gebildet sind, bilden Odontoblasten die **Zahnwurzel**, die ebenfalls aus Dentin besteht.

Anschließend differenzieren sich aus den Mesenchymzellen des Zahnsäckchens **Zementoblasten**, die sich im Bereich der Zahnwurzel dem Dentin anlagern. Sie bilden die Vorstufe des Zements.

Das Zement steht im Bereich des Zahnhalses (s. weiter unten) mit dem Zahnschmelz in Berührung.

Wie das Dentin, so kann auch das Zement solange der Zahn lebt, neu gebildet werden.

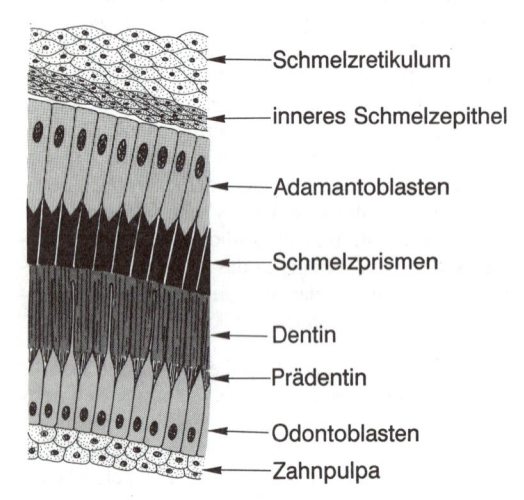

Abb. 5.15 Schematisierter Schnitt durch einen fetalen Zahn.

Beschriftungen: Schmelzretikulum, inneres Schmelzepithel, Adamantoblasten, Schmelzprismen, Dentin, Prädentin, Odontoblasten, Zahnpulpa

Merke: Odontoblasten und Zementoblasten bleiben erhalten, Adamantoblasten bilden sich zum Saumepithel zurück und werden beim Kauen abgerieben.

Nach Bildung der Zahnwurzel bilden die Zellen des Zahnsäckchens den Alveolarknochen (Teil der Maxilla und der Mandibula), sowie das **Periodontium** (= Wurzelhaut des Zahns). Die Wurzelhaut liegt zwischen dem Alveolarknochen und dem Zahnzement. Die kollagenen Fasern der Wurzelhaut (= Sharpey'sche Fasern = Fibrae alveolodentales) sind fest im Alveolarknochen sowie im Zement verankert, so daß der Zahn federnd aufgehängt ist. Dadurch kann der Druck beim Kauen abgefangen werden. Wären die Sharpe'schen Fasern nicht vorhanden, würde auf Dauer durch den Kaudruck, der Alveolarknochen resorbiert (= abgebaut).

Mit dem Längenwachstum der Zahnwurzel wird die Zahnkrone gegen die Mundschleimhaut gedrückt, schließlich durchstößt sie das Oberflächenepithel, wobei keine Wunde entsteht. Der vom Zahn abgewendete Teil des Oberflächenepithels wird zum Zahnfleisch (= Gingiva).

	Zahn-schmelz	Dentin (Zahnbein)	Zement
Zellen	Adamantoblasten	Odontoblasten	Zementoblasten
Fasern	fehlen	kollagene Fasern	kollagene Fasern
Gefäße/Nerven	fehlen	Nervenfasern	fehlen

Wie die Milchzähne, so bilden sich in der 10. Entwicklungswoche im Bereich der weiterwachsenden Zahnleiste (nun **Ersatzzahnleiste** genannt) erneut Zahnknospen, aus denen sich die bleibenden Zähne entwickeln. Gleichzeitig wird der verbleibende Teil der Zahnleiste durch einwachsendes Mesenchym abgebaut.

Reste der Zahnleiste können als Serres'sche Körperchen erhalten bleiben. Aus der weiter unten beschriebenen Bildung der Zahn-Wurzel-Scheide können Malassez'sche Epithelreste übrig bleiben. Beide können die Ursache von Zysten (= von einer Kapsel umschlossene Flüssigkeitsansammlung) sein.

Während insgesamt 20 **Milchzähne** gebildet werden, entwickeln sich bei den bleibenden Zähnen (= Ersatzzähne) auf jeder Seite zusätzlich 3 Mahlzähne (= Zuwachszähne), von denen der 2. Mahlzahn erst etwa 4 Monate nach der Geburt und der 3. Mahlzahn erst 5 Jahre nach der Geburt angelegt werden.

Bei den Milchzähnen bricht um den 6.–8. Monat nach der Geburt zuerst der 1. Schneidezahn des Unterkiefers durch. Bis zum 24. Monat sind zumeist alle 20 Milchzähne durchgebrochen.

Von den bleibenden 32 Zähnen bricht zwischen dem 6. und 7. Lebensjahr zuerst der 1. Mahlzahn des Unterkiefers durch. Es folgen zwischen dem 7.–9. Lebensjahr der 1. und 2. Schneidezahn, dann die Eck-, Backen- und Mahlzähne. Um das 14. Lebensjahr sind bis auf den 3. Mahlzahn alle Ersatzzähne vorhanden. Der 3. Mahlzahn (= Weisheitszahn) bricht zumeist nach dem 16. Lebensjahr durch, ein Durchbruch kann jedoch auch unterbleiben.

Der **Zahn** besteht aus:
- Zahnkrone (= Corona dentis)
- Zahnhals (= Collum dentis)
- Zahnwurzel (=Radix dentis).

Die Zahnkrone ragt über das **Zahnfleisch (= Gingiva)** hinaus und bildet somit den sichtbaren Teil des Zahnes. Das Zahnfleisch ist am Zahnhals befestigt, die Zahnwurzel in der Alveolarwand verankert. Als **Cavitas dentis** wird die zentrale Zahnhöhle (= **Pulpahöhle**) bezeichnet. Die Pulpahöhle geht in den Wurzelkanal (= Canalis radicis dentis) über. An der Spitze des Wurzelkanals liegt als Öffnung das **Foramen apicis radicis dentis**, durch das Nerven und Gefäße in die Pulpa gelangen. Die Pulpahöhle enthält die **Zahnpulpa** (= Pulpa dentis), die aus lockerem Bindegewebe besteht, das von retikulären und kollagenen Fasern durchsetzt ist.

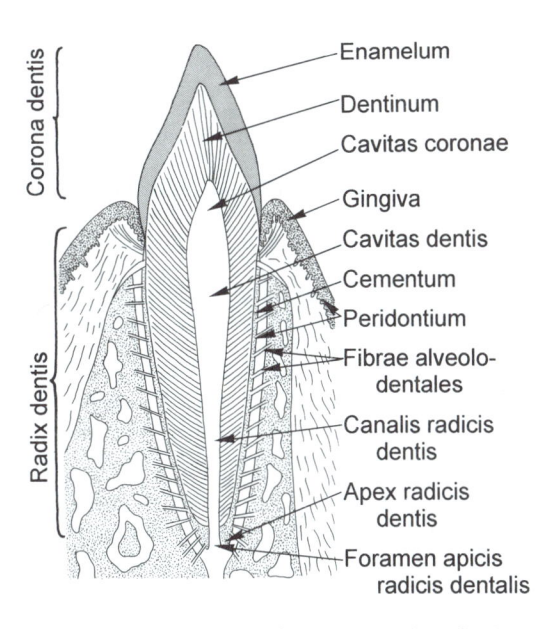

Abb. 5.16 Längsschnitt durch einen Schneidezahn.

An den Zähnen können 3 mineralisierte Bereiche unterschieden werden:
- Zahnschmelz (= Enamelum)
- Zahnbein (= Dentinum)
- Zement (= Cementum).

Der Zahnschmelz überzieht mantelartig die Zahnkrone. Der Zahnschmelz enthält weniger Wasser und mehr anorganische Substanzen als der Knochen. Zusammen mit dem Schmelzoberhäutchen bildet er die härteste Substanz unseres Körpers. Der Zahnschmelz besitzt weder Nerven- noch Kollagenfasern. Nach dem Zahndurchbruch kann der Zahnschmelz bei Verletzungen nicht regeneriert (= neu aufgebaut) werden.

Das **Dentin** (= **Zahnbein**) bildet die Hauptmasse des Zahns. Es besteht aus anorganischen Substanzen sowie aus einem organischen Anteil, der sich vor allem aus kollagenen Fasern zusammensetzt.

Als **Zement** bezeichnet man eine dem Geflechtknochen ähnliche Substanz, die den Zahn an der Schmelzgrenze umgibt.

Von der zwischen dem Zement und der Alveolarwand liegenden **Wurzelhaut** (= **Periodontium**) verbinden Kollagenfaserbündel (auch Sharpey'sche Fasern genannt) die Grundsubstanz des Zements mit dem Alveolarknochen, in dem sie fest verankert sind. Das Periodontium besitzt Nerven und Gefäße, an Zellen kommen vor allem Fibroblasten (für den Kollagenaufbau) vor. Neben der Verankerung der Zähne dient das Periodontium dazu, den beim Kauen entstehenden Druck, der von den Zähnen auf den Knochen übertragen wird, abzufangen, da es ansonsten zur Knochenresorption kommen würde.

Die Alveolarwand wird zusammen mit der Wurzelhaut als **Zahnhalteapparat** bezeichnet. Zahnhalteapparat und das Zement werden unter dem Begriff **Parodontium** zusammengefaßt.

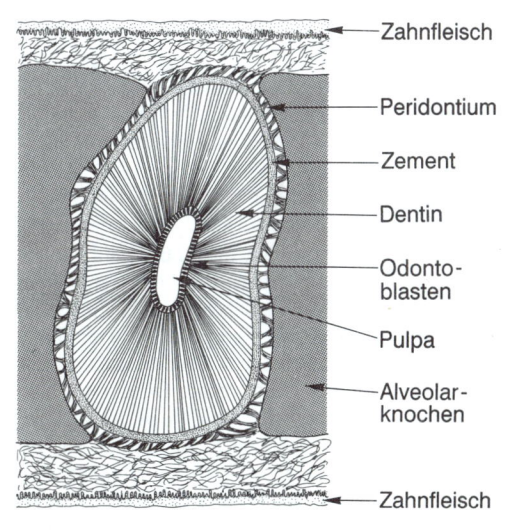

Abb. 5.17 Querschnitt durch eine Zahnwurzel und den Zahnhalteapparat.

Zahnfleisch

Das Zahnfleisch (= **Gingiva**) ist durch straffe Faserzüge fest mit dem Zement des Zahnhalses und mit den Alveolarknochen verwachsen. Das den Zahnhals umsäumende Zahnfleisch wird auch Saumepithel genannt.

rechts oben	links oben
18 17 16 15 14 13 12 11	21 22 23 24 25 26 27 28
rechts unten	links unten
48 47 46 45 44 43 42 41	31 32 33 34 35 36 37 38

Mikroskopische Anatomie

Das äußere Saumepithel des **Zahnfleisch**es besteht aus einem mehrschichtigen unverhornten Plattenepithel, das mit seiner Lamina propria am Kieferperiost (= Knochenhaut der Maxilla und der Mandibula) befestigt ist. Das innere Saumepithel liegt dem Zahnhals direkt an.

Zahnformel

Die Zähne sind in 2 Zahnbögen angeordnet, wobei der obere Zahnbogen von der Maxilla und der untere von der Mandibula getragen wird.
Das Milchgebiß besteht aus 2 x 10 = 20 Milchzähnen, das bleibende Gebiß aus 2 x 16 = 32 Zähnen.

Davon liegen in jeweils einer Kieferhälfte:
Milchgebiß:
- 2 Milchschneidezähne
- 1 Milcheckzahn
- 2 Milchmahlzähne.

Bleibendes Gebiß:
- 2 Schneidezähne (= Dentes incisivi)
- 1 Eckzahn (= Dens carinus)
- 2 Backenzähne (= Dentes praemolares = Prämolare)
- 3 Mahlzähne (= Dentes molares = Molare).

Zur Kennzeichnung werden die Zähne mit Zahlen versehen. Dazu wird zwischen den beiden mittleren Schneidezähnen sowie zwischen dem unteren und oberen Teil des Gebisses eine gedachte Trennlinie gezogen, so daß das Gebiß in 4 Teile (= 4 Quadranten) unterteilt ist. Der obere rechte Quadrant erhält die Ziffer 1, der untere rechte die Ziffer 4. Alle Zähne erhalten ebenfalls vom ersten Schneidezahn ausgehend, fortlaufende Ziffern (erster Schneidezahn = Ziffer 1, zweiter Schneidezahn = Ziffer 2, dritter Mahlzahn = Ziffer 8). Die Ziffer des Quadranten wird vorangesetzt, es folgt die Ziffer des Zahns, so hat z.B. der dritte Mahlzahn rechts oben die Zahl 18 (gelesen: eins, acht).

Innervation und Gefäßversorgung

Die Zähne und das Zahnfleisch werden ausschließlich von Ästen des N. trigeminus (= 5. Hirnnerv) innerviert. Im Oberkieferbereich vom N. maxillaris (= 2. Hauptast) und im Unterkieferbereich vom N. mandibularis (= 3. Hauptast).

Zähne:
- Oberkiefer – Nn. alveolares superiores aus dem N. infraorbitalis (Ast des N. maxillaris)
- Unterkiefer – N. alveolaris inferior (Ast des N. mandibularis).

Zahnfleisch:
- Oberkiefer
  - Nn. palatini majores – im Bereich der Backen- und Mahlzähne
  - N. nasopalatinus – im Bereich der Schneidezähne und des Eckzahns.

- Unterkiefer
  - N. lingualis – Innenseite der Zähne (zur Mundhöhle hin)
  - N. mentalis – Außenseite der Zähne im Bereich des/der Schneidezähne und des Eckzahns
  - N. buccalis – 2. Backen- und 1. Mahlzahn
  - N. alveolaris inferior – 2. und 3. Mahlzahn.

Die Blutversorgung erfolgt im Oberkieferbereich durch die A. alveolaris superior posterior, im Unterkieferbereich durch die A. alveolaris inferior (beides Äste der A. maxillaris).

Die Lymphe fließt von den Zähnen des Oberkiefers zu den Nll. submandibulares, von denen des Unterkiefers zu den Nll. submentales und zu den Nll. submandibulares.

Klinik: Bei der Anästhesie der Zähne des Unterkiefers wird die Nadel der Spritze oberhalb des 3. Mahlzahns (Molar) eingestochen und nach hinten in Richtung der Lingula mandibulae vorgeschoben, um so den N. alveolaris inferior kurz vor seinem Eintritt in den Canalis mandibulae (durch das Foramen mandibulae) zu betäuben.

Bei den Zähnen des Oberkiefers wird die Wurzel des zu betäubenden Zahns umspritzt.

5.4.5 Zunge !!! 5/16

> *Prüfungsrelevant: Muskeltabelle (Funktion und Klinik).* ◄

Die **Zunge** (= **Lingua**) dient neben der Beförderung von Speise als Geschmacksorgan (= Sinnesorgan) sowie der Artikulation beim Sprechen. Beim Säugling hilft sie beim Saugen, indem sie einen Unterdruck erzeugt.

Die Zunge wird in eine Zungenspitze, einen Zungenrücken (= Dorsum linguae = Zungenoberseite) und eine Zungenwurzel (= Radix linguae = Zungengrund) unterteilt.
> Der Zungenrücken und der Zungengrund sind durch den V-förmigen Sulcus terminalis voneinander getrennt. ◄

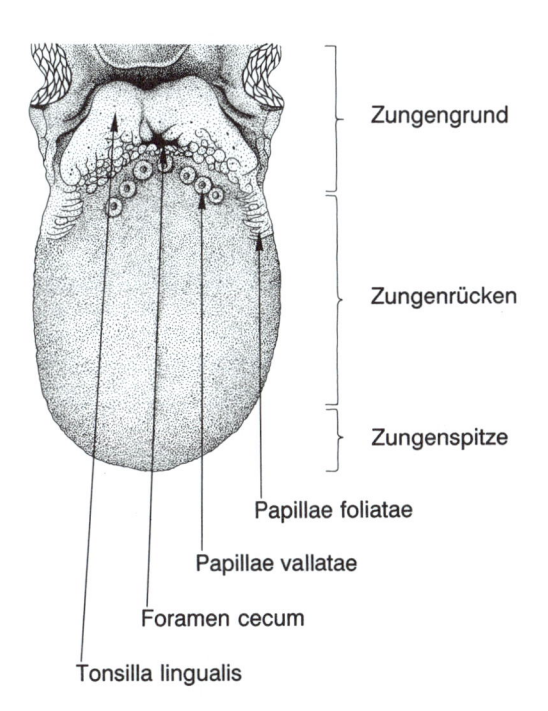

Abb. 5.18 Unterteilung der Zunge und Darstellung der Papillen

Auf dem Zungenrücken kommen vor:
- Sulcus medianus – er verläuft als seichte Furche in der Mitte des Zungenrückens in Längsrichtung.
- Sulcus terminalis – s. oben.
- > **Foramen caecum** (s. Kapitel 5.1.2) – liegt grubenartig an der Spitze des Sulcus terminalis. Das Foramen bildet als Rest des Ductus thyroglossus die Stelle des embryonalen Mundbodens, aus dem sich die Schilddrüse entwickelt hat. ◄

Die **Zungenwurzel** reicht bis zum Kehldeckel. Sie ist durch zahlreiche Vorwölbungen gekennzeichnet, die durch lymphatisches Gewebe hervorgerufen werden.

> Das lymphatische Gewebe des Zungengrunds wird zusammengefaßt als **Tonsilla lingualis** (= Zungentonsille = Zungenmandel) bezeichnet. Die Tonsilla lingualis wird zum lymphatischen Rachenring gezählt (s. Kapitel 5.4.8). ◄
> Von der Zungenwurzel ziehen zwei laterale und eine mediane Schleimhautfalte (= Plica glossoepiglottica mediana und lateralis) zum Kehldeckel. Zwischen der medianen und lateralen Falte liegt jeweils als Vertiefung die **Vallecula epiglottica**.

Die Unterseite der Zunge hat ein glänzendes Aussehen. Unter der Schleimhaut ist zumeist die V. sublingualis (Ast der V. lingualis) zu erkennen. In der Mitte liegt das Zungenbändchen (= Frenulum linguae).

Auf beiden Seiten der Basis des Zungenbändchens ist als Verdickung (Caruncula sublingualis) die Mündungsstelle des Ductus submandibularis und des Ductus sublingualis major (Gänge der gleichnamigen Glandulae) zu erkennen. Hinter der Caruncula erhebt sich ein Schleimhautwulst unter dem die Gl. sublingualis liegt. Die Zungendrüsen werden in Kapitel 5.4.6 beschrieben. ◄

Zungenmuskeln

Die Zunge besteht überwiegend aus Muskulatur, die durch das Septum linguae in 2 Hälften geteilt wird. Es wird unterschieden zwischen
- inneren Zungenmuskeln (= Zungenbinnenmuskeln – bilden das Innere der Zunge),
- äußeren Zungenmuskeln.

Die inneren Muskeln ermöglichen die größere Verformbarkeit der Zunge, die äußeren Muskeln können die Zunge nach vorne oder hinten ziehen.

Die Kenntnis der **inneren Zungenmuskeln** (= Binnenmuskeln) kann sich auf ihre Namen beschränken. Die inneren Zungenmuskeln sind nicht am Skelett befestigt, sie haben ihren Ursprung und Ansatz in der Zunge. An Zungenbinnenmuskeln kommen vor:
- M. longitudinalis superior (= Längsmuskel) – verläuft vom Zungengrund zur Zungenspitze.
- M. longitudinalis inferior (= tiefer Längsmuskel) – verläuft vom Zungengrund zur Zungenspitze.

- **M. transversus linguae** (= quer verlaufender Muskel) – seine Fasern strahlen teilweise in das Septum linguae, in den seitlichen Zungenrand und in die Dorsalaponeurose ein.
- **M. verticalis linguae** (= senkrecht verlaufender Muskel) – durchsetzt die anderen inneren Zungenmuskeln.

▶ Die inneren Zungenmuskeln werden von der derben **Aponeurosis lingualis** umhüllt. Die Aponeurose trennt somit die Schleimhaut der Zunge von der Muskelschicht.

Alle inneren und äußeren Zungenmuskeln werden vom N. hypoglossus innerviert. ◀

Mikroskopische Anatomie

Zungenrücken

▶ Die Schleimhaut des Zungenrückens besteht aus dem für die Mundhöhle charakteristischen mehrschichtigen unverhornten Plattenepithel, das unverschieblich mit der unter ihm liegenden Aponeurosis linguae verbunden ist. Auf der Zungenunterseite ist die Zungenschleimhaut locker mit der Zunge verbunden.

Die Schleimhaut des Zungenrückens weist kleine, teils makroskopisch sichtbare Erhebungen auf, die als **Zungenpapillen** (= Papillae linguales) bezeichnet werden. Die Papillen dienen der Geschmacks- bzw. Tastempfindung. In ihrem bindegewebigen Kern liegen zahlreiche sensible Nervenendigungen.

Diese Papillen fehlen auf dem restlichen Teil der Zunge (= Zungenunterseite und Zungengrund). ◀

▶ Die Zungenpapillen werden in folgende 4 Gruppen unterteilt:

Papillae vallatae (= **Wallpapillen**) – sind die größten Zungenpapillen. Sie liegen entlang des V-förmigen Sulcus terminalis, womit sie die hintere Grenze des Zungenrückens bilden. Bei herausgestreckter Zunge können Sie die Papillae vallatae gut erkennen. Die 7–12 Wallpapillen sind von einem ringförmigen Graben umgeben, in dessen Seitenwände zahlreiche Geschmacksknospen (siehe weiter unten) liegen und an dessen Boden die Ausführungsgänge der serösen Spüldrüsen (= von Ebnersche Spüldrüsen) münden. Das dünnflüssige Sekret dieser Spüldrüsen reinigt die Geschmacksknospen von den Geschmacksstoffen. ◀

▶ **Papillae fungiformes** (= **Pilzpapillen**) – kommen verstreut auf dem ganzen Zungenrücken, vor allem an der Zungenspitze und an den Zungenrändern vor (wenn auch weniger häufig als die Papillae filiformes). Makroskopisch sind sie als kleine rote Punkte auf der Zunge zu erkennen. Die Papillen besitzen nur wenige Geschmacksknospen und dienen vor allem als Thermorezeptoren (= Temperaturfühler). ◀

▶ **Papillae filiformes** (= **Fadenpapillen**) – sie sind sehr zahlreich und bedecken den ganzen Zungenrücken. Sie haben ein fadenförmiges Aussehen und sind häufig verhornt. Beim Tier sind sie stärker ausgebildet und lassen daher deren Zunge rauh er-

Äußere Zungenmuskeln			
M. genioglossus	In.: N. hypoglossus	An.: Aponeurosis linguae (von der Zungenspitze bis zum Zungengrund)	Ur.: paariger Ursprung von der Spina mentalis der Mandibula (oberhalb des M. geniohyoideus)
	Funktion: Er zieht die Zunge nach vorne und unten. Er hebt den Mundboden und das Zungenbein (= Os hyoideum), zieht das Os hyoideum nach vorne und senkt die Mandibula. ☞ **Klinik:** Wenn der M. genioglossus z.B. bei Bewußtlosigkeit erschlafft, kann die Zunge bei Rückenlage in den Mesopharynx (= Teil des Schlundes, der hinter dem Mund beginnt) zurückfallen und so mit dazu beitragen, daß Erbrochenes nicht herausfließen kann und der Patient daran erstickt – darum Bewußtlose immer auf die Seite lagern und ihren Kopf um etwa 45° überstrecken!		
M. hyoglossus	In.: N. hypoglossus	An.: Aponeurosis linguae	Ur.: Cornu majus des Os hyoideum
	Funktion: Zieht die Zunge nach hinten unten, bei einseitiger Kontraktion senkt er den Zungengrund.		
M. styloglossus	In.: N. hypoglossus	An.: zieht im Zungenrand nach vorn bis zur Zungenspitze	Ur.: Proc. styloideus des Os temporale
	Funktion: Zieht die Zunge nach hinten oben.		

scheinen. Sie dienen dem Festhalten der Nahrung (= Mechanorezeptoren) und der Tastempfindung. Innerhalb der Papillae filiformes kommen zahlreiche sensible Nervenendigungen vor. Sie besitzen keine Geschmacksknospen. ◄

➤ **Papillae foliatae** (= **Blätterpapillen**) – liegen am hinteren seitlichen Zungenrand, wo sie mehrere parallelstehende Schleimhautfalten bilden. In die Falten münden die Ausführungsgänge der serösen von Ebner'schen Spüldrüsen. In den Wänden kommen vereinzelt Geschmacksknospen vor. ◄

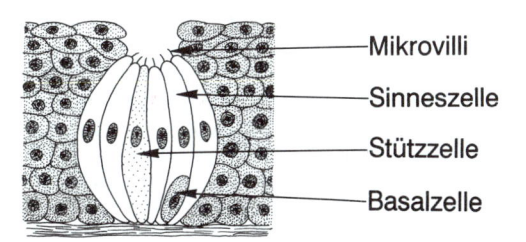

Abb. 5.19 Geschmacksknospen

Zungengrund

Das lymphatische Zungengewebe (= Tonsilla lingualis) ist von einem mehrschichtigen unverhornten Plattenepithel bedeckt. Zwischen den Vorwölbungen liegen flache Krypten, in die als muköse Drüsen die Glandulae linguales posteriores münden, die Gleitspeichel für die Nahrung produzieren.

Geschmacksknospen

➤ Die **Geschmacksknospen** haben ein zwiebelschalenartiges Aussehen. Sie münden im Zungenrückenbereich in die Papillae vallatae und vereinzelt in die Papillae fungiformes und foliatae. Außerdem findet man Geschmacksknospen beim Kleinkind vereinzelt im Bereich des weichen Gaumens, in der hinteren Wand des Schlundes und an der Epiglottis (= in der Umgebung des Kehlkopfeingangs). Beim Jugendlichen findet man bis zu 9.000 Geschmacksknospen, beim alten Menschen nur noch etwa die Hälfte, wobei besonders die Geschmacksempfindung „süß" vermindert ist.

Die Geschmacksknospen bestehen aus drei Zellarten:
- Sinneszellen (= Geschmackszellen)
- Stützzellen – liegen zwischen den Sinneszellen
- Basalzellen – erreichen die Oberfläche nicht. ◄

➤ Die Geschmacks- und Stützzellen besitzen auf ihrer Oberfläche lange Mikrovilli, die als Geschmacksstiftchen bezeichnet werden. Die Mikrovilli erreichen nicht ganz die Epitheloberfläche, sie grenzen vielmehr an eine kleine zur Mundhöhle gerichtete Grube, die als Geschmacksporus (Porus gustatorius) bezeichnet wird.

Die Geschmackszellen sind sekundäre Sinneszellen, jede dieser Zellen ist mit mehreren Nervenfasern verbunden. (S. Abb. 5.15). ◄

➤ Die Lebensdauer der Geschmackszellen beträgt nur etwa 5 bis 20 Stunden. Neue Geschmackszellen werden durch eine Induktion der mit ihnen verbundenen Nervenfasern aus den Epithelzellen der Mundschleimhaut gebildet.

Die Geschmacksempfindungen (= gustatorische Empfindungen) werden weitergeleitet über (die Geschmacksbahn wird ausführlich in Kapitel 9.8.1 beschrieben):
- Chorda tympani (Ast des N. facialis) – von den Papillae fungiformes aus den vorderen 2/3 der Zunge.
- N. glossopharyngeus – von den Papillae vallatae und den Papillae foliatae.
- Plexus tympanicus (leitet die Impulse zum N. glossopharyngeus weiter) – aus dem hinteren Zungendrittel, dem weichen Gaumen und der hinteren Schlundwand.
- N. vagus – von den Geschmacksknospen zwischen dem Zungengrund und dem Kehlkopf.

Wir können vier Geschmacksqualitäten unterscheiden: süß, sauer, bitter und salzig. Einige Geschmacksknospen reagieren nur auf eine, andere auf mehrere Geschmacksqualitäten. ◄

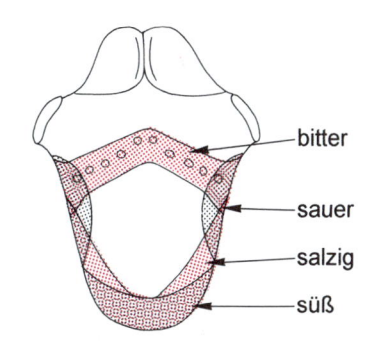

Abb. 5.20 Auf die Zungenoberfläche projezierter Bereich von Geschmacksempfindungen

Innervation und Gefäßversorgung

Die sensorische (= gustatorische) Innervation wurde zuvor beschrieben.

➤ Die Zunge wird sensibel innerviert (Abb. 5.21):
- N. lingualis – vordere 2/3 des Zungenrückens
- N. glossopharyngeus – hinteres 1/3
- N. vagus – Übergangsbereich von Zungenwurzel zur Epiglottis.

Die von den Geschmacksknospen kommenden Fasern schließen sich den Nerven an. ◄

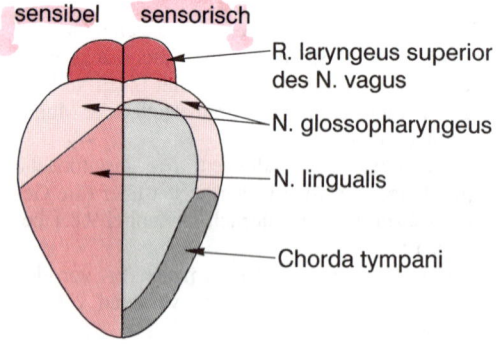

Abb. 5.21 Innervation der Zunge

➤ Die Zunge wird mit Blut aus der A. lingualis (= Ast der A. carotis externa) versorgt. Die A. lingualis tritt medial vom N. hypoglossus in die Zunge ein. Sie gibt als Hauptast die A. profunda linguae ab, die zur Zungenspitze zieht und dort mit der gleichnamigen Arterie der Gegenseite anastomosiert. ◄

Das venöse Blut wird über die V. lingualis zur V. jugularis interna geleitet.

Die Lymphe aus der Zunge gelangt
- aus der Zungenspitze zu den Nll. submentales
- aus den Zungenrändern zu den Nll. submandibulares
- vom Zungengrund zu den Nll. cervicales laterales profundi.

5.4.6 Speicheldrüsen !!! 4/14

➤ *Prüfungsrelevant: Das gesamte Kapitel.* ◄

Der Mensch besitzt auf jeder Körperseite je 3 große und mehrere kleine Speicheldrüsen. Diese Drüsen sondern täglich etwa 1–1,5 l Speichel ab, der vor allem aus Schleim besteht. Im Speichel kommen als Enzyme Amylase (spaltet Stärke) und Lysozym (wirkt antibakteriell) vor, außerdem enthält er Abwehrzellen (besonders Lymphozyten) und Antikörper (= Immunglobulin).

Als große Speicheldrüsen kommen vor: Glandula parotis, Glandula submandibularis, Glandula sublingualis.

Differentialdiagnose der großen Speicheldrüsen sowie des Pankreas und der Tränendrüse (= Glandula lacrimalis)

Drüse	Endstück	Ausführungsgangsystem	Besonderheiten
Glandula parotis	rein serös, Lumen sehr eng	gut ausgebildete Schaltstücke, viele Streifenstücke (= Sekretrohre → DD zum exokrinen Teil des Pankreas), Ausführungsgänge vorhanden	zumeist viele Fettzellen im Stroma
Glandula submandibularis	*sero*mukös (= gemischt)	Schaltstücke, Streifenstücke und Ausführungsgänge gut ausgebildet	Endstücke überwiegend serös (von Ebner'sche Halbmonde)
Glandula sublingualis	sero*mukös* (= gemischt)	Schaltstücke selten (Tubuli weitgehend mit Schleim gefüllt), Streifenstücke selten, Ausführungsgänge vorhanden	Endstücke überwiegend mukös
Glandula lacrimalis	rein serös, Lumen weit	keine Schalt- und Streifenstücke, Ausführungsgänge gut ausgebildet	im Stroma viele freie Zellen (Plasmazellen, Lymphozyten)
Pankreas (exokriner Teil)	rein serös	Schaltstücke sehr gut ausgebildet, sie sind in Azini eingestülpt (= zentroazinäre Zellen), Streifenstücke fehlen, Ausführungsgänge gut ausgebildet	Langerhans'sche Inseln

Alle drei Drüsen sind durch lange Ausführungsgänge mit der Mundschleimhaut verbunden.

Glandula parotis
(= Ohrspeicheldrüse = Parotis)

Die Glandula parotis ist eine rein seröse Drüse. Sie liegt zum größten Teil in der Fossa retromandibularis.

Die Glandula parotis wird begrenzt:
- kranial – vom äußeren Gehörgang (= Meatus acusticus externus)
- ventral – von der Mandibula und dem M. masseter,
- dorsal – vom Processus mastoideus und vom M. sternocleidomastoideus,
- kaudal – vom Processus styloideus und vom M. digastricus,
- außen – von der Fascia parotidea.

In der Nähe der Parotisloge verlaufen die Hirnnerven N. glossopharyngeus, N. vagus und N. accessorius. Außerdem verlaufen in der Nähe die A. carotis interna und die V. jugularis interna.

Die derbe **Fascia parotidea** (s. Kapitel 5.3.3) bildet mit ihrem oberflächlichen und tiefen Blatt eine Loge (= Parotisloge), in der die Glandula parotis liegt. Mit dem oberflächlichen Blatt dieser Faszie ist die Glandula parotis fest verwachsen.

Durch die **Parotisloge** und durch die Glandula parotis verlaufen: A. carotis externa, V. retromandibularis, N. auriculotemporalis (Ast des N. mandibularis) und N. facialis.

Der N. facialis teilt sich zwischen dem oberflächlichen und tiefen Teil der Drüse in den Plexus parotideus auf.

Vom vorderen Rand der Glandula parotis zieht als Ausführungsgang der etwa 4 cm lange **Ductus parotideus** mundwärts. Der Ductus verläuft unterhalb des Jochbogens, über den M. masseter und durch den M. buccinator zur Papilla ductus parotidei (liegt gegenüber dem 2. Mahlzahn = Molar), wo der Ductus in das Vestibulum oris (= Raum zwischen Wange und Zähne) mündet.

Klinik: Bei der Parotitis (= Entzündung der Glandula parotis, z.B. bei Mumps = Ziegenpeter) hat die Drüse, da sie fest mit der Fascia parotidea verwachsen ist, keine ausreichende Ausdehnungsmöglichkeit in der Parotisloge, so daß durch die Schwellung eine äußerst schmerzhafte Spannung entsteht (bei Bewegungen des Mundes wird ein Teil der Drüse jeweils mitbewegt!). Als Komplikation einer Parotitis kann die Entzündung auch auf andere drüsige Organe übergreifen. Besonders gefährdet ist hierbei der Hoden, was bei einer Infektion nach der Pubertät zur Zeugungsunfähigkeit (= Infertilität) führen kann.

Bei einer massiven Entzündung kann auch der N. facialis in Mitleidenschaft gezogen werden, was eine Gesichtslähmung mit Ausfall der mimischen Muskeln zur Folge haben kann.

Mikroskopische Anatomie

Die **Glandula parotis** ist in Läppchen unterteilt, die durch Bindegewebssepten voneinander getrennt sind. In diesen Septen verlaufen Nerven, Ausführungsgänge sowie die Blut- und Lymphgefäße der Drüse. Das Ausführungsgangsystem besteht aus Endstücken, Schaltstücken, Streifenstücken und Ausführungsgängen.

Von den serösen Endstücken gelangt das Sekret über die Schaltstücke in die Streifenstücke und von dort in die zumeist extralobulär (= außerhalb der Läppchen in den Septen) liegenden Ausführungsgänge.

Die Endstücke der Gl. parotis sind von Myoepithelzellen umgeben. Wenn sich diese Zellen kontrahieren, drücken sie das Sekret der Drüsenendstücke in das Gangsystem. Im histologischen Schnitt ist die Gl. parotis durch das reichliche Vorkommen von Streifenstücken gekennzeichnet. Siehe hierzu auch die Tabelle weiter unten. Das Sekret der Glandula parotis ist dünnflüssig und enzymhaltig.

Innervation und Blutversorgung

Die parasympathische (= sekretorische) Innervation der Gl. parotis erfolgt vom N. glossopharyngeus über den N. tympanicus zum Plexus tympanicus und von hier über den N. petrosus minor zum Ganglion oticum. Im Ganglion oticum werden die präganglionären auf die postganglionären Fasern umgeschaltet, die über den N. auriculotemporalis zur Glandula parotis ziehen. Der N. auriculotemporalis leitet auch sympathische Fasern aus dem Sympathikusgeflecht der A. meningea media zur Gl. parotis weiter.

> **Merke:** *N. glossopharyngeus* → N. tympanicus → Ganglion oticum.

Die Gl. parotis wird aus der A. transversa faciei (Ast der A. temporalis superficialis) mit Blut versorgt.

Glandula submandibularis
(= Unterkieferdrüse)
Die Glandula submandibularis ist eine seromuköse (= gemischte, überwiegend seröse) Speicheldrüse. Sie liegt im Trigonum submandibulare auf dem M. mylohyoideus und zwischen den beiden Bäuchen des M. digastricus. Der Ausführungsgang der Drüse, Ductus submandibularis genannt, schlingt sich um den Hinterrand des M. mylohyoideus und verläuft oberhalb des Diaphragma oris nach vorn. Er mündet neben dem Frenulum linguae (= Zungenbändchen an der Zungenunterseite) auf der warzenförmigen Caruncula sublingualis (neben dem Ductus sublingualis major).

Mikroskopische Anatomie
Die gemischte **Gl. submandibularis** besitzt mehr seröse als muköse Endstücke. Die serösen Endstücke liegen als von Ebner'sche Halbmonde vor. Die Schaltstücke sind etwas kürzer als die der Gl. parotis.

Glandula sublingualis
(= Unterzungendrüse)
Die Glandula sublingualis ist eine seromuköse (= gemischte, überwiegend muköse) Speicheldrüse. Sie liegt im oberen Teil der Regio sublingualis (s. Kapitel 5.10.6) zwischen dem M. mylohyoideus und dem M. hyoglossus. Oberhalb der Gl. sublingualis liegen der N. lingualis und das Ganglion submandibulare. Da die Unterzungendrüse direkt unter der Schleimhaut liegt, wirft sie bei hochgehobener Zunge die Plica sublingualis auf.

Die Gl. sublingualis besteht aus einem vorderen und einem hinteren Teil. Das Sekret des hinteren Drüsenteils fließt in zahlreiche kurze Gänge (= Ductus sublinguales minores) die neben der Zunge auf der Plica sublingualis münden. Das Sekret des vorderen Drüsenteils fließt durch den Ductus sublingualis major, der neben dem Ductus submandibularis auf der Caruncula sublingualis mündet.

Mikroskopische Anatomie
Die gemischte **Gl. sublingualis** ist vorwiegend mukös. Die serösen Anteile der Endstücke liegen teilweise einzeln, zumeist jedoch in Form der serösen Halbmonde (= von Ebner'sche Halbmonde) vor. Das Ausführungsgangsystem ist nicht so stark differenziert wie das der Gl. submandibularis. Die wenigen Schaltstücke sind nur kurz, Streifenstücke nur selten vorhanden.

Merksatz für die serösen Drüsen:
Papageientränen sind serös.
Pa – Gl. **pa**rotis
pa – **Pa**nkreas
tränen – Gl. lacrimalis (= **Tränen**drüse)

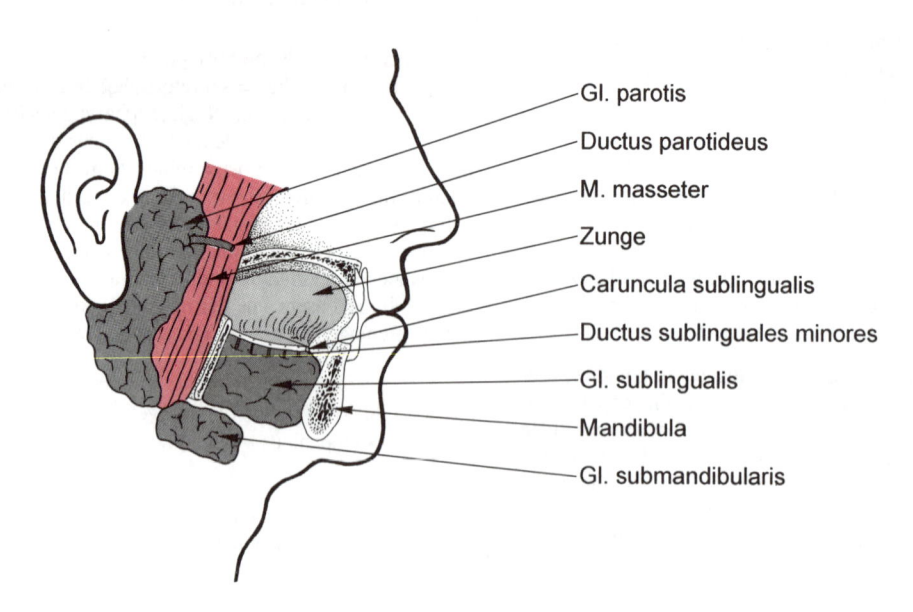

Abb. 5.22 Große Speicheldrüsen

Innervation

Die parasympathische Innervation der Gl. sublingualis und der Gl. submandibularis erfolgt über den N. intermedius, von dem der Reiz über die Chorda tympani zum N. lingualis und von dort zum Ganglion submandibulare weitergeleitet wird.

> **Merke:** N. intermedius
> → Chorda tympani → Gl. submandibulare.

Kleine Speicheldrüsen

Die Gl. submandibularis ist *sero*mukös,
die Gl. sublingualis ist sero*mukös*.

Die kleinen Speicheldrüsen liegen in der Lamina propria des entsprechenden Bereichs. Ihr Sekret besteht hauptsächlich aus Schleim und Amylase, wobei der Anteil an Schleim und Amylase vom Speicheldrüsentyp abhängt. Die Amylase wird von den serösen Endstücken, der Schleim von den mukösen Endstücken produziert.
Die meisten der nachfolgend aufgeführten kleinen Speicheldrüsen sind Mischdrüsen (= seromuköse Drüsen).

- **Glandulae buccales** – liegen als seromuköse Drüsen in der Schleimhaut der inneren Wangenseite.
- **Glandulae linguales** – liegen als seröse, muköse und gemischte Drüsen an der Seiten- und Hinterfläche der Zunge. Ihre Ausführungsgänge münden in die Krypten der Folliculi linguales. Als Gl. lingualis anterior (= Nuhn'sche Drüse) liegt eine dieser Drüsen unter der Zungenspitze. Als Glandulae linguales posteriores liegen sie im Bereich der Papillae foliatae und vallatae.
- **Glandulae palatinae** – liegen als muköse Drüsen in der Schleimhaut des Gaumens.
- **Glandulae labiales** – liegen als seromuköse Drüsen in der inneren Schleimhaut der Lippen.

5.4.7 Gaumen !! 2/4

> *Prüfungsrelevant sind die Muskeln (Innervation, Funktion, Besonderheit).* ◄

Der **Gaumen** (= Palatum) trennt die beiden Nasenhöhlen von der Mundhöhle und bildet das Dach der Mundhöhle.

Der Gaumen wird in einen harten Gaumen (= Palatum durum) und einen weichen Gaumen (= Palatum molle) unterteilt.

Das **Palatum durum** umfaßt die vorderen 2/3 des Gaumens. Es besteht aus dem Processus palatinus der Maxilla (= Oberkieferknochen) und der Lamina horizontalis des Os palatinum (= Gaumenbein). Im vorderen Gaumenbereich liegen einige quer verlaufende Schleimhautkämme (= Plicae palatinae transversae), gegen die die Zunge die weiche Nahrung preßt und sie so zerreibt.

Das **Palatum molle** bildet den weichen Teil des Gaumens und füllt das hintere 1/3 des Gaumens aus.

Die Grundlage des weichen Gaumens bildet die Gaumenaponeurose (= Aponeurosis palatina), in die die Gaumenmuskeln einstrahlen. Der weiche Gaumen bildet die beiden **Gaumensegel** (= Velum palatinum), die am Gaumenzäpfchen (= Uvula) miteinander in Verbindung stehen.

► Das Gaumensegel wird vom M. tensor veli palatini gehoben und vom M. levator veli palatini gespannt. ◄
(Muskeln s. S.276)

Mikroskopische Anatomie

Die Schleimhaut des weichen Gaumens wird in einen oralen (= mundwärts) und einen nasalen (= nasenwärts) gerichteten Bereich unterteilt

Zur nasalen Seite hin liegt mehrreihiges Flimmerepithel, das mit vielen Becherzellen durchsetzt ist. In der Lamina propria liegen seromuköse Drüsen.

Zur oralen Seite hin liegt mehrschichtiges unverhorntes Plattenepithel, das mit vielen mukösen Drüsen durchsetzt ist.

Die Schleimhaut im Bereich des harten Gaumens besteht aus mehrschichtig unverhorntem Plattenepithel. Die Schleimhaut ist mit dem Periost unverschieblich verbunden.

Innervation

Der weiche Gaumen wird sensibel von den Nn. palatini minores, der harte Gaumen sensibel vom N. palatinus major (alles Äste des N. maxillaris) innerviert.

5.4.8 Isthmus faucium !! 2/7

Als **Isthmus faucium** wird die Schlund- oder Rachenenge bezeichnet, die die Mundhöhle vom Rachen trennt.

Der Isthmus faucium wird kranial vom Gaumensegel, lateral auf jeder Seite von einem Gaumenbogen und unten von der Zunge begrenzt. Im vorderen Gaumenbogen (= Arcus palatoglossus) liegt der M. palatoglossus, im hinteren Gaumenbogen (= Arcus palatopharyngeus) liegt der M. palatopharyngeus.

Zwischen den beiden Gaumenbögen liegt in einer Nische (= **Tonsillarbucht** = Fossa tonsillaris) die **Tonsilla palatina** (= Gaumenmandel). Medial grenzt die Tonsilla somit an den Isthmus faucium. Die Tonsilla palatina liegt auf dem M. constrictor pharyngis superior.

▶ Die Tonsilla palatina gehört zum **lymphatischen Rachenring** (= **Waldeyer'scher Rachenring**), der im Bereich des Übergangs von der Mund- und Nasenhöhle in den Schlund (= Pharynx) angesiedelt ist. ◀

Der lymphatische Rachenring besteht aus:
- Tonsilla palatina (= Gaumenmandel)
- Tonsilla lingualis (= Zungenmandel – s. Kapitel 5.4.5)
- Tonsilla pharyngea (= Rachenmandel – s. Kapitel 5.4.9)
- Tonsilla tubaria (= Tubenmandel – Kapitel 5.4.9).

Diese 4 Tonsillen werden auch als lymphoepitheliale Organe bezeichnet, in Bau und Funktion unterscheiden sie sich jedoch erheblich.

Mikroskopische Anatomie

Die **Tonsilla palatina** ist vom mehrschichtigen unverhornten Plattenepithel der Mundhöhle überzogen. Dort, wo das Epithel in die Tonsille eindringt, entstehen epitheliale Taschen, die als Krypten bezeichnet werden.

Durch eine deutlich erkennbare bindegewebige Kapsel wird die Tonsille vom umgebenden Gewebe

Muskeln des weichen Gaumens			
M. levator veli palatini	*In.:* Plexus pharyngeus (N. glossopharyngeus und N. vagus)	*An.:* verbindet sich mit dem gleichnamigen gegenüberliegenden Muskel	*Ur.:* Unterfläche der Felsenbeinpyramide (vor Canalis caroticus), Cartilago tubae auditivae (Unterrand)
	Funktion: Er spannt und hebt das Gaumensegel. Daneben dient er der Ventilation des Mittelohrs, indem er das Lumen der Ohrtrompete (= Tuba auditiva) weitet.			
M. tensor veli palatini	*In.:* N. tensoris veli palatini (= Ast des N. mandibularis)	*An.:* Aponeurosis palatina	*Ur.:* Unterseite der Ala major des Os sphenoidale (= Keilbein), Tuba auditiva
	Funktion: Er hebt das Gaumensegel bis zur Höhe des Hamulus pterygoideus und spannt es. Außerdem dient er der Ventilation des Mittelohrs, indem er das Lumen der Tuba auditiva weitet. **Besonderheit:** Die Sehne des Muskels verläuft um den Hamulus pterygoideus (= Flügelfortsatz des Os sphenoidale) und wird dadurch in ihrer Verlaufsrichtung so umgelenkt, daß sie horizontal von der Seite in das Gaumensegel einstrahlt und das Gaumensegel damit quer verspannt. Der Hamulus dient somit als Hypomochlion.			
M. uvulae	*In.:* Plexus pharyngeus	*An.:* Spitze des Gaumenzäpfchens (= Uvula)	*Ur.:* Aponeurosis palatina
	Funktion: Er verkürzt und verdickt das Zäpfchen und dient damit dem vollständigen Verschluß des Isthmus faucium bei Kontraktion der Gaumensegel.			
M. palatoglossus	*In.:* N. glossopharyngeus	*An.:* M. transversus linguae	*Ur.:* Aponeurosis palatina (= Gaumenaponeurose)
	Funktion: Er zieht das Gaumensegel nach unten oder hebt den Zungengrund an und verengt dadurch den Isthmus faucium. **Besonderheit:** Er wirft den vorderen Gaumenbogen auf s. Kapitel 5.4.8) und umgibt ringförmig den Schlund. Zusammen mit dem M. transversus linguae bilden die Mm. palatoglossi beider Seiten einen Muskelring, der durch Verengung des Isthmus faucium beim Schlucken portionsgerechte Bissen abkneifen kann.			
M. palatopharyngeus	*In.:* Plexus pharyngeus (N. glossopharyngeus)	*An.:* dorsale Pharynxwand, Hinterrand des Schildknorpels (Kehlkopf)	*Ur.:* Aponeurosis palatina, Hamulus pterygoideus (Keilbein)
	Funktion: Er verengt den Isthmus faucium, senkt das Gaumensegel und hebt den Kehlkopf, wobei er die Rachenwand verkürzt. **Besonderheit:** Er wirft den hinteren Gaumenbogen auf.			

abgegrenzt. Von dieser Kapsel aus ziehen Trabekel ins Innere der Tonsille, wodurch sie läppchenartig unterteilt wird.

Die Tonsilla palatina besteht aus lymphoretikulärem Bindegewebe, das Folliculi lymphatici (= Lymphknötchen = Ansammlung von Lymphozyten) enthält. Die Lymphknötchen kommen sowohl als Primär- als auch als Sekundärfollikel (= mit Reaktionszentrum) vor. Die Lymphozyten wandern besonders im Bereich der Krypten, aber auch durch das andere Plattenepithel, in die Tonsilla palatina ein, dabei lockern sie das Epithel auf.

Innervation und Gefäßversorgung
➤ Die Tonsilla palatina wird vom N. glossopharyngeus (= 9. Hirnnerv) sensibel innerviert und aus der A. palatina ascendens (= Ast der A. facialis) sowie aus der A. pharyngea ascendens und der A. lingualis mit Blut versorgt (alle aufgeführten Arterien gehen aus der A. carotis externa hervor). ◀
Die Lymphe fließt zu den Nll. cervicales profundi.

Klinik: Bei einer Tonsillektomie („Mandeloperation") kann es zu starken Blutungen kommen, die es, wenn auch selten, notwendig machen können, die A. facialis oder die A. carotis externa zu unterbinden.

5.4.9 Pharynx !!! 7/18

Als **Schlund** (= **Pharynx** = Rachen) wird der Raum bezeichnet, der hinter dem Mund und der Nase liegt. Der Pharynx wird kranial von der Schädelbasis (in diesem Bereich gebildet vom Os sphenoidale, Os occipitale und der Felsenbeinpyramide) und dorsal von der Halswirbelsäule begrenzt.
➤ Der Pharynx reicht bis zum Oesophagus (= Speiseröhre). Von der Nasenhöhle ist er durch die Choanen, von der Mundhöhle durch den Isthmus faucium und vom Kehlkopf durch den Aditus laryngis getrennt. Der Pharynx ist etwa 12–14 cm lang, er stellt ein gemeinsames Stück des Speise- und Luftweges dar. ◀

➤ Der Rachen wird unterteilt in
- Epipharynx (= Pars nasalis = oberer Teil) – liegt oberhalb des Palatum molle (= weicher Gaumen)
- Mesopharynx (= Pars oralis = mittlerer Teil) – liegt zwischen dem Gaumen und dem Kehlkopfeingang
- Hypopharynx (= Pars laryngea = unterer Teil) – liegt hinter dem Kehlkopf. ◀

➤ Der **Epipharynx** reicht von der Schädelbasis bis zum freien Rand des Gaumensegels. Er steht durch die Choanen (= hintere Nasenöffnung) mit der Nasenhöhle in Verbindung.

Pars nasalis pharyngis
- Tonsilla pharyngea
- Tonus tubarius
- Tuba auditiva
- Plica salpingopharyngea

Pars oralis pharyngis
- Tonsilla palatina

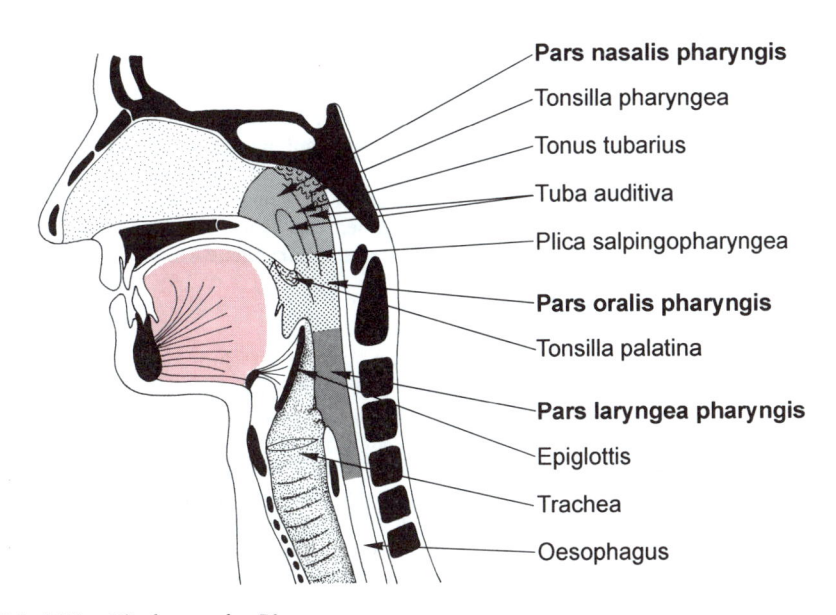

Pars laryngea pharyngis
- Epiglottis
- Trachea
- Oesophagus

Abb. 5.23 Gliederung des Pharynx

An der lateralen Vorderwand des Epipharynx liegt die Öffnung der Tuba auditiva (= Ohrtrompete), die als Ostium pharyngeum tubae auditivae bezeichnet wird, und den Schlund mit dem Mittelohrraum verbindet. Die Tubenöffnung ist z.T. von einem Tubenwulst (= Torus tubarius) und einem darunterliegenden Tubenknorpel umgeben.

Hinter der Tuba auditiva liegt als grubenartige Vertiefung des Nasenrachenraums der **Recessus pharyngeus**, der kranial bis zum Fornix pharyngis (= Dach des Pharynx) reicht. Vom Tubenknorpel zieht eine auf dem M. salpingopharyngeus liegende Falte, **Plica salpingopharyngea** genannt, schräg abwärts zur seitlichen Pharynxwand. Von unten zieht als vom M. levator veli palatini aufgeworfener Wulst der **Torus levatorius** zur Tubenöffnung.

Am Rand der Tubenöffnung liegt unter der Schleimhaut die **Tonsilla tubaria** (= Tubenmandel). Die Tonsilla tubaria besitzt keine eigene Organkapsel. Sie kann bei Entzündungen anschwellen und dadurch die Tuba auditiva verschließen. ◄

Der **Mesopharynx** reicht von der Uvula (= Gaumenzäpfchen) bis zur Epiglottis (= Kehldeckel). Er steht durch den Isthmus faucium mit der Mundhöhle in Verbindung. An der Seitenwand des Mesopharynx liegen die in Kapitel 5.4.8 beschriebenen Gaumenbögen.

Zwischen dem Zungengrund und der Epiglottis liegen zwei kleine Grübchen, die **Valleculae epiglotticae** genannt werden. Jede Vallecula epiglottica liegt zwischen zwei Schleimhautfalten, die als Plica glossoepiglottica lateralis bzw. mediana bezeichnet werden.

Der **Hypopharynx** beginnt am oberen Rand der Epiglottis und reicht bis zum Oesophagus (= Speiseröhre) in Höhe des Unterrandes des Ringknorpels (Kehlkopf).

► Zwischen der Epiglottis und einer Schleimhautfalte, Plica aryepiglottica genannt, liegt der **Aditus laryngis** (= **Kehlkopfeingang**). Lateral von der Plica aryepiglottica liegt als paarige Schleimhauttasche der Recessus piriformis. In der Wand des **Recessus piriformis** verläuft der R. internus des N. laryngeus superior. ◄

Im Bereich des Schlundes kommen als quergestreifte Muskelgruppen vor:
- Schlundschnürer (= Konstriktoren) und
- Schlundheber (= Levatoren).

Die Schlundschnürer bilden einen nicht ganz geschlossenen Muskelring um den Schlund.

Folgende Schlundschnürer kommen vor:
- **M. constrictor pharyngis superior** (= oberer Schlundschnürer) – entspringt u.a. vom Hamulus pterygoideus (Teil des Os sphenoidale – Keilbein), von der Linea mylohyoidea der Mandibula, sowie von der Pars petrosa des Os temporale (= Schläfenbein).
- **M. constrictor pharyngis medius** (= mittlerer Schlundschnürer) – entspringt vom Cornu minus und majus des Zungenbeins (= Os hyoideum).
- **M. constrictor pharyngis inferior** (= unterer Schlundschnürer) – entspringt vom Schild- und Ringknorpel des Kehlkopfes.

Alle 3 Schlundschnürer setzen dorsal an der in der Medianebene des Schlundes liegenden **Raphe pharyngis** (= „Rachennaht") an. Diese Raphe ist ein Sehnenstreifen, der am Os occipitale (= Hinterhauptsbein) dicht vor dem Foramen magnum ansetzt, wodurch der Schlund an der Schädelbasis aufgehängt ist.

► Die Schlundschnürer können den Rachenraum einengen sowie den Kehlkopf und das Zungenbein anheben.

Die Schlundschnürer werden motorisch vom Plexus pharyngeus innerviert, der Fasern aus dem N. glossopharyngeus (= 9. Hirnnerv), aus dem N. vagus (= 10. Hirnnerv) und vom Sympathikus erhält. ◄

Zu den **Schlundhebern** zählen (prüfungsrelevant sind Innervation und Funktion):
- **M. stylopharyngeus** – zieht vom Processus styloideus des Os temporale zur lateralen Schlundwand. Er wird vom N. glossopharyngeus innerviert und hebt und erweitert den Schlund.
- **M. salpingopharyngeus** – zieht vom Knorpel der Tuba auditiva zur lateralen Pharynxwand. Er wird aus dem Plexus pharyngeus (N. glossopharyngeus) innerviert und hebt den Schlund.
- **M. palatopharyngeus** – s. die Tabelle in Kapitel 5.4.9.

Mikroskopische Anatomie
Der Schlund wird mikroskopisch in einen oberen Teil (= Pars nasalis) und einen unteren Teil (= Pars oralis und Pars laryngea) unterteilt.

► Im oberen Teil (Epipharynx) kommt der Schlund nur mit der Luft in Berührung, daher ist dieser Teil größtenteils mit mehrreihigem Flimmerepithel (= respiratorisches Epithel) ausgekleidet, das Becherzellen enthält. In der Lamina propria liegen seromuköse Gll. pharyngeae.

Im unteren Teil (Meso- und Hypopharynx) kommt der Schlund mit Nahrung in Berührung, daher ist dieser Teil mit unverhorntem mehrschichtigem Plattenepithel ausgekleidet. In der Lamina propria liegen muköse Gll. pharyngeae. ◄

Eine Lamina muscularis mucosae fehlt bei beiden Teilen.

Die unter der Schleimhaut liegende Tela submucosa ist zur Fascia pharyngobasilaris hin verstärkt. Die Faszie setzt an der Schädelbasis an. Sie ist oberhalb der Schlundschnürer im muskelfreien Bereich gut zu sehen.

Die **Tonsilla pharyngea** (= Rachenmandel) ist eine unpaarige Tonsille, die am Pharynxdach liegt. Sie ist wie die Nasenhöhle und der obere Schlundteil von einem mehrreihigen hochprismatischen Flimmerepithel umgeben, das Becherzellen enthält.
► Die Oberfläche der Tonsilla pharyngea ist anstelle von Krypten durch flache Buchten gekennzeichnet. In diese Buchten münden die Ausführgänge der seromukösen Drüsen. ◄

Klinik: ► Bei Kindern kann eine krankhaft vergrößerte Tonsilla pharyngea die Choanen verlegen und damit die Nasenatmung erschweren. ◄ Die Vergrößerung (= Hyperplasie) der Rachenmandeln wird umgangssprachlich als „Polypen" bezeichnet. Die davon betroffenen Kinder erkennen Sie daran, daß sie durch den stets offenen Mund atmen. Dadurch kann es zu einer Minderversorgung mit Sauerstoff kommen, weshalb diese Kinder in der Schule wegen Unaufmerksamkeit manchmal auffällig werden.

Schluckakt

► *Nachfolgend wird der Schluckakt beschrieben, der zwar lernintensiv ist, zu dem aber wiederholt Prüfungsfragen gestellt wurden.* ◄

► Der **Schluckakt** erfolgt reflektorisch, indem die Schleimhaut des Schlundes gereizt und dieser Reiz über den N. glossopharyngeus, den N. vagus und den N. trigeminus zum Schluckzentrum, das in der Medulla oblongata (= verlängertes Mark) liegt, geleitet wird. Vom Schluckzentrum aus erfolgt reflektorisch der nachfolgend beschriebene koordinierte Ablauf des Schluckaktes, der über den N. vagus und den N. glossopharyngeus ausgelöst wird.

- Zuerst kontrahieren sich die beiden Mundbodenmuskeln (M. mylohyoideus und M. stylohyoideus). Dabei ziehen sie das Os hyoideum (= Zungenbein) nach vorn oben und drücken die Zunge mit dem Bissen gegen den Gaumen. Dadurch wird der Speisebrei in Richtung Schlund gedrückt. Dieser Vorgang wird willkürlich (!) eingeleitet, alle nachfolgenden Schritte sind hingegen reflektorisch (= unwillkürlich) und werden über die Rezeptoren der Gaumenschleimhaut ausgelöst.
- Durch die Kontraktion der Mundbodenmuskeln und das Hochziehen des Zungenbeins (durch den M. stylohyoideus) wird der Larynx (= Kehlkopf) ebenfalls nach vorn oben gezogen, wodurch sich die Epiglottis (= Kehldeckel) auf den Kehlkopfeingang (= Aditus laryngis) legt und damit den Luftweg verschließt.
- Um den Rückfluß des Speisebreis zur Mundhöhle zurück zu verhindern, kontrahieren sich im Bereich des Isthmus faucium die Mm. palatoglossi und der M. transversus linguae.
- Damit der Speisebrei nicht in den Nasenrachenraum fließt, kontrahiert sich der M. constrictor pharyngis superior (= oberer Schlundschnürer) und bildet dabei den **Passavant'schen Ringwulst**. Gleichzeitig kontrahieren sich der M. levator veli palatini und der M. tensor veli palatini, wodurch das hintere Gaumensegel gehoben und gegen den Passavant'schen Ringwulst gepreßt wird – damit ist der Epipharynx (Kapitel 5.4.9) verschlossen.
- Nun kontrahieren sich die Mm. styloglossi und die Mm. hypoglossi und ziehen die Zunge nach hinten, wodurch der Speisebrei über den Schlund zur Speiseröhre (= Oesophagus) transportiert wird.
- Im Oesophagus wird der Speisebrei mittels peristaltischer Bewegungen (= fortlaufende Muskelkontraktionen) zum Magen transportiert (auch gegen die Schwerkraft!). ◄

5.4.10 Halsteil des Oesophagus

Der Oesophagus (= Speiseröhre) wird ausführlich in Kapitel 7.3 beschrieben (s. bitte dort).

5.4.11 Larynx !!! 4/30

► *Besonders prüfungsrelevant: Gesamtes Kapitel.* ◄

Der **Kehlkopf** (= **Larynx**) verbindet den Schlund (= Pharynx) mit der Luftröhre (= Trachea). Der Kehlkopf liegt unterhalb des Zungenbeins (= Os hyoideum). Beim Mann tritt der Kehlkopf als Prominentia laryngea (= „Adamsapfel") deutlich hervor. Der Kehlkopf dient der Stimmbildung und dem Verschluß der Luftwege.

Kehlkopf-Skelett

Das Skelett des Kehlkopfs setzt sich aus den nachfolgend beschriebenen 4 größeren sowie einigen kleineren Knorpeln zusammen.

Schildknorpel (= **Cartilago thyroidea**) – besteht aus 2 Platten, die in der vorderen Mitte miteinander verbunden sind. Im oberen Bereich liegt zwischen den beiden Schildknorpeln als Einkerbung die **Incisura thyroidea superior**, die von außen getastet werden kann. Beim Mann wird der Schildknorpel nach der Pubertät stärker gewinkelt.
Am Schildknorpel entspringen bzw. setzen an: M. thyrohyoideus, M. sternothyroideus, M. constrictor pharyngis inferior (= unterer Schlundschnürer).

Ringknorpel (= **Cartilago cricoidea**) – sieht einem Siegelring ähnlich. Der vorne gelegene Bogen verbreitert sich nach hinten hin zur Ringknorpelplatte (= Lamina cartilaginis cricoideae).
Der Ringknorpel besitzt 2 Gelenkflächen, wovon die Seitenfläche gelenkig mit dem Schildknorpel und der Oberrand gelenkig mit dem Stellknorpel verbunden ist.

Stellknorpel (= **Gießbecken** = **Cartilago arytenoidea**) – ist paarig und sitzt dem Ringknorpel auf. Der Stellknorpel besitzt zwei Processus. Am Processus muscularis setzen der M. cricoarytenoideus posterior und der M. cricoarytenoideus lateralis an, am Processus vocalis setzt das Stimmband (= Lig. vocale) an.

Kehldeckel (= **Cartilago epiglottica** = **Epiglottis**) – besteht aus elastischem Knorpel. Die Epiglottis ist über das breite Lig. hyoepiglotticum mit dem Zungenbein (= Os hyoideum) und mit seinem unteren Ende über das Lig. thyroepiglotticum mit dem Schildknorpel verbunden. Somit ist nur der obere Teil der Epiglottis frei beweglich. Die Epiglottis kann nach dorsal geklappt werden um so den Kehlkopfeingang beim Schlucken zu verschließen.

Die Schild-, Ring- und Stellknorpel bestehen ganz oder überwiegend aus hyalinem Knorpel. Nur die Epiglottis besteht aus elastischem Knorpel und ist somit der biegsamste Teil des Kehlkopfskeletts. Die hyalinen Knorpelteile können ab etwa dem 20. Lebensjahr verknöchern und daher im fortgeschrittenen Alter brechen.

An kleinen, paarigen Knorpeln kommen vor:
- **Keilknorpel** (= **Cartilago cuneiformis**) – wirft das Tuberculum cuneiforme (Höckerchen unter der Plica aryepiglottica) auf.
- **Weizenknorpel** (= **Cartilago triticea**) – liegt im Lig. thyrohyoideum laterale.
- **Hörnchenknorpel** (= **Cartilago corniculata**) – liegt an der Spitze des Stellknorpels und bildet am unteren Ende der Plica aryepiglottica die Grundlage des Tuberculum corniculatum.

Gelenke

Folgende Gelenke kommen am Kehlkopf vor:
Articulatio cricothyroidea – liegt als Scharniergelenk zwischen dem Schild- und dem Ringknorpel. Sie dient dem Nähern und Entfernen der beiden Knorpel voneinander. Durch das Kippen des Schildknorpels wird das Lig. vocale (= Stimmband) gespannt bzw. erschlafft.

Articulatio cricoarytenoidea – liegt als Drehgelenk zwischen dem Ring- und dem Stellknorpel. Sie ermöglicht eine Drehung und Verschiebung der beiden Knorpel gegeneinander, wodurch die Stimmritze erweitert oder verengt und damit das Stimmband verlagert werden kann.

Bänder

An Bändern kommen im Kehlkopfbereich vor:
- **Membrana thyrohyoidea** – spannt sich zwischen dem Zungenbein und dem oberen Rand des Schildknorpels aus. Die Membrana thyrohyoidea wird durch das medial liegende Lig. thyrohyoideum medianum und das lateral liegende Lig. thyrohyoideum laterale verstärkt. Die Membrana enthält zahlreiche elastische Fasern. Ungefähr in der Mitte der Membran liegt das Foramen n. laryngei superioris durch das der Ramus internus des N. laryngeus superior und die A. laryngea superior ziehen.
- **Lig. cricothyroideum** – verbindet als kräftiges Band den Schild- mit dem Ringknorpel.
- **Lig. cricotrachealis** – verbindet den Ringknorpel, und damit den Kehlkopf, mit der Luftröhre (= Trachea).
- **Lig. vestibulare** (= **Taschenband**) – bildet den unteren Rand der dünnen Membrana quadrangularis, die sich zwischen der Epiglottis und dem Stellknorpel ausspannt. Das Lig. vestibulare liegt oberhalb des Lig. vocale.
- **Lig. vocale** (= **Stimmband**) – besteht aus kollagenen und elastischen Fasern. Das Lig. vocale spannt sich zwischen dem Processus vocalis des Stellknorpels und der Innenfläche des Schildknorpels aus. Es bildet den oberen Rand des Conus elasticus.
- Als **Conus elasticus** wird die unter der Kehlkopfschleimhaut liegende Membrana fibroelastica laryngis bezeichnet, die das Spatium subepiglotticum (= den subglottischen Raum) umschließt.

Der Conus elasticus zieht rohrartig von der Innenseite des Ringknorpels zur Plica vocalis. (s. Abb. 5.24–5.26).

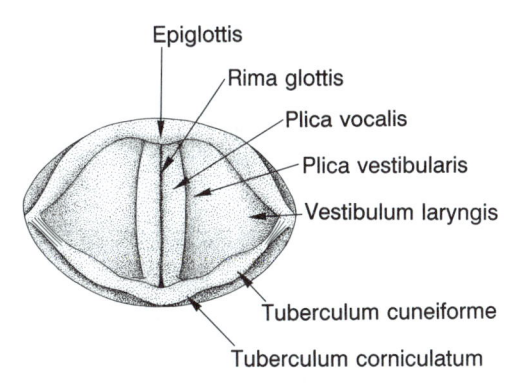

Abb. 5.24 Blick auf den Kehlkopfeingang im Stadium des Glottisschluß (bei der Kehlkopfspiegelung)

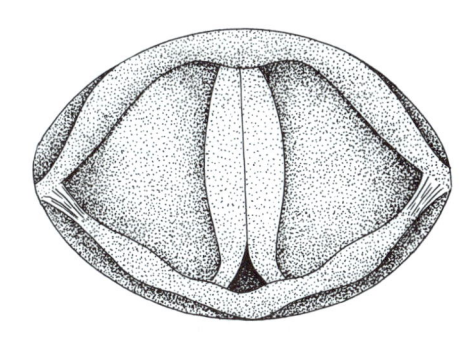

Abb. 5.25 Blick auf den Kehlkopfeingang bei Flüstersprache

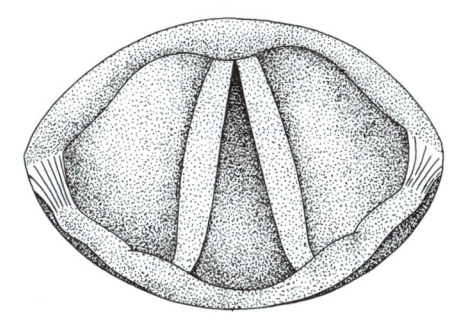

Abb. 5.26 Blick auf den Kehlkopfeingang bei mittlerer Atemstellung

Die Kehlkopfmuskulatur, die aus Skelettmuskulatur besteht, wird unterteilt in:
- Stellmuskeln – verändern die Weite der Stimmritze
- Spannmuskeln – verändern die Spannung des Stimmbandes.

(Der Ursprung und Ansatz jedes Muskels geht aus seinem Namen hervor!).

Öffner der Stimmritze ist:
- M. cricoarytenoideus posterior.

Schließer der Stimmritze sind:
- M. cricoarytenoideus lateralis
- M. thyroarytenoideus
- M. arytenoideus transversus
- M. arytenoideus obliquus.

Stimmbandspanner sind:
- M. cricothyroideus (für Grobeinstellung)
- M. vocalis (für Feineinstellung).

Schleimhautrelief des Kehlkopfs

Bei der Kehlkopfspiegelung sieht man auf den Kehlkopfeingang (= Aditus laryngis), der ventral durch die Epiglottis (= Kehldeckel), lateral durch die Plicae aryepiglotticae und dorsal durch den Stellknorpel begrenzt wird (beachten Sie bitte, daß der Spiegel die Kehlkopfverhältnisse spiegelbildlich = seitenverkehrt wiedergibt!).

Die **Plica aryepiglottica** ist eine Schleimhautfalte, die über dem M. aryepiglotticus liegt und vom Seitenrand der Epiglottis zur Cartilago arytenoidea zieht. Unter der Plica aryepiglottica liegen:
- die Cartilagines corniculatae, die bei der Kehlkopfspiegelung als Vorwölbung (= Tubercula corniculata) erscheinen,
- die Cartilagines cuneiformes, die als Tubercula cuneiformia erscheinen.

Lateral von der Plica aryepiglottica liegt der **Recessus piriformis**. Die Schleimhaut des Recessus wird durch den unter ihr verlaufenden R. internus des N. laryngeus superior und die A. laryngea superior zur **Plica n. laryngei** aufgeworfen.

Unterhalb der Epiglottis liegen auf beiden Kehlkopfseiten je zwei Schleimhautfalten. Das obere Paar wird Plicae vestibulares (= „falsche Stimmlippen"), das untere Paar Plicae vocales genannt.

Die **Plica vestibularis** (= **Taschenfalte**) wird durch das Lig. vestibulare aufgeworfen. Sie reicht von der Cartilago thyroidea bis zur Cartilago arytenoidea (weiter S. 285).

	**Stellmuskeln**

M. cricoarytenoideus posterior	*In.:* N. laryngeus inferior	*An.:* Processus muscularis des Stellknorpels	*Ur.:* Ringknorpel
		**Funktion:** Er zieht den Proc. muscularis des Stellknorpels nach hinten und dadurch den Proc. vocalis des Stellknorpels zur Seite. Dadurch wird die Stimmritze (= Rima glottidis) zur Respirationsstellung erweitert und das Stimmband (= Lig. vocale) gespannt. **Lähmung:** Bei einer einseitigen Lähmung kann die Stimmritze nicht geöffnet werden. Eine Lähmung beider Mm. cricoarytenoidei posteriores bewirkt starke Atemnot. **Besonderheiten:** Der M. cricoarytenoideus posterior ist der einzige Stimmritzenöffner. Er ist der Antagonist des M. cricoarytenoideus lateralis.		
M. cricoarytenoideus lateralis	*In.:* N. laryngeus inferior	*An.:* Processus muscularis des Aryknorpels	*Ur.:* Ringknorpel
		**Funktion:** Er zieht den Proc. muscularis des Stellknorpels nach vorne und damit den Proc. vocalis zur Mitte hin, wodurch die Stimmritze bis auf einen kleinen Spalt zwischen den beiden Stellknorpeln verschlossen und das Stimmband entspannt wird. Der kleine Spalt ermöglicht nur noch Flüstersprache. Durch den M. arytenoideus transversus wird auch der kleine Spalt verschlossen. Im Unterschied zum M. cricoarytenoideus posterior, der den Aryknorpel (= Stellknorpel) nach hinten seitlich zieht, zieht der M. cricoarytenoideus lateralis beide Stellknorpel gleichzeitig auseinander. **Lähmung:** Bei einer einseitigen Lähmung kann die Stimmritze nicht mehr verschlossen werden. Bei einer beidseitigen Lähmung zeigt die Stimmritze während der Phonation (= Stimmbildung) eine rhombusähnliche Öffnung. Darüber hinaus kann trotz einer Kontraktion des M. cricoarytenoideus posterior die Stimmritze nur etwa bis zur Hälfte (= bis zur Intermediärstellung der Stimmbänder) geöffnet werden. **Besonderheit:** Der M. cricoarytenoideus lateralis ist der Antagonist (= Gegenspieler) des M. cricoarytenoideus posterior.		
M. thyroarytenoideus	*In.:* N. laryngeus inferior	*An.:* Processus muscularis des Aryknorpels	*Ur.:* Schildknorpelplatte (innen)
		**Funktion:** Der M. thyroarytenoideus verengt die Stimmritze. **Besonderheiten:** 1. Der M. thyroarytenoideus ist der Antagonist des M. cricothyroideus posterior. 2. Einige Fasern des M. thyroarytenoideus ziehen als M. thyroepiglotticus zur Epiglottis. 3. Der M. thyroarytenoideus entspringt zusammen mit dem M. vocalis.		
M. thyroepiglotticus	*In.:* N. laryngeus inferior	*An.:* Seitenrand der Epiglottis	*Ur.:* Innenseite der Schildknorpelleiste
		**Funktion:** Er ist ein sehr dünner Muskel, der bei der Verengung des Kehlkopfeingangs (= Aditus laryngis) hilft. **Besonderheit:** Er ist eine Abspaltung aus dem M. thyroarytenoideus.		
M. arytenoideus transversus	*In.:* N. laryngeus inferior	*An.:* Aryknorpel (gegenüberliegende Seite)	*Ur.:* Aryknorpel (seitlich)
		**Funktion:** Er nähert die beiden Stellknorpel einander an und dient damit dem Verschluß des hinteren Drittels der Stimmritze. **Lähmung:** Bei seiner Lähmung bleibt während der Phonation (= Stimmbildung) ein dreieckiger Spalt offen. **Besonderheit:** Er ist im Gegensatz zu den anderen Kehlkopfmuskeln unpaarig.		

Stellmuskeln (Fortsetzung)			
M. arytenoideus obliquus	*In.:* N. laryngeus inferior	*An.:* Spitze des Aryknorpels	*Ur.:* Processus muscularis des Aryknorpels
	Funktion: Er nähert wie der M. arytenoideus transversus die beiden Stellknorpel einander an und dient damit dem Verschluß der Stimmritze. **Besonderheit:** Einige Fasern ziehen als M. aryepiglotticus zur Epiglottis.		
M. aryepiglotticus	*In.:* N. laryngeus inferior	*An.:* Seitenrand der Epiglottis	*Ur.:* Stellknorpelspitze
	Funktion: Er ist ein sehr dünner Muskel, der bei der Verengung des Kehlkopfeingangs (= Aditus laryngis) hilft. Außerdem hilft er die Epiglottis nach hinten zu ziehen. **Besonderheit:** • Er liegt in der Plica aryepiglottica. • Er ist eine Abspaltung aus dem M. arytenoideus obliquus.		

Spannmuskeln			
M. cricothyroideus	*In.:* N. laryngeus superior (Ramus externus)	*An.:* Unterhorn des Schildknorpels	*Ur.:* Ringknorpelbogen (außen)
	Lage: Er ist der einzige äußere Kehlkopfmuskel. Alle anderen Kehlkopfmuskeln gehören zu den inneren Kehlkopfmuskeln. **Funktion:** Bei festgestelltem Schildknorpel kippt er den Ringknorpel nach hinten. Dadurch wird das Lig. vocale (= Stimmband) gespannt. **Lähmung:** Bei seiner Lähmung kann das betroffene Stimmband nicht mehr vollständig gespannt werden, wodurch hohe Töne nicht mehr möglich sind. Die Stimme ist heiser und wirkt kraftlos. **Besonderheit:** Er wird als einziger Kehlkopfmuskel vom R. externus des N. laryngeus superior innerviert.		
M. vocalis	*In.:* N. laryngeus inferior	*An.:* Processus vocalis des Stellknorpels	*Ur.:* Schildknorpel
	Lage: Liegt in der Stimmfalte. **Funktion:** Er reguliert durch seine Spannung die Eigenschwingung des Stimmbandes (= Lig. vocale) und dient der Feinregulierung des Tons. Außerdem hilft er bei der Verengung der Stimmritze (= Rima glottis) mit. **Lähmung:** Bei einer einseitigen Lähmung bleibt das betroffene Stimmband schlaff. Bei einer beidseitigen Lähmung bleibt bei der Phonation (= Stimmbildung) zwischen den beiden Stimmbändern ein ovaler Spalt offen.		

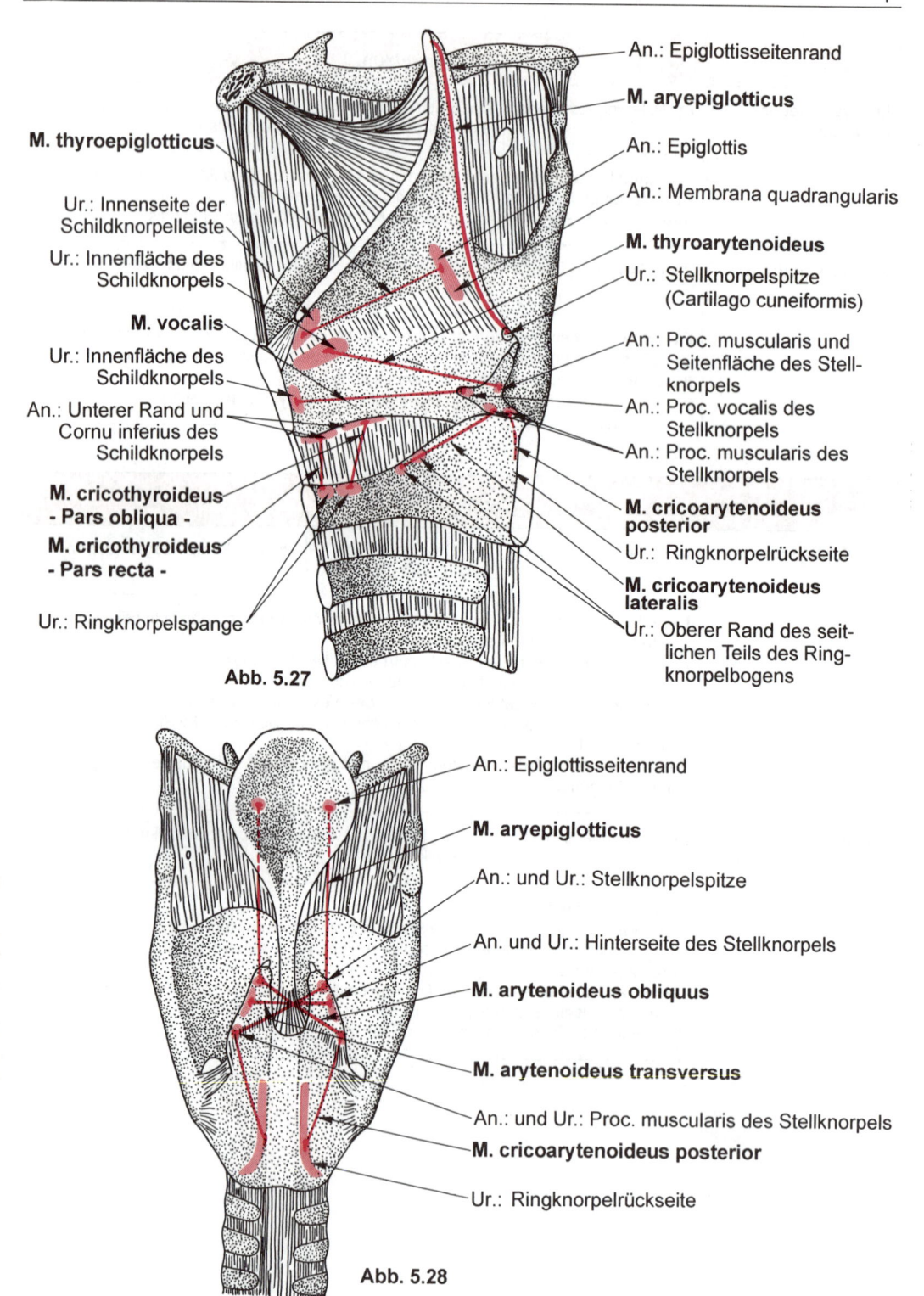

M. thyroepiglotticus

Ur.: Innenseite der Schildknorpelleiste

Ur.: Innenfläche des Schildknorpels

M. vocalis

Ur.: Innenfläche des Schildknorpels

An.: Unterer Rand und Cornu inferius des Schildknorpels

M. cricothyroideus - Pars obliqua -

M. cricothyroideus - Pars recta -

Ur.: Ringknorpelspange

An.: Epiglottisseitenrand

M. aryepiglotticus

An.: Epiglottis

An.: Membrana quadrangularis

M. thyroarytenoideus

Ur.: Stellknorpelspitze (Cartilago cuneiformis)

An.: Proc. muscularis und Seitenfläche des Stellknorpels

An.: Proc. vocalis des Stellknorpels

An.: Proc. muscularis des Stellknorpels

M. cricoarytenoideus posterior

Ur.: Ringknorpelrückseite

M. cricoarytenoideus lateralis

Ur.: Oberer Rand des seitlichen Teils des Ringknorpelbogens

Abb. 5.27

An.: Epiglottisseitenrand

M. aryepiglotticus

An.: und Ur.: Stellknorpelspitze

An. und Ur.: Hinterseite des Stellknorpels

M. arytenoideus obliquus

M. arytenoideus transversus

An.: und Ur.: Proc. muscularis des Stellknorpels

M. cricoarytenoideus posterior

Ur.: Ringknorpelrückseite

Abb. 5.28

Die **Plica vocalis** wird durch das Lig. vocale aufgeworfen und vom M. vocalis seitlich abgestützt. Zwischen beiden Plicae vocales liegt die **Rima glottidis (= Stimmritze)**.

> Durch die Plicae vestibulares und vocales kann der Kehlkopf in 3 Etagen unterteilt werden
>
> obere Etage = Vestibulum laryngis
>
> Plica vestibuli
>
> mittlere Etage = Ventriculus laryngis
>
> Plica vocalis
>
> untere Etage = Cavum infraglotticum

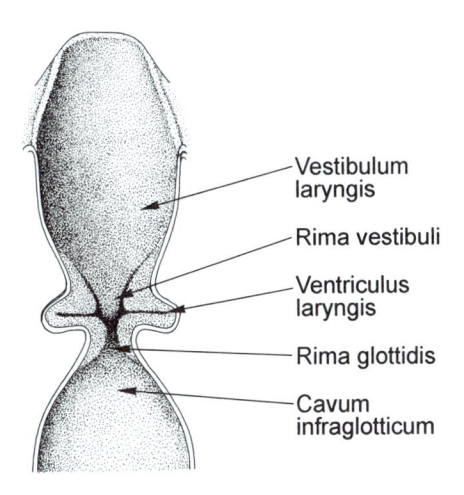

Abb. 5.29 Etagen des Kehlkopfes

Das Vestibulum laryngis verjüngt sich zur **Rima vestibuli**.

Topographie
Der Kehlkopf liegt unterhalb des Os hyoideum (= Zungenbein) direkt unter der Haut und der Fascia cervicalis. Vorne kann der Lobus pyramidalis der Schilddrüse einen Teil des Kehlkopfs bedecken. Seitlich liegen die Schilddrüsenlappen dem Kehlkopf an. Dorsal vom Kehlkopf liegt der Schlund (= Pharynx), kaudal geht der Kehlkopf in die Trachea (= Luftröhre) über. Bei Neugeborenen liegt der Kehlkopf in Höhe des 3.–4. Halswirbels, bei Erwachsenen liegt er zwischen dem 4.–6. Halswirbel.

Mikroskopische Anatomie
Die Kehlkopfhöhle ist mit Ausnahme der beiden Stimmfalten und der Oberfläche der Epiglottis mit dem in den Luftwegen üblichen mehrreihigen respiratorischen Flimmerepithel ausgekleidet, dessen Flimmerschlag schlundwärts gerichtet ist. Das Epithel ist mit Becherzellen durchsetzt.

Die Stimmfalten und die Oberfläche der Epiglottis sind mit mehrschichtigem unverhorntem Plattenepithel ausgekleidet. Die Epiglottisunterfläche trägt mehrschichtiges Flimmerepithel.

Die zwischen dem Epithel und dem knorpeligen Grundgerüst liegende Lamina propria enthält viele elastische Fasern, sowie Lymphozyten und Endstücke der gemischten Glandulae laryngeae, deren Sekret die Stimmfalten befeuchtet.

Innervation und Gefäßversorgung
Motorisch werden alle Kehlkopfmuskeln mit Ausnahme des M. cricothyroideus (R. externus des N. laryngeus superior) vom N. laryngeus inferior (Ast des N. laryngeus recurrens) innerviert.

Die Schleimhaut im oberen Kehlkopfbereich bis zur Rima glottidis (= Stimmritze) wird sensibel vom R. internus des N. laryngeus superior, die Schleimhaut unterhalb der Stimmritze (= subglottischer Raum) wird sensibel vom N. laryngeus inferior innerviert.

Die Blutversorgung des Kehlkopfes erfolgt über Äste aus den Schilddrüsengefäßen. Die obere Kehlkopfhälfte wird aus der A. laryngea superior und dem R. cricothyroideus (beides Äste der A. thyroidea superior), die untere Kehlkopfhälfte wird aus der A. laryngea inferior (Ast der A. thyroidea inferior) mit Blut versorgt. Die A. laryngea superior durchbricht mit dem R. internus des N. laryngeus superior die Membrana thyrohyoidea. A. laryngea superior und inferior bilden untereinander eine Anastomose.

Das venöse Blut fließt über die V. laryngea superior und über ein Venenpolster zum Plexus venosus pharyngeus und von dort zur V. jugularis interna.

Klinik: Es ist wichtig, die nachfolgenden Zugangswege zum Larynx (= Kehlkopf) und zur Trachea (= Luftröhre) zu kennen.

Bei einer Operation am Kehlkopf wird die **Laryngotomie** angewandt, bei der der Ringknorpel des Kehlkopfs bis zum oberen Trachealring (= Knorpelring der Luftröhre) gespalten und die beiden Teile aufgeklappt werden, wodurch man einen guten Überblick über das Kehlkopfinnere erhält.

Bei einer Verlegung des Luftwegs z.B. infolge einer Schwellung im Rachen- oder Kehlkopfbereich (der berühmte Wespenstich) kann eine Koniotomie oder Tracheotomie notwendig werden.

Bei der **Koniotomie** wird das zwischen dem Ring- und dem Schildknorpel liegende Lig. crico-thyroideum quer durchtrennt und ein stabiles Röhrchen eingesetzt um den geschaffenen Luftweg offen zu halten. Dieser Notfalleingriff ist relativ gefahrlos für das Leben des Patienten, weil dieser Bereich gut tastbar ist und keine größeren Gefäße verletzt werden können, jedoch können bleibende Schäden im Kehlkopfbereich entstehen. Daher wird in der Klinik die **Tracheotomie** durchgeführt.

Bei der **oberen Tracheotomie** (= Tracheotomia superior) werden der 2.–4. Trachealknorpel (= Luftröhrenknorpel), die oberhalb des Isthmus der Schilddrüse liegen, durchtrennt.

Bei der **unteren Tracheotomie** (= Tracheotomia inferior) werden der 6.–7. Trachealknorpel, die kurz oberhalb des Sternum (= Brustbein) und unterhalb

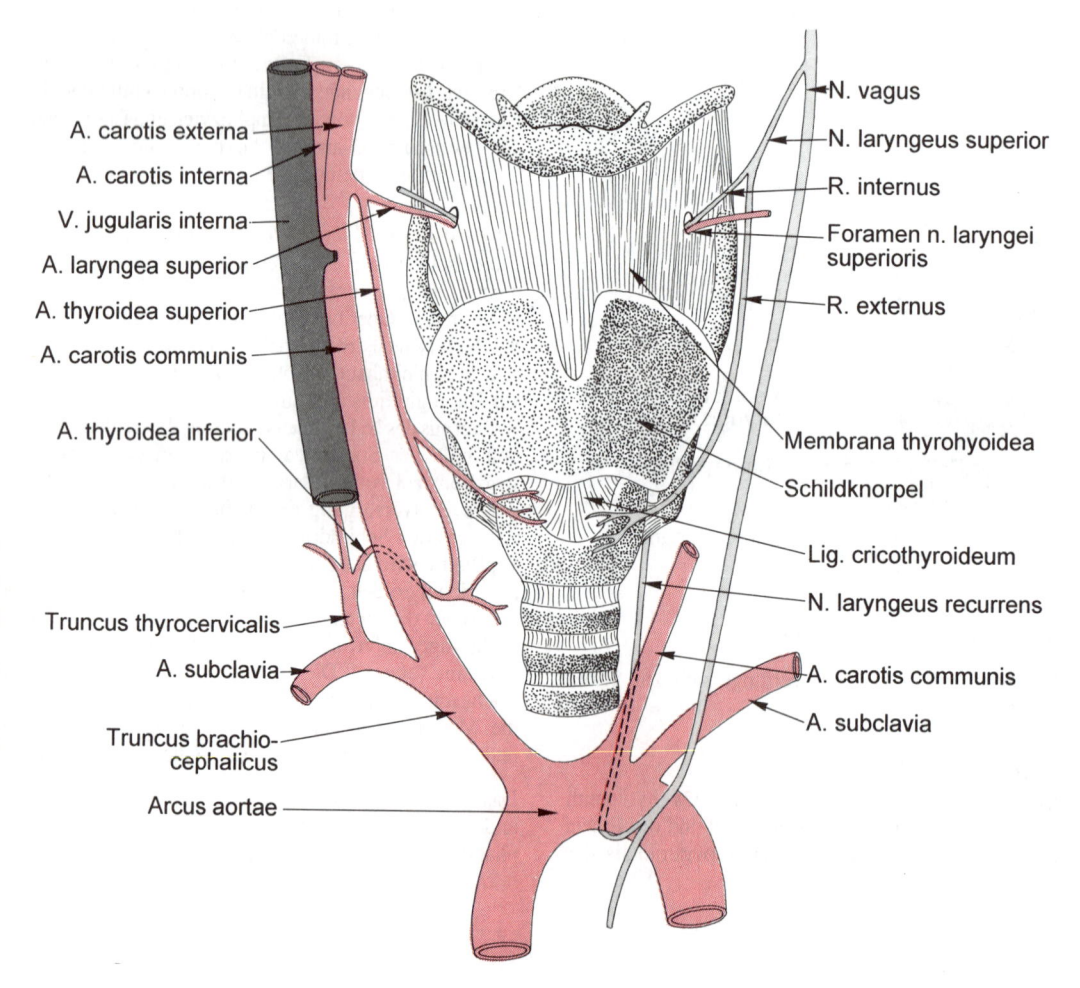

Abb. 5.30 Gefäß- und Nervenversorgung des Kehlkopfes

des Isthmus der Schilddrüse liegen, längs durchtrennt. Hierbei ist zu beachten, daß die Trachea in diesem Bereich nicht mehr direkt unter der Haut sondern weiter dorsal liegt. Auf eine evtl. vorkommende V. thyroidea ima ist zu achten, außerdem kann der Truncus brachiocephalicus verletzt werden. Die untere Tracheotomie wird vorwiegend bei Kleinkindern durchgeführt.

5.4.12 Halsteil der Trachea

Die Luftröhre (= Trachea) wird ausführlich in Kapitel 7.2.1 beschrieben (siehe bitte dort).

5.4.13 Schilddrüse !!! 5/20

▸ *Prüfungsrelevant: Das gesamte Kapitel.* ◂

Die **Schilddrüse** (= **Glandula thyroidea**) ist eine rotbraune, endokrine Hormondrüse, die ein U-förmiges Aussehen hat. Die Schenkel des U werden von den beiden Seitenlappen (= Lobus dexter und sinister) gebildet, die durch ein fingerbreites Querstücke (= Isthmus glandulae thyroidea) miteinander verbunden sind.

Vom Isthmus zieht häufig ein schmaler Fortsatz, **Lobus pyramidalis** genannt, nach kranial, der unterschiedlich ausgeprägt sein kann. Der Lobus pyramidalis bildet den Rest des Ductus thyroglossus (s. Kapitel 5.1.2).

Topographie

Die Schilddrüse liegt unterhalb vom Schildknorpel des Kehlkopfes (= Cartilago thyroidea), den sie mit ihren beiden Seitenlappen erreicht. Die beiden Seitenlappen liegen lateral dem Kehlkopf sowie dem Schlund (= Pharynx) und der Speiseröhre (= Oesophagus) an. Nach oben reichen die beiden Seitenlappen bis ans Trigonum caroticum, nach unten können sie bis zum 6. Tracheralring (Lüftröhre) reichen. Die Schilddrüse wird vorne von der Lamina praetrachealis der Fascia cervicalis (= mittleres Blatt der Halsfaszie) und seitlich vom M. sternohyoideus und vom M. sternothyroideus bedeckt. Lateral dieser Muskeln liegt der M. sternocleidomastoideus. In einer Rinne zwischen der Schilddrüse, der Trachea und dem Oesophagus verläuft als wichtige topographische Beziehung der N. laryngeus recurrens, der jedoch außerhalb der weiter unten beschriebenen Capsula fibrosa liegt. Dorsolateral von der Schilddrüse verläuft der Gefäß-Nervenstrang des Halses mit der A. carotis communis, der V. jugularis interna und dem N. vagus.

Die Schilddrüse ist von einer doppelten Kapsel umgeben, die aus der Organkapsel (= Capsula interna) und der äußeren Kapsel (= Capsula fibrosa = Capsula externa) besteht. Die Capsula fibrosa ist, wie der Name schon aussagt, aus straffem Bindegewebe aufgebaut. Sie geht aus der Lamina praetrachealis der mittleren Halsfaszie hervor.

Die Capsula fibrosa ist fest mit der Trachea (= Luftröhre) und dem Kehlkopf und locker mit der sonstigen Umgebung verbunden, so daß die Schilddrüse allen Bewegungen des Kehlkopfes folgen muß. Innerhalb der Capsula fibrosa liegen die in Kapitel 5.4.14 beschriebenen Epithelkörperchen, außerhalb der Kapsel liegt, wie erwähnt, der N. laryngeus recurrens.

Zwischen der Casula fibrosa und der Capsula interna liegen ein Venenplexus und Arterien.

Von der dünnen Capsula interna ziehen Bindegewebszüge (= Trabekel) in die Schilddrüse und unterteilen sie damit in unregelmäßig große Läppchen (= Lobuli) auf.

Mikroskopische Anatomie

Die Schilddrüse besteht aus Parenchym (= Drüsengewebe) und dem, das Parenchym umgebenden Stroma (= bindegewebiges Stützgewebe). Das Parenchym ist in unterschiedlich große Bläschen (= Follikel) unterteilt, die durch Bindegewebe voneinander getrennt liegen. Das Bindegewebe ist von vielen Blut- und Lymphgefäßen durchsetzt. Bei den Blutkapillaren sind die Endothelzellen gefenstert, was den Stoffaustausch fördert.

Die **Schilddrüsenfollikel** bestehen aus einem einschichtigen Epithel, daß auf einer Basalmembran liegt. Nach innen umgrenzt das Epithel einen Raum, der mit einer homogen aussehenden jodhaltigen Masse ausgefüllt ist, die als **Kolloid** bezeichnet wird. Das Kolloid besteht aus Thyreoglobulin (Glykoproteine), an denen die jodhaltigen Hormone der Schilddrüse (Thyroxin und Trijodthyronin) gebunden sind.

Die Zellen des Epithels (= Follikelzellen) enthalten viele Lysosomen. Ihre Oberfläche ist mit einigen Mikrovilli besetzt. Die **Follikelzellen** nehmen Stoffe, u.a. Jodid (= eine Form des Jods) aus dem Blut auf und produzieren die beiden Hormone Thyroxin (= T4) und Trijodthyronin (= T3). Diese Hormone werden entweder direkt in die Blutbahn oder in den Follikel abgegeben. Im Follikel werden die Hormone an das Thyreoglobulin gebunden und als Kolloid gespeichert. Bei Bedarf kann das **Thyreoglobulin** von den Follikelzellen aus dem Follikel wieder resorbiert und die Hormone an die Blutbahn abgegeben werden. Trijodthyronin wirkt etwa 4 mal so stark wie Thyroxin, beide Hormone beeinflussen die Mitochondrien und die Enzymsysteme anderer Zellen und steigern deren Stoffwechsel, außerdem wirken sie wachstumsfördernd.

Das Besondere der Follikelzellen besteht darin, daß sie je nach ihrem Funktionszustand unterschiedlich ausgebildet sind. Die inaktiven Follikelzellen (die viel Kolloid gestapelt haben) besitzen ein plattes Epithel, während gleichzeitig der Follikel groß ist. Die aktiven Follikelzellen besitzen ein kubisches bis zylindrisches Epithel, während gleichzeitig der Follikel klein ist (s. Abb. 5.31).

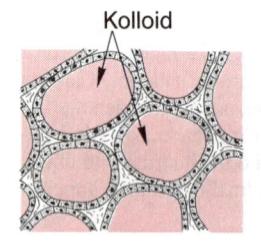

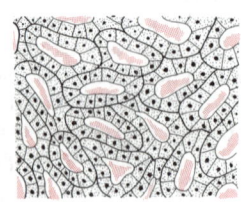

Abb. 5.31 Schnitt durch die Schilddrüse (links inaktive Drüse mit viel Kolloid, rechts aktive Drüse)

Die Hormonproduktion wird über das thyreotrope Hormon (= TSH) der Adenohypophyse (= Hypophysenvorderlappen) gesteuert. Sind zuwenig Schilddrüsenhormone im Blut, regt der Hypothalamus durch das Releasing-Hormon TRH die Adenohypophyse zur Abgabe von TSH an, was wiederum die Schilddrüse zur Hormonproduktion stimuliert. Bei einer Hypophysektomie (= Entfernung der Hypophyse) werden daher die Follikelzellen inaktiv (das Follikelepithel flacht ab).

Im Follikelepithel kommen einzelne oder in Gruppen beieinanderliegende große helle Zellen vor, die als **parafolliküläre Zellen** (= **C-Zellen**) bezeichnet werden. Die C-Zellen entwickeln sich aus dem ultimobranchialen Körper. Die C-Zellen gehören zu den APUD-Zellen, worunter man alle endokrinen und neuroendokrinen Zellen zusammenfaßt, die u.a. in der Lage sind, Peptide mit Hormoneigenschaften sowie Amine zu produzieren und/oder aufzunehmen. Die C-Zellen bilden das Hormon **Kalzitonin**, das sie direkt in die Blutbahn abgeben. Kalzitonin senkt den Kalziumspiegel im Blut, indem es auf die Osteoklasten hemmend wirkt und damit die Knochenresorption vermindert. Kalzitonin ist der Antagonist (= Gegenspieler) des Parathormons, das in den Epithelkörperchen gebildet wird.

Mikroskopierhilfe: Bei schwacher Vergößerung erkennen Sie die Schilddrüse an den mit homogenem Kolloid gefüllten Follikeln, die an den Rändern teilweise Aussparungen haben. Bei stärkerer Vergrößerung können Sie zwischen aktiven (= kubischen bis zylindrischen) und inaktiven (= flachen) Zellen unterscheiden.

Klinik: Bei einer Unterfunktion der Schilddrüse wird von der Adenohypophyse vermehrt TSH abgegeben, was über längere Zeit eine Vergrößerung der Schilddrüse (= Kropf = Struma) bewirkt. Ein Kropf wurde früher häufig in jodarmen Gegenden beobachtet. Ein solcher Kropf kann die V. cava superior einengen und damit zur oberen Einflußstauung (= Stauung der zum Herzen führenden Venen) führen. Bei einer Thyreoid-ektomie (= Entfernung der Schilddrüse) dürfen die Epithelkörperchen (Kapitel 13.4.14) nicht mit entfernt werden. Die beiden Nn. laryngei recurrentes sind unbedingt zu schonen, da eine Recurrensparese einseitig Heiserkeit und beidseitig völlige Stummheit zur Folge hat.

Innervation und Gefäßversorgung

Die Schilddrüse wird sensibel und parasympathisch aus dem N. laryngeus superior und inferior (Äste des N. vagus) innerviert.

Die Schilddrüse wird mit Blut versorgt:
- im oberen Schilddrüsenteil aus der paarigen A. thyroidea superior (Ast der A. carotis externa)
- im unteren Schilddrüsenteil aus der paarigen A. thyroidea inferior (Ast des Truncus thyrocervicalis).

Bei etwa 10 % aller Menschen findet man eine A. thyroidea ima, die aus der Aorta oder dem Truncus brachiocephalicus hervorgeht und zum unteren Schilddrüsenpol zieht.

Bedingt durch die Schluckverschieblichkeit (s. oben, Anheftung an den Kehlkopf) besitzen die Arterien eine große Reservelänge und liegen zumeist gekrümmt vor.

Das venöse Blut fließt ab:
- aus dem oberen Teil über die V. thyroidea superior (in die V. jugularis interna),
- aus dem mittleren Teil über die Vv. thyroideae mediae (in die V. jugularis interna),
- aus dem unteren Teil (Isthmus) über den Plexus thyroideus impar (in die V. brachiocephalica sinistra).

In die Arterien und Venen der Schilddrüse sind muskulöse Sperrwülste eingebaut, die die Blutzufuhr dem Blutbedarf anpassen.

5.4.14 Epithelkörperchen !!! 1/14

➤ *Besonders prüfungsrelevant: Gesamtes Kapitel.* ◂

An der Rückseite der Schilddrüse liegen zwischen der Organkapsel (= Capsula interna) und der Capsula fibrosa auf jeder Seite oben und unten je ein linsengroßes, gelbliches Körperchen, das als **Epithelkörperchen** (= **Glandula parathyroidea** = Nebenschilddrüse) bezeichnet wird. Die Lage und Anzahl der Epithelkörperchen ist variabel, meist kommen 4 Stück vor.

Die kranialen Epithelkörperchen sind Abkömmlinge der dorsalen Zellen der 4. Schlundtasche, die kaudalen Epithelkörperchen sind Abkömmlinge der dorsalen Zellen der 3. Schlundtasche.

Mikroskopische Anatomie

Die Epithelkörperchen liegen in einer eigenen Organkapsel, von der bindegewebige Septen in das Innere des Epithelkörperchens ziehen. Die Zellen des Parenchyms (= Drüsengewebe) liegen nestartig beieinander. Das zwischen den Zellnestern liegende Bindegewebe enthält viele Gefäße.

Bei den Parenchymzellen kann zwischen hellen und dunklen Hauptzellen sowie oxyphilen Zellen unterschieden werden.
- Die **hellen Hauptzellen** enthalten Glykogen, das bei den Schnitten herausgelöst ist (darum erscheinen diese Zellen hell). Die Zellgrenzen sind dagegen angefärbt. Die hellen Hauptzellen treten besonders in der Jugend zahlreich auf.
- Die **dunklen Hauptzellen** besitzen weniger Glykogen als die hellen Hauptzellen, dafür aber mehr Ergastoplasma und Mitochondrien. Man nimmt an, daß die hellen und dunklen Hauptzellen nur unterschiedliche Funktionszustände wiederspiegeln und die dunklen Hauptzellen die aktiveren Zellen sind. Mit dem Alter nehmen die dunkleren Hauptzellen an Zahl zu.
- Die **oxyphilen Zellen** sind größer als die Hauptzellen. Sie besitzen kein Glykogen, dafür aber sehr viele Mitochondrien, außerdem sind sie stark azidophil. Ihr Anteil an der gesamten Zellmasse liegt bei etwa 2–5 %. Ihre Aufgabe ist noch unbekannt.

Die Hauptzellen produzieren das Parathormon, das den Kalzium- und Phosphatspiegel im Blut reguliert und die Osteoklasten zum Knochenabbau stimuliert. Die Abgabe von Parathormon wird nicht über Steuerhormone aus dem Hypothalamus sondern über das vegetative Nervensystem geregelt.

Zwischen den Zellnestern kommen bei Epithelkörperchen, die nach der Pubertät entnommen wurden, viele, teils strangartig vorliegende Fettzellen vor.

Mikroskopierhilfe: Bei schwacher Vergrößerung sehen Sie Zellnester, zwischen denen viele Gefäße verlaufen, sowie zumeist viele Fettzellen. Bei starker Vergrößerung können Sie zwischen hellen und dunklen Hauptzellen unterscheiden.

Klinik: Bei einer Unterfunktion der Epithelkörperchen sinkt der Kalziumspiegel im Blut ab, was zu einer Übererregbarkeit der Muskulatur (= Tetanie) führen kann.

Gefäßversorgung

Die Epithelkörperchen werden aus der A. thyroidea superior und der A. thyroidea inferior mit Blut versorgt.

5.5 Hirnnerven !!! 18/76

Siehe Winterthur-Verlaufsbeschreibungen „Hirnnerven".

▶ *Prüfungsrelevant: Die in der Tabelle aufgelisteten Hirnnerven mit ihren Ästen und Verläufen sowie die Innervationsorte sind wegen der vielen Fakten sehr lernaufwendig, aber wie Sie aus der Anzahl der gestellten Physikumsfragen ersehen, absolut prüfungsrelevant. Kleine Äste (Rami), die nicht prüfungsrelevant und für die Praxis nicht wissensnotwendig sind, wurden nicht aufgenommen, ihre Innervationsgebiete wurden dem jeweiligen Hauptast zugerechnet.*

Sie sollten alle 12 Hirnnerven und deren Äste kennen, sowie diese Äste den Hauptstämmen zuordnen können. Außerdem sollten Sie die Innervationsgebiete (motorisch, sensibel, parasympathisch), den Verlauf der Hauptstämme und der fett hervorgehobenen Äste, die Durchtrittsstellen der kleineren Äste und die Klinik kennen. ◀

Aus didaktischen Gründen wäre es zu empfehlen, sich anhand der Verlaufsbeschreibungen einen globalen Überblick zu verschaffen und den Text gleichzeitig mit den Verlaufsbeschreibungen zu erarbeiten.

Merksatz

Hirnnerv		
I	Nn. olfactorii	Onkel
II	N. opticus	Otto
III	N. oculomotorius	orgelt
IV	N. trochlearis	tag
V	N. trigeminus	täglich
VI	N. abducens	aber
VII	N. facialis	Freitags
VIII	N. vestibulo-cochlearis	verspeist
IX	N. glossopharyngeus	er gerne
X	N. vagus	viele
XI	N. accessorius	alte
XII	N. hypo-glossus	Hamburger

Tractus olfactorius I
N. opticus II
N. oculomotorius III
N. trochlearis IV
N. trigeminus V
N. abducens VI
N. facialis VII
N. vestibulo-chochlearis VIII
N. glossopharyngeus IX
N. vagus X
N. accessorius XI
N. hypoglossus XII

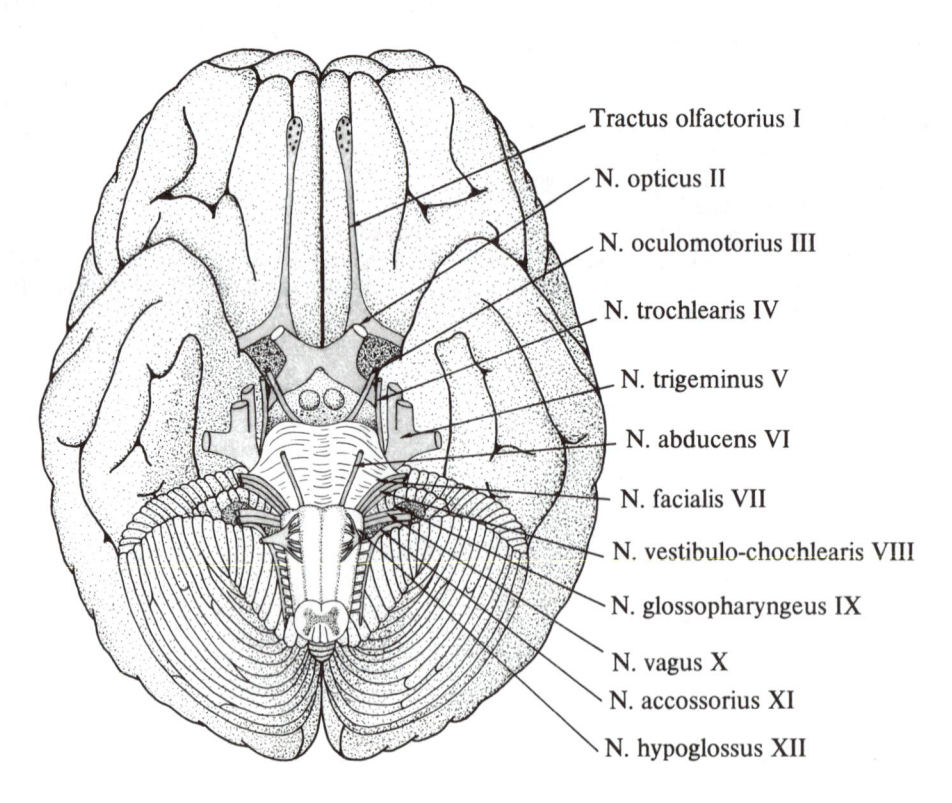

Abb. 5.32   Hirnnerven

Als **Hirnnerven** (= **Nn. craniales**) werden die aus dem Gehirn austretenden Nerven bezeichnet. Die Differenzierung zwischen den Hirnnerven und den Spinalnerven des Rückenmarks wird in Kapitel 2.8.1 beschrieben. Im Gegensatz zu den Spinalnerven besitzen einige Hirnnerven nur eine Faserqualität (rein sensorisch oder rein motorisch usw.), was dadurch bedingt ist, daß sie nur von wenigen Hirnkernen entspringen oder an ihnen enden. So haben viele Hirnnerven Spezialfunktionen, die aus den nachfolgenden Beschreibungen hervorgehen.

Es gibt 12 Hirnnerven, die jeweils paarig (= auf jeder Körperhälfte) vorkommen:

- Bis auf den N. trochlearis, der an der dorsalen Seite des Gehirns austritt, verlassen alle Hirnnerven das Gehirn an der Hirnbasis.
- **Rein sensorische** Hirnnerven sind:
  Nn. olfactorii, N. opticus, N. vestibulocochlearis.
- **Rein motorische** Hirnnerven sind:
  N. trochlearis, N. abducens, N. accessorius, N. hypoglossus.
- **Gemischte Hirnnerven sind:**
  N. oculomotorius, N. trigeminus, N. facialis, N. glossopharyngeus, N. vagus.

(weiter S.292)

Hirnnerven

Nerv	Innervationsort	Verlauf
I. Nn. olfactorii (= Fila olfactoria = Riechnerv) rein sensorisch	*sensorisch:* Sie leiten die Riechempfindungen von der Riechschleimhaut im Nasenbereich zum Endhirn.	**Extrakranieller Verlauf:** In der Regio olfactoria (= Riechschleimhaut) der Nase (obere Nasenmuschel und kleiner Bereich des Nasenseptums) liegen als primäre Sinneszellen die **Riechzellen**. Diese Riechzellen sind bipolare Ganglienzellen, deren marklose Neuriten sich zu etwa 20 Nn. olfactorii zusammenlagern. Durch die Lamina cribrosa des Os ethmoidale (= Siebbein) gelangen sie in die Schädelhöhle. **Intrakranieller Verlauf:** Nach dem Durchtritt durch die Lamina cribrosa durchbrechen die Nn. olfactorii die Dura mater und ziehen zum **Bulbus olfactorius** (= **Riechkolben** – siehe Kapitel 9.8.1), der in der Cavitas subarachnoidea liegt. 　Die Riechzellen bilden das 1. Neuron, die im Bereich des Bulbus olfactorius (= primäres Riechzentrum) auf das 2. Neuron umgeschaltet werden.
	Klinik: Beim Ausfall der Nn. olfactorii kommt es zu Geruchsstörungen.	
II. N. opticus (= Sehnerv) rein sensorisch	*sensorisch:* Er leitet die Lichtreize von der Netzhaut (= Retina) zum Zwischenhirn.	Der etwa 4 mm dicke N. opticus zieht als rundlicher Strang vom Augapfel durch den Fettgewebskörper des Auges zur Schädelbasis. Durch den Canalis opticus gelangt er in die Schädelhöhle, wo er sich im Bereich der Sella turcica meist auf, selten vor der Sella turcica (enthält die Hypophyse) mit dem N. opticus der Gegenseite zum **Chiasma opticum** (= Sehnervenkreuzung) vereinigt (siehe auch Kapitel 9.8.1). 　Im Chiasma opticum kreuzen die aus dem nasalen Teil der Netzhaut (= Retina) kommenden Fasern zur Gegenseite, während die aus dem temporalen Retinateil kommenden Fasern nicht kreuzen. Aus dem Chiasma geht auf jeder Seite ein nach dorsal verlaufender **Tractus opticus** (= Sehstrang) hervor. Jeder Tractus zieht um den Hirnschenkel herum zu den drei primären Sehzentren, wobei die beiden Corpora geniculata lateralia als die „eigentlichen" Sehzentren angesehen werden. 　Der N. opticus ist entwicklungsgeschichtlich gesehen eine Ausstülpung des Zwischenhirns (weiße Substanz), er ist deshalb von den drei Hirnhäuten: Dura mater, Arachnoidea und Pia mater umhüllt (wird ausführlich in Kapitel 10.2.4 beschrieben).
	Klinik: Beim Ausfall des N. opticus kommt es zu Sehstörungen bis zur Erblindung (Amaurosis). Dies hängt davon ab, wieviele und welche Nervenfasern betroffen sind.	

Nerv	Innervationsort	Verlauf
III. N. oculo-motorius (= Augenmuskelnerv) motorisch und parasympathisch	*motorisch:* Seine Äste innervieren mit Ausnahme des M. obliquus superior (wird vom N. trochlearis innerviert) und des M. rectus lateralis (wird vom N. abducens innerviert) alle äußeren Augenmuskeln (siehe Rami).	**Intrakranieller Verlauf:** Der N. oculomotorius verläßt den Hirnstamm im Bereich der Fossa interpeduncularis, die vor dem Pons (= Brücke) liegt. Lateral von der Sella turcica (= Türkensattel) zieht er durch die Wand des Sinus cavernosus und anschließend zwischen der A. cerebri posterior und der A. cerebelli superior weiter. Durch die Fissura orbitalis superior gelangt er von der Schädelhöhle in die Augenhöhle (= Orbita). **Extrakranieller Verlauf:** In der Orbita teilt sich der N. oculomotorius in 2 Rami.
– R. superior	*motorisch:* M. levator palpebrae superioris, M. rectus superior.	
– R. inferior	*motorisch:* M. rectus medialis, M. rectus inferior, M. obliquus inferior.	Er gibt als Ast die Radix oculomotoria ab.
– – Radix parasympathetica (Radix oculomotoria)		Leitet praeganglionäre parasympathische Nervenfasern zum Ganglion ciliare, wo sie auf die Nn. ciliares breves umgeschaltet werden.
– – – Nn. ciliares breves	*parasympathisch:* M. ciliaris, M. sphincter pupillae	

> **Klinik:** Beim Ausfall des N. oculomotorius kommt es zur:
> - Ptosis (= das obere Augenlid hängt herunter) – durch den Ausfall des M. levator palpebrae superioris,
> - Mydriasis (= geweitete Pupille) – durch den Ausfall des M. sphincter pupillae und des M. ciliaris, ist eine Akkommodation (= Naheinstellung des Auges) nicht mehr möglich,
> - zum Blick nach unten außen, weil die oben aufgeführten Augenmuskeln ausfallen und nun der M. obliquus superior und der M. rectus lateralis überwiegen – dadurch ist das betroffene Auge nur noch wenig beweglich. Der Patient sieht Doppelbilder, weil das erkrankte Auge dem gesunden Auge nicht folgen kann.

Entwicklungsgeschichtlich gesehen, sind die Nn. olfactorii und der N. opticus keine Hirnnerven im eigentlichen Sinne sondern Hirnbahnen, die zum Zwischenhirn (N. opticus) bzw. zum Endhirn (Nn. olfactorii) zu zählen sind und im Laufe der Entwicklung „ausgestülpt" wurden.

Aus den Kiemenbögen gehen folgende 5 Hirnnerven hervor: N. trigeminus, N. facialis, N. glossopharyngeus, N. vagus und N. accessorius (siehe die Tabelle in Kapitel 5.1.2).

Der N. hypoglossus (= 12. Hirnnerv) geht aus dem Rückenmark hervor, er ist ein nur in das Schädelinnere verlagerter Nerv.

Alle Hirnnerven gelangen nach ihrem Austritt aus dem Gehirn durch die Dura mater und Arachnoidea in den Subarachnoidealraum, wobei der N. abducens von allen Hirnnerven am längsten extradural (= außerhalb der Dura mater in der Schädelhöhle) und der N. trochlearis am längsten intradural verlaufen.

Nerv	Innervationsort	Verlauf
IV. N. trochlearis (= Augenrollnerv) rein motorisch	motorisch: M. obliquus superior	**Intrakranieller Verlauf:** Er verläßt den Hirnstamm unterhalb der Lamina tectalis (alt: Lamina quadrigemina) der Colliculi inferiores (= untere beiden Hügel der Vierhügelplatte). Damit ist der N. trochlearis der einzige Hirnnerv, der im dorsalen Bereich aus dem Hirnstamm austritt! Innerhalb der **Cisterna ambiens** liegend, zieht er um die Pedunculi cerebri herum zur Basalseite, wo er durch die Wand des Sinus cavernosus verläuft. Durch die Fissura orbitalis superior gelangt er von der Schädelhöhle in die Orbita (= Augenhöhle). **Extrakranieller Verlauf:** In der Orbita verläuft er oberhalb des M. levator palpebrae superioris.
		Klinik: Bei seinem Ausfall kommt es durch die Lähmung des M. obliquus superior zu einer geringen Fehlstellung des Auges nach innen/oben.
V. N. trigeminus (= Drillingsnerv) sensibel (Radix sensoria) motorisch (Radix motoria) s. Abb. 5.33		Der N. trigeminus ist der wichtigste sensible Nerv im Kopfbereich! Er entstammt dem 1. Kiemenbogen. **Intrakranieller Verlauf:** Der N. trigeminus verläßt den Hirnstamm an der lateralen Seite des Pons (= Brücke). Er besteht aus einer Radix sensoria, die sensible Nervenfasern führt, und einer Radix motoria, die motorische Nervenfasern führt. In der mittleren Schädelgrube liegt an der Spitze der Felsenbeinpyramide (oberhalb des Foramen lacerum) eine taschenartige Aussackung der Dura mater, die Cavitas trigeminalis (alt: Cavum trigeminale) genannt wird. In diesem Cavum trigeminale bildet die Radix sensoria des N. trigeminus das etwa 1,5 cm breite sensible **Ganglion trigeminale** (Gasseri). Das Ganglion trigeminale ist von einer Fortsetzung der Arachnoidea umhüllt, liegt jedoch außerhalb des Arachnoidalraums. Im Ganglion liegen die Perikaryen der pseudounipolaren Ganglienzellen, deren zentrale Fasern zu den Hirnkernen ziehen und deren periphere Fasern sich zu folgenden 3 Hauptästen vereinen.: • N. ophthalmicus (= Augenast) • N. maxillaris (= Oberkieferast) • N. mandibularis (= Unterkieferast). **Merksatz** für die Reihenfolge der 3 Hauptäste: **O**ft ißt **Max Mand**eln. Die Radix motoria verläuft unterhalb des Ganglion und schließt sich dem N. mandibularis an.
– N. ophthalmicus		**Intrakranieller Verlauf:** Der N. ophthalmicus verläuft in der Wand des Sinus cavernosus. Als Ast gibt er noch im Schädelbereich den rückläufigen R. tentorii ab, der zum Sinus rectus, Sinus cavernosus und zur Dura mater zieht. Normalerweise teilt sich der N. ophthalmicus noch in der Schädelhöhle in seine 3 Endäste: N. lacrimalis, N. frontalis und N. nasociliaris, die gemeinsam durch die Fissura orbitalis superior von der Schädelhöhle in die Orbita (= Augenhöhle) gelangen.

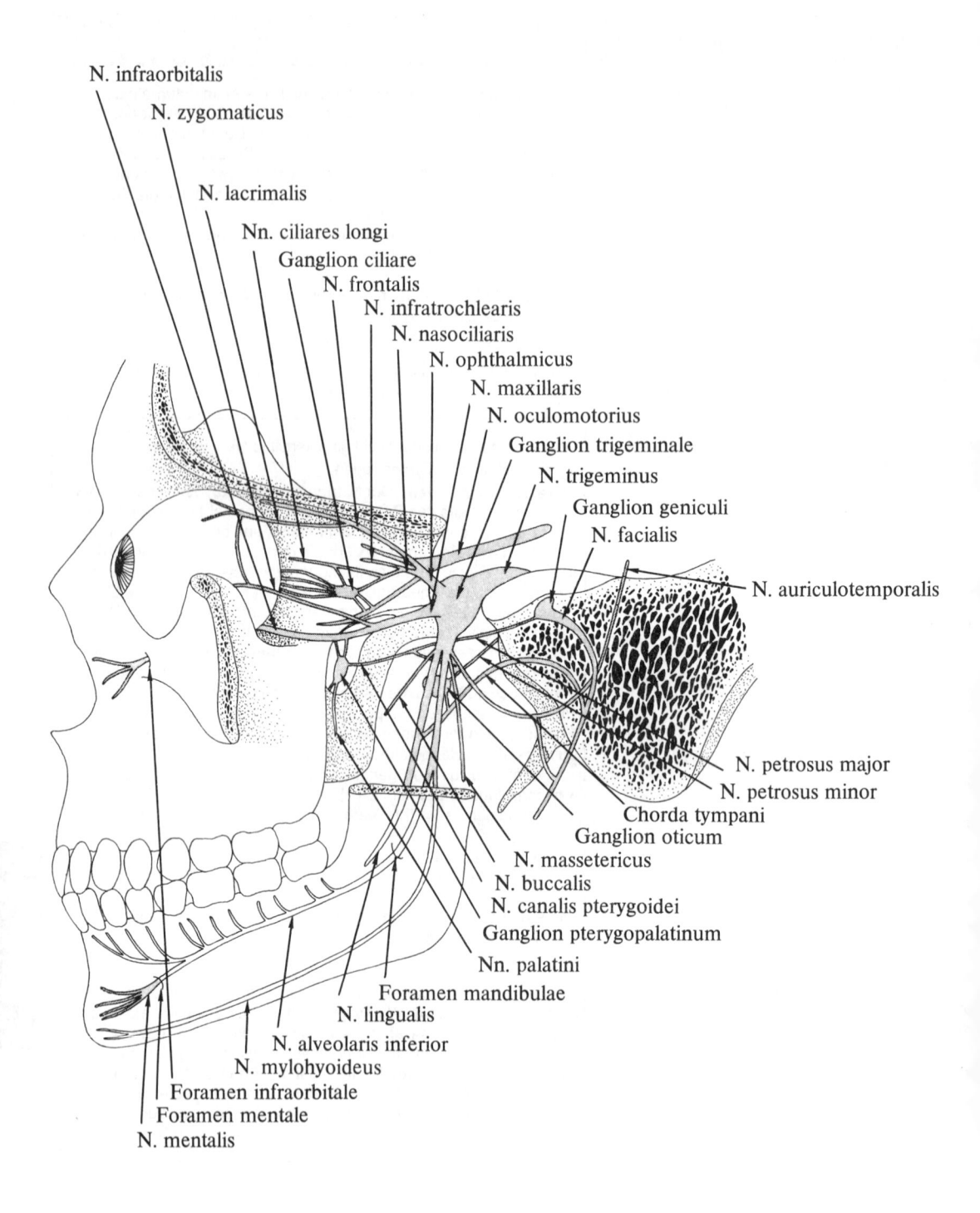

Abb. 5.33 Lage des N. trigeminus

Nerv	Innervationsort	Verlauf
– – N. frontalis (= Stirnnerv)		Der N. frontalis ist der stärkste Ast des N. ophthalmicus. Er verläuft unter dem Dach der Augenhöhle auf dem M. levator palpebrae superioris liegend zum vorderen Augenhöhlendach. An Ästen gibt er ab:
– – – N. supratrochlearis	*sensibel:* Haut im Bereich des medialen Augenwinkels.	Er verläuft über die Trochlea des M. obliquus superior.
– – – N. supraorbitalis	*sensibel:* Stirnhaut, Bindehaut des oberen Augenlids.	Er teilt sich in 2 Rami, von denen der R. lateralis durch die Incisura supraorbitalis und der R. medialis durch die Incisura frontalis aus dem Schädel austreten.
– – N. lacrimalis (= Tränennerv)	*sensibel:* Tränendrüse, Konjunktiven, Haut des lateralen Augenwinkels.	Der N. lacrimalis verläuft im oberen Teil der Augenhöhle über den M. rectus lateralis zur Tränendrüse. In seinem Verlauf erhält der N. lacrimalis vom N. zygomaticus (= Ast des N. maxillaris) postganglionäre parasympathische Fasern aus dem Ganglion pterygopalatinum für die Innervation der Tränendrüse.
– – N. nasociliaris (= Nasenaugennerv)		Er verläuft in der Augenhöhle zwischen dem N. opticus und dem M. rectus superior und durch dem Anulus tendineus communis zum medialen Augenwinkel. An Ästen gibt er ab:
– – – N. ethmoidalis posterior	*sensibel:* Schleimhaut der Siebbeinzellen und der Keilbeinhöhle.	Er zieht durch das Foramen ethmoidale posterius.
– – – N. ethmoidalis anterior	*sensibel:* Nasenhöhle und Nasenrückenhaut.	Er zieht durch das Foramen ethmoidale anterius in die vordere Schädelgrube, wo er extradural verläuft. Durch die Lamina cribrosa zieht er zur Nasenhöhle.
– – – N. infratrochlearis	*sensibel:* innerer Augenwinkel.	Er zieht unterhalb der Trochlea des M. obliquus superior zum inneren Augenwinkel.
– – – Nn. ciliares longi	*sensibel:* Hornhaut, Iris, Corpus ciliare sympathisch: M. dilatator pupillae	Sie lagern sich dem N. opticus an.
– N. maxillaris		**Extrakranieller Verlauf:** Er gelangt aus der mittleren Schädelgrube durch das Foramen rotundum in die Fossa pterygopalatina (= Flügelgaumengrube), wo er oberhalb des Ganglion pterygopalatinum liegt. In der Fossa pterygopalatina teilt er sich in seine Äste auf (= N. zygomaticus, N. infraorbitalis, Rr. ganglionici). **Merksatz** für die Austrittsstelle: **ro**ter **Max** (Foramen **ro**tundum – N. **max**illaris).

Nerv	Innervationsort	Verlauf
– – N. zygomaticus (= Jochbeinnerv)	*parasympathisch:* Tränendrüse *sensibel:* Haut über der Schläfe und dem Jochbein	Er zieht von der Fossa pterygopalatina durch die Fissura orbitalis inferior zur lateralen Augenhöhlenwand, schickt einen Ast über den N. lacrimalis zur Tränendrüse und zieht durch das Foramen zygomaticoorbitale ins Os zygomaticum (= Jochbein).
– – N. infraorbitalis	*sensibel:* unteres Augenlid, seitliche Nase, Oberlippe	Er ist der Hauptast des N. maxillaris. Wie der N. zygomaticus, gelangt er durch die Fissura orbitalis inferior in die Augenhöhle. Durch den am Boden der Orbita liegenden Canalis infraorbitalis verläßt er die Augenhöhle und gelangt durch das Foramen infraorbitale (= Mündung des Canalis infraorbitalis) auf die Vorderseite des Gesichts. Als Äste gehen bereits im Canalis infraorbitalis die Rr. alveolares superiores anteriores und posteriores sowie der R. alveolaris superior medius ab.
– – – Rr. alveolares superiores anteriores	*sensibel:* Backen-, Eck- und Schneidezähne des Oberkiefers und das entsprechende Zahnfleisch	
– – – Rr. alveolares superiores posteriores	*sensibel:* obere Mahlzähne (= Molare) und das entsprechende Zahnfleisch.	Sie ziehen durch die Foramina alveolaria in die hintere Kieferhöhle. Bilden zusammen mit dem R. alveolaris superior medius den **Plexus dentalis superior**.
– – Rr. ganglionici (= Nn. pterygopalatini)		Die sensiblen Fasern der Rr. ganglionici ziehen in das parasympathische Ganglion pterygopalatinum. Im Ganglion teilen sie sich ohne umgeschaltet zu werden, in ihre Äste (Nn. palatini, Nn. nasales). Im Ganglion schließen sich den Ästen sympathische und parasympathische Fasern an.
– – – Nn. palatini	*parasympathisch:* Glandulae palatinae	Sie ziehen durch den Canalis palatinum majus, in dem sie sich in 3 Äste teilen:
– – – – N. palatinus major	*sensibel:* Gaumenschleimhaut	Er verläßt den Canalis palatinum majus durch das Foramen palatinum majus.
– – – – Nn. palatini minores	*sensibel:* Tonsilla palatina, Uvula	Sie verlassen den Canalis palatinum majus durch das Foramen palatinum minus.
– – – Rr. nasales posteriores superiores laterales	*sensibel:* oberer Teil des Schlundes	Sie ziehen durch das Foramen sphenopalatinum.

Nerv	Innervationsort	Verlauf
– – – Rr. nasales posteriores superiores mediales	*sensibel:* Gaumenschleimhaut	
– – – – N. nasopalatinus	*sensibel:* vorderer Teil der Gaumenschleimhaut, Zahnfleisch der oberen Schneidezähne	Es ist ein langer Ast der Rr. nasales posteriores superiores. Er zieht durch den Canalis incisivus.
– N. mandibularis	*motorisch:* Alle Kaumuskeln sowie die Mundbodenmuskeln.	**Extrakranieller Verlauf:** Er gelangt mit der Radix motoria (= Portio minor des N. trigeminus) aus der Schädelhöhle durch das Foramen ovale in die Fossa infratemporalis. 📝 **Merksatz** für die Durchtrittsstelle: **Ovale Mand**eln (= N. **mand**ibularis = Foramen **ovale**). Unterhalb vom Foramen ovale liegt medial vom N. mandibularis das autonome **Ganglion oticum.** (s. Kapitel 5.7.2). In der Fossa infratemporalis teilt sich der N. mandibularis in einen vorderen Stamm (= N. masticatorius) und einen hinteren Stamm. In der Fossa gibt er direkt den rückläufigen R. menigeus ab, der zusammen mit der A. meningea media durch das Foramen spinosum in die mittlere Schädelgrube eintritt.
Vorderer Stamm = N.masticatorius (vorwiegend motorisch) *Aus ihm gehen hervor:*		
– – **N. massetericus**	*motorisch:* M. masseter	Er zieht durch die Incisura mandibulae.
– – **N. buccalis**	*sensibel:* Wangenschleimhaut, Zahnfleisch, 2. Backenzahn und 1. Mahlzahn des Unterkiefers	Er verläuft zwischen den beiden Köpfen des M. pterygoideus lateralis und auf dem M. buccinator liegend zur oberflächlichen Gesichtsgegend.

Nerv	Innervationsort	Verlauf
– – Nn. temporales profundi	*motorisch:* M. temporalis	
– – N. pterygoideus lateralis	*motorisch:* M. pterygoideus lateralis	
– – N. pterygoideus medialis	*motorisch:* M. pterygoideus medialis, M. tensor veli palatini, M. tensor tympani	
hinterer Stamm (vorwiegend sensibel) *Aus ihm gehen die nachfolgenden Äste hervor:*		
– – N. auriculo-temporalis	*sensibel:* Haut der Schläfengegend, des äußeren Gehörgangs sowie des Trommelfells *parasympathisch:* Glandula parotis	Dem N. auriculotemporalis schließen sich aus dem Ganglion oticum kommende postganglionäre parasympathische Fasern des N. glossopharyngeus an, die zur Glandula parotis ziehen. Der N. auriculotemporalis umschlingt die A. meningea media, zieht nach dorsal zum Collum mandibulae, von wo er mit der A. temporalis superficialis zur Schläfengegend zieht.
– – N. lingualis (Zungennerv)	*sensibel:* vordere 2/3 des Zungenrückens, Glandula submandibularis	Er zieht zwischen dem M. pterygoideus medialis und lateralis in Richtung Mundboden, wo er oberhalb der Gl. submandibularis verläuft. Zwischen M. hyoglossus und M. genioglossus liegend zieht er in die Zunge. Im Bereich der Mm. pterygoidei lagert sich dem N. lingualis die Chorda tympani an, von der er die Geschmacksfasern empfängt (siehe N. intermediofacialis). An Ästen gibt er u.a. den N. sublingualis ab.
– – – N. sublingualis	*sensibel:* Gl. sublingualis und Mundschleimhaut	

Nerv	Innervationsort	Verlauf
– – N. alveolaris inferior	sensibel: Äste für die Schneide- bis Eckzähne des Unterkiefers	Er zieht zwischen den Mm. pterygoidei liegend zum Foramen mandibulae, durch das er in den Canalis mandibulae gelangt. Kurz vor dem Eintritt in den Canalis mandibulae gibt er den N. mylohyoideus ab. Als Hauptast des N. alveolaris inferior verläßt der N. mentalis den Canalis mandibulae durch das Foramen mentale. Äste:
– – – N. mentalis	sensibel: Zahnfleisch im Bereich der Schneide- und Eckzähne des Unterkiefers, Kinn, Unterlippe	
– – – N. mylohyoideus	motorisch: M. mylohyoideus, Venter anterior des M. digastricus.	
		Merksatz: Alle 3 Hauptäste des N. trigeminus geben 3 Äste ab: • N. ophthalmicus = N. **f**rontalis, N. **l**acrimalis, N. **n**asociliaris = **F**ritz **l**acht **n**iemals; • N. maxillaris = Nn. **p**terygopalatini, N. **z**ygomaticus, N. **i**nfraorbitalis = **P**eter **z**ieht **i**mmer; • N. mandibularis = N. **au**riculotemporalis, N. **li**ngualis, N. **al**veolaris inferior = **Au**gust **li**ebt **al**le.
		Klinik: Bei einem Ausfall des N. trigeminus kommt es u.a. zum Sensibilitätsverlust im Gesichtsbereich, zur Hörstörung (durch den Ausfall des M. tensor tympani) und zur Abschwächung des Kornealreflexes (Nn. ciliares), sowie zum Ausfall der Kaumuskeln.
VI. N. abducens (= Augenmuskelnerv) rein motorisch	motorisch: M. rectus lateralis	**Intrakranieller Verlauf:** Er verläßt den Hirnstamm zwischen der Brücke (= Pons) und der Pyramide. Im Bereich des Clivus (= Knochenstück zwischen dem Foramen magnum und dem Türkensattel) durchbricht er die Dura mater und verläuft lateral von der A. carotis interna durch den Sinus cavernosus. Der N. abducens hat von allen Hirnnerven den längsten intradural verlaufenden Weg. Durch die Fissura orbitalis superior gelangt er von der Schädelhöhle in die Augenhöhle (= Orbita).
		Klinik: Bei seinem Ausfall kann das betroffene Auge nur noch wenig bewegt werden. Es kommt zum Einwärtsschielen (Doppelbilder).

Nerv	Innervationsort	Verlauf
VII. N. facialis (syn.: N. intermediofacialis) (= Gesichtsnerv) motorisch und parasympathisch		**Intrakranieller Verlauf:** Der N. facialis verläßt gemeinsam mit dem N. intermedius und dem N. vestibulo-cochlearis den Hirnstamm am Kleinhirnbrückenwinkel zwischen der Medulla oblongata (= verlängertes Mark) und der Brücke (= Pons). Diese 3 Nerven werden auch als **Fazialisgruppe** bezeichnet. Sie ziehen zusammen durch den Porus acusticus internus in den Meatus acusticus internus und verlassen damit die Schädelhöhle. **Extrakranieller Verlauf:** Der Meatus acusticus internus (= innerer Gehörgang) liegt im Felsenbein (= Teil des Os temporale = Schläfenbein). Der N. facialis und der N. intermedius verlassen durch den Canalis n. facialis den Meatus acusticus internus. Der Canalis n. facialis verläuft zunächst nach vorn/seitlich bis zum Hiatus canalis n. facialis, wo er fast rechtwinklig nach hinten/seitlich umbiegt und dabei das äußere **Fazialisknie** (= **Geniculum n. facialis**) bildet. Anschließend verläuft der Canalis n. facialis unterhalb des lateralen Bogengangs (gehört zum Gleichgewichts-organ, Kapitel 11.4.2) und oberhalb vom ovalen Fenster (Kapitel 11.4.3) weiter und endet am Foramen stylomastoideum. Der N. facialis und der N. intermedius ziehen durch den gesamten Canalis n. facialis. Seitlich vom N. intermedius liegt im äußeren Fazialisknie das **Ganglion geniculi**. Im sensiblen Ganglion geniculi n. facialis erfolgt keine Umschaltung. Das Ganglion ist vielmehr funktionell einem Spinalganglion vergleichbar. Im Ganglion geniculi liegen die Zellkörper (= Perikaryen) der sensorischen Geschmacksfasern aus den vorderen 2/3 der Zunge, deren Axone in der Chorda tympani zu ihrem Zielgebiete im Rautenhirn gelangen. Im unteren Teil des Kanals vereinigen sich der N. facialis und der N. intermedius zum N. intermediofacialis, der durch das Foramen stylomastoideum den Kanal verläßt und zur Glandula parotis (= Ohrspeicheldrüse) zieht, wo er als Plexus parotideus endet. Innerhalb des Canalis facialis gehen 3 Äste ab: N. petrosus major, N. stapedius, Chorda tympani. Unterhalb des Foramen stylomastoideum gehen aus dem N. intermediofacialis der N. auricularis posterior, der R. stylohyoideus und der R. digastricus ab.
– N. petrosus major	*parasympathisch:* Gl. lacrimalis (= Tränendrüse), Gll. palatinae (= Gaumendrüsen), Gll. nasales (= Nasendrüsen).	Der N. petrosus major geht am äußeren Fazialisknie aus dem N. intermedius hervor. Er besteht aus präganglionären parasympathischen Nervenfasern. Durch den Hiatus canalis n. petrosi majoris verläßt er an der Vorderseite der Felsenbeinpyramide den Canalis n. facialis. Nach kurzem Verlauf zieht der N. petrosus major durch das Foramen lacerum, hinter dem er sich mit dem N. petrosus profundus (führt sympathische Fasern) vereinigt. Gemeinsam gelangen sie durch den Canalis pterygoideus in die Fossa pterygopalatina (= Flügelgaumengrube), wo die präganglionären Fasern im **Ganglion pterygopalatinum** auf die postganglionären Fasern umgeschaltet werden.

Nerv	Innervationsort	Verlauf
– N. stapedius	*motorisch:* M. stapedius	Er verläßt den N. facialis innerhalb des Canalis n. facialis.
– **Chorda tympani** (= **Paukensaite**)	*parasympathisch (sekretorisch):* Gl. submandibularis, Gl. sublingualis *sensorisch:* Geschmacksfasern aus den vorderen 2/3 der Zunge.	Die präganglionären Fasern des N. intermedius ziehen seitlich am **Ganglion geniculi** vorbei. Aus den sensiblen Fasern des Ganglion geniculi und den parasympathischen Fasern des N. intermedius bildet sich die **Chorda tympani**, die kurz oberhalb des Foramen stylomastoideum den N. intermedius verläßt. Die Chorda tympani verläuft zur Paukenhöhle (Teil des Ohrs, siehe Kapitel 11.3.1), wo sie zwischen dem Hammer und dem Amboß (beides Gehörknöchelchen) zur Fissura petrotympanica zieht und durch diese Fissura die Paukenhöhle verläßt. Anschließend legt sich die Chorda tympani dem N. lingualis an und zieht zum **Ganglion submandibulare**, wo die Nervenfasern von prä- auf postganglionär umgeschaltet werden.
– N. auricularis posterior	*motorisch:* M. occipitalis, Ohrmuschelmuskeln	
– R. stylohyoideus	*motorisch:* M. stylohyoideus	
– R. digastricus	*motorisch:* Venter posterior des M. digastricus	
Plexus intraparotideus	*motorisch:* mimische Gesichtsmuskulatur, Platysma	Der Plexus intraparotideus besteht aus folgenden Ästen, deren Namen bereits auf das motorische Zielgebiet hindeutet: Rr. temporales, Rr. zygomatici, Rr. buccales, R. marginalis mandibulae, R. colli. Der R. colli anastomosiert mit dem aus dem Plexus cervicalis kommenden N. transversus colli.

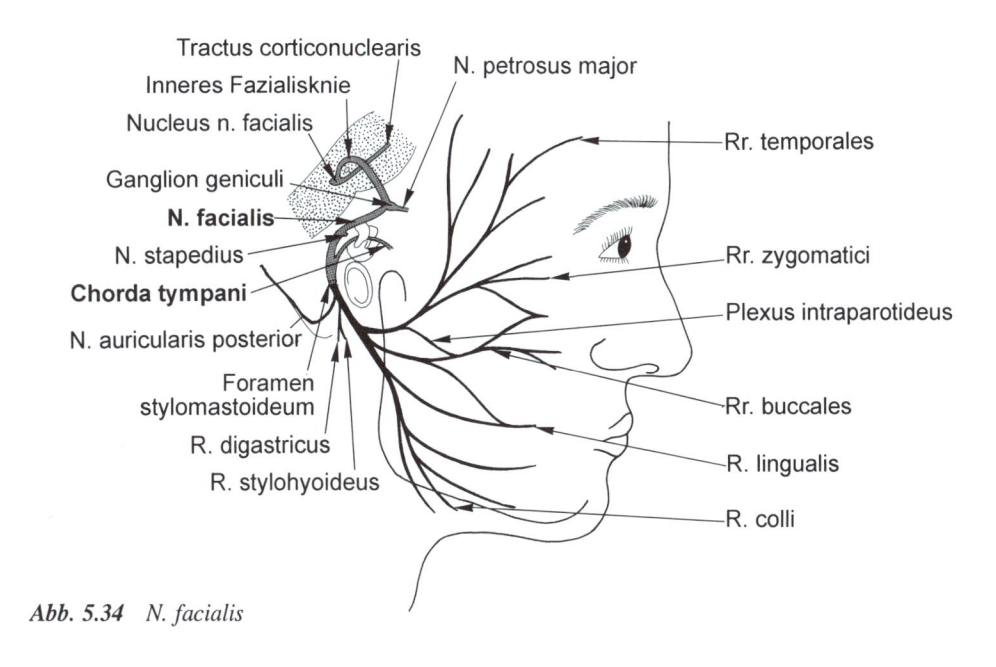

Abb. 5.34 N. facialis

N. facialis (Fortsetzung)

Klinik: Ein Ausfall des N. intermediofacialis (= Fazialisparese) kann durch eine intrakranielle (= zentrale) oder eine extrakranielle (= periphere) Schädigung verursacht sein. Die zentrale einseite Fazialisparese unterscheidet sich von der peripheren Fazialisparese dadurch, daß die motorische Versorgung der Stirn bei der zentralen Fazialisparese erhalten bleibt, da die Nervenfasern zwischen den Kerngebieten ausgetauscht werden (= Doppelversorgung der Stirnmuskulatur). Bei einer zentralen einseitigen Fazialisparese z.B. der rechten Gesichtshälfte, hängen alle mimischen Muskeln der rechten Seite schlaff herunter. Die Stirn kann auf der rechten Seite jedoch trotzdem noch gerunzelt und die Lidspalte geschlossen werden.

Symptome peripherer Lähmungen sind:
- Hyperakusis (= krankhafte Feinhörigkeit – N. stapedius),
- verminderte Tränen- und Speichelsekretion,
- Störung der Geschmacksempfindung im vorderen 2/3 der Zunge (Chorda tympani),
- Motorische Paresen (= Ausfälle) wie die Unfähigkeit, auf der gelähmten Seite die Stirn zu runzeln, oder das Auge oder den Mund auf der betreffenden Seite zu schließen (Lähmung der mimischen Muskeln).
- Die Lidspalte kann nicht mehr geschlossen werden. Dadurch kann die Tränenflüssigkeit nicht mehr auf dem Auge verteilt werden, was zur Austrocknung der Binde- und Hornhaut, und damit langfristig zur Schädigung des Auges führen kann.
- Mundwinkel hängt herab.

Bei einer peripheren Schädigung hängen die Lähmungserscheinungen vom Ort des Ausfalls ab:

Symptome	Ort der Schädigung			
	1	2	3	4
verminderte Tränen- und Speichelsekretion	+	–	–	–
zusätzlich: Hyperakusis (= krankhafte Feinhörigkeit) – weil M. stylohyoideus ausfällt	+	+	–	–
zusätzlich: Geschmacksempfindung in den vorderen 2/3 der Zunge gestört	+	+	+	–
zusätzlich: Schlaffe Lähmung der mimischen Muskulatur der betroffenen Gesichtsseite	+	+	+	+

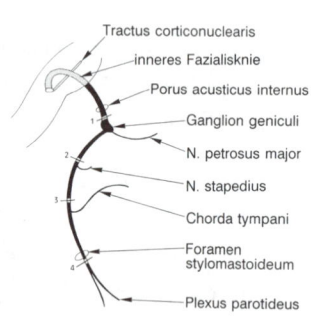

Abb 5.35 Schematischer Verlauf des N. intermediofacialis mit eingezeichneten Schädigungsorten

Nerv	Innervationsort	Verlauf
VIII. N. vestibulocochlearis (= Hörgleichgewichtsnerv) rein sensorisch		**Intrakranieller Verlauf:** Er verläßt mit dem N. facialis und dem N. intermedius den Hirnstamm am Kleinhirnbrückenwinkel. Der N. vestibulo-cochlearis besteht aus dem N. vestibularis (= Radix vestibularis) und dem N. cochlearis (= Radix cochlearis). Mit dem N. facialis und dem N. intermedius zieht der N. vestibulo-cochlearis durch den Porus acusticus internus in den Meatus acusticus internus (= innerer Gehörgang) und verläßt hierdurch die Schädelhöhle.
– **N. vestibularis** (= Gleichgewichtsnerv)	*sensorisch:* Sinneszellen des Utriculus, Ampullae der Bogengänge, Organum spirale.	**Extrakranieller Verlauf:** Der N. vestibularis bildet noch im Meatus acusticus internus das **Ganglion vestibulare** und teilt sich in die Äste auf, die zum Sacculus, zum Utriculus und zur Ampulle des Bogengangs ziehen (siehe Gleichgewichtsorgan, Kapitel 11.4.2).
– **N. cochlearis** (= Hörnerv)	*sensorisch:* Sinneszellen des Corti'schen Organs	Der N. cochlearis bildet das an der Schnecke liegende **Ganglion spirale** und endet an den Sinneszellen des Corti'schen Organs (siehe Hörorgan, Kapitel 11.4.3).
	Klinik: Bei einer Schädigung der Pars vestibularis kommt es zu Gleichgewichtsstörungen mit Fallneigung zur gelähmten Seite hin, sowie zu Übelkeit; bei einer Schädigung der Pars cochlearis kommt es zu Hörstörungen (bis zur Taubheit).	
IX. N. glossopharyngeus (= Zungenschlundnerv) sensibel, sensorisch, motorisch, parasympathisch		**Intrakranieller Verlauf:** Der N. glosso-pharyngeus tritt zusammen mit dem N. vagus und dem N. accessorius im Sulcus lateralis posterior (dorsal von der Olive) aus dem Hirnstamm aus. Durch den vorderen Teil des Foramen jugulare verläßt er die Schädelhöhle im Bereich der hinteren Schädelgrube und zieht zur äußeren Schädelbasis. Noch innerhalb des Foramen jugulare bildet er das kleine **Ganglion superius** und direkt unterhalb des Foramen das größere **Ganglion inferius**.
		Extrakranieller Verlauf: Der N. glossopharyngeus liegt zuerst zwischen der A. carotis interna und der V. jugularis interna und später hinter der V. jugularis interna. Zwischen dem M. stylopharyngeus und dem M. styloglossus verlaufend gelangt er zur seitlichen Schlundwand.
– **N. tympanicus** (= Paukenhöhlennerv) parasympathisch	*sensibel:* Schleimhaut der Paukenhöhle, (Tuba auditiva), Trommelfell.	Im Ganglion inferius zweigt der N. tympanicus vom N. glossopharyngeus ab. Der N. tympanicus gelangt durch den Canaliculus tympanicus in die Paukenhöhle, wo er mit den Nn. caroticotympanici (führen sympathische Fasern aus dem Plexus caroticus internus) den **Plexus tympanicus** bildet. Aus dem Plexus geht der N. tympanicus als N. petrosus minor hervor. Durch ein Knochenkanälchen gelangt der N. petrosus minor erneut in die Schädelhöhle, wo er in der mittleren Schädelgrube auf der vorderen Fläche der Felsenbeinpyramide und unter der Dura mater liegt. Durch das Foramen lacerum verläßt er die Schädelhöhle wieder und gelangt in die Fossa infratemporalis, wo seine Fasern im **Ganglion oticum** von prä- auf postganglionär umgeschaltet werden (s. Kapitel 5.7.2). Diese Fasern gelangen nach Aufnahme in den N. auriculotemporalis zur Gl. parotis.

Nerv	Innervationsort	Verlauf
– – N. petrosus minor	*parasympathisch (= sekretorisch):* Gl. parotis	
– Rr. pharyngei	*Siehe N. vagus*	Sie bilden zusammen mit den Ästen aus dem N. vagus und dem Sympathikus den Plexus pharyngeus.
– **R. sinus carotici**	*parasympathisch:* Glomus caroticum und Sinus caroticus (Kapitel 5.8.1)	Dieser Ramus leitet über afferente Fasern Informationen über den Blutdruck von den Mechanorezeptoren aus dem Sinus caroticus und dem Glomus caroticum zur Medulla oblongata und zum Nucleus dorsalis des N. vagus, über den dann der Blutdruck und die Schlagfrequenz des Herzens reguliert wird.
– R. m. stylopharyngei	*motorisch:* M. stylopharyngeus	
– Rr. tonsillares	*sensibel:* Tonsilla palatina, Palatum molle (= weicher Gaumen)	
– Rr. linguales	*sensibel und sensorisch:* hinteres Zungendrittel mit Geschmacksfasern.	
	👉 **Klinik:** Beim Ausfall des N. glossopharyngeus kommt es u.a. zum Geschmacksverlust im hinteren Zungendrittel (Rr. linguales) und zur Tachykardie (= beschleunigter Herzschlag – R. sinus carotici). Das Gaumenzäpfchen ist zur gesunden Seite hin verschoben.	

Nerv	Innervationsort	Verlauf
X. N. vagus (= umherschweifender Nerv) sensibel, sensorisch, motorisch, parasympathisch		**Intrakranieller Verlauf:** Der N. vagus tritt zusammen mit dem N. accessorius im Sulcus lateralis posterior der Medulla oblongata aus. Gemeinsam mit dem N. accessorius verläuft er in der Schädelhöhle innerhalb einer Durascheide. Durch das Foramen jugulare gelangt der N. vagus aus der Schädelhöhle zur Schädelbasis. **Extrakranieller Verlauf:** Innerhalb des Foramen jugulare bildet der N. vagus das Ganglion superius und kurz unterhalb des Foramen das Ganglion inferius. Beide Ganglien sind vorwiegend sensibel. Im Halsbereich verläuft der N. vagus mit dem N. accessorius und dem N. hypoglossus in der Vagina carotica zwischen der V. jugularis interna und der A. carotis interna liegend abwärts. Der weitere Verlauf des rechten und linken N. vagus ist unterschiedlich. Der rechte N. vagus verläuft vor der A. subclavia dextra und anschließend zwischen der V. brachiocephalica und dem Truncus brachiocephalicus liegend zur rechten Seite der Trachea (= Luftröhre). Hinter dem Bronchus principalis dexter verlaufend gelangt er zur dorsalen Seite des Oesophagus (= Speiseröhre), wo er Nervenfasern an den Plexus oesophageus abgibt und Fasern von dort erhält. Als Truncus vagalis posterior zieht er durch den Hiatus oesophageus des Zwerchfells zur Rückseite des Magens, wo er im Plexus gastricus posterior endet. Der linke N. vagus verläuft, nachdem er den Brustkorb erreicht hat, zwischen der A. carotis communis und der A. subclavia sinistra. Anschließend zieht er über die vordere Seite des Arcus aortae und hinter dem Bronchus principalis sinister (= hinter dem linken Lungenhilus) liegend zur Vorderseite des Oesophagus, wo er mit Fasern des rechten N. vagus den Plexus oesophageus bildet. Aus diesem Plexus zieht der linke N. vagus, jetzt Truncus vagalis anterior genannt, abwärts. Durch den Hiatus oesophageus des Zwerchfells gelangt er von der Brust- in die Bauchhöhle, wo er auf der Vorderseite des Magens im Plexus gastricus anterior endet. Äste des N. vagus sind:
– R. auricularis	*sensibel:* Äußerer Gehörgang, Trommelfell	Er geht innerhalb des Ganglion superius aus dem N. vagus ab. Durch den Canaliculus mastoideus gelangt er in die Schädelhöhle zurück und durch die Fissura tympanomastoidea zum hinteren Ohrbereich.

Nerv	Innervationsort	Verlauf
– Rr. pharyngeales	Aus Plexus pharyngeus: *motorisch:* Pharynxmuskeln (M. constrictor pharyngis superior und medius), M. palatoglossus, M. palatopharyngeus, M. levator veli palatini, M. uvulae *parasympathisch (= sekretorisch):* Glandulae pharyngei *sensibel:* Pharynxschleimhaut	Die Äste des N. vagus bilden mit Ästen aus dem N. glossopharyngeus und dem Sympathikus den Plexus pharyngeus.
– N. laryngeus superior (= oberer Kehlkopfnerv)		Er entstammt dem 4. Kiemenbogen. Er geht unterhalb des Ganglion inferius aus dem N. vagus ab. Er zieht zunächst medial von der A. carotis interna liegend zum Cornu majus des Os hyoideum (= großes Horn des Zungenbeins), wo er sich in den R. internus und den R. externus teilt.
– – R. internus	*sensibel:* Kehlkopfschleimhaut oberhalb der Rima glottidis.	Der R. internus gelangt zusammen mit der A. laryngea superior durch die Membrana thyrohyoidea ins Kehlkopfinnere.
– – R. externus	*motorisch:* M. constrictor pharyngis inferior (= Schlundschnürer), M. cricothyroideus (= Kehlkopfmuskel)	
– Rr. cardiaci superiores (= N. depressor)	*parasympathisch:* Er wirkt am Herzen hemmend auf die Schlagfrequenz (= negativ chromotrop) und die Erregungsleitungsgeschwindigkeit (= negativ dromotrop).	Die Rr. cardiaci gelangen entlang der A. carotis communis zum Herzen, wo sie den Plexus cardiacus bilden.
– N. laryngeus recurrens (= rückläufiger Nerv)	*parasympathisch:* Herz, Oesophagus, Trachea	Er entstammt dem 5. und 6. Kiemenbogen. Der rechte N. laryngeus recurrens geht vor der A. subclavia dextra aus dem N. vagus ab und umschlingt die A. subclavia. Der linke N. laryngeus recurrens geht auf dem Arcus aortae (= Aortenbogen) aus dem N. vagus sinister ab und zieht um des Lig. arteriosum. Rechts bzw. links zwischen der Trachea und dem Oesophagus liegend ziehen beide Nerven wieder nach oben zur Schilddrüse, wo sie nach Abgabe kleinerer Äste als N. laryngeus inferior enden.

Nerv	Innervationsort	Verlauf
– – N. laryngeus inferior	*sensibel:* Kehlkopfschleimhaut unterhalb der Rima glottidis, *motorisch:* alle Kehlkopfmuskeln bis auf den M. cricothyroideus	
– Rr. bronchiales	*parasympathisch:* Bronchien	
– Rr. pericardiaci	*parasympathisch:* Herzbeutel	
– Plexus gastricus posterior	*parasympathisch:* Magenrückseite	Er wird aus dem Truncus vagalis posterior gebildet und gibt Äste zum Plexus coeliacus ab.
– – Plexus coeliacus	*parasympathisch:* Milz, Niere, Pankreas, Leber, Gallenwege sowie den Darm bis zum Cannon-Böhm'schen Punkt (= letztes Drittel des Colon transversum)	Er erhält Nervenfasern aus dem N. vagus, dem N. phrenicus, den Nn. splanchnici und dem Truncus sympathicus.
– – Plexus gastricus anterior	*parasympathisch:* Magenvorderseite, Leber	Er wird vom Truncus vagalis anterior gebildet.

> **Klinik:** Beim Ausfall des N. laryngeus superior ist der M. cricothyroideus gelähmt und damit das Lig. vocale schlaff. Beim Ausfall des N. laryngeus recurrens (= Rekurrensparese) spannt der nicht gelähmte M. cricothyroideus das Lig. vocale und zieht es in Mittelstellung. Es kommt zur Heiserkeit und bei doppelseitigem Ausfall zu starker Atemnot. Beim Ausfall des gesamten N. vagus kommt es außerdem u.a. zur Tachykardie (= erhöhte Herzschlagfrequenz – Rr. pericardiaci), sowie zu Spasmen (= „Krämpfe") im Oesophagus und im Magenbereich.
> Über den R. auricularis kann man den N. vagus reizen (kaltes Wasser in den äußeren Gehörgang schütten), was zu reflektorischen Reaktionen (Husten, Erbrechen) führen kann.

Nerv	Innervationsort	Verlauf
XI. N. accessorius (= Bei-nerv) rein motorisch	*motorisch* (R. externus): M. trapezius, M. sternocleidomastoideus	Der N. accessorius geht aus 2 verschiedenen Ursprüngen (= Radices spinales und Radices craniales) hervor. Die Radices spinales bestehen aus Wurzelfäden, die aus dem Halsteil des Rückenmarks hervorgehen. **Intrakranieller Verlauf:** Durch das Foramen magnum gelangen die Radices spinales in die Schädelhöhle. Die Wurzelfäden der Radix cranialis (= Radices craniales) treten zusammen mit dem N. glossopharyngeus und dem N. vagus im Sulcus lateralis posterior (dorsal von der Olive) aus der Medulla oblongata aus. Die Radices spinales und craniales vereinigen sich in der Schädelhöhle zum N. accessorius. Durch das Foramen jugulare verläßt der N. accessorius (zusammen mit dem N. vagus) die Schädelhöhle. **Extrakranieller Verlauf:** Kurz unterhalb des Foramen jugulare teilt sich der N. accessorius in einen R. internus und einen R. externus. Der R. internus führt dem N. vagus motorische Fasern für die Kehlkopfmuskulatur zu.
	\ud83d\udc4b **Klinik:** Beim Ausfall des R. externus kann der Patient seinen Kopf nicht mehr zur gesunden Seite hin wenden (Ausfall des M. sternocleidomastoideus). Außerdem ist das Seitwärtsheben des Arms über die Horizontale deutlich behindert (Ausfall des M. trapezius). Die Schulter hängt herab.	
XII. N. hypoglossus (= Unterzungennerv) rein motorisch	*motorisch:* innere Zungenmuskeln sowie äußere Zungenmuskeln (= M. genioglossus, M. hyoglossus, M. styloglossus)	Der N. hypoglossus ist entwicklungsgeschichtlich gesehen aus 3 Spinalganglien entstanden. **Intrakranieller Verlauf:** Er tritt mit mehreren Wurzeln im Sulcus lateralis anterior aus der Medulla oblongata aus (zwischen Pyramide und Olive). Durch den Canalis hypoglossi verläßt er die Schädelhöhle. **Extrakranieller Verlauf:** Unterhalb vom Canalis hypoglossi lagern sich dem N. hypoglossus Fasern aus dem Plexus cervicalis an. Gemeinsam verlaufen sie, neben dem N. vagus liegend, zur V. jugularis interna. Im Halsbereich verläuft der N. hypoglossus im Gefäß-Nerven-Strang zwischen der V. jugularis interna und der A. carotis interna liegend abwärts. Weiter kaudal überkreuzt der N. hypoglossus bogenförmig (= Arcus hypoglossi) die A. carotis externa und zieht auf dem M. hyoglossus liegend in die Zunge (Kapitel 5.6). Der N. hypoglossus gibt Fasern an den N. vagus und an den Sympathikus ab. Die Fasern C_1–C_2 aus dem Plexus cervicalis bilden die Radix superior, die sich mit Fasern aus C_2–C_3 des Plexus cervicalis zur Ansa cervicalis vereinigen.
	\ud83d\udc4b **Klinik:** Beim Ausfall des N. hypoglossus kommt es zu Sprech- und Schluckstörungen. Bei einer einseitigen Lähmung weicht die Zunge beim Herausstrecken zur gelähmten Seite hin ab (Ausfall des M. genioglossus).	

5.6 Halsnerven !!! 5/21

Siehe Winterthur-Verlaufsbeschreibung „Spinalnerven".

➤ *Prüfungsrelevant: Sie sollten die nachfolgend aufgeführten Nerven und ihr Innervationsgebiet kennen, sowie wissen, welcher Nerv zum Punctum nervosum gehört. Besonders prüfungsrelevant: Kenntnisse über den N. phrenicus.* ◄

Aus den Nn. spinales (= Rückenmarksnerven) geht je eine Radix posterior und eine Radix anterior hervor. Im Halsbereich werden die Radices posteriores der Halsnerven aus C_1–C_3 mit einem Eigennamen belegt. Die Radices anteriores aus C_1–C_4 bilden den Plexus cervicalis, die Radices anteriores aus C_5–Th_1 den in Kapitel 3.5 beschriebenen Plexus brachialis.

Der 1. Halsnerv (= 1. Spinalnerv = C_1) verläßt den Wirbelkanal durch ein **Foramen intervertebrale** das in diesem Bereich zwischen dem Os occipitale (= Hinterhauptsbein) und dem Atlas (= 1. Halswirbel) liegt. Der 2. Halsnerv verläßt den Wirbelkanal durch ein vom Atlas und der Axis (= 2. Halswirbel) gebildetes Foramen intervertebrale (siehe Kapitel 6.1.2).

Radices posteriores der Halsnerven

Die Radix posterior des 1. Halsnerven wird N. suboccipitalis, die des 2. Halsnerven N. occipitalis major und der die 3. Halsnerven N. occipitalis tertius genannt.

N. suboccipitalis – ist vorwiegend motorisch. Unter der A. vertebralis verlaufend gelangt er in das Trigonum suboccipitale.
Motorisch innerviert er die tiefe Nackenmuskulatur.

N. occipitalis major – ist ein vorwiegend sensibler Nerv. Er durchbohrt die Nackenmuskulatur und teilt sich in einen motorischen R. medialis und einen sensiblen R. lateralis.
Sensibel innerviert er die mediale Haut des Hinterkopfes bis zum Scheitel.
Motorisch innerviert er den M. semispinalis capitis und den M. longissimus capitis.

N. occipitalis tertius – innerviert sensibel die Haut des medianen Hinterkopfes.

Radices anteriores der Halsnerven

Die Radices anteriores der ersten vier zervikalen Spinalnerven (= 1.–4. Halsnerv) bilden den **Plexus cervicalis**. Die Nervenstämme sind dabei durch Ansae (= Schlingen) miteinander verbunden. Aus diesem Plexus gehen Haut- und Muskeläste hervor.

Die Hautäste des Plexus cervicalis (= N. auricularis magnus, N. occipitalis minor, N. transversus colli, Nn. supraclaviculares) gelangen am hinteren Rand des M. sternocleidomastoideus durch die Lamina superficialis der Fascia cervicalis zum **Punctum nervosum** (= **Erb'scher Punkt**), das etwa 3 cm oberhalb der Clavicula liegt. Der Erb'sche Punkt dient in der Neurologie dazu, den Plexus brachialis elektrisch zu stimulieren.

Vom Punctum nervosum aus ziehen die nachfolgend aufgeführten Hautnerven fächerförmig zu ihren Hautgebieten:
- **N. auricularis magnus** – innerviert sensibel die Haut des unteren Teils der Ohrmuschel und die des hinteren Wangenteils.
- **N. occipitalis minor** – innerviert sensibel die Haut hinter der oberen Ohrmuschel und des seitlichen Hinterkopfes.
- **N. transversus colli** – verläuft unter dem Platysma liegend zum vorderen Halsteil. Mit dem Ramus colli des N. facialis bildet er eine Anastomose, die früher Ansa cervicalis superficialis genannt wurde. Er innerviert sensibel die Haut des vorderen Halsteils.
- **Nn. supraclaviculares** – ziehen unter dem Platysma liegend nach kaudal. Sie innervieren sensibel die Haut der oberen Schulter- und Brustregion (siehe Abb. 5.36).

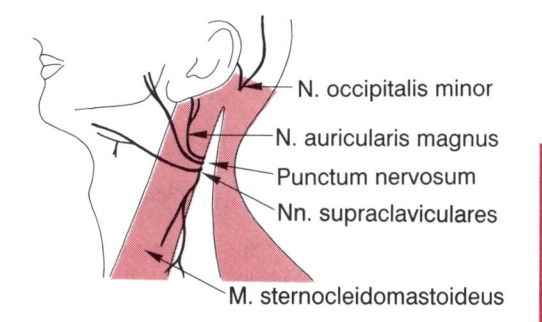

Abb. 5.36 Hautäste des Plexus cervicalis

> **Merksatz** für die Nerven des Punctum nervosum:
> **Ob m**ich   – N. **o**ccipitalis **m**inor
> **Aur**ora   – N. **aur**icularis magnus
> **tr**otzdem   – N. **tr**ansversus colli
> **su**cht?   – Nn. **su**praclaviculares.

Die Muskeläste des Plexus cervicalis bilden den N. phrenicus und die Rr. musculares.

Die Rr. musculares innervieren motorisch:
- M. longus capitis und colli
- M. rectus capitis anterior und lateralis
- M. scalenus anterior, medius und posterior
- Mm. intertransversarii cervicales
- M. levator scapulae (zusammen mit dem N. dorsalis scapulae).

N. phrenicus (= Zwerchfellnerv)

Der N. phrenicus ist ein motorischer Nerv, der auch einige sensible Fasern führt. Er geht hauptsächlich aus C_4 her (außerdem erhält er Äste von C_3 und C_5). Der N. phrenicus zieht auf dem M. scalenus anterior liegend durch die obere Thoraxapertur nach kaudal. Zwischen der A. und V. subclavia hindurch gelangt er in den Brustkorb, wo er über die Vorderfläche der Pleurakuppel verläuft. Zwischen Perikard und Pleura mediastinalis verlaufen der rechte und linke N. phrenicus mit der A. pericardiacophrenica (Ast der A. thoracica interna) zum Zwerchfell, dabei liegt der rechte N. phrenicus lateral von der V. cava superior und dem rechten Vorhof des Herzens, der linke N. phrenicus zieht über den N. vagus hinweg über die linke Herzkammer und ventral von der linken Lungenwurzel zum Zwerchfell.

Jeder N. phrenicus gibt als Endast einen **R. phrenicoabdominalis** ab, der auf der rechten Körperseite durch das Foramen venae cavae und links durch den Hiatus oesophageus durch das Zwerchfell in den Bauchraum gelangt. In der Bauchhöhle beteiligen sich beide Rami am Plexus coeliacus (siehe N. vagus). Der N. phrenicus innerviert:
- *sensibel:* Perikard, Pleura mediastinalis, Pleura diaphragmatica, Peritoneum;
- *motorisch:* Zwerchfell (= Diaphragma).

Als **Nebenphrenikus** (= Nn. phrenici accessorii) können Äste des N. subclavius (aus dem Plexus brachialis) auftreten, die wie der N. phrenicus aus dem 3.–5. Zervikalsegment (= Halsmark) stammen. Der Nebenphrenikus verbindet sich zumeist in Höhe der oberen Brustkorböffnung (Apertura thoracis superior), selten oberhalb des Zwerchfells mit dem N. phrenicus.

Klinik: Beim Ausfall eines N. phrenicus kommt es auf der entsprechenden Seite zum Zwerchfellhochstand.

Aus Fasern von C_1 und C_2 bildet sich die Radix superior, die sich dem N. hypoglossus anschließt, ohne jedoch mit ihm Fasern zu tauschen. Aus Fasern von C_2 und C_3 bildet sich die Radix inferior. Die Radix superior und inferior bilden zusammen die **Ansa cervicalis**.

Die Radix superior innerviert motorisch: M. geniohyoideus, M. thyrohyoideus.
Die Ansa cervicalis innerviert motorisch: M. sternohyoideus, M. sternothyroideus, M. omohyoideus.

5.7 Vegetative Innervation am Kopf und Hals

Siehe auch Kapitel 2.8.1

5.7.1 Pars sympathica !! 3/10

➤ *Prüfungsrelevant: Gesamtes Kapitel.* ◄

Zur Einführung siehe Kapitel 2.8.3.

Im Halsbereich verläuft der Truncus sympathicus (= Grenzstrang) in der Fascia praevertebralis (= tiefe Halsfaszie), wobei er hinter der A. carotis communis und medial vom N. vagus liegt.

Der Halsteil ds Sympathikus erhält präganglionäre Fasern aus den Rückenmarkssegmenten C_8–Th_4. Auf beiden Körperseiten bildet er die nachfolgend beschriebenen 3 Ganglien.

Ganglion cervicale superius

Es liegt als etwa 2 cm langes dünnes Knötchen kurz unterhalb der Schädelbasis in Höhe des 2–3. Halswirbels hinter der A. carotis interna und dem N. vagus. Im Ganglion cervicale superius werden die prae- auf postganglionäre Neurone umgeschaltet, die sympathisch den Kopf und die obere Halsregion versorgen. Die sympathischen Fasern verbinden sich zu nachfolgenden Ästen:

➜ N. jugularis – zieht zum Ganglion inferius des N. glossopharyngeus und zum Ganglion superius des N. vagus.
➜ N. caroticus internus – bildet auf der A. carotis interna den geflechtartigen **Plexus caroticus internus**. Vom Plexus ziehen Fasern zum
- **Ganglion ciliare** – für die Innervation des M. dilatator pupillae und des M. tarsalis superior (beides Augenmuskeln)
- über den N. petrosus profundus zum **Ganglion pterygopalatinum** für die Innervation der

Gl. lacrimalis (= Tränendrüse), sowie für die Nasen- und Mundschleimhaut

→ Nn. carotici externi – bilden auf der A. carotis externa den **Plexus caroticus externus**, von dem Fasern zu folgenden Ganglien ziehen:
- **Ganglion submandibulare** – für die Gl. sublingualis (= Unterzungendrüse) und Gl. submandibularis (= Unterkieferdrüse).
- **Ganglion oticum** – von hier gelangen die Fasern mit dem N. auriculotemporalis zur Gl. parotis (Ohrspeicheldrüse).

→ N. cardiacus cervicalis superior – zieht zum Plexus cardiacus für die Innervation des Herzens.

Ganglion cervicale medium

Es liegt in Höhe des 6. Halswirbels hinter der A. thyroidea inferior. Das Ganglion gibt an Fasern ab:
- N. cardiacus cervicalis medius – zieht zum Plexus cardiacus des Herzens
- unbenannte Fasern – innervieren die Schilddrüse und die Nebenschilddrüse.

Ganglion cervicale inferius

Es verschmilzt zumeist vor dem 1. Rippenkopf (hinter der A. subclavia) mit dem 1. Brustganglion zum großen **Ganglion stellatum** (= Sternganglion, = Ganglion cervicothoracicum), das präganglionäre Fasern aus Th_{3-7} erhält. Es versorgt den unteren Halsbereich, den Arm, das Herz und zum Teil die Lunge. Seine Fasern verbinden sich zu folgenden Ästen:
- N. cardiacus cervicalis inferior – zieht zum Plexus cardiacus des Herzens
- N. vertebralis – bildet um die A. vertebralis den Plexus vertebralis
- Plexus subclavius – ist um die A. subclavia angeordnet.

Klinik: Beim Ausfall des Sympathikus kommt es zur Horner'schen Trias mit:
- Miosis (= Verengung der Pupille durch den Ausfall des M. dilatator pupillae)
- Ptosis (= das Oberlid kann nicht mehr gehoben werden, weil der M. tarsalis superior gelähmt ist)
- Enophthalmus (= der Augenbulbus ist eingesunken).

5.7.2 Pars parasympathica !! 1/2

> *Prüfungsrelevant: Gesamtes Kapitel.* ◄

Zur Einführung siehe Kapitel 2.8.3.

Die Neuriten des Parasympathikus für den Kopfbereich lagern sich den folgenden Hirnnerven an: N. oculomotorius, N. facialis, N. glossopharyngeus, N. vagus.

Ganglion ciliare

> Das etwa 2 mm große Ganglion ciliare liegt innerhalb der Augenhöhle etwa 2 cm hinter dem Augapfel und lateral vom N. opticus. Im Ganglion ciliare werden die parasympathischen Fasern umgeschaltet. (prä- auf postganglionär).

Das Ganglion ciliare erhält Fasern über
- Radix parasympathetica (oculomotoria) – führt präganglionäre parasympathische Fasern aus dem N. oculomotorius;
- Radix sympathica – führt postganglionäre sympathische Fasern aus dem Plexus caroticus internus, die im Ganglion cervicale superius umgeschaltet wurden und das Ganglion ciliare nur durchziehen um zum M. dilatator pupillae zu gelangen.

Das Ganglion ciliare verlassen:
- Radix sensoria (nasociliaris) – leitet die sensiblen Fasern der Nn. ciliares breves, die im Ganglion nicht umgeschaltet werden, zum N. nasociliaris (Ast des N. ophthalmicus).
- 10–20 Nn. ciliares breves – führen die postganglionären parasympathischen Fasern der Radix oculomotoria sowie die Fasern der Radix sympathica und der Radix nasociliaris zum Augapfel. ◄

Die parasympathischen Fasern des N. facialis ziehen zum Ganglion pterygopalatinum und zum Ganglion submandibulare.

Ganglion pterygopalatinum

> Das etwa 4 mm große Ganglion pterygopalatinum liegt in der Fossa pterygopalatina.
Es erhält Fasern über:
- Rr. ganglionares – an ihnen hängt das Ganglion am N. maxillaris. Sie führen sensible Fasern aus der Nasen-, Gaumen- und Rachenschleimhaut;
- **N. canalis pterygoidei** – zieht durch den Canalis pterygoideus und besteht aus
  - **N. petrosus major** – führt parasympathische Fasern des N. facialis

- **N. petrosus profundus** – führt sympathische Fasern aus dem Plexus caroticus internus vom Ganglion cervicalis superius.

Das Ganglion pterygopalatinum verlassen:
- Rr. orbitales – ziehen durch die Fissura orbitalis inferior und innervieren die Schleimhaut der hinteren Siebbeinzellen und der Keilbeinhöhle.
- Rr. nasales posteriores superiores – innervieren die Schleimhaut der hinteren Nasenhöhlen. Aus ihnen geht der N. nasopalatinus hervor, der durch den Canalis incisivus zur Gaumenschleimhaut zieht.
- **N. palatinus major** – zieht durch den Canalis palatinus major zur Nasenschleimhaut und weiter durch das Foramen palatinum majus zur Schleimhaut des Palatum durum.
- **Nn. palatini minores** – ziehen durch den Canalis palatinus minor zum Palatum molle. ◄

Das **Ganglion submandibulare** liegt im Trigonum submandibulare über der Glandula submandibulare (= Unterkieferdrüse). Es erhält präganglionäre parasympathische Fasern von der Chorda tympani (N. facialis), die sich oberhalb des Ganglion dem N. lingualis anlagern. Während die präganglionären parasympathischen Fasern im Ganglion umgeschaltet werden, ziehen die sensiblen Fasern des N. lingualis nur durch das Ganglion durch. Das Ganglion submandibulare erhält außerdem postganglionäre sympathische Fasern aus dem Plexus der A. carotis externa (die bereits im Ganglion cervicale superius umgeschaltet wurden). Die parasympathischen Fasern dienen der sekretorischen Innervation der Gl. submandibularis, der Gl. sublingualis und der vorderen 2/3 der Zunge.

Die parasympathischen Fasern des N. glossopharyngeus ziehen zum **Ganglion oticum**. Das Ganglion oticum liegt in der Fossa infratemporalis direkt unterhalb vom Foramen ovale und medial vom N. mandibularis. Im Ganglion oticum werden die präganglionären parasympathischen Fasern des N. petrosus minor (kommen aus dem N. glossopharyngeus) auf die postganglionären Fasern umgeschaltet. Über eine Anastomose gelangen die postganglionären parasympathischen Fasern zum N. auriculotemporalis (Ast des N. mandibularis), dem sie sich anschließen. Sie innervieren sekretorisch die Gl. parotis. Durch das Ganglion oticum ziehen (ohne umgeschaltet zu werden) sensible und motorische Fasern des N. mandibularis sowie bereits im Ganglion cervicale superius umgeschaltete postganglionäre sympathische Nervenfasern aus dem Plexus caroticus externus.

Die parasympathischen Fasern des N. vagus ziehen in den Bauchbereich, wo sie die beiden Plexus gastrici und den Plexus coeliacus bilden. Im Halsbereich gehen parasympathische Fasern für das Herz, die Lunge, den Oesophagus und die Trachea ab.

5.8 Arterien

Siehe die Winterthur-Verlaufsbescheibung „Arterien".

Das sauerstoffreiche Blut gelangt aus der linken Herzkammer über die Aorta ascendens in den Arcus aortae (= Aortenbogen). Aus dem Arcus aortae gehen auf der linken Seite direkt die A. carotis communis sinistra und die A. subclavia sinistra hervor.

➤ Auf der rechten Körperseite geht aus dem Arcus der Truncus brachiocephalicus hervor, der sich hinter dem Sternoclaviculargelenk in die A. carotis communis dextra und in die A. subclavia dextra teilt, die in den nachfolgenden Kapiteln beschrieben werden. ◄

5.8.1 A. subclavia !! 0/2

➤ *Prüfungsrelevant: Gesamtes Kapitel (von den kleineren Ästen sollten Sie die Namen kennen).* ◄

A. subclavia (= Schlüsselbeinarterie)

Die A. subclavia sinistra geht direkt aus dem Arcus aortae, die A. subclavia dextra im Bereich des Sternoclaviculargelenks aus dem Truncus brachiocephalicus hervor. Zuerst verläuft jede der beiden Aa. subclaviae nach kranial und in einem konvexen Bogen über die Pleurakuppel hinweg, wobei sie auf der rechten bzw. linken Lungenspitze jeweils einen Sulcus a. subclaviae hinterlassen. Anschließend zieht die A. subclavia (für die rechte und linke A. subclavia gleich) mit dem Plexus brachialis durch die Skalenuslücke, die vom M. scalenus anterior und vom M. scalenus medius gebildet wird. Zwischen der Clavicula und der 1. Rippe gelangt die A. subclavia zur Achselhöhle, wo sie in die A. axillaris übergeht. Auf der 1. Rippe hinterläßt die A. subclavia einen Abdruck, der ebenfalls Sulcus a. subclaviae genannt wird.

Die A. subclavia versorgt über kleinere Äste die Halsorgane.

An Ästen gibt sie ab: A. vertebralis, A. thoracica interna, Truncus thyrocervicalis, Truncus costocervicalis.

➜ **A. vertebralis** (= Wirbelschlagader) – geht als 1. Ast aus der A. subclavia hervor. Ab dem 6. Halswirbel zieht sie durch die Foramina transversaria des 6.–1. Halswirbels nach kranial. Zwischen Axis und Atlas (den beiden oberen Halswirbeln) verläuft sie im Sulcus a. vertebralis des Atlas nach medial. Durch die Membrana atlantooccipitalis sowie die Dura mater spinalis und die Arachnoidea spinalis gelangt sie in den Subarachnoidealraum (Kapitel 9.10.2), in dem sie durch das Foramen magnum in die Schädelhöhle gelangt. In der Schädelhöhle vereinigen sich auf dem Clivus (am unteren Rand des Pons) die rechte und linke A. vertebralis zur A. basilaris. Die A. basilaris bildet mit der rechten und linken A. carotis interna den Circulus arteriosus cerebri (Kapitel 9.11.1).

An Ästen gibt die A. vertebralis ab:
- A. spinalis posterior – zieht bis zur Cauda equina (Rückenmark) und versorgt das Rückenmark,
- A. spinalis anterior – zieht ebenfalls bis zur Cauda equina und versorgt das Rückenmark,
- A. cerebelli inferior – versorgt die Unterseite des Kleinhirns.

➜ **A. thoracica interna** (= innere Brustarterie) – geht gegenüber der A. vertebralis aus dem unteren Teil der A. subclavia hervor. Etwa 1 cm neben dem Rand des Sternum (= Brustbein) liegend zieht sie in der Fascia endothoracica nach kaudal. In Höhe der 6. Rippe teilt sie sich in ihre beiden Endäste: A. epigastrica superior und A. musculophrenica. Über kleinere Äste (= Rami) versorgt die A. thoracica interna den Thymus, das Mediastinum, die Trachea, die Bronchien, das Sternum sowie die Brustdrüse (= Mamma).

An wichtigen Ästen gibt die A. thoracica interna ab:
- **A. pericardiacophrenica** – verläuft mit dem N. phrenicus zwischen Pleura mediastinalis und Perikard zum Zwerchfell. Sie versorgt den Herzbeutel und das Zwerchfell (= Diaphragma).
- **A. musculophrenica** – verläuft als lateraler Endast an den Rippenursprüngen des Zwerchfells entlang nach lateral. Sie versorgt den 7.–10. Interkostalraum und das Zwerchfell.
- **A. epigastrica superior** – zieht als medialer Endast durch die Larrey'sche Spalte des Zwerchfells in Richtung Nabel, wobei sie hinter dem M. rectus abdominis liegt. Mit der A. epigastrica inferior (Ast der A. iliaca externa) bildet sie eine Anastomose, wodurch ein Kollateralkreislauf zur Aorta besteht.

➜ **Truncus thyrocervicalis** – geht medial des M. scalenus anterior aus der A. subclavia hervor und verzweigt sich gleich in seine Äste:
- **A. thyroidea inferior** (= untere Schilddrüsenarterie) – zieht nach oben bis zum 6. Halswirbel, wo sie hinter der A. carotis communis zur Rückseite der Schilddrüse gelangt. Über Äste (= Rami) versorgt sie den Pharynx, den Oesophagus und die Trachea. Als Ast gibt sie die **A. laryngea inferior** zum Kehlkopf ab.
- **A. cervicalis ascendens** – zieht medial vom N. phrenicus auf dem M. scalenus anterior liegend zur Schädelbasis. Über Rr. spinales versorgt sie das Rückenmark, außerdem die Hals- und Rückenmuskulatur.
- **A. suprascapularis** – verläuft oberhalb der Clavicula über den M. scalenus anterior, zieht dann unter die Clavicula, um über das Lig. transversum scapulae in die Fossa supraspinata und von hier in die Fossa infraspinata zu gelangen, wo sie mit der A. circumflexa scapulae eine Anastomose (= „Schulterblattanastomose") bildet. Sie versorgt den M. infraspinatus sowie teilweise das Schultergelenk.
- **A. transversa cervicis** (= A. transversa colli) – verläuft über die Mm. scaleni und zwischen dem Geflecht des Plexus brachialis. Häufig geht sie direkt aus der A. subclavia hervor.

➜ **Truncus costocervicalis** – entspringt hinter dem M. scalenus anterior aus der Hinterwand der A. subclavia. Er teilt sich in 2 Äste:
- **A. cervicalis profunda** – verläuft zwischen dem Querfortsatz des 7. Halswirbels und der 1. Rippe nach dorsal. Sie versorgt die Nackenmuskeln.
- **A. intercostalis suprema** – verläuft hinter der Pleura costalis nach kaudal. Sie versorgt die Hals- und Nackenmuskeln und über Rr. spinales das Rückenmark. Als Äste gibt sie zwei **Aa. intercostales posteriores** für den 1. und 2. Interkostalraum ab.

5.8.2 A. carotis communis !! 1/3

▶ *Prüfungsrelevant: Das gesamte Kapitel.* ◀

Die rechte A. carotis communis entspringt aus dem Truncus brachiocephalicus, die linke aus dem Aortenbogen.

Auf jeder Körperseite zieht eine **A. carotis communis** (= Halsschlagader) ohne sich zu verzweigen durch den Halsbereich. Die A. carotis communis verläuft lateral von der Trachea (Luftröhre) bis ins Trigonum caroticum, wo sie sich in Höhe des oberen Schildknorpelbereichs (Oberrand des 4. Halswirbels) zum Sinus caroticus erweitert und in die A. carotis externa und interna teilt. Dabei liegt die A. carotis externa vorne medial und die A. carotis interna hinten lateral.

Die A. carotis communis liegt zusammen mit der lateral von ihr verlaufenden V. jugularis interna und dem dorsal von ihr liegenden N. vagus in der **Vagina carotica** (einer Bindegewebsscheide). Im unteren Halsbereich wird dieser Gefäß-Nerven-Strang vom M. sternocleidomastoideus bedeckt. Im Trigonum caroticum (= Karotisdreieck) ist die A. carotis communis nur vom Platysma und der Fascia cervicalis (= Halsfaszie) bedeckt, so daß in diesem Bereich der Puls der A. carotis communis (= Karotispuls) gefühlt werden kann. Im Bereich des Trigonum caroticum kann die A. carotis communis gegen den 6. Halswirbel gedrückt und dadurch komprimiert werden (bei einem längerdauernden Verschluß führt die dadurch bedingte arterielle Unterversorgung im Gehirn zu schweren Schädigungen!).

Pressorezeptoren

In der Wand des Sinus caroticus (= Erweiterung in der Wand der A. carotis communis, zumeist jedoch in der Wand der A. carotis interna) liegen Pressorezeptoren (= druckempfindliche Dehnungsrezeptoren), die durch Änderung der Gefäßwandspannung infolge von Blutdruckänderungen (Blutdrucksteigerung) erregt werden. Sie leiten den Impuls (afferent!) über einen Ast des N. glossopharyngeus zum Kreislaufzentrum weiter, das in der Medulla oblongata liegt. Dabei kann es zu folgenden zwei Reaktionen kommen:
- der Parasympathikus wird erregt, dadurch wird die Herztätigkeit gehemmt (= verlangsamter Herzschlag);
- der Sympathikus wird gehemmt, dadurch werden die Gefäße erweitert und der Blutdruck fällt ab.

Ein Schlag auf den Sinus caroticus, z.B. beim Boxen oder bei Karate kann zum knock out führen.

Chemorezeptoren

Auf jeder Seite liegt in der Karotisgabel (= Teilungsstelle der A. carotis communis) als Paraganglion ein etwa 3 mm großes **Glomus caroticum**.
Das Glomus caroticum ist ein peripherer Chemorezeptor, der den O_2-Gehalt des Blutes kontrolliert. Von den Rezeptoren werden afferente Impulse über den N. glossopharyngeus zum Atemzentrum weitergeleitet. Diese Rezeptoren werden erregt, wenn im arteriellen Blut
- der pO_2 (= Sauerstoffpartialdruck) sinkt,
- der pCO_2 (= Kohlendioxydpartialdruck) steigt,
- der pH abfällt (das Blut sauer wird).

Die Presso- und Chemorezeptoren stehen über den N. glossopharyngeus mit dem N. vagus und dem Truncus sympathicus (entsendet efferente Nervenfasern zu den Rezeptoren) in Verbindung.

An dieser Stelle sei als weiterer Chemorezeptor das **Glomus aorticum** erwähnt, das am Aortenbogen liegt und ebenfalls den O_2-Gehalt des Blutes kontrolliert. Seine Impulse werden über den N. vagus geleitet.

5.8.3 A. carotis interna !! 0/3

▶ *Prüfungsrelevant: A. carotis interna und A. ophthalmica (von den kleinen Ästen sollten Sie die Namen kennen).* ◀

Die **A. carotis interna** geht mit einer Erweiterung, Sinus caroticus genannt, als hinterer Ast aus der A. carotis communis hervor. Ohne Astabgabe gelangt die A. carotis interna durch das Spatium parapharyngeum (neben der Rachenwand liegend) bis zur Schädelbasis, wo sie durch den Canalis caroticus des Felsenbeins in die Schädelhöhle gelangt. In der Schädelhöhle zieht sie durch den Sulcus caroticus, wobei sie vom Sinus cavernosus umschlossen ist. Die A. carotis interna macht dann eine S-förmige Schleife (= Karotissiphon) und zieht zur mittleren Schädelgrube, wo sie im Sulcus caroticus des Os sphenoidale (= Keilbein) liegt. Im Bereich der S-förmigen Schleife gibt sie die A. ophthalmica ab, die nachfolgend beschrieben wird. Die anderen Äste: A. cerebri media (stärkster Endast), A. cerebri anterior, A. choroidea und A. communicans posterior werden in Kapitel 9.11.1 ausführlich beschrieben.

→ **A. ophthalmica** (= Augenarterie) – zieht mit dem N. opticus durch den Canalis opticus in die Augenhöhle, wo sie über dem N. opticus liegend unter dem M. obliquus superior zum inneren (medialen) Augenwinkel zieht und sich in ihre Endäste, die A. supratrochlearis und die A. supraorbitalis aufteilt.

An Ästen gibt die A. ophthalmica ab:
- **A. centralis retinae** (= Netzhautarterie) – verläuft innerhalb des N. opticus zur Retina (= Netzhaut) deren 2. und 3. Neuron sie versorgt.

- **A. lacrimalis** (= Tränendrüsenarterie) – verläuft mit dem N. lacrimalis zur Tränendrüse. Über die Aa. palpebrales versorgt sie die Augenlider.
- **Aa. ciliares posteriores breves** – versorgen die Choroidea (= Aderhaut) des Auges und das 1. Neuron der Retina.
- **Aa. ciliares posteriores longae** – versorgen die Iris und das Corpus ciliare. Mit den Aa. ciliares posteriores breves bilden sie einen Circulus.
- **A. supraorbitalis** – ihr Endast gelangt durch die Incisura supraorbitalis (manchmal als Foramen ausgebildet) zur Stirn.
- **A. ethmoidalis posterior** – zieht mit dem gleichnamigen Nerv durch das Foramen ethmoidale posterius zu den hinteren Siebbeinzellen und zur Nasen- und Stirnhöhle.
- **A. ethmoidalis anterior** – zieht mit dem gleichnamigen Nerv durch das Foramen ethmoidale anterius zu den vorderen Siebbeinzellen.
- **Aa. palpebrales mediales** – versorgen den medialen Augenwinkel und die Augenlider.
- **A. supratrochlearis** – versorgt die Stirnhaut.
- **A. dorsalis nasi** – bildet den Endast der A. ophthalmica und anastomosiert mit der A. angularis (Ast der A. facialis).

5.8.4 A. carotis externa !! 1/8

➤ *Prüfungsrelevant: Sie sollten den Verlauf aller fett hervorgehobenen Arterien, sowie die „Klinik" kennen und die Arterienäste den jeweiligen Hauptästen zuordnen können.* ◄

Die **A. carotis externa** (= äußere Kopfschlagader) geht im Trigonum caroticum ventral von der A. carotis interna aus der A. carotis communis hervor. Unter dem Venter posterior des M. digastricus und dem M. stylohyoideus zieht sie zur Fossa retromandibularis, wo sie in der Gl. parotis liegt. In Höhe des Collum mandibulae teilt sie sich in ihre beiden Endäste, die A. maxillaris und die A. temporalis superficialis teilt.

An Ästen gibt die A. carotis externa ab:
1. nach ventral:
➜ **A. thyroidea superior** – geht kurz oberhalb der Karotisgabel im Bereich des Trigonum caroticum aus der A. carotis externa hervor und zieht nach kaudal zum oberen Teil der Schilddrüse. Als Äste gibt sie ab:
- R. infrahyoideus – anastomosiert vor dem Os hyoideum (Zungenbein) mit der gleichnamigen Arterie der Gegenseite.
- A. laryngea superior – gelangt mit dem R. internus des N. laryngeus superior durch die Membrana thyrohyoidea ins Kehlkopfinnere, wo sie die obere Hälfte der Kehlkopfschleimhaut versorgt.
- R. cricothyroideus – anastomosiert mit der gleichnamigen Arterie der Gegenseite (kann bei einer Koniotomie verletzt werden – Kapitel 5.4.11).

➜ **A. lingualis** (= Zungenarterie) – geht als 2. Ast in Höhe des Cornu majus des Os hyoideum (= großes Zungenbeinhorn) aus der A. carotis interna ab. Bei etwa 10 % der Präparate geht die A. lingualis zusammen mit der A. facialis über einen Truncus linguofacialis aus der A. carotis externa ab. Unter dem M. hyoglossus und zwischen dem M. genioglossus und dem M. longitudinalis inferior verlaufend gelangt sie zur Zungenspitze. Als Äste gibt sie ab:
- A. sublingualis – versorgt die Gll. labiales, die Zungenschleimhaut und das Zahnfleisch des Unterkiefers.
- A. profunda linguae – zieht als Endast an der Zungenunterseite entlang zur Zungenspitze, wo sie mit dem gleichnamigen Ast der Gegenseite anastomosiert.

➜ **A. facialis** (= Gesichtsschlagader) – entspringt im Bereich des Trigonum caroticum. Unter dem Venter posterior des M. digastricus verlaufend gelangt sie in das Trigonum submandibulare, wo sie hinter der Gl. submandibularis liegt. Über den ventralen Rand der Mandibula zieht sie vor dem Ansatz des M. masseter liegend in die Gesichtsregion. Sie endet am medialen Augenwinkel als A. angularis. Als Äste gibt sie ab:
- A. palatina ascendens – versorgt u.a. die Tonsilla palatina, das Gaumensegel und den Gaumen.
- A. submentalis – zieht zum Kinn.
- Aa. labiales – bilden im Bereich der Lippen den Circulus arteriosus oris und versorgen die Ober- und Unterlippe.
- A. angularis – zieht zum medialen Augenwinkel, wo sie mit der A. dorsalis nasi (Ast der A. ophthalmica) anastomosiert.

Klinik: Der Puls der A. facialis ist am Rand der Mandibula kurz vor dem M. masseter tastbar. Da die rechte und linke A. facialis in ihrem Versorgungsgebiet durch zahlreiche Anastomosen miteinander verbunden sind, kann ein plötzlicher Verschluß einer A. facialis kompensiert werden.

2. nach medial und dorsal:
➜ **A. pharyngea ascendens** (= aufsteigende Schlundschlagader) – geht oberhalb der Karotisteilung im Trigonum caroticum aus der A. carotis externa hervor. Sie zieht zwischen der A. carotis

externa und der A. carotis interna hindurch zur Schädelbasis. Sie gibt an Ästen ab:
- A. tympanica inferior – zieht mit dem N. tympanicus durch den Canaliculus tympanicus zur Paukenhöhle.
- A. meningea posterior – zieht durch das Foramen jugulare in die hintere Schädelgrube.

→ R. sternocleidomastoideus – zieht zum gleichnamigen Muskel. Er geht häufig als Ast aus der A. thyroidea superior hervor.

→ **A. occipitalis** (= Hinterhauptsarterie) – entspringt in Höhe der A. facialis. Unter dem M. digastricus zieht sie medial vom Warzenfortsatz und unter dem M. sternocleidomastoideus liegend nach dorsal, wo sie den M. trapezius durchbohrt und zum Hinterhaupt zieht.

→ **A. auricularis posterior** (= hintere Ohrschlagader) – versorgt u.a. die Ohrmuschel, die Cellulae mastoideae und die Paukenhöhle.

3. An Endästen gehen aus der A. carotis externa hervor:
→ **A. maxillaris** (= Oberkieferschlagader) – sie geht als stärkster Endast dorsal vom Collum der Mandibula aus der A. carotis externa hervor. Sie zieht durch die Fossa infratemporalis und erreicht zwischen dem M. pterygoideus medialis und dem M. pterygoideus lateralis die Fossa pterygopalatina (= Flügelgaumengrube), wo sie sich in ihre Endäste spaltet. An wichtigen Ästen gibt sie ab:
- A. auricularis profunda – versorgt das Kiefergelenk und den äußeren Gehörgang.
- A. tympanica anterior – verläuft mit der Chorda tympani (Ast des N. facialis), versorgt die Paukenhöhle.
- **A. meningea media** – ist die größte Hirnhautarterie. Sie geht in der Fossa infratemporalis aus der A. maxillaris hervor und gelangt durch das Foramen spinosum in die mittlere Schädelgrube, wo sie zwischen Dura mater und Schädelknochen verläuft, die sie beide versorgt.
- **A. alveolaris inferior** – gelangt durch das Foramen mandibulare in den Canalis mandibulae, den sie durch das Foramen mentale als R. mentalis wieder verläßt. Sie versorgt die Zähne und das Zahnfleisch im Unterkieferbereich sowie das Kinn (R. mentalis).
- A. buccalis – versorgt die Mundschleimhaut.
- **A. alveolaris superior posterior** – versorgt die Backenzähne der Maxilla (= Oberkiefer).
- **A. infraorbitalis** – zieht als Endast durch die Fissura orbitalis inferior in die Orbita (Augenhöhle) und durch den Canalis infraorbitalis zum Gesicht. Als Äste gibt sie die Aa. alveolares superiores anteriores für die vorderen Zähne der Maxilla ab.
- **A. palatina descendens** – versorgt den Gaumen.
- **A. sphenopalatina** – versorgt über die Aa. nasales die Nasenhöhle.

→ **A. temporalis superficialis** (= oberflächliche Schläfenarterie) – verläuft vor dem äußeren Gehörgang liegend zur Schläfengegend, wo sie sich in den R. frontalis für die Stirnhaut und den R. parietalis für den Schläfenbereich teilt. Über kleinere Äste versorgt sie die Gl. parotis, den äußeren Gehörgang und den M. temporalis. An wichtigen Ästen gibt sie ab:
- A. transversa faciei – versorgt die Gesichtsmuskeln.
- A. zygomaticoorbitalis – versorgt den lateralen Augenwinkel.

Merksatz für die Äste der A. carotis externa:

Theo	– A. **th**yroidea superior
Lingen	– A. **ling**ualis
fabriziert	– A. **fa**cialis
phantastisch	– A. **ph**aryngea ascendens
starke	– R. **st**ernocleidomastoideus
Ochsenschwanzsuppe	– A. **o**ccipitalis
aus	– A. **au**ricularis posterior
toten	– A. **t**emporalis superficialis
Mäusen	– A. **m**axillaris.

5.8.5 Venen !! 1/8

▶ *Prüfungsrelevant: Gesamtes Kapitel.* ◀

Die in der Schädelhöhle liegenden Venen (Sinus durae matris) werden in Kapitel 9.11.2 beschrieben.

Im Kopf- und Halsbereich begleiten die Venen zumeist die gleichnamigen Arterien. Die Venen sind durch zahlreiche Anastomosen untereinander verbunden, in einigen Bereichen bilden sie Venengeflechte (= Plexus venosi).

Im Kopf- und Halsbereich kommen folgende wichtige Venen vor:

V. subclavia (= Schlüsselbeinvene)

Die V. subclavia beginnt in Höhe der 1. Rippe im Armbereich als Fortsetzung der V. axillaris (Kapitel 3.6.2). Die V. subclavia zieht hinter der Clavicula und vor dem M. scalenus anterior in den Brustraum, wo sie sich hinter dem Sternoklavikulargelenk mit der V. jugularis interna zur V. brachiocephalica (s. Kapitel 7.6.2) vereinigt.

V. jugularis interna (= innere Drosselvene)

Sie beginnt im Foramen jugulare der Schädelbasis mit einer Erweiterung, die **Bulbus superior venae jugularis** genannt wird. Die V. jugularis interna bildet die Fortsetzung des Sinus sigmoideus (siehe Kapitel 9.11.2). Zusammen mit der A. carotis interna (bzw. mit der A. carotis communis) und dem N. vagus wird die V. jugularis interna als Gefäß-Nerven-Strang von der Vagina carotica umhüllt. In diesem Gefäß-Nerven-Strang verläuft die V. jugularis interna zunächst durch das Spatium parapharyngeum und dann durch das Trigonum caroticum. Kranial liegt sie zuerst hinter und kaudal dann seitlich von der A. carotis interna (bzw. der A. carotis communis).

Im kaudalen Teil erweitert sich die V. jugularis interna zum **Bulbus inferior venae jugularis** und mündet mit der V. subclavia in den hinter dem Sternoclaviculargelenk liegenden **Venenwinkel** (= **Angulus venosus**) aus dem die V. brachiocephalica hervorgeht. Im Bulbus inferior venae jugularis befindet sich am oberen Ende eine Venenklappe.

Die V. jugularis führt das venöse Blut aus dem Versorgungsbereich der A. carotis communis (Gehirn, Gesicht).
Die zuvor erwähnte Vagina carotica ist mit der Lamina praetrachealis der Fascia cervicalis (= mittleres Blatt der Halsfaszie) verbunden. Indem der M. omohyoideus die mittlere Halsfaszie spannt, wird die V. jugularis interna offengehalten (siehe M. omohyoideus).

In die V. jugularis interna münden als wichtige Äste:
➜ **Sinus petrosus inferior** – führt das Blut aus dem Sinus cavernosus. Der Sinus zieht durch das Foramen jugulare und mündet kurz unterhalb des Bulbus venae jugularis superior in die V. jugularis interna.

➜ **V. facialis** – geht am medialen Augenwinkel als V. angularis aus dem Zusammenfluß der V. ophthalmica superior und der V. supraorbitalis hervor. Die V. facialis verläuft unter den mimischen Gesichtsmuskeln zum vorderen Rand des M. masseter und durch das Trigonum submandibulare zum Trigonum caroticum, wo sie in die V. jugularis interna mündet. In die V. facialis oder direkt in die V. jugularis interna mündet die V. retromandibularis.

- **V. retromandibularis** – geht vor der Ohrmuschel aus der Vereinigung der Vv. temporales superficiales hervor. Sie verläuft durch die Parotisloge. In die V. retromandibularis münden die Vv. maxillares (aus dem Plexus venosus pterygoideus).
  - **Plexus venosus pterygoideus** – liegt in der Fossa infratemporalis (= Unterschläfengrube) zwischen dem M. pterygoideus medialis und dem M. pterygoideus lateralis. Er erhält venöses Blut aus den Vv. temporales profundae, den Vv. meningeae mediae und aus der V. ophthalmica inferior. Er gibt das Blut über die Vv. maxillares zur V. retromandibularis bzw. direkt zur V. jugularis interna und über die V. profunda faciei zur V. facialis ab.

➜ **V. lingualis** – führt das Blut aus der Zunge.

➜ **V. thyroidea superior** – erhält über ihren Ast, die V. laryngea superior, Blut aus der Schilddrüse.

➜ **Vv. thyroideae mediae** – führen Blut aus der Schilddrüse.

V. jugularis externa (= äußere Drosselvene)

Sie entsteht aus dem Zusammenfluß der V. occipitalis und der V. auricularis posterior. Die V. jugularis externa verläuft unter der Lamina superficialis der Fascia cervicalis (= oberflächliches Blatt der Halsfaszie) und über dem Platysma. Sie mündet in die V. subclavia (manchmal auch in die V. jugularis interna oder in die V. brachiocephalica).

V. jugularis anterior

Sie verläuft unter dem Platysma am Vorderrand des M. sternocleidomastoideus entlang und mündet in die V. jugularis externa oder mit der V. jugularis externa in die V. subclavia. Mit der V. jugularis anterior der Gegenseite steht sie über den Arcus venosus jugularis in Verbindung.

Im Kopf- und Halsbereich liegen neben dem Plexus venosus pterygoideus noch folgende wichtige Plexus:
- **Plexus suboccipitalis** – erhält Blut aus der V. occipitalis und leitet es über die V. cervicalis profunda und die V. vertebralis weiter, die direkt in die V. brachiocephalica mündet.
- **Plexus thyroideus impar** – liegt vor der Trachea (= Luftröhre) unter dem kaudalen Rand der Schilddrüse. Der Plexus thyroideus impar leitet das Blut aus der Schilddrüse zur V. thyroidea inferior, von wo es zur V. brachiocephalica sinistra fließt.

An dieser Stelle sollen in Analogie zu Kapitel 5.8.3 noch die Vv. ophthalmicae beschrieben werden:
- **V. ophthalmica superior** – leitet das venöse Blut aus dem oberen Teil der Augenhöhle ab. Sie wird aus einem Venennetz gespeist, das über die V. nasofrontalis mit der V. angularis in Verbindung steht. Die V. ophthalmica superior gelangt durch die Fissura orbitalis superior in die Schädelhöhle und mündet in den Sinus cavernosus.
- **V. ophthalmica inferior** – leitet das Blut aus dem unteren Teil der Augenhöhle ab. Sie mündet entweder in die V. ophthalmica superior oder in den Sinus cavernosus.

5.9 Lymphknoten und Lymphgefäße !! 1/5

▶ *Prüfungsrelevant: Gesamtes Kapitel.* ◀

Im Kopf- und Halsbereich liegen die nachfolgend aufgeführten Lymphknoten.

Die Lymphe aus dem Kopf- und Halsbereich fließt zunächst zu den oberflächlichen Lymphknoten, die die Lymphe jeweils einer bestimmten Region filtern. Von den regionären Lymphknoten fließt die Lymphe zu den etwa 20–30 Nll. cervicales profundi, die im hinteren Teil des Spatium parapharyngeum kettenartig entlang der V. jugularis interna liegen. Von den Nll. cervicales profundi fließt die Lymphe zum paarigen **Truncus jugularis**, der auf der rechten Körperseite in den etwa 1 cm langen Ductus lymphaticus dexter und auf der linken Körperseite in den Ductus thoracicus mündet.

In den Ductus lymphaticus dexter bzw. Ductus thoracicus münden zumeist:
- Truncus jugularis (Lymphe aus Kopf- und Halsbereich)
- Truncus subclavius (Arm)
- Truncus bronchomediastinalis (Lunge und Zwerchfell)

Der Ductus lymphaticus dexter und der Ductus thoracicus münden in den **Venenwinkel (= Angulus venosus)**, der von der V. jugularis interna und der V. subclavia gebildet wird und aus dem die V. brachiocephalica hervorgeht.

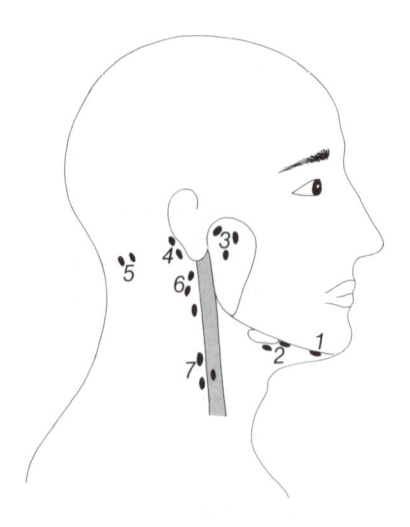

Abb. 5.37 Lymphknoten

5.10 Angewandte und topographische Anatomie

5.10.1 Oberflächenanatomie von Kopf und Hals !! 2/14

Der Halsbereich wird kranial durch eine gedachte Linie zwischen dem Unterrand der Mandibula, dem Processus mastoideus und der gut tastbaren Protuberantia occipitalis externa (des Os occipitale) vom Kopf und kaudal durch eine gedachte Linie zwischen Sternum (= Brustbein) und der Clavicula (= Schlüsselbein) vom Rumpf getrennt.

Im Kopfbereich ist der gesamte Gesichtsschädel zu tasten. Durch den Mund können außerdem die Ossa palatinae (= Gaumenbeine) getastet werden.

▶ Im Halsbereich ist das zwischen dem Mundboden und dem Hals liegende Os hyoideum (= Zungenbein) in seiner gesamten Länge zu tasten, wobei darauf zu achten ist, daß das Cornu majus des Zungenbeins bei großem Druck relativ leicht abbrechen kann. ◀

Lymphknoten im Kopf- und Halsbereich (die Zahlen beziehen sich auf Abbildung 5.37)			
Nodi lymphatici	Lage	Zuflußgebiet	Abflußgebiet
Nll. submentales (1)	Unter der Mundbodenmuskulatur im Kinnbereich	Zahnfleisch, Zunge, Unterlippe, Frontzähne	Nll. cervicales profundi
Nll. submandibulares (2)	Im Trigonum submandibulare, entlang des Randes der Mandibula	Nase, Wange, Zahnfleisch, Zähne, Zunge, Mundboden	Nll. cervicales profundi
Nll. faciales	Auf M. buccinator um V. facialis	Stirn, Augenlider, Nase	Nll. cervicales profundi
Nll. parotidei (3)	Auf oder in der Gl. parotis	Gl. parotis, Augenlider, äußerer Gehörgang mit Ohr	Nll. cervicales profundi
Nll. mastoidei (4)	Auf Proc. mastoideus	Ohrmuschel, Mittelohr, Cellulae mastoideae	Nll. cervicales profundi
Nll. occipitales (5)	Im Bereich der Linea nuchae superior	Kopfschwarte, Hinterhaupt, Nacken,	Nll. cervicales profundi
Nll. retropharyngeales	Schlund	Schlund, hintere Nasenhöhle	Nll. cervicales profundi
Nll. cervicales superficiales (6)	entlang der V. jugularis externa	Gl. parotis, Ohr, oberflächlicher Halsteil	Nll. cervicales profundi
Nll. cervicales profundi (7)	entlang der V. jugularis interna	Schlund, Tonsillen, Kehlkopf, Schilddrüse, Trachea	Truncus jugularis

▶ Außerdem sind im Halsbereich zu tasten:
- Schildknorpel („Adamsapfel") mit der Incisura thyroidea superior (= Einschnitt zwischen den beiden Schildknorpelplatten),
- Ringknorpel,
- Schilddrüse – ihr Isthmus kann getastet werden, wenn der Patient schluckt. Die beiden Schilddrüsenlappen sind dagegen schlecht zu tasten,
- M. sternocleidomastoideus – tritt besonders bei schlanken Menschen deutlich hervor, wenn der Kopf gegen einen Widerstand zur Gegenseite gedreht wird. ◀

Die sensible Innervation der Haut erfolgt im Gesichtsbereich fast ausschließlich durch die Äste des N. trigeminus, dessen Innervationsgebiet bis zur „Scheitel-Ohr-Kinn-Linie" reicht. Der restliche Bereich wird sensibel von Nerven des Plexus cervicalis innerviert.

▶ Die Haut wird sensibel innerviert von:
- N. ophthalmicus – Stirn, Oberlid, Nasenrücken
- N. maxillaris – Bereich zwischen Unterlid und Oberlippe, seitlich bis zur Stirngegend
- N. mandibularis – Bereich zwischen Unterlippe und Kinn, seitlich bis zur Schläfengegend
- N. occipitalis major – Bereich des Hinterkopfes und als dünner Streifen den seitlichen hinteren Halsbereich
- N. occipitalis minor – Bereich zwischen dem hinteren Teil der Schläfengegend und dem hinteren Teil des Ohrs bis zum hinteren Teil der Mandibula
- N. auricularis magnus – Bereich zwischen dem unteren Teil des Ohrs bis zur hinteren Hälfte der Mandibula
- N. occipitalis tertius – hinterer Nackenbereich
- N. transversus colli – vorderer und seitlicher Halsbereich. ◀

Im Gesichtsbereich treten 3 Äste des N. trigeminus aus den Gesichtsknochen aus. Bei Erkrankungen z.B. der Nasennebenhöhlen oder bei Hirnhautentzündungen können bestimmte Äste des N. trigeminus gereizt sein. Wenn Sie auf die Austrittsstelle des jeweiligen Nervenasts drücken schmerzt es.

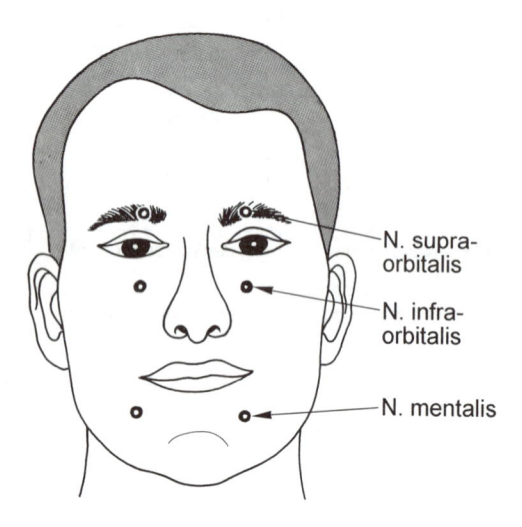

➤ Als **Trigeminusdruckpunkte** kommen vor:
- **Foramen supraorbitale** (= Incisura supraorbitalis) – Austrittsstelle des N. supraorbitalis (= Ast des N. ophthalmicus) = 1. Trigeminusdruckpunkt;
- **Foramen infraorbitale** – Austrittsstelle des N. infraorbitalis (= Ast des N. maxillaris) = 2. Trigeminusdruckpunkt;
- **Foramen mentale** – Austrittsstelle des N. mentalis (geht aus dem N. alveolaris inferior, einem Ast des N. mandibularis hervor) = 3. Trigeminusdruckpunkt. ◂

Abb. 5.38 Trigeminusdruckpunkte.

5.10.2 Kopfregion   ! 0/1

Die Weichteile des Schädeldaches sind bis auf den Bereich des in der Schläfengegend liegenden M. temporalis so dünn, daß das Schädeldach gut getastet werden kann.

➤ Über das Schädeldach spannt sich als flächenhafte **Sehnenhaube**, die **Galea aponeurotica**. Die Galea aponeurotica und der in Kapitel 5.3.1 beschriebene M. epicranius sind fest mit der über ihr liegenden Kopfhaut zur Kopfschwarte (= Skalp) verwachsen. Die Kopfschwarte ist mit dem Perikranium (= Knochenhaut), das die Schädelknochen umhüllt, durch lockeres Bindegewebe verbunden. Nur im Bereich der Knochennähte ist das Perikranium fest mit den Schädelknochen verwachsen, daher kann die Kopfschwarte mit dem Perikranium recht leicht über dem Schädeldach verschoben oder von ihm abgetrennt werden (= „skalpieren"). Der zwischen dem Perikranium und dem Schädeldach liegende Verschiebespalt reicht vorne bis zum Oberrand der Orbita (Margo supraorbitalis) und hinten bis zur Linea nuchae suprema. ◂

👉 **Klinik:** Bedingt durch die lockere Verbindung kann es zu Blutungen ober- oder unterhalb des Perikranium (= Knochenhaut) kommen.

➤ Beim **subaponeurotischen Hämatom** (= Bluterguß, der unter der Aponeurose liegt) sammelt sich das Blut zwischen dem Perikranium und der Galea aponeurotica. ◂ Subaponeurotische Hämatome entstehen z.B. während der Geburt (infolge einer Vakuumextraktion, bei der das Kind mittels einer Saugglocke geboren wird) – diese subaponeurotischen Hämatome bilden sich meist innerhalb weniger Stunden wieder zurück. Durch die Galea wird eine Ausbreitung in die Subkutis verhindert. Nur wenn die Galea aponeurotica bei einer Kopfverletzung mit durchtrennt wird, kommt es zu einer klaffenden Wunde.

➤ Beim **subperiostalen Hämatom** (**Kephalhämatom**) sammelt sich das Blut zwischen den Schädelknochen und der Knochenhaut. Da die Knochenhaut im Bereich der Knochennähte fest mit den Knochen verbunden ist, bleiben solche Hämatome immer regional begrenzt, während sich subaponeurotische Hämatome über den gesamten Schädel bis dorsal zur Linea nuchae und lateral bis zur Linea temporalis ausdehnen können. ◂

Gefäßversorgung

Die Kopfschwarte ist sehr gefäßreich. Sie wird aus Ästen der A. carotis externa (= A. occipitalis, A. temporalis superficialis und A. auricularis posterior) sowie aus der A. ophthalmica über die A. supraorbitalis mit Blut versorgt.

5.10.3 Oberflächliche Gesichtsregion   ! 0/0

Im Kopfbereich werden im Gk nachfolgende Regionen hervorgehoben:

Im Bereich des von der Galea aponeurotica bedeckten Schädelbereichs:
- **Regio frontalis** (= Stirngegend) – in dieser Region verläuft der N. supraorbitalis (Ast des N. frontalis).
- **Regio temporalis** (= Feld über der Schläfenbeinschuppe) – diese Region entspricht in ihrer Ausdehnung der Fossa temporalis (s. Kapitel 5.2.3).

- **Regio infratemporalis** (= Gegend unterhalb der Regio temporalis) – enthält die Fossa infratemporalis (s. Kapitel 5.2.3).

Im Gesichtsbereich kommen als Regionen vor:
- **Regio orbitalis** (= Augengegend) – die Orbita (= Augenhöhle) wird ausführlich in den Kapiteln 5.2.3 und 10.1.1 beschrieben.
- ➤ **Regio buccalis** (= Wangengegend) – ihr Boden wird vom M. buccinator gebildet. Zwischen dem hinteren Teil des M. buccinator und dem M. masseter (s. Kapitel 5.3.2) liegt der **Bichat'sche Fettpfropf** (= Corpus adiposum buccae = Wangenfettpfropf), der aus Baufett besteht. Durch eine Bindegewebskapsel ist er vom anderen Fettgewebe abgegrenzt. Er gibt der Wange begrenzten Halt. Beim Säugling ist der Wangenfettpfropf stark ausgebildet, hier dient er dazu, den für das Saugen notwendigen Unterdruck in der Mundhöhle zu erzeugen. In der Regio buccalis verläuft neben der A. und V. facialis der Ductus parotideus (= Ausführungsgang der Gl. parotis). ◄
- **Regio parotideo-masseterica** – ist klinisch von besonderer Bedeutung, weil in diesem Bereich die Gl. parotis (innerhalb der Parotisloge) liegt (s. Kapitel 5.4.6).

5.10.4 Tiefe Gesichtsregion !! 3/4

Bildfragen (Horizontalschnitte).

Betrachten Sie den Schädel von der Seite, so sehen Sie von kranial nach kaudal auf folgende 3 Vertiefungen:
- Fossa temporalis (= Schläfengrube)
- Fossa infratemporalis (= Unterschläfengrube)
- Fossa pterygopalatina (= Flügelgaumengrube).

Alle 3 Fossae werden ausführlich in Kapitel 5.2.3 besprochen.

Als weitere Grube ist die **Fossa retromandibularis** abzuhandeln.
Die Fossa retromandibularis liegt in dem Bereich, in dem die Kopf- in die Halsregion übergeht.

Die Fossa retromandibularis wird begrenzt:
- kranial – durch den äußeren Gehörgang,
- ventral – durch den hinteren Rand des Ramus der Mandibula,
- dorsal – durch den Vorderrand des M. sternocleidomastoideus,
- medial – durch die laterale Wand des Pharynx,
- kaudal – durch den M. digastricus und den M. stylohyoideus.

➤ In der Fossa retromandibularis liegt der hintere Teil der Glandula parotis, die in diesem Bereich an das Spatium parapharyngeum (siehe Kapitel 5.10.5) angrenzt.

Durch die Fossa retromandibularis verlaufen:
N. facialis, N. accessorius, N. hypoglossus, N. glossopharyngeus, N. auriculotemporalis (Ast des N. mandibularis - kommt aus der Fossa infratemporalis), A. maxillaris (zieht in die Fossa infratemporalis). ◄

5.10.5 Spatium peripharyngeum !! 3/4

Bildfragen (Horizontalschnitte).

Im Halsbereich liegt zwischen der Lamina praevertebralis der Fascia cervicalis (= mittleres Blatt der Halsfaszie) und dem Pharynx (= Schlund) ein Bindegewebsraum, der als **Spatium peripharyngeum** (= Peripharyngealraum) bezeichnet wird. Das Spatium peripharyngeum reicht kranial bis zur Schädelbasis, kaudal setzt es sich in das Trigonum caroticum fort und endet im hinteren Mediastinum (= Mittelfell im Brustkorb).

Das Spatium peripharyngeum wird durch ein derbes Septum sagittale in ein Spatium retropharyngeum und ein Spatium parapharyngeum unterteilt.

➤ Das **Spatium lateropharyngeum** (syn.: Spatium parapharyngeum = Parapharyngealraum) ist ein Bindegewebsraum, der medial vom Schlund (= Pharynx), lateral von der Gl. parotis und dorsal von der Lamina praevertebralis der Fascia cervicalis begrenzt wird. Kranial reicht das Spatium parapharyngeum bis zur Fossa infratemporalis und kaudal bis an das Trigonum caroticum. ◄ Durch die derbe, vom Processus styloideus zur seitlichen Schlundwand ziehende bindegewebige Aponeurosis stylopharyngea wird dieses Spatium in einen ventralen und einen dorsalen Abschnitt unterteilt.

➤ Der vordere Abschnitt ist mit Fett gefüllt. Durch einen Teil dieses Abschnitts ziehen der N. lingualis, der N. alveolaris inferior und der N. auriculotemporalis.

Der hintere Abschnitt reicht kranial bis zur Schädelbasis mit den Öffnungen Foramen jugulare, Canalis caroticus und Canalis hypoglossalis. Durch den hinteren Abschnitt verlaufen:

N. vagus, N. glossopharyngeus, N. hypoglossus, N. accessorius, Truncus sympathicus, A. carotis interna, V. jugularis interna. ◄

Klinik: Im Spatium parapharyngeum können sich leicht Ergüsse ausbreiten, die lateral in die Parotisloge und dorsal in das Spatium retropharyngeum (= Retropharyngealraum) einbrechen können.

Das **Spatium retropharyngeum** (syn.: Spatium retroviscerale) ist ein dünner Spaltraum, der zwischen der hinteren Wand des Pharynx und der Lamina praevertebralis der Fascia cervicalis liegt. Dieses Spatium enthält keine wesentlichen Strukturen.

5.10.6 Mundboden   ! 1/2

➤ Der **Mundboden** (= Mundhöhlenboden) wird von oben nach unten durch die nachfolgenden Muskeln gebildet:
- M. geniohyoideus
- M. mylohyoideus
- Venter anterior des M. digastricus. ◄

➤ Der Boden der Mundhöhle wird von einer Muskelplatte (= Diaphragma oris) gebildet, die aus den beiden medial durch eine Raphe verbundenen Mm. mylohyoidei besteht. Auf dem Diaphragma oris liegt u.a. die Zunge.
Die Muskelfasern der Mm. mylohyoidei verlaufen quer, während die Fasern der anderen Muskeln längs verlaufen. Im dorsalen Bereich des Mundbodens fehlt der M. mylohyoideus, da er bereits am Os hyoideum (= Zungenbein) ansetzt. ◄

Auf dem M. mylohyoideus liegt der M. geniohyoideus, unter dem M. mylohyoideus liegt der Venter anterior des M. digastricus. Beide Muskeln verspannen den Mundboden in Längsrichtung.

Ist das Os hyoideum durch die unteren sowie die hinteren oberen Zungenbeinmuskeln (Venter posterior des M. digastricus und M. stylohyoideus) fixiert, so können die Mundbodenmuskeln als Kieferöffner dienen.

Klinik: Bei Mundbodenphlegmonen handelt es sich um Infektionen, die z.B. von Zähnen im Bereich der Mandibula ausgehen und die sich in die Loge der Gl. submandibularis, in den Parapharyngealraum, ins Mediastinum, sowie bis zu den Meningen (= Hirnhäuten) und zum Sinus cavernosus (= venöser Blutleiter im Hirnbereich) fortsetzen können.

Bei der Mundbodenphlegmone fühlt sich der Mundboden hart an, der Patient klagt über Schluckbeschwerden und spricht undeutlich.

Das im GK aufgeführte Trigonum submandibulare wird zur vorderen Halsregion gezählt und im nachfolgenden Kapitel 5.10.7 beschrieben.

5.10.7 Halsregion   !!! 6/24

Der Hals wird vom Kopf definitionsgemäß durch eine Verbindungslinie getrennt, die vom Unterrand der Mandibula zum Proc. mastoideus und längs der Linea nuchae superior zur Protuberantia occipitalis externa verläuft. Vom Rumpf wird der Hals durch eine Verbindungslinie getrennt, die am Oberrand des Sternum durch die Clavicula und das Acromion bis dorsal zum Proc. spinosus des 7. Halswirbels zieht.

Der Halsbereich wird in folgende 4 Regionen unterteilt:
- Regio cervicalis anterior
- Regio sternocleidomastoidea
- Regio cervicalis lateralis
- Regio cervicalis posterior.

Regio cervicalis anterior
Die **Regio cervicalis anterior** (syn.: Trigonum cervicale anterius = vordere Halsgegend) – ist dreieckig. Sie wird oben durch den Unterrand der Mandibula und seitlich durch den M. sternocleidomastoideus begrenzt. Die Regio cervicalis anterior wird in ein Trigonum submandibulare und in ein Trigonum caroticum unterteilt.

➤ **Trigonum submandibulare** (= Unterkieferdreieck) – liegt unter der Lamina superficialis der Fascia cervicalis (= oberflächliches Blatt der Halsfaszie).

Das dreieckige Trigonum submandibulare wird begrenzt:
- kranial – Rand der Mandibula,
- dorsal – Venter posterior des M. digastricus und M. stylohyoideus,
- ventral – Venter anterior des M. digastricus,
- medial – M. mylohyoideus,
- kaudal – Os hyoideum. ◄

➤ Der Boden des Trigonum submandibulare wird im vorderen Teil vom M. mylohyoideus gebildet, im hinteren Bereich bleibt eine kleine Lücke zur Mundhöhle hin offen, die teilweise vom M. hyoglossus gefüllt wird, und durch die der Ausführungsgang der Gl. submandibularis zur Mundhöhle zieht. ◄

➤ Im Trigonum submandibulare liegen:
- Gl. submandibularis
- N. hypoglossus
- N. glossopharyngeus
- N. lingualis (Ast des N. mandibularis) – verläuft oberhalb der Gl. submandibularis
- Ganglion submandibulare – liegt unterhalb des N. lingualis
- N. mylohyoideus (Ast des N. alveolaris inferior der aus dem N. mandibularis hervorgeht) – verläuft an der Medialseite der Mandibula
- A. facialis – verläuft hinter der Gl. submandibularis
- V. facialis – verläuft vor der Gl. submandibularis
- A. lingualis. ◄

➤ **Trigonum caroticum** (= Karotisdreieck) – wird als Dreieck begrenzt von:
kranial – Venter posterior des M. digastricus,
ventral – Venter superior des M. omohyoideus,
dorsal – vom vorderen Rand des M. sternocleidomastoideus. ◄

➤ Im Bereich des Trigonum caroticum teilt sich die A. carotis communis in die A. carotis externa und in die A. carotis interna. An der Teilungsstelle liegt das Glomus caroticum. Die A. carotis externa liegt vorn-medial, die A. carotis interna hinten-lateral.

Innerhalb des Trigonum caroticum gehen aus der A. carotis externa die folgenden 5 Äste ab: A. thyroidea superior, A. lingualis, A. facialis, sowie die A. pharyngea ascendens und der R. sternocleidomastoideus. ◄

➤ Daneben verlaufen im Trigonum caroticum:
- N. vagus und V. jugularis interna, die beide mit der A. carotis communis bzw. der A. carotis interna von der Vagina carotica umhüllt sind
- N. laryngeus superior – zweigt bereits unterhalb der Schädelbasis vom N. vagus ab
- N. accessorius
- N. glossopharyngeus
- N. hypoglossus
- Radix superior der Ansa cervicalis (verläuft mit dem N. hypoglossus)
- Radix inferior – vereinigt sich im Bereich des Trigonum caroticum mit der Radix superior
- Truncus sympathicus
- Ganglion cervicale superior (= Halsstrangganglion)
- V. jugularis externa
- V. jugularis anterior. ◄

Klinik: ➤ Im Trigonum caroticum ist der Puls der A. carotis externa zu fühlen und manchmal auch zu sehen. ◄

Trigonum submentale (syn.: Regio suprahyoidea) wird begrenzt:
- kranial – vorderer Teil der Mandibula (Kinn),
- lateral – Venter anterior des M. digastricus,
- kaudal – Os hyoideum (= Zungenbein).

Trigonum musculare (syn.: Regio colli anterior) wird begrenzt:
- kranial – Os hyoideum,
- lateral – Vorderrand des M. sternocleidomastoideus,
- kaudal – Manubrium sterni (Brustbein).

➤ Im Trigonum musculare liegen:
- Larynx (= Kehlkopf)
- Schilddrüse (= Gl. thyroidea)
- Epithelkörperchen (= Gll. parathyroideae)
- Halsteil der Trachea (= Luftröhre)
- Halsteil des Oesophagus (= Speiseröhre). ◄

Regio sternocleidomastoidea

Sie umfaßt den Bereich des gleichnamigen Muskels und reicht hinten von der Wirbelsäule bis unten zur Pleurakuppel.
➤ Durch die Regio sternocleidomastoidea zieht die Vagina carotica (A. carotis communis, V. jugularis interna, N. vagus) zum Trigonum caroticum. ◄

Regio cervicalis lateralis

Die Regio cervicalis lateralis (syn.: Trigonum cervicale posterius = seitliche Halsgegend) – umfaßt den Bereich, der zwischen dem hinteren Rand des M. sternocleidomastoideus und dem vorderen Rand des M. trapezius sowie der Clavicula liegt.

Die Regio cervicalis lateralis wird zusätzlich unterteilt in:
- Regio colli lateralis – in dieser Region liegt am Hinterrand des M. sternocleidomastoideus das Punctum nervosum des Plexus cervicalis mit den sensiblen Nerven: N. occipitalis minor, N. auricularis magnus, N. transversus colli, Nn. supraclaviculares (s. Kapitel 5.6).
- **Trigonum omoclaviculare** – liegt als Dreieck zwischen dem M. sternocleidomastoideus, dem M. omohyoideus und der Clavicula. Das Trigonum omoclaviculare entspricht der Fossa supraclavicularis major. Durch die Fascia omoclavicularis (= mittlere Halsfaszie) wird das Trigonum in eine oberflächliche und eine tiefe Schicht unterteilt.

▶ Die tiefe Schicht grenzt unten an die Mm. scaleni, die oberhalb der Pleurakuppel liegen. Die Pleurakuppel überragt die Clavicula um etwa 2–3 cm. Zur Pleurakuppel liegen:
- ventral: N. phrenicus, A. und V. thoracica interna, sowie V. subclavia
- kranial: Plexus brachialis
- medial: A. subclavia
- dorsal: Ductus thoracicus und Ganglion stellatum.

In der oberflächlichen Schicht des Trigonum omoclaviculare verlaufen: V. jugularis externa und die Nn. supraclaviculares.

In der tiefen Schicht verlaufen: A. subclavia, A. und V. cervicalis superficialis, N. phrenicus und am Rand der Plexus brachialis. ◀

Regio cervicalis posterior

Die Regio cervicalis posterior (= hintere Halsgegend) – umfaßt den Bereich des Nackens. Sie enthält den N. occipitalis major, die A. und V. occipitalis und den N. suboccipitalis. Außerdem ziehen durch diese Region der N. occipitalis minor und der N. occipitalis tertius.

6 Leibeswand

Die Leibeswand wird in 3 Bereiche unterteilt:
- Rücken = hintere Leibeswand
- Brustwand = vordere obere Leibeswand
- Bauchwand = vordere untere Leibeswand.

Als Grenze zwischen Brust- und Bauchwand gilt die untere Thoraxapertur (= Apertura thoracis inferior – s. Kapitel 6.2.3).

6.1 Rücken

Im Rückenbereich liegt die Wirbelsäule, die folgende Aufgaben hat:
- Sie dient als Stützgerüst für den Rumpf. Da die Körperlast vom Hals- zum Lendenbereich zunimmt, sind auch die Wirbelkörper (siehe Kapitel 6.1.2) im unteren Teil der Wirbelsäule breiter und dicker.
- Die zwischen den Wirbelkörpern liegenden Bandscheiben (= Zwischenwirbelscheiben) gleichen den auf ihnen lastenden Druck der Körperlast aus.
- Die Wirbelsäule ermöglicht es in ihrer Gesamtheit, den Rumpf in verschiedene Richtungen zu bewegen.
- Innerhalb der Wirbelsäule liegt ein Kanal (= Wirbelkanal), der das Rückenmark enthält, das dadurch vor äußeren Gefahren geschützt liegt.

6.1.1 Entwicklung der Wirbelsäule, Entstehung der Metamerie ! 0/2

Wie in Kapitel 1.4.4 schon beschrieben, gehen aus dem paraxialen Mesoderm Somiten hervor, aus denen sich die Sklerotome, Myotome und Dermatome entwickeln.

➤ Von den Sklerotomen wandern in der 4. Entwicklungswoche Mesenchymzellen zur Chorda dorsalis und umhüllen sie säulenartig. Diese Mesenchymsäule, aus der die spätere Wirbelsäule entsteht, zeigt einen segmentalen Aufbau. Der kaudale Abschnitt jedes Segments besteht aus vielen, eng beieinander liegenden Zellen. Der kraniale Abschnitt besteht aus locker angeordneten Zellen. Zwischen den Segmenten liegen die Intersegmentalspalten, in denen jeweils eine Arterie verläuft. Aus den lateral von den Segmenten liegenden Myotomen entwickelt sich die Rückenmuskulatur (siehe Abb. 6.1). ◄

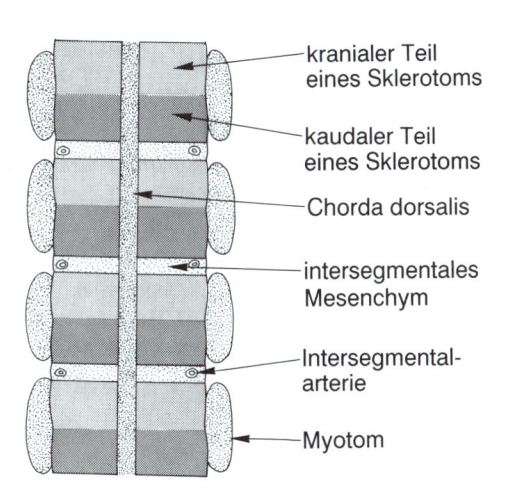

Abb. 6.1 Frontalschnitt durch die Wirbelsäulenanlage eines vier Wochen alten Embryos

Im weiteren Verlauf der Entwicklung verschmilzt der kaudale Abschnitt eines Segments mit dem kranialen Abschnitt des nachfolgenden Segments zur **Anlage des Wirbelkörpers**. In der 6. Entwicklungswoche beginnt die Verknorpelung der Wirbelanlagen. Zwischen den verknorpelten Wirbelkörpern entwickelt sich aus Zellen des kranialen Abschnitts des Segments die Anlage der **Zwischenwirbelscheibe** (= **Discus intervertebralis**). Durch diese Verbindung zwischen 2 Segmenten verschieben sich die Wirbelkörper um die Hälfte eines Segments, wodurch die Muskelanlage, die vorher auf Höhe eines Segments lag, nun an 2 Wirbelanlagen ansetzt und sie damit muskulär verbindet.

➤ Die **Chorda dorsalis** bildet sich anschließend im Bereich des Vorknorpels der Wirbelkörper vollständig zurück, während sie im Bereich der Zwischenwirbelscheibe zum **Nucleus pulposus** wird, der später zusammen mit den Fasern des Anulus fibrosus (siehe Kapitel 6.1.3) die Zwischenwirbelscheibe bildet. (Siehe Abb. 6.2). ◄

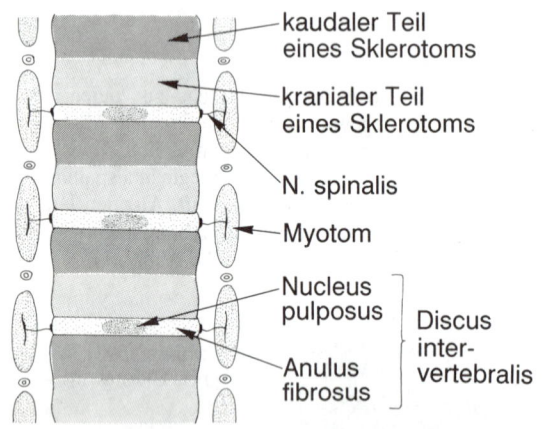

Abb. 6.2 Frontalschnitt durch die Wirbelsäulenanlage eines fünf Wochen alten Embryos

➤ Die Verknöcherung der hyalinen Wirbel beginnt bereits gegen Ende des 3. Entwicklungsmonats und endet erst um das 25. Lebensjahr. Gegen Ende der Fetalperiode besitzt jeder Wirbel 3 Knochenkerne (= Verknöcherungszonen), wovon einer im Wirbelkörper und zwei in den Wirbelbögen liegen (siehe Abb. 6.3). ◄

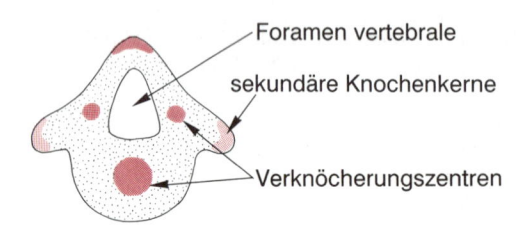

Abb. 6.3 Wirbelbildung

➤ Während des 1. Lebensjahres verschmelzen die beiden Knochenkerne der Wirbelbögen miteinander. Die knorpelige Verbindung zwischen den Wirbelbögen und dem Wirbelkörper verknöchert erst zwischen dem 3. und 6. Lebensjahr, was den Vorteil hat, daß die Wirbelsäule sich dem vergrößernden Rückenmark anpassen kann. Die Epiphysen an den Wirbelkörpern verknöchern erst um das 25. Lebensjahr. ◄

Die Rumpfmuskulatur entwickelt sich aus den Myotomen, aus denen im 2. Entwicklungsmonat Myoblasten auswandern und dorsal das **Epimer** und ventral das **Hypomer** bilden. Aus dem Epimer entwickeln sich die autochtonen Rücken- und Nackenmuskeln, aus dem Hypomer die vorderen Hals-, Brust- und Bauchmuskeln.

Variabilität

Es sind zumeist 33 Wirbel angelegt, es können jedoch auch 32 oder 34 Wirbel vorkommen, wobei am häufigsten ein sechster Lendenwirbel auftritt (anstatt fünf).

➤ Verschmilzt der 5. Lendenwirbel mit dem Os sacrum (= Kreuzbeinknochen), so spricht man von einer „**Sakralisation des 5. Lendenwirbels**".

Verschmilzt der erste Kreuzbeinwirbel nicht mit den anderen Kreuzbeinwirbeln, so spricht man von einer **Lumbalisation**. ◄

Spaltbildungen

Um das Rückenmark wachsen die beiden Wirbelbögen und der Wirbelkörper herum und bilden damit den Wirbelkanal. Die Wirbelbögen vereinigen sich dabei zum Dornfortsatz (siehe Kapitel 6.1.2). Vereinigen sich die beiden Wirbelbögen nicht, so bleibt der Wirbelkanal im dorsalen Teil der Wirbel offen. Diese Entwicklungsstörung wird **Spina bifida** (= Spaltbildung) genannt. Spaltbildungen kommen zumeist im Lumbosakralbereich (= Lenden- und Kreuzbeinbereich) vor.

➤ An Spaltbildungen kommen im Bereich der Wirbelsäule vor:
- **Spina bifida occulta** – kommt relativ häufig vor, hat jedoch keine schwerwiegenden Störungen zur Folge. Der Spalt ist von der Haut bedeckt, das Rückenmark tritt nicht hervor.
- **Spina bifida cystica aperta** – hierbei tritt das Rückenmark als offene **Myelozele** (= Bruchsack mit Vorfall des Rückenmarks) hervor. Es fehlt eine bedeckende Haut. Bei Myelozelen kommt es zu neurologischen Ausfällen wie schlaffen Lähmungen beider Beine (= Paraplegien), Sensibilitätsstörungen, Sphinkterlähmungen (M. sphincter ani, M. sphincter urethrae). ◄

6.1.2 Skelettelemente der Wirbelsäule ! 0/2

➤ Die **Wirbelsäule** (= **Columna vertebralis** = Rückgrad) bildet das Achsenskelett des Menschen. Sie mißt etwa 2/5 der gesamten Körperlänge und ist aus knöchernen und bindegewebigen Einzelelementen (Wirbeln und Bandscheiben) aufgebaut.

Bei etwa 50 % der Menschen besteht die Wirbelsäule aus 33 Wirbeln (= Vertebrae), seltener aus 32 oder 34 Wirbeln. ◂

Die Wirbel werden aufgeteilt in:
- 7 Halswirbel (= Vertebrae cervicales)
- 12 Brustwirbel (= Vertebrae thoracicae)
- 5 Lendenwirbel (= Vertebrae lumbales)
- 5 Kreuzwirbel (= Vertebrae sacrales)
- 4 Steißwirbel (= Vertebrae coccygeae).

Die oberen 24 Wirbel (= Hals-, Brust- und Lendenwirbel) bleiben zeitlebens beweglich und werden deshalb auch als „wahre Wirbel" bezeichnet.
➤ Die Kreuzwirbel verschmelzen bis zum 20. Lebensjahr vollständig zum Os sacrum (= Kreuzbein), die Steißwirbel verschmelzen zum Os coccygis (= Steißbein). Diese Wirbel werden, da sie verschmelzen, auch als „falsche Wirbel" bezeichnet. ◂

Die Form der 33 Wirbel hängt von der jeweiligen Region ab, in der der Wirbel eingebaut ist. Grundsätzlich kann gesagt werden, daß die Größe der Wirbelkörper wegen der immer höheren Belastung vom Hals zum Kreuzbein hin zunimmt.

Jeder Wirbel besteht aus 2 Hauptteilen, dem Wirbelkörper und dem Wirbelbogen. Vom Wirbelbogen gehen 7 Fortsätze ab (1 Dornfortsatz, 2 Querfortsätze, 2 Paar Gelenkfortsätze).

An den Wirbeln kann unterschieden werden:
- **Wirbelkörper** (= Corpus vertebrae) – ist von einer dünnen Substantia compacta umgeben. Im Innern liegt die Substantia spongiosa (= Spongiosa) mit dem roten Knochenmark. Der Wirbelkörper dient dazu, die Körperlast zu tragen. Die Endflächen benachbarter Wirbelkörper sind durch Disci intervertebrales (= Bandscheiben) miteinander verbunden.
- **Wirbelbogen** (= Arcus vertebralis) – hat ein bogenförmiges Aussehen. Untereinander sind die Wirbelbögen durch Ligamenta (= Bänder) verbunden. Die Wirbelbögen schützen das Rückenmark. Am oberen Rand sind sie schwach eingeschnürt (= **Incisura vertebralis superior**) am unteren Rand sind sie stärker eingeschnürt (= **Incisura vertebralis inferior**).
- **Dornfortsatz** (= **Processus spinosus**) – ist als hinterster Teil der Wirbelsäule durch die Haut zu tasten. Er dient als Ansatzstelle für Muskeln.
- Zwei **Querfortsätze** (= **Processus transversi**) – dienen Muskeln als Ansatzstelle. Im Brustbereich sind sie mit den Rippen gelenkig verbunden.
- Vier **Gelenkfortsätze** (= **Processus articulares**) – werden in 2 nach oben (= Processus articulares superiores) und 2 nach unten (= Processus articulares inferiores) weisende Gelenkfortsätze unterteilt. Der untere Gelenkfortsatz bildet mit dem oberen Gelenkfortsatz des nachfolgenden Wirbels jeweils eine gelenkige Verbindung.
- **Wirbelloch** (= **Foramen vertebrale**) – ist vorn vom Wirbelkörper, hinten und seitlich vom Wirbelbogen umgeben. Die Foramina vertebralia bilden in ihrer Gesamtheit den **Wirbelkanal** (= **Canalis vertebralis**), der kranial vom **Foramen magnum** (Os occipitale) bis kaudal zum **Hiatus sacralis** reicht.
- Zwei **Zwischenwirbellöcher** (= **Foramina intervertebralia**) – werden auf beiden Seiten des Wirbels jeweils von der Incisura vertebralis inferior des oberen und der Incisura vertebralis superior des nachfolgenden Wirbels gebildet. Die Zwischenwirbellöcher sind im Bereich der Halswirbelsäule relativ klein, nach kaudal werden sie größer. Durch das Foramen intervertebrale ziehen jeweils ein N. spinalis und kleinere Gefäße.

Nachfolgend sind die Unterschiede zwischen den jeweiligen Wirbeln aufgeführt.

Halswirbel
➤ Die Halswirbel können Sie an zwei Löchern erkennen, die auf beiden Seiten vom Wirbelkörper liegen. Dieses Loch wird **Foramen transversarium** (alt: Foramen processus transversi) genannt. Die Foramina der 1.–7. Halswirbels bilden zusammen den Querfortsatzkanal, durch den die A. und V. vertebralis verlaufen. Die A. vertebralis gelangt durch das Foramen transversarium des 6. Halswirbels in den Kanal, die V. vertebralis verläßt den Kanal durch das Foramen des 7. Halswirbels. ◂
Die ersten beiden Halswirbel besitzen einen Eigennamen, weil sie sich deutlich von den übrigen Halswirbeln unterscheiden.

➤ Der erste Halswirbel wird **Atlas** genannt. Der Atlas besitzt keinen Wirbelkörper, er ist vielmehr auf beiden Seiten zu einer Massa lateralis verdickt, die sich in den Processus transversus (= Querfortsatz) fortsetzt. ◄ Im Bereich der Massa lateralis liegt als obere Gelenkfläche eine Gelenkpfanne für die Kondylen des Os occipitale (= Hinterhauptsbein) die **Fovea articularis superior**. Über die untere Gelenkfläche (Facies articularis inferior) ist der Atlas mit dem Axis verbunden. Der Processus spinosus (= Dornfortsatz) ist zu einem kleinen Höckerchen (= Tuberculum posterius) zurückgebildet.

► Die **Fovea dentis** dient als überknorpelte Gelenkgrube für den Axiszahn (= Zahn des 2. Halswirbels). Durch den Sulcus a. vertebralis, der auf beiden Seiten liegt, verlaufen die A. und V. vertebralis.

Der Atlas ist durch das Atlanto-occipitalgelenk mit dem Schädel und durch 3 Atlanto-axialgelenke mit dem 2. Halswirbel verbunden (siehe Kapitel 6.1.3). ◄

► Der zweite Halswirbel wird **Axis** genannt. Der Axis besteht aus einem Wirbelkörper, einem Wirbelbogen und dem Dens axis. Der Axis trägt auf seiner Oberfläche als zapfenartigen Fortsatz den **Dens axis** (= Zahn), der entwicklungsgeschichtlich gesehen ein Teil des Atlas ist.

Die Vorderseite des Dens (= Facies articularis anterior) artikuliert in der Fovea dentis des Atlas, die Rückseite des Dens (= Facies articularis posterior) artikuliert am überknorpelten Lig. transversum atlantis (siehe Kapitel 6.1.3). Der Axis ermöglicht eine große Drehbewegung gegen den Atlas und damit gegen den Kopf. ◄

Entwicklungsgeschichtlich betrachtet, hat der Atlas seinen Wirbelkörper an den Axis abgegeben, wobei sich der Wirbelkörper zum Dens axis umgebildet hat.

► Beim dritten bis sechsten Halswirbel ist der Proc. spinosus (= Dornfortsatz) meist gabelförmig gespalten. Der 7. Halswirbel ist nicht gabelförmig gespalten, er besitzt jedoch einen besonders weit vorspringenden Dornfortsatz und wird deshalb **Vertebra prominens** genannt. Der 7. Halswirbel besitzt nur ein kleines Foramen transversarium, durch das nur die V. vertebralis verläuft. ◄

Die Vertebra prominens dient als Ausgangspunkt für das Abzählen der Brustwirbel.

Die Processus transversi (= Querfortsätze) der Halswirbel besitzen an ihrem Ende Höckerchen (= Tuberculum anterius und posterius), die als Rippenrudimente aufzufassen sind.

Im Bereich des 6. Halswirbels wird das Tuberculum anterius wegen seiner Lage zur A. carotis communis (die Arterie zieht vor dem Höckerchen nach oben) als **Tuberculum caroticum** bezeichnet.

Brustwirbel

Die Brustwirbel sind mit den Rippen verbunden. Der 1. Brustwirbel bildet die Gelenkfläche für die 1. Rippe und den oberen Teil der 2. Rippe. Die Brustwirbel 2 bis 9 besitzen je eine Fovea costalis superior und inferior. Die Fovea costalis inferior bildet mit der Zwischenwirbelscheibe und der Fovea costalis superior des nachfolgenden Wirbels die Gelenkfläche für jeweils einen Rippenkopf.

Der 11. und 12. Brustwirbel besitzt wiederum jeweils nur eine Gelenkfläche für die 11. bzw. 12. Rippe.

Lendenwirbel

Die Lendenwirbel besitzen drei von den anderen Wirbeln abweichende Processus:
- Processus costalis – ist als Rippenrudiment anzusehen,
- Processus accessorius – entspricht dem Proc. transversus,
- Processus mamillaris – stellt einen rudimentären Fortsatz dar, an dem einige kleine Rückenmuskeln ansetzen.

Os sacrum (= Kreuzbein)

Das Kreuzbein besteht aus 5 Kreuzbeinwirbeln, die bis zum 20. Lebensjahr miteinander verschmelzen, wobei die Zwischenwirbelscheiben verknöchern. Das Os sacrum besitzt auf der dem Becken zugekehrten Vorderseite 4 **Lineae transversae**, die die Begrenzung der ursprünglichen Wirbelkörper zeigen. In gleicher Höhe von den Lineae liegen die **Foramina sacralia pelvina**, durch die die Nervenäste des Plexus sacralis austreten.

Das Os sacrum enthält als Fortsetzung des Wirbelkanals den **Canalis sacralis** (= Kreuzbeinkanal), der durch die Verknöcherung aus den Foramina vertebrales entsteht. Der Canalis sacralis endet am **Hiatus sacralis**, der seinerseits meist durch Bänder verschlossen ist (siehe Abb. 6.4).

Das Os sacrum des Mannes ist länger, schmäler und stärker gekrümmt als das der Frau.

An wichtigen Knochenpunkten kommen vor:
- Basis ossis – bildet als oberes Ende des Kreuzbeins die Verbindungsfläche zur Zwischenwirbelscheibe (= Bandscheibe) der Wirbelsäule.
- ► **Promontorium** – bildet den in den Beckenraum vorspringenden Vorderrand des ersten Kreuzbeinwirbelkörpers. ◄
- Processus articularis superior – bildet den oberen Gelenkfortsatz.
- Crista sacralis mediana – Rudiment des Proc. spinosus (= Dornfortsatz).

Unterscheidungsmerkmale der einzelnen Wirbel				
Wirbel	Wirbelkörper	Foramen vertebrale	Processus spinosus	Sonstiges
Halswirbel (= HW) III – VII	klein, rechteckig	dreieckig	kurz, gespalten beim 7. HW lang	Foramen transversarium
Brustwirbel	klein, dreieckig bis herzförmig	rund	dreikantig	
Lendenwirbel	mächtig, queroval	klein, dreieckig	kräftig, seitlich abgeplattet	Procc. costarii, Procc. accessorii
Kreuzbeinwirbel	miteinander verschmolzen	Canalis sacralis		

- **Lineae transversae** – durch die Verschmelzung der 5 Kreuzbeinwirbelkörper entstandene Synostosen.
- **Foramina sacralia pelvina** – vordere Öffnungen für den Austritt der Rr. ventrales der Nn. spinales.
- **Foramina intervertebralia** – entstehen jeweils durch die Verschmelzung der Incisura superior mit der Insicura inferior. Sie dienen als Durchtrittsstelle der Nn. spinales.
- **Canalis sacralis** – Kreuzbeinkanal (= unterer Teil des Wirbelkanals).
- **Hiatus sacralis** – untere Öffnung des Canalis sacralis in Höhe des 3. oder 4. Kreuzbeinwirbels.
- Facies pelvina – bildet die dem Becken zugekehrte Fläche des Kreuzbeins.
- Facies dorsalis – bildet die Hinterfläche des Kreuzbeins.

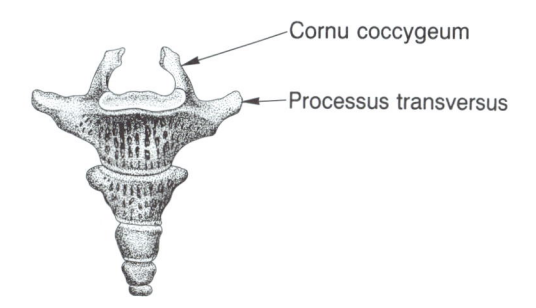

Abb. 6.5 Os coccygis von ventral

Os coccygis (= Steißbein)

Das Steißbein entsteht aus 4, manchmal aus 3 oder 5 Wirbelrudimenten, die synostotisch zum Os coccygis verschmolzen sind. Nur der 1. Steißbeinwirbel besitzt noch einen Körper und einen Proc. transversus. Die anderen Wirbel sind rundlich. Sie sind gelenkig oder knöchern miteinander verbunden.

6.1.3 Verbindungen der Wirbel   !! 3/7

▶ *Prüfungsrelevant: Sie sollten die Lage der Ligg. in Abb. 6.6 kennen. Bei den Kopfgelenken sollten Sie die Bänder den jeweiligen Gelenken zuordnen können, die Funktion, sowie bei den Gelenken die Art (z.B. Radgelenk) und die beteiligten Knochen kennen.* ◀

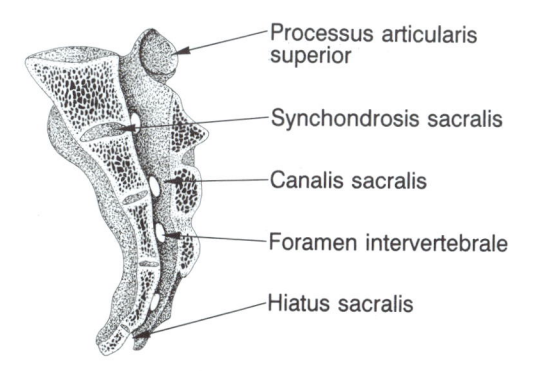

Abb. 6.4 Medianschnitt durch das Os sacrum

Im Bereich des beweglichen Wirbelsäulenteils (= Hals-, Brust- und Lendenwirbel) stehen die einzelnen Wirbel in Verbindung über:
- Wirbelkörper
  - syndesmotisch durch Disci intervertebrales (= Zwischenwirbelscheiben = Bandscheiben)
  - sowie durch Bänder (die zwischen den Wirbelbögen liegen),
- Wirbelbögen
  - diarthrotisch durch Wirbelbogengelenke.

Gelenke der Wirbelsäule und deren Bänder

Wie in Kapitel 6.1.2 bereits erwähnt, besitzen die Wirbel 2 obere und 2 untere Gelenkfortsätze (= Procc. articulares superiores und inferiores). Der untere Gelenkfortsatz des oberen Wirbels bildet mit dem oberen Gelenkfortsatz des nachfolgenden Wirbels ein Zwischenwirbelgelenk (= Articulatio zygapophysialis, syn.: Articulatio intervertebralis). Die so gebildeten 23 Gelenke sind synarthrotisch.

Außer durch die weiter unten beschriebenen Disci intervertebrales sind die Wirbel untereinander durch die nachfolgenden Bänder miteinander verbunden:
- **Lig. longitudinale anterius** – zieht als breites Band vom Os occipitale und dem Atlas ventral über die Wirbelkörper hinweg bis zum 1. Kreuzbeinwirbel und verbindet dabei die Wirbelkörper miteinander. Es hemmt die Streckung.
- **Lig. longitudinale posterius** – zieht dorsal über die Wirbelkörper hinweg und ist vor allem mit den Zwischenwirbelscheiben fest verwachsen. Es hemmt die Beugung und sichert die Zwischenwirbelscheiben.
- ► **Lig. flavum** (= Zwischenbogenband) – spannt sich auf beiden Seiten der Wirbel zwischen den benachbarten Wirbelbögen aus. Es besteht aus elastischen Fasern und hat ein gelbes Aussehen. Das **Lig. flavum** ist bereits in der Ruhestellung der Wirbelsäule gespannt. Bei einer Beugung erhöht sich die Spannung, wodurch das Aufrichten aus der Beugung unterstützt wird. ◄
- **Lig. intertransversarium** – spannt sich als rundes Band zwischen den Processus transversi (= Querfortsätze) benachbarter Wirbel aus. Im Halsbereich können diese Ligamenta fehlen. Es hemmt eine übermäßige Seitwärtsbeugung zur Gegenseite.
- **Lig. interspinale** – spannt sich zwischen den Processus spinosi (= Dornfortsätzen) benachbarter Wirbel aus. Es hemmt die Beugung.
- **Lig. supraspinale** – zieht vom 7. Halswirbel über die Spitzen der Processus spinosi (= Dornfortsätze) hinweg zum Kreuzbein. Mit den Dornfortsätzen ist es verbunden. Es hemmt die Beugung.

- ► **Lig. nuchae** (= **Nackenband**) – ist eine dünne Bindegewebsplatte, die sich an der Protuberantia occipitalis externa (= Os occipitale) und den Processus spinosi (= Dornfortsätze) der Halswirbel ausspannt. Es dient als Muskelseptum (an ihm sind Muskel verwachsen) und hemmt die Beugung. ◄
- **Ligg. sacro-coccygeum dorsale superficiale und profundum** – verbinden das Kreuzbein mit dem Steißbein.

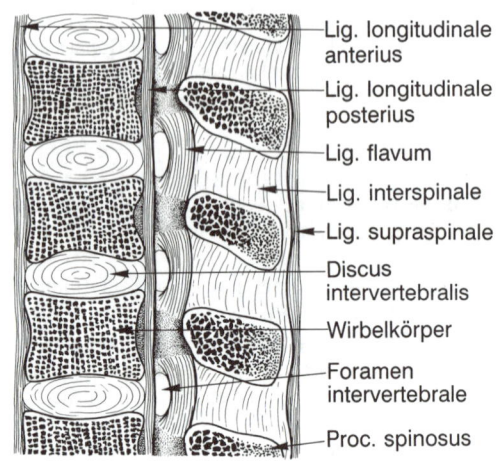

Abb. 6.6 Schnitt durch die Medianebene der Wirbelsäule

Kopfgelenke

Mit dem Kopf sind die beiden oberen Halswirbel (= Atlas und Axis) durch ein oberes und ein unteres Kopfgelenk beweglich verbunden. Beide Gelenke ermöglichen zusammen Bewegungen wie in einem Kugelgelenk.

► Das obere Kopfgelenk wird **Atlantooccipitalgelenk** (= **Articulatio atlantooccipitalis**) genannt, es ist ein Ellipsoidgelenk, das aus 2 getrennten Gelenken besteht, die funktionell eine Einheit bilden. Die Gelenkflächen werden vom Condylus des Os occipitale (= Hinterhauptsbein) sowie von den oberen Gelenkflächen (= Foveae articulares superiores) des Atlas (= 1. Halswirbel) gebildet. Die Gelenkkapsel ist schlaff. ◄

► Die beiden Atlantooccipitalgelenke sind durch die nachfolgenden Bänder besonders gesichert:
- **Membrana atlantooccipitalis anterior** (= vorderes Längsband) – ist zwischen dem vorderen Rand des Foramen magnum (Os occipitale) und dem

vorderen Teil des Wirbelbogens des Atlas ausgespannt.
- **Membrana atlantooccipitalis posterior** (= Zwischenbogenband) – ist zwischen dem hinteren Rand des Foramen magnum (Os occipitale) und dem hinteren Teil des Wirbelbogens des Atlas ausgespannt. Diese Membrana entspricht dem Lig. flavum. Sie wird von den Aa. vertebrales und den beiden 1. Spinalnerven durchbohrt. ◄

➤ Das Atlantooccipitalgelenk ermöglicht an Bewegungen:
- Vorwärtsbeugung des Kopfes bis 20°,
- Rückwärtsbeugung des Kopfes (= Streckung) bis 30°,
- Seitwärtsneigung des Kopfes bis 15°. ◄

➤ Das untere Kopfgelenk wird **Atlantoaxialgelenk** (= **Articulatio atlantoaxialis**) genannt. Es besteht aus 3 voneinander getrennten Gelenken, die aber funktionell eine Einheit bilden. Das Atlantoaxialgelenk ist ein Drehgelenk, das um einen feststehenden Zapfen (= Dens axis) dreht und deshalb ein Radgelenk bildet. Im Atlantoaxialgelenk dreht sich der Atlas (zusammen mit dem Kopf) um den Dens axis, das heißt, der Kopf dreht sich mitsamt dem Atlas um den Dens. Die Gelenkkapsel ist schlaff. ◄

Das Atlantoaxialgelenk wird unterteilt in:
- eine **Articulatio atlantoaxialis mediana** (= mittleres Gelenk) – liegt zwischen dem vorderen Atlasbogen, dem Dens axis und dem Lig. transversum atlantis;
- zwei **Articulationes atlantoaxiales laterales** (= seitliche Gelenke) – liegen rechts und links zwischen den Gelenkflächen von Atlas und Axis.

➤ Das Atlantoaxialgelenk wird durch folgende Bänder gesichert:
- **Ligg. alaria** (= Flügelbänder) – diese beiden kräftigen Bänder ziehen vom Dens zum seitlichen Rand des Foramen magnum (Os occipitale). Sie hemmen die Drehbewegung des Kopfes über 30° hinaus.
- **Lig. cruciforme atlantis** (= Kreuzband) – das kreuzförmig verlaufende Band kann in ein quer verlaufendes Lig. transversum atlantis und in zwei längs verlaufende Fasciculi longitudinales unterteilt werden. Die **Fasciculi longitudinales** ziehen vom 2. Halswirbelkörper zum vorderen Rand des Foramen magnum. Das **Lig. transversum atlantis** setzt an der rechten bzw. linken Massa lateralis des Atlas an und bildet mit der Facies articularis posterior des Dens das mittlere untere Kopfgelenk. Das Lig. cruciforme atlantis hemmt die Streckung im Atlantoaxialgelenk. Das Lig. transversum at-

lantis schützt außerdem die Medulla oblongata (= verlängertes Mark) vor dem Dens des Axis.
- **Lig. apicis dentis** (= Spitzenband) – ist schwach ausgebildet. Es verbindet das Foramen magnum mit der Spitze des Dens axis.
- **Membrana tectoria** (= hinteres Längsband) – umhüllt als kräftig ausgebildete Membran die zuvor beschriebenen Bänder. ◄

Disci intervertebrales (= Zwischenwirbelscheiben = Bandscheiben)

➤ Zwischen den einzelnen Wirbelkörpern liegen die Disci intervertebrales, die die Wirbelkörper seitlich überragen. Die Disci bestehen aus einem äußeren Faserring, dem **Anulus fibrosus**, der aus Faserknorpel (besteht überwiegend aus Kollagenfasern) aufgebaut ist, sowie einem innerhalb des Anulus liegenden wasserreichen Gallertkern, der als **Nucleus pulposus** bezeichnet wird (siehe auch Kapitel 6.1.1). Der Nucleus wirkt wie ein Wasserkissen, das für eine gleichmäßige Druckverteilung sorgt und durch seinen Quelldruck den umgebenden Faserring in Spannung hält. ◄

➤ Von kranial nach kaudal nehmen die Disci intervertebrales an Höhe und Umfang zu. ◄ Die Disci haben ein keilförmiges Aussehen, wobei sie im Hals- und Lendenbereich ventral und im Brustbereich dorsal höher sind. Die gesamte, zusammenaddierte Länge der einzelnen Bandscheiben beträgt 1/4 der Wirbelsäulenlänge. Durch den Druck, der tagsüber auf den Disci lastet, verlieren sie Wasser und platten damit ab, so daß gegen Abend eine kleinere Körpergröße (bis zu 3 cm Unterschied) gemessen wird.

➤ Beim Erwachsenen enthalten die Zwischenwirbelscheiben keine Blutgefäße mehr und sind praktisch nervenfrei. Die Ernährung erfolgt daher mittels Diffusion (ist störanfällig!).

Jede Zwischenwirbelscheibe begrenzt zusammen mit den beiden übereinanderliegenden Incisurae (Incisura vertebralis inferior und superior) und dem jeweiligen Wirbelkörper das Foramen intervertebrale (= Wirbelloch), durch das u.a. der N. spinalis zieht (siehe Kapitel 6.1.6).

Klinik: ➤ Bei einer Überbeanspruchung kann der Gallertkern durch den Anulus fibrosus hindurch in das Foramen intervertebrale oder in den Wirbelkanal gedrückt werden, was als Bandscheibenprolaps (= Bandscheibenvorfall) bezeichnet wird und starke Schmerzen verursachen kann. Liegt der Prolaps im Bereich des Foramen intervertebrale der unteren Lendenwirbelsäule ($L_{4,5}$), so kommt es durch den Druck der prolabierten Bandscheibe auf die Nervenwurzel des N. spinalis zur **Ischialgie** (= „Ischias"). ◄

6.1.4 Die Wirbelsäule als Ganzes !! 1/4

Physiologische Krümmungen der Wirbelsäule

Während beim Neugeborenen die Wirbelsäule noch wenig gekrümmt ist, entwickelt sie im Laufe der ersten Lebensjahre durch Beanspruchung ihre charakteristische Form (siehe Abb. 6.7).

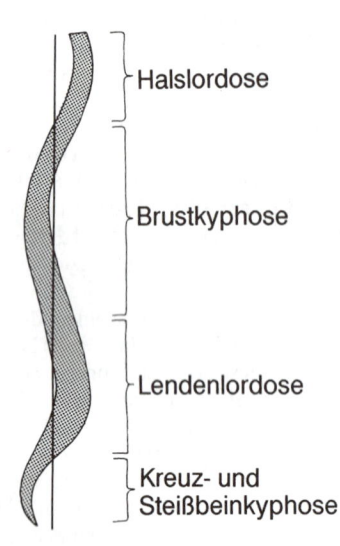

Abb. 6.7 Krümmungen der Wirbelsäule

(Halslordose, Brustkyphose, Lendenlordose, Kreuz- und Steißbeinkyphose)

➤ Die gesunde Wirbelsäule ist doppelt S-förmig gekrümmt. Diese Krümmungen sind im Bereich der Hals- und Lendenwirbel nach vorn konvex (= nach außen gewölbt) und werden **Lordose** genannt. Im Bereich der Brust- und Kreuzwirbel sind sie nach hinten konvex und werden **Kyphose** genannt. ◄

Die Krümmungen liegen im Bereich:
- Halslordose – 1.–6. Halswirbel
- Brustkyphose – 6. Hals- bis 9. Brustwirbel
- Lendenlordose – 9. Brust- bis 5. Lendenwirbel
- Sakralkyphose – Kreuz- und Steißbeinbereich

Merksatz: Im Hals- und Lendenbereich finden man eine Lordose (also hohl).

Klinik: Krankhafte Verbiegungen der Wirbelsäule werden Skoliosen genannt.

Bewegungsmöglichkeiten der Wirbelsäule

Die Bewegungsmöglichkeiten zwischen 2 benachbarten Wirbeln ist relativ gering. Bei den 24 beweglichen Wirbeln addieren sich jedoch die Bewegungsmöglichkeiten, so daß die möglichen Bewegungen auf die gesamte Wirbelsäule bezogen annähernd denen eines Kugelgelenks entsprechen.

➤ Dabei nimmt die Beweglichkeit der Wirbelsäule von kranial nach kaudal ab. ◄

➤ Die Hauptrichtungen der Bewegungen sind:
- Beugen und Strecken (= Vor- und Rückwärtsbeugen) – besonders gut im Hals- und Lendenwirbelbereich
- Seitwärtsneigen – besonders gut möglich im Hals- und Brustwirbelbereich
- Drehung – im Atlantooccipitalgelenk und im Hals- und Brustwirbelbereich.

Im Lendenwirbelbereich ist nur eine geringgradige Rotation möglich, weil die Stellung der Gelenkfortsätze größere Drehungen verhindert. ◄

Bewegungsmöglichkeiten der Wirbelsäule			
	HWS	BWS	LWS
Beugung	40°	35°	70°
Streckung	70°	20°	70°
Seitwärtsneigung	45°	30°	25°
Drehung	60–80°	45°	2°

(HWS = Halswirbelsäule, BWS = Brustwirbelsäule, LWS = Lendenwirbelsäule)

Wirbelkanal (= Canalis vertebralis)

➤ Die Wirbelsäule enthält den Wirbelkanal, der vom Foramen occipitale magnum bis zum Hiatus sacralis (dem Ende des Kreuzbeins) reicht. ◄
Ventral wird der Wirbelkanal von den Wirbelkörpern und den Zwischenwirbelscheiben, lateral und dorsal von den Wirbelbögen mit den sie verbindenden Ligg. flava begrenzt. Bis auf die Foramina intervertebralia ist der Wirbelkanal vollständig verschlossen.

Im Wirbelkanal liegen das Rückenmark mit seinen Hüllen sowie die Wurzeln der Nn. spinales (= Spinalnerven) und als Venengeflechte die Plexus venosus vertebrales interni

➤ Jedes **Foramen intervertebrale** (= **Zwischenwirbelloch**) wird im Wesentlichen begrenzt von der Incisura vertebralis inferior und superior (siehe Kapitel 6.1.2) sowie von der Zwischenwirbelscheibe und dem Lig. flavum.

Durch jedes Foramen intervertebrale ziehen:
- ein N. spinalis – somit durch alle Foramina insgesamt 31 Spinalnervenpaare (Paar, weil auf beiden Körperseiten)
- ein R. meningeus (Nervenast) für die sensible Versorgung der Rückenmarkshäute
- ein R. spinalis (Arterienast).

Im Foramen intervertebrale liegt jeweils ein Ganglion spinale. Der Rest des Foramens ist mit Fettgewebe ausgefüllt. Die Nn. spinales werden ausführlich in Kapitel 9.2.1 beschrieben. ◄

6.1.5 Autochthone Rückenmuskulatur ! 0/0

Die Muskulatur des Rückens wird in eine oberflächliche (= sekundäre) und eine tiefe (= autochthone) Muskelschicht unterteilt. Als autochthone (= primäre) Rückenmuskeln werden die nachfolgenden Muskeln bezeichnet, die auch „ortsständig" genannt werden, weil sie sich im Rückenbereich entwickelt haben und teilweise noch ihre Segmentation besitzen. Demgegenüber entwickeln sich die im Kapitel 3.4.1 beschriebenen sekundären Rückenmuskeln aus den Extremitätenknospen.

Die **autochthonen Muskeln** verlaufen in 2 getrennten Strängen (für rechte und linke Körperseite) innerhalb jeweils eines Führungskanals, der vom Os occipitale (= Hinterhauptsbein) bis zum Os sacrum (= Kreuzbein) reicht. Der Führungskanal wird medial von den Processus spinosi (= Dornfortsätze der Wirbel) und ventral von den Processus transversi gebildet.

Dorsal werden die Muskeln im Nackenbereich von der Fascia nuchae und im Brust- und Lendenbereich von der **Fascia thoracolumbalis** bedeckt.

➤ Da die autochthonen Muskeln die Wirbelsäule strecken (= aufrichten), werden sie in ihrer Gesamtheit als **M. erector spinae** (alt: M. erector trunci) bezeichnet. Weil der M. erector spinae einen großen physiologischen Querschnitt besitzt, sind die autochthonen Rückenmuskeln in ihrer Gesamtheit sehr kräftig. ◄
Nach der Verlaufsrichtung werden die autochthonen Rückenmuskeln in einen medial und einen lateral verlaufenden Strang unterteilt. Die Muskeln werden innerhalb dieser Stränge wiederum unterteilt in:
- medialer Muskelstrang
  - spinales (= interspinales) System
  - transversospinales System
- lateraler Muskelstrang
  - sakrospinales System
  - spinotransversales System
  - intertransversales System.

Die einzelnen Muskeln des M. erector spinae sind teilweise sehr kurz (erstrecken sich z.B. nur zwischen 2 Wirbeln) oder relativ lang (z.B. der M. longissimus).

Wegen der Vielzahl an Ursprüngen und Ansätzen ist es nicht sinnvoll und nicht prüfungsrelevant, diese detailliert zu lernen.

Die autochthonen Rückenmuskeln werden von den Radices posteriores der Nn. spinales innerviert.

Interspinales System
Die Muskeln des interspinalen Systems liegen zwischen den Processus spinosi (= Dornfortsätzen). Zu ihnen gehören:

Mm. spinales – liegen als M. spinalis cervicis im Halsbereich und als M. spinalis thoracis im Brustbereich.
Funktion: Bei einer einseitigen Kontraktion neigen sie die Wirbelsäule zur Seite, bei einer doppelseitigen Kontraktion kommt es zur Dorsalflexion der Wirbelsäule.

Mm. interspinales – liegen im Hals-, Brust- und Lendenbereich.
Funktion: Dorsalflexion der Hals-, Brust- oder Lendenwirbelsäule.

M. rectus capitis – wird weiter unten bei den kleinen Nackenmuskeln beschrieben.

Transversospinales System
Die Muskeln des transversospinalen Systems ziehen von den Quer- zu den Dornfortsätzen der einzelnen Wirbel. Zu ihnen gehören:

Mm. semispinales – werden unterteilt in:
- **M. semispinalis capitis** – setzt am Os occipitale (= Hinterhauptsbein) an
  Funktion: Einseitig: Drehung des Kopfes zur entgegengesetzten Seite und Neigung des Kopfes; doppelseitig: Streckung der Halswirbelsäule.

- **M. semispinalis cervicis** – liegt im Halsbereich.
  Funktion: Einseitig: Drehung der Wirbelsäule zur entgegengesetzten Seite; doppelseitig: Streckung der Wirbelsäule.
- **M. semispinalis thoracis** – liegt im Brustbereich.
  Funktion: Siehe M. semispinalis cervicis.

Mm. multifidi – liegen im Hals-, Brust- und Lendenbereich. Im Lendenbereich sind sie besonders kräftig ausgebildet.
Funktion: Einseitig: Drehung der Wirbelsäule zur entgegengesetzten Seite; doppelseitig: Streckung und Fixierung der Wirbelsäule.

Mm. rotatores – liegen im Hals-, Brust- und Lendenbereich.
Funktion: Einseitig: Drehung der Wirbelsäule; doppelseitig: Fixierung (Streckung) der Wirbelsäule.

Sakrospinales System

Die Muskeln des sakrospinalen Systems werden zum **M. erector spinae** zusammengefaßt. Zu ihnen gehören:

Mm. iliocostales – liegen als lange Muskeln im Hals-, Brust- und Lendenbereich.
Funktion: Einseitig: Seitwärtsneigung der Wirbelsäule, doppelseitig: Dorsalflexion der Wirbelsäule.

Mm. longissimi – bilden lange Muskeln, die im Halsbereich als M. longissimus capitis und M. longissimus cervicis und im Brust- und Lendenbereich als M. longissimus thoracis liegen.
Funktion: Einseitig: Seitwärtsneigung der Wirbelsäule (und des Kopfes); doppelseitig: Dorsalflexion der Wirbelsäule.

Spinotransversales System

Die Muskeln des spinotransversalen Systems ziehen von den Dorn- zu den Querfortsätzen der Wirbel. Zu ihnen gehören:

M. splenius capitis und **M. splenius cervicis** – liegen im Hals- und oberen Brustbereich (der M. splenius capitis setzt am Proc. mastoideus des Os temporale an).
Funktion: Einseitig: Rückwärtsneigung und Drehung der Kopf- und Halswirbelsäule zur gleichen Seite hin; doppelseitig: Dorsalflexion von Kopf und Hals.

M. obliquus capitis inferior – wird bei den kleinen Nackenmuskeln beschrieben.

Intertransversales System

Die Muskeln des intertransversalen Systems erstrecken sich zwischen den einzelnen Querfortsätzen. Zu ihnen gehören:

Mm. intertransversarii – liegen im Hals- und Lendenbereich.
Funktion: Einseitig: Seitwärtsneigung der Wirbelsäule; doppelseitig: Dorsalflexion der Wirbelsäule.

Kurze tiefe Nackenmuskeln

▶ Diese 4 kurzen tiefen Nackenmuskeln werden vom N. suboccipitalis innerviert.
M. rectus capitis posterior minor - einseitig: neigt den Kopf zur gleichen Seite. Beidseitig: streckt den Kopf im Atlantooccipitalgelenk.
M. rectus capitis posterior major – einseitig: dreht und neigt den Kopf zur gleichen Seite. Beidseitig: streckt den Kopf im Atlantooccipitalgelenk.
M. obliquus capitis superior – einseitig: neigt den Kopf zur gleichen Seite und dreht ihn zur Gegenseite. Beidseitig: streckt den Kopf im Atlantooccipitalgelenk.
M. obliquus capitis inferior – dreht den Kopf im Atlantoaxialgelenk (setzt am Atlas an!) ◀

Faszien

Im Rückenbereich sind folgende zwei Faszien zu behandeln:
- **Fascia nuchae** (= **Nackenfaszie**) – umhüllt im Nackenbereich als Fortsetzung der Lamina superficialis (= oberflächliches Blatt) der Fascia cervicalis die beiden Anteile des M. trapezius und läuft medial am Lig. nuchae zusammen. Unter dem M. trapezius und dem M. rhomboideus umhüllt sie mit ihrem tiefen Blatt die autochthone Rückenmuskulatur.
- **Fascia thoracolumbalis** – hat ihren Ursprung an den Proc. spinosi der Wirbel, sowie am Os sacrum (= Kreuzbein) und an der Crista iliaca. Sie ist an den Spinae iliacae posteriores des Os ilium (= Darmbein) angeheftet. Diese Faszie besteht aus einem oberflächlichen und einem tiefen Faszienblatt, die als Faszienloge im Brust- und Lendenbereich die autochthone Rückenmuskeln umschließen. Die Faszie dient dem M. latissimus dorsi und dem M. serratus posterior inferior als Ursprung.

  ▶ Im Lendenbereich bildet das tiefe Blatt der Fascia thoracolumbalis die Aponeurosis lumbalis. Diese Aponeurose dient dem M. obliquus internus abdominis und dem M. transversus abdominis als Ursprung. ◀

6.1.6 Nerven und Gefäße ! 0/0 im Rückenbereich

Wie in Kapitel 9.2.1 ausführlich beschrieben, teilen sich die Nn. spinales (= Spinalnerven) in eine Radix anterior (= vorderer Ast) und eine Radix posterior (= hinterer Ast). Die meisten Radices posteriores teilen sich wiederum in einen medialen und einen lateralen Ast. Die Rr. mediales (= medialer Ast) innervieren motorisch die autochthonen Rückenmuskeln, die Rr. laterales versorgen sensibel die Haut des Rückens.

Die Radices posteriores der ersten drei Spinalnerven (C_{1-3}) haben Eigennamen (siehe Kapitel 5.6).

Die aus den Radices posteriores von L_1 bis S_3 (= Lenden- und Kreuzbeinnerven) hervorgehenden Rr. laterales vereinigen sich zu den Nn. clunium superiores und medii, die die Haut der Gesäßregion sensibel innervieren.

▶ Die Wirbelsäule und das Rückenmark erhalten ihr Blut aus Ästen der nachfolgenden Arterien:
A. vertebralis (siehe Kapitel 5.8.1), A. cervicalis profunda, A. cervicalis ascendens, Aa. intercostales posteriores, Aa. lumbales, A. iliolumbalis, A. sacralis lateralis. ◀

Das venöse Blut fließt ab über:
- **Plexus venosus vertebralis internus** – liegt innerhalb des Wirbelkanals zwischen der Dura mater und dem Periost (= Knochenhaut). Er steht im Schädelbereich mit dem Sinus occipitalis (Kapitel 9.11.2) in Verbindung.
- **Plexus venosus vertebralis externus posterior** – liegt auf der Dorsalseite zwischen den Dorn- und Querfortsätzen der Wirbelsäule.
- **Plexus venosus vertebralis externus anterior** – liegt auf der Ventralseite der Wirbelsäule vor den Wirbelkörpern und steht mit dem vorhergehenden Plexus in Verbindung.

Klinik: ▶ Wenn die V. cava superior oder die V. cava inferior verschlossen sind, bilden die 3 Venenplexus zusammen mit der V. azygos und der V. hemiazygos einen Kollateralkreislauf. ◀

6.1.7 Angewandte und topographische Anatomie ! 0/2

Auf der Körperoberfläche sind im Rückenbereich oberhalb der Analspalte 3 grübchenartige Einziehungen der Haut zu erkennen, die gedanklich untereinander und mit dem Anfang der Analspalte verbunden eine Raute bilden, die als **Michaelis-Raute** bezeichnet wird. Die Michaelis-Raute entsteht dadurch, daß die Haut über dem Processus spinosus des 5. Lendenwirbels und über den beiden Spinae iliacae posteriores superiores am Knochen stärker fixiert und dadurch jeweils in Form eines Grübchens eingesunken ist.

▶ Die Michaelis-Raute wird begrenzt:
- kranial – der tiefste Punkt der Lendenlordose in Höhe des 5. Lendenwirbels,
- lateral – durch die beiden Spinae iliacae posteriores superiores,
- kaudal – Beginn der Analspalte (= Crena ani).

Die Breite der Michaelis-Raute gibt dem Gynäkologen Anhaltspunkte über die Form und die Weite des Beckens, was für den Geburtsvorgang wichtig ist. Die normale Distanz zwischen den beiden Spinae iliacae beträgt 8–10 cm. (Siehe Abb. 6.8). ◀

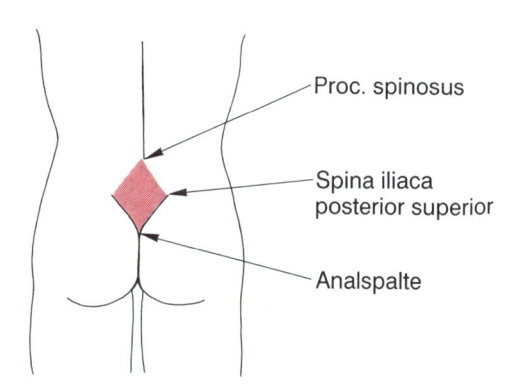

Abb. 6.8 Michaelisraute

▶ Im Rückenbereich können Sie folgende Skelettanteile tasten:
- 1. fast alle Dornfortsätze (= Procc. spinosi), wobei zu beachten ist, daß der Atlas (= 1. Halswirbel) keinen Dornfortsatz besitzt.
- 2. besonders gut ist der Dornfortsatz des Vertebra prominens (= 7. Halswirbels) zu tasten, der die Übergangsstelle von der Halslordose zur Brustkyphose markiert.
- 3. den Proc. spinosus von L_4, der in Höhe der Cristae iliacae der beiden Darmbeine liegt. Diese Kenntnis ist für die Lumbalpunktion wichtig. ◀

Epiduralanästhesie

Bei der Epiduralanästhesie wird ein Anästhetikum in den Epiduralraum injiziert, wodurch die vom Anästhetikum umspülten Spinalnerven betäubt werden.

Bei der Epiduralanästhesie unterscheidet man zwischen einer Peridural- und einer Sakralanästhesie.

Bei der Periduralanästhesie (= PDA) dringt man mit einer Hohlnadel im thorakalen oder lumbalen Bereich in den Epiduralraum ein. Bei der Sakralanästhesie gelangt man durch den von außen gut tastbaren Hiatus sacralis in den Epiduralraum. Bei der Epiduralanästhesie ist darauf zu achten, daß die Hohlnadel nicht zu weit vorgeschoben wird, da sonst die Dura mater durchstoßen und das Anästhetikum in den Subarachnoidalraum injiziert werden kann (Gefahr der Atemlähmung!). Die Lumbalpunktion wird ausführlich in Kapitel 9.10.2 beschrieben.

6.2 Brustwand

6.2.1 Grundzüge der Entwicklung des Thorax ! 0/1

Der **Thorax** (= **Brustkorb**) besteht aus der Wirbelsäule, den Rippen und dem Sternum (= Brustbein).

Die **Rippen** entstehen unabhängig von den Wirbeln aus einer strangförmig neben der Wirbelsäule liegenden Mesenchymverdickung (nach einigen Autoren entwickeln sich die Rippen aus den Processus costales der Brustwirbeln, die zunächst aus Mesenchym bestehen – eine endgültige Klärung war auch anhand von Primärliteratur nicht möglich).

Die Rippen verknorpeln und wachsen nach ventral vor. Die freien Enden der sieben oberen Rippen vereinigen sich auf beiden Körperhälften zu je einer Sternalleiste. Die beiden Sternalleisten verschmelzen Anfang des 3. Entwicklungsmonats miteinander zur knorpeligen Anlage des Sternum (= Brustbein).

Mitte des 3. Entwicklungsmonats treten im wirbelnahen Bereich der Rippen und Anfang des 5. Entwicklungsmonats im Sternum die ersten Ossifikationszentren (= Verknöcherungskerne) auf.

▶ Der vordere Teil der 2.–7. Rippe bleibt knorpelig erhalten. Er besteht aus hyalinem Knorpel. Die fünf unteren Rippenpaare erreichen das Sternum nicht, wobei sich die vorderen hyalinen Anteile der 8.–10. Rippe (manchmal auch nur der 8. und 9.) zum **Rippenbogen** vereinigen. Die 11. und 12. Rippe enden frei in der Bauchwand. Der hyaline Knorpel der Rippen verknöchert nach der Pubertät. ◀

Im Hals-, Lenden- und Kreuzbeinbereich sind ebenfalls Rippen angelegt, deren Anlagen jedoch rudimentär bleiben und z.B. als Processus costarius der Lendenwirbel erhalten bleiben.

▶ Das **Zwerchfell**, das die Brusthöhle von der Bauchhöhle trennt, entwickelt sich aus den nachfolgend genannten 4 Anlagen (prüfungsrelevant: nur die Anlagen benennen können): ◀

- **Septum transversum** – entsteht als quere Falte im Bereich der oberen Bauchwand und trennt ab Anfang des 2. Entwicklungsmonats die Herzanlage unvollständig von der Peritonealhöhle (= Bauchfellhöhle). Aus dem Septum entsteht das Centrum tendineum des Zwerchfells.
- **Mesenterium des Oesophagus** – bildet den mittleren Teil des Zwerchfells um den Oesophagus (= Speiseröhre) herum.
- **Membranae pleuroperitoneales** – wachsen von der oberen hinteren Bauchwand nach vorn und verwachsen mit dem Septum transversum. Damit schließen sie den noch offenen Raum zwischen der Brust- und der Bauchhöhle. Kommt es zu keinem vollständigen Zusammenwachsen, so wird die dadurch offene Verbindung zwischen Brust- und Bauchhöhle Foramen phrenicum genannt.
- **Parietales Mesoderm** – geht aus der Körperwand hervor und bildet den peripheren Teil des Zwerchfells.

Die Muskulatur des Zwerchfells entwickelt sich aus den zervikalen Myotomen.

▶ Anfang des 2. Entwicklungsmonats wachsen Nervenfasern aus C_3–C_5 in das Septum transversum ein und vereinigen sich zum N. phrenicus. Bis Ende des 2. Entwicklungsmonats wird das Zwerchfell aus der Hals- in die untere Brustregion verlagert (= Descensus – „Abstieg"). Dabei werden die beiden Nn. phrenici ebenfalls nach kaudal verlagert. ◀

6.2.2 Skelettelemente und Verbindungen !! 1/5

Der knöcherne Brustkorb (= Thorax) besteht aus:
- dem Brustbein (= Sternum)
- den 12 Rippenpaaren (= Costae)
- 12 Brustwirbeln (s. Kapitel 6.1.2).

Sternum (= Brustbein)

Das Sternum ist ein platter Knochen, der auch beim Erwachsenen noch rotes Knochenmark enthält. Das Sternum besteht aus dem
- Manubrium sterni (= Brustbeinhandgriff)
- Corpus sterni (= Brustbeinkörper)

- Processus xiphoideus (= Schwertfortsatz).

Diese drei Anteile des Sternum sind beim Erwachsenen miteinander verknöchert, beim Kind werden sie durch folgende zwei Knorpelzonen voneinander getrennt:
- Symphysis manubriosternalis – liegt zwischen dem Manubrium und dem Corpus sterni,
- Symphysis xiphosternalis – liegt zwischen dem Corpus sterni und dem Processus xiphoideus.

▶ Das **Manubrium sterni** besitzt eine Incisura clavicularis für den Ansatz der Clavicula sowie Insicurae costales für den Ansatz der oberen 1 1/2 Rippen. Am kranialen Rand liegt als Einziehung die Incisura jugularis (= Drosselgrube).

Am Übergang vom Manubrium zum Corpus ist das Brustbein leicht zum **Angulus sterni** (= **Brustbeinwinkel**) abgeknickt, der durch die Haut zu tasten ist. Der Angulus ist zur Orientierung wichtig, da in seiner Höhe (Übergang vom Manubrium zum Corpus) die 2. Rippe am Sternum ansetzt. ◀

Am Processus xiphoideus ist häufig eine rundliche oder spaltförmige Aussparung zu sehen, die jedoch ohne Bedeutung ist.

Sternalpunktion

Bei Bluterkrankungen (z.B. Leukämie) kann die mikroskopische Untersuchung des Knochenmarks notwendig sein. Dazu kann man das Sternum punktieren und das Knochenmark entnehmen. Die Sternalpunktion hat den Vorteil, daß das Sternum direkt unter der Haut liegt und somit am besten zugänglich ist. Der Nachteil besteht für den Ungeübten in der Gefahr, daß die Kanüle abrutscht und man so bis in den Herzbeutel oder die Lunge vordringt. Daher wird heute die Beckenkammpunktion bevorzugt.

Costae (= Rippen)

Wir Menschen besitzen 12 Rippenpaare. Die Rippen bestehen beim Erwachsenen aus einem knöchernen und einem aus hyalinem Knorpel bestehenden Rippenteil.

Die ersten 7 Rippenpaare stehen mit dem Sternum in Verbindung und werden deshalb Costae verae (= „wahre Rippen") genannt. Die 8.–10. Rippe werden Costae spuriae (= „falsche Rippen") genannt, weil sie nicht mit dem Sternum in Verbindung stehen. Die 8.-10. Rippe sind an ihrem knorpeligen Ende mit der 7. Rippe zum **Rippenbogen** (= **Arcus costalis**) verbunden. Die 11. und 12. Rippe sind nur noch rudimentär (= in Ansätzen) vorhanden und enden frei in der Brustwand. Sie werden Costae fluctuantes genannt.

▶ **Besonderheiten:** Die 1. Rippe ist relativ kurz und breit. Sie liegt unter der Clavicula und kann daher nur an ihrem sternalen Ende (kurz vor dem Ansatz am Sternum) getastet werden. Die erste Rippe besitzt wie die 2. Rippe ein Tuberculum m. scaleni anterioris, an dem der M. scalenus anterior seinen Ansatz hat.

Die erste Rippe weist außerdem rechts und links vom Tuberculum je eine Delle auf, die als Sulcus arteriae subclaviae von der A. subclavia und als Sulcus venae subclaviae von der V. subclavia verursacht wird. Bei einer Fraktur der 1. Rippe kann die A. subclavia wegen der engen Nachbarschaft verletzt werden.

Die 7. Rippe ist am längsten, die erste und letzte Rippe sind die kürzesten. ◀

Rippenvariabilitäten: Im Halsbereich werden ebenfalls Rippen angelegt, die jedoch mit den Querfortsätzen der Halswirbel verschmelzen. Kommt es zu keiner Verschmelzung, so entstehen **Halsrippen**, die in Kapitel 3.8.2 ausführlich beschrieben werden.

Im Brustbereich endet neben der 11. und der 12. Rippe manchmal auch die 10. und selten auch die 9. Rippe frei (= enden nicht am knorpeligen Rippenbogen).

Am 1. Lendenwirbel kann eine Lendenrippe ausgebildet sein. Normalerweise sind die im Lendenbereich angelegten Rippen jedoch zu Querfortsätzen, die in diesem Fall Proc. costarius genannt werden, zurückgebildet. Die eigentlichen Querfortsätze der Lendenwirbel sind zu Procc. accessorii zurückgebildet.

Gelenkverbindungen der Rippen: Die Rippen sind mit dem Sternum, den Wirbeln und untereinander gelenkig verbunden.

▶ Die 1. Rippe ist mit dem Manubrium sterni häufig synchondrotisch (= knorpelhaft) verbunden (= Synchondrosis sternocostalis costae I).

Die 2.–7. Rippe bilden mit dem Sternum echte Gelenke (= **Sternokostalgelenke** = **Articulationes sternocostales**). Diese Gelenke sind Drehgelenke, deren Gelenkhöhlen spaltförmig sind und deren Gelenkkapseln mit Bändern verwachsen sind. ◀

Zwischen der 6. und 9. Rippe ist im sternalen (= vorderen) Bereich häufig ein Gelenk (= Articulatio interchondralis) ausgebildet.

An Bändern kommen zwischen dem Sternum und den Rippen vor:
- Ligg. sternocostalia radiata – ziehen vom Rippenknorpel zur Vorderseite des Sternum.
- Lig. sternocostale intraarticulare – unterteilt die Gelenkhöhle in 2 Abteilungen.

Mit den Wirbeln sind die Rippen über folgende beide Gelenke verbunden:
- **Articulatio capitis costae** (= Rippenköpfchengelenk) – liegt als Kugelgelenk zwischen dem jeweiligen Rippenkopf (= Caput costae) und dem Wirbelkörper. Außer bei der 1., 11. und 12. Rippe sind die Rippen mit ihrer Facies articularis mit je 2 Wirbeln gelenkig verbunden, wobei der Rippenkopf in Höhe der jeweiligen Zwischenwirbelscheibe liegt. Die Rippenköpfe der 11. und 12. Rippe liegen in Höhe der Wirbelkörper. Über das innerhalb der Gelenkkapsel liegende Lig. capitis costae intraarticulare ist der Rippenkopf mit der Zwischenwirbelscheibe und über das außerhalb liegende Lig. capitis costae radiatum mit dem Wirbelkörper verbunden.
- **Articulatio costotransversaria** (= Querfortsatzgelenk) – liegt als Radgelenk zwischen der Facies articularis tuberculi costae und dem Querfortsatz des Wirbels.

Die Gelenkkapsel des Wirbel-Rippen-Gelenks wird durch das vom Rippenhals zum Wirbel ziehende Lig. costotransversarium verstärkt.

▶ Die Rippengelenke ermöglichen ein Heben und Senken der Rippen. Da die Rippen gekrümmt sind, werden sie bei Bewegungen besonders seitlich gehoben oder gesenkt, wodurch sich das Volumen des Brustkorbs vergrößert oder verkleinert, was der Ein- bzw. Ausatmung dient.
Beim Neugeborenen verlaufen die Rippen noch nahezu horizontal, so daß bei ihm keine Veränderung des Brustkorbvolumens über Rippenbewegungen möglich ist. Daher überwiegt beim Neugeborenen und Kleinkind die Bauchatmung. ◀

6.2.3 Der Thorax als Ganzes ! 1/2

Die Form des **Thorax** (= **Brustkorb**) hängt beim Erwachsenen vom Typ des Körperbaus ab (3 Konstitutionstypen nach Kretschmer). So hat z.B. der Leptosome einen langen flachen und der Pykniker einen großen gewölbten Brustkorb.

▶ Beim faßförmigen Thorax des Neugeborenen ist der sagittale Durchmesser relativ größer als beim Erwachsenen. ◀

Der Thorax besitzt als obere enge Brustkorböffnung die Apertura thoracis superior, und eine untere weite Öffnung, die Apertura thoracis inferior.
▶ Die **Apertura thoracis superior** wird von der 1. Rippe, dem Manubrium sterni und dem 1. Brustwirbelkörper gebildet.
Die **Apertura thoracis inferior** wird von der 10. bis 12. Rippe, dem Rippenbogen, dem Proc. xiphoideus und dem 12. Brustwirbelkörper gebildet. ◀
Die Apertura thoracis inferior ist durch das Zwerchfell verschlossen und trennt damit die Brust- von der Bauchhöhle.
Die beiden Rippenbögen setzen im Bereich des Proc. xiphoideus an, wobei sie einen nach unten offenen Winkel, den **Rippenbogenwinkel** (= **Angulus infrasternalis**) bilden.
Die Räume, die zwischen den Rippen liegen, sind vorne weiter als hinten und zwischen den oberen Rippen größer als zwischen den unteren Rippen.

Besonderheiten
▶ Die Rippen stehen beim Kind fast horizontal, beim Erwachsenen sind sie „abgesenkt", wodurch sich der Brustkorb abflacht.
Im Alter ist neben einer weiteren Abflachung des Brustkorbs eine sich verkleinernde Apertura thoracis inferior zu beobachten. ◀

6.2.4 Interkostalmuskeln ! 0/1

Zwischen 2 Rippen liegt jeweils ein **Zwischenrippenraum** (= **Spatium intercostale** = **Interkostalraum**), in dem die Zwischenrippenmuskeln (= Interkostalmuskeln) mit den im Kapitel 6.2.6 beschriebenen Nerven und Gefäßen liegen.
Die **Interkostalmuskeln** (= **Mm. intercostales**) werden motorisch von den Rami ventrales der Nn. intercostales innerviert (die Mm. intercostales sind in der nachfolgenden Tabelle aufgeführt).
Der Brustkorb ist von einer äußeren und einer inneren Brustkorbfaszie umhüllt.
- ▶ **Fascia thoracica** (= äußere Brustkorbfaszie) – liegt den Rippen und den Mm. intercostales externi außen direkt auf.
- **Fascia endothoracica** (= innere Brustkorbfaszie) – liegt innen unmittelbar den Rippen und den Mm. intercostales intimi an. Die Fascia endothoracica besteht stellenweise nur aus einer Schicht

Interkostalmuskeln		
Mm. intercostales externi (= äußere Zwischenrippenmuskeln)	*An.:* Oberrand der darunterliegenden Rippe	*Ur.:* Äußerer Unterrand einer Rippe
	Lage: Sie bilden die oberflächliche Schicht der Mm. intercostales und reichen im Interkostalraum von hinten (Tubercula costarum) bis zur Knorpel-Knochengrenze der Rippen, wo sie sich in die Membrana intercostalis externa fortsetzen, die zum Sternum zieht. **Verlauf:** Sie ziehen schräg von hinten oben nach vorn unten. **Funktion:** Sie heben die Rippen und dienen damit der Inspiration (= Einatmung).	
Mm. intercostales interni (= innere Zwischenrippenmuskeln)	*An.:* Sulcus costae	*Ur.:* Innerer Oberrand einer Rippe
	Lage: Sie reichen im Interkostalraum vom Sternum bis zum Angulus costae, wo sie in die Membrana intercostalis interna übergehen, die bis zu den Wirbeln zieht. **Verlauf:** Entgegengesetzt (rechtwinklig) zu den Mm. intercostales externi. **Funktion:** Sie senken die Rippen und dienen damit der Exspiration (= Ausatmung).	
Mm. intercostales intimi	*An.:* Sulcus costae	*Ur.:* Innerer Oberrand einer Rippe
	Besonderheit: Sie stellen eine Abspaltung von den Mm. intercostales interni dar. Zwischen ihnen und den Mm. intercostales interni verlaufen die Gefäße und Nerven des Interkostalraums. **Funktion:** Exspiration und Verspannung der Interkostalräume.	
Mm. subcostales	*An.:* dorsale Seite der übernächsten Rippe	*Ur.:* sehnig am oberen Rand der unteren Rippe
	Besonderheit: Sie kommen an der Innenfläche der dorsalen Thoraxwand vor, wo sie als Fasern der Mm. intercostales interni von der Innenfläche der Rippen (meist 12) über mehrere Rippen hinwegziehen. **Funktion:** Exspiration und Verspannung der Brustwand.	
M. transversus thoracis	*An.:* Unterrand des 2.–6. Rippenknorpels	*Ur.:* Innenseite des Corpus sterni und des Proc. xiphoideus
	Verlauf: Laterokranial. **Funktion:** Exspiration und Verspannung der Brustwand.	

lockeren Bindegewebes, durch das die Pleura parietalis verschieblich mit der Brustwand verbunden ist. Der Teil der Fascia endo-thoracica, der an der Pleurakuppel anliegt, wird **Membrana suprapleuralis** (= Gibson'sche Faszie), der Teil, der auf dem Zwerchfell liegt, **Fascia phrenicopleuralis** genannt. ◄

In der Fascia endothoracica verlaufen ventral die A. und V. thoracica interna und dorsal die Nn. intercostales.

6.2.5 Zwerchfell !!! 7/22

► *Besonders prüfungsrelevant: Tabelle.* ◄

Das **Zwerchfell** (= **Diaphragma**) trennt als muskulös-sehnige Trennwand die Brust- von der Bauchhöhle. Bei einem Frontalschnitt können Sie erkennen, daß das Zwerchfell kuppelförmig gestaltet ist.

Am Zwerchfell werden 3 Bereiche unterschieden:
- Pars lumbalis – entspringt von der Lendenwirbelsäule
- Pars costalis – entspringt von den Rippen
- Pars sternalis – entspringt vom Sternum.

| Zwerchfell-Öffnungen ||||
Öffnung	es ziehen durch	Lage	Besonderheit
Hiatus aorticus	Aorta descendens, Ductus thoracicus (manchmal auch die V. azygos und die V. hemiazygos)	liegt zwischen den beiden Crura medialia der Pars lumbalis	Der Hiatus liegt vor dem 1. Lendenwirbelkörper. Er wird durch das Lig. arcuatum medianum verstärkt.
Hiatus oesophageus	Oesophagus, R. phrenicoabdominalis des linken N. phrenicus, Truncus vagalis anterior und posterior (gehen aus dem rechten bzw. linken N. vagus hervor)	liegt in der Pars lumbalis	Der Hiatus liegt in Höhe des 10. Brustwirbels. Er ist vollständig von Muskulatur umgeben. Daher kann durch eine Kontraktion des Zwerchfells der Oesophagus verschlossen werden.
Foramen v. cavae	V. cava inferior, R. phrenicoabdominalis des rechten N. phrenicus	liegt im Centrum tendineum	Das Foramen liegt in Höhe des 9. Brustwirbels. Die V. cava inferior ist mit dem Centrum tendineum bindegewebig so verbunden, daß die Vene nicht kollabieren kann.
medialer Lumbalspalt	N. splanchnicus major, durch den rechten Spalt außerdem die V. azygos, durch den linken Spalt die V. hemiazygos	liegt zwischen Crus mediale und Crus intermedium der Pars lumbalis	Dieser Spalt liegt in Höhe des 1. Lendenwirbelkörpers.
lateraler Lumbalspalt	Truncus sympathicus, häufig auch N. splanchnicus minor	liegt zwischen Crus intermedium und Crus laterale	Der laterale Spalt liegt in Höhe des 2. Lendenwirbelkörpers.
Lücke zwischen medialem und lateralem Zwerchfellbereich	N. splanchnicus minor	Der Nerv liegt zwischen medialem und lateralem Schenkel	Zieht häufig durch den lateralen Lumbalspalt.
Larrey'sche Spalte (= Trigonum sternocostale)	A. und V. epigastrica superior (Endäste der A. bzw. V. thoracica interna)	liegt zwischen Pars sternalis und Pars costalis	Liegt in Höhe des 9. Brustwirbelkörpers als dreieckige Spalte.

Die kräftige **Pars lumbalis** besteht aus 2 Schenkeln, dem Crus dextrum und dem Crus sinistrum, an denen wiederum jeweils ein medialer und ein lateraler Schenkel (Crus mediale und Crus laterale) unterschieden werden kann.

Das Crus mediale entspringt rechts im Bereich des 1.–4. Lendenwirbels (links 1.–3. Lendenwirbel) vom Lig. longitudinale anterius. Das Crus laterale entspringt vom 1. und 2. Lendenwirbelkörper und von folgenden 2 Sehnenbögen (auch Haller'sche Sehnenbögen genannt):

- **Lig. arcuatum laterale** (= **Arcus lumbocostalis lateralis**), das zwischen dem Querfortsatz des 1. Lendenwirbelkörpers und der 12. Rippe liegt und dabei bogenförmig den M. quadratus lumborum überspannt (= Quadratusarkade),
- **Lig. arcuatum mediale** (= **Arcus lumbocostalis medialis**), das zwischen dem Körper und dem Querfortsatz des 1. Lendenwirbels liegt und dabei den M. psoas major bogenförmig überspannt (= **Psoasarkade**).

Die Muskelfasern der Pars lumbalis ziehen zum Centrum tendineum.
▶ Die Pars lumbalis besitzt an Öffnungen:
- Hiatus aorticus
- Hiatus oesophageus ◀

Pars costalis – entspringt von den sechs unteren Rippen (alternierend mit den Zacken des M. transversus abdominis). Die Muskelfasern ziehen zum Centrum tendineum.

Pars sternalis – entspringt an der Rückseite des Processus xiphoideus (= Schwertfortsatz des Brustbeins) und dem hinteren Blatt der Rektusscheide. Die Muskelfasern ziehen zum Centrum tendineum.

► Als **Centrum tendineum** wird die kleeblattförmige Zentralsehne des Zwerchfells bezeichnet, zu der alle Muskelfasern des Zwerchfells hin verlaufen. Das Centrum tendineum begrenzt das Foramen venae cavae. Auf dem Centrum tendineum ruht das Herz. ◄

Muskelschwache Zwerchfellstellen
► Das Zwerchfell besitzt 2 muskelfreie Stellen:
- **Bochdalek'sches Dreieck** (= Trigonum lumbocostale) – liegt als meist dreieckige Stelle zwischen der Pars lumbalis und der Pars costalis.
- **Larrey'sche Spalte** – liegt als kleine dreieckige Stelle zwischen der Pars costalis und der Pars sternalis.

Beide Stellen sind durch Faszien (Fascia phrenicopleuralis und Fascia transversalis) sowie durch die Pleura (Brustfell) und das Peritoneum (Bauchfell) verschlossen, wobei Pleura und Peritoneum an diesen beiden Stellen eng beieinander liegen. ◄

Klinik: Durch die Spalten des Zwerchfells kann sich Baucheingeweide in den Brustraum verlagern. Diese Brüche werden **Zwerchfellhernien** (= Hernia diaphragmatica) genannt. Im Bereich der Hernie besteht das Zwerchfell nur aus der Pleuraperitonealmembran, während die Muskelschicht fehlt. Die in die Brusthöhle eingedrungenen Baucheingeweide sind von den serösen Faszien umgeben.

Im Zwerchfell kommen angeborene und erworbene Hernien vor.

Bei einer **angeborenen Hernie** verschließt sich beim Neugeborenen die Pleuraperitonealmembran nicht, so daß Baucheingeweide in die Pleurahöhle eindringen kann.
► Die häufigste angeborene Zwerchfellhernie entsteht dadurch, daß das Bochdalek'sche Dreieck erweitert ist. ◄

Bei einer **erworbenen Zwerchfellhernie** kann die Larrey'sche Spalte oder der Hiatus oesophageus (durch den der Oesophagus zieht) als Bruchpforte dienen. Dabei werden Teile von Bauchorganen in die Brusthöhle verlagert.
► Zwerchfellhernien sind auf der linken Seite häufiger als auf der rechten, weil rechts die Leber direkt unter dem Zwerchfell liegt. Zwerchfellhernien kommen zuallermeist im Bereich des Hiatus oesophageus als **Hiatushernien** vor. Andere, durch Zwerchfelllücken ziehende Hernien, sind selten. ◄

►**Hiatushernie** (= Hernia paraoesophagea) – hierbei buchtet sich das Zwerchfell im Bereich des Hiatus oesophageus in die Brusthöhle vor. Je nach Lage und Größe enthalten die Hiatushernien Teile vom Magen, Kolon, Milz, Leber oder Omentum majus. ◄

Topographie
► Die Zwerchfellkuppel liegt bei Ruhelage rechts im 4. Zwischenrippenraum, links einen halben Interkostalraum (= 1 bis 2 cm) tiefer. Bei maximaler Exspiration liegt die Zwerchfellkuppel in Höhe der 4. Rippe, bei maximaler Inspiration in Höhe der 7. Rippe. Diese Maximallagen sind jedoch vom Alter, Geschlecht und der Konstitution abhängig. Im Bereich des Foramen v. cavae ist das Centrum tendineum zum sogenannten **Herzsattel** eingedellt, so daß auf beiden Seiten Kuppeln entstehen. Auf dem Herzsattel liegt das Herz. Über das Pericardium fibrosum ist der Herzbeutel mit dem Centrum tendineum verwachsen. Auf der rechten bzw. linken Zwerchfellkuppel liegt der Lobus inferior der rechten bzw. linken Lunge.
Unter der rechten Zwerchfellkuppel liegt die Leber, die über ihre Area nuda mit dem Zwerchfell verbunden ist. Am Rand der Area nuda liegt das Lig. coronarium hepatis, in dem das Peritoneum viscerale der Leber auf das Peritoneum parietale des Zwerchfells umschlägt. Unter der linken Zwerchfellkuppel liegen hinter dem linken Leberlappen der Magen und die Milz.
Im Bochdalek'schen Dreieck treten die Pleurahöhle und das Nierenlager in enge topographische Beziehung zueinander. ◄

Funktion
► Das Zwerchfell ist der wichtigste Atemmuskel. Bei der Kontraktion des Zwerchfells wird die Brusthöhle vergrößert, wodurch es zur Inspiration kommt. ◄

Innervation und Gefäßversorgung
► Das Zwerchfell wird motorisch von den Nn. phrenici (C_3–C_5) innerviert. Es kann auch ein sog. **Nebenphrenikus** vorkommen, der aus dem N. subclavius oder einem anderen Zervikalnerven hervorgeht.

Mit Blut wird das Zwerchfell aus den Aa. phrenicae superiores und den Aa. phrenicae inferiores (alle sind Äste der Aorta) sowie der A. pericardiacophrenica und der A. musculophrenica (aus der A. thoracica interna) versorgt. ◄

6.2.6 Nerven und Gefäße ! 0/2

➤ Die Nn. intercostales und die Aa. und Vv. intercostales verlaufen in einem Zwischenrippenraum, wobei sie am Unterrand der Rippen im Sulcus costae liegen. ◂ Im hinteren Teil verlaufen sie in der Fascia endothoracica bis zum Rippenwinkel – also subpleural.

Klinik: Aus diesem Grund muß eine Pleurapunktion immer am Oberrand einer Rippe dorsal von der hinteren Axillarlinie durchgeführt werden.

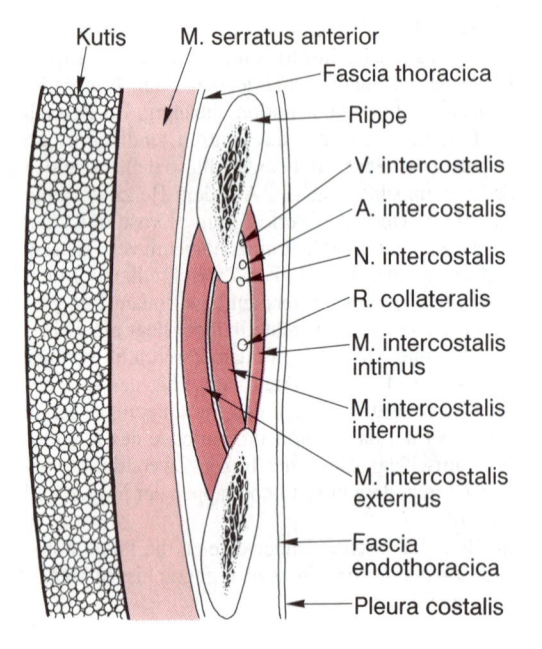

Abb. 6.9 Längsschnitt durch den Zwischenrippenraum

Merke: Anordnung von oben nach unten: schwarz-rot-gold.
Schwarz = Vene, rot = Arterie, gold = Nerv.

Die 12 thorakalen Spinalnerven (= Nn. thoracici) spalten sich jeweils in einen R. anterior und einen R. posterior.

Die Rr. posteriores spalten sich wiederum in jeweils einen R. medialis und einen R. lateralis. Die Rr. mediales versorgen die autochthone Rückenmuskulatur, die Rr. laterales die Haut im Rückenbereich.

➤ Die Rr. anteriores der Nn. thoracici werden, da sie zwischen den Rippen verlaufen, als **Nn. intercostales** bezeichnet. Die Nn. intercostales verlaufen bis zum Angulus costae zwischen dem M. intercostalis externus und der Membrana intercostalis interna. Anschließend liegen die Nerven zwischen dem M. intercostalis intimus und dem M. intercostalis internus. ◂

Die Nn. intercostales versorgen motorisch alle auf ihrem Weg liegenden Muskeln und sensibel die Brust- und Bauchhaut, die Brustdrüse (= Mamma) sowie die Pleura parietalis und das Peritoneum parietale.

Besonderheiten

Der R. anterior des 1. Thorakalnerven entsendet einen Teil seiner Fasern zum Plexus brachialis.

➤ Aus dem 2. und 3. N. intercostalis gehen als Äste die Nn. intercostobrachiales ab, die sich zumeist mit dem N. cutaneus brachii medialis verbinden (siehe Kapitel 3.5.2). ◂

Die ersten sechs Nn. intercostales verlaufen jeweils bis zum Rand des Sternum.

➤ Die Nn. intercostales 6–12 ziehen durch das Zwerchfell. Anschließend verlaufen sie zwischen dem M. obliquus internus und dem M. transversus abdominis abwärts und gelangen durch die Rektusscheide in den M. rectus abdominis. ◂

Der 12. N. intercostalis verläuft unterhalb der Rippe und wird deshalb auch **N. subcostalis** genannt.

Gefäße

Die beiden ersten **Aa. intercostales posteriores** gehen aus dem Truncus costocervicalis (Ast der A. subclavia) hervor. Die 3.–11. A. intercostalis posterior geht aus der Aorta thoracica hervor. Durch Anastomosen mit den Rr. intercostales anteriores, die aus der A. thoracica interna hervorgehen, bilden sie arterielle Ringe. Die Arterien versorgen neben dem Rippenbereich das Rückenmark und teilweise die Brustdrüse.

➤ Hinter der Axillarlinie verlaufen die Aa. intercostales im Sulcus costae, wo sie geschützt liegen. Anschließend verlassen die Arterien den Schutz der Rippen. Als Ast geben sie jeweils einen R. collateralis ab, der am Oberrand der folgenden Rippe verläuft. ◂

Besonderheit: Die 12. A. intercostalis posterior verläuft als **A. subcostalis** unterhalb der 12. Rippe.

Das Blut fließt über die Vv. intercostales posteriores auf der rechten Körperseite zur V. azygos und auf der linken Körperseite zur V. hemiazygos sowie von den Vv. intercostales anteriores in die Vv. thoracicae internae, wobei die Interkostalvenen ebenfalls ringförmige Anastomosen bilden.

6.2.7 Mamma !!! 6/14

Die beiden **Mammae** (= **Brustdrüsen**) liegen in Höhe der 3.–6. Rippe innerhalb des subkutanen Gewebes (= Unterhautgewebe). Der Busen trennt die beiden Brüste voneinander.

Entwicklung der Brustdrüse

Auf beiden Körperseiten entsteht in der 7. Entwicklungswoche eine Verdickung der Epidermis, die von der Achselhöhle bis zur Leistenbeuge reicht und **Milchleiste** genannt wird.

Während sich der abdominale Teil (= Bauchteil) der Milchleisten zurückbildet, dringt der thorakale Teil (= Brustteil) in das darunterliegende Mesenchym ein, wo etwa 16 bis 24 Aussprossungen entstehen. Aus jeder dieser Aussprossungen entwickeln sich Knospen.

➤ Von der Milchleiste bildet sich zumeist nur das 4. Drüsenpaar aus. Gegen Ende der intrauterinen Entwicklung ist das Gangsystem der Brustdrüse soweit ausgebildet, daß zwischen Milchgängen, Milchsäckchen und kurzen Ausführungsgängen unterschieden werden kann.

Im ersten Monat nach der Geburt wird unter dem Einfluß der noch von der Mutter stammenden Östrogene in der kindlichen Brustdrüse eine sogenannte **Hexenmilch** gebildet. ◀

Bei Fehlentwicklungen kommt es zu überzähligen Brüsten oder Brustwarzen.

➤ Bis zur Pubertät entwickeln sich beim Jungen die Brustdrüsen wie beim Mädchen. Jedoch endet beim Jungen die Entwicklung in einem frühen Stadium. Beim Mädchen beginnen die Drüsen mit der Pubertät zu sprossen und bilden mit dem von Fettgewebe durchsetzten Bindegewebskörper die Brust. ◀

Aufbau der Brustdrüse

Die Brustdrüse gehört zu den Hautdrüsen. Sie ist aus Drüsen-, Fett- und Bindegewebe aufgebaut. Das Drüsengewebe besteht bei der erwachsenen Frau aus 15–25 sich zur Brustwarze hin verjüngenden Drüsenlappen (= Lobi), die jeweils eine tubulo-alveoläre Drüse mit einem Ausführungsgang bilden. Die Lappen sind durch Binde- und Fettgewebe voneinander getrennt. Durch bindegewebige Septa interlobularia können die Drüsenlappen noch in Drüsenläppchen (= Lobuli) unterteilt werden.

Die **Brustwarze** (= Papilla mammaria = Mamille) ist vom Warzenhof (= Areola mammae) umgeben. Die Areola ist von 10–15 apokrinen Glandulae areolares durchsetzt, die als kleine Höckerchen zu erkennen sind. Während der Laktation (= Stillzeit) sezernieren sie ein Sekret, das die Brustwarze einfettet und anfeuchtet, wodurch die Lippen des Säuglings beim Saugen luftdicht an der Brust saugen können. Außerdem kommen in der Areola freie Talg- und Schweißdrüsen vor.

➤ Durch straffe Kollagenfaserbündel, **Retinaculae** genannt, ist die Brustdrüse mit der unter ihr liegenden **Fascia pectoralis** verbunden. Unter der Fascia pectoralis liegt der M. pectoralis major. ◀

Klinik: ➤ Normalerweise läßt sich die Brustdrüse auf der Fascia pectoralis verschieben. Greift ein Brustkrebs auf die Fascia pectoralis über, so kann die Mamma nicht mehr verschoben werden (wichtiges diagnostisches Zeichen für ein Mamma-Karzinom). ◀

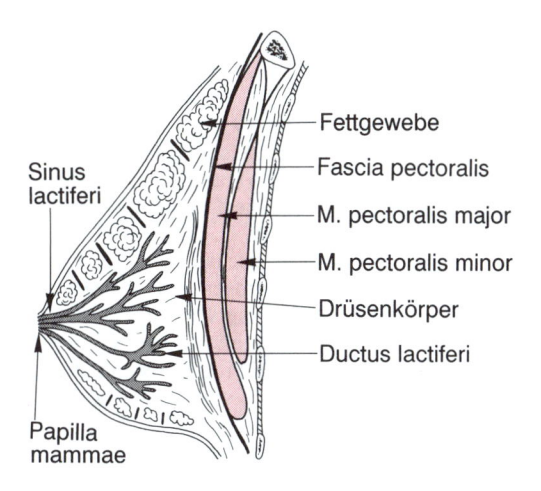

Abb. 6.10 Medialer Schnitt durch die Brustdrüse

Mikroskopische Anatomie

➤ Jeder Drüsenlappen besitzt, wie bereits erwähnt, einen eigenen Milchgang (= **Ductus lactiferus**). Kurz vor der Brustwarze erweitert sich der Milchgang zu einem Milchsäckchen (= **Sinus lactiferus**), das jeweils über einen kurzen Ausführungsgang an der Spitze der Brustwarze mündet. ◀

Bei der ruhenden (= nichtlaktierenden) Brustdrüse sind die Milchgänge verzweigt und am Ende der Verzweigung etwas verdickt. Die Milchgänge besitzen ein ein- bis zweischichtiges kubisches bis hochprismatisches Epithel. Bei der nichtlaktierenden Brustdrüse sind die Endstücke nur schwach ausgebildet. Die ruhende Brust zeigt abhängig vom Zeitpunkt des Zyklus kleine Unterschiede, was auf die Östrogene zurückzuführen ist. Bei der Ovulation (Eisprung) kommt es zum Östrogenanstieg, was dazu führt, daß sich die Milchgänge etwas vergrößern und sich das Bindegewebe auflockert. Nach der Menstruation bilden sich die Milchgänge wieder zurück.

➤ Mit der Schwangerschaft wird die Brustdrüse zur **Mamma lactans** (= Milchdrüse). Die Brustdrüse wird nun stärker durchblutet und die Milchgänge bilden weitere Verzweigungen aus. An den Enden dieser Verzweigungen bilden sich tubulo-alveoläre Endstücke (= Alveolen), die ein einschichtiges isoprismatisches Epithel besitzen. Diese Alveolen sind von einer Schicht Myoepithelzellen umgeben, die bei Kontraktion die Milch aus den Alveolen in die Milchgänge pressen.

Die Abgabe der Milch erfolgt im Bereich der Alveolen der laktierenden Mamma überwiegend nach dem apokrinen Drüsentyp. Die Milchgänge sind bei der Schwangeren mit kubischem bis flachem Epithel ausgekleidet. ◀

Laktation (= Stillperiode)

Die Milchproduktion tritt in den Brüsten mit der Ablösung der Nachgeburt (Plazenta) ein. Das ist dadurch zu erklären, daß die Laktation hormonell gesteuert wird.

➤ Während der Schwangerschaft bewirken die von der Plazenta gebildeten Östrogene und Progesteron (Hormone) das Wachstum des Drüsengewebes der Brustdrüse. Die Milchgänge bilden unter Östrogeneinfluß viele Sprossen. Durch Progesteroneinfluß entstehen aus den knospenartig verdickten Enden der Gänge Alveolen, die Brust vergrößert sich dadurch. Gleichzeitig unterdrücken Östrogen und Progesteron die Milchproduktion. Gegen Ende des 8. Schwangerschaftsmonats kommt es unter dem Einfluß des von der Adenohypophyse abgegebenen Hormons Prolaktin zur Bildung der Vormilch (= **Kolostrum** – s. weiter unten).

Nach Ablösung der Plazenta fallen der Östrogen- und Progesteronspiegel stark ab, wodurch die Adenohypophyse vermehrt Prolaktin abgibt.

Bei der Milchabgabe kommt dem von dem Hinterlappen der Hypophyse gebildeten Oxytocin eine besondere Rolle zu. Oxytocin veranlaßt die Myoepithelzellen, die die Endstücke der Milchgänge umschließen, zur Kontraktion, wodurch die Milch in die Milchgänge gedrückt und zur Brustwarze transportiert wird. ◀

Die Milch, die vor und einige Tage nach der Geburt abgegeben wird, wird **Vormilch** (= **Kolostrum**) genannt. Die Vormilch ist fettarm aber proteinreich. Sie enthält viele Immunglobuline (= IgA), die der passiven Immunität des Neugeborenen dienen.

Die „reife Muttermilch" enthält Fett, Kohlenhydrate, Proteine sowie Lysozyme, Komplementfaktoren und Immunglobuline (IgA). Ihre weiße Farbe erhält die Milch durch kleine Fetttröpfchen. Täglich werden etwa 500 ml Milch sezerniert.

Die laktierende Brustdrüse weist stark erweiterte Endstücke auf. Gegen Ende der Stillzeit wird die Milch in den Endstücken aufgestaut. Dadurch zerreißen die Endstücke und bilden sich zurück, wobei die Rückbildung jedoch nicht vollständig ist (einige Alveolen können erhalten bleiben).

Nach dem Klimakterium (= „Wechseljahre" = Menopause) kommt es zu einem starken Abfall von Östrogenen und Progesteron. Das Drüsenparenchym der Brustdrüse bildet sich bis auf einige Reste zurück.

Mikroskopierhilfe: Bei der ruhenden Brustdrüse liegen vereinzelt stern- bis schlauchartige Lumina zwischen dem Bindegewebe.

Bei der laktierenden Brustdrüse kommen zahlreiche alveoläre Drüsenendstücke vor. Im Zylinderepithel liegen Fettvakuolen (zumeist als leere Löcher vorliegend).

DD: Prostata (besitzt keine Fettvakuolen aber manchmal Prostatasteine).

Nerven- und Gefäßversorgung sowie Lymphabfluß

Die Brustdrüse wird sensibel von den oberen 6 Nn. intercostales und von den Nn. supraclaviculares innerviert.

Mit Blut wird die Brustdrüse versorgt über:
- Rr. mammarii mediales – aus der A. thoracica interna
- Rr. mammarii laterales – aus der A. thoracica lateralis (Ast der A. axillaris)
- Aa. intercostales.

Das venöse Blut wird über die den Arterien gleichnamigen tiefen Venen weitergeleitet.

➤ Der Kenntnis des Lymphabflusses kommt wegen des Mamma-Karzinoms besondere Bedeutung zu. Von der Mamma fließt die Lymphe über 3 Hauptabflußwege ab:
- axillärer Abfluß (zur Achselhöhle hin) – transportiert etwa 70 % der Lymphe von der Mamma zu den **Nll. axillares pectorales**, die am Unterrand des M. pectoralis minor liegen. Von den Nll. axillares pectorales fließt die Lymphe zu den an der Unterseite des M. subscapularis liegenden

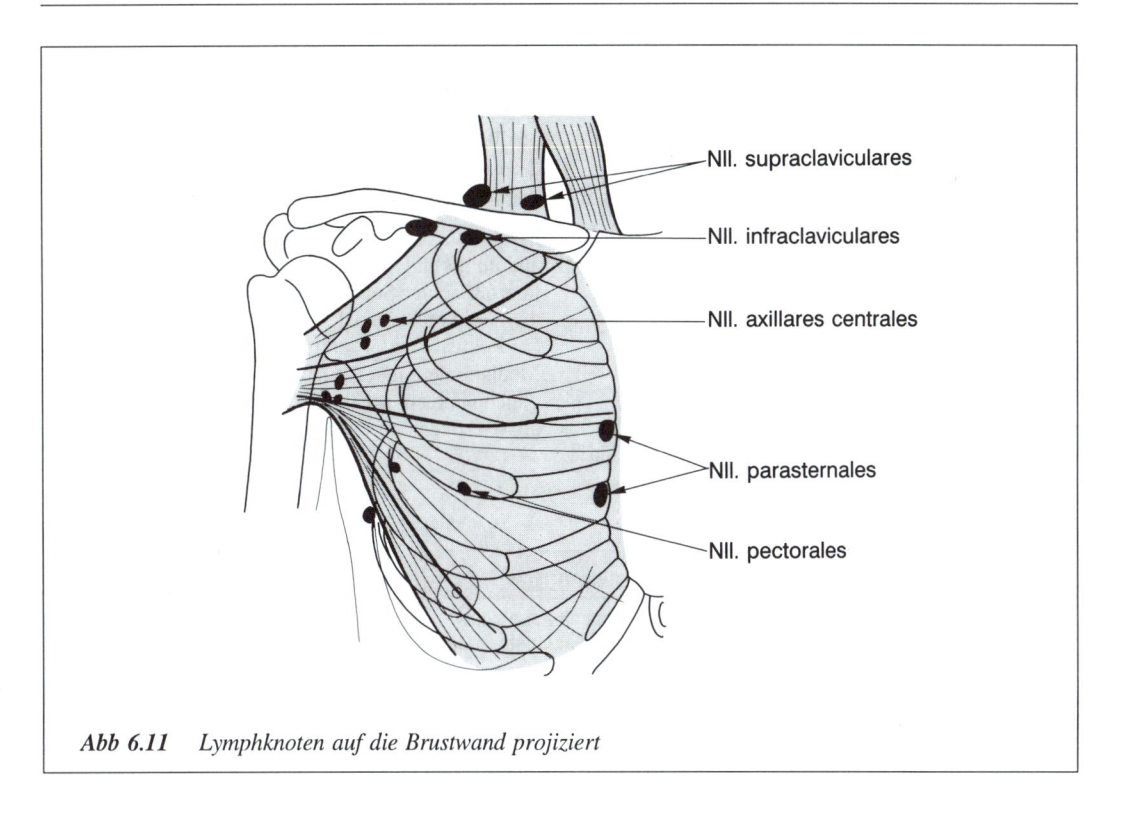

Abb 6.11 Lymphknoten auf die Brustwand projiziert

Nll. axillares centrales und von dort zu den Nll. axillares apicales.
- parasternaler Abfluß – zu den Nll. parasternales, die entlang der A. und V. thoracica interna neben dem Sternum liegen. Von den **Nll. parasternales** gelangt die Lymphe zu den Nll. supraclaviculares oder direkt zum Truncus jugularis (Venenwinkel).
- interpektoraler Abfluß – hierbei verlaufen die Lymphgefäße zwischen den Mm. pectorales zu den axillären oder infraklavikulären Lymphknoten.

Klinik: ▶ Beim Brustkrebs verhärten sich zumeist zuerst die Nll. pectorales, die am unteren Rand des M. pectoralis major liegen. Dadurch kann der in der Nähe austretende N. intercostobrachialis gereizt werden, was Schmerzen im medialen Bereich des Oberarms zur Folge hat (Diagnosezeichen für Mamma-Karzinom). ◀

6.3 Bauchwand

6.3.1 Grundzüge der Entwicklung und Nabelbildung   0/0

Die Entwicklung des Nabelstrangs wird in Kapitel 1.4.3 beschrieben.

Kommt es nach dem physiologischen Nabelbruch (siehe Kapitel 8.1.1) bei dem sich Darmteile in den Nabelstrang verlagern, nicht zu einer Rückverlagerung des Darms, so entsteht eine Omphalozele (= Nabelschnurbruch – siehe Kapitel 6.3.4).

6.3.2 Bauchmuskulatur und Bauchwand   !!!   10/22

▶ *Prüfungsrelevant: Gesamtes Kapitel.* ◀

Die Bauchwand besteht aus 4 relativ platten Muskeln, die den Bauchraum umschließen. Die Fasern der jeweiligen Muskeln haben verschiedene Verlaufsrichtungen.

Als gerader (vorderer) Bauchmuskel kommt vor:
- M. rectus abdominis.

Als schräg verlaufende Bauchmuskeln kommen vor:
- M. obliquus externus abdominis
- M. obliquus internus abdominis.

Als querer Bauchmuskel kommt vor:
- M. transversus abdominis.

Die dorsale Bauchwand wird vor allem vom M. quadratus lumborum gebildet.
Die direkt aufeinanderliegenden Muskelfasern der Mm. obliquus externus und internus abdominis und des M. transversus abdominis verlaufen oberhalb der Spina iliaca anterior superior in unterschiedlichen, sich überkreuzenden Richtungen. Unterhalb der Spina iliaca anterior superior verlaufen die Muskelfasern des M. obliquus internus abdominis und des M. transversus abdominis annähernd parallel.

M. obliquus externus abdominis, M. obliquus internus abdominis und M. transversus abdominis gehen vorne in großflächige Sehnenplatten (= Aponeurosen) über, die zusammen den M. rectus abdominis umscheiden (= Rektusscheide) und deren Fasern sich in der Medianlinie untereinander sowie mit den Fasern der gleichnamigen Muskeln der Gegenseite zur Linea alba verflechten (s. weiter unten).

Bauchmuskeln			
M. obliquus externus abdominis Abb. 6.11 und 6.12 (S. 348)	*In.:* 5.–12. N. intercostalis	*An.:* Linea alba, Labium externum der Crista iliaca, Lig. inguinale	*Ur.:* Außenseite der 5.–12. Rippe
	Lage: Die Ursprungszacken des M. obliquus externus abdominis alternieren an der 5.–9. Rippe mit den Ursprungszacken des M. serratus anterior und an der 10.–12. Rippe mit den Ursprungszacken des M. latissimus dorsi. **Funktion:** Bei einseitiger Kontraktion neigt er den Körper zur Seite, dreht den Rumpf zur Gegenseite und hebt das Becken. Bei beidseitiger Kontraktion beugt er den Rumpf nach vorn, dient der Bauchpresse und der Exspiration (= Ausatmung). **Besonderheiten:** 1. Der Unterrand der Aponeurose des M. obliquus externus abdominis ist bandartig zum Lig. inguinale verdickt. 2. Oberhalb des Lig. inguinale liegt in der Aponeurose des M. obliquus externus abdominis als schlitzartige Öffnung der Anulus inguinalis superficialis (= äußerer Leistenring).		
M. obliquus internus abdominis Abb. 6.13	*In.:* 8.–12. N. intercostalis, N. iliohypogastricus, N. ilioinguinalis	*An.:* Linea alba, 9.–12. Rippe	*Ur.:* Fascia thoracolumbalis, Linea intermedia der Crista iliaca, Spina iliaca anterior superior, laterale Hälfte des Lig. inguinale
	Funktion: Bei einseitiger Kontraktion neigt er den Körper zur gleichen Seite. Bei beidseitiger Kontraktion beugt er den Rumpf nach vorn, außerdem dient er der Bauchpresse und der Exspiration. **Besonderheiten:** Aus Muskelfasern des M. obliquus internus abdominis und des M. transversus abdominis geht der M. cremaster hervor.		
M. transversus abdominis Abb. 6.14	*In.:* 7.–12. N. intercostalis, N. iliohypogastricus, N. ilioinguinalis	*An.:* Oberhalb der Linea arcuata in das hintere Blatt der Rektusscheide, unterhalb der Linea arcuata in das vordere Blatt der Rektusscheide.	*Ur.:* Innenseite der 7.–12. Rippe, Fascia thoracolumbalis, Labium internum der Crista iliaca, laterales Drittel des Lig. inguinale
	Funktion: Er zieht die vordere Bauchwand ein und verkleinert damit den intraabdominalen Raum. Außerdem dient er der Bauchpresse. **Besonderheit:** Siehe M. obliquus internus abdominis.		

Bauchmuskeln (Fortsetzung)			
M. rectus abdominis Abb. 6.11	In.: 5.–12. N. intercostalis	An.: Symphyse, Tuberculum pubicum	Ur.: Außenseite des sternalen Endes der 5.–7. Rippe, Proc. xiphoideus des Sternum
	Funktion: Er verspannt die Bauchwand, beugt den Rumpf nach vorn und hebt das Becken. Außerdem dient er der Bauchpresse und der Exspiration. **Besonderheit:** Der M. rectus abdominis liegt in der Rektusscheide. Durch 3–4 Intersectiones tendineae wird er in mehrere funktionell unabhängige Abschnitte unterteilt.		
M. pyramidalis Abb. 6.11	In.: N. subcostalis	An.: Linea alba	Ur.: Symphyse, Crista pubica
	Funktion: Er spannt die Linea alba (fehlt bei etwa 20% der Menschen). **Besonderheit:** Er liegt in einer Verdoppelung der vorderen Rektusscheide.		
M. cremaster Abb. 6.13 und 6.14	*In.:* R. genitalis des N. genitofemoralis	An.: Er umhüllt den Hoden	Ur.: Abspaltung aus dem M. obliquus internus abdominis und dem M. transversus abdominis
	Funktion: Er hebt den Hoden und dient zusammen mit der Tunica dartos der Temperaturregulierung im Hodensack. **Besonderheit:** Durch den M. cremaster kann der Hoden angehoben werden, indem ein Hautreiz an der Innenseite des Oberschenkels gesetzt wird (= Kremasterreflex). Reflektorisch hebt der Muskel den Hoden z.B. bei Kälte an, um so einen Wärmeausgleich zu schaffen (wichtig für die Spermien).		
M. quadratus lumborum	*In.:* N. subcostalis, Plexus lumbalis	An.: 12. Rippe, Proc. costalis des 1.–4. Lendenwirbels	Ur.: Labium internum der Crista iliaca, Lig. iliolumbale
	Lage: Er verläuft vorn unter der Fascia transversalis. **Funktion:** Bei einseitiger Kontraktion Seitwärtsbeugung des Körpers. Bei beidseitiger Kontraktion wird die 12. Rippe herabgezogen, was der Exspiration dient.		

Die derbe aponeurotische **Rektusscheide** (= **Vagina m. recti abdominis**) besteht aus einem vorderen und einem hinteren Blatt. Das hintere Blatt endet unterhalb des Nabels mit der **Linea arcuata** (Douglas).

Oberhalb der Linea arcuata wird das vordere Blatt der Rektusscheide von der Aponeurose des M. obliquus externus abdominis und der Lamina anterior der Aponeurose des M. obliquus internus abdominis gebildet. Das hintere Blatt wird aus der Aponeurose des M. transversus abdominis und der Lamina posterior der Aponeurose des M. obliquus internus abdominis gebildet.

Unterhalb der Linea arcuata wird die Rektusscheide hinten nur noch von der Fascia transversalis und dem Peritoneum gebildet. Das vordere Blatt wird in diesem Bereich von den Aponeurosen aller 3 Bauchmuskeln gebildet.

Innerhalb der Rektusscheide liegen: M. rectus abdominis, M. pyramidalis, A. und V. epigastrica superior und inferior, 5.–11. N. intercostalis, N. subcostalis.

Als **Linea alba** wird ein etwa 1 cm breiter Streifen bezeichnet, in dem sich die Aponeurosen der 3 Bauchmuskeln einer Seite (= Mm. obliqui externus und internus abdominis und die des M. transversus) mit den Aponeurosen der 3 Bauchmuskeln der Gegenseite verflechten. Die Linea alba reicht vom Proc. xiphoideus (Teil des Brustbeins) bis zur Symphyse. Im Bereich des Nabels bilden die ringförmig angeordneten Fasern der Linea alba den **Nabelring** (= Anulus umbilicalis).

Als **Linea semilunaris** wird der Bereich bezeichnet, in dem die tiefen lateralen Bauchmuskeln in einer halbmondförmigen Linie in ihre Aponeurosen übergehen, um sich an der Bildung der Rektusscheide zu beteiligen.

6. Leibeswand

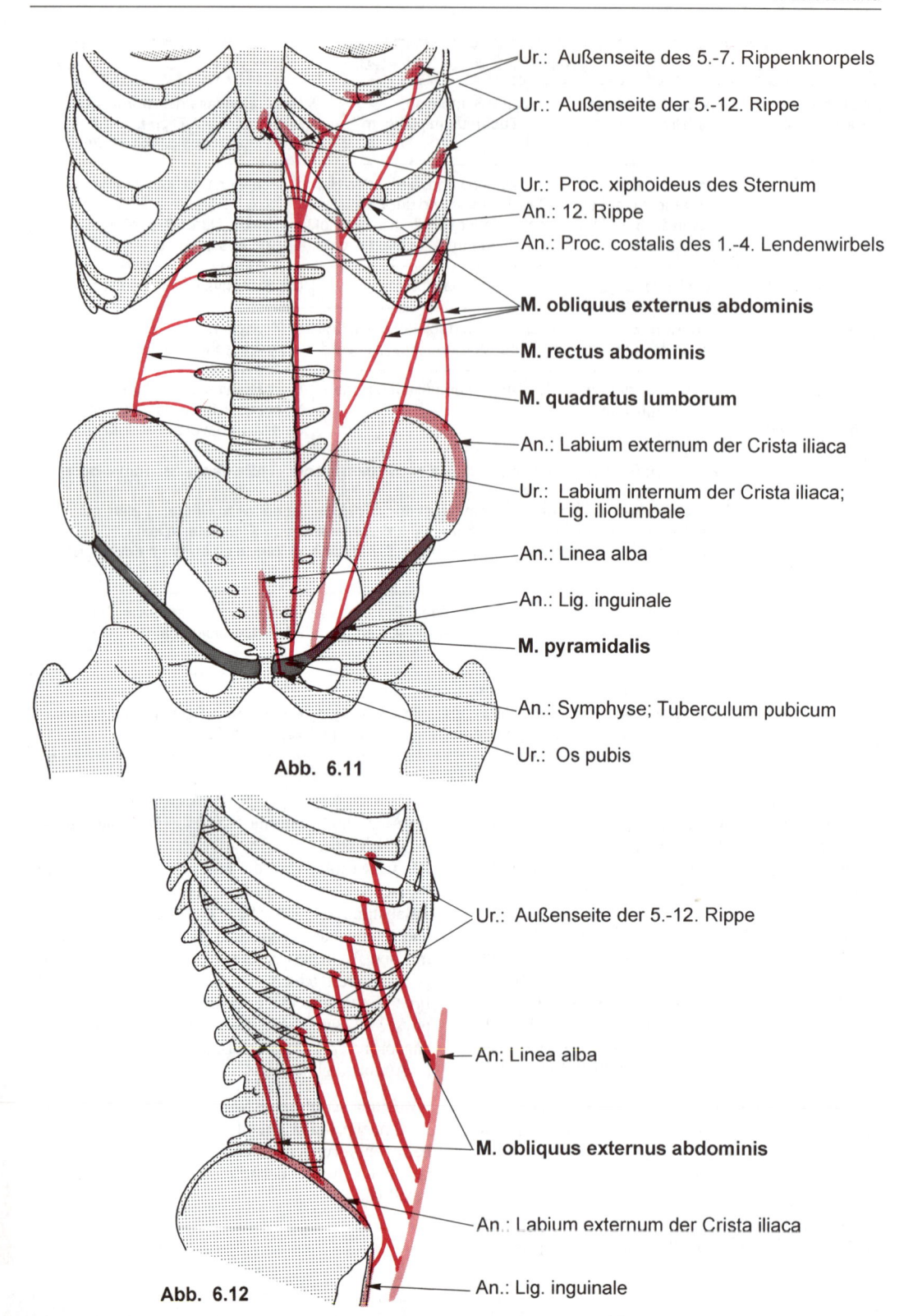

Ur.: Außenseite des 5.-7. Rippenknorpels
Ur.: Außenseite der 5.-12. Rippe
Ur.: Proc. xiphoideus des Sternum
An.: 12. Rippe
An.: Proc. costalis des 1.-4. Lendenwirbels

M. obliquus externus abdominis
M. rectus abdominis
M. quadratus lumborum

An.: Labium externum der Crista iliaca
Ur.: Labium internum der Crista iliaca; Lig. iliolumbale
An.: Linea alba
An.: Lig. inguinale

M. pyramidalis

An.: Symphyse; Tuberculum pubicum
Ur.: Os pubis

Abb. 6.11

Ur.: Außenseite der 5.-12. Rippe

An: Linea alba

M. obliquus externus abdominis

An.: Labium externum der Crista iliaca
An.: Lig. inguinale

Abb. 6.12

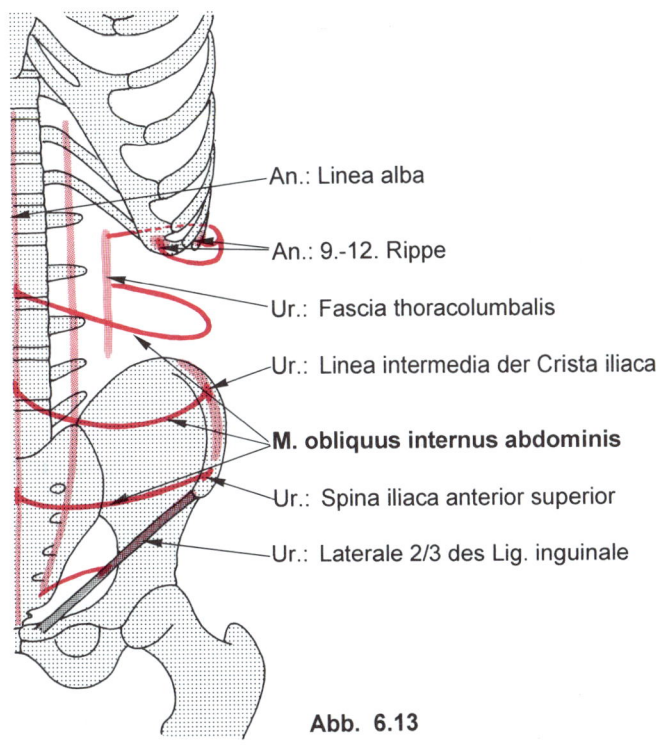

An.: Linea alba

An.: 9.-12. Rippe

Ur.: Fascia thoracolumbalis

Ur.: Linea intermedia der Crista iliaca

M. obliquus internus abdominis

Ur.: Spina iliaca anterior superior

Ur.: Laterale 2/3 des Lig. inguinale

Abb. 6.13

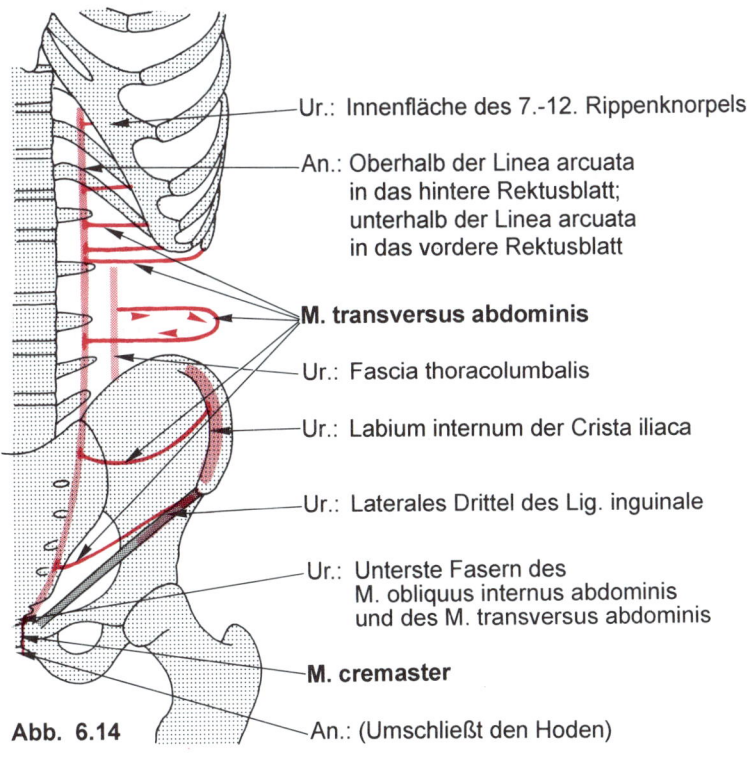

Ur.: Innenfläche des 7.-12. Rippenknorpels

An.: Oberhalb der Linea arcuata in das hintere Rektusblatt; unterhalb der Linea arcuata in das vordere Rektusblatt

M. transversus abdominis

Ur.: Fascia thoracolumbalis

Ur.: Labium internum der Crista iliaca

Ur.: Laterales Drittel des Lig. inguinale

Ur.: Unterste Fasern des M. obliquus internus abdominis und des M. transversus abdominis

M. cremaster

An.: (Umschließt den Hoden)

Abb. 6.14

Leibeswand

Die Bauchmuskeln sind außen von der **Fascia abdominalis superficialis** (= Teil der äußeren Körperfaszie) umhüllt. Die Fascia abdominalis superficialis ist mit der Linea alba und dem Lig. inguinale fest verbunden. Beim Mann bildet sie mit der Aponeurose des M. obliquus externus abdominis die Fascia spermatica externa des Samenstrangs. Die Innenfläche der Bauchmuskeln (zur Bauchhöhle hin) ist von der **Fascia transversalis** bedeckt. Auf der Fascia transversalis liegt das mit ihr fest verbundene Peritoneum parietale. Die Fascia transversalis ist vorn mit der Linea alba und unten mit dem Lig. inguinale (= Leistenband) verwachsen.

Am Anulus inguinalis profundus (= innerer Leistenring) geht die Fascia transversalis in die Fascia spermatica interna des Samenstrangs über.

Innenrelief der vorderen Bauchwand

Auf der Innenseite der Bauchwand ist das Peritoneum an 5 Stellen zu einer Bauchfellfalte (= Peritonealfalte) aufgeworfen. Als **Peritonealfalten** (syn.: Nabelfalten) kommen vor:
- eine Plica umbilicalis mediana
- zwei Plicae umbilicales medialis
- zwei Plicae umbilicales lateralis.

Die **Plica umbilicalis mediana** zieht von der Harnblase zum Nabel. In der Plica umbilicalis mediana liegt als Rest der Allantois der Urachus, der sich zum Lig. umbilicale medianum (= medianes Nabelband) zurückgebildet hat.

Unter der **Plica umbilicalis medialis** liegt die obliterierte A. umbilicalis (= Nabelarterie), deren Bauchteil nach der Geburt zum Lig. umbilicale mediale (= mediales Nabelband) verödet.
In der **Plica umbilicalis lateralis** verlaufen die A. und V. epigastrica inferior.

Neben den Peritonealfalten liegen 3 Gruben. Die Fossa supravesicalis liegt zwischen der Plica umbilicalis mediana und der Plica umbilicalis medialis. Diese Fossa liegt über der Harnblase.

Die Fossa inguinalis medialis liegt zwischen der Plica umbilicalis medialis und der Plica umbilicalis lateralis. Diese Fossa liegt dem Anulus inguinalis superficialis (= äußerer Leistenring) gegenüber. Die Bauchwand ist in diesem Bereich muskelarm und bildet damit die schwächste Stelle der Bauchwand, weshalb sie bei erhöhtem intraabdominalem Druck zur Bruchpforte werden kann (medialer Leistenbruch).

Die Fossa inguinalis lateralis liegt lateral von der Plica umbilicalis lateralis, die mit ihrem Rand dem Anulus inguinalis profundus (= innerer Leistenring) entspricht.

Canalis inguinalis (= Leistenkanal)

Das Lig. inguinale (= Leistenband) und der Canalis inguinalis werden ausführlich in Kapitel 4.8.2 beschrieben.

Durch den Canalis inguinalis steigt im 8. Entwicklungsmonat der Hoden von der Bauchhöhle in den Hodensack ab, was als Descensus (= Abstieg) bezeichnet wird.

Der Canalis inguinalis beginnt in der Fossa inguinalis lateralis mit dem **Anulus inguinalis profundus** (= innerer Leistenring). Der Anulus wird lateral von 2 Faserschenkeln des M. obliquus externus und kaudal vom Lig. reflexum begrenzt, das vom Lig. inguinale aufsteigt.
Der Canalis inguinalis zieht schräg von oben hinten nach vorn unten und endet oberhalb des Tuberculum pubicum am **Anulus inguinalis superficialis** (= äußerer Leistenring).

Der Anulus inguinalis profundus wird medial von der A. und V. epigastrica inferior begrenzt.

Beim Descensus des Hodens werden gleichzeitig die Schichten der Bauchwand mit in den Hodensack verlagert, daher leiten sich die Schichten des Funiculus spermaticus (= Samenstrang) und des Hodensacks von denen der Bauchwand ab.

Gegenüberstellung der Schichten der Bauchwand und des Funiculus spermaticus	
Bauchwand	**Funiculus spermaticus und Hodensack**
Bauchhaut (= Kutis)	Skrotalhaut
Subkutis	Tunica dartos
Fascia abdominalis superficialis und Aponeurose des M. obliquus externus abdominis	Fascia spermatica externa
M. transversus abdominis und M. obliquus internus abdominis	M. cremaster und Fascia cremasterica
Fascia transversalis	Fascia spermatica interna
Peritoneum parietale	Tunica vaginalis – besteht aus: • Lamina parietalis (= Periorchium) • Lamina visceralis (= Epiorchium)

Die Tunica vaginalis testis bildet den Rest des Peritoneum parietale (= Bauchfell), das sich als **Proc. vaginalis peritonei** beim Descensus des Hodens mit dem Hoden in den Canalis inguinalis vorstülpt. Die Tunica vaginalis besteht aus einer innen liegenden Lamina visceralis (= Epiorchium) und einer außen liegenden Lamina parietalis (= Periorchium).

Nach dem Descensus bildet sich der Proc. vaginalis peritonei im Bereich des Leistenkanals zurück. Bei der Frau kommt ebenfalls ein Proc. vaginalis vor, der jedoch vollständig verklebt.

Kommt es zu keiner Rückbildung, so kann der Processus zum Kanal für Leistenhernien werden (siehe Kapitel 6.3.4).

Bauchpresse

Die Bauchpresse entsteht, indem sich die Bauchmuskeln (besonders der M. transversus abdominis, sowie die Mm. obliquus externus und internus abdominis) kontrahieren. Das Zwerchfell und die Beckenmuskeln haben nur eine untergeordnete Bedeutung, weil im Vergleich zu den Bauchmuskeln das Zwerchfell ein relativ schwacher Muskel ist. Bei der Bauchpresse wird der intraabdominale Raum (= Raum innerhalb der Bauchhöhle) verkleinert und damit der Druck innerhalb der Bauchhöhle erhöht.

Bei der Bauchpresse spielt auch der N. laryngeus recurrens eine Rolle, denn der Austreibungsdruck, z.B. bei der Geburt, ist nur möglich, wenn die Stimmritze (= Rima glottidis) durch Kontraktion der inneren Kehlkopfmuskeln verschlossen wird, um so den sich erhöhenden intraabdominalen Druck nicht entweichen zu lassen. Da sich dadurch das Zwerchfell nicht zum Brustraum hin verlagern kann, bleibt der Druck im Bauchraum erhalten.

Die Bauchpresse dient der Darmentleerung, dem Erbrechen und während der Geburt dem Austreiben des Kindes.

Bei der Bauchatmung (siehe Kapitel 7.8.4) sind die Bauchmuskeln (= Exspiratoren) Antagonisten des Zwerchfells (= Inspirator).

6.3.3 Nerven und Gefäße der Bauchwand ! 1/2

➤ Die Bauchwand wird sensibel versorgt von:
- Nn. intercostales (u. N. subcostalis)
- N. iliohypogastricus
- N. ilioinguinalis
- N. genitofemoralis. ◄

Die Bauchwand erhält Blut aus:
- Aa. intercostales posteriores (aus Aorta thoracica)
- Aa. lumbales (aus Aorta abdominalis)
- A. epigastrica superior (über A. thoracica interna aus der A. subclavia)
- A. epigastrica inferior (aus A. iliaca externa)
- Aa. epigastricae superficiales (aus A. femoralis)
- Aa. circumflexae ilii superficiales (aus A. femoralis)
- Aa. pudendae externae (aus A. femoralis).

Das Blut fließt ab über:
- Vv. epigastricae inferiores und superficiales
- Vv. epigastricae superiores
- Vv. thoracoepigastricae
- Vv. lumbales.

➤ Die Bauchwandvenen bilden als **interkavale Anastomosen** Verbindungen zwischen der V. cava inferior und der V. cava superior aus.

Bei Stauungen im Pfortadersystem (V. portae) sind die Venen der Bauchwand als Umgehungskreisläufe wichtig. Dabei erweitern sich die Bauchdeckenvenen zum **Caput medusae** (siehe Kapitel 8.10.4). ◄

6.3.4 Schwache Stellen der Bauchwand !! 2/4

Im Bereich schwacher Stellen der Bauchwand kann Baucheingeweide durch die Bauchwand austreten, was als **Hernie** (= **Eingeweidebruch**) bezeichnet wird. Der Bruchsack ist mit dem die Bauchwand überziehenden parietalen Peritoneum (= Bauchfell) ausgekleidet.

▶ Als Hernie wird eine nichtphysiologische Ausstülpung des Peritoneum (mit oder ohne Baucheingeweide) bezeichnet, wobei der dadurch entstehende Hohlraum als Bruchsack und der Bereich, durch den der Bruchsack hindurchtritt, als Bruchpforte bezeichnet wird. ◀

Während der Entwicklungszeit kommen in der Bauchwand physiologisch 3 Öffnungen vor, die später als Bruchpforte dienen können:
- der Nabel für die Nabelschnur → Nabelbruch
- zwei Leistenkanäle (Canales inguinales) für den Descensus des Hodens → Leistenbruch.

Wölbt sich der Bruchsack nach außen, so wird dies als äußere Hernie bezeichnet, dringt der Bruchsack im Innern des Körpers in einen anderen Bereich ein, so spricht man von einer inneren Hernie.

▶ Zu den **äußeren Hernien** gehören:
- Inguinalhernie (= Leistenhernie)
- Femoralhernie (= Schenkelhernie)
- Umbilikalhernie (= Nabelhernie)
- epigastrische Hernie.

Als innere Hernie bezeichnet man die:
- Zwerchfellhernie. ◀

Inguinalhernien (= **Leistenbrüche**) haben als äußere Bruchpforte den Anulus inguinalis superficialis (= äußerer Leistenring) gemeinsam.

▶ Inguinalhernien kommen in 2 verschiedenen Formen vor:
- mediale (= direkte) Inguinalhernie – sie ist immer erworben und bricht in der Fossa inguinalis medialis (= mediale Leistengrube) medial von der Plica umbilicalis lateralis durch die Bauchwand durch (in diesem Bereich ist die Bauchwand muskelfrei). Die mediale Inguinalhernie wölbt das Peritoneum und die Fascia transversalis in den Bruchsack vor. Sie verläuft in gerader Richtung durch die Bauchwand – liegt also nicht im Leistenkanal! Sie reicht nur selten bis ins Skrotum.
- laterale (= indirekte) Inguinalhernie – sie kommt häufiger als die mediale vor und ist meist angeboren, seltener erworben. Als Bruchpforte benutzt sie den inneren Leistenring (= Anulus inguinalis profundus), der in der Fossa inguinalis lateralis, lateral von der Plica umbilicalis lateralis (mit der A. und V. epigastrica inferior) liegt. Durch die Bruchpforte gelangt sie in den Leistenkanal (= Canalis inguinalis). Sie durchsetzt die Bauchwand in schräger Richtung. Der Bruchsack liegt innerhalb des Funiculus spermaticus (= Samenstrang) und kann bis in das Skrotum reichen. ◀

Merke: 1. Direkte Inguinalhernien = medial, indirekte = lateral von der Plica umbilicalis lateralis. 2. Bei Inguinalhernien liegt die Bruchpforte immer oberhalb des Lig. inguinale, bei Femoralhernien immer unterhalb des Lig. inguinale.

▶ Bei den **angeborenen indirekten Inguinalhernien** bleibt der Proc. vaginalis peritonei nach dem Descensus des Hodens offen (siehe Kapitel 6.3.2), so daß sich beim Mann Darmschlingen bis in den Hodensack vorstülpen können. ◀ Bei der Frau kann ebenfalls, wenn auch sehr selten, der Proc. vaginalis peritonei erhalten bleiben, dann können sich durch den wesentlich engeren Leistenkanal der Frau Darmschlingen bis in die großen Schamlippen (= Labia majora) vorstülpen.

Die **erworbenen indirekten Inguinalhernien** entstehen durch nachträgliche Öffnung des Proc. vaginalis z.B. durch Einreißen.

Etwa 5–10 % der Bevölkerung leidet an einer Leistenhernie, wovon etwa 90 % Männer sind. Von den Hernien entfallen etwa 75 % auf die indirekten Inguinalhernien.

▶ Bei den **Femoralhernien** (= **Schenkelhernien**) stülpt sich der Peritonealsack unterhalb vom Lig. inguinale durch den vom Septum femorale verschlossenen Teil der Lacuna vasorum in den Oberschenkel vor. ◀

▶ Eine **Umbilikalhernie** (= Nabelbruch) kann angeboren oder erworben sein. Eine angeborene Umbilikalhernie (= Omphalozele) entsteht, wenn sich der physiologische Nabelbruch (siehe Kapitel 8.1.2) nur ungenügend zurückbildet. Der Bruchsack wird dann vom Amnionepithel gebildet. ◀
Eine erworbene Umbilikalhernie entsteht
- wenn beim Neugeborenen der Nabelring (= Anulus umbilicalis) nach der Geburt nur ungenügend verklebt oder
- beim Erwachsenen, wenn der intraabdominale Druck so ansteigt, daß sich der Nabelring erweitert, z.B. bei sehr adipösen Menschen.

▸ Bei **epigastrischen Hernien** kommt es oberhalb des Nabels zu einem Bruch durch die Linea alba. ◂

Die Zwerchfellhernien werden ausführlich in Kapitel 6.2.5 beschrieben.

6.4 Becken, Beckenwände

6.4.1 Skelettelemente, Verbindungen !! 2/3

Das **Becken** (= **Pelvis**) bildet die Verbindung zwischen dem Bein und dem Rumpf. Das knöcherne Gerüst des Beckens besteht aus einem Knochenring, der aus folgenden 3 Knochen besteht:
- einem Kreuzbein (= Os sacrum)
- zwei Hüftbeinen (= Ossa coxae).

Durch den Knochenring sind das Femur (= Oberschenkelknochen) und die Wirbelsäule miteinander verbunden.

Das Os coxae wird ausführlich in Kapitel 4.2, das Os sacrum und das Os coccygis in Kapitel 6.1.2 beschrieben.

Verbindungen des Beckengürtels

Das Becken wird vorne durch die zwischen den beiden Schambeinen liegende **Schamfuge** (= **Symphyse** = Symphysis pubica) und hinten durch die beiden Articulationes sacro-iliacales (= Kreuzbein-Darmbein-Gelenke) geschlossen.

Die beiden Ossa pubica sind auf ihrer Facies symphysialis (= der Symphyse zugewandte Fläche) mit einer dünnen hyalinen Knorpelschicht überzogen.

Bei der Symphyse handelt es sich um eine Synchondrose. Sie besteht aus einem aus Faserknorpel aufgebaute **Discus interpubicus**, der im Innern einen mit Synovia gefüllten großen Hohlraum (= Cavum symphyseos) enthält.

Am oberen Rand ist die Symphyse fest mit dem Lig. pubicum superius verwachsen.

Am unteren Symphysenrand verläuft bogenförmig zwischen dem rechten und linken Os pubis das Lig. arcuatum pubis.

▸ Die **Articulatio sacroiliaca** (= Kreuzbein-Darmbein-Gelenk = Sakroiliakalgelenk) bildet die größte Amphiarthrose (= straffes Gelenk) des Körpers. Sie verankert die Wirbelsäule im Beckenring. Durch die nachfolgenden Bänder ist sie in ihrem Bewegungsspielraum stark eingeschränkt. ◂

An Bändern kommen vor:
- ▸ **Lig. iliolumbale** – spannt sich als starkes Band zwischen dem Processus costarius des 4. und 5. Lendenwirbels und dem Os ilium aus. ◂
- Ligg. sacroiliaca ventralia – ziehen als dünne Bänderschicht vom Os sacrum (= Kreuzbein) zum Os ilium.
- Ligg. sacroiliaca dorsalia – spannen sich zwischen dem Os sacrum und dem Os ilium aus.
- Ligg. sacroiliaca interossea – spannen sich als kräftige Bänderschicht zwischen der Tuberositas des Os sacrum und der Tuberositas des Os ilium aus.
- ▸ **Lig. sacrospinale** – zieht als kräftiges Band von der Spina ischiadica zum Os sacrum und zum Os coccygis.
- **Lig. sacrotuberale** – zieht als kräftiges Band vom Tuber ischiadicum zum Os sacrum und zum Os ilium. Es überdeckt dabei einen Teil des Lig. sacrospinale. Das Lig. sacrotuberale dient als Ursprung des M. gluteus maximus. ◂

▸ Das vom Lig. sacrotuberale begrenzte **Foramen sciaticum** wird vom Lig. sacrospinale in ein **Foramen sciaticum majus** und in ein **Foramen sciaticum minus** unterteilt.

Das vom Os pubis (= Schambein) und Os ischii (= Sitzbein) umrahmte **Foramen obturatum** wird durch die Membrana obturatoria bis auf den **Canalis obturatorius** verschlossen. ◂

6.4.2 Das Becken als Ganzes 3/16

▸ *Besonders prüfungsrelevant: Tabelle mit den Beckenmaßen.* ◂

Das **Becken** (= **Pelvis**) wird in ein großes und ein kleines Becken unterteilt. Das große Becken reicht bis zur Linea terminalis und wird überwiegend von der Beckenschaufel gebildet. Das kleine Becken beginnt unterhalb der Linea terminalis und reicht bis zum Beckenboden. Der Beckenboden besteht aus dem in Kapitel 6.4.4 beschriebenen Diaphragma pelvis und dem Diaphragma urogenitale.

Die **Linea terminalis** läuft vom Promontorium (des Os sacrum) entlang der Linea arcuata und dann als Pecten ossis (des Os pubis) zum Oberrand der Symphyse, wo sie endet.

Das große Becken ist nur seitlich und hinten von Knochen begrenzt, eine vordere knöcherne Begrenzung fehlt. Das kleine Becken ist vollständig von Knochen und Bändern umschlossen.

Das kleine Becken ist mit dem Beckenkanal (= Canalis pelvis) identisch. Der Beckenkanal beginnt kranial mit dem Beckeneingang (= **Apertura pelvis minoris superior** = Übergang vom großen ins kleine Becken) und endet kaudal im Beckenausgang (= **Apertura pelvis minoris inferior**).

Der längsovale Beckenausgang wird begrenzt
- vorne – Arcus pubis und Symphysis pubica
- lateral – Tubera ischiadica (= Sitzbeinhöcker) und Ligg. sacrotuberalia
- dorsal – Os coccygis (= Steißbein).

Auf dem großen Becken liegen die Baucheingeweide. Das kleine Becken enthält die Beckeneingeweide und dient als Geburtsweg.

Beckenmaße (s.S. 356)

Im Anschluß an den Beckeneingang folgt als geräumiger Teil die Beckenhöhle. Der Geburtskanal wird vom knöchernen Becken und den Weichteilen (u.a. Beckenbodenmuskulatur) gebildet. Das früher in der Gynäkologie übliche Ausmessen der Beckenmaße mit einem Beckenzirkel zur Beurteilung des Geburtskanals wird heute nur noch selten angewandt. Zu den in der Tabelle aufgeführten Maßen wurden jedoch vor einigen Jahren 2 Fragen gestellt. Wichtig zu wissen ist für Sie vor allem die Conjugata vera!

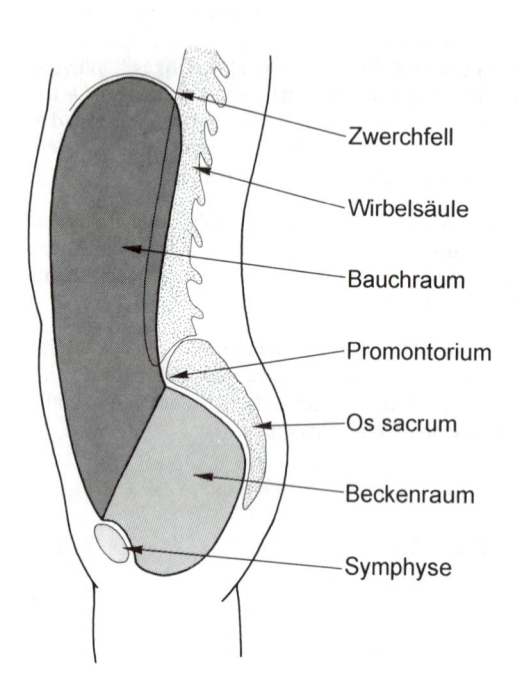

Abb 6.15 Bauch- und Beckenhöhle von lateral

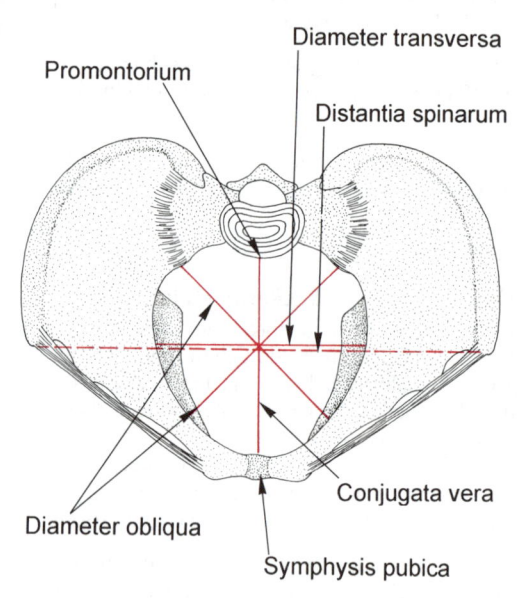

Abb 6.16 Beckenmaße

Conjugata anatomica
Conjugata vera
Conjugata diagonalis
Promontorium
Symphyse
Conjugata der Beckenweite

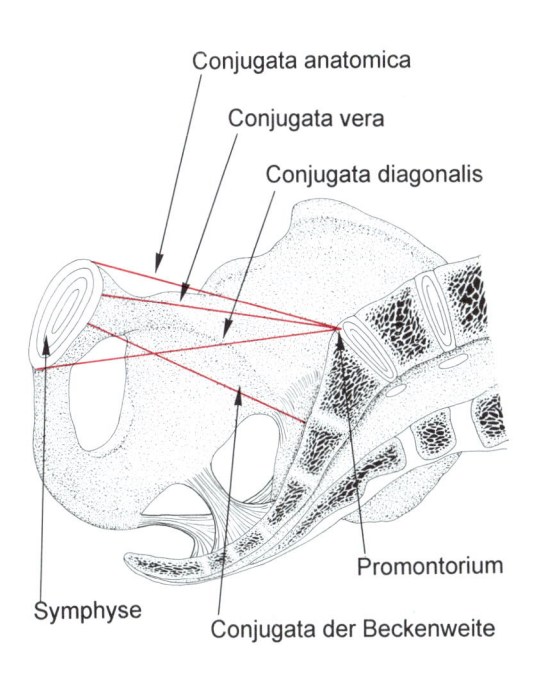

Abb 6.17   Beckenmaße im Medianschnitt

Geschlechtsunterschiede des knöchernen Beckens		
	Frau	**Mann**
Beckeneingang	queroval	herzförmig
Os sacrum (= Kreuzbein)	kurz, breit	lang, schmal
Beckenausgang (= Abstand zwischen den Sitzbeinhöckern)	größer (weit)	kleiner (eng)
Becken als Ganzes	niedrig, breit und weit	hoch, schmal und eng
Foramen obturatum	dreieckig (niedrig)	oval (eng)
Arcus pubis (Frau)	90–100° (= stumpfwinklig)	
Angulus subpubicus (Mann)		70–75° (= spitzwinklig)
Promontorium	springt nicht so sehr vor	springt mehr vor als bei der Frau

Geschlechtsspezifische Unterschiede des Beckens

Die geschlechtsspezifischen Unterschiede zwischen dem weiblichen und männlichen Becken bilden sich erst nach der Pubertät im vollen Umfang aus.

▶ Die Frau besitzt ein niedrigeres, breites und geräumiges Becken, der Mann ein hohes, schmales und engeres Becken. Durch das vorspringende Promontorium hat das Becken des Mannes ein annähernd herzkartenförmiges Aussehen.

Der Winkel, der zwischen den beiden Schambeinen geschlagen werden kann, beträgt beim weiblichen Becken 90–100°, beim männlichen Becken 75°. Beim Mann wird dieser Winkel **Angulus subpubicus** (= **Schambeinwinkel**), bei der Frau **Arcus pubis** (= **Schambeinbogen**) genannt. Anhand dieses Winkels läßt sich bei einem Skelett das frühere Geschlecht bestimmen. ◀

6.4.3 Innere Beckenmuskulatur   0/0

Das kleine Becken ist innen von den nachfolgenden Muskeln überzogen, die entwicklungsgeschichtlich gesehen, vom Bein in das Becken verlagert wurden:
- M. piriformis
- M. obturatorius internus
- M. iliacus.

Diese Muskeln werden ausführlich in Kapitel 4.4.1. beschrieben.

6.4.4 Beckenboden und Beckenbodenmuskulatur   !!! 9/21

▶ *Prüfungsrelevant: Bei den Muskeltabellen Innervation und Funktion, zusätzlich bei der Tabelle „weitere Muskeln" Lage, evtl. Ansatz und Ursprung.* ◀

Innere Beckenmaße		
Beckenmaß	Größe	Orientierungspunkte
Conjugata diagonalis	12,5 cm	Reicht vom Unterrand der Symphyse bis zum Promontorium.
Conjugata vera = Diameter conjugata	11 cm	Die Conjugata vera ist für die Geburtshilfe sehr wichtig: Sie bildet den kürzesten Abstand zwischen der Hinterfläche der Symphyse (= Eminentia rectopubica) und dem Promontorium. Mit 11 cm bildet die Conjugata vera die engste Stelle des Beckeneingangs. Unter 11 cm spricht man von einer relativen, unter 6 cm von einer absoluten Beckenverengung. **Klinik:** Die Conjugata vera kann nur indirekt ermittelt werden, indem man von der direkt meßbaren Conjugata diagonalis (= unterer Symphysenrand bis Promontorium) 1,5–2 cm abzieht.
Conjugata anatomica	12 cm	Vom Promontorium zum Oberrand der Symphyse (klinisch ohne Bedeutung).
Diameter transversa	13,5 cm	Größter Abstand zwischen den beiden Lineae terminales. Die größte Weite besitzt der Beckeneingang im queren Durchmesser (Beckeneingangsebene).
Diameter obliqua	12,5 cm	Reicht vom Sakroiliakalgelenk (Articulatio sacroiliaca) bis zur gegenüberliegenden Eminentia iliopubica.
Diameter transversa	11 cm	Distanz zwischen dem linken und rechten Tuber ischiadicum (Beckenausgangsebene).
Äußere Beckenmaße		
Distantia spinarum	24–26 cm	Distanz zwischen der linken und rechten Spina iliaca anterior superior.
Distantia (inter-)trochanterica	31–32 cm	Distanz zwischen dem rechten und linken Trochanter major des Femur (= Oberschenkelknochen).
Conjugata externa	18–21 cm	Reicht vom Oberrand der Symphyse bis zum Processus spinosus des 5. Lendenwirbels. Aus ihr läßt sich durch Abzug von 9 cm die Conjugata vera errechnen.

Der Beckenboden bildet die untere Begrenzung des Beckens. Er schließt den aus den Ossa coxae (= Hüftbeinen) und dem Os sacrum (= Kreuzbein) gebildeten knöchernen Beckenring nach unten hin ab.

Der **Beckenboden** wird von folgenden zwei Muskelplatten und den sie umhüllenden Faszien gebildet:
- Diaphragma pelvis
- Diaphragma urogenitale.

Diaphragma pelvis

► Das Diaphragma pelvis bildet die innere Muskelschicht. Das Diaphragma pelvis ist trichterförmig gebaut, es besteht überwiegend aus dem großflächigsten Beckenbodenmuskel, dem M. levator ani. Dorsal vom M. levator ani liegt der ebenfalls paarig angelegte M. coccygeus, der das Diaphragma pelvis vervollständigt.

Die beiden Muskeln dienen in erster Linie dem unteren Verschluß des Beckens und erst in zweiter Linie dem Heben (Levator = Heber) des Anus.

Die Fasern des M. levator ani umschlingen das Ende des Rektum (dienen damit als Schließmuskel des Rektum) und bilden mit ihrem medialen Teil einen Spalt, der als **Levatortor** (= Levatorspalt) bezeichnet wird.

Durch das Levatortor verlaufen
- bei der Frau: Urethra und Vagina,
- beim Mann: Urethra.

Auf den Schenkeln des Levatortors liegen die Harnblase und das Rektum, sowie beim Mann die Prostata und bei der Frau der Uterus. ◄

Zum Diaphragma pelvis gehören:				
M. levator ani	*In.:* Plexus pudendus	*An.:* Os coccygis		*Ur.:* Os pubis, Fascia obturatoria
	Lage: Er besteht aus 4 Muskeln: • M. puborectalis – der rechte und linke M. puborectalis bilden hinter dem Rektum eine Schlinge. Der M. puborectalis begrenzt mit Faserteilen als Levatorschenkel das Levatortor. • M. pubococcygeus • M. pubovaginalis (kommt nur bei der Frau vor) • M. levator prostatae (kommt nur beim Mann vor) • M. iliococcygeus. **Gesamtfunktion des M. levator ani:** Er verschließt den Beckenausgang. Über den M. puborectalis kann er den Anus und über den M. pubovaginalis die Vagina verengen. **Klinik:** Bei einer Lähmung des M. levator ani können sich Rektum sowie Uterus und Vagina nach außen vorstülpen, was als Prolaps bezeichnet wird.			
M. coccygeus	*In.:* Plexus pudendus	*An.:* Os sacrum und Os coccygis		*Ur.:* Spina ischiadica, Lig. sacrospinale
	Funktion: Verschließt den Beckenausgang (häufig rudimentär).			

Zum Diaphragma urogenitale gehören:			
M. transversus perinei profundus	*In.:* N. pudendus	*An.:* Tuber ischiadicum	*Ur.:* Symphyse, untere Äste des Os pubis
	Funktion: Er ist ein willkürlicher Schließer der Urethra, weil durch ihn die weibliche bzw. männliche Urethra (= Harnröhre) hindurchzieht.		
M. transversus perinei superficialis	*In.:* N. pudendus	*An.:* Centrum tendineum perinei	*Ur.:* Abspaltung aus M. transversus perinei profundus
	Funktion: Er kann den M. transversus perinei profundus vom Os ischii (= Sitzbein) kommend verstärken.		
M. sphincter urethrae	*In.:* N. pudendus	—	*Ur.:* Lig. transversum perinei
	Lage: Beim Mann umgibt er als Pars membranacea des M. transversus perinei profundus die Urethra. **Funktion:** Er kann willkürlich die Urethra (= Harnröhre) verschließen.		

Weitere Muskeln im Beckenbodenbereich			
M. bulbospongiosus	*In.:* N. pudendus	*An.:* Frau: Corpus cavernosum clitoridis Mann: Corpus spongiosum penis	*Ur.:* Frau: Trigonum urogenitale, M. sphincter ani externus Mann: Diaphragma urogenitale, M. sphincter ani externus
	Lage: Er liegt unter dem Diaphragma urogenitale. Bei der Frau zieht er über die Glandula vestibularis major und befestigt die Venenplexus des Bulbus vestibuli am Diaphragma urogenitale. Beim Mann zieht er zum Penis und umschlingt den Bulbus penis, den er am Diaphragma urogenitale befestigt. **Funktion:** Bei der Frau kontrahiert er sich beim Orgasmus und verengt dabei den Scheidenausgang. Beim Mann verengt er willkürlich oder reflektorisch die Urethra (= Harnröhre) und entleert sie stoßweise (Urin und Ejakulat).		
M. ischiocavernosus	*In.:* N. pudendus	*An.:* Tunica albuginea	*Ur.:* Ramus ossis ischii
	Lage: Umhüllt das Corpus cavernosum clitoridis bzw. penis (= Schwellkörper) **Funktion:** Beim Mann drückt er durch eine Kompression der Crura penis das Blut in den Schwellkörper, wodurch die Erektion willkürlich verstärkt wird.		
M. sphincter ani externus	*In.:* N. pudendus	*An.:* Lig. anococcygeum	*Ur.:* Centrum tendineum perinei
	Lage: Liegt ringförmig um das untere Ende des Rektum. **Funktion:** Verschließt als quergestreifter Muskel willkürlich den Anus.		

Diaphragma urogenitale

▶ Als Diaphragma urogenitale wird eine etwa 1 cm dicke Muskelplatte bezeichnet, die sich zwischen den unteren Ästen des Os pubis und dem Tuber ischiadicum ausspannt.

Das Diaphragma urogenitale wird vom M. transversus perinei profundus und vom kleineren, dorsal liegenden M. transversus perinei superficialis aufgebaut.

Das Diaphragma urogenitale läßt im Levatorspalt zwischen dem M. transversus perinei profundus und dem Rektum einen kleinen Spalt frei, der mit Bindegewebe und glatten Muskelzellen ausgefüllt ist und Centrum tendineum perinei genannt wird. Das **Centrum tendineum perinei** liegt als sehnige Verbindung der nachfolgenden Muskeln in der Mitte des Damms (= Perineum):
- M. levator ani
- M. transversus perinei profundus
- M. transversus perinei superficialis
- M. bulbospongiosus
- M. sphincter ani externus.

Das Centrum tendineum bildet den mechanischen Mittelpunkt des muskulären Beckenbodens.

Im Diaphragma urogenitale liegen beim Mann die beiden Glandulae bulbo-urethrales (= Cowper' sche Drüsen – Kapitel 8.8.6) und bei der Frau die beiden Glandulae vestibulares major (= Bartholini'sche Drüsen – Kapitel 8.7.5). ◄

Die beiden Diaphragmen sowie die Organe und die Beckenwand werden von folgenden Faszien umhüllt (s. Abb. 6.18):
- **Fascia pelvis** – bildet die Fortsetzung der Fascia transversalis. Sie spaltet sich in die Fascia pelvis parietalis und in die Fascia pelvis visceralis. Starke Faserzüge der Faszie bilden beim Mann das Lig. puboprostaticum und bei der Frau das Lig. pubovesicale.
- Fascia pelvis parietalis – bedeckt als stellenweise sehr derbe Faszie die Wand des Beckens.
- Fascia pelvis visceralis – bedeckt die Beckeneingeweide und bildet folgende Trennwände:
  - Septum rectovesicale – liegt beim Mann zwischen Rektum und Prostata (und Harnblase)
  - Septum retrovaginale – liegt bei der Frau zwischen Rektum und Vagina.
- Fascia diaphragmatis pelvis superior – sie bedeckt die obere Fläche des M. levator ani.
- ▶ Fascia diaphragmatis pelvis inferior – bedeckt den äußeren Teil des M. levator ani und bildet gleichzeitig die mediale Wand der Fossa ischiorectalis.
- **Fascia obturatoria** – bedeckt die innere Seite des M. obturatorius internus. In ihr verläuft der **Canalis pudendalis (= Alcock'scher Kanal)**, in dem der N. pudendus und die A. und V. pudenda interna verlaufen. ◄
- Fascia diaphragmatis urogenitalis superior – bedeckt die innere Fläche des M. transversus perinei profundus und grenzt an die Fascia diaphragmatis pelvis inferior und an die Fascia obturatoria.
- Fascia diaphragmatis urogenitalis inferior – bedeckt die äußere Fläche des M. transversus perinei profundus.
- **Fascia perinei superficialis** – ist Teil der oberflächlichen Körperfaszie. Sie überzieht mit Ausnahme der Fossa ischiorectalis den Beckenboden.

Räume im Beckenbodenbereich

Durch die einzelnen Schichten entstehen im Beckenboden von kranial nach kaudal drei abgeschlossene Räume: Cavum peritonealis, Spatium extraperitoneale, Fossa ischioanalis.

Cavum peritonealis

Das **Cavum peritonealis** bildet den Bereich des Beckenraums, der vom Peritoneum ausgekleidet ist.
▶ Im Cavum peritonealis liegen die vom Peritoneum überzogene Harnblase, das Rektum, der Uterus und beim Mann die Excavatio recto-vesicalis, bei der Frau die Excavatio vesico-uterina und die Excavatio rectouterina. Außerdem das Colon sigmoideum, Schlingen des Ileum und manchmal die Appendix vermiformis.

🕮 **Klinik:** Die Excavatio rectouterina (= Douglas'scher Raum) bildet den tiefsten Punkt der Peritonealhöhle, weshalb sich in ihr Eiter ansammeln kann. Die Excavatio rectouterina kann rektal in Höhe der Kohlrausch'schen Falte getastet werden (s. auch Kapitel 8.7.3). ◄

Spatium extraperitoneale

▶ Das **Spatium extraperitoneale** (alt: Spatium subperitoneale) wird kranial durch das Peritoneum, kaudal durch das Diaphragma pelvis, ventral durch die Symphyse und dorsal durch das Os sacrum (Kreuzbein) begrenzt. Durch den M. levator ani wird das Spatium von der Fossa ischioanalis getrennt. Das Spatium extraperitoneale enthält die Harnblase mit dem Anfangsteil der Harnröhre (Urethra) und das Rektum. Beim Mann liegen im Spatium noch die Prostata und die Samenbläschen, bei der Frau der Uterus und die Vagina. Der Raum zwischen den

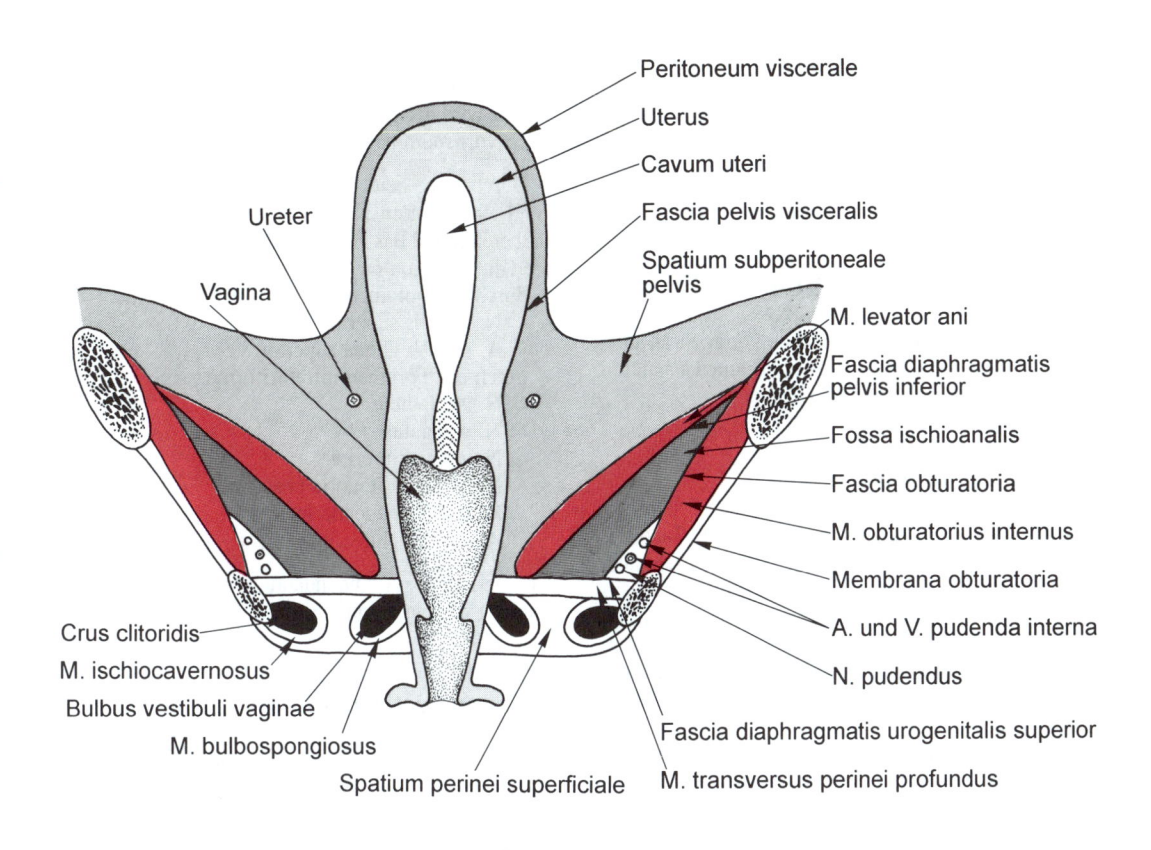

Abb 6.18   Frontalschnitt durch das weibliche Becken

Organen ist mit lockerem Bindegewebe ausgefüllt, das mit glatten Muskelfaserzügen durchsetzt ist.

Im Spatium extraperitoneale verlaufen: A. und V. iliaca interna, A. und V. obturatoria, N. obturatorius, Plexus sacralis, Plexus hypogastricus inferior. ◄

Fossa ischioanalis

► Die **Fossa ischioanalis** (alt: Fossa ischiorectalis) entsteht durch die Trichterform des Diaphragma pelvis, sie liegt als keilförmiger Spalt zwischen dem M. levator ani und der Seitenwand des kleinen Beckens. Die Fossa ischioanalis wird begrenzt von
- ventral – Diaphragma urogenitale,
  - dorsal – M. gluteus maximus (und dem Lig. sacrotuberale),
- lateral – M. obturatorius internus und von der Fascia obturatoria,
- medial – M. levator ani und von der Fascia diaphragmatis pelvis inferior
- kaudal – M. transversus perinei profundus und Fascia diaphragmatis urogenitalis superior. ◄

► Die Fossa enthält hauptsächlich Fettgewebe und lockeres Bindegewebe, wodurch sie gut verformbar ist und damit das Öffnen von Ausgängen beim Stuhlgang und bei der Geburt wesentlich erleichtert. Außerdem ziehen die A. und V. pudenda interna und der N. pudendus durch sie hindurch. ◄

In die Fossa ischioanalis ragt von ventral das Diaphragma urogenitale hinein und unterteilt die Fossa in das
- Spatium perinei profundum und in das
- Spatium perinei superficiale.

Das Spatium perinei profundum liegt zwischen dem Diaphragma urogenitale und dem Diaphragma pelvis und enthält: M. transversus perinei profundus,

M. sphincter urethrae, Gll. bulbourethrales, N. pudendus und A. und V. pudenda interna.

Das Spatium perinei superficiale liegt zwischen dem Diaphragma urogenitale und der in diesem Bereich als Fascia perinei superficialis bezeichneten Körperfaszie, sie enthält die Peniswurzel.

6.4.5 Nerven und Gefäße !! 2/8

In der Wand des kleinen Beckens kommen an Öffnungen vor: Canalis obturatorius, Foramen sciaticum majus und Foramen sciaticum minus.

Canalis obturatorius

➤ Bei der Seitenansicht auf das Becken sehen Sie, daß die Membrana obturatoria am oberen Rand des Foramen obturatum eine kleine Lücke offen läßt, durch die der 2–3 cm lange Canalis obturatorius aus dem kleinen Becken in die Oberschenkelregion gelangt. Der Canalis obturatorius wird von der Membrana obturatoria und dem Os pubis sowie vom M. obturatorius internus und vom M. obturatorius externus begrenzt.
Durch den Canalis obturatorius ziehen der N. obturatorius und die A. und V. obturatoria. ◄

Wird der im Canalis liegende Fettpropf abgebaut oder entfernt, so kann sich Baucheingeweide und Peritoneum in den Kanal einstülpen, was als Hernia obturatoria bezeichnet wird.

Foramen sciaticum majus

➤ Das Foramen sciaticum majus (alt: Foramen ischiadicum majus) liegt zwischen der Incisura ischiadica major (Os ischii) sowie dem Lig. sacrotuberale und dem Lig. sacrospinale. Durch das Foramen sciaticum majus zieht der M. piriformis hindurch und unterteilt damit dieses Foramen in ein **Foramen suprapiriforme** und ein **Foramen infrapiriforme** (diese Unterteilung wird in der internationalen Nomenklatur nicht mehr vorgenommen). ◄

➤ Durch diese beiden Foramina ziehen die nachfolgend aufgeführten Nerven und Gefäße für den Gesäßbereich und das Bein aus dem kleinen Becken in die Glutealregion (= Gesäßregion):
- durch das Foramen suprapiriforme ziehen:
  - N. gluteus superior
  - A. und V. glutea superior.
- durch das Foramen infrapiriforme ziehen:
  - N. ischiadicus
  - N. pudendus
  - N. gluteus inferior
  - N. cutaneus femoris posterior
  - A. und V. pudenda interna
  - A. und V. glutea inferior. ◄

Der Verlauf der A. pudenda interna (Ast der A. iliaca interna) wird in Kapitel 8.9.2 beschrieben.

Foramen sciaticum minus

➤ Das Foramen sciaticum minus (alt: Foramen ischiadicum minus) wird von der Incisura ischiadica minor, vom Lig. sacrospinale und vom Lig. sacrotuberale begrenzt. Durch das Foramen sciaticum minus ziehen:
- M. obturatorius internus
- N. pudendus
- A. und V. pudenda interna. ◄

Am unteren Rand des M. piriformis liegt der **Plexus pudendus**, der aus Nervenfasern von S_3 bis S_5 gebildet wird. Auf dem M. coccygeus liegt der Plexus coccygeus, der aus Fasern aus S_5 und Co_1 gebildet wird.

Zum Plexus pudendus gehören:		
Nerv	**Innervationsort**	**Verlauf**
Rr. musculares	*motorisch:* M. levator ani, M. coccygeus	
N. pudendus	*Siehe Äste.* Bitte beachten Sie, daß von einigen Autoren der N. pudendus als unterster Nerv des Plexus sacralis bezeichnet wird.	Er ist der Hauptast des Plexus pudendus. Er zieht zusammen mit der A. und V. pudenda interna durch das Foramen infrapiriforme aus dem kleinen Becken heraus zur Regio glutea. Anschließend zieht er um die Spina ischiadica und das Lig. sacrospinale herum, um durch das Foramen ischiadicum minus wieder in die Fossa ischiorectalis zu gelangen, wo er an der lateralen Wand im Canalis pudendalis (= Alcock'scher Kanal) unter der Fascia obturatoria nach vorne zieht und in seine nachfolgend aufgeführten Äste zerfällt:
– Nn. rectales inferiores	*motorisch:* M. sphincter ani externus *sensibel:* Haut des Analbereichs	
– Nn. perineales	*motorisch:* M. transversus perinei superficialis, M. bulbospongiosus, M. ischiocavernosus	Er gibt an Ästen die Nn. scrotales bzw. labiales ab
– – Nn. scrotales posteriores (Mann) bzw. Nn. labiales posteriores (Frau)	*sensibel:* Haut des Damms und das Skrotum bzw. die Labia majora	
– N. dorsalis penis (Mann) bzw. N. dorsalis clitoridis (Frau)	*motorisch:* M. transversus perinei profundus *sensibel:* Mann – Vorhaut, Glans penis und Corpus cavernosus penis Frau – Glans clitoridis und Corpus cavernosus clitoridis.	Er zieht beim Mann unter der Symphyse zum Penisrücken.

Zum Plexus coccygeus gehören:		
Nerv	**Innervationsort**	**Verlauf**
Nn. anococcygei	*motorisch:* M. coccygeus, dorsaler Teil des M. levator ani *sensibel:* Haut über dem Steißbein bis zum Anus.	Der N. coccygeus tritt als letzter Spinalnerv zwischen Os sacrum und Os coccygis aus. Sein ventraler Ast bildet mit dem 4. und 5. Sakralnerv den Plexus coccygeus.

7 Brusteingeweide

7.1 Entwicklung

7.1.1 Grundzüge der Entwicklung der serösen Höhlen und der Organe ! 0/0

Das in Kapitel 1.4.4 beschriebene intraembryonale Zölom hat in der 4. Entwicklungswoche ein hufeisenförmiges Aussehen. Es unterteilt die beiden Seitenplatten in ein:

- **parietales Mesoderm** – aus dem sich die Rumpfwand mit der serösen Auskleidung (Mesothelzellen) entwickelt;
- **viszerales Mesoderm** – aus dem sich das Organstroma (Bindegewebe, Muskulatur, Gefäße usw.) mit dem umgebenden serösen Blatt (Mesothelzellen) entwickelt.

Die in den beiden Seitenplatten entstehenden Hohlräume wachsen aufeinander zu und verschmelzen zur primitiven Leibeshöhle.

Ende des 2. Entwicklungsmonats entsteht das Zwerchfell (s. Kapitel 6.2.1) und trennt damit die Brust- von der Bauchhöhle. Etwa gleichzeitig entsteht die **Membrana pleuro-peri-cardiale** (= Pleuraperikardialmembran), die die Brusthöhle in eine Perikardhöhle für das Herz und in zwei Pleurahöhlen für die beiden Lungen unterteilt.

Aus der Pleuraperikardialmembran geht das Pericardium fibrosum (= Teil des Herzbeutels – s. Kapitel 7.5.3) hervor.

7.1.2 Grundkenntnisse der Herzentwicklung und ihrer Bedeutung für die Entstehung von Fehlbildungen !!! 7/15

▶ *Prüfungsrelevant: Gesamtes Kapitel.* ◀

Die Herzanlage entsteht gegen Ende der 3. Entwicklungswoche auf beiden Seiten zwischen Entoderm und Mesoderm als schlauchartige Gebilde, die als **primitive Herzschläuche** (= Endokardschläuche) bezeichnet werden.

Die beiden Schläuche bestehen aus einer dünnen Schicht Endothel. Sie werden vom viszeralen Mesoderm umhüllt, aus dem später das Herzmuskelgewebe und das Epikard (= viszerales Blatt des Herzbeutels – s. Kapitel 7.5) entstehen.

Seitlich von der Herzanlage entsteht im mesodermalen Gewebe durch Spaltung die paarige primäre Herzbeutelhöhle.

Infolge der lateralen Abfaltung wachsen beide Herzschläuche aufeinander zu und verschmelzen in der Mittellinie miteinander zu dem unpaarigen Herzschlauch. Gleichzeitig kommt es zum schnellen Längenwachstum und dadurch bedingt zur Ausbildung der S-förmigen Herzschleife. Der Herzschlauch ist zunächst über ein dorsales Mesokard an der dorsalen Rumpfwand der Herzbeutelhöhle (= Perikardhöhle) aufgehängt.

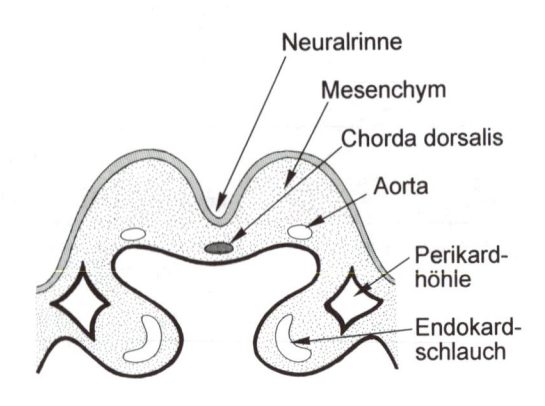

Abb. 7.1 Querschnitt durch einen 20 Tage alten Embryo in Höhe der Herzanlage

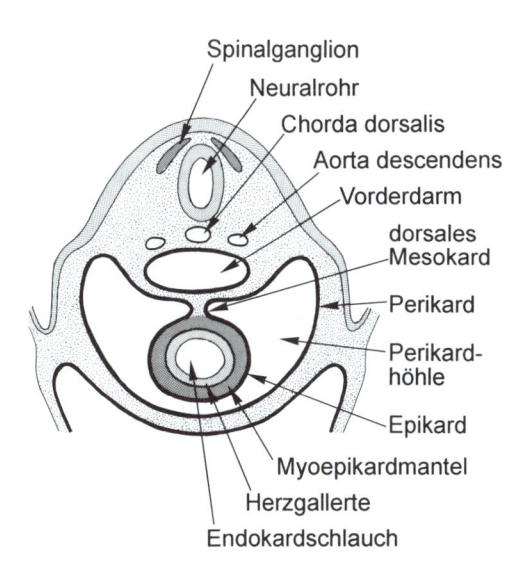

Abb. 7.2 Querschnitt durch einen 22 Tage alten Embryo in Höhe der Herzanlage

Labels (Abb. 7.2):
- Spinalganglion
- Neuralrohr
- Chorda dorsalis
- Aorta descendens
- Vorderdarm
- dorsales Mesokard
- Perikard
- Perikardhöhle
- Epikard
- Myoepikardmantel
- Herzgallerte
- Endokardschlauch

Am Herzschlauch können am 22. Entwicklungstag 5 Bereiche unterschieden werden:
- erster primitiv (einfach) angelegter Vorhof (= Atrium primitivus)
- erste primitiv angelegte Kammer (= Ventriculus primitivus)
- Sinus venosus (= Zuflußstraße zum Herzen)
- Bulbus cordis primitivus (= Abflußstraße)
- Truncus arteriosus.

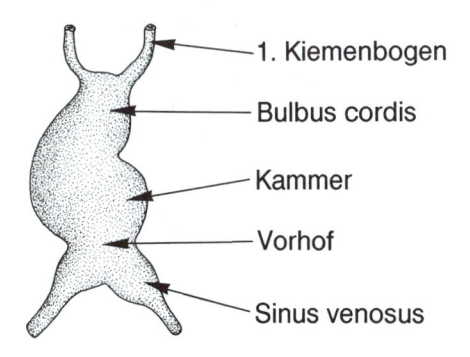

Labels (Abb. 7.3):
- 1. Kiemenbogen
- Bulbus cordis
- Kammer
- Vorhof
- Sinus venosus

Abb. 7.3 Entwicklung der Herzschleife (umgezeichnet nach Moor)

Etwa um den 22. Entwicklungstag kommt es am primitiven Herzen zu ersten rhythmischen Kontraktionen. Ab dem 28. Tag pumpt das Herz das Blut in Richtung Bulbus cordis → Truncus arteriosus → Kiemenbogenarterien → Aorta dorsalis.

Durch den **Sinus venosus** gelangt das Blut (venöses) zum primitiven Herzen. Der Sinus venosus hat ein H-förmiges Aussehen. Seine parallel zueinander verlaufenden „Straßen" werden **Sinushörner** genannt. In die Sinushörner münden die Dottersackvenen (Vv. vitellinae), die Nabelvenen (Vv. umbilicales) und die paarig angelegten Herzvenen (Vv. cardinales).

In der 5. Entwicklungswoche bilden sich die links verlaufenden Venen des Sinushorns bis auf einen kleinen proximal liegenden Rest, aus dem der Sinus coronarius (Kapitel 7.5.1. „Herzvenen") entsteht, zurück. Aus dem rechten Sinushorn gehen die V. cava superior und die V. cava inferior hervor. Der Endbereich der V. cava inferior entwickelt sich wie auch die Vv. hepaticae aus der rechten Dottersackvene. Der Sinus venosus wird im weiteren Verlauf in den rechten Vorhof mit eingebaut.

Beim Erwachsenen ist die Grenze zwischen dem Sinus venosus (bildet im Herzinneren den glattwandigen Teil) und dem Vorhof, außen durch den Sulcus terminalis und im Herzinneren durch die Crista terminalis zu erkennen. Im Bereich des rechten Sinushorns entwickelt sich aus dem viszeralen Mesoderm der zum Erregungsleitungssystem gehörende spätere Sinusknoten (s. Kapitel 7.5.2)

Durch das in der 5. Entwicklungswoche vorwachsende **Septum aorticopulmonale** wird der Truncus arteriosus und der obere Teil des Bulbus cordis in die Aorta und den Truncus pulmonalis unterteilt. Zu einem späteren Zeitpunkt dreht sich das Septum aorticopulmonale spiralförmig um 180°, so daß die Aorta aus der linken und der Truncus pulmonalis aus der rechten Herzkammer entspringen.

Aus dem überwiegenden Teil des Bulbus cordis entsteht die rechte Herzkammer, aus der primitiven Kammer entsteht hauptsächlich die linke Herzkammer.

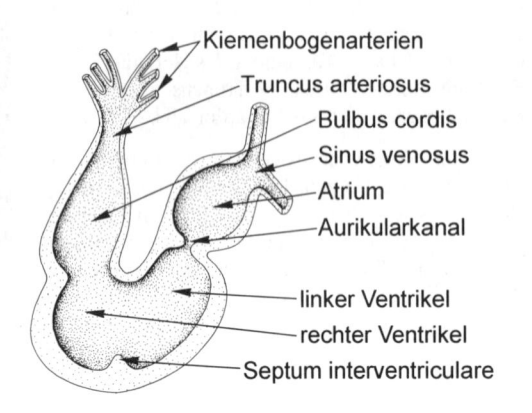

Abb. 7.4 Sagittalschnitt durch das Herz in der 5. Entwicklungswoche

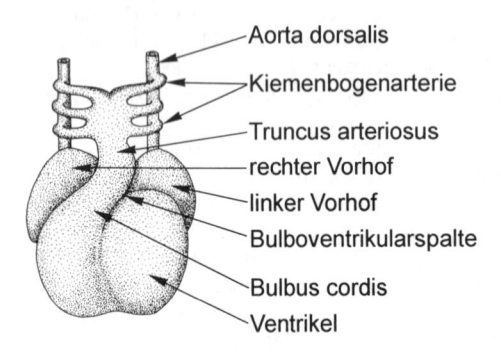

Abb. 7.5 Abfaltung der Herzschläuche

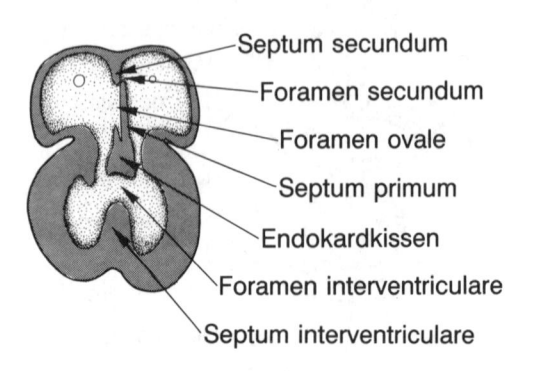

Abb. 7.6 Herzsepten zu Beginn der 6. Entwicklungswoche

Ausbildung der Trennwände des Herzens

Zu Anfang der 5. Woche verdichtet sich an der ventralen und dorsalen Wand des Atrioventrikularkanals (besteht aus Vorhof = Atrium, und Kammer = Ventrikel) das subendokardiale Gewebe zu Endokardkissen.

Die **Endokardkissen** wachsen aufeinander zu und verschmelzen. Dadurch entsteht ein rechter und ein linker Bereich (jeweils Vorhof und Kammer). Auf beiden Seiten bleibt eine Öffnung (= Ostium) bestehen. In diesem Bereich bilden sich später die Segelklappen (Herzklappen), die Ventilfunktion haben und über Sehnenfäden mit dem Endokardpolster verbunden sind. Die Vorhöfe werden dabei durch das Septum primum (= primäre Scheidewand) getrennt.

Das zunächst noch vorhandene **Foramen primum** (= Zwischenvorhofloch), das die beiden Vorhöfe miteinander verbindet, wächst zu. Dafür entsteht etwas oberhalb des Foramen primum das **Foramen secundum**, das die Grundlage für den rechts-links-Shunt (Kurzschluß) des fetalen Kreislaufs bildet (s. Abb. 7.5).

Als zweite Scheidewand wächst das **Septum secundum** rechts vom Septum primum von hinten oben nach vorne unten, wobei das Septum secundum das Foramen secundum bis auf einen unteren, sichelförmigen Rand (= **Foramen ovale**) verschließt. Während der Fetalzeit ist der Blutdruck im rechten Vorhof größer als im linken (der fetale Blutkreislauf wird ausführlich auf S. 87 beschrieben). Nach der Geburt steigt der Blutdruck im linken Vorhof (nach dem Einsetzen der Lungenatmung) an, dadurch wird das Septum primum auf das Septum secundum gepreßt und das Foramen ovale verschlossen.

Die Kammern werden in der 6. Entwicklungswoche durch das **Septum interventriculare** (= **Kammerscheidewand**) voneinander getrennt. Das Septum besteht aus einem muskulösen und einem membranösen (Pars membranacea) Teil. Am oberen Rand des Septums bleibt ein **Foramen interventriculare** (= Zwischenkammerloch) frei, über das beide Kammern miteinander kommunizieren.

In der 8. Entwicklungswoche schließt sich das Foramen interventriculare, indem sich der membranöse Teil der Kammerscheidewand bildet.

Die am Beginn der Aorta und des Truncus pulmonalis liegenden Taschenklappen (**Herzklappen**) entwickeln sich aus sekundären Endothelwülsten.

In der 7. Entwicklungswoche steigt das Herz aus dem Hals- in den Brustbereich ab.

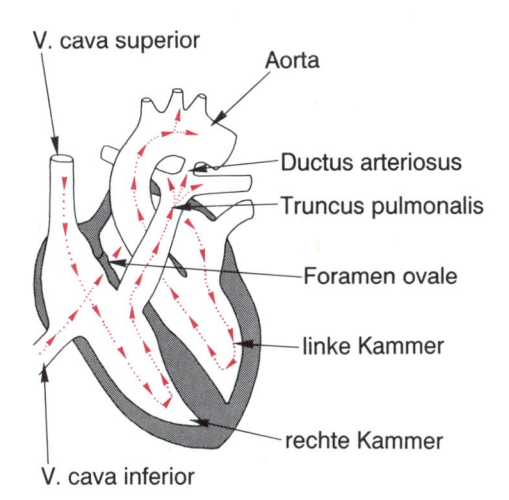

Abb. 7.7 Fetales Herz mit Fließrichtung des Blutes

Begriffsdefinitionen
Klappen-Stenosen = sind Verengungen der Herzklappen (Aorten- oder Pulmonalstenose). Hierbei sind durch Entzündungen die Taschenklappen verwachsen oder durch Kalkeinlagerung nicht mehr richtig zu öffnen.

Klappen-Insuffizienz = die Herzklappe kann nicht mehr richtig verschlossen werden.

Mißbildungen des Herzens
Herzfehler entstehen zumeist zwischen dem 20.–50. Entwicklungstag, wobei neben genetischen Faktoren auch exogene Einflüsse z.B. Rötelinfektion eine Rolle spielen.
- **Ventrikelseptumdefekt** – bei diesem Herzfehler, der etwa 12 % aller angeborenen Herzfehler ausmacht, ist zumeist das Foramen interventriculare offen, was einen Links-Rechts-Shunt (= sauerstoffreiches Blut fließt von der linken in die rechte Kammer zurück) zur Folge hat.
- **Vorhofseptumdefekt** – bei etwa 25 % aller Erwachsenen findet sich ein anatomisch offenes, funktionell aber geschlossenes Foramen ovale. Weil die Funktion des Herzens hierdurch nicht eingeschränkt ist, wird ein offenes Foramen ovale nicht als Fehlbildung angesehen.
- **Ostium-secundum-Defekt** – hierbei liegt im oberen Teil der Vorhofscheidewand des Herzens zwischen dem rechten und linken Vorhof eine große Öffnung, die zumeist durch eine unvollständige Entwicklung des Septum secundum verursacht wird.
- **Trikuspidalatresie** – hierbei besteht keine Verbindung zwischen dem rechten Vorhof und der rechten Herzkammer, was zwangsläufig zur Folge hat, daß vom rechten Vorhof kein Blut in die rechte Kammer fließen kann und sich darum die Herzkammer allmählich verkleinert. Neugeborene mit dieser Mißbildung sind nur lebensfähig, wenn eine zweite „Mißbildung", z.B. ein Vorhof-Septum-Defekt, hinzukommt, bei dem z.B. das Foramen ovale offen ist und somit den Blutfluß ermöglicht.
- **Komplette Transposition** der großen Gefäße – unterbleibt die Drehung des Septum aorticopulmonale, so entspringt die Aorta statt aus der linken aus der rechten Kammer und der Truncus pulmonalis aus der linken Kammer. Dadurch transportiert die Aorta O_2-armes Blut zu den Organen. Ein Kind mit einer solchen Mißbildung kann nur überleben, wenn ein Septumdefekt hinzukommt und dadurch eine Verbindung zwischen rechter und linker Kammer mit entsprechendem Blutaustausch (Mischblut) entsteht.

Neben diesen einzelnen Mißbildungen treten kombinierte Mißbildungen auf, von denen die bekannteste die **Fallotsche Tetralogie** ist. Die Fallotsche Tetralogie zeigt 4 Hauptsymptome:
- Ventrikelseptumdefekt,
- Pulmonalstenose,
- auf Ventrikelseptum reitende Aorta,
- Hypertrophie der rechten Kammer.

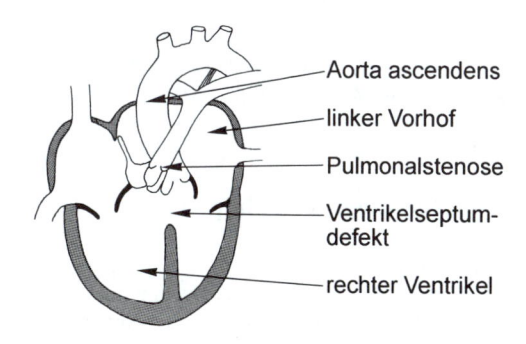

Abb. 7.8 Fallotsche Tetralogie

7.1.3 Ableitung des Aortenbogens und des Truncus pulmonalis aus embryonalen Aortenbögen

!!! 4/13

▶ *Prüfungsrelevant: Gesamtes Kapitel.* ◀

Der arterielle Teil des embryonalen Kreislaufs beginnt mit dem vom Herzen kommenden **Truncus arteriosus**. Dieser Truncus teilt sich in die ventralen Aorten, aus denen auf beiden Seiten 6 Kiemenbogenarterien (= embryonale Aortenbögen) um den Schlunddarm (= Kiemendarm) herum zu den paarig vorliegenden dorsalen Aorten ziehen.
Die embryonalen Aortenbögen werden gleichzeitig mit den Kiemenbögen (siehe Kapitel 5.1.2) ausgebildet, wobei zu jedem Kiemenbogen ein Aortenbogen als Kiemenbogenarterie gehört.

Die 6 **Aortenbögen** werden zu unterschiedlichen Zeiten angelegt – der 1. und 2. Aortenbogen bilden sich bereits wieder zurück, während die unteren erst entstehen. Der 5. Aortenbogen existiert nur etwa einen Tag.
  Von den 6 angelegten Aortenbögen entwickelt sich der 4. Bogen links zum endgültigen Aortenbogen, rechts zum Truncus brachiocephalicus.
  Aus dem 6. Aortenbogen (= Pulmonalbogen) entwickelt sich rechts der Truncus pulmonalis und links der Ductus arteriosus. Durch den **Ductus arteriosus (Botalli)** wird das Blut bis zur Geburt über eine Art Kurzschluß an den Lungen vorbeigeführt. Kurz nach der Geburt schließt sich der Ductus arteriosus, indem sich seine Wandmuskeln kontrahieren. Anschließend entsteht an seiner Öffnung durch Intimaproliferation ein endgültiger Verschluß, was etwa 3 Monate dauert.
  Der Ductus arteriosus bildet sich anschließend zum **Lig. arteriosum** zurück (= obliteriert).

Entwicklung der Aortenbögen

Zusammenfassung
- 1., 2. und 5 Aortenbogen bilden sich zurück,
- 3. Aortenbogen und dorsale Aorta – bilden die A. carotis interna,
- 3. Aortenbogen und ventrale Aorta – bilden die A. carotis externa,
- 4. Aortenbogen – bildet links den Aortenbogen (Arcus aortae) und rechts den Truncus brachiocephalicus
- 6. Aortenbogen – bildet rechts und links den Truncus pulmonalis und links den Ductus arterio-

sus, der die linke A. pulmonalis mit dem Aortenbogen verbindet.

> **Merkwort: KARL**
>
> K = 3   – Karotiden
> A = 4   – Aorta und Truncus brachiocephalicus
> R = 5   – Rudiment
> L = 6   – Lungenarterie

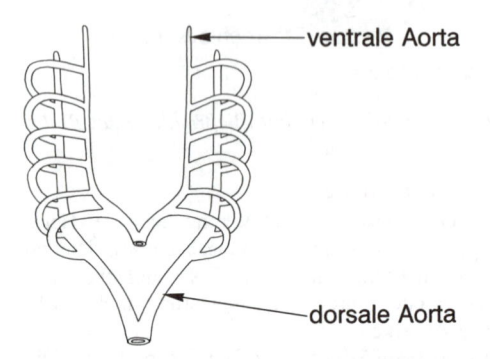

Abb. 7.9 Aortenbögen (umgezeichnet nach Langman)

Die dorsalen Arterien geben als Äste Segmentarterien ab, von denen die 5 oberen die A. vertebralis bilden und sich anschließend zurückbilden.

Die 7. Segmentarterie entwickelt sich zur linken A. subclavia. Die rechte A. subclavia entsteht aus der sechsten Segmentarterie sowie dem 4. Aortenbogen und einem Teil der Aorta dorsalis.

Unterhalb der 7. Segmentarterie entwickeln sich aus einer Anastomose die A. thoracica interna und der Truncus costocervicalis.

Mißbildungen
Eine der häufigsten Mißbildungen der großen Blutgefäße besteht darin, daß sich der **Ductus arteriosus** nach der Geburt nicht verschließt, was häufig im Gefolge einer Rötelinfektion der Mutter auftritt. Durch das Offenbleiben kann es zu einem Links-Rechts-Shunt kommen, bei dem die Lungen mit Blut überflutet werden.

Bei einer **„reitenden" Aorta** entspringt die Aorta nicht aus der linken Kammer, der Aortenabgang

„reitet" vielmehr auf dem Kammerseptum, so daß die Aorta sowohl Blut aus der rechten als auch aus der linken Kammer erhält – eine reitende Aorta kommt zumeist als Teil der Fallotschen Tetralogie vor.

7.1.4 Übersicht über die Entwicklung der unteren Atemwege !! 0/5

▶ *Prüfungsrelevant: Gesamtes Kapitel.* ◀

Die unteren Atemwege entwickeln sich ab der 3. Entwicklungswoche aus der ventralen Seite des Vorderdarms, wobei das Epithel aus dem Entoderm des Vorderdarms entsteht, während das Binde- und Muskelgewebe sowie der Knorpel mesodermaler Herkunft sind.

Zunächst proliferieren Entodermzellen des Vorderdarms und bilden die Laryngotrachealrinne, die sich zu einem Divertikel entwickelt. Der Divertikel (Lungenknospe) wächst in das umgebende viszerale Mesoderm vor und wird durch das **Septum oesophageotracheale** vom Vorderdarm (aus dem später der Oesophagus entsteht) getrennt. Nur im Bereich des späteren Kehlkopfs bleibt eine Verbindung erhalten.

Der Divertikel verlängert sich rohrartig, wobei sich das untere Ende jeden Rohrs (Laryngotrachealrohr) dichotom (in 2 Teile) teilt und zu den Lungenknospen aussackt. Rechts teilt sich die Lungenknospe in 3 und links in 2 Tochterknospen, so daß sich rechts 3 und links 2 Hauptbronchien und Lungenlappen entwickeln. Aus dem Rohr entstehen der Kehlkopf (Larynx) und die Luftröhre (Trachea).

In den folgenden Entwicklungsmonaten teilen sich die Knospen dichotom zu dem in Kapitel 7.2.2 beschriebenen Bronchialbaum.

Bis Ende des 4. Entwicklungsmonats sind die Lungen bis hin zu den **Bronchioli terminales** ausgebildet. Ab der 24. Woche bildet jeder Bronchiolus terminalis 2 Bronchioli respiratorii, von denen sich wiederum primitive Alveolen (Sacculi alveolares) ausbilden.

Die Sacculi sind zunächst von einem kubischen Epithel ausgekleidet, das sich abplattet und zu den Alveolarepithelzellen vom Typ I differenziert. Den **Alveolarepithelzellen vom Typ I** sind Kapillaren angelagert, was für die Luft-Blut-Schranke wichtig ist (s. Kapitel 7.2.2). Aus den kubischen Epithelzellen entwickeln sich die Alveolarepithelzellen vom Typ II, die später Phospholipide synthetisieren (s. „Surfactant").

Da erst zwischen der 25.–28. Entwicklungswoche genügend **Alveolen** ausgebildet sind, ist ein Frühgeborenes erst ab der 28. Woche lebensfähig, wobei auch Frühgeborene ab der 24./25. Woche, abhängig von den ausgebildeten Alveolarepithelzellen, eine Überlebenschance haben.

Bis zur Geburt vermehren sich die primitiven, undifferenzierten Alveolen. Bei der Geburt sind die Lungen jedoch noch unreif. In der Zeit zwischen Geburt und dem 8. Lebensjahr werden die primitiven Alveolen teilweise zum alveolarfreien Teil des Bronchialbaums umgebaut, während sich viele ausdifferenzierten Alveolen durch Unterteilung der Sacculi neu bilden.

Die Bronchioli respiratorii zweigen sich in Ductuli alveolares auf, die nur noch aus Alveolen bestehen. Das blind endende Teil des Ductulus wird Sacculus alveolaris genannt. Um das 8. Lebensjahr enthält die Lunge etwa 400 Millionen Alveolaren.

Die ausdifferenzierten Alveolen sind im Gegensatz zu den primitiven Alveolen nicht mehr in der Lage neue Alveolen zu bilden.

Bei der Geburt sind die Lungen mit Flüssigkeit (Fruchtwasser) gefüllt, das innerhalb von 2 Tagen nach der Geburt teilweise resorbiert wird, teils beim Durchtritt durch den Geburtskanal ausgepreßt wird.

Klinik: Anhand der Lunge eines Neugeborenen kann man feststellen, ob es eine Todgeburt war oder ob das Kind nach der Geburt noch gelebt hat. Bei einer Todgeburt hat die Lunge nicht geatmet, daher ist sie kompakt und sinkt, wenn man sie ins Wasser legt, ab. Eine beatmete Lunge enthält hingegen Luft und wenig oder keine Flüssigkeit. Sie hat ein spezifisches Gewicht zwischen 0,15–0,75 und schwimmt auf dem Wasser.

Surfactant

Ab der 24. Entwicklungswoche bilden die Alveolarepithelzellen vom Typ II einen Lipopolysaccharidfilm, der als Surfactant bezeichnet wird. Dieser Film überzieht die Alveolarepithelzellen und setzt dabei die Oberflächenspannung herab (Surfactant = Antiatelektasefaktor). Mit Atembeginn wird der Surfactant auf der Oberfläche der Alveolen verteilt. Fehlt der Surfactant, so können sich die Lungen nicht entfalten, es kommt beim Neugeborenen zum Atemnotsyndrom (ein Teil der Lunge ist überbläht, ein Teil entfaltet sich nicht).

7.2 Atmungsorgane

Der Atmungsapparat besteht aus den Luftwegen und den Lungen (= Alveolarsystem). Die luftleitenden Organe säubern die Atemluft, wärmen und feuchten sie an.

In der Lunge erfolgt der Gasaustausch zwischen Atemluft und Blut (O_2 gegen CO_2).

Die Luftwege bestehen aus
- Nasenhöhle
- Rachen (Pharynx)
- Kehlkopf
- Luftröhre (Trachea)
- Bronchialbaum.

7.2.1 Trachea !!! 7/11

Die **Luftröhre** (= **Trachea**) verbindet als elastisches Rohr den Kehlkopf mit den Hauptbronchien. Die Trachea ist beim Erwachsenen 10–12 cm lang und etwa 1,2–1,5 cm breit. Bei tiefer Einatmung oder beim Husten kann sich die Trachea bis zu etwa 25 % in der Länge ausdehnen.

Lage
➤ Beim Erwachsenen beginnt die Trachea unterhalb des Ringknorpels (Teil des Kehlkopfs) in Höhe des 6.–7. Halswirbels, beim Neugeborenen in Höhe des 4. Halswirbels.

Die Trachea folgt dem Verlauf der Wirbelsäule. Sie endet an der Bifurcatio tracheae (= Luftröhrengabelung) in Höhe des 4.–5. Brustwirbels und ventral des Sternalansatzes der 3. Rippe.

Beim Neugeborenen endet die Trachea in Höhe des 2. Brustwirbels, beim alten Menschen in Höhe des 7. Brustwirbels. ◄

An der **Bifurcatio tracheae** wird die Trachea in die beiden Hauptbronchien (= Bronchi principales dexter und sinister) geteilt. Der Aortenbogen drängt dabei die Bifurkatio etwas nach rechts. Beim Erwachsenen bildet die Bifurcatio einen Winkel von 55–65° und beim Kind von 70–80°. Dieser Winkel verkleinert sich bei der Inspiration (Lungen dehnen sich nach kaudal hin aus und ziehen dabei die Trachea nach kaudal) und vergrößert sich bei der Exspiration.

➤ Von der Bifurkatio aus verläuft der rechte Hauptbronchus senkrecht, der bis zu 1,5 cm längere linke Hauptbronchus mehr bogenförmig. Im Innern der Bifurkatio liegt als sagittaler Sporn die **Carina tracheae,** durch die die eingeatmete Luft auf die beiden Hauptbronchien verteilt wird. ◄ Bei der Ein- und Ausatmung kommt es an der Carina tracheae zu Luftschwingungen, die man über dem Sternum (Brustbein) als Atemgeräusch hören kann.

Aufbau
Die Trachea ist aus 16–20 hufeisenförmigen, nach dorsal offenen hyalinen Knorpelspangen (= **Cartilagines tracheales**) aufgebaut, die die Vorderwand der Trachea bilden. Die Knorpelspangen sind untereinander durch **Ligg. anularia** (= Ringbänder) verbunden, die der Trachea eine gewisse Elastizität verleihen.

➤ Die knorpelfreie Rückwand (Hinterwand) der Trachea wird **Paries membranaceus** genannt. Sie enthält viele glatte Muskelzellen, die zusammen als M. trachealis bezeichnet werden, sowie elastisches Bindegewebe. Der **M. trachealis** kann die Knorpelspangen aktiv einander annähern und damit die Trachea verengen. Außerdem ermöglicht es der Paries membranaceus, dem an den Paries angrenzenden Oesophagus, sich beim Schluckakt auszudehnen. ◄

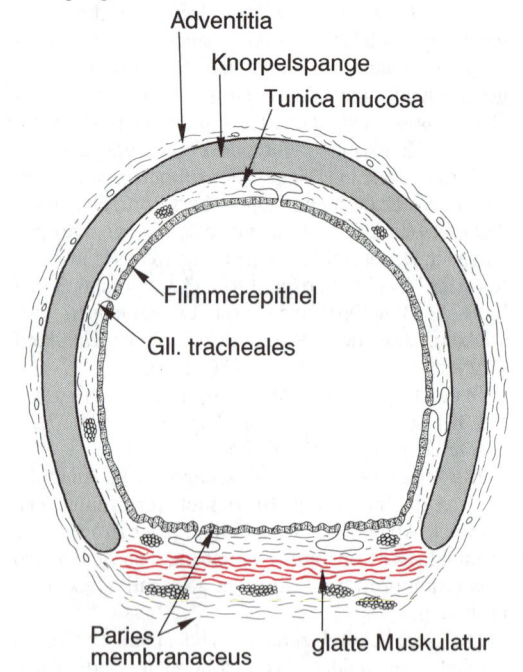

Abb. 7.10 Querschnitt durch die Trachea

Befestigung
Von der Bifurkatio und dem Anfangsteil der Hauptbronchien entspringt die Membrana bronchopericardiaca, die am hinteren Perikard ansetzt und damit die Trachea indirekt mit der Zwerchfellfaszie verbindet.

Topographie

▶ Im Halsbereich liegt die Trachea hinter der Schilddrüse (dem Isthmus der Schilddrüse). Im Brustbereich liegt die Trachea hinter dem Thymus. Oberhalb der Bifurkatio wird die Trachea ventral vom Aortenbogen überkreuzt. Vorne rechts von der Trachea liegt der Truncus brachiocephalicus, vorne links die A. carotis communis sinistra. Der rechte N. vagus verläuft an der rechten Seite der Trachea entlang. Der Aortenbogen drängt die Bifurcatio etwas nach rechts.

Dorsal liegt der Trachea der Oesophagus (= Speiseröhre) an. In der Rinne zwischen Trachea und Oesophagus verläuft auf beiden Seiten je ein N. laryngeus recurrens. ◀

Klinik: Die Trachea kann kaudal von der Schilddrüse in der Drosselgrube getastet werden.

Innervation und Gefäßversorgung
(siehe auch die Winterthur-Verlaufsbeschreibungen)

▶ Die Trachea und der M. trachealis werden aus Ästen des N. laryngeus recurrens innerviert und von Ästen der A. thyroidea inferior mit Blut versorgt. ◀

Mikroskopische Anatomie

Die Wand der Trachea besteht von innen nach außen aus 3 Schichten:
- Tunica mucosa (= Schleimhaut)
- Tunica fibromusculocartilaginea (= Stützgewebe)
- Tunica adventitia (= äußere Bindegewebsschicht).

▶ Die **Tunica mucosa** (= Schleimhaut) der Trachea ist mit respiratorischem Flimmerepithel ausgekleidet, das mit Kinozilien besetzt ist und Becherzellen enthält. Die Carina tracheae besitzt ein mehrschichtiges unverhorntes Plattenepithel. Der Schlag der Kinozilien ist kehlkopfwärts gerichtet (= Flimmerstrom), dabei wird der Schleim, der von den Gll. tracheales gebildet wird, auf der Schleimhaut verteilt. ◀

Die **Gll. tracheales** liegen im Propriabindegewebe (= Tunica propria mucosae). Der von den Gll. tracheales gebildete dünnflüssige Schleim überzieht die Tunica mucosa. Er dient dazu, die in der Atemluft enthaltenen Staub- und sonstigen Partikel zu binden und mittels eines Flimmerstroms oder eines Hustenstoßes Richtung Mund (nach außen) zu befördern, sowie die Atemluft anzufeuchten.

Die **Tunica fibromusculocartilaginea** besteht aus den bereits zuvor beschriebenen C-förmigen hyalinen Knorpelspangen sowie den Ligg. anularia. Im Bereich der Paries membranaceus setzen die glatten Muskelzellen des M. trachealis am Perichondrium der Knorpelspangen an.

Die Tunica adventitia besteht aus lockerem Bindegewebe. Sie verbindet die Trachea verschieblich mit den umgebenden Organen (Oesophagus).

Mikroskopierhilfe: Die Trachea ist wegen den hufeisenförmigen hyalinen Knorpelspangen unverwechselbar.
DD: Keine.

7.2.2 Lunge !!! 21/63

Die beiden **Lungen** (= Pulmo) haben die Aufgabe, über die Lungenbläschen (= Alveolen) O_2 (Sauerstoff) aus der Atemluft aufzunehmen und CO_2 (= Kohlendioxid) abzugeben.

Die Gesamtoberfläche der Lungenbläschen beträgt beim Erwachsenen die imposante Fläche von etwa 60–100 m^2.

Beim Kind hat die Lungenoberfläche noch ein blaßrotes Aussehen. Beim alten Menschen ist sie durch die abgelagerten Staubpartikel fleckig mittelgrau.

Auf der Oberfläche der Lunge können Sie unregelmäßige, 1–2 cm große Felder erkennen, die die Begrenzung der Lungenläppchen markieren und durch Bindegewebssepten verursacht werden.

Lage

Die **Lungen** liegen in der Brusthöhle (= Thorax). Sie haben annähernd die Form einer Pyramide.

Die beiden Lungen besitzen nicht wie z.B. das Herz eine eigene Form, sie füllen vielmehr im Brustkorb den Raum aus, der nicht von den anderen Organen (besonders dem Herzen) eingenommen wird. Da die beiden Lungen relativ weich sind, hinterlassen die Nachbarorgane auf der Lungenoberfläche Abdrücke (= Impressionen), die weiter unten beschrieben werden.

Die beiden Lungen liegen in jeweils einer **Brustfellhöhle** (= Cavitas pleuralis = **Pleurahöhle**). Sie sind von der Pleura pulmonalis umhüllt (s. Kapitel 7.2.3).

Durch einen kleinen kapillären Spalt ist die Pleura pulmonalis (syn.: Pleura visceralis) von der Pleura parietalis getrennt (s. Kapitel 7.2.3).

Form der Lunge

▶ Eine Lunge ist etwa 400 g schwer und hat ein Volumen von ca. 2 Litern. Die linke Lunge hat ein etwa 10 % kleineres Gesamtvolumen als die rechte

Lunge, was dadurch bedingt ist, daß der überwiegende Teil des Herzens im Bereich der linken Lunge liegt. Andererseits wird die rechte Lunge durch die Leber nach oben gedrückt, während die linke Lunge weiter nach unten reicht. ◄

Bei der Lunge unterscheidet man drei Außenflächen:
- ► **Facies diaphragmatica** (= Zwerchfellseite) – mit dieser Fazie liegt die konkave Lungenbasis auf dem Zwerchfell. In diesem Bereich ist die linke Lunge durch das Zwerchfell vom Magen und der Milz und die rechte Lunge von der Leber getrennt. ◄
- **Facies costalis** (= Rippenseite) – grenzt die äußere konvexe Lungenseite von dem mit der Pleura parietalis überzogenen Brustkorb (mit seinen Rippen) ab. Bei der Leiche weißt sie Eindrücke entsprechend den Interkostalräumen auf, die wahrscheinlich durch Erschlaffung der Interkostalmuskeln nach dem Tod verursacht werden.
- **Facies medialis** (= Medialseite) – grenzt dorsal an die Wirbelsäule und medial an das Mediastinum.

► Die **Lungenspitze** (= Apex pulmonis) ist abgerundet. Sie füllt die von der Pleura gebildete Kuppel aus und ragt über die obere Brustkorböffnung (= Thorax-Appertur) hinaus bis in den Hals hinein. Bei der Atmung liegt die Lungenspitze unverschieblich in der Cupula pleurae (= Pleurakuppel). ◄

► Im Zentrum der Facies medialis liegt bei beiden Lungen in Höhe des 5. Brustwirbels der **Lungenhilus** (= **Hilus pulmonis**). Im Bereich des Hilus pulmonis treten
- in die Lunge ein:
  - Hauptbronchus (liegt am weitesten dorsal)
  - A. pulmonalis (liegt vorne oben)
  - Rr. bronchiales der Aorta thoracica
  - Nerven
- aus der Lunge aus:
  - Vv. pulmonales (liegen vorne unten)
  - venöse Rr. bronchiales
  - Lymphgefäße.

Rechter Lungenhilus	
Arterie	Bronchus
Venen	

Linker Lungenhilus	
Arterie	
Bronchus	
Vene	

Nur im Bereich des Hilus pulmonis treten Gefäße und Nerven in die Lunge ein bzw. aus! Dieser Gefäß- und Nervenstrang wird als **Lungenwurzel** (= **Radix pulmonis**) bezeichnet. ◄

► Vom Hilus pulmonis zieht als zarte Pleuraduplikatur das **Lig. pulmonale** zum Zwerchfell. Hier geht die viszerale Pleura in die parietale Pleura über. Das Lig. pulmonale (auch „Meso-pneumonium" genannt) unterteilt den unteren paramediastinalen Anteil der Pleurahöhle in eine vordere und hintere Hälfte. ◄

Impressionen (Abdrücke)

► Die im Bereich des Mediastinum (= Mittelfell) in der Nachbarschaft der Lungen liegenden Organe hinterlassen auf der Seite der Facies medialis der beiden Lungen Eindrücke (= Impressionen).

Impressionen auf der Facies medialis der **linken Lunge** hinterlassen:
- linke Herzkammer
- Oesophagus
- Auriculum sinistrum (= linkes Herzohr)
- Arcus aortae
- Truncus pulmonalis
- A. subclavia sinistra (auf der Lungenspitze).

Impressionen auf der Facies medialis (mediastinalis) der **rechten Lunge** hinterlassen:
- Oesophagus
- rechter Vorhof des Herzens
- V. cava superior
- V. azygos
- A. subclavia dextra. ◄

Lungenaufbau

► Die Lunge ist aus **Lungenlappen** (= Lobi) aufgebaut, die durch Spalten (= Fissurae interlobulares) voneinander getrennt sind. Diese Fissuren dienen als Verschiebe- und Gleitspalten.

An Fissurae kommen vor:
- **linke Lunge**
  - **Fissura obliqua** – verläuft schräg von dorsal in Höhe der 4. Rippe (3.–5. Brustwirbel) nach ventral, wo sie in Höhe der 6. Rippe endet. Sie unterteilt die Lunge in einen Ober- und Unterlappen. Der Oberlappen liegt mehr ventral, der Unterlappen mehr dorsal, so daß vorne der untere Lungenrand vom Oberlappen gebildet wird.
- **rechte Lunge**
  - **Fissura horizontalis** – verläuft parallel zur 4. Rippe und erreicht an ihrem sternalen Ende das Niveau des 4. Sternokostalgelenks. Sie trennt den Ober- vom Mittellappen (rechte Lunge hat 3 Lungenlappen!)
  - **Fissura obliqua** – trennt den Mittel- vom Unterlappen. Verlauf s. linke Lunge. ◄

> **Merke:** Die linke Lunge besteht aus 2, die rechte Lunge aus 3 Lungenlappen.

▶ Die rechte Lunge kann in 10, die linke Lunge in 9 pyramiden- bis keilförmige Segmente (= **Segmenta bronchopulmonalia**) unterteilt werden. Bei der linken Lunge fehlt das 7. Lungensegment.

Jedes Lungensegment besteht aus Subsegmenten, die wiederum aus **Lungenläppchen** (= **Lobuli pulmonales**) aufgebaut sind. Die Lungenläppchen sind gegeneinander durch Septen abgegrenzt. Die Septen bestehen aus lockerem Bindegewebe, sind beim Erwachsenen aber nur noch unvollständig zu erkennen (beim Fetus sind die Septen hingegen deutlich ausgeprägt). Jedes dieser Lungensegmente bildet eine selbständige funktionstüchtige Atmungseinheit.

Die Septen sind nur auf der Lungenoberfläche als polygonale Felder mit einer Kantenlänge von 1–2 cm sichtbar. Die Lungenläppchen bestehen aus Acini. Ein **Acinus** umfaßt das Verzweigungsgebiet mehrerer Bronchioli terminales, die wiederum aus Alveolen aufgebaut sind).

Jedes Lungensegment wird von einem Segmentbronchus (s. weiter unten) und einem Ast der A. pulmonalis versorgt, die innerhalb eines jeweils im Lungensegment zentral liegenden Gewebestrangs verlaufen.

Segmentbronchus und Arterie bilden quasi eine **bronchoarterielle Einheit.** Demgegenüber verlaufen die Äste der Vv. pulmonales zwischen den Segmenten (= intersegmental) und kennzeichnen damit die Grenze der einzelnen Lungensegmente. ◀

Klinik: Bei einer notwendigen Resektion (= Entfernung) eines Teils einer Lunge, richtet man sich nach den Lungensegmenten, die einzeln, ohne allzugroße Blutungsgefahr, entfernt werden können. Da das Bindegewebe stellenweise jedoch fehlt, bilden die zwischen den Segmenten verlaufenden Venen wichtige Orientierungshilfen.

Bronchialbaum

Der Bronchialbaum gliedert sich entsprechend dem Aufbau der Lunge.

Wie in Kapitel 7.2.1 (Trachea) bereits beschrieben, teilt sich die Luftröhre (Trachea) in Höhe des 4. Brustwirbels in der Bifurcatio tracheae in die beiden Hauptbronchien.

Die Aufteilung des Bronchialbaums entnehmen Sie bitte dem nachfolgenden Schema.

Bronchialbaum

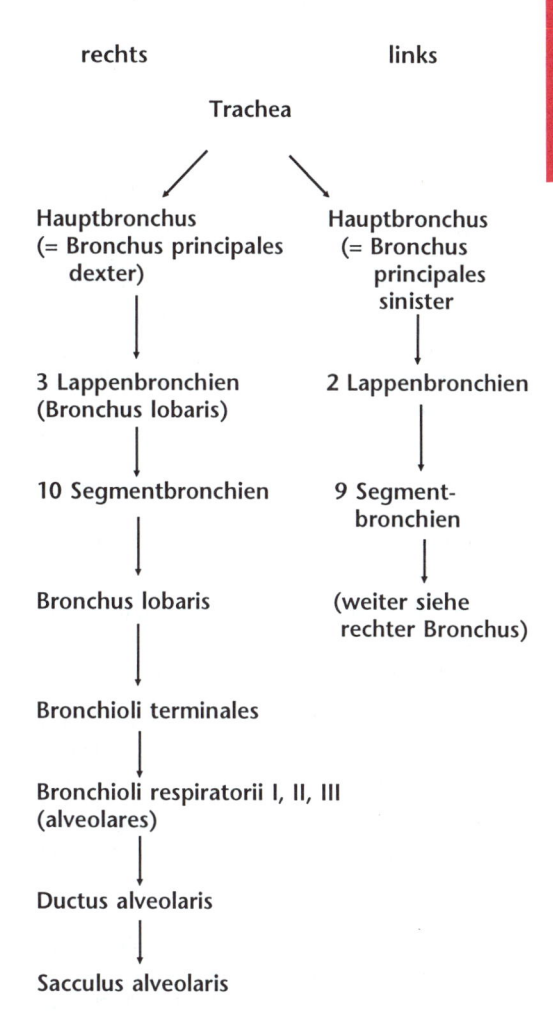

rechts	links
Trachea	
Hauptbronchus (= Bronchus principales dexter)	Hauptbronchus (= Bronchus principales sinister
3 Lappenbronchien (Bronchus lobaris)	2 Lappenbronchien
10 Segmentbronchien	9 Segmentbronchien
Bronchus lobaris	(weiter siehe rechter Bronchus)
Bronchioli terminales	
Bronchioli respiratorii I, II, III (alveolares)	
Ductus alveolaris	
Sacculus alveolaris	

Die beiden **Hauptbronchien** (= **Bronchus principales dexter** und **sinister** = Stammbronchien) bilden den Anfangsteil jedes Bronchialbaums. Nachdem der rechte bzw. linke Bronchus principalis in die Lunge gelangt ist, teilt er sich entsprechend den Lungenlappen in **Lappenbronchien** (= **Bronchi lobares**).

Der rechte Hauptbronchus ist etwa 3 cm lang und hat einen Durchmesser von 0,9 cm, der linke Hauptbronchus ist etwa 4,5 cm lang und hat einen Durchmesser von 0,7 cm.

Entsprechend den 3 Lungenlappen teilt sich der rechte Hauptbronchus in 3 Bronchi lobares (Bronchus lobaris superior, medius und inferior) und der linke Hauptbronchus entsprechend den 2 Lungenlappen in 2 Bronchi lobares (Bronchus lobaris superior und inferior).

▶ Der linke Hauptbronchus unterscheidet sich in drei Punkten vom rechten Hauptbronchus:
- 1. der linke Hauptbronchus ist länger,
- 2. er verläuft weniger steil,
- 3. sein Lumen ist kleiner.

Klinik: Durch den steileren Verlauf des rechten Hauptbronchus gelangen aspirierte (= „eingeatmete") Fremdkörper zumeist in den rechten Hauptbronchus. ◀

Aus den drei Lappenbronchien der rechten Lunge gehen entsprechend den Lungensegmenten 10 Segmentbronchien hervor:
- Bronchus lobaris superior = 3 Segmentbronchien für das 1.–3. Lungensegment
- Bronchus lobaris medius = 2 Segmentbronchien für das 4. und 5. Lungensegment
- Bronchus lobaris inferior = 5 Segmentbronchien für das 6.–10. Lungensegment.

Aus den 2 Bronchi lobares der linken Lunge gehen neun Segmentbronchien hervor:
- Bronchus lobaris superior = 5 Segmentbronchien für das 1.–5. Lungensegment,
- Bronchus lobaris inferior = 4 Segmentbronchien für das 6.–10. Lungensegment (der 7. Segmentbronchus fehlt links).

Jeder Lungenlappen wird also aus einem Bronchus lobaris (= Lappenbronchus), jedes Lungensegment aus einem Bronchus segmentalis (= Segmentbronchus) versorgt.

Die nächst kleinere Einheit der Lunge, die **Lobuli pulmonales** (= **Lungenläppchen**) werden aus je einem **Bronchus lobularis** (= **Bronchiolus**) versorgt.
Im Inneren der Lobuli erfolgen weitere Teilungsschritte durch die Bildung von **Bronchioli terminales,** aus denen 2 oder mehrere **Bronchioli respiratorii** hervorgehen (siehe weiter unten). Die Bronchioli respiratorii teilen sich bis zu 3 mal, so daß zwischen Bronchioli respiratorii I. bis III. Ordnung unterschieden wird. Die Bronchioli respiratorii teilen sich in die **Ductus alveolares**, die die Mündung der Alveolen bilden, und die mit den **Sacculi alveolares** enden.

▶ In den Wänden der Bronchioli respiratorii liegen nur wenige Alveolen. ◀

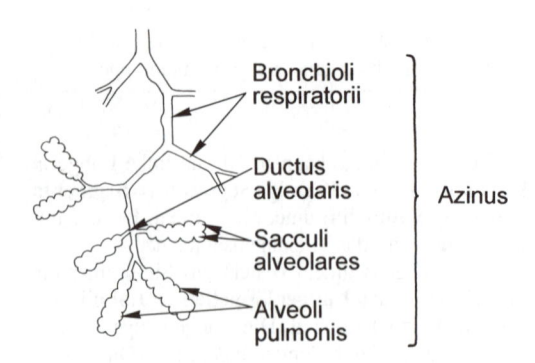

Abb. 7.11 Schematisierte Darstellung der Endverzweigungen des Bronchialbaums

Topographie

▶ Die **Lungenspitze** (= **Apex pulmonis**) liegt in Höhe des 7. Halswirbels und überragt die ventral liegende Clavicula (= Schlüsselbein) um etwa 3 cm, sowie die ebenfalls ventral liegende 1. Rippe.
Die Lungenspitze wird von den Mm. scaleni zeltartig überspannt. Über die Lungenspitze ziehen die A. und V. subclavia (s. auch Kapitel 7.2.3 „Topographie").
Ventral ziehen im Bereich der Lungenspitze nach kaudal: N. phrenicus und A. und V. thoracica interna. ◀

Klinik: Durch diese topographische Nähe kann ein Tumor im Bereich der Lungenspitze (z.B. Pancost-Tumor) die Gefäße komprimieren und damit die Blutversorgung behindern und die Nerven des Plexus brachialis irritieren.

▶ Medial grenzen die beiden Lungen mit ihrer Facies medialis an das Mediastinum.
Kaudal ist die linke Lunge nur durch das Zwerchfell von der Milz und dem Magen, und die rechte Lunge von der Leber getrennt. ◀

▶ Die **Facies medialis der linken Lunge** grenzt an:
- ventral – den linken Vorhof und die linke Kammer des Herzens, sowie den N. phrenicus,
- medial – die Aorta thoracica,
- kranial – A. und V. subclavia sinistra.

Die **Facies medialis der rechten Lunge** grenzt an:
- ventral – den rechten Vorhof des Herzens und an den Thymus, sowie den rechten N. phrenicus,
- medial – den Oesophagus (= Speiseröhre), N. vagus und den Ductus thoracicus,
- kranial – die V. cava superior. ◀

Innervation und Gefäßversorgung
(siehe auch die Winterthur-Verlaufsbeschreibungen)

Die Lungen werden von den ventral und dorsal des Lungenhilus liegenden Plexus pulmonales anterior und posterior innerviert. Der Plexus pulmonalis wird gebildet aus:
- parasympathischen Fasern vom N. vagus
- sympathischen Fasern vom oberen Brustganglion des Grenzstrangs.

Vom Plexus pulmonalis ziehen Fasern zu den in der Lunge liegenden
- Plexus peribronchialis
- Plexus intramuralis.

Die efferenten Fasern regulieren über die glatte Muskulatur die Weite der Bronchien.
➤ Die afferenten Fasern leiten die Impulse von Presso-, Chemo- und Dehnungsrezeptoren weiter. Impulse von den Dehnungsrezeptoren werden zum Atemzentrum geleitet, das in der Medulla oblongata liegt.
Der Parasympathikus verengt, der Sympathikus erweitert die Bronchien. ◄

Innerhalb der Lungen unterscheidet man zwei Gefäßsysteme:
- **Vasa publica** (= „Arbeitsgefäße" = funktionelle Gefäße) – sie dienen dazu, das sauerstoffarme Blut den Lungen zuzuführen (= A. pulmonalis) und das sauerstoffreiche Blut zum Herzen zu transportieren (= Vv. pulmonales).
- **Vasa privata** (= „ernährendes Gefäß für die Lunge") – sie dienen der Eigenversorgung der Lunge.

Zu den Vasa publica zählen: A. pulmonalis, Vv. pulmonales.

Zu den Vasa privata zählen: die arteriellen und venösen Rr. bronchiales.

A. pulmonalis
Die A. pulmonalis transportiert sauerstoffarmes Blut vom Herzen zur Lunge.

➤ Sie verläuft mit dem Bronchus und teilt sich dementsprechend in Äste auf, die im peribronchialen Bindegewebe verlaufen. Beim Bronchiolus respiratorius liegen als Äste die Arteriolen, bei den Alveolen als Äste die Kapillaren vor. ◄
Die größeren Äste der A. pulmonalis sind vom elastischen Typ, die kleineren vom muskulären Typ (letztere dienen der Durchblutungsregulation).

Vv. pulmonales
➤ Die Vv. pulmonales superiores und inferiores transportieren das in der Lunge mit Sauerstoff angereicherte Blut zum Herzen zurück. Im Gegensatz zu den Arterien verlaufen die Venenäste intersegmental (= zwischen den Lungensegmenten in den Septa interlobularia und intersegmentalia). ◄

➤ Die zu den Vasa privata gehörenden arteriellen Rr. bronchiales entspringen als Äste aus der Aorta thoracica und den oberen Aa. intercostales. Die Rr. bronchiales treten am Lungenhilus ein und verlaufen im peribronchialen Bindegewebe. Im Bereich der Bronchioli respiratorii bilden sie mit den Ästen der A. pulmonalis Anastomosen in Form von Sperrarterien.

Die venösen Rr. bronchiales leiten das Blut zur V. azygos und zur V. hemiazygos. ◄

🖑 **Klinik:** Infolge eines Embolus (= Blutpfropf) kann eine A. pulmonalis oder einer ihrer Äste verschlossen werden, was als **Lungenembolie** bezeichnet wird. Wird ein großes Gefäß verstopft, so erhöht sich schlagartig der Strömungswiderstand im kleinen Kreislauf, wodurch die rechte Herzkammer überlastet werden kann, was zum Rechtsherzversagen führen kann.

Bei einer Linksherzinsuffizienz kann sich Blut in der Lunge rückstauen und damit ein **Lungenödem** verursachen. Beim Lungenödem tritt Flüssigkeit in die Lungenbläschen über, wodurch in diesem Bezirk kein Gasaustausch mehr möglich ist.

Lymphknoten
Die Lunge besitzt ein weitmaschiges oberflächliches (= subpleurales) Lymphgefäßnetz, sowie ein tiefes, die Bronchien begleitendes Lymphgefäßnetz.

Die Lymphe fließt aus der Lunge zum Hilus pulmonis hin und durchströmt dabei die nachfolgenden Lymphknoten:
- Nll. pulmonales – liegen im Bereich der Segmentbronchien an den Bronchialästen
- Nll. bronchopulmonales (= „Hilusdrüsen") – liegen im Bereich des Lungenhilus
- Nll. tracheobronchiales – liegen außerhalb der Lunge im Bereich der Bifurcatio tracheae
- Nll. paratracheales – liegen auf beiden Seiten der Trachea.

Von diesen Lymphknoten fließt die Lymphe entweder direkt oder auf der linken Körperseite über den Ductus thoracicus und auf der rechten Körperseite über den Ductus lymphaticus dexter in den Venenwinkel.

Mikroskopische Anatomie
In allen luftableitenden Bereichen gibt es im Wandaufbau gleiche Strukturen:

▶ **Tunica mucosa** (Schleimhaut)
- Lamina epithelialis – besitzt ein respiratorisches Epithel (= mehrreihiges Flimmerepithel), das von vielen Becherzellen sowie mukösen und serösen Drüsen durchsetzt ist. Im Epithelverband können an Zellen unterschieden werden:
  - hochprismatische, kinozilientragende Zellen – deren Flimmerschlag rachenwärts gerichtet ist;
  - Bürstensaumzellen (= apikal mit Mikrovilli besetzte Zellen) – treten in verschiedenen Funktionszuständen auf. Ein Teil ist unreif, einige dienen wahrscheinlich als Sinneszellen (Mechano- oder Chemorezeptoren);
  - Becherzellen – dienen der Schleimbildung. Beim starken Raucher treten sie vermehrt auf (Flimmerepithelzellen sind beim Raucher hingegen vermindert!);
  - sekretorische Zellen (alt: Clara-Zellen) – sind helle, kinozilienfreie Zellen, die in das Lumen hineinragen. Ihr Sekret enthält proteolytische Enzyme, die Schleim und Zelldetritus auflösen und dadurch ein Verlegung der Luftwege verhindern können (evtl. auch Surfactant auf- oder abbauen können).
  - endokrine Zellen – kommen im gesamten luftableitenden Bereich einzeln oder in Gruppen als neuroepitheliale Körperchen vor. Sie gehören zum disseminierten neuroendokrinen System. Die endokrinen Zellen bilden u.a. Serotonin und Bombesin (wirkt wachstumsfördernd). Sie sollen an der Steuerung der Lungendurchblutung beteiligt sein.
- Lamina propria – enthält viele elastische Fasern, deren Anzahl prozentual von den Bronchi zu den Bronchioli ansteigt. Sie dienen dazu, vor allem die Bronchioli offen zu halten.

Tunica fibrocartilaginea
Bildet das Stützgewebe und enthält in der Trachea und in den Hauptbronchien noch hufeisenförmige hyaline Knorpelspangen. In diesem Bereich liegen auch die seromukösen Gll. bronchiales.

Tunica muscularis
Ab den Bronchi lobares findet man statt der Knorpelringe eine Tunica muscularis, der außen Knorpelplättchen anliegen. Durch die Knorpelplättchen wird die Wand passiv offen gehalten, so daß die Bronchien

	▶ Differentialdiagnose des Bronchialbaums ◀	
	Epithel	**Tunica fibrocartilaginea**
Hauptbronchus	mehrreihiges, mit Kinozilien besetztes Zylinderepithel (= Flimmerepithel) + Becherzellen	hufeisenförmige hyaline Knorpelspangen mit glatter Muskulatur im Bereich des Paries membranaceus + seromuköse Gll. bronchiales
Lappenbronchus (Bronchus lobaris) und Segmentbronchien	mehrreihiges, mit Kinozilien besetztes Zylinderepithel (= Flimmerepithel) + Becherzellen	Knorpelplättchen mit konzentrisch angeordneter Muskulatur + Gll. bronchiales in der Tunica fibrocartilaginea
Bronchus lobularis	einschichtiges hochprismatisches Flimmerepithel + einige Becherzellen	schergitterartig vorliegende Muskulatur (M. spiralis), einige Knorpelplättchen Drüsen fehlen
Bronchioli terminales	einschichtiges hochprismatisches Flimmerepithel **keine** Becherzellen	konzentrisch angeordnete Muskulatur, elastische Fasern, **kein** Knorpel, keine Drüsen
Bronchioli respiratorii	einschichtiges kubisches Epithel ohne Kinozilien **keine** Becherzellen	schergitterartige Muskulatur aus glatten Muskelzellen, Bronchioli sind kontraktil (siehe weiter unten).
Ductus alveolares	plattes Epithel	–

bei der Atmung nicht kollabieren. Die Tunica muscularis besteht aus glatten Muskelzellen, die bei den Ductus alveolares ringförmig vorliegen. ◂

Als Bronchioli werden die ableitenden Luftwege mit einem kleineren Durchmesser als 1 mm bezeichnet. Die Bronchioli respiratorii werden von den Bronchioli terminales durch die in der Wand der Bronchioli respiratorii vereinzelt vorkommenden alveolaren Aussackungen unterschieden.
▸ Die **Bronchioli respiratorii** gehen in die aus einer dünnen Wand bestehenden **Ductuli alveolares** (= Alveolargänge) über, die aus plattem Epithel und Spiralmuskeln (M. spiralis) aufgebaut sind.
Die Weite der Alveoleneingänge kann durch die in den Basalringen gelegenen glatten Spiralmuskeln reguliert werden.
Von den Ductuli alveolares gehen die becherartig aussehenden **Alveolen** (= **Lungenbläschen**) ab, die sich traubenartig um einen Ductus alveolaris herum gruppieren und zusammen als **Sacculus alveolaris** bezeichnet werden. Die Alveolen haben gegen Ende der Ausatmung einen Durchmesser von 0,1–0,2 mm und gegen Ende der Einatmung bis 0,5 mm.
Die einander benachbart liegenden Alveolen sind nur durch ein interalveoläres Septum voneinander getrennt. Dieses dünne **Septum interalveolare** ist auf beiden Seiten von einem flachen einschichtigen Alveolarepithel überzogen. Im bindegewebigen Septum liegt ein dichtes, die Alveolen umhüllendes Kapillarnetz. Außerdem kommen im Septum Fibrozyten, Alveolarmakrophagen, Leukozyten und Mastzellen sowie einige Nervenfasern vor. Über kleine Poren im Interalveolarseptum stehen benachbarte Alveolen miteinander in Verbindung. ◂

Alveolen
▸ Die Weite der Alveolen (= **Lungenbläschen** = **Alveoli pulmonis**) wird durch glatte Muskelzellen reguliert. Zwischen dem Alveolarepithel und den Kapillarwänden liegt ein bindegewebiges Stützgewebe, das aus vielen miteinander vernetzten elastischen und kollagenen Fasern besteht.

An Alveolarepithelzellen kommen 2 Arten vor:
- 1. die kleinen Alveolarepithelzellen Typ I (alt = Pneumozyten I = Deckzellen),
- 2. die großen Alveolarepithelzellen Typ II (alt = Pneumozyten II = Nischenzellen).

Die **Alveolarepithelzellen Typ I** bedecken als nur 0,1 µm dicke Zellen den größten Teil der Alveolarwände. Sie entstehen aus Alveolarepithelzellen Typ II und dienen dem Gasaustausch. Außerdem können sie das nachfolgend beschriebene Surfactant mittels Pinozytose aufnehmen.

Die **Alveolarepithelzellen Typ II** sind dicker sowie fortsatzlos. Sie ragen zwischen den Deckzellen heraus. Die großen Alveolarepithelzellen speichern in Sekretgranula das **Surfactant** und sezernieren es. Surfactant überzieht als feiner Proteinphospholipidfilm das Alveolarlumen und setzt die Oberflächenspannung der Alveolarwand herab. Ohne dieses Surfaktant würden die Alveolen kollabieren (= zusammenfallen). ◂

Im Alveolarlumen kommen aus der Blutbahn ausgewanderte Monozyten vor, die sich zu **Alveolarmakrophagen** differenziert haben. Neben Antigen und Surfactant können die Alveolarmakrophagen auch anorganische Stoffe wie Ruß und Staub phagozytieren. Alveolarmakrophagen, die Staub phagozytiert haben, werden **Staubzellen** genannt. Bei einer Blutung können Alveolarmakrophagen Erythrozyten phagozytieren und werden dann **Herzfehlerzellen** genant, weil sie die Abbauprodukte des Hämoglobins und Hämosiderins enthalten.
Alte Alveolarmakrophagen können nicht mehr in die Blutbahn zurückwandern, sie werden ausgehustet.

Klinik: Der Zustand, bei dem die Wände der Alveolen zusammenfallen (= kollabieren) bezeichnet man als **Atelektase.**

Als **Emphysem** wird eine Überblähung der Lungenbläschen bezeichnet.

Blut-Luft-Schranke
▸ Die Blut-Luft-Schranke der Lunge besteht aus:
- Oberflächenfilm = Surfactant
- Alveolarepithelzellen

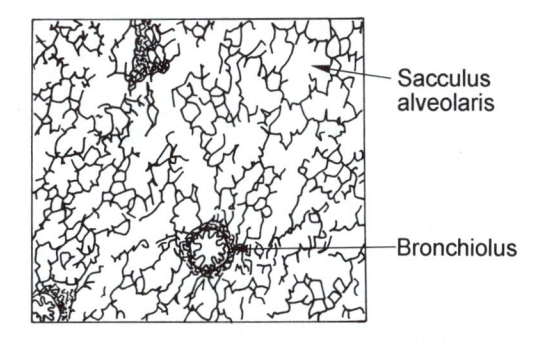

Abb. 7.12   Schnitt durch die Lunge

- die miteinander verschmolzenen Basalmembranen von
  - Alveolarepithelzellen
  - Kapillaren
- Endothelzellen der Kapillaren. ◄

Mikroskopierhilfe: Bereits bei der Lupenvergrößerung erkennen Sie das für die Lunge typische weitmaschige Netz, das von vielen großen „Gängen" (= Bronchien) durchzogen wird.

7.2.3 Pleura   !!!   7/15

Die **Pleura** (= **Brustfell**) kleidet die beiden unterschiedlich großen serösen Pleurahöhlen (= Brustfellhöhlen) aus. In den beiden durch das Mediastinum voneinander getrennten Pleurahöhlen liegen die Lungen. Die Wand der Pleurahöhle wird vollständig von der Pleura parietalis ausgekleidet.

Am **Lungenhilus** (= **Hilum pulmonis**) und am **Lig. pulmonale** schlägt die Pleura parietalis auf die Pleura visceralis um.

► Die **Pleura visceralis** (= Pleura pulmonalis = **Lungenfell**) überzieht die Lungen. Im Gegensatz zur derben Pleura parietalis, die durch ein kollagenes Bindegewebe fest mit der Fascia endothoracica verbunden ist, kann die Pleura visceralis relativ leicht von der Lunge abgezogen werden. ◄

Pleura parietalis (= Brustfell)
Die Pleura parietalis kleidet die beiden Brusthöhlen sackförmig zu Pleurahöhlen aus.

Die Pleura parietalis wird unterteilt in die
- **Pleura mediastinalis** – überzieht das Mediastinum mit Ausnahme des Hilum pulmonis. Als Teil der Pleura mediastinalis überzieht die **Pleura pericardiaca** den Herzbeutel.
- **Pleura costalis** – überzieht von hinten nach vorne die Wirbelkörper, die Rippen und die hintere Sternumhälfte (= Brustbein), mit denen sie über die Fascia endothoracica mit der Brustwand fest verbunden ist.
- **Pleura diaphragmatica** – überzieht mit Ausnahme des Mediastinumbereichs die obere Zwerchfellfläche und ist mit der Fascia phrenicopleuralis des Zwerchfells fest verwachsen.

► Zwischen der Pleura parietalis und visceralis liegt als kapillärer Spalt der **Pleuraspalt** (Cavitas pleuralis). Der Pleuraspalt enthält etwa 5 ml Flüssigkeit. Beim Versuch, beide Pleurablätter voneinander weg zu ziehen, werden durch die Flüssigkeit Adhäsionskräfte freigesetzt, so daß beide Pleura verschieblich aber fest miteinander verbunden sind (vergleichbar zweier Glas- oder Akrylplatten zwischen denen Wasser geträufelt wurde).

Der Pleuraspalt ermöglicht es der Lunge, sich bei der Einatmung entsprechend auszudehnen und dabei über die Pleura parietalis zu gleiten. Im Pleuraspalt herrscht ein Unterdruck (= **Donderscher Druck**), der sich bei der Inspiration von –3 bis auf –6 cm H_2O erniedrigt und bei der Exspiration wieder auf –3 cm H_2O erhöht. Dieser Negativdruck entsteht durch die elastische Gewebsspannung (elastische Fasern versuchen die Lunge zusammenzuziehen), die andererseits dafür verantwortlich ist, daß die Alveolarräume nicht kollabieren. Die Lunge ist durch den Negativdruck gezwungen, den Atembewegungen von Brustkorb und Zwerchfell zu folgen. Außerdem wird durch den Unterdruck die zum „Gleiten" der Lunge über die Pleura parietalis benötigte Flüssigkeit aus der Lunge in den Pleuraspalt gesogen. Staubteilchen bleiben dabei unter der Pleura visceralis hängen und verfärben die Lungenoberfläche.

Die Pleura parietalis ist im Gegensatz zur Pleura visceralis in der Lage, Flüssigkeit, Luft und sonstige Teile aus dem Pleuraspalt zu resorbieren. ◄

Klinik: Zu einem **Pleuraerguß** (= Flüssigkeitsansammlung im Pleuraspalt) kommt es z.B. infolge einer Entzündung, wenn vermehrt Sekret gebildet und in den Spalt abgegeben wird oder Flüssigkeit vermindert resorbiert wird, z.B. infolge einer Herzinsuffizienz. Beim Pleuraerguß kann die Ausdehnung der Lunge bei der Inspiration behindert oder unmöglich sein.

Bei einer Eröffnung des Pleuraspalts von außen (z.B. infolge einer Stichverletzung) oder innen (z.B. indem Lungengewebe zerreißt) dringt Luft in den Spalt ein, was als **Pneumothorax** (kurz **„Pneu"** = nichtphysiologische Luftansammlung) bezeichnet wird. Durch einen Pneu wird der Unterdruck im Pleuraspalt aufgehoben. Die Folge ist, daß die Lunge zusammenfällt und den Atembewegungen (von Brustkorb und Zwerchfell) nicht mehr folgen kann.

Komplementärräume
Wegen der unterschiedlichen Größenverhältnisse der Lunge bei der Ein- und Ausatmung benötigt die Pleurahöhle Reserveräume, in die sich die Lungen bei der Inspiration (Einatmung) ausdehnen können. Diese Reserveräume (= Komplementärräume) besitzt die Pleurahöhle in Form von taschenförmigen Aussackungen, die Recessus pleurales genannt werden.

➤ Die **Recessus pleurales** werden von der Pleura parietalis gebildet. Sie liegen in den Bereichen, in denen die einzelnen Pleurabezirke ineinander übergehen. Die Rezessus entfalten sich bei der Einatmung. ◄

➤ An Recessus pleurales kommen vor:
- **Recessus costodiaphragmaticus** – hier gehen die Pleura costalis und die Pleura diaphragmatica ineinander über. Er bildet den wichtigsten und größten Recessus. Der Recessus liegt zwischen den Rippen und dem Zwerchfell. Er reicht dorsal bis zu den Oberbauchorganen (rechts: Leber, Niere; links: Milz, Niere).
- **Recessus costomediastinalis** – hier gehen die Pleura costalis und die Pleura mediastinalis ineinander über. Der Recessus liegt hinter dem Sternum zwischen den Rippen und dem Mediastinum.
- **Recessus phrenicomediastinalis** – liegt zwischen dem Zwerchfell und dem Mediastinum. ◄

➤ Während sich die Lungen bei der Einatmung in die Recessus und nach kaudal zum Zwerchfell ausdehnen können, bietet die die Lungenspitze überziehende **Pleurakuppel** nur minimale Ausdehnungsmöglichkeiten. Dies hängt damit zusammen, daß die, die Pleurakuppel überziehende **Membrana suprapleuralis** (= Fortsetzung der Fascia endothoracica über der Pleurakuppel), fest mit der 1. Rippe, der Clavicula und der Lamina praevertebralis der Fascia cervicalis (= tiefes Blatt der Halsfaszie) sowie mit Fasern des inkonstanten M. scalenus minimus verwachsen ist. ◄

Topographie
➤ Der Pleuraspalt liegt der Lungenspitze unmittelbar an. Die Pleurakuppel ragt über die Clavicula und die 1. Rippe hinaus bis in die Halsregion hinein.

Die A. subclavia verläuft in einem konvexen Bogen über den höchsten Punkt der Pleurakuppel hinweg, wobei die Arterie auf der Lungenspitze als Abdruck den Sulcus a. subclaviae hinterläßt. Über die Pleurakuppel verlaufen vorne außerdem die V. subclavia sowie medial der N. phrenicus und die A. und V. thoracica interna. Ventral steht der Plexus brachialis, dorsal die Ansa subclavia und das sympathische Ganglion cervico-thoracicum (stellatum) in direkter topographischer Beziehung zur Pleurakuppel.

Zur linken Pleurakuppel hat der Ductus thoracicus topographische Beziehung, der in den linken Venenwinkel mündet.

Die Kenntnis der in Kapitel 7.8.2 beschriebenen Pleuragrenzen ist für die Diagnostik wichtig. ◄

Innervation
(siehe auch die Winterthur-Verlaufsbeschreibungen)
➤ Die Pleura visceralis wird aus dem Plexus pulmonalis (geht aus dem N. vagus hervor) innerviert, besitzt jedoch keine sensible Innervation (keine Schmerzempfindungen!).

Die Pleura costalis wird sensibel von den Nn. intercostales, die Pleura mediastinalis und die Pleura diaphragmatica werden sensibel vom N. phrenicus und N. vagus innerviert.

Klinik: Bei einer Rippenfellentzündung wird der Schmerz, der dadurch entsteht, daß die beiden Pleurae gegeneinander reiben, von den Nn. intercostales weitergeleitet. ◄

Mikroskopische Anatomie
➤ Die beiden Pleura besitzen auf den einander zugekehrten Flächen ein mit Mikrovilli besetztes einschichtiges Plattenepithel (= Mesothel), das auf einer mit kollagenen und elastischen Fasern durchsetzten Bindegewebsschicht (= Lamina propria) liegt. Das Mesothel ist zur Resorption und Transsudation befähigt.

Die sich anschließende Subpleura wird von Blut- und Lymphgefäßen durchzogen. ◄

7.3 Oesophagus !!! 7/21

Der **Oesophagus** (= **Speiseröhre**) ist ein etwa 25–30 cm langes elastisches Muskelrohr, das dazu dient, den Nahrungsbrei vom Schlund (= Pharynx) zum Magen zu befördern.

Lage und Unterteilung
➤ Der Oesophagus beginnt in Höhe des 6.–7. Halswirbels am unteren Ende des Ringknorpels (Kehlkopf) mit dem **Oesophagusmund.** Er endet in Höhe des 11.–12. Brustwirbels an der Kardia des Magens (= **Magenmund**).

Der Oesophagus wird in 3 Bereiche unterteilt:
- Pars cervicalis (= Halsteil) – ist etwa 8 cm lang und reicht vom Oesophagusmund bis zum oberen Sternumrand.
- Pars thoracica (= Brustteil) – ist etwa 16 cm lang und reicht bis zum Zwerchfell.
- Pars abdominalis (= Bauchteil) – bildet den unterhalb des Zwerchfells gelegenen Teil. Die Länge schwankt je nach Füllungszustand des Magens zwischen 0 und 4 cm. Die Pars abdominalis fehlt,

wenn der Mageneingang bis zum Hilum oesophageus hochgezogen ist.

Der Oesophagus steht unter einer hohen Längsspannung. Trennt man den Oesophagus beim Lebenden oberhalb des Magens ab, so verkürzt er sich bis auf etwa 10 cm. Diese Längsspannung ist für den Transport des Nahrungsbreis entscheidend, weil der Brei oder auch die Flüssigkeit durch Kontraktionswellen zum Magen befördert werden (daher können Sie auch im Handstand Flüssigkeit „runterschlucken"). ◄

Bei größeren Nahrungsstücken kann sich der Oesophagus bis zu 3,5 cm ausdehnen, wobei die 3 nachfolgend aufgeführten physiologisch vorkommenden Engen am Oesophagus für besonders große Nahrungsbrocken ein natürliches Hindernis darstellen:

- ➤ **1. Enge = Oesophagusmund** – liegt 15 cm von den Schneidezähnen entfernt dorsal vom Unterrand des Ringknorpels (hinter der Trachea). Sie bildet die Übergangsstelle vom Pharynx in den Oesophagus. Mit dem Ringknorpel ist der Oesophagus über Bindegewebe und Muskelfasern fest verwachsen. Mit einer Breite von 14 mm bildet sie die engste Stelle des Oesophagus.

- **2. Enge = Aortenenge** – liegt 25 cm von den Schneidezähnen entfernt in Höhe des 4. Brustwirbels. Sie wird durch den Aortenbogen und den linken Hauptbronchus verursacht.

- **3. Enge = Zwerchfellenge** – liegt etwa 1–4 cm oberhalb der Kardia des Magens im Hiatus oesophageus (= Durchtrittsstelle durch das Zwerchfell). Das Ausmaß der Zwerchfellenge ist durch den Muskeltonus des Zwerchfells bedingt. ◄

Klinik: Aus der Längenangabe ergibt sich, daß Sie eine Magensonde nur etwa 40–45 cm vorschieben müssen um in den Magen zu gelangen.

Kurz oberhalb des Hiatus oesophageus erweitert sich der Oesophagus zur etwa 3 cm langen **Ampulla epiphrenica**.
➤ Im Hiatus oesophageus ist der Oesophagus über zeltartige Faserzüge locker mit dem Zwerchfell verbunden (1–2 cm verschiebbar).
Der Oesophagus mündet spitzwinklig in die Pars cardiaca des Magens ein. Dieser Winkel wird als **Incisura cardiaca (Hisscher Winkel)** bezeichnet. Er beträgt beim Erwachsenen 50–60° und beim Neugeborenen 80°. ◄

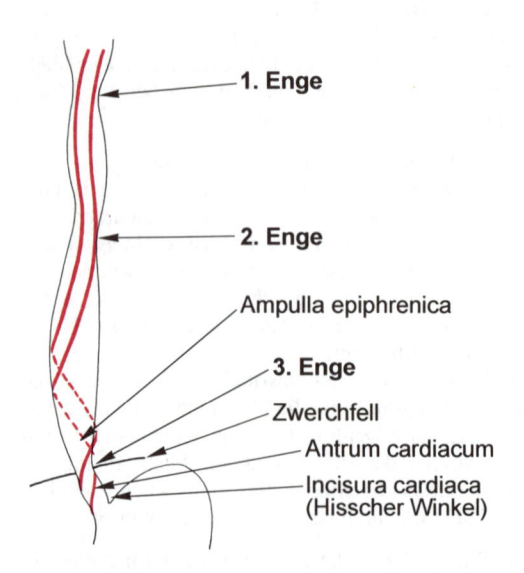

Abb. 7.13 Darstellung der Engen und Weiten des Oesophagus

Klinik: ➤ Durch den lockeren Einbau des Oesophagus in den Hiatus oesophageus können **Hiatushernien** entstehen (s. Kapitel 6.2.5). ◄

Mit dem Hauptbronchus ist der Oesophagus über den kleinen M. bronchooesophageus und mit der Pleura mediastinalis über den M. pleurooesophageus verbunden, die beide aus glatter Muskulatur bestehen.

Oesophagusverschluß

➤ Kurz oberhalb des Übergangs zum Magen besitzt der Oesophagus funktionell einen Spinkter, der anatomisch jedoch nicht nachgewiesen ist. Durch diesen „Spinkter" wird der Übertritt sauren Magensaftes in den Oesophagus verhindert. Der Verschluß beruht wahrscheinlich
- auf der kurz oberhalb der Einmündung schraubenartig verlaufenden Längsmuskulatur der Tunica muscularis des Oesophagus
- der Längsspannung der Muskulatur
- dem intraabdominalen Druck. ◄

Topographie

➤ Im Halsbereich liegt der Oesophagus hinter der Trachea (Luftröhre). In den Räumen zwischen Trachea und Oesophagus verläuft auf jeder Seite ein N. laryngeus recurrens. Die Wände des Oesophagus werden in diesem Bereich teilweise von der Schilddrüse bedeckt. Dorsal vom Oesophagus liegt die Wirbelsäule.

Im Brustbereich zieht der Oesophagus im hinteren Mediastinum liegend zwischen der Bifurcatio tracheae und der Aorta descendens zur linken Körperseite. Im unteren Teil der Pars thoracica verläuft der Oesophagus dorsal von der Hinterwand des linken Vorhofs (und damit hinter dem Herzbeutel) und vor der Wirbelsäule. Rechts liegt die rechte Lunge, links die Aorta thoracica. Zusammen mit dem vorderen und hinteren Truncus vagalis (= Fortsetzung des N. vagus) zieht der Oesophagus durch den Hiatus oesophageus des Zwerchfells von der Brust- in die Bauchhöhle.

Im Bauchbereich verläuft der Oesophagus über dem linken Leberlappen, auf dem er als Abdruck die Impressio oesophagea hinterläßt. ◀

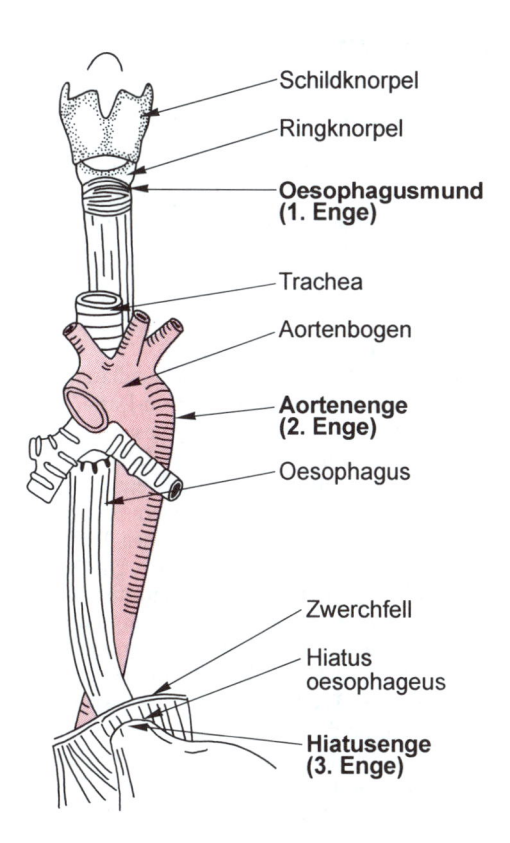

Abb. 7.14 Topographische Beziehung des Oesophagus

Klinik: Durch die Lage zum linken Vorhof kann eine Vergrößerung des linken Vorhofs indirekt durch eine röntgenologische Darstellung des Oesophagus nachgewiesen werden, weil dabei der Oesophagus nach dorsal verlagert ist.

Innervation und Gefäßversorgung
(siehe auch die Winterthur-Verlaufsbeschreibungen)
Der N. laryngeus recurrens innerviert über Rr. oesophagei den Halsteil des Oesophagus.

Der Oesophagus wird über den Plexus oesophagealis vom N. vagus und Truncus sympathicus innerviert, wobei die sympathischen Nervenfasern vom Ganglion cervicothoracicum (stellatum) stammen.
▶ Der N. vagus fördert, der Sympathikus hemmt die peristaltischen Bewegungen. ◀

Der Oesophagus erhält Blut für die:
- Pars cervicalis aus: A. subclavia, A. thyroidea inferior,
- Pars thoracica aus: Rr. oesophagei (Äste der Aorta thoracica),
- Pars abdominalis aus: A. phrenica inferior, A. gastrica sinistra.

Das venöse Blut fließt ab aus:
- Pars cervicalis: Vv. thyroideae inferiores,
- Pars thoracica: V. azygos und V. hemiazygos,
- Pars abdominalis: V. gastrica sinistra.

Klinik: ▶ Zu **Oesophagusvarizen** kommt es durch eine Stauung der V. portae (Pfortaderstauung – siehe portokavale Anastomosen in Kapitel 8.10.4). Dabei erweitern sich die Oesophagusvenen zu Oesophagusvarizen („Krampfadern"). Die Varizen können rupturieren (reißen), was zu lebensbedrohlichen Blutungen führen kann. ◀

Mikroskopische Anatomie
Die Wand des Oesophagus ist in Ruhe 3 mm und gedehnt 1 mm dick. Sie besteht aus folgenden Schichten:
- Tunica mucosa
- Tela submucosa (= Submukosa)
- Tunica muscularis (= Muskelwand)
- Tunica adventitia bzw. Tunica serosa.

Die **Tunica mucosa** besteht aus:
- ▶ **Lamina epithelialis** (= Schleimhaut) – ist mit mehrschichtigem unverhorntem Plattenepithel ausgekleidet, das durch die in der Submukosa liegenden mukösen Glandulae oesophageae befeuchtet wird. Das Plattenepithel geht ohne Übergang in das einschichtige Magenepithel über. ◀
- **Lamina propria** – besteht aus lockerem Bindegewebe.
- **Lamina muscularis mucosae** – ihre schraubenförmig angeordnete Ringmuskulatur dient dazu,

die Schleimhaut der zu transportierenden Nahrung anzupassen. Es kann so z.B. eine Fischgräte weiterbefördert werden, ohne die Schleimhaut aufzuspießen.

➤ Wenn keine Nahrung transportiert wird, liegt die Tunica mucosa stark gefaltet vor.

In der **Tela submucosa** verlaufen Nerven und Blutgefäße. In dieser Schicht liegen auch die **Gll. oesophageae**, die zum Magen hin zahlenmäßig zunehmen.

Die **Tunica muscularis** besteht aus einer innen liegenden Ringmuskelschicht und einer außen liegenden Längsmuskelschicht.

Im oberen Drittel des Oesophagus ist die Muskulatur quergestreift (jedoch ohne willkürlich kontrahierbar zu sein). Im mittleren Oesophagusdrittel geht die Muskulatur in die glatte Eingeweidemuskulatur über, aus der das untere Oesophagusdrittel vollständig besteht. ◄

Über die bindegewebige **Tunica adventitia** (= Adventitia) ist der Oesophagus mit den umgebenden Organen verbunden. Ein Serosaüberzug (= Tunica serosa) ist nur an einigen Stellen zu finden.

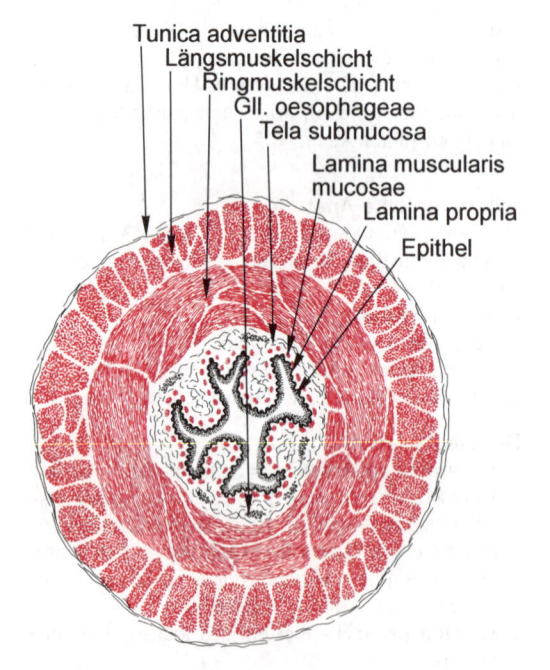

Abb. 7.15 Querschnitt durch das untere Drittel des Oesophagus

Mikroskopierhilfe: Zumeist liegt das Präparat als Querschnitt vor (beim Querschnitt stellt sich die innere Ringmuskulatur kreisförmig verlaufend dar). Am Präparat erkennen Sie eine 4-schichtige Wand und ein sternförmiges Lumen. Das Epithel ist ein mehrschichtig unverhorntes Plattenepithel.

Bei einer Schnitthöhe, in der der Oesophagus in den Magen übergeht, können Sie deutlich den Epithelwechsel vom mehrschichtigen unverhornten Plattenepithel zum einschichtigen hochprismatischen Epithel des Magens erkennen.

DD: Evtl. Ureter (3-schichtig), Urethra (mehrreihiges hochprismatisches Epithel), Ductus deferens, Tuba uterina – der Oesophagus ist im Querschnitt wesentlich breiter als die aufgeführten Strukturen.

7.4 Thymus !! 2/10

➤ *Prüfungsrelevant: Gesamtes Kapitel.* ◄

Der **Thymus** (= **Bries**) ist ein primäres lymphoepitheliales Organ, in dem T-Lymphozyten für die zellgebundene Immunreaktion sowie bestimmte Hormone gebildet werden.

Entwicklung

Aus der 3. und teilweisen 4. Schlundtasche des Entoderm, das das Epithel des Magen-Darm-Trakts liefert, entwickeln sich zwei Thymusanlagen, die miteinander verschmelzen und vom Halsbereich in das Mediastinum (Brustbereich) deszendieren. Um die 10. Entwicklungswoche wandern die ersten Stammzellen der Lymphozyten aus den Blutinseln des Dottersacks in die Thymusanlage ein. Die Stammzellen proliferieren zu **Lymphozyten,** die ins Blut übertreten und zu den **sekundären lymphatischen Organen** (Milz, Lymphknoten und Peyersche Plaques) wandern, wo sie die T-Zell-Region bilden.

Während der Fetalzeit sowie nach der Geburt wandern auch aus dem Knochenmark Stammzellen der Lymphozyten in den Thymus ein und proliferieren sich bis kurz vor der Pubertät. Daher vergrößert sich der Thymus beim Kind stetig, bis er zu Beginn der Pubertät bei einem Gewicht von etwa 40 g seine maximale Größe erreicht hat.

Nach der Pubertät kommt es beim Thymus zur **Involution,** das heißt, das Thymusparenchym bildet sich bis auf einige Reste, die auch noch bei sehr alten Menschen nachweisbar sind, zurück und wird durch Fettgewebe ersetzt. Die Proliferation von T-Lymphozyten verringert sich auf Null, so daß die sekundären lymphatischen Organe diese Aufgabe übernehmen.

Innerhalb des Fettgewebes liegen zystenartige, mit Zelltrümmern angefüllte Räume, die den Hasallschen Körperchen (siehe weiter unten) ähnlich sehen. Die Rückbildung wird u.a. wahrscheinlich durch die Erhöhung der Geschlechtshormonproduktion bewirkt, während das Wachstumshormon STH die Thymusentwicklung stimuliert.

Auf entsprechende Reize hin soll das Thymusrestgewebe in der Lage sein, erneut T-Lymphozyten zu produzieren.

Neben der durch die Geschlechtsreife bedingten normalen Rückbildung (Involution) gibt es noch die „zufällige" (= akzidentelle) Involution, die nach Infektionen, hoher Strahlenbelastung oder durch Ernährungsstörungen verursacht werden kann.

Klinik: Wird der Thymus bei einem neugeborenen Säugetier experimentell entfernt, so kommt es neben einer mangelhaften Entwicklung der peripheren Lymphorgane zu einer gestörten körperlichen Entwicklung (Kümmerwachstum), weil das Immunsystem gestört und damit das Tier besonders infektionsanfällig ist – vergleichbares gilt für Kinder.

Form

Beim Neugeborenen ist der Thymus etwa 5 cm lang, 1 cm breit und 10–15 g schwer. Er besteht aus 2 miteinander verbundenen asymmetrischen Lappen (= Lobi)

Topographie

Der Thymus liegt im oberen Mediastinum hinter dem Manubrium sterni (= Brustbein), das er zumeist nach oben hin nicht überragt. Der Thymus reicht beim Kind kranial bis zur Schilddrüse und kaudal bis zur 4. Rippe. Zwischen dem Thymus und dem Sternum liegt lockeres Bindegewebe.

Der Thymus liegt vor der V. brachiocephalica sinistra, vor der V. cava superior und über dem Herzbeutel. Lateral ist der Thymus auf beiden Seiten von der Pleura mediastinalis (= Brustfell) bedeckt, hier verläuft auch der N. phrenicus.

Aufgaben

Der Thymus ist ein primär lymphatisches Organ, d.h. er ist nicht direkt in die immunologische Abwehr einbezogen. In der Rinde proliferieren aus Stammzellen die T-Lymphozyten die in die Gefäße übertreten und die sekundären lymphatischen Organe besiedeln.

Innerhalb des lymphatischen Systems besitzt der Thymus eine Sonderstellung, denn
- da fast nur T-Lymphozyten vorkommen, fehlen ihm die charakteristischen Lymphfollikel,
- das retikuläre Grundgerüst ist epithelialer Herkunft.

Darüber hinaus verhindert die weiter unten beschriebene Blut-Thymus-Schranke, daß Antigene in den Thymus gelangen.

Innervation und Gefäßversorgung
(siehe auch die Winterthur-Verlaufsbeschreibungen)
Der Thymus wird von Ästen des N. vagus und des Sympathikus innerviert.
Mit Blut wird der Thymus aus Ästen der A. thoracica interna oder direkt aus der Aorta thoracica versorgt. Das venöse Blut fließt direkt zur V. brachiocephalica.

Mikroskopische Anatomie
Der Thymus ist von einer bindegewebigen, kollagenhaltigen Organkapsel umgeben. Bei einem Längsschnitt erkennt man eine dunkel gefärbte Rinde und ein heller gefärbtes Mark.

Das Mark zeigt eine baumartige Verzweigung, wobei von der Kapsel aus septenartige Ausläufer ins Thymusinnere vordrängen und das Thymusparenchym unvollständig (läppchenartig) unterteilen. Dieser gemeinsame Markstrang wird von den Gefäßen begleitet. Am Markstrang hängen die unvollständig voneinander getrennten Läppchen (Lobuli thymi), die aus einer äußeren Rindenzone (Kortex) und einer Markzone (Medulla) bestehen. Auf Querschnitten hingegen erscheint der Thymus in Läppchen unterteilt zu sein, was mit der Schnittebene zu erklären ist.

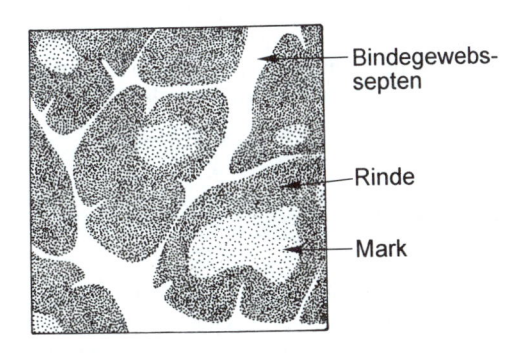

Abb. 7.16 Schnitt durch den Thymus eines Kleinkindes

Mark und Rinde bestehen aus retikulärem Bindegewebe, das epithelialen (und nicht bindegewebigen)

Ursprungs ist. Das Bindegewebe bildet ein dreidimensionales Maschenwerk. Im Gegensatz zu den mesenchymalen Retikulumzellen kommen bei den **epithelialen Retikulumzellen** keine retikulären Fasern vor. Zwischen den Retikulumzellen liegen in der Rinde sehr viele und im Mark sehr wenige T-Lymphozyten (Thymozyten), daher erscheint die Rinde im Schnitt dunkler.

In der helleren Markzone findet man hingegen viele **Hasallsche Körperchen (= Corpuscula thymica)**, die zwiebelschalenartig aufgebaut sind und aus konzentrisch geschichteten epithelialen Retikulumzellen bestehen. Im Innern sind die Hasallschen Körperchen häufig verkalkt oder enthalten eine mit Flüssigkeit gefüllte Zyste. Die Funktion der Hasallschen Körperchen ist noch nicht geklärt, jedoch entstehen sie vermehrt bei Immunvorgängen, so daß die Vermutung naheliegt, daß sie bei Abwehrvorgängen eine Rolle spielen.

Blut-Thymus-Schranke

Die in der Rinde verlaufenden Kapillaren sind mit einem porenlosen Epithel ausgekleidet und von einer Basalmembran umgeben. Um die Basalmembran sind die umgebenden Retikulumzellen mantelartig verdichtet. Dadurch können Antigene nicht aus den Kapillaren in umgebende Rindenparenchym vordringen. Diese Schranke, die dem Schutz der sich proliferierenden T-Lymphozyten dient, gibt es im Thymusmark nicht. Daher ist eine Immunreaktion im Thymus gegenüber dem Restorganismus abgeschwächt.

Hormone

Die Retikulumzellen des Thymus bilden wahrscheinlich verschiedene Hormone; u.a. Thymopoetin, das die Vermehrung und Entwicklung der T-Lymphozyten zu immunologisch kompetenten Zellen (T-Helferzellen, T-Suppressor-Zellen) beeinflußt.

7.5 Herz !!! 3/32

Das Herz ist ein muskuläres Hohlorgan, das quasi den „Motor" unseres Körpers bildet.

Das Herz hat die Aufgabe, das Blut über den kleinen Kreislauf zu den Lungen und über den großen Kreislauf zu den einzelnen Organen zu pumpen und den Organismus so mit lebensnotwendigem Sauerstoff und Nährstoffen zu versorgen.

▶ Das **Herz (= Cor)** liegt im Thorax (= Brusthöhle) zwischen den beiden Lungen. Rund 2/3 des Herzens liegen in der linken, 1/3 in der rechten Körperhälfte. ◀

Das Herz ist durchschnittlich 12–14,5 cm lang und 10 cm breit. Die Größe des Herzens hängt davon ab, wie stark das Herz belastet wurde, z.B. durch Sport oder infolge einer Krankheit wie Bluthochdruck (= Hypertonie). Das normale Herz wiegt beim Mann zwischen 250 und 300 g und bei der Frau etwa 200–250 g. Das Gewicht sollte etwa 1/200 des normalen Körpergewichts betragen. Das durchschnittliche Herzvolumen beträgt 500–900 ml. Der früher gebräuchliche Vergleich, daß das Herz so groß wie eine geschlossene Faust sei, ist sehr ungenau, diese Regel gilt höchstens für Arbeiter, die viel ihre Hand einsetzen z.B. Bauarbeiter.

Lage des Herzens

▶ Nach Eröffnung des Thorax sehen Sie, daß ein großer Teil des Herzens von den beiden Lungen überlagert ist. Nachdem Sie die das Herz überlagernden Lungenteile beiseite geschoben oder entfernt haben, sehen Sie, daß das Herz von vorne betrachtet annähernd die Form eines Kegels hat, wobei die **Herzspitze (= Apex cordis)** nach vorn unten links und die Herzbasis nach oben rechts zeigt. Die **Herzachse** verläuft von hinten oben rechts nach vorn unten links. Somit nimmt das Herz im Mediastinum medium eine schräge Lage (etwa 45°) ein (s. Kapitel 7.8.3).

Beim Blick auf das in situ liegende Herz schauen Sie auf die rechte Herzkammer, die zum größten Teil die dorsal liegende linke Herzkammer verdeckt. Die rechte Herzgrenze wird vom rechten Vorhof gebildet. Die Herzspitze wird von der linken Herzkammer, die **Herzbasis** zum überwiegenden Teil von der Hinterwand des linken Vorhofs und zu einem kleinen Teil vom rechten Vorhof gebildet. Die Herzbasis ist vor allem am Venenkreuz (besteht aus den Vv. cavae superior und inferior und den Vv. pulmonales) fixiert. ◀

Gliederung

Wie Sie aus der Abb. Nr. 7.17 des von ventral eröffneten Herzens sehen können, ist das Herz ein Hohlmuskel, der aus 4 Hohlräumen besteht. Durch die Herzscheidewand wird das Herz in eine linke und rechte Herzhälfte unterteilt. Die beiden Herzhälften wiederum bestehen aus einem Vorhof und einer Herzkammer.

- **rechter Vorhof** (= **Atrium dextrum**) – erhält das sauerstoffarme Blut aus der/den
  - V. cava superior
  - V. cava inferior
  - Herzvenen (= Sinus coronarius).

Vom rechten Vorhof fließt das sauerstoffarme Blut durch die
  - Trikuspidalklappe (= Herzklappe) in die rechte Herzkammer.

- **rechte Herzkammer** (= **Ventriculus dexter**) – pumpt das Blut durch die
  - Pulmonalisklappe (Herzklappe) in den Truncus pulmonalis. Vom Truncus pulmonalis fließt das Blut über die beiden Aa. pulmonales dextra und sinistra zur rechten bzw. linken Lunge, wo das Blut mit Sauerstoff angereichert wird.
- **linker Vorhof** (= **Atrium sinistrum**) – erhält das sauerstoffreiche Blut über die beiden paarigen Vv. pulmonales superiores und inferiores aus den Lungen. Vom linken Vorhof gelangt das Blut durch die
  - Mitralklappe (Herzklappe) in die linke Kammer.
- **linke Kammer** (= **Ventriculus sinister**) – pumpt das Blut durch die
  - Aortenklappe in die Aorta ascendens.

▶ Zwischen den beiden Vorhöfen und Kammern liegen somit 2 **Herzklappen,** die als Segelklappen bezeichnet werden (s. „Herzklappen" weiter unten):
- **Trikuspidalklappe** – zwischen rechtem Vorhof und rechter Kammer,
- **Mitralklappe** – zwischen linkem Vorhof und linker Kammer.

An den Ausflußbahnen der Kammern liegen ebenfalls 2 Herzklappen, die als Taschenklappen bezeichnet werden (Begründung siehe wiederum „Herzklappen"):
- **Pulmonalisklappe** – zwischen rechter Kammer und Truncus pulmonalis,
- **Aortenklappe** – zwischen linker Kammer und Aorta ascendens. ◀

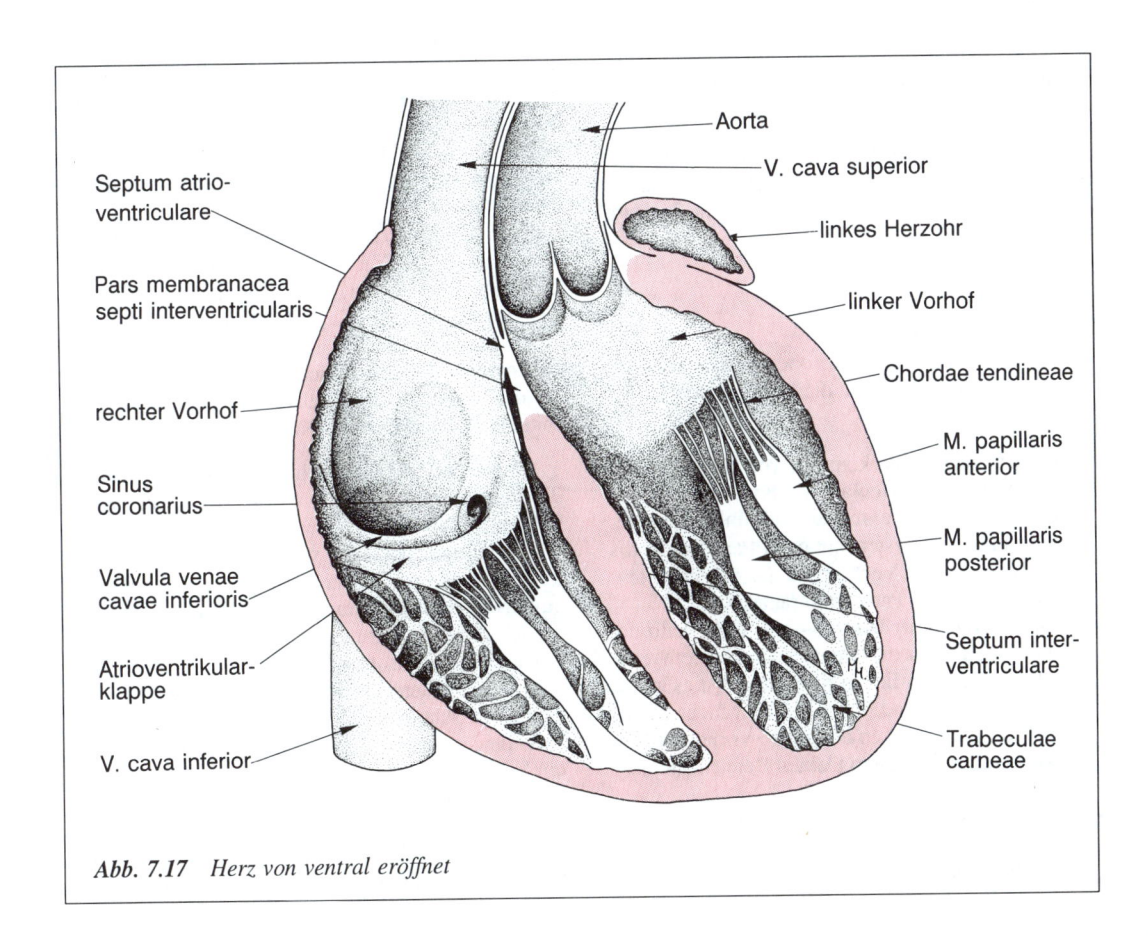

Abb. 7.17 Herz von ventral eröffnet

Herzgrenzen

➤ Bei der Aufsicht auf das Herz wird
- die Grenze zwischen den Herzkammern und den Vorhöfen durch den **Sulcus coronarius** (= **Kranzfurche**)
- die Grenze zwischen der linken und rechten Herzkammer auf der ventralen Seite (= Herz von vorn) durch den **Sulcus interventricularis anterior** (= vordere **Zwischenkammerfurche**)
- die Grenze zwischen der linken und rechten Herzkammer auf der dorsalen Seite durch den **Sulcus interventricularis posterior** (= hintere Zwischenkammerfurche)

gekennzeichnet. ◂

➤ Der **Sulcus coronarius** zieht zwischen Vorhöfen und Kammern liegend um das Herz herum. Im Sulcus coronarius verlaufen die Aa. coronariae dextra und sinistra, der R. circumflexus der A. coronaria sinistra und der Sinus coronarius.

Im **Sulcus interventricularis anterior** verlaufen der R. interventricularis anterior der A. coronaria sinistra und die V. cordis magna.

Der **Sulcus interventricularis posterior** liegt teilweise auf dem Zwerchfell. In ihm verlaufen der R. interventricularis posterior der A. coronaria dextra und die V. interventricularis posterior. ◂

Etwas rechts von der Herzspitze, wo die beiden Sulci interventriculares anterior und posterior ineinander übergehen, bildet sich als kleine Delle die Incisura apicis cordis.

Herzscheidewände

➤ Das Herz wird, wie weiter oben bereits erwähnt, durch Herzscheidewände in die beiden Vorhöfe und Kammern unterteilt.

An Herzscheidewänden kommen vor:
- **Septum interventriculare** (= **Kammerscheidewand**) – trennt die rechte und linke Kammer voneinander. Sie besteht aus einer Pars muscularis und einer in der Ventilebene (s. weiter unten) liegenden dünnen Pars membranacea.
- **Septum atrioventriculare** – bildet oberhalb der Pars membranacea die Grenze zwischen dem rechten Vorhof und der linken Kammer. Da die Grenze zwischen rechter und linker Kammer nicht seitengleich verläuft, grenzen der rechte Vorhof und die linke Kammer in diesem kleinen Bereich aneinander.
- **Septum interatriale** (= **Vorhofscheidewand**) – ist so dünn wie die Pars membranacea des Septum interventriculare und trennt die beiden Vorhöfe voneinander. Im Septum interatriale liegt die ovale Grube (= Fossa ovalis), in deren Bereich das Foramen ovale liegt. ◂

Herzohren (= Auriculae cordis)

Als Herzohren werden die nach außen verlagerten sackartigen Ausstülpungen der beiden Vorhöfe bezeichnet.

Das rechte Herzohr (= Auricula dextra) ist dreieckig und umschließt den Anfangsteil der Aorta ascendens.

Das linke Herzohr (= Auricula sinistra) ist bei einer Aufsicht von ventral gerade noch sichtbar. Es liegt links vom Truncus pulmonalis.

Innenrelief der Herzräume

➤ Der Innenraum des rechten Vorhofs ist im Bereich zwischen den Herzohren und den Vv. cavae glattwandig. Der andere Teil des rechten Vorhofs ist durch die zur Spitze der Herzohren hin kammartig angeordneten **Mm. pectinati** geprägt.

Im Bereich der Einmündung der V. cava inferior in den rechten Vorhof liegt als halbmondförmige Leiste die **Valvula v. cavae inferioris** (= **Valvula Eustachii**). Diese Valvula ist ein Rest der embryonalen Sinus-Vorhof-Klappe, die beim Fetus dazu dient, das Blut zum Foramen ovale zu leiten (s. Kapitel 2.4.1).

Ebenfalls im rechten Vorhof liegt im Bereich der Einmündung des Sinus coronarius die **Valvula sinus coronarii** (= **Valvula Thebesii**), die ein Relikt des Fetalkreislaufs ist (s. Kapitel 2.4.1).

Im Septum interatriale liegt als ovale Grube (= **Fossa ovalis**) das zurückgebildete **Foramen ovale**, das während der Fetalzeit die beiden Vorhöfe miteinander verbindet (s. Kapitel 7.1.2).

Die Innenfläche der rechten Herzkammer besitzt **Trabeculae carneae** (= Muskelbälkchen) sowie 3 **Mm. papillares.**

Die Pulmonalisklappe wird von der Trikuspidalklappe durch eine Muskelleiste getrennt, die **Crista supraventricularis** genannt wird. Dadurch entsteht in der rechten Kammer ein U-förmiger Blutfluß, wodurch die Einstrombahn (Trikuspidalklappe – Blut aus dem rechten Vorhof) von der Ausstrombahn (Pulmonalisklappe – Blut zur Lunge) getrennt wird. Zusammen mit der Crista supraventricularis bildet ein kräftiger Muskelbalken (= Trabecula septomarginalis) ein Tor (= Moderatortor), durch das das Blut in die Ausstrombahn gelenkt wird. Vor der Mündungsstelle des Truncus pulmonalis liegt als glattwandige Ausströmungsbahn der trichterförmige **Co-**

nus arteriosus, der entwicklungsgeschichtlich aus dem Bulbus cordis hervorgeht.

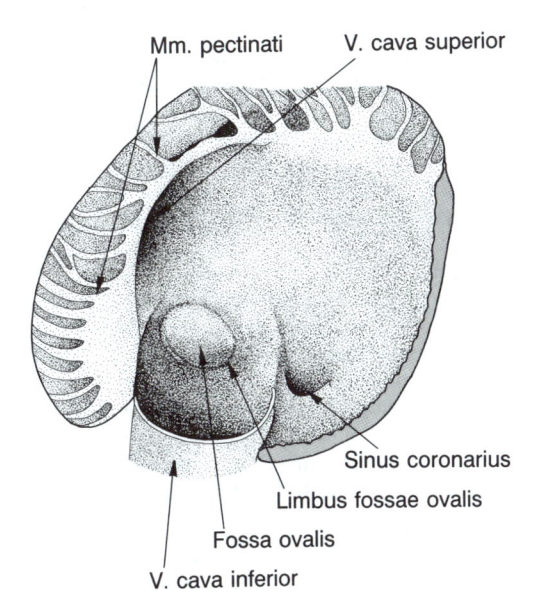

Abb. 7.18 Schnitt durch den rechten Vorhof

Die Innenfläche des linken Vorhofs ist bis auf das Herzohr glattwandig. Im Bereich des linken Herzohrs liegen kammartig die Mm. pectinati.

Die Innenfläche der linken Kammer ist durch **Trabeculae carneae** (= Muskelbälkchen) und 2 **Mm. papillares** geprägt. In dem Bereich, der in die Aorta übergeht, ist die Innenfläche glattwandig. Von den Mm. papillares ziehen als Sehnenfäden die Chordae tendineae zu den freien Enden der Segelklappen. ◄

Blutkreislauf
Anhand des Blutflusses kann man unterteilen zwischen
- 1. einem kleinen Herz-Lungen-Kreislauf, für den der rechte Herzteil, und
- 2. einem großen Körper-Kreislauf, für den der linke Herzteil zuständig ist (s. Kapitel 2.4.1).

Herzventile
► Die weiter oben erwähnten 4 Herzklappen bilden Ventile (= Herzventile) die in einer Ebene (= Ventilebene) liegen. Die **Ventilebene** liegt an der Vorhof-Kammer-Grenze. Die Herzventile (Herzklappen) haben die Aufgabe, für einen gleichbleibenden Blutstrom zu sorgen und das Blut bei einer Herzmuskelkontraktion am Zurückfließen zu hindern.

Als Ostium wird die Mündung (= Öffnung) der Herzklappen bezeichnet.

Durch eine Kammerkontraktion wird die Ventilebene zur Herzspitze hin verlagert, was eine Vergrößerung der Vorhöfe und damit ein Ansaugen des Blutes aus den Venen zur Folge hat. Am weitesten ventral in der Ventilebene liegt die Valva trunci pulmonalis (= Pulmonalklappe).

Die Herzklappen werden ihrer Form nach (die sie bei der Aufsicht haben) in Segel- und Taschenklappen unterteilt. ◄

► Die **Segelklappen** liegen zwischen dem jeweiligen Vorhof und der Kammer. Die Segel entspringen am Herzskelett (s. weiter unten) von einem aus kollagenem Bindegewebe bestehenden Faserring, der **Anulus fibrosus** genannt wird. Das derbe, kollagene Bindegewebe der Anuli ist zwischen Aorten- und Mitralklappe zum Trigonum fibrosum dextrum und sinistrum verbreitert. Die Segel sind Endokardduplikaturen, deren freier Rand durch Sehnenfäden (= **Chordae tendineae**) mit den Mm. papillares (s. weiter unten) verbunden ist (jedes Segel ist somit mit 2 Mm. papillares verbunden). Bedingt durch den Halt der Sehnenfäden über die Mm. papillares können die Segel bei der Kammerkontraktion nicht in den Vorhof hinein umschlagen. Die Mm. papillares dienen jedoch nicht dem Öffnen der Segelklappen – dieser Vorgang erfolgt passiv durch den Druckanstieg des Blutes zwischen Vorhof und Kammer. ◄

► An Segelklappen kommen vor (*prüfungsrelevant: Benennen der beiden Klappen und Anzahl der Segel*):
- **Trikuspidalklappe** (= **Valva atrioventricularis dextra** = rechte Atrioventrikularklappe) – besteht aus bindegewebigen Segelklappen, die Duplikaturen des Endokards darstellen und Cuspes posterior, anterior und septalis genannt werden.
- **Mitralklappe** (syn.: Bikuspidalklappe = **Valva atrioventricularis sinistra** = linke Atrioventrikularklappe) – besteht aus 2 Segeln, die Cuspes anterior und posterior genannt werden.

Die **Taschenklappen** liegen an den Ausflußbahnen der Kammern. Sie sind ebenfalls Endokardduplikaturen und bestehen aus je 3 Taschen. Die Taschenklappen sind mit der umgebenden Herzwand so verwachsen, daß sie nicht durchschlagen können. Im Gegensatz zu den Segelklappen besteht keine Beziehung zu Muskeln. Am freien Rand der Taschen liegt je ein Knötchen, das als **Nodulus valvulae semilunaris** bezeichnet wird. Seitlich des Knötchens ist die Tasche halbmondförmig verdünnt, dieser Bereich wird Lunula valvulae semilunaris genannt.

Die Taschen werden vom zurückfließenden Blut gefüllt und lagern sich dabei aneinander. Die 3 Noduli valvulae dichten die Taschenklappen dabei an der gegenseitigen Anlagerungsstelle ab.

An Taschenklappen kommen vor *(prüfungsrelevant: Benennen der beiden Klappen):*
- **Pulmonalisklappe** (syn.: Semilunarklappe = **Valva trunci pulmonalis**) – besteht aus 3 halbmondförmigen Segeln, die Valvulae semilunares genannt werden.
- **Aortenklappe** (= **Valva aortae**) – besteht aus 3 halbmondförmigen Segeln, die Valvulae semilunares posterior, dextra und sinistra genannt werden. Direkt über der Aortenklappe buchtet sich die Aortenwand zum **Sinus aortae** aus. Aus der rechten und linken Aortentasche gehen die A. coronaria dextra bzw. sinistra hervor. ◄

➤ Die Herzklappen sind beim gesunden Herzen immer kapillarfrei! ◄

verhindern, daß während der **Diastole** (= Erschlaffung des Herzens) Blut in die Kammer zurückfließt.

Die Stellung der Klappen (offen oder geschlossen) wird im wesentlichen durch den Druck in den Herzhöhlen und in den Gefäßen bestimmt.

Bei der Herzaktion unterscheidet man 4 Phasen:
- In der Systole (= Austreibungsphase):
  - **Anspannungsphase** – zu Beginn der Kammersystole steigt der intraventrikuläre Druck (= Druck innerhalb der Kammer) an, wodurch die Segelklappen sofort verschlossen werden. In dieser Phase sind die Taschenklappen noch verschlossen.
  - **Austreibungsphase** – sobald der intraventrikuläre Druck den diastolischen Aortendruck von 80 mmHg übersteigt, öffnen sich die Taschenklappen und das Blut wird in die Arterien gepumpt. Zum Ende der Systole schließen sich die Taschenklappen wieder.
- In der Diastole (= Erschlaffungsphase):
  - **Entspannungsphase** – der intraventrikuläre Druck fällt unter den Druck des Vorhofs.
  - **Füllungsphase** – die Segelklappen öffnen sich und die Kammer füllt sich mit Blut

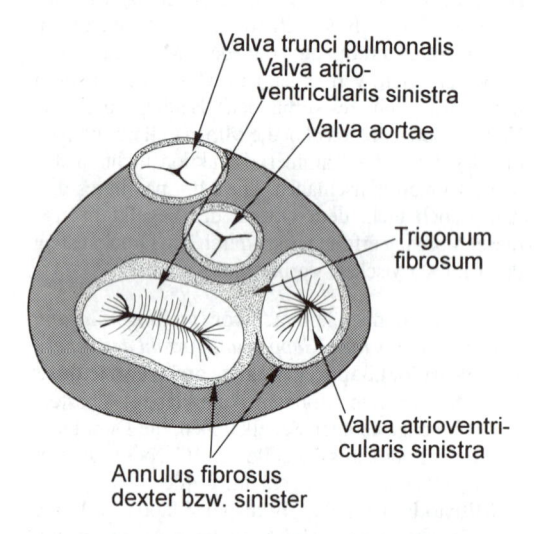

Abb. 7.19 Herzklappen in der Ventilebene

(Beschriftungen der Abbildung: Valva trunci pulmonalis, Valva atrioventricularis sinistra, Valva aortae, Trigonum fibrosum, Valva atrioventricularis sinistra, Annulus fibrosus dexter bzw. sinister)

➤		Vorhof-Kammer-Klappe	Arterien-Klappe
Systole	Anspannungsphase	geschlossen	geschlossen
	Austreibungsphase	geschlossen	offen
Diastole	Entspannungsphase	geschlossen	geschlossen
	Füllungsphase	offen	geschlossen ◄

➤ Bei der Kammersystole bläht das Blut die Segelklappen der Atrioventrikularklappen (= Vorhof-Kammer-Klappen) auf, wodurch sich die Ränder der Segeln dicht aneinanderlagern. Damit die Klappensegel nicht in den Vorhof zurückschlagen, kontrahieren sich während der Kammersystole die Mm. papillares, die über die Chordae tendineae (Sehnenfäden) mit den Klappensegeln verbunden sind. Bei ihrer Kontraktion ziehen die Mm. papillares über die Chordae tendineae an den Klappensegeln und verhindern damit, daß die Klappensegel in den Vorhof des Herzens zurückschlagen. Das Blut kann daher trotz des während der Systole in der Kammer ansteigenden Drucks, nicht wieder durch die dicht ver-

Klappenmechanik

Die Segelklappen liegen zwischen Vorhof und Kammer. Sie dienen dazu, die Kammer während der **Systole** (= Anspannungsphase des Herzens) gegen den Vorhof abzudichten.

Die Taschenklappen liegen zwischen Kammer und dem Anfangsteil der großen Arterien (Truncus). Sie

schlossenen Klappen in die Vorhöfe zurückgedrückt werden.

Die Segelklappen bilden einen aktiven Spannungsapparat, da sie bei der Kammersystole so aneinandergelagert sind, daß sie nicht in den Vorhof umschlagen können.
Die Taschenklappen bilden einen passiven Spannungsapparat, denn sobald das Blut aus der Arterie zurückfließt, füllen sich die Taschen mit Blut und bewirken damit einen Selbstschluß der Klappen. ◄

Die Projektion der Herzklappen wird in Kapitel 7.8.2 beschrieben.

Klinik: Bei einem **Herzklappenfehler,** der angeboren oder z.B. durch Verkalkung, Endokarditis (Entzündung des Endokards – siehe „Schichtenaufbau des Herzens") oder als Folge eines Herzinfarkts verursacht sein kann, kommt es zu nachfolgenden Krankheitsbildern:

- **Klappenstenose** (= Verengung des Lumens) – die Klappe kann nicht mehr richtig geöffnet werden, so daß das Blut bei normalem Kraftaufwand der Herzmuskulatur nicht mehr in ausreichendem Maße hindurchgepumpt werden kann,
- **Klappeninsuffizienz** (= Schlußunfähigkeit der Klappe) – die Folge ist, daß auch bei geschlossener Klappe Blut durch die Klappe hindurchfließen kann.

Bei einer Mitralklappenstenose kann das Blut nur langsam vom Vorhof in die Kammer gepumpt werden. Das Blut staut sich deshalb im linken Vorhof, was zur Hypertrophie (= Verdickung der Wand) und zur Dilatation (= Ausweitung) des linken Vorhofs führt. Infolge der Druckerhöhung im linken Vorhof staut sich das Blut bis in die Lungen.

Bei einer Mitralklappeninsuffizienz, die vermehrt nach einem Herzinfarkt auftritt (wenn der M. papillaris in das Infarktgebiet einbezogen ist), wird während der Systole das Blut von der linken Kammer in den linken Vorhof zurück gedrückt. Dadurch kommt es zu einer Volumen-Belastung der linken Kammer und des linken Vorhofs.

Bei einer Insuffizienz kommt es im betroffenen Herzbereich zur Volumen-Belastung, bei einer Stenose zur Druck-Belastung.

Eine Klappeninsuffizienz hat zur Folge:
- Pulmonalisklappeninsuffizienz – Vergrößerung der rechten Herzkammer,
- Mitralklappeninsuffizienz – Vergrößerung des linken Vorhofs und der linken Kammer,
- Aortenklappeninsuffizienz – Vergrößerung der linken Herzkammer.

Eine Klappenstenose hat zur Folge:
- Mitralklappenstenose – Vergrößerung des linken Vorhofs,
- Aortenklappenstenose – Vergrößerung der linken Herzkammer.

Herzskelett

Das Herzskelett liegt in der Ventilebene. Es besteht aus straffem Bindegewebe. Das Herzskelett trennt die Vorhofmuskulatur von der Kammermuskulatur. Nur die Fasern des Erregungsleitungssystems (siehe Kapitel 7.5.2) überbrücken diesen Bereich.

➤ An den beiden Vorhof-Kammer-Grenzen bildet das Herzskelett je einen Faserring, der aus derbem, kollagenem Bindegewebe besteht und **Anulus fibrosus dexter** bzw. **sinister** genannt wird. Außerdem bildet das Herzskelett je einen Faserring für die Wurzel der Aorta und des Truncus pulmonalis. ◄

➤ Zum Herzskelett gehören außerdem:
- das zwischen der Aorta und dem rechten und linken Anulus fibrosus liegende Trigonum fibrosum dextrum (einem Bindegewebszwickel),
- das links von der Aorta und dem Anulus fibrosus liegende Trigonum fibrosum sinistrum,
- die Pars membranacea als oberster membranöser Teil der Kammerscheidewand. ◄

Topographie

➤ Das Herz liegt im Mediastinum (s. Kapitel 7.8.3), zwischen der Lunge und dem Zwerchfell. Man unterscheidet dabei drei Flächen: Facies sternocostalis, Facies posterior, Facies diaphragmatica.

Die **Facies sternocostalis** (= Vorderseite des Herzens) wird zum größten Teil von der rechten Herzkammer gebildet. Des weiteren kann man auf der Vorderfläche rechts neben der Kammer einen Teil des rechten Vorhofs mit der V. cava superior und der V. cava inferior und links einen Teil der linken Kammer sehen. Weiter sind beteiligt: die beiden Herzohren, die Aorta ascendens und der Truncus pulmonalis.
Die Facies sternocostalis ist auf beiden Seiten größtenteils von den beiden Lungen überlagert.
Der kleine Bereich, in dem der Herzbeutel direkt dem Sternum und der knorpeligen Ansatzstelle der 4.–7. Rippe anliegt, wird Trigonum pericardiacum genannt.

Klinik: Im Bereich des Trigonum pericardiacum ist es möglich zum Herzen vorzudringen ohne die Lungen zu verletzen.

Bei einer intrathorakalen Injektion führen Sie eine etwa 10 cm lange Kanüle im linken 4. ICR (kurz oberhalb der 5. Rippe) parasternal ein und führen sie unter ständiger Aspiration etwa 4–5 cm bis zum Herzen vor.

Die **Facies posterior** (= Hinterseite des Herzens) wird vom linken Vorhof und von der linken Kammer gebildet. Sie ist nur durch den Herzbeutel vom Oesophagus (= Speiseröhre) getrennt.

Die **Facies diaphragmatica** (= Unterseite) des Herzens liegt zum größten Teil dem Zwerchfell breit auf. Die Unterseite wird von der linken Kammer und zum Teil von der rechten Kammer gebildet. Der Herzbeutel (nicht das Herz!) ist mit dem Centrum tendineum des Zwerchfells verwachsen. Dadurch macht das Herz die Atembewegungen des Zwerchfells mit.

In **topographischer Beziehung** stehen:
- rechter Vorhof – zum Mittel- und Unterlappen der rechten Lunge
- rechte Kammer – zum Sternum (= Brustbein) und zum Zwerchfell
- linker Vorhof – zum Oesophagus und zur Aorta thoracica
- linke Kammer – zum Unterlappen der linken Lunge und zum Zwerchfell.

Schichtenbau des Herzens und mikroskopische Anatomie

Das Herz ist von innen nach außen aus folgenden 3 Schichten aufgebaut:
- Endokard
- Myokard
- Epikard.

Endokard

Das Endokard überzieht die Herzinnenräume mit einer glatten Innenfläche, wodurch der Blutstrom einem geringeren Reibungswiderstand ausgesetzt ist. Das Endokard geht übergangslos in die Tunica intima der zu- und abführenden Gefäße über.

▶ Das Endokard besteht aus einem einschichtigen Plattenepithel, das als Endothel bezeichnet wird. ◀

Das Endokard besitzt außerdem ein bindegewebiges Stratum subendotheliale und ein aus elastischem Bindegewebe und glatten Muskelzellen aufgebautes Stratum myoelasticum. Beide Strata dienen als Verschiebeschicht des Endothel.

▶ Das Endokard besitzt keine Gefäße. Es wird vom subendokardialen Kapillarnetz und im linken Herzen vom durchströmenden arteriellen Blut versorgt. ◀

Zwischen dem Endokard und dem Myokard liegt die subendokardiale Schicht, die aus lockerem Bindegewebe besteht, in dem Nerven und Blutgefäße verlaufen.

Myokard

Das Myokard bildet den dicksten Wandteil des Herzens. Das Myokard besteht aus der quergestreiften Herzmuskulatur, deren Schichtdicke sich den bestehenden Druckverhältnissen anpaßt.

▶ Das Myokard der Vorhöfe ist daher dünner als das der Kammern und das der linken Kammer dicker als das der rechten Kammer. Die Herzkammern besitzen eine dreischichtige Muskulatur (= äußere, mittlere und innere Muskelschicht). Die äußere Muskelschicht entspringt am Herzskelett, zieht spiralartig zur Herzspitze, wo sie im **Vortex cordis** (= einer wirbelartigen Anordnung der Herzmuskelzellen im Bereich der Herzspitze) in die mittlere Muskelschicht eintritt und in der inneren Muskelschicht als Mm. papillares und als Trabeculae carneae wieder zum Herzskelett zieht.

Die Vorhofmuskulatur besteht aus einer äußeren, quer verlaufenden, und einer inneren Muskelschicht.

Nur am Herzen des Neugeborenen findet man, bedingt durch die anderen Druckverhältnisse während des Fetalkreislaufs, eine stark ausgebildete rechte Herzwand. ◀

Bei 2 bis 3jährigen Kindern ist die Wand der linken Kammer bereits durch die Mehrarbeit doppelt so dick und beim Erwachsenen etwa dreimal so dick wie die der rechten Kammerwand.

Die Muskelzellen sind im Myokard zu Strängen angeordnet, die untereinander geflechtartig verbunden sind. Diese geflechtartigen Bündel leiten die Impulse vom Erregungszentrum aus weiter (die Muskulatur übernimmt im Herzen die Reizleitung – s. Kapitel 7.5.2).

▶ Jede Muskelzelle wird von einer Blutkapillare versorgt. Da die Zahl der Muskelzellen sich im Erwachsenenalter nicht mehr vermehren kann (Herzmuskelgewebe kann sich nicht regenerieren!), kann eine vermehrte Herztätigkeit nur durch Hypertrophie der Zellen ausgeglichen werden. Ab einer bestimmten Zellgröße ist eine ausreichende Blutzufuhr nicht mehr gewährleistet, was zur Leistungsminderung des Herzens (= Herzinsuffizienz) führt. ◀

Klinik: Nach einem Herzinfarkt kann das zugrunde gegangene Muskelgewebe nicht erneuert werden, es entsteht daher eine bindegewebige Narbe.

Zwischen dem Myokard und dem Epikard liegt die subepikardiale Schicht, die aus Fettgewebe (Baufett) besteht. In diesem Fettgewebe verlaufen die Herzkranzgefäße. An bestimmten Stellen rundet das Fettgewebe das Herzen ab.

Epikard

Das Epikard liegt als viszerales Blatt (= Lamina visceralis) des Herzbeutels (s. Kapitel 7.5.3) dem Myokard auf. Außerdem umschließt das Epikard das in der subepikardialen Schicht liegende Fettgewebe.

Das Epikard besitzt ein einschichtiges plattes bis kubisches Epithel, das manchmal als Mesothel bezeichnet wird. Dieses Epithel dient dem reibungslosen Gleiten.

7.5.1 Gefäße und Nerven   !!! 12/22

▶ *Prüfungsrelevant: Gesamtes Kapitel.* ◀

Herzarterien

Die Blutversorgung des Herzens erfolgt über die beiden Herzkranzgefäße Aa. coronariae cordis. Die Aa. coronariae sind Vasa privata, das heißt, sie dienen nur der Eigenversorgung des Herzens.

Die beiden Aa. coronariae sind Arterien vom muskulären Typ. Sie entspringen im rechten bzw. linken Sinus aortae unmittelbar oberhalb der Aortenklappe aus der Aorta ascendens. Die Zweige der Koronararterien sind funktionelle Endarterien.

Die **A. coronaria sinistra** (= linke Herzkranzarterie) zieht vom Sinus aortae zwischen dem linken Herzohr und dem Truncus pulmonalis liegend zur Facies sternocostalis, wo sie sich in einen R. circumflexus und einen R. interventricularis anterior teilt. Der R. circumflexus zieht im Sulcus coronarius sinister liegend nach links zur Facies diaphragmatica. Der R. interventricularis anterior verläuft im Sulcus interventricularis anterior zur Herzspitze.

Die A. coronaria sinistra versorgt beim „ausgeglichenen Versorgungstyp" (siehe weiter unten) den linken Vorhof, die linke und einen Teil der rechten Kammerwand.

Die **A. coronaria dextra** (= rechte Herzkranzarterie) zieht vom Sinus aortae unter dem rechten Herzohr liegend durch den Sulcus coronarius dexter nach rechts bis zum Sulcus interventricularis posterior, durch den sie als R. interventricularis posterior auf der Facies diaphragmatica zur Herzspitze verläuft.

Die A. coronaria dextra versorgt beim „ausgeglichenen Versorgungstyp" den rechten Vorhof, die rechte Kammer, einen kleinen Teil der linken Herzkammer, sowie den Sinus-Knoten. Die Kammerscheidewand und der AV-Knoten werden meist von beiden Aa. coronariae versorgt.

Da die Grenzen, innerhalb der die Koronararterien das Herz mit Blut versorgen, sehr stark schwanken, werden drei Versorgungstypen unterschieden (siehe auch Abb. 7.20):
- ausgeglichener (= „normaler") Vorsorgungstyp,
- Rechtsversorgungstyp,
- Linksversorgungstyp.

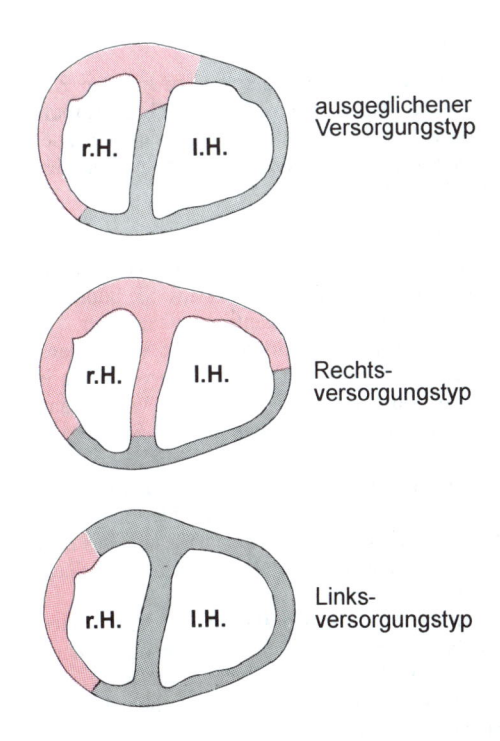

Abb. 7.20 Querschnitt durch das Herz zur Darstellung der verschiedenen Versorgungstypen

Die Herzkranzgefäße ziehen von außen in die Herzmuskulatur. Dabei bilden sie untereinander zahlreiche Anastomosen. Im peripheren Stromgebiet bilden die Äste der Koronararterien funktionelle Endarterien.

Klinik: Die Anastomosen zwischen den Koronararterien reichen wegen ihres kleinen Durchmessers bei einem Gefäßverschluß nicht aus, um die entstehende Unterversorgung zu decken. Deshalb kommt es bei einem Verschluß eines der Gefäße zum **Herzinfarkt**, das heißt, nach einem Gefäßverschluß kommt es im Versorgungsbereich zur Minderversorgung des Herzmuskelgewebes mit anschließendem Gewebsuntergang (= Nekrose) und späterer Vernarbung des Infarktbereichs.

Der Ort des Gewebsuntergangs hängt von der Arterie ab, die verschlossen ist. Es wird unterschieden:
- Vorderwandinfarkt – beim Verschluß des R. interventricularis anterior (A. coronaria sinistra)
- Seitenwandinfarkt – beim Verschluß des R. circumflexus (A. coronaria sinistra)
- Hinterwandinfarkt – beim Verschluß des R. interventricularis posterior (A. coronaria dextra).

Herzvenen

Die Herzvenen verlaufen gemeinsam mit den Koronararterien. Auf der Rückseite des rechten Vorhofs vereinigen sich die Venen im **Sinus coronarius**, der im Sulcus coronarius cordis verläuft und in den rechten Vorhof mündet.

In den Sinus coronarius münden:
- **V. coronaria sinistra** – liegt im Sulcus coronarius und mündet in den Sinus coronarius. Sie bildet die Fortsetzung der V. interventricularis anterior.
- **V. interventricularis anterior** (alt: **V. cardiaca magna**) – verläuft im Sulcus interventricularis anterior und sammelt das Blut aus der Vorderwand der beiden Kammern, sowie aus der Seitenwand der linken Kammer.
- Vv. ventriculi sinistri posteriores – münden zumeist in die V. interventricularis anterior.
- **V. coronaria dextra** (inkonstant) – leitet das Blut aus der V. interventricularis posterior zum Sinus coronarius.
- **V. interventricularis posterior** (alt: **V. cardiaca media**) – verläuft im Sulcus interventricularis posterior und führt Blut aus der Hinterwand.
- **V. cardiaca parva** – verläuft im rechten Teil des Sulcus coronarius und mündet in den Sinus coronarius. Sie sammelt Blut aus der ventralen Wand des rechten Ventrikels und des rechten Vorhofs.
- Vv. ventriculi dextri anterior – münden entweder in die V. cardiaca parva oder direkt in den rechten Vorhof.
- Vv. cardiacae minimae – münden direkt in die Herzräume, besonders in den rechten Vorhof.

Nervenversorgung

Das Herz wird aus dem **Plexus cardiacus** innerviert, der um den Aortenbogen herum gruppiert liegt. Der Plexus cardiacus hat die Aufgabe, die Herztätigkeit der körperlichen Belastung anzupassen.

Der Plexus cardiacus erhält
- über die Nn. cardiaci postganglionäre sympathische Fasern aus
  - Grenzstrangganglion des Halssympathikus
  - Grenzstrangganglion des thorakalen Sympathikus
- über die Nn. cardiaci präganglionäre parasympathische Fasern aus
  - N. vagus
  - Nn. laryngei recurrentes.

Vom Plexus ziehen Nervenäste zum Sinus- und AV-Knoten und auch zur Arbeitsmuskulatur des Herzens.

In den Vorhöfen liegen Zellen vom Typ A, die als Spannungsrezeptoren und vom Typ B, die als Dehnungsrezeptoren dienen und parasympathisch innerviert werden.

Die Rr. cardiaci enthalten auch afferente Bahnen, die den Herzschmerz weiterleiten.

Der **Sympathikus** wirkt auf das Herz
- positiv inotrop (= er erhöht die Kontraktionskraft),
- positiv chronotrop (= er erhöht die Schlagfrequenz),
- positiv dromotrop (= er beschleunigt die Erregungsleitung).

Der Parasympathikus wirkt als Antagonist, das heißt, er wirkt dem Sympathikus entgegen (= negativ).

7.5.2 Erregungsleitungssystem !!! 3/15

Die „Grunderregung" des Herzens erfolgt im Herzen selbst, was in Notfallsituationen sinnvoll ist, weil eine längere Unterbrechung der Erregungsleitung z.B. vom ZNS ansonsten zum Tod führen würde. ▶ Das vegetative Nervensystem kann jedoch die Herzfunktion wie in Kapitel 7.5.1 beschrieben, beeinflussen. ◀

Die Erregung zur Kontraktion der Herzmuskulatur wird im Herzen von spezifischen Muskelzellen selbst gebildet. Dazu verfügt das Herz über ein Erregungszentrum sowie über Leitungsbahnen in Form von schmalen Muskelbrücken, die histologisch von der sonstigen Muskulatur unterschieden werden können.

Die Erregungsausbreitung zwischen den einzelnen Herzmuskelzellen erfolgt über gap junctions (siehe Kapitel 2.2.2).

➤ Die spezialisierten Zellen sind zur spontanen rhythmischen Erregungsbildung fähig. Im Gegensatz zu den Zellen der umgebenden Arbeitsmuskulatur besitzen sie viel Sarkoplasma und Glykogen, weniger Mitochondrien und wenig Myofibrillen. Außerdem benötigen sie weniger Sauerstoff. ◂

Das herzeigene Erregungsleitungssystem besteht aus nachfolgenden Faserbündeln und an 2 Stellen aus knotenförmigen Verdickungen:
- Sinusknoten
- Atrio-ventrikularknoten (= AV-Knoten)
- His'sches Bündel
- Kammerschenkel
- Purkinje'sche Fasern.

Diese Reihenfolge gibt gleichzeitig den Ablauf der Erregungsleitung wieder, die vom Sinusknoten ausgeht und bis zu den Purkinjefasern reicht.

Sinusknoten (= Keith-Flack-Knoten = Nodus sinuatrialis)

➤ Der Sinusknoten liegt während der Embryonalzeit zunächst in der Wand des Sinus venosus. Durch die weitere Herzentwicklung zum vierkammerigen Herzen, gelangt der Sinusknoten in die Wand des rechten Vorhofs, wo er neben der Einmündungsstelle der V. cava superior liegt.

Die Erregungsimpulse gehen vom Sinusknoten aus, weshalb er auch als Pacemaker (= Schrittmacher) der Herzbewegungen bezeichnet wird. Der Sinusknoten besteht aus einem etwa 2,5 cm langen und 0,2 cm breiten Geflecht von spezialisierten Herzmuskelzellen, das an der Einmündungsstelle der V. cava superior in den rechten Vorhof liegt. Die Muskelzellen des Geflechts verfügen (wie auch die Muskelzellen der anderen Erregungszentren) über ein instabiles Membranpotential, das nach jedem Reiz wieder vom Ruhepotential bis zur initialen Spitze umgeladen wird.

Vom Sinusknoten wird ein autonomer myogener Kontraktionsrhythmus erzeugt, das heißt, die Muskelzellen des Sinusknotens erzeugen selbst gleichmäßig 60–80 Erregungen pro Minute. Diese autonome Erregungsbildung wird jedoch vom Sympathikus (Nn. cardiaci) und vom Parasympathikus (Rr. cardiaci) beeinflußt (s. Kapitel 7.5.1).

Die Zellen des Sinusknotens leiten die Erregung mittels gap junction an die Muskelzellen der Arbeitsmuskulatur des Vorhofs weiter. Da die Vorhofmuskulatur von der Kammermuskulatur durch das Herzskelett getrennt ist, kann die Erregungsübertragung vom Sinusknoten zum AV-Knoten nur im Bereich des Trigonum fibrosum dextrum (einem kleinen Faserdreieck) erfolgen. Diese Erregungen werden nicht durch spezifische Fasern, sondern durch die Arbeitsmuskulatur des Vorhofs übertragen. ◂

Atrioventrikularknoten (= Aschoff-Tawara-Knoten = AV-Knoten = Nodus atrioventricularis)

➤ Der AV-Knoten liegt etwas oberhalb des Trigonum fibrosum dextrum in der Wand der Vorhofscheidewand zwischen der Trikuspidalklappe und der Einmündung des Sinus coronarius.

Der AV-Knoten erhält die Erregung vom Sinusknoten und leitet sie zum Fasciculus atrioventricularis weiter, der aus dem His'schen Bündel und den Crura dextrum und sinistrum besteht (siehe weiter unten). Dabei verzögert der AV-Knoten die Weiterleitung der Erregung zur Herzkammer hin um etwa 1/10 Sekunde.

Der AV-Knoten selbst hat eine Eigenerregung mit einer Frequenz von 40 Schlägen pro Minute. Fällt der Sinusknoten aus, so übernimmt der AV-Knoten die Erregungsbildung. Die Autorhythmie (= Eigenrhythmus) des Herzens ist also nicht auf die Funktionsfähigkeit des Sinusknotens beschränkt. Die anderen Strukturen des Erregungsleitungssystems sind ebenfalls zur automatischen Erregungsbildung befähigt, ihre Erregungsfrequenz sinkt jedoch mit der Entfernung vom Sinusknoten. ◂

His'sches Bündel (= Truncus fasciculi atrioventricularis)

➤ Der Stamm des His'schen Bündels zieht durch das Herzskelett und stellt damit die Verbindung zwischen dem Vorhof- und dem Kammermyokard dar. ◂

Kammerschenkel (= Crura dextrum et sinistrum fasciculi atrioventricularis)

➤ Das Crus dextrum verläuft in der rechten Kammerwand. Das Crus sinistrum durchbohrt das Septum interventriculare und verläuft anschließend in der linken Kammerwand. Beide Crura ziehen zur Herzspitze.

Die Ausläufer der beiden Kammerschenkel werden **Purkinje-Fasern** genannt, sie innervieren die Arbeitsmuskulatur der Herzkammer (besonders die Mm. papillares). ◂

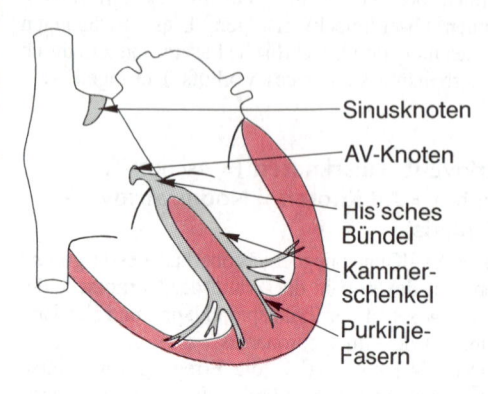

Abb. 7.21 Erregungszentren des Herzens

7.5.3 Perikardhöhle !! 3/10

Das Herz wird vom **Herzbeutel** (= **Pericardium**) faltenlos umhüllt. Der Herzbeutel hat die Aufgabe, dem Herzen bei seiner Kontraktion den benötigten Platz für die Ausdehnung zu ermöglichen und andererseits einer Überdehnung der Herzmuskulatur entgegenzuwirken.

Der Herzbeutel besteht aus einem
- serösen Anteil = **Pericardium serosum** – besteht wie alle serösen Häute aus einem
  - viszeralen Blatt (Lamina visceralis) – wird beim Herzbeutel **Epikard** genannt. Es ist fest mit dem Myokard des Herzens verbunden;
  - parietalen Blatt (Lamina parietalis) – wird beim Herzbeutel als **Perikard** bezeichnet. Es überzieht das Pericardium fibrosum;
- fibrösen Anteil = **Pericardium fibrosum** – bildet die äußere Schicht des Herzbeutels. Es besteht aus einer straffen und derben Kollagenfaserplatte, deren Fasern scherengitterartig angeordnet sind.
  ➤ Das Pericardium fibrosum ist nur wenig dehnbar und wirkt damit einer Überdehnung des Herzens entgegen.

Das Pericardium fibrosum kann im Bereich des Mediastinum gegenüber der Pleura parietalis verschoben werden während es mit dem Centrum tendineum des Zwerchfells fest verwachsen ist. Mit der Trachea (= Luftröhre), dem Sternum (= Brustbein) und der Wirbelsäule ist sie über Bindegewebszüge (teils Ligamenta) relativ fest verbunden. ◄

Umschlagverhältnisse

Im Bereich der großen Gefäßstämme (Aorta, Vv. cavae, Vv. pulmonales und Truncus pulmonalis) schlägt die Lamina parietalis (Perikard) auf die Lamina visceralis (Epikard) um. Damit entsteht zwischen Epikard und Perikard eine **Herzbeutelhöhle** (= **Cavitas pericardialis**).

Das Pericardium serosum sondert als seröse Haut eine Flüssigkeit in die Herzbeutelhöhle ab. Diese Flüssigkeit dient dem reibungslosen Gleiten zwischen den beiden Laminae.

Klinik: Bei einer **Perikarditis** (= Entzündung des Perikards) kann sich im schmalen Gleitspalt vermehrt Flüssigkeit ansammeln (Herzbeutelerguß). Dadurch wird die für die Herzarbeit notwendige Ausdehnungsmöglichkeit eingeschränkt.

Andererseits kann es infolge einer fibrinösen Entzündung zur Verkalkung der beiden Laminae kommen („Panzerherz"), wodurch die Ausdehnung des Herzens ebenfalls begrenzt wird.

➤ Am Herzbeutel kommen insgesamt zwei Umschlagfalten vor:
- Porta arteriosa
- Porta venosa. ◄

➤ Die **Porta arteriosa** bildet die erste Umschlagfalte. Sie umgibt die Aorta ascendens und den Truncus pulmonalis, wobei die Umschlagfalte an der Aorta ascendens etwa 2 Querfinger oberhalb der Aortenklappe (bis fast an den Abgang des Truncus brachiocephalicus) und beim Truncus pulmonalis bis nahe an die Teilungsstelle zu den Aa. pulmonales reicht.

Die **Porta venosa** bildet die zweite Umschlagfalte. Sie umgibt die V. cava inferior, die V. cava superior und die Vv. pulmonales. Die Porta venosa hat die Form eines quergestellten T, wobei die senkrechte Linie von der V. cava inferior und die waagerechte Linie von der V. cava superior und den Vv. pulmonales gebildet wird.

Im Bereich der Umschlagfalten bilden sich Erweiterungen, die als Sinus und Recessus bezeichnet werden.

Durch die Porta venosa wird der nachfolgend beschriebene Sinus transversus vom Sinus obliquus pericardii getrennt.

Zwischen der Porta arteriosa und der Porta venosa, sowie der dorsalen Perikardwand bildet die Perikardhöhle als Spaltraum den **Sinus transversus pericardii.** Beim eröffneten Herzen kann man im Bereich des Sinus transversus pericardii den Finger durchschieben und so die Aorta und den Truncus pulmonalis von den Herzvenen mit dem Vorhof trennen (und so voneinander unterscheiden).

Als **Sinus obliquus pericardii** bezeichnet man eine Nische, die zwischen den Vv. pulmonales sinistra und den Vv. pulmonales dextra mit der V. cava inferior liegt und nur nach hinten unten offen ist. Der Sinus obliquus pericardii bildet beim liegenden Patienten die tiefste Stelle des Herzbeutels, weshalb sich Ergüsse besonders in diesem Sinus ansammeln.

Die Umschlagfalten reichen etwa bis zum Lig. arteriosum. Somit liegen noch innerhalb des Herzbeutels:
- Aorta ascendens (in ganzer Länge)
- Truncus pulmonalis (in ganzer Länge)
- Anfangsteil der Vv. cavae superior und inferior
- Vv. pulmonales (bis zum Hilus pulmonalis). ◄

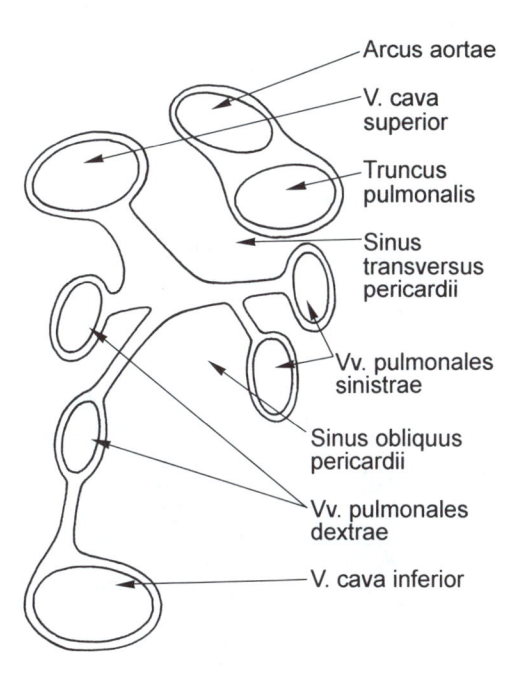

Abb. 7.22 Schematische Darstellung der Umschlagverhältnisse

Topographie
▶ Der Herzbeutel reicht
- kranial bis zum Ansatz der 2. Rippe an das Sternum (Brustbein);
- kaudal bis zum Zwerchfell, mit dem er am Centrum tendineum fest verwachsen ist. Der freie Bereich zwischen Herzbeutel und Zwerchfell ist mit einem Fettkörper ausgefüllt;
- lateral verlaufen auf beiden Seiten des Herzbeutels zwischen Perikard und Pleura der N. phrenicus und die A. und V. pericardiaco-phrenica;
- dorsal grenzt der Herzbeutel an den Oesophagus. ◄

Klinik: Da der Herzbeutel kaum dehnbar ist, erhöht das bei einer Blutung innerhalb des Herzbeutels austretende Blut den Druck innerhalb des Herzbeutels, was als **Herzbeuteltamponade** bezeichnet wird. Dadurch können die Vv. cavae superior und inferior komprimiert (= zusammengedrückt) werden, was zur Folge hat, daß kein venöses Blut mehr in den Vorhof gelangen kann. Die Punktion des Herzbeutels kann in einem solchen Fall lebensrettend sein.

Innervation und Gefäßversorgung
(siehe auch die Winterthur-Verlaufsbeschreibungen)
▶ Der Herzbeutel wird von Ästen des N. phrenicus, N. vagus und des Sympathikus innerviert.
Die Lamina parietalis des Herzbeutels wird mit Blut über Rr. pericardiaci aus der Aorta thoracica und über die A. pericardiaco-phrenica aus der A. thoracica interna versorgt. ◄
Über die Vv. pericardiales fließt das Blut zur V. brachiocephalica ab.

Mikroskopische Anatomie
Die Schleimhaut (Mesothel) des Epikards besteht aus platten Epithelzellen. In der unter dem Epithel liegenden Tela subserosa kommen in bestimmten Bereichen gehäuft Fettzellen vor, die dazu dienen, das Herz abzurunden und zu polstern.

Das Pericardium serosum besteht ebenfalls aus platten Epithelzellen.

7.6 Arterien, Venen und Lymphgefäße der Thoraxhöhle

Aus dem Herzen gehen 2 Arterien hervor:
- die Aorta (= Hauptschlagader) – s. Kapitel 7.6.1
- der Truncus pulmonalis, der sich in die beiden Aa. pulmonales teilt.

Zum Herzen ziehen 6 Venen:
- die V. cava superior – s. Kapitel 7.6.2
- die V. cava inferior – s. Kapitel 7.6.2
- jeweils zwei Vv. pulmonales dextrae und sinistrae – s. Kapitel 7.6.3.

7.6.1 Aorta im Thorax !!! 2/9

Siehe die Winterthur-Verlaufsbeschreibung „Arterien"

Das in der Lunge mit Sauerstoff angereicherte Blut wird von der linken Herzkammer in die Aorta gepumpt. Die Aorta wird unterteilt in:
- Aorta ascendens (= aufsteigender Teil)
- Arcus aortae (= Aortenbogen)
- Aorta descendens (= absteigender Teil), der nochmals unterteilt wird in
  - Aorta thoracica (= im Brustbereich liegender Aortenteil)
  - Aorta abdominalis (= im Bauchbereich liegender Aortenteil).

Aorta ascendens
➤ Die etwa 6 cm lange Aorta ascendens entspringt aus der linken Herzkammer. Das Anfangsteil der Aorta ascendens ist zwiebelförmig zum **Bulbus aortae** erweitert. Der Bulbus entsteht durch die Ausbuchtung der drei **Sinus aortae** im Bereich der 3 Taschenklappen der Aorta (s. Kapitel 7.5). Aus den beiden ventral liegenden Sinus aortae gehen die Aa. coronariae dextra und sinistra ab.

Die Aorta ascendens zieht hinter dem Truncus pulmonalis liegend nach rechts oben bis zum 2. Rippenansatz, wo sie etwas oberhalb der Umschlagstelle des Herzbeutels in den Arcus aortae (= Aortenbogen) übergeht. Die Aorta ascendens liegt fast vollständig intraperikardial (= innerhalb des Herzbeutels).

Topographie
Der Anfangsteil der Aorta ascendens liegt unter dem rechten Herzohr (= Auriculum dextra). Rechts grenzt die Aorta ascendens an die V. cava superior, links an den Truncus pulmonalis. ◀

Arcus aortae
➤ Der Arcus aortae (= Aortenbogen) geht in Höhe des 2. Rippenansatzes aus der Aorta ascendens hervor. Der Arcus verläuft von anterio-medial nach dorso-lateral. In Höhe des 4. Brustwirbelkörpers bildet der Arcus eine angedeutete **Aortenenge** (= **Isthmus aortae**) und geht in die Aorta thoracica über. Diese Aortenenge entsteht zwischen dem Abgang der linken A. subclavia und der Einmündungsstelle des obliterierten Ductus arteriosus BOTALLI, der nach der Geburt zum Lig. arteriosum obliteriert.

Von der konvexen (= oberen) Seite des Aortenbogens gehen nacheinander folgende 3 Arterien ab:
- Truncus brachiocephalicus
- A. carotis communis sinistra
- A. subclavia sinistra. ◀

Topographie
➤ Der Arcus aortae gelangt über die rechte A. pulmonalis zur linken Körperseite, wo der Arcus über den linken Bronchus principalis (= Hauptbronchus) verläuft und auf der linken Lunge den Sulcus arcus aortae hinterläßt.

Der Aortenbogen liegt ventral von der Trachea (= Luftröhre) und vom Oesophagus (= Speiseröhre). Auf dem Oesophagus verursacht der Aortenbogen zusammen mit dem linken Hauptbronchus die 2. Oesophagusenge (= Aortenenge).

Der linke N. vagus zieht etwa in Höhe des 3.–4. Brustwirbelkörpers ventral (vorne) über den Aortenbogen hinweg und gibt dabei den N. laryngeus recurrens sinister ab, der sich um den Aortenbogen schlingt und hinter dem Aortenbogen zum Kehlkopf hochsteigt. ◀

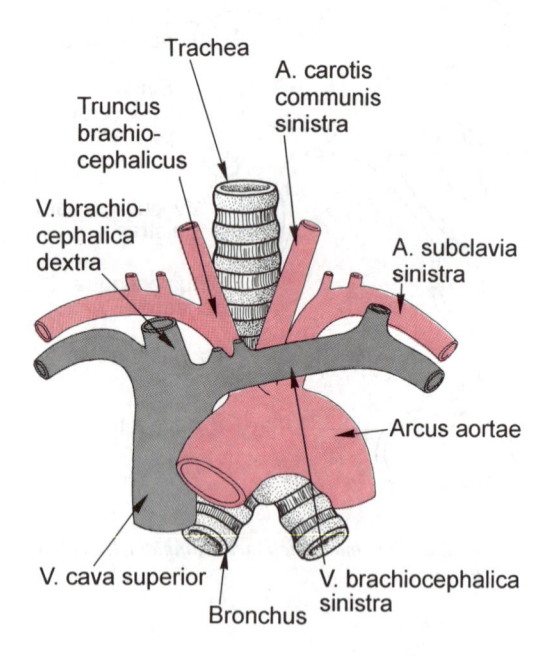

Abb. 7.23 Lage des Arcus aortae zur V. cava superior und zur Trachea

Klinik: ➤ Bei einer Verengung der Aorta im Isthmusbereich (= Aortenisthmusstenose) ist die Blutversorgung der unteren Körperhälfte beeinträchtigt.

Der Kollateralweg (A. subclavia → A. thoracica interna) reicht für eine ausreichende Blutversorgung nicht aus. ◄ Eine Minderversorgung zeigt sich in der unteren Extremität durch einen erniedrigten Blutdruck im Beinbereich, manchmal auch bereits am linken Arm, sofern die Stenose vor dem Abgang der A. subclavia (A. axillaris) liegt.

Aorta thoracica
Die Aorta descendens wird während ihres Verlaufs durch die Thoraxhöhle als Aorta thoracica bezeichnet.
➤ Die Aorta thoracica zieht in Höhe des 3. Brustwirbelkörpers zunächst etwas nach links und dann vor der Wirbelsäule liegend zum Hiatus aorticus des Zwerchfells, durch den sie in Höhe des 12. Brustwirbels von der Brust- in die Bauchhöhle zieht. Auf ihrem Weg hinterläßt sie auf der linken Lunge als Abdruck den Sulcus aorticus. ◄

Die Aorta thoracica gibt viszerale und parietale Äste ab.
- **Viszerale Äste:**
  - Rr. bronchiales – gehen in Höhe der Bifurcatio tracheae für die Luftwege und die Lungen ab.
  - Rr. oesophagei – versorgen den Oesophagus.
  - Rr. pericardiaci – ziehen zur Hinterwand des Herzbeutels (= Perikard).
  - Rr. mediastinales – versorgen die Lymphknoten und das hintere Mediastinum.

- **Parietale Äste:**
  - 10 Aa. intercostales posteriores (III – XI) – dienen als hintere Zuflüsse für die Interkostalräume.
  - A. subcostalis (= 12. A. intercostalis posterior) – liegt unterhalb der 12. Rippe.

Klinik: ➤ Bei einer Stenose im Bereich der Aorta thoracica können sich folgende Kollateralkreisläufe ausbilden:

- Auf der rechten Körperseite: Truncus brachiocephalicus → A. subclavia → A. thoracica interna → A. epigastrica superior → A. iliaca externa.
- Auf der linken Körperseite fließt das Blut aus dem Aortenbogen direkt in die A. subclavia sinistra. ◄

7.6.2 V. cava superior und inferior !!! 6/19

Siehe auch die Winterthur-Verlaufsbeschreibungen „Venen"

➤ *Prüfungsrelevant: Gesamtes Kapitel.* ◄

Dem Herzen werden über 6 Venen Blut zugeführt:
- von den beiden Vv. cavae superior und inferior,
- von den 4 Vv. pulmonales (s. Kapitel 7.6.3).

Die Vv. cavae superior und inferior münden in den rechten Vorhof des Herzens.

Vv. brachiocephalicae
Hinter dem Sternoclaviculargelenk vereinigen sich jeweils drei Gefäße zu je einem **Venenwinkel (= Angulus venosus)**, aus dem auf jeder Körperseite eine V. brachiocephalica hervorgeht.

In den rechten Venenwinkel münden:
- V. subclavia dextra
- V. jugularis interna
- Ductus lymphaticus dexter.

In den linken Venenwinkel münden:
- V. subclavia sinistra
- V. jugularis interna
- Ductus thoracicus.

In die V. brachiocephalica münden von kranial nach kaudal:
- **Vv. thyroideae inferior und ima** – gehen aus dem Plexus thyroideus impar hervor, der das Blut aus dem unteren Teil der Schilddrüse sammelt.
- **V. vertebralis** – begleitet die A. vertebralis.
- **V. cervicalis profunda**
- **V. thoracica interna** – ist über die V. epigastrica superior mit der V. iliaca externa und damit mit der V. cava inferior verbunden (siehe kavokavale Anastomosen – Kapitel 8.10.4).
- Außerdem münden in die V. brachiocephalica: V. thymica, V. pericardiaca, V. phrenica thoracica, V. mediastinalis, V. bronchialis, V. trachealis, V. oesophagea.

Topographie
Die etwa 6 cm lange V. brachiocephalica sinistra verläuft vor dem Arcus aortae und liegt vor den 3 Ästen des Aortenbogens (Truncus brachiocephalicus, A. carotis communis sinistra, A. subclavia sinistra). Die V. brachiocephalica sinistra liegt dorsal vom Thymus.
Die etwa 3 cm lange V. brachiocephalica dextra liegt unterhalb der Vereinigung der A. subclavia dextra mit der A. carotis communis. Hinter der V. brachiocephalica dextra verläuft der N. vagus.

V. cava superior (= obere Hohlvene)

Die V. cava superior entsteht auf der rechten Körperseite in Höhe des ersten Interkostalraums durch die Vereinigung der V. brachiocephalica dextra mit der V. brachiocephalica sinistra.

Die V. cava superior ist etwa 5 cm lang. Sie liegt im oberen Mediastinum. Hinter dem rechten Sternalrand und rechts von der Aorta ascendens liegend zieht die V. cava superior zum Herzen. Kurz bevor sie in den Herzbeutel eintritt, nimmt sie die V. azygos auf.

In Höhe des 3. Rippenknorpels mündet die V. cava superior durch das klappenlose Ostium venae cavae superioris in den rechten Vorhof.

Topographie

Die V. cava superior liegt mit den Vv. pulmonales rechts vom Sinus transversus pericardii. Der Sinus transversus trennt die V. cava superior von der Aorta ascendens und dem Truncus pulmonalis.

Die V. cava superior wird begrenzt:
- links – Aorta ascendens
- rechts – Pleura mediastinalis (mit rechtem Oberlappen der Lunge), rechter N. phrenicus, A. und V. pericardiacophrenica
- dorsal – rechter Hauptbronchus, rechte A. pulmonalis, rechte Vv. pulmonales.

V. azygos und V. hemiazygos

Die Vv. azygos und hemiazygos beginnen im Bereich des Abdomen als Vv. lumbales ascendentes, die mit der V. iliaca communis in Verbindung stehen. Die **Vv. lumbales ascendentes** verlaufen hinter dem M. psoas major auf den Querfortsätzen der Wirbel zum Zwerchfell, wobei sie bei ihrem Verlauf die Vv. lumbales aufnehmen.

Die V. azygos verläuft rechts, die V. hemiazygos links von der Wirbelsäule liegend. Mit den rechten bzw. linken Nn. splanchnici gelangen sie durch die medialen Zwerchfellschenkel vom Bauch- in den Brustraum.

Die schwächer ausgebildete V. hemiazygos nimmt die auf der linken Körperseite verlaufenden Vv. intercostales posteriores auf, kreuzt im Bereich des 7.–9. Brustwirbels über die Wirbelsäule zur rechten Körperseite und mündet in die V. azygos. Nach kranial zieht die V. hemiazygos auf der linken Körperseite als V. hemiazygos accessoria weiter.

Im Brustraum zieht die V. azygos bis zum 4. Brustwirbelkörper hoch, dann bogenförmig über den rechten Lungenhilus hinweg, um noch außerhalb des Herzbeutels von dorsal in die V. cava superior einzumünden. In die V. azygos münden u.a. die Vv. bronchiales, die Vv. intercostales posteriores, die Vv. oesophageae und die V. hemiazygos.

Klinik: Die V. azygos und die V. hemiazygos können über die Vv. lumbales ascendentes, die in die V. iliaca communis münden, einen Kollateralkreislauf zwischen der V. cava superior und der V. cava inferior bilden.

Beachten Sie, daß die herznahen Venen und die Venen im Bereich des Gehirns, des Halses und des Oberbauchs keine Klappen besitzen, da bei ihnen die Sogwirkung des Herzens ausreicht, um das Blut nicht in die Peripherie zurückfließen zu lassen.

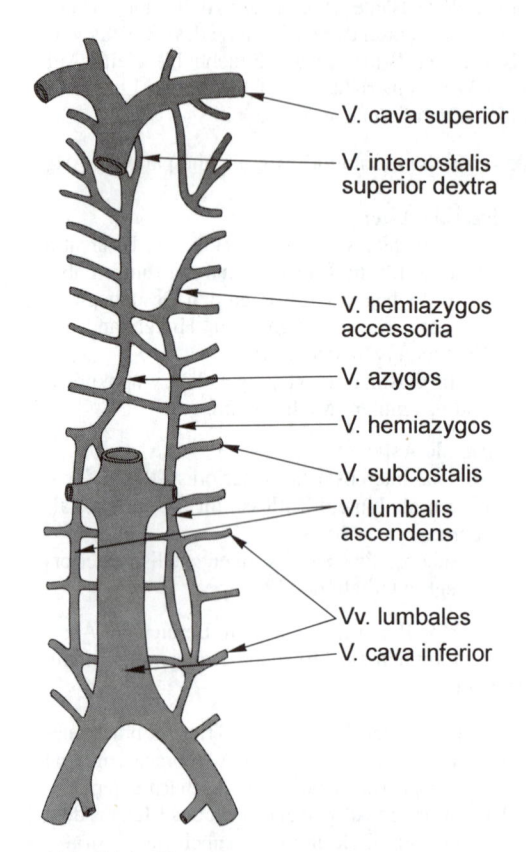

Abb. 7.24   V. azygos

7.6.3 Pulmonalgefäße   !! 1/4

Siehe die Winterthur-Verlaufsbeschreibungen.

► *Prüfungsrelevant: Gesamtes Kapitel.* ◄

Das sauerstoffarme Blut gelangt aus der rechten Herzkammer in den Truncus pulmonalis, der sich in je eine A. pulmonalis dextra und sinistra teilt. Die Aa. pulmonales leiten das sauerstoffarme Blut zur Lunge, wo es mit Sauerstoff angereichert und über jeweils zwei Vv. pulmonales dextrae und sinistrae in den linken Vorhof des Herzens geleitet wird.

Alle Pulmonalgefäße treten im Hilus pulmonalis in die Lunge ein oder aus.

Der etwa 5 cm lange **Truncus pulmonalis** geht aus der rechten Herzkammer hervor und verläuft fast vollständig im Herzbeutel liegend (s. Kapitel 7.5.3). Unterhalb des Arcus aortae und der Bifurcatio tracheae teilt sich der Truncus in die Aa. pulmonales dextra und sinistra.

Die A. pulmonalis dextra ist etwas größer und länger als die A. pulmonalis sinistra. Die A. pulmonalis dextra zieht hinter der Aorta ascendens und der V. cava superior liegend zum Lungenhilus.

Die A. pulmonalis sinistra zieht über den linken Bronchus principalis (= Hauptbronchus) zum linken Lungenhilus.

Zwischen der Teilungsstelle des Truncus pulmonalis oder zwischen der A. pulmonalis sinistra und dem Arcus aortae liegt als bindegewebiger Rest des Ductus arteriosus BOTALLI das Lig. arteriosum.

Bitte beachten Sie, daß entgegen den anderen Arterien die Aa. pulmonales sauerstoffarmes Blut und die Vv. pulmonales sauerstoffreiches Blut transportieren.

7.6.4 Lymphgefäße !! 3/8

Siehe die Winterthur-Verlaufsbeschreibung „Lymphsystem"

➤ *Prüfungsrelevant: Gesamtes Kapitel.* ◄

Im Bereich der Bauchhöhle vereinigen sich in Höhe des 1. bis 2. Lendenwirbels folgende 3 Lymphstämme zur **Cisterna chyli:**
- die beiden Trunci lumbales,
- der Truncus intestinalis.

Von der Cisterna chyli wird die Lymphe durch den **Ductus thoracicus** (= zentraler Lymphstamm) weitergeleitet.

Der Ductus thoracicus gelangt mit der Aorta abdominalis durch den Hiatus aorticus des Zwerchfells von der Bauch- in die Brusthöhle, wo er zunächst dorsal vom Oesophagus zwischen der Aorta thoracica und der Wirbelsäule verläuft. In Höhe des 4. Brustwirbels verläßt der Ductus thoracicus die Aorta und zieht, nachdem er den Truncus jugularis sinister und den Truncus subclavius sinister aufgenommen hat, zwischen der A. subclavia sinistra und der A. carotis communis zum **linken Venenwinkel (= Angulus venosus)**. Der Venenwinkel wird von der V. subclavia sinistra und der V. jugularis interna gebildet. Die Einmündungsstelle des Ductus thoracicus in den Venenwinkel wird durch eine Klappe verschlossen, die den Blutübertritt in den Ductus verhindert.

In den **rechten Venenwinkel** mündet der **Ductus lymphaticus dexter.**

Der Ductus thoracicus führt die Lymphe aus der gesamten linken Körperhälfte sowie aus den beiden unteren Extremitäten und den Baucheingeweiden.

Der Ductus lymphaticus dexter hat ein wesentlich kleineres Zuflußgebiet. Er führt nur die Lymphe aus dem oberen Teil der rechten Körperhälfte (Truncus jugularis dextra bis Truncus bronchomediastinalis dextra – siehe nachfolgende Auflistung).

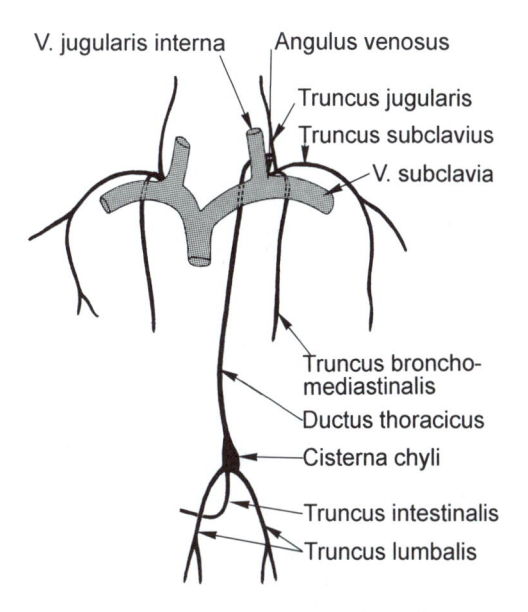

Abb. 7.25 Schematische Darstellung der Hauptlymphgefäße

Die Lymphe wird aus den Organen über die nachfolgenden großen Lymphstämme transportiert:
- Truncus jugularis – aus Kopf- und Halsbereich
- Truncus subclavius – aus der oberen Extremität und der seitlichen Brustwand
- Truncus parasternalis – aus Brustdrüse und vorderer Brustwand

- Truncus mediastinalis – aus Herz, Herzbeutel und Thymus
- Truncus bronchomediastinalis – aus Lunge, Oesophagus, Perikard, Zwerchfell und Leber
- Truncus intestinalis – aus den Baucheingeweiden, die von der A. mesenterica superior versorgt werden
- Truncus lumbalis – aus der unteren Extremität, den Beckenorganen und der Bauchwand.

7.7 Nerven ! 0/1

Siehe auch die Winterthur-Verlaufsbeschreibung „Vegetatives Nervensystem"

Zur Einführung siehe Kapitel 2.8.1. Die im Brustbereich zu besprechenden Nn. phrenici und Nn. vagi werden ausführlich in Kapitel 5.5 beschrieben.

Sympathikus

Der Brustteil des Sympathikus besitzt 10 bis 12 Ganglien (= Ganglia thoracica), die in Höhe der zugehörigen Nn. spinales auf den Rippenköpfchen liegen.

▶ Die beiden Trunci sympathici (= Grenzstränge) verlaufen beiderseits der Wirbelsäule in der Fascia endothoracica.

Die Ganglien sind untereinander durch Rr. interganglionares und mit dem jeweiligen N. spinalis über Rr. communicantes albi und grisei verbunden.

Das 1. Brustganglion verbindet sich zumeist mit dem unteren Halsganglion zum **Ganglion cervicothoracicum** (syn.: **Ganglion stellatum**). Das Ganglion cervicothoracicum ist klinisch sehr wichtig, da es den Kopf, die Organe des Halses, die obere Extremität, das Herz und zum Teil die Lunge sympathisch innerviert. Es liegt hinter der Pleurakuppel, zwischen der A. carotis communis und der A. vertebralis auf dem 1. Rippenköpfchen. ◀

Klinik: Bei Migräne wird manchmal eine Stellatumblockade durchgeführt, indem das Ganglion cervicothoracicum auf einer oder auf beiden Körperseiten ausgeschaltet wird. Dabei ist zu beachten, daß damit auch die gesamte sympathische Innervation des Hals- und Kopfbereiches ausgeschaltet wird. Bei einer erfolgreichen Ausschaltung kommt es zum Horner-Syndrom (= Miosis, Ptosis, Enophthalmus).

▶ Aus den Brustganglien gehen Äste ab, die sich zu den nachfolgenden Nerven vereinigen:
- **Nn. cardiaci thoracici** – ziehen als postganglionäre Fasern zum Plexus cardiacus (= Herzgeflecht).
- **Rr. pulmonales** – ziehen als postganglionäre Fasern zum Plexus pulmonalis (= Lungengeflecht).
- **N. splanchnicus major** (= großer Eingeweidenerv) – geht aus dem 6.–9. Brustganglion hervor. Seine präganglionären Fasern ziehen mit der V. azygos (rechte Körperseite) bzw. der V. hemiazygos (linke Körperseite) und dem jeweiligen N. splanchnicus minor zum Zwerchfell. Zwischen dem Crus mediale und Crus intermedium des Zwerchfells gelangen sie von der Brust- in die Bauchhöhle. In der Bauchhöhle ziehen die Nn. splanchnici major und minor zum Ganglion coeliacum und zum Ganglion mesentericum superius.
- **N. splanchnicus minor** (= kleiner Eingeweidenerv) – geht aus dem 10. und 11. Brustganglion hervor. Seine präganglionären Fasern verlaufen mit denen des N. splanchnicus major.

Die Nn. splanchnici führen efferente und afferente Fasern. Diese Fasern werden nicht in den praevertebralen Ganglien (= Ganglien des Sympathikus) sondern erst im Ganglion coeliacum und im Ganglion mesentericum superius auf die postganglionären Fasern umgeschaltet. Die efferenten Fasern innervieren die glatte Muskulatur des Magen-Darm-Kanals und die Gefäße im Darmbereich. Die afferenten Fasern leiten die Schmerzempfindungen aus dem Darmbereich weiter. ◀

Unbenannte postganglionäre Fasern ziehen zum Plexus aorticus, der auf der Aorta liegt (parasympathische Fasern erhält der Plexus aorticus aus dem N. vagus).

7.8 Angewandte und topographische Anatomie

7.8.1 Oberflächenanatomie ! 0/0

Im Brustbereich können getastet werden (siehe auch Kapitel 6.2.2): Clavicula (= Schlüsselbein), Sternum (= Brustbein), Angulus sterni mit der zweiten Rippe, unterer Rippenbogen (epigastrischer Winkel).

Im Rückenbereich können getastet werden (siehe auch Kapitel 6.1.2): Spina scapulae (Knochenkamm des Schulterblattes), Processus spinosi (= Dornfortsätze). Von den Dornfortsätzen tritt die Vertebra prominens (Kapitel 6.1.2) besonders deutlich hervor.

Zur Orientierung sind in der Klinik die nachfolgenden Linien wichtig:
- Medioklavikularlinie – wird von der Mitte der Clavicula senkrecht nach unten gezogen,
- vordere Axillarlinie – wird von der vorderen Achselfalte nach unten gezogen,
- hintere Axillarlinie – wird von der hinteren Achselfalte nach unten gezogen,
- Skapularlinie – wird durch den Angulus inferior der Skapula (= Schulterblatt) nach unten gezogen.

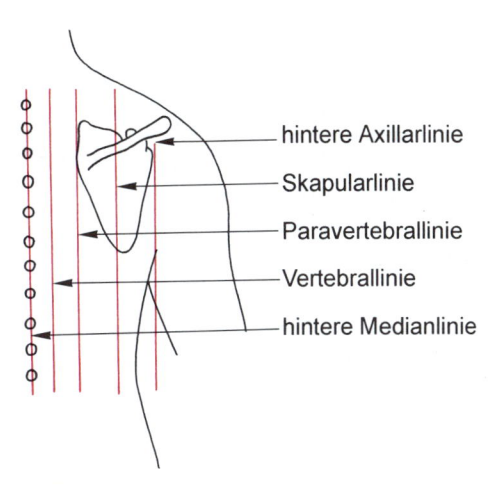

Abb. 7.27 Orientierungslinien von dorsal

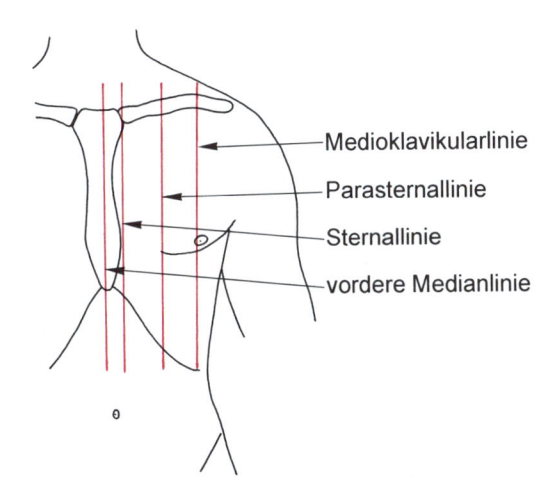

Abb. 7.26 Orientierungslinien von ventral

Sensible Innervation
Die Brustwand wird im oberen Bereich (oberhalb der Brustdrüsen) von den Nn. supraclaviculares und darunter von den Rr. cutanei der Nn. intercostales sensibel innerviert.

7.8.2 Projektion der Thoraxorgane auf die Thoraxwand (Skeletotopik) !!! 5/24

▶ *Prüfungsrelevant: Das gesamte Kapitel.* ◀

In diesem Kapitel werden die für die Diagnostik wichtigen, auf die Brustwand projizierten Grenzen der Lunge, der Pleura und des Herzens beschrieben.

Lungengrenzen
Durch Perkutieren (= Beklopfen – dient zur Abgrenzung von Organen und zur Beurteilung von Schallphänomenen) kann man beim Lebenden die Lungengrenzen ermitteln.

Die rechte Lungenspitze liegt in Höhe des 1. Brustwirbels. In der Sternallinie reicht die Lungengrenze bis zur 6. Rippe, in der Axillarlinie bis zur 8. Rippe, in der Skapularlinie bis zur 10. und in der Paravertebrallinie bis zur 11. Rippe.

Die linke Lunge verläuft wie die rechte Lunge mit der Ausnahme, daß die Grenze in der Sternallinie nur bis zur 4. Rippe reicht.

Pleuragrenzen
Die vordere Pleuragrenze verläuft gleich der Lungengrenze. Die vordere Pleuragrenze beginnt hinter dem Sternoklavikulargelenk.

Die beiden Pleurahöhlen sind durch das Mediastinum voneinander getrennt, etwas oberhalb des Herzens liegen sie am nächsten beieinander.

Lungen- und Pleuragrenzen		
	Lungengrenze	Pleuragrenze
Sternallinie	6. Rippe rechts 4. Rippe links	6. Rippe
Medioklavikularlinie	6. Rippe	7. Rippe
mittlere Axillarlinie	8. Rippe	9. Rippe
Skapularlinie	10. Rippe	11. Rippe
Paravertebrallinie	11. Rippe	12. Rippe

Die Grenzen der einzelnen Lungenlappen sind durch die Fissurae markiert. Die Fissura obliqua reicht oben-hinten bis zum 3.–5. Brustwirbel und zieht schräg nach unten vorn bis zum Vorderrand der 6. Rippe. Die Fissura horizontalis liegt in Höhe der 4. Rippe.

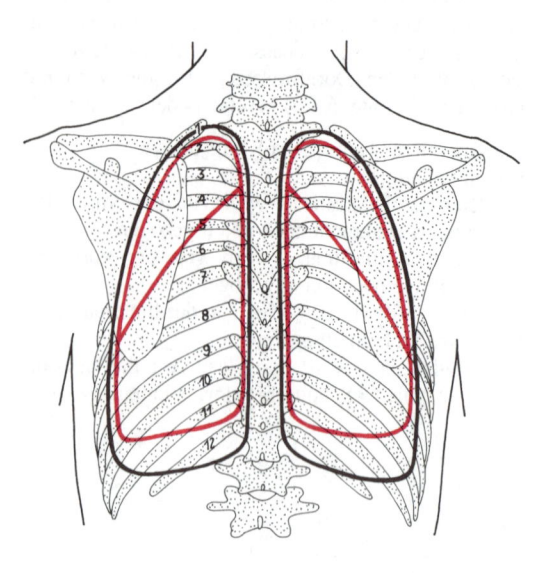

Abb. 7.29 Lungen- und Pleuragrenzen von dorsal

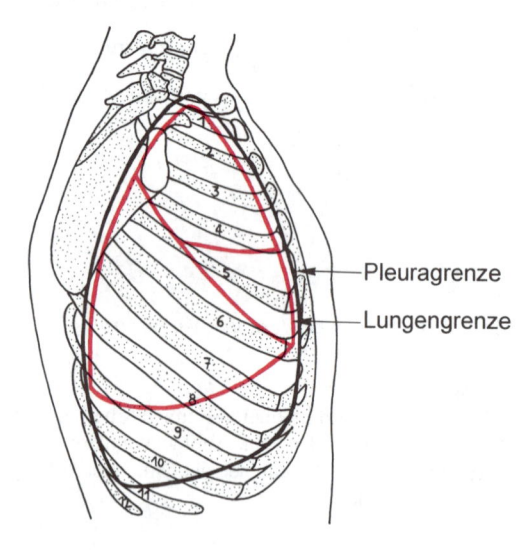

Abb. 7.30 Lungen- und Pleuragrenzen von rechts/lateral

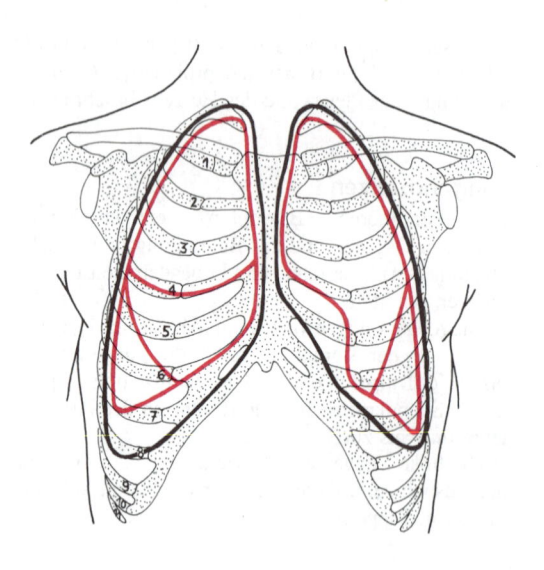

Abb. 7.28 Lungen- und Pleuragrenzen von ventral

links von der 4. Rippe bis zum 6. Rippenknorpel und rechts von der Medianlinie bis links zur Parasternallinie. Kaudal schließen sich das Zwerchfell und die Leber an, so daß die absolute Herzdämpfung nach kaudal in die Leberdämpfung übergeht.

Die **relative Herzdämpfung** vermittelt einen Eindruck von der ungefähren Form des ganzen Herzens – sie reicht vom 3. Interkostalraum bis zum Oberrand der 6. Rippe.

Im Bereich des 5. Interkostalraums können Sie zu Beginn der Systole den **Herzspitzenstoß** tasten, was dadurch zu erklären ist, daß sich beim Herzspitzenstoß die Herzkammer zusammenzieht und die Herzspitze unterhalb der 5. Rippe gegen die Brustwand drückt.

Bei der Auskultation werden die Herztöne mit dem Stethoskop abgehört. Den 1. Herzton hören Sie zu Beginn der Systole, den 2. Herzton zu Beginn der Diastole.

Der längere und sich dumpf anhörende 1. Herzton entsteht dadurch, daß sich die Kammermuskulatur beim Schluß der beiden Atrioventrikularklappen um den inkompressiblen Inhalt (= Blut in der Kammer) anspannt, wodurch sowohl die Ventrikelwand als auch die Mitral- und Trikuspidalklappe in Schwingung geraten (= Myokardanspannungs- und Atrioventrikularklappenschlußton).

Der kürzere und hellere 2. Herzton wird durch den Verschluß der Pulmonalis- und Aortenklappe verursacht (= Semilunarklappenschlußton).

Die Art des Herztons gibt z.B. darüber Auskunft, ob eine Herzklappe pathologisch verändert ist.

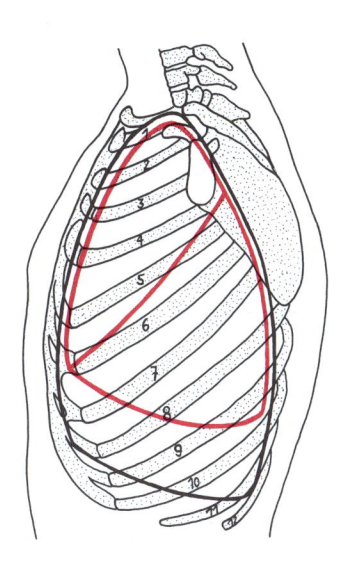

Abb. 7.31 Lungen- und Pleuragrenzen von links/lateral

Herzgrenzen, Auskultationsstellen und Projektion des Herzens auf die vordere Brustwand

Beim Perkutieren des Herzens wird zwischen einer absoluten und einer relativen Herzdämpfung unterschieden. Mit der Herzdämpfung kann die Größe des Herzens bestimmt werden.

Die **absolute Herzdämpfung** umfaßt das Herzgebiet, das nicht von der Lunge überlagert ist – es reicht

Projektionsorte der Herzklappen		
Herzklappe	**Auskultationsstelle**	**Projektion auf vordere Brustwand**
Aortenklappe	2. ICR rechts vom Sternum (= parasternal)	Hinter dem linken Rand des Sternum in Höhe des 3. ICR
Pulmonalisklappe	2. ICR links parasternal (Herzbasis)	linker Rand des Sternum am Ansatz der 3. linken Rippe
Rechte Atrioventrikularklappe (= Trikuspidalklappe)	5. ICR (= Interkostalraum) rechts parasternal (= rechter Brustbeinrand) und links 4.ICR	Sternum im Bereich des 5. rechten Rippenknorpels
Linke Atrioventrikularklappe (= Mitralklappe)	5. ICR links medioclavicular (Herzspitze)	Sternalinsertion (= Ansatz am Sternum) der linken 4. Rippe
Erb'scher Punkt (= Punctum quintum)	3. ICR links parasternal (der Erb'sche Punkt bildet die zentrale Auskultationsstelle für alle Geräuschphänomene des Herzens)	(nicht mit dem Punctum nervosum verwechseln!)

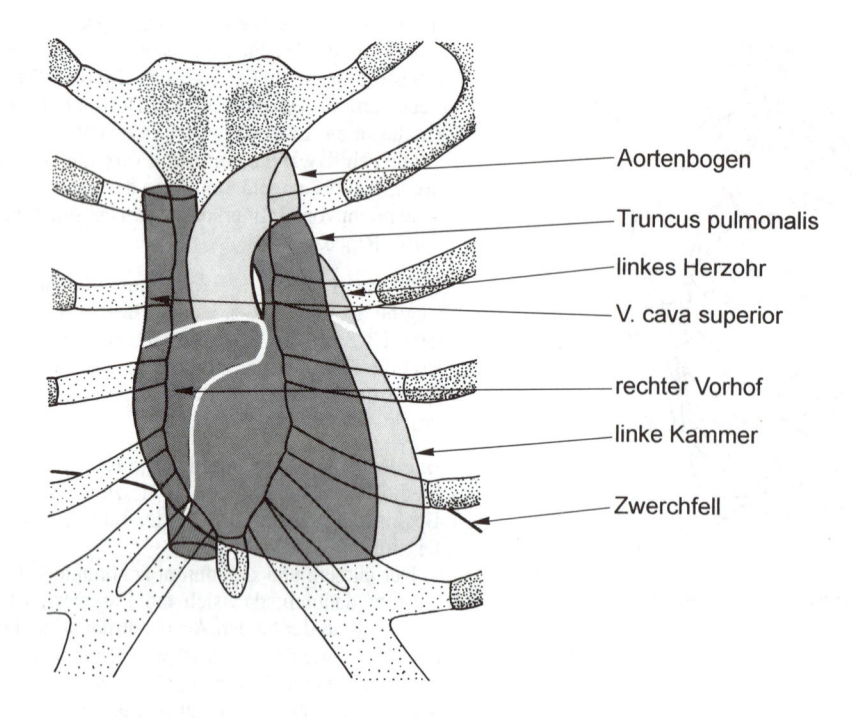

Abb. 7.32 Röntgenbild vom Herzen

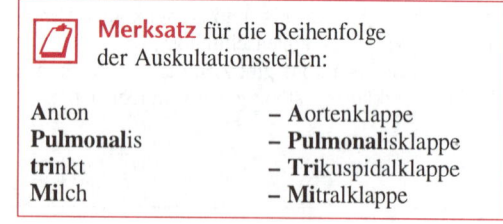

> **Merksatz** für die Reihenfolge der Auskultationsstellen:
>
> **A**nton   – **A**ortenklappe
> **Pulmonal**is – **Pulmonal**isklappe
> **Tri**nkt   – **Tri**kuspidalklappe
> **Mi**lch   – **Mi**tralklappe

Klinik: Bei einer intrakardialen Injektion führen Sie, um den Pleuraraum nicht zu punktieren, die Nadel links vom Sternum zwischen der Ansatzstelle der 4.–6. Rippe (= Interkostalraum) vor.

Darstellung des Herzens im Röntgenbild

Die Standard-Aufnahme der Thoraxorgane (also auch des Herzens) erfolgt im sagittalen und im frontalen Strahlengang. Sagittal = a.p.-Aufnahme (= Strahlengang von anterior = vorn, nach posterior = hinten). Frontal = Strahlengang von der linken zur rechten Seite (oder umgekehrt).

Bei der a.p.-Aufnahme wird die rechte Herzkammer von der linken Herzkammer überschattet. Die Abb. 7.32 sollten Sie sich gut einprägen.

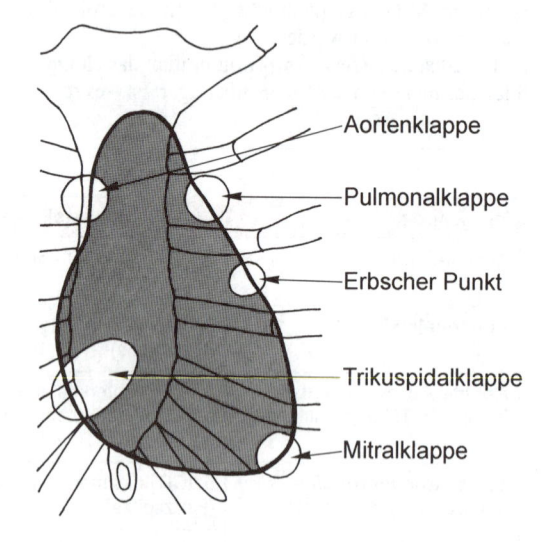

Abb. 7.33 Auskultationsstellen des Herzens auf die vordere Brustwand projiziert

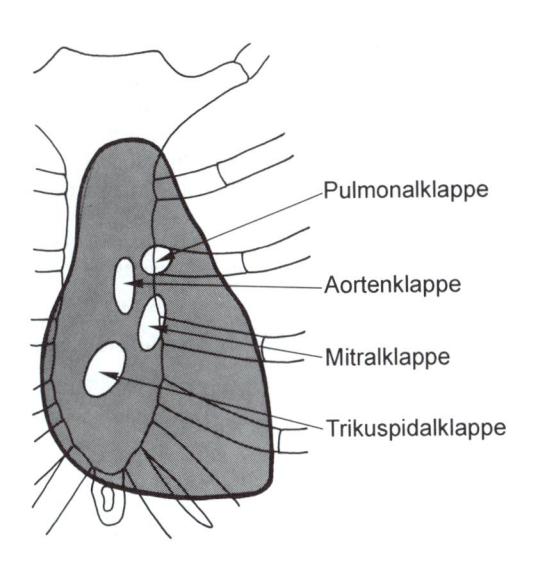

Abb. 7.34 *Herzklappen auf die vordere Brustwand projiziert*

7.8.3 Gliederung der Thoraxhöhle

!! 3/10

▶ *Prüfungsrelevant: Sie sollten die Lage des jeweiligen Mediastinum kennen und wissen, welche Strukturen in welchem Mediastinum liegen.* ◀

Die Thoraxhöhle (= Brustkorbhöhle) wird in die beiden Pleurahöhlen und in das Mediastinum unterteilt. In den beiden Pleurahöhlen liegen die in Kapitel 7.2.2 beschriebenen Lungen.

Das **Mediastinum** (= **Mittelfellraum**) bildet die Fortsetzung des zwischen dem mittleren und tiefen Blatt der Halsfaszie (= Lamina praetrachealis und Lamina praevertebralis der Fascia cervicalis) gelegenen Eingeweideraums des Halses. Das Mediastinum reicht dorsal von der Wirbelsäule bis ventral zur Innenfläche des Sternum, kranial von der **Apertura thoracis superior** (= obere Brustkorböffnung) bis kaudal zum Zwerchfell. Auf beiden Seiten wird das Mediastinum durch die Pleura mediastinalis begrenzt.

Das Mediastinum (= Mittelfellraum) wird unterteilt in:
- Mediastinum superius
- Mediastinum inferius
  - Mediastinum anterius
  - Mediastinum posterius
  - Mediastinum medium.

Mediastinum superius

Es reicht von der oberen Thoraxapertur bis zur Ebene oberhalb des Herzens.

Das Mediastinum superius enthält:
- Thymus (beim Erwachsenen den Thymusfettkörper)
- Oesophagus
- Trachea
- N. vagus, N. phrenicus, N. laryngeus recurrens, Nn. cardiaci
- Aorta ascendens, Arcus aortae, Truncus brachiocephalicus, Anfangsteil der A. carotis communis sinistra und der A. subclavia sinistra
- V. cava superior, Vv. brachiocephalicae
- Ductus thoracicus.

Mediastinum anterius

Es besteht aus einem spaltförmigen Bindegewebsraum, der vor dem Herzen zwischen Herzbeutel und Brustwand liegt.

Das Mediastinum anterius enthält:
- Lymphgefäße
- evtl. den N. phrenicus.

Mediastinum posterius (= hinterer Mittelfellraum)

Es liegt zwischen der Wirbelsäule und der Hinterwand des Herzbeutels.

Das Mediastinum posterius enthält:
- Oesophagus
- Nn. vagi, Truncus sympathicus, Nn. splanchnici major und minor
- Aorta thoracica
- Vv. azygos und hemiazygos
- Ductus thoracicus.

Mediastinum medium

Es liegt vor der Bifurcatio tracheae zwischen dem Mediastinum anterius und dem Mediastinum posterius.

Das Mediastinum medium enthält:
- Herz und Herzbeutel
- N. phrenicus
- Truncus pulmonalis
- V. cava superior, V. azygos, Vv. pulmonales, Vasa pericardiacophrenicae.

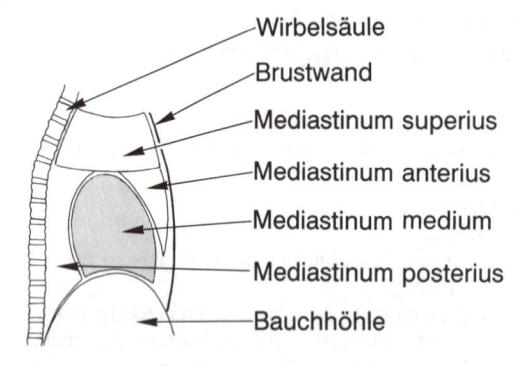

Abb. 7.35 Schematisierter Medianschnitt durch die Brusthöhle

7.8.4 Atemmechanik !!! 5/12

Die Atmung wechselt zwischen 2 Phasen:
- 1. Einatmung (= Inspiration),
- 2. Ausatmung (= Exspiration).

Bei der Atmung unterscheidet man zwischen
- „Brustatmung" = Rippenatmung und
- „Bauchatmung" = Zwerchfellatmung.

▶ Diese beiden Atmungstypen sind zumeist kombiniert. Nur beim Neugeborenen, bei dem die Rippen noch horizontal stehen (s. Kapitel 6.2.2) ist die Brustatmung noch nicht möglich. ◀
Bei der Inspiration und der Exspiration muß zwischen normaler, vertiefter und tiefer In- bzw. Exspiration unterschieden werden.

Inspiration (= Einatmung)

▶ Bei der normalen (= ruhigen) Inspiration kontrahiert sich das Zwerchfell (= Diaphragma), das sich dadurch abflacht und so den unteren Teil des Thorax erweitert. Damit wird der in Kapitel 7.2.3 beschriebene Recessus costo-diaphragmaticus erweitert, wodurch es dem Unterlappen der Lunge möglich wird, sich bauchwärts auszudehnen. Die Brustatmung ist an der normalen Inspiration nur unwesentlich beteiligt.
Bei vertiefter Inspiration kontrahieren sich außerdem die Mm. intercostales externi. Dadurch werden die Rippenenden nach oben gehoben und die Rippen annähernd horizontal gestellt, wodurch sich die Brustkorbhöhle verbreitert. Dies ermöglicht besonders dem Oberlappen der Lunge sich zur Seite hin auszudehnen.
Bei einer tiefen Inspiration (z.B. bei größerer körperlicher Anstrengung) treten zusätzlich die Atemhilfsmuskel in Aktion. ◀

▶ Bei der Inspiration wirken als **Atemhilfsmuskeln** mit:
- M. sternocleidomastoideus – hebt den Brustkorb (= Thorax).
- Mm. scaleni – heben die 1. und 2. Rippe.
- M. serratus posterior superior – hebt die 2.–5. Rippe.
- M. serratus posterior inferior – fixiert die unteren 4 Rippen.
- Mm. pectorales major und minor – heben bei aufgestützten Armen den Brustkorb.
- M. erector spinae – streckt die Brustwirbelsäule. Damit werden gleichzeitig die Rippen etwas auseinander gezogen. ◀

Merksatz der Inspiratoren:

Die	– **Di**aphragma
äußeren	– M. intercostales **externi**
Sterne	– M. **stern**ocleidomastoideus
singen	– Mm. **s**caleni
selten	– Mm. **s**errati
mit **P**ep	– Mm. **p**ectorales
und **E**rotik	– M. **e**rector spinae

▶ Bei der Inspiration kommt es im Bereich der Lungenspitze nur zu minimalen Ausdehnungen, weil die Lungenspitze (= Apex pulmonalis) der Pleurakuppel unmittelbar anliegt. Der Oberlappen der Lunge dehnt sich bei der Inspiration vor allem nach vorn hin aus (Brustatmung). Der Vorderrand der Lunge dehnt sich in den kleinen Recessus costomediastinalis, der Unterlappen der Lunge in den Recessus costodiaphragmaticus aus.
Die Inspiration fällt im Stehen leichter als im Liegen, weil die Bauchorgane bei aufrechter Körperhaltung nicht auf das Zwerchfell drücken und sich daher die Lungen bei der Inspiration leichter entfalten können. Bei einer sehr tiefen Inspiration kann z.B. die Niere bis etwa 3 cm nach kaudal (= unten) verlagert werden. ◀

Exspiration (= Ausatmung)

▶ Die Erweiterung der Brusthöhle während der Inspiration erfolgt gegen den elastischen Widerstand der Lunge. Auf dem Höhepunkt der Inspiration zieht sich die Brusthöhle
- durch den elastischen Zug der Lunge und
- durch die Erschlaffung der inspiratorisch wirkenden Muskeln

wieder in seine Ausgangslage zurück.

Bei vertiefter Exspiration kontrahieren sich als **Atemhilfsmuskeln**
- die Mm. intercostales interni,
- die Mm. intercostales intimi und
- der M. transversus thoracis,

die alle die Rippen senken und damit die Brusthöhle verkleinern.

Durch Kontraktion der Bauchmuskeln wird zusätzlich der Brustkorb gesenkt, der intraabdominale Raum verkleinert und damit der Druck im Bauchraum erhöht. Dadurch wird das Zwerchfell gegen die Brusthöhle gedrückt und der Raum der Brusthöhle verkleinert.

Die nachfolgend aufgeführten Bauchmuskeln sind somit die wichtigsten **Hilfsmuskeln der Exspiration:**
- M. transversus abdominis,
- Mm. obliqui externus und internus abdominis,
- M. rectus abdominis,
- M. iliocostalis lumborum.

Bei festgestellten Armen unterstützt auch der M. latissimus dorsi die Exspiration. ◀

Merksatz der Exspiratoren:

Im Innern Indiens	– Mm. intercostales interni und intimi
transportieren	– **M. trans**versus
Träger	thoracis
lauter	– M. **la**tissimus dorsi
Bananen	– **Ba**uchmuskeln.

Regulierung der Atmung

▶ Wenn wir einatmen, so dehnt sich die Lunge, bis die im Lungenparenchym liegenden Dehnungsrezeptoren gereizt werden und über eine Reflexbahn die Ausatmung auslösen. Diese Reflexbahn wird **Hering-Breuer-Reflex** genannt (siehe Physiologie).

Die afferenten Fasern des Lungendehnungsreflexes ziehen im N. vagus zum Atemzentrum, das in der Formatio reticularis liegt (siehe Kapitel 9.3.2 und 9.4.2). Die efferenten (= motorischen) Fasern verlaufen in den Nerven, die die Atemmuskeln innervieren (u.a. N. phrenicus für das Zwerchfell, Nn. intercostales für die Interkostalmuskeln). ◀

8 Bauch- und Beckeneingeweide

8.1 Entwicklung der Organe und Entstehung der Situsverhältnisse

8.1.1 Grundkenntnisse der Entwicklung der Verdauungsorgane   !! 4/13

▶ Durch die Krümmung (= Abfaltung) des Embryos (siehe Kapitel 1.4.6) wird der Raum, der vom Entoderm umgeben ist, in einen intra- und einen extraembryonalen Raum unterteilt. Der primitive Darmkanal bildet den intraembryonalen Raum, die Allantois und der Dottersack den extraembryonalen Raum. Die Allantois und der Dottersack bilden den extraembryonalen Raum. ◀

▶ Der **primitive Darmkanal** ist zunächst ein fast gerade angelegtes Entodermrohr, aus dem sich das Epithel des Magen-Darm-Kanals und das Parenchym von Pankreas und Leber entwickeln. Durch Einstülpung des Ektoderm entwickelt sich am Darmrohr kranial die Mundbucht (Stomodaeum) und kaudal die Kloake (= Proktodaeum). Aus dem viszeralen Mesoderm entwickeln sich die Darmmuskulatur und das viszerale Blatt des Peritoneum. ◀

▶ Der primitive Darmkanal unterteilt sich in 3 Abschnitte:
Vorderdarm – ist kranial durch die Rachenmembran (Membrana buccopharyngea) verschlossen, die sich ab dem 24. Entwicklungstag zurückbildet. Aus dem Vorderdarm entwickeln sich der Schlunddarm und die Kiemenbögen (s. Kapitel 5.1.3). Im einzelnen gehen aus dem Vorderdarm hervor: Pharynx (= Schlund), Oesophagus (= Speiseröhre), die unteren Luftwege, der Magen und der obere Teil des Duodenum bis zur Einmündung des Gallengangs, das Pankreas (= Bauchspeicheldrüse), die Leber und die extrahepatischen Gallengänge. ◀

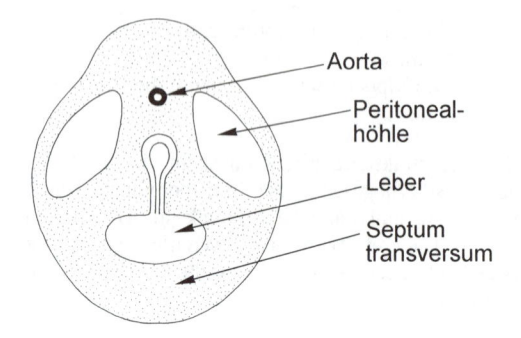

Abb. 8.1 Querschnitt durch ein Embryo in Höhe der Leber

▶ **Mitteldarm** – steht in der Anfangsphase über den Ductus omphaloentericus (Dottergang) mit dem Dottersack in Verbindung. Der Mitteldarm beginnt direkt unterhalb der Stelle, in die der Ductus choledochus (= Gallengang) auf die Papilla duodeni major ins Duodenum mündet (s. Kapitel 8.3.3). ◀

Aus dem Mitteldarm gehen der untere Teil des Duodenum (bildet beim Embryo die vordere Darmpforte, Jejunum, Ileum, Caecum, Appendix vermiformis, Colon ascendens und die proximalen 2/3 des Colon transversum hervor.

▶ **Enddarm** – wird kaudal zunächst zur Kloake erweitert und durch die Kloakenmembran verschlossen. Durch das Vorwachsen eines **Septum urorectale** wird die Kloake in das Rektum und den Sinus urogenitalis (s. Harnblasenentwicklung Kapitel 8.1.2) unterteilt. Die Kloakenmembran unterteilt sich in eine Anal- und Urogenitalmembran. ◀
Aus dem Enddarm entwickelt sich der Darmteil zwischen dem letzten Drittel des Colon transversum und den oberen 2/3 des Analkanals (hinter der Darmpforte bis zur Kloakenmembran.

Die einzelnen Darmabschnitte werden aus der Aorta mit Blut versorgt über
- Vorderdarm – A. coeliaca (außer Pharynx, Oesophagus und untere Luftwege)
- Mitteldarm – A. mesenterica superior
- Enddarm – A. mesenterica inferior.

- Das untere Drittel des Analkanals, das sich nicht aus dem primitiven Darm entwickelt, wird von der A. pudenda interna versorgt.

Der primitive Darmkanal ist vom Mesoderm der Seitenplatten umgeben, in dem durch Spaltbildung die Zölomhöhle entsteht. Nach Abtrennung des intra- vom extraembryonalen Zölom (s. Kapitel 1.4.6) verbleibt eine vordere und hintere Scheidewand, über die der primitive Darm mit der vorderen und hinteren Leibeswand verbunden ist. Die vordere Scheidenwand wird **Mesenterium ventrale**, die hintere Mesenterium dorsale genannt. ➤ Während das **Mesenterium dorsale** das gesamte Darmrohr mit der dorsalen Leibeswand verbindet, reicht das Mesenterium ventrale nur bis oberhalb der V. umbilicalis. ◀

Die beiden Mesenterien bilden einen stielartigen Aufhängeapparat für die Baucheingeweide. In den Mesenterien verlaufen die Blut- und Lymphgefäße sowie die Nerven für die jeweiligen Darmabschnitte.

➤ Das **Mesenterium ventrale** (= vorderes Gekröse) liegt im Bereich des Vorderdarms. Es reicht vom unteren Oesophagusteil über den Magen bis zum oberen Duodenum. Aus dem Mesenterium ventrale entwickelt sich über das Mesogastrium ventrale und Mesoduodenum ventrale das Omentum minus, das die Vorderseite der Bursa omentalis bildet. Das Omentum minus unterteilt sich später in 2 Bänder:
- Lig. hepatoduodenale
- Lig. hepatogastricum.

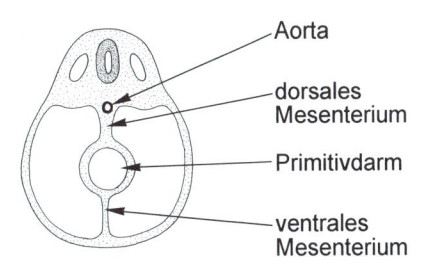

Abb. 8.3 *Querschnitt durch einen Embryo zur Darstellung der Mesenterialentwicklung*

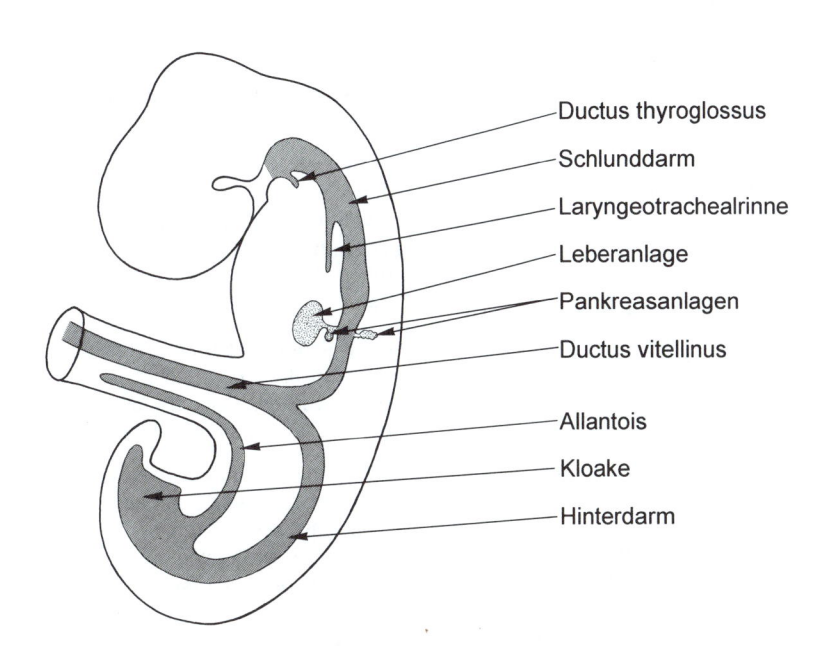

Abb. 8.2 *Entwicklung des Magen-Darm-Kanals bei einem 6 Wochen alten Embryo*

Das **Mesenterium dorsale** (= hinteres Gekröse) reicht vom unteren Oesophagusteil bis zum Enddarm im Bereich der Kloake (s. Kapitel 8.1.3). ◄
Mit dem weiteren Wachstum unterteilt sich das dorsale Mesenterium in:
- Mesogastrium dorsale (liegt im Magenbereich)
- Mesoduodenum dorsale (liegt im Duodenalbereich)
- Mesenterium (als eigentliches Mesenterium wird nur das im Jejunum- und Ileum-Bereich liegende Mesenterium dorsale bezeichnet)
- Mesokolon (liegt im Kolonbereich)
- Mesorektum (liegt im Rektumbereich)
- ➤ Mesohepaticum dorsale (verbindet die vordere Bauchwand mit der Leber. Es bildet den unteren Rand des **Lig. falciforme hepatis**, in dem die V. umbilicalis liegt (obliteriert zum Lig. teres hepatis). ◄

➤ Mesenterium, Mesokolon und Mesorektum verschmelzen zum Mesenterium dorsale commune (= Gekröse der Nabelschleife). Vom gesamten dorsalen Mesenterium verbleiben: eigentliches Mesenterium, Mesoappendix, Mesocolon transversum, Mesocolon sigmoideum sowie das Omentum majus (siehe nachfolgende „Magenentwicklung"). ◄

Aus dem zuvor Beschriebenen ist auch die Lage der einzelnen Organe zum Peritoneum zu erklären. Ein Teil der Organe liegt zunächst intraperitoneal (= vom Peritoneum = Bauchfell umgeben – z.B. gesamter Magen-Darmbereich) oder außerhalb des Peritonealraums = extraperitoneal (z.B. Nieren). Verklebt in bestimmten Bereichen das Mesenterium mit dem Peritoneum der dorsalen Bauchwand und bildet sich anschließend zurück, so liegen diese Organbereiche nun retroperitoneal (= hinter dem Bauchfell).

Entwicklungsanomalien des Mesenterium

Normalerweise ist das Colon ascendens mit der hinteren Körperwand verwachsen und vorn und seitlich von Peritoneum (= Bauchfell) überzogen. Es kann jedoch vorkommen, daß ein Teil des Mesokolon bestehen bleibt oder nicht mit der hinteren Körperwand verwächst. Durch diese Fehlentwicklung sind später abnorme Bewegungen des Darms möglich.

➤ Beim **Situs inversus viscerum** dreht sich der Darm im Uhrzeigersinn, so daß die Organe im Bauchraum spiegelbildlich zur normalen Lage angeordnet sind (also jeweils auf der anderen Seite liegen). Das Duodenum liegt dann vor und das Colon transversum hinter der A. mesenterica superior. ◄

Oesophagusentwicklung

➤ Oesophagus und Trachea gehen gemeinsam aus dem Vorderdarm hervor. Später werden sie durch das **Septum oesophagotracheale** voneinander getrennt. Die quergestreifte Muskulatur der oberen Hälfte des Oesophagus entstammt dem 3.–6. Kiemenbogen und wird deshalb von Ästen des N. vagus innerviert. ◄

Klinik: ➤ Bei einer unvollständigen Trennung zwischen Trachea und Oesophagus kann eine Fistel entstehen. ◄

Magenentwicklung

➤ Der Magen entsteht in der 5. Entwicklungswoche aus dem unteren Teil des Vorderdarms, der sich in diesem Bereich spindelförmig ausweitet. Während des weiteren Wachstums kommt es zu unterschiedlichen Wachstumsgeschwindigkeiten innerhalb der einzelnen Magenwandbereiche, wobei die hintere Magenwand wesentlich schneller als die vordere Magenwand wächst. Der Magen dreht sich dann im Uhrzeigersinn um 90° um seine Längsachse, so daß sich die hintere Magenwand nach rechts dreht und nun große Magenkurvatur (Magenkrümmung = Curvatura major) genannt wird, während sich die vordere Magenwand nach links wendet und kleine Magenkurvatur (= Curvatura minor) genannt wird. Bei der Drehung werden die Äste des N. vagus, die über den Magen verlaufen, mitgedreht, so daß der Ast des linken N. vagus (= Truncus vagalis anterior – s. Kapitel 5.5) über die vordere und der Ast des rechten N. vagus (= Truncus vagalis posterior) über die hintere Magenwand verläuft. ◄

Der Magen ist durch ein dorsales und ein ventrales Mesenterium (= Mesogastrium) mit der vorderen bzw. hinteren Körperwand verbunden. ➤ Im **Mesogastrium dorsale** entstehen Spalten, die sich zur Anlage der Bursa omentalis (= Netzbeutel) vereinigen. ◄

➤ Aus dem dorsalen Mesogastrium entwickeln sich außerdem das Omentum majus, die Milz und der dorsale Teil des Pankreas, der aus dem Duodenum ins Mesogastrium aussproßt. ◄

➤ Durch die Drehung des Magens verlängert sich das Mesogastrium dorsale und unterteilt sich in:
- **Lig. gastrosplenicum** (syn.: **Lig. gastrolienale**) – verbindet den Magen mit der Milz;
- **Lig. splenorenale** (syn.: **Lig. phrenicolienale**) – verbindet die Milz mit der hinteren Bauchwand;
- **Omentum majus** – wächst von der großen Magenkurvatur schürzenartig nach unten vor und über die Darmschlingen hinweg. ◄

▶ Die Bursa omentalis liegt nun hinter dem Omentum majus, ist aber über das schmale **Foramen omentale** (syn.: **Foramen epiploicum**) zur Bauchhöhle hin offen. ◀

Entwicklungsanomalien

Pylorusstenosen (Pylorus = Magenausgang) – kommen mit 1 : 200 bei männlichen Neugeborenen relativ häufig vor. Sie entstehen durch Hypertrophie der Muskulatur im Pylorusbereich.

Darmentwicklung

▶ Der Mitteldarm wächst sehr schnell in die Länge, wodurch sich die U-förmige **Nabelschleife** ausbildet. Die Grenze zwischen dem oberen und unteren Teil der Schleife wird durch die Abgangsstelle des Dottergangs gebildet.

Zwischen der U-förmigen Schleife verlaufen die A. und V. mesenterica superior. ◀

Aus dem kranialen Teil der Nabelschleife entwickeln sich der distale Teil des Duodenum, das Jejunum und der obere Teil des Ileum. Aus dem kaudalen Teil der Nabelschleife geht der untere Teil des Ileum, das Caecum mit der Appendix und ein Teil des Kolon (bis zum Colon transversum) hervor.

▶ Bei etwa 2 % aller Erwachsenen bleibt als Rest des Ductus omphaloentericus am Scheitelpunkt der Nabelschleife das sogenannte **Meckel'sche Divertikel** erhalten. Das Meckel'sche Divertikel ist eine etwa 6 cm große, handschuhfingerförmige Ausstülpung im Bereich des Ileum, die etwa 60–90 cm proximal von der Valva ileocaecalis (= Bauhin'sche Klappe) endet (die Valva ileocaecalis liegt als Klappe an der Mündungsstelle des Dünndarms in den Dickdarm). ◀

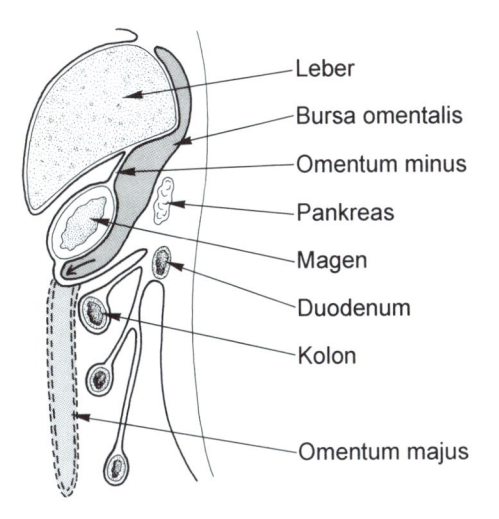

Abb. 8.4 Paramedianschnitt durch den Bauchraum zur Darstellung der Entwicklung des Omentum majus

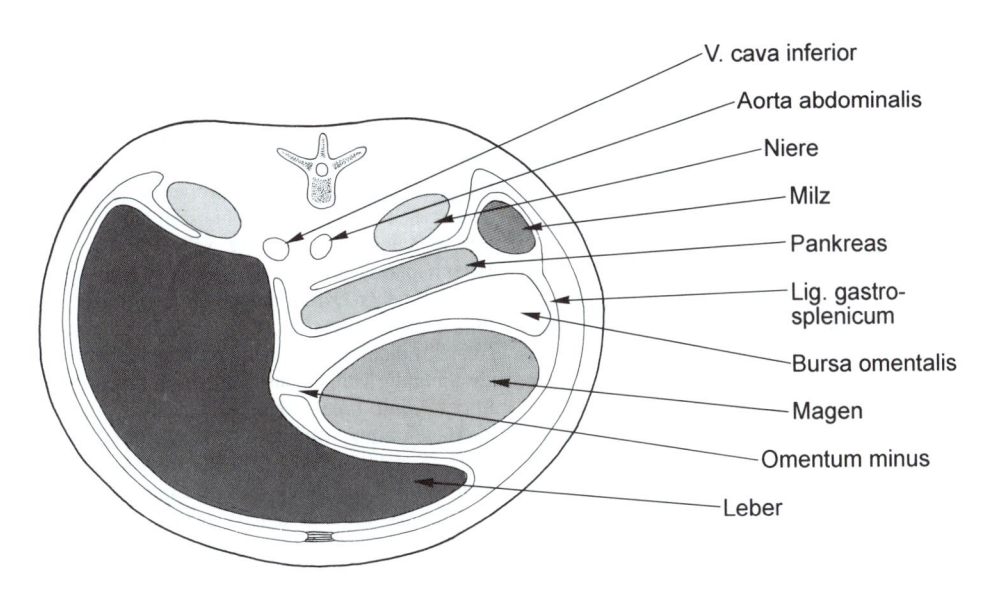

Abb. 8.5 Entwicklung der Bursa omentalis (Querschnitt)

Klinik: Bei einer Entzündung des Meckel'schen Divertikels kann es ähnlich wie bei der Entzündung der Appendix vermiformis (= „Blinddarmentzündung") zur Perforation der Darmwand kommen. Außerdem wurden durch das Meckel'sche Divertikel verursachte Strangulationen des Darms beschrieben.

Das enorme Längenwachstum des Darms im Bereich der Nabelschleife führt dazu, daß der Platz in der Leibeshöhle nicht mehr für alle Darmschlingen ausreicht.

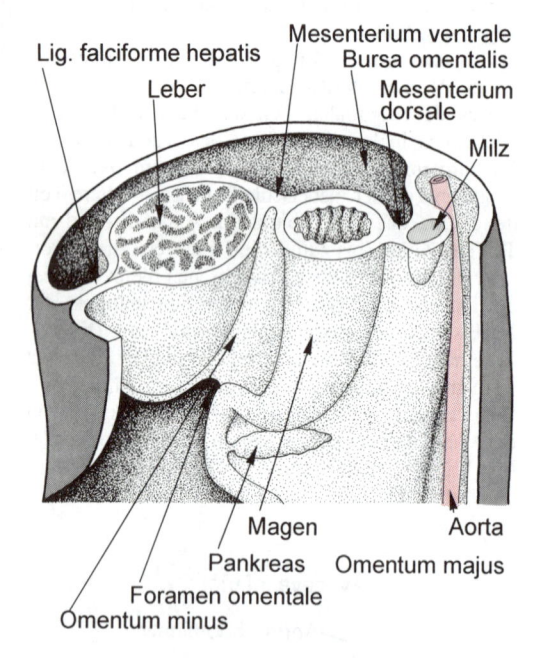

Abb. 8.6 Schematische Darstellung der Darmdrehung

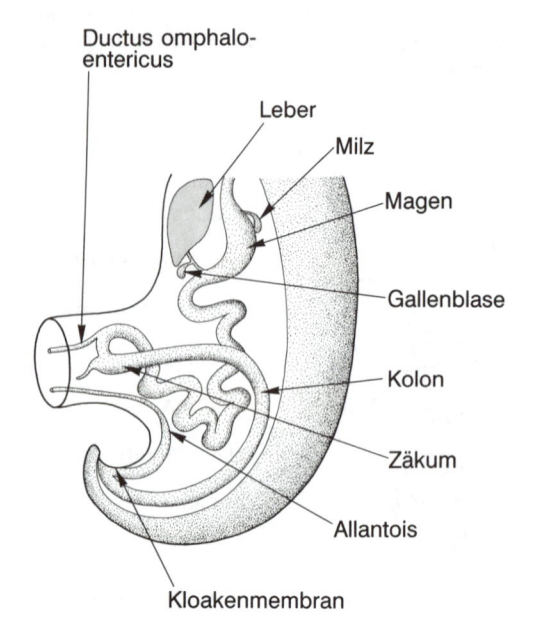

Abb. 8.7 Physiologischer Nabelbruch (teilweise nach Moor umgezeichnet)

▶ Da sich die Bauchwand im Bereich des Nabels zu diesem Zeitpunkt noch nicht geschlossen hat, verlagern sich in der 6. Entwicklungswoche Dünndarm- und Kolonanteile (Darmschleifen) in das extraembryonale Zölom der Nabelschnur, was als **physiologischer Nabelbruch** bezeichnet wird. Während des physiologischen Nabelbruchs dreht sich die Nabelschleife entgegen dem Uhrzeigersinn um etwa 270°, wobei die Achse von der A. mesenterica superior gebildet wird. Durch die Drehung wird der untere Schenkel der Nabelschleife nach kranial hochgehoben, wodurch die Anlage des Caecum unter die Leber zu liegen kommt.

In der 10.–12. Entwicklungswoche wird der Darm wieder in die Bauchhöhle reponiert (= „zurückgelegt"). ◀

Entwicklungsanomalien
Infolge Entwicklungsstörungen kommt es im Darmbereich zu einer Reihe von Entwicklungsanomalien, von denen die wichtigsten nachfolgend aufgeführt sind:
Hernia umbilicalis congenita (= angeborener Nabelbruch) – wird beim physiologischen Nabelbruch der Dünndarm nicht in die Bauchhöhle zurückverlagert, so kommt es zum angeborenen Nabelbruch.
Omphalozele (= Nabelschnurbruch) – hierbei handelt es sich um eine Hemmungsfehlbildung, bei der sich Baucheingeweide in die Nabelschnur verlagern.
Hirschsprung-Krankheit – hierbei sind in einem umschriebenen Darmabschnitt die Ganglienzellen des Plexus myentericus (s. Kapitel 8.2, „Tunica muscularis") nicht ausgebildet, so daß in diesem Darmabschnitt die Tunica muscularis nicht innerviert wird. In der Klinik fallen diese Kinder auf, weil sich u.a. ihr Bauch immer mehr aufbläht. Dies ist dadurch zu erklären, daß durch die fehlende Innervation in dem betroffenen Darmabschnitt keine Peristaltik (= fortführende Bewegung) stattfindet und dieser Darmteil verengt ist, so daß die Fäzes (Kot) in diesem Bereich nicht weitertransportiert wird und sich aufstaut.

Divertikel (= angeborene oder erworbene nichtphysiologische Ausstülpung eines Hohlorgans) – kommen besonders im Verdauungstrakt vor, z.B. Meckelsches Divertikel, Oesophagusdivertikel, Dünndarm- und Kolondivertikel.

Bei einer Entzündung eines Divertikels (= Divertikulitis) kommt es z.B. beim Kolondivertikel zu anfallsartig auftretenden Schmerzen, häufig im linken Unterbauch, wobei die Symptome einer Appendizitis („Blinddarmentzündung") ähneln. Wenn auch sehr selten, nämlich beim Situs inversus, können linksseitige Unterbauchschmerzen durch eine Appendizitis verursacht sein.

Leberentwicklung

Die Leber stülpt sich in der 3. Entwicklungswoche aus dem Entoderm des unteren Vorderdarms als Leberknospe in das **Septum transversum** (= mesodermale Platte zwischen Perikardhöhle und Dottersack, gehört zum ventralen Mesenterium) vor. Die Leberknospe (syn.: Leberdivertikel) teilt sich in einen größeren und kleineren Teil. ➤ Aus dem größeren Teil entwickelt sich die Leber, aus dem kleineren die Gallenblase, wobei der Stiel zur Gallenblase zum Ductus cysticus und der Stiel zur Leber zum Ductus hepaticus communis wird. Wie Sie aus der Abbildung Nr. 8.8 entnehmen können, geht aus dieser Ausknospung auch die ventrale Pankreasanlage hervor, deren Ausführungsgang deshalb später ebenfalls in den gemeinsamen Gang einmündet (s. Kapitel 8.3.3). ◀

Aus der Leberknospe dringen Leberbälkchen in das Septum transversum vor, dabei eröffnen sie die im Septum verlaufende Nabelvene (V. umbilicalis) und die Dottersackvenen (= Vv. omphalomesentericae), die später zu Lebersinusoiden umgebaut werden.

➤ Aus dem Mesenchym des **Septum transversum** entwickeln sich das Bindegewebe der Leber, das blutbildende Gewebe, sowie die Kupfferschen Sternzellen (zur Blutbildung s. Kapitel 2.5.2).

Aus dem Septum transversum gehen das Mesohepaticum ventrale und das Mesohepaticum dorsale hervor. Außerdem entsteht aus dem Septum transversum ein Teil des Zwerchfells.

Das Mesohepaticum ventrale verbindet die Leber mit der vorderen Bauchwand, das Mesohepaticum dorsale die Leber mit dem Magen.

Das Mesohepaticum ventrale wird zum **Lig. falciforme hepatis**, das zwischen der ventralen Leibeswand und der Leber liegt. Im freien Rand des Lig. falciforme hepatis verläuft die V. umbilicalis, die nach der Geburt zum **Lig. teres hepatis** obliteriert. ◀

➤ Das **Mesohepaticum dorsale** wird zum:
- **Lig. hepato-gastricum**, das zwischen der Leberpforte und dem Magen liegt,
- **Lig. hepato-duodenale**, das zwischen der Leberpforte und dem Duodenum liegt.

Beide Ligamenta zusammen bilden das **Omentum minus** (= kleines Netz). ◀

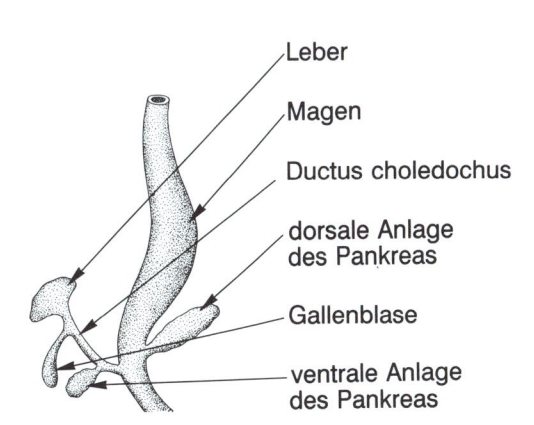

Abb. 8.8 Entwicklung der Leber und des Pankreas

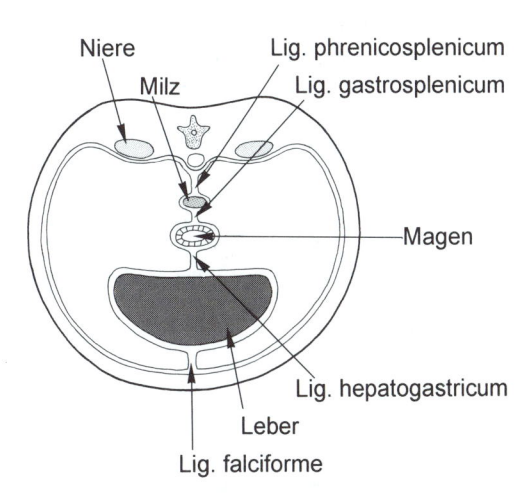

Abb. 8.9 Entwicklung von Magen, Leber und Milz

Pankreasentwicklung

Das Pankreas (= Bauchspeicheldrüse) entsteht in der 5.–8. Entwicklungswoche aus einer ventralen und einer dorsalen Knospe des unteren Vorderdarms (im

Bereich des späteren Duodenum). Die ventrale Knospe entwickelt sich am unteren Rand der Leberknospe, die dorsale Knospe entspringt auf der gegenüberliegenden Seite der Leberknospe und wächst schnell in das dorsale Mesenterium hinein.

Durch die Darmdrehung gelangt die ventrale Pankreasknospe nach medial und verschmilzt mit der dorsalen Knospe. Aus der ventralen Knospe entsteht der Pankreaskopf, aus der dorsalen entstehen der Pankreaskörper und der Schwanz.

➤ Der Ausführungsgang des aus der ventralen Knospe hervorgegangenen Teils wird zum Ductus pancreaticus (= Hauptgang). Der Ausführungsgang des dorsalen Teils wird zum Ductus pancreaticus accessorius, der zumeist obliteriert (= verödet).

Die zuvor skizzierten Entwicklungsvorgänge erklären, warum der Ductus hepaticus communis (= Lebergang) zusammen mit dem Ductus cysticus (= Gallenblasengang) den Ductus choledochus bildet, der zusammen mit dem Ductus pancreaticus (= Bauchspeicheldrüsengang) auf einer Papille ins Duodenum mündet (siehe auch Kapitel 8.3.3).

Aus dem Epithel der Ausführungsgänge entwickeln sich die Langerhansschen Inseln, die ab der 20. Entwicklungswoche das Hormon Insulin bilden (s. Kapitel 8.5.2). ◄

Milzentwicklung

➤ Die Milz entwickelt sich ab der 5. Entwicklungswoche aus dem dorsalen Mesogastrium; aus dem gehen hervor:
- **Lig. spleno-renale** (syn.: **Lig. phrenicosplenicum**) – verbindet den Milzhilus mit der dorsalen Bauchwand (verbindet später den Milzhilus mit dem Zwerchfell, der Niere und dem Pankreas).
- **Lig. gastro-splenicum** (syn.: **Lig. gastrolienale**) – verbindet den Milzhilus mit der großen Magenkurvatur. ◄

8.1.2 Grundkenntnisse !! 2/8 der Entwicklung der Organe im Retroperitonealraum

Als Retroperitonealraum wird der Raum bezeichnet, der zwischen dem Peritoneum und der hinteren Bauchwand liegt. In diesem Raum liegen die Nieren, Nebennieren und die Ureter (= Harnleiter).

Nierenentwicklung

➤ In der 3. Entwicklungswoche bildet sich aus dem intermediären Mesoderm (mittleres Keimblatt) die „exkretorische Einheit des Nierensystems (= Nephrotom)", aus der in einem zeitlichen Ablauf nacheinander drei Nierenanlagen hervorgehen: ◄
- Vorniere
- Urniere
- Nachniere.

Vorniere

Zunächst bildet sich in der 3. bis 4. Entwicklungswoche im Kopf- und Halsbereich aus den Ursegmentstielen die **Vorniere** (s. Kapitel 1.4.4). Die Vorniere steht über einen einheitlichen Strang (= Vornierengang) mit der Kloake in Verbindung. Die Vorniere bleibt funktionslos. Gegen Ende der 5. Entwicklungswoche hat sie sich bereits wieder zurückgebildet.

➤ Nur der Vornierengang bleibt erhalten, er wird später zum Urnierengang (= Wolff'scher Gang). ◄

Urniere

Während sich die Vorniere noch zurückbildet, entsteht in der 4. bis 5. Entwicklungswoche im Brust- und Lendenbereich die **Urniere**. Dabei bildet sich zunächst eine Urnierenkugel, die sich zum Urnierenbläschen weiterentwickelt. Das Bläschen streckt sich S-förmig, wobei das eine Ende in den Vornierengang (= Wolff'scher Gang) mündet, während sich das andere Ende durch Einsprossung von Kapillaren zum **Urnierenkörperchen** weiterentwickelt. Das Urnierenkörperchen besteht aus einem **Glomerulum** (= Kapillarknäuel, aus dem später harnpflichtige Substanzen aus dem Blut filtriert werden). Das Glomerulum ist von einer Bowmanschen Kapsel umgeben.

➤ Gegen Ende des 2. Entwicklungsmonats bildet sich der größte Teil der Urniere zurück. Einige Urnierenkanälchen verlieren ihre Glomeruli und bilden sich zu den Ductuli efferentes des Hodens um. Der **Wolff'sche Gang** bleibt beim Mann erhalten, aus ihm entwickelt sich der Ductus deferens (= Samenleiter). Bei der Frau bildet sich der Wolff'sche Gang zurück. ◄

Nachniere

Die Nachniere entwickelt sich aus der nachfolgend beschriebenen Ureterknospe, sowie aus dem metanephrogenen Blastem. Gegen Ende des 2. Entwicklungsmonats liegen vor:
- der Urnierengang (= ehemaliger Vornierengang) und

- ein metanephrogenes Blastem (Blastem = der Keim, metanephrogen = die Nachniere betreffend).

▶ Der **Urnierengang** mündet in die Kloake. In der Nähe der Kloake geht auf jeder Seite aus dem Urnierengang eine Ureterknospe hervor, die im metanephrogenen Blastem die Bildung der Nachniere induziert. ◀ Die Ureterknospe teilt sich dichotom (= in jeweils 2 neue Knospen), wobei die Knospen teilweise miteinander verschmelzen.

Auf dem sich zur Nachniere ausbildenden Teil entsteht eine Blase, die zum Propelvis (= primäres Nierenbecken) wird. Aus dem Propelvis wird später das endgültige Nierenbecken.

Im Propelvis entsteht ein Kanälchensystem, das sich zu den Nierenkelchen und zu den Sammelrohren weiterentwickelt.

▶ Aus der Ureterknospe gehen insgesamt hervor: Ureter, Nierenbecken, Nierenkelche, Papillengänge und die Sammelrohre mit ihren Verbindungsstücken.

Aus dem metanephrogenen Blastem, das dem Propelvis aufsitzt, bilden sich die **Nephrone**.

Aus dem proximalen Teil des Nephron bildet sich die Bowman'sche Kapsel des Glomerulum. Der distale Teil des Nephron wird zum Nierenkanälchen, das in ein Sammelrohr mündet. Beachten Sie, daß das Sammelrohr aus der Ureterknospe hervorgeht!

Bei der Geburt sind etwa 2 Millionen Nephrone angelegt, die nach einem Gewebsuntergang der Niere nicht mehr regeneriert werden können. Erst etwa 6 Wochen nach der Geburt sind die Glomeruli voll funktionsfähig.

Die Niere liegt zunächst im Sakralbereich. Durch einen Aszensus (= Aufstieg) gelangt sie in den Oberbauch. Dieser Aszensus wird durch die Harnwegsanlage verursacht, die die Niere nach oben drückt. ◀

Beim Neugeborenen ist die Niere zunächst noch gelappt, was auf der Oberfläche deutlich anhand von Furchen zu sehen ist. Die Lappengliederung bildet sich in den ersten Lebensjahren zurück.

Fehlbildungen

An Fehlbildungen kommen vor:
- Beckenniere – hierbei bleibt während des Aszensus die Nierenanlage in der Gefäßgabel der Nabelarterien stecken und entwickelt sich darum im Becken
- Hufeisenniere – hierbei verschmelzen die beiden Nieren am unteren Pol miteinander

- Agenesie – auf einer Seite ist die Niere nicht ausgebildet (fehlt)
- Ureterverdoppelung – durch eine partielle oder totale Verdoppelung der Ureterknospen kommt es bei etwa 2 % der Menschen zu einem gespaltenen Ureter oder zu einer Ureterverdoppelung (Ureter duplex).

Harnblasenentwicklung

Wie in Kapitel 1.4.6 bereits beschrieben, wird der Hinterdarm durch eine Kloakenmembran verschlossen. Als **Kloake** wird der Bereich bezeichnet, der das Ende des Hinterdarms und die Mündung der Allantois umfaßt.

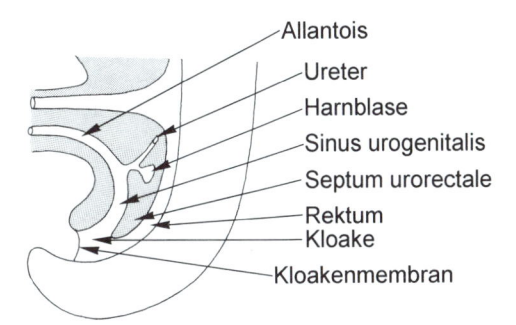

Abb. 8.10 Entwicklung der Kloake

▶ Um den 30. Entwicklungstag entwickelt sich zwischen dem Hinterdarm und der Allantois das **Septum urorectale**, das anschließend zur **Kloakenmembran** vorwächst. Damit trennt das Septum die Kloake in einen dorsalen und einen ventralen Teil. Die Kloakenmembran unterteilt sich dementsprechend in eine
- Membrana urogenitalis (= Urogenitalmembran) und eine
- Membrana analis (= Aftermembran). ◀

▶ Von der Kloake entwickelt sich der
- dorsale Teil zum Anorektalkanal und der
- ventrale Teil zum Sinus urogenitalis.

Der **Sinus urogenitalis** unterteilt sich wiederum in einen oberen und unteren Teil. Aus dem oberen Teil entwickelt sich der größte Teil der Harnblase. Das Trigonum vesicae der Harnblase wird von den Urnierengängen gebildet. ◀

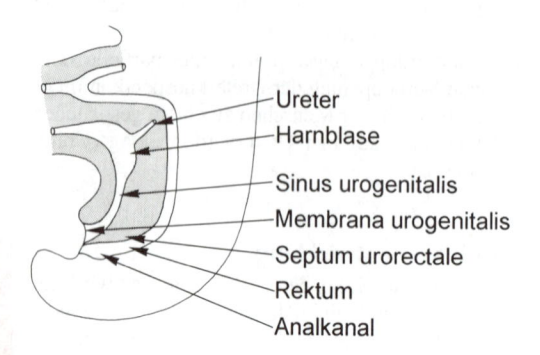

Abb. 8.11 Aufteilung der Kloake durch das Septum urorectale

➤ Vom kranialen Teil der Harnblase zieht der Allantoisgang zum Nabel. Die Allantois wird bei der sich vergrößernden Harnblase zum **Urachus**, der nach der Geburt zur Chorda urachi degeneriert. Aus dem unteren Teil des Sinus urogenitalis entstehen
- beim Mann
  - Epithel der Urethra (Harnröhre)
  - Prostata
  - Cowpersche Drüsen
- bei der Frau
  - Urethra
  - unterer Teil der Vagina
  - Bartholinische Drüsen. ◄

➤ Aus dem Anorektalkanal gehen das Rektum und die oberen 2/3 des Analkanals hervor. Aus dem Septum urorectale entsteht der Damm. ◄

Entwicklung der Nebenniere

Die Nebenniere besteht aus 2 entwicklungsgeschichtlich verschiedenen Anteilen:
- der Nebennierenrinde (= NNR)
- dem Nebennierenmark (= NNM).

➤ Die **Nebennierenrinde** geht in der 5.–7. Entwicklungswoche aus dem Mesoderm hervor, indem Zoelomepithelzellen in das Mesenchym eindringen und die fetale Anlage der NNR bilden. Die NNR besteht aus 3 Schichten (s. Kapitel 8.5.1 „Mikroskopische Anatomie"). Von diesen 3 Schichten werden in der Fetalzeit nur 2 angelegt (Zona glomerulosa und Zona fasciculata). Die dritte Schicht (Zona reticularis) wird erst um das 3. Lebensjahr angelegt. Bis zur Pubertät werden diese Schichten umgebaut, wobei sich besonders die Grenze der Zona fasciculata verschiebt. ◄

➤ In der NNR kommt es während des Lebens zu großen Anpassungsvorgängen, die sich in Form von **Transformationen** (= Umformungen) in den Grenzbereichen zwischen den 3 Schichten äußern. ◄ So unterscheidet man zwischen einem
- äußeren Transformationsfeld – umfaßt den Grenzbereich zwischen Zona glomerulosa und Zona fasciculata, sowie einem
- inneren Transformationsfeld – Grenzbereich zwischen Zona fasciculata und Zona reticularis.

➤ Während des Klimakteriums kommt es zur sogenannten **regressiven Transformation**, dabei verschmälern sich die Zonae glomerulosa und reticularis. ◄

Klinik: Bei permanentem Streß kann es in relativ kurzer Zeit zur progressiven Transformation kommen, bei der sich die Zona fasciculata stark verbreitert.

➤ Das **Nebennierenmark** geht in der 7. Entwicklungswoche aus dem Ektoderm der Neuralleiste hervor, indem Chromaffinoblasten aus dem Sympathikus in die Nebennierenrinde eindringen. Das NNM ist somit als ein Teil des Sympathikus anzusehen. Die Zellen des NNM bilden jedoch keine Zellfortsätze. ◄ Im Verlauf der intrauterinen Entwicklung steigt die Niere zur Nebenniere hoch.
Beim Neugeborenen ist die Nebenniere relativ groß – ihr Größenverhältnis zur Niere beträgt kurz nach der Geburt 1 : 3, im Erwachsenenalter nur noch 1 : 30.

➤ Nach der Geburt bilden sich die beiden Zonae der NNR relativ stark zurück (auf etwa die Hälfte). Nach der Pubertät zeigt die Nebenniere deutlich die charakteristische Dreiteilung. ◄

Entwicklungsanomalien

Durch eine partielle oder totale Verdoppelung der Ureterknospe kommt es bei etwa 2 % der Bevölkerung zu einem gespaltenen Ureter oder zu einer Ureterverdoppelung (Ureter duplex).

8.1.3 Grundkenntnisse der Entwicklung der Geschlechtsorgane und des Anorektalkanals in ihrer Bedeutung für die Entstehung von Fehlbildungen !! 6/18

Besonders prüfungsrelevant: Tabelle.

Die Geschlechtsorgane können unterteilt werden in
- Keimdrüsen – Ovar (= Eierstock) und Hoden,
- ableitende Teile.

Zu den Geschlechtsorganen zählen:
- bei der Frau: Ovar, Tuba uterina (= Eileiter), Uterus, Vagina und Labien (= Schamlippen);
- beim Mann: Hoden, Nebenhoden, Ductus deferens (= Samenleiter), Samenblase, Prostata und Penis.

Die spezifische Geschlechtsentwicklung kann in 3 Stadien unterteilt werden:
1. Stadium = Indifferenzstadium
2. Stadium = Festlegung des gonadalen (= keimdrüsenbedingten) Geschlechts
3. Stadium = Ausbildung der inneren und äußeren Geschlechtsteile.

1. Stadium
Das **Indifferenzstadium** reicht etwa bis zum Ende der 6. Entwicklungswoche. Das genetische Geschlecht wird bei der Befruchtung durch das X- oder Y-Chromosom determiniert (festgelegt). Die ersten Keimzellen sind ab der 3. Entwicklungswoche in der Wand des Dottersacks nachweisbar. Diese Keimzellen entwickeln sich zu den Urgeschlechtszellen.
Ab der 5. Woche verdickt sich an der medialen Seite der Urogenitalfalte das Zölomepithel zum Keimepithel, aus dem sich medial von der Urniere die Genitalleiste (syn.: Keimleiste) entwickelt (der Name „Keimepithel" ist irreführend, aus diesem Epithel entwickeln sich **keine** Keimzellen). ▶ Bis etwa zur 7. Entwicklungswoche kann man ein Embryo morphologisch nicht einem bestimmten Geschlecht zuordnen, das Embryo ist bis zu diesem Zeitpunkt potentiell bisexuell (daher Indifferenzstadium).

Aus dem mittleren Teil der Genitalleiste entwickeln sich die Keimdrüsen (beim Vorliegen eines Y-Chromosoms werden Hoden angelegt, fehlt das Y-Chromosom, so werden bei Vorliegen von 2 X-Chromosomen die Ovarien angelegt). In die Genitalleiste wächst das umgebende Mesenchym vor und bildet dadurch primäre Keimstränge.
Ab der 4. Woche wandern die Urgeschlechtszellen vom Dottersack entlang des an der dorsalen Bauchwand liegenden Mesenterium des Kolons (= Dickdarmgekröse) zur Anlage der Keimdrüsen, die die Urgeschlechtszellen in der 6. Woche erreichen und sich in den primären Keimsträngen einnisten.
In der 6. Woche sind auf beiden Körperseiten 2 Kanäle angelegt:
- **Urnierengang** (= **Wolffscher Gang**) – (s. Kapitel 8.1.2.)
- **Müllerscher Gang** – entsteht im Bereich der Urogenitalleiste aus dem Zölomepithel. Beide Müllerschen Gänge vereinigen sich und münden in den Sinus urogenitalis (weiter s. „Entwicklung der Geschlechtsorgane"). ◀

2. Stadium
Das 2. Stadium beginnt mit der Ausdifferenzierung der angelegten Keimdrüsen zum Hoden bzw. Ovar.

3. Stadium
▶ Die Keimdrüsen induzieren die weitere Entwicklung der inneren und äußeren Geschlechtsorgane (die Hoden induzieren die Weiterentwicklung über das von ihnen gebildete Hormon Testosteron). ◀

Entwicklung des männlichen Keims
In der 7. Entwicklungswoche ziehen die primären Keimstränge in die Gonadenanlage, wo sie die Hodenstränge bilden. Die Hodenstränge anastomosieren miteinander zum Rete testis, treten mit den **Urnierenkanälchen** in Beziehung und differenzieren sich zu den Tubuli seminiferi (= Hodengängen) und den Tubuli recti. ▶ In den **Tubuli seminiferi** entstehen aus den Zellen des Keimepithels die **Sertolischen Stützzellen** und aus den Urgeschlechtszellen die Spermatogonien (weiter s. Kapitel 1.1.3). ◀

▶ Die Urnierenkanälchen entwickeln sich zu den ableitenden Hodengängen (= Ductuli efferentes). Die **Ductuli efferentes** münden in den Urnierengang (= Wolffscher Gang), aus ihm entwickeln sich der **Ductus epididymidis** und der **Ductus deferens**.
Aus dem benachbarten Mesenchym entwickeln sich neben den Leydigschen Zellen, die schon im 4. Entwicklungsmonat das Hormon Testosteron produzieren, die Tunica albuginea (= bindegewebige Hodensackhülle).

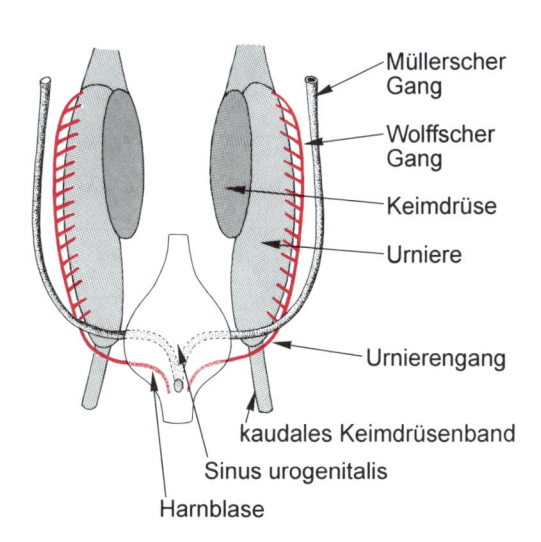

Abb. 8.12 *Geschlechtsentwicklung bei einem etwa 7 Wochen alten Embryo (Indifferenzstadium)*

Labels: Müllerscher Gang, Wolffscher Gang, Keimdrüse, Urniere, Urnierengang, kaudales Keimdrüsenband, Sinus urogenitalis, Harnblase

Die Spermatogonien benötigen um zu befruchtungsfähigen Spermien heranzureifen, eine um etwa 1,5 niedrigere Temperatur als sie in der Bauchhöhle herrscht. Daher kommt es nach dem 7. Entwicklungsmonat zum langsamen **Descensus** (= Herabsteigen) des Hodens in Richtung Hodensack. Mit oder kurz nach der Geburt sollten die beiden Hoden die Bauchhöhle durch den Processus vaginalis des Leistenkanals verlassen haben und im Hodensack liegen.

Der Descensus wird wahrscheinlich durch Gonadotropine und Androgene (Hormone) gesteuert. Das **Gumbernaculum testis** (= mesenchymaler Strang zwischen Hoden und Genitalwulst) wird dabei zur Leitstruktur. ◄

Entwicklung des weiblichen Keims

Beim weiblichen Embryo dringt Mesenchym in die primären Keimstränge ein und löst sie auf. Die Reste liegen als sekundäre Keimstränge im Rindenbereich des Ovars. In diesen Resten kommt es bis zum 4. Entwicklungsmonat zur raschen Vermehrung der Urgeschlechtszellen. ► Die sekundären Keimstränge zerfallen zu Eiballen, die 2 Zellarten enthalten:
- Ovogonien – gehen aus den Urgeschlechtszellen hervor
- Follikelzellen – gehen aus dem sekundären Keimstrang hervor. ◄

► Beim weiblichen Fetus findet wie beim männlichen ein, wenn auch viel weniger ausgeprägter Deszensus statt. Der Abstieg bis ins kleine Becken wird durch das kaudale Keimdrüsenband verursacht, das beim männlichen Embryo einen Teil des Gubernaculum testis bildet. Dieses **Keimdrüsenband** wird beim weiblichen Fetus zum Lig. ovarii proprium (liegt zwischen Ovar und Uterus) und zum Lig. teres uteri (= rundes Mutterband). Aus dem kranialen Teil des Keimdrüsenbandes entsteht das Lig. suspensorium ovarii. ◄

Entwicklung der Geschlechtsgänge

Aus den Gängen entwickeln sich die in der Tabelle gegenübergestellten Strukturen.

Embryonale Anlage	Mann	Frau
Indifferente Gonaden	Hoden	Ovar
Untere Gonadenfalte (Genitalbänder)	– – Gubernaculum testis	Lig. suspensorium ovarii Lig. latum uteri Lig. ovarii proprium und Lig. teres uteri
Urnierenkörperchen	Rete testis	Rete ovarii (rudimentär)
Wolffscher Gang (Urnierengang)	Ductus epididymidis Ductus deferens Vesicula seminalis Trigonum vesicae (Harnblasendreieck) Appendix epididymidis	Gartnerscher Gang (rudimentär) Trigonum vesicae –
Müllerscher Gang	Appendix testis (rudimentär) Utriculus prostaticus	Tuba uterina Uterus Vagina
Ureterknospe	Ureter, Nierenbecken und Sammelrohre der Niere	wie beim Mann
Genitalhöcker	Glans penis Fossa navicularis der Urethra	Klitoris (Kitzler)
Sinus urogenitalis	Harnblase Prostata Anfangsstück der Urethra Pars spongiosa des Penis	Harnblase Gll. paraurethrales Urethra (Harnröhre) Scheidenvorhof
Urogenitalfalten	Schwellkörper der Urethra Penis mit Corpus cavernosum und spongiosum	Labia minor
Genitalwülste	Skrotum	Labia major

▶ Beim männlichen Keim degeneriert der Müller'sche Gang. In der Prostata kann er als **Utriculus prostaticus** und am Hoden als **Appendix testis** (= bläschenförmiger Anhang) teilweise erhalten bleiben. Beim weiblichen Keim degeneriert der Wolff'sche Gang zum Epoophoron. Er kann als **Gartner-Gang** teilweise erhalten bleiben und liegt dann neben der Vagina. ◀

▶ Als Reste der zuvor erwähnten Strukturen (= Residualstrukturen) können erhalten bleiben:

Beim Mann:
- **Appendix testis** – liegt am oberen Hodenpol als Rest des Müller'schen Gangs.
- **Appendix epididymidis** – liegt am Kopf des Nebenhodens als Rest des Wolff'schen Gangs. ◀

▶ Bei der Frau:
- Epoophoron (= Nebeneierstock) – liegt als Rest des Wolff'schen Gangs in der Mesosalpinx (= Eileitergekröse).
- **Appendices vesiculosae** – liegen als kleines bläschenförmiges Ende des Wolff'schen Ganges in der Nähe des Infundibulum tubae uterinae. ◀

> **Merksatz:**
> Lieschen Müller und Herr Wolfgang
> Lieschen Müller (bei der Frau bleibt der Müller'sche Gang erhalten).
> Herr Wolfgang (beim Mann bleibt der Wolff'sche Gang erhalten).

Entwicklung des äußeren Geschlechts und des Anorektalkanals

Auf beiden Seiten der in Kapitel 8.1.2 beschriebenen Kloakenmembran bildet sich je eine Kloakenfalte, die sich an der Spitze vereinigen. Aus dieser Spitze entsteht der Genitalhöcker. Aus den Resten der Kloakenmembran entstehen die Anal- und Urogenitalmembran und damit zwei Urethral- und Analfalten. Im Bereich der Urethralfalten entstehen die Genitalwülste.

Entwicklungsanomalien

Beim **Hermaphroditismus** (= echtes Zwittertum) besitzt der betroffene Mensch infolge eines Defekts des Y-Chromosoms sowohl Hoden als auch Eierstöcke.

Beim **Pseudohermaphroditismus** (= unechtes Zwittertum) besitzt der betroffene Mensch die Keimdrüse (= Hoden oder Ovar) des einen und die Geschlechtsmerkmale des anderen Geschlechts. Es wird zwischen männlichem und weiblichem Pseudohermaphroditismus unterschieden.

Beim männlichen Pseudohermaphroditismus bleiben infolge eines Hormondefekts (kein oder fehlerhaftes Testosteron) die Müller'schen Gänge erhalten während der Wolff'sche Gang zugrunde geht. Der betroffene Mensch hat ein weibliches Aussehen und besitzt Hoden.

Beim weiblichen Pseudohermaphroditismus wird von der weiblichen Nebennierenrinde zuviel Androgen produziert, so daß ein männliches Aussehen entsteht, aber Eierstöcke (= Ovarien) vorhanden sind. Die Klitoris ist penisartig entwickelt, die großen Schamlippen sind hodensackartig vergrößert.

Als **Kryptorchismus** (= „verborgene" Bauchhöhlenhoden) bezeichnet man den fehlenden Deszensus der Hoden. Wenn der Krytorchismus nicht rechtzeitig durch Hormongaben behandelt wird, kommt es zur Sterilität (die Spermien werden nur bei einer Temperatur von etwa 35 Grad gebildet, und die herrscht nur im Hodensack).

Als **Hypospadie** wird eine untere Harnröhrenspalte bezeichnet, bei der die Harnröhre nicht an der Eichel sondern an der Unterseite des Penis mündet.

Als **Epispadie** wird eine obere Harnröhrenspalte bezeichnet, bei der die Harnröhre auf der Oberseite des Penis mündet.

8.2 Organe des Magen-Darm-Kanals

Die Nahrung wird im Mund zerkleinert und mit Speichel durchmischt, wodurch die Nahrung u.a. gleitfähig wird. Im Magen wird die Nahrung vorübergehend gespeichert und in einen Speisebrei umgewandelt. Im Dünndarm erfolgt die chemische Spaltung und Resorption der Nahrung. Der verbleibende Rest wird über den Dickdarm ausgeschieden.

Die Nahrung nimmt folgenden Weg:
- Mund (Kapitel 5.4.3)
- Pharynx (= Schlund – Kapitel 5.4.9)
- Oesophagus (= Speiseröhre – Kapitel 7.3)
- Ventrikel (= Magen – Kapitel 8.2.1)
- Dünndarm (= Intestinum tenue) – wird unterteilt in:
  - Duodenum (= Zwölffingerdarm – Kapitel 8.2.2)
  - Jejunum (= Leerdarm – Kapitel 8.2.3)
  - Ileum (= Krummdarm – Kapitel 8.2.3)

- Dickdarm – wird unterteilt in:
  - Caecum (= Blinddarm – Kapitel 8.2.4)
  - Appendix vermiformis (= Wurmfortsatz – Kapitel 8.2.4)
  - Kolon (= Grimmdarm – Kapitel 8.2.5)
  - Rektum (= Mastdarm – Kapitel 8.2.6)
- Anus.

  - Lamina propria mucosae (= Schleimhautbindegewebe)
  - Lamina muscularis mucosae (= Schleimhautmuskelschicht)
- **Tela submucosa** (= submuköse Bindegewebsschicht)
- **Tunica muscularis** (= Muskelhaut) – wird unterteilt in:
  - Stratum circulare (= Ringmuskelschicht)
  - Stratum longitudinale (= Längsmuskelschicht)
- **Tunica adventitia** bzw. **Tela subserosa**
- **Tunica serosa** (= Peritoneum viscerale) – wird unterteilt in:
  - Lamina propria serosae
  - Lamina epithelialis serosae (= Mesothel).

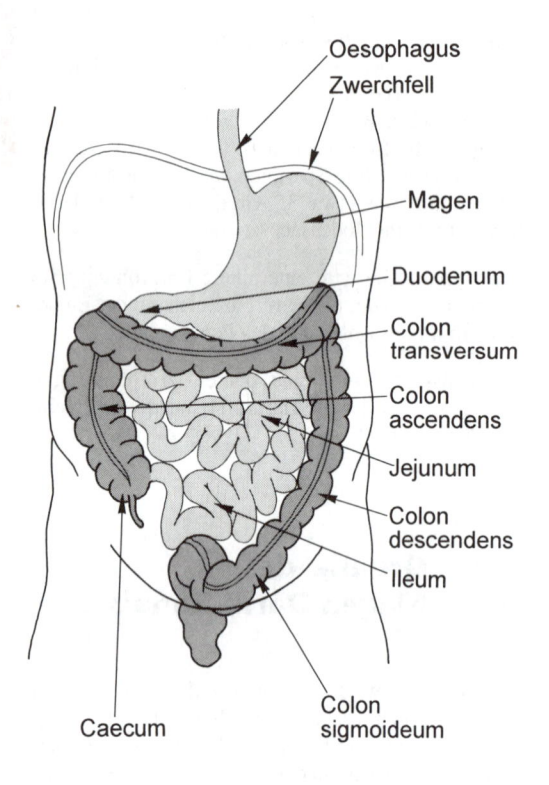

Abb. 8.13 Darmbauch von ventral

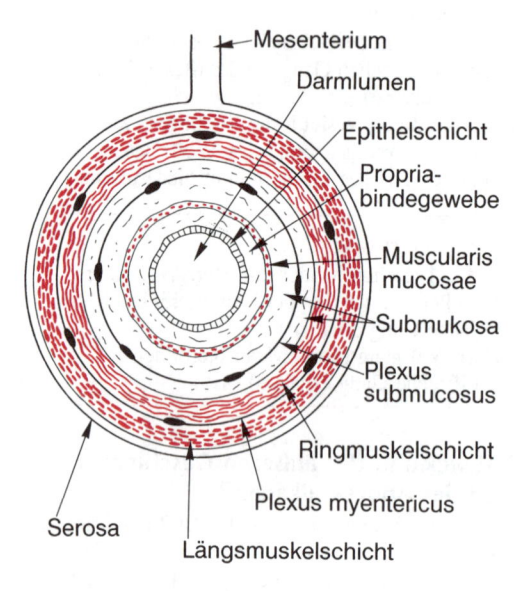

Abb. 8.14 Schematisierter Querschnitt durch den Magen-Darm-Kanal

Mikroskopische Anatomie der Darmwand

Die einzelnen Abschnitte des Verdauungskanals (vom Oesophagus bis zum Rektum) sind nach einem einheitlichen Bauprinzip aufgebaut, das in den einzelnen Abschnitten jedoch variieren kann.
Von innen nach außen bestehen die einzelnen Abschnitte des Verdauungskanals aus folgenden Schichten:
- **Tunica mucosa** (= Schleimhaut) wird unterteilt in:
  - Epithelium mucosae (= Epithelschicht)

Tunica mucosa
(= Schleimhaut = Mukosa)

Die Tunica mucosa kleidet das Darmlumen aus. Wie die Bezeichnung schon sagt, ist die Schleimhaut von Schleim überzogen. Der Schleim wird von exokrinen Drüsenzellen gebildet, die in der Tunica mucosa liegen. In der Magen- und Dünndarmschleimhaut kommen enteroendokrine Zellen vor, deren Hormone u.a. regulierend auf die Darmwand und das Pankreas wirken (s. auch Kapitel 8.2.2).
(Weiter S. 420)

Differential-Diagnose des Verdauungs-Traktes

	Oesophagus	Magen	Duodenum	Jejunum	Ileum	Appendix vermiformis	Kolon
Epithel	mehrschichtig unverhorntes Plattenepithel	einschichtig hochprismatisches Epithel	einschichtig hochprismatisches Epithel	wie Duodenum	wie Duodenum	wie Duodenum	wie Duodenum
Becherzellen (exokrin)	–	–	+	+	+	+	+++
Paneth'sche Körnerzellen (exokrin)	–	–	+ (im Fundus der Krypten)	+	+	–	–
basalgekörnte Zellen (endokrin)	–	+ (Pars pylorica)	+	+	+	+	+
Falten	Längsfalten	–	++ dicht stehende Plicae circulares	+ hohe Plicae circulares	+ niedrigere oder keine Plicae circulares	–	–
Zotten	–	–	Villi intestinales	Zotten lang und fingerförmig	Zotten kürzer	–	–
Krypten	–	(Foveolae)	Gll. intestinales (Kryptentiefe nimmt von oben nach unten zu) flach	+ flach	+ tiefer	+ flach	+ (besonders tief)
muköse Drüsen	–	Gll. gastricae (mit Haupt-, Beleg- u. Nebenzellen); Gll. cardiacae (mukoid); Gll. pyloricae (mukoid)	–	–	–	–	–
submuköse Drüsen	Gll. oesophageae (mukös)	–	Gll. duodenales (mukoid). Für Duodenum charakteristisch - unterscheidet sich dadurch vom Jejunum und Ileum	–	–	–	–
Muskularis	In den oberen 2/3 quergestreift, im unteren Drittel glatte Muskulatur innen: Stratum circulare, außen: Stratum longitudinale	3 Schichten: außen: Stratum longitudinale, Mitte: Stratum circulare, innen: Fibrae obliquae	2 Schichten: innen: Stratum circulare, außen: Stratum longitudinale	wie Duodenum	wie Duodenum	wie Duodenum	wie Duodenum (besitzt Taeniae libra, mesocolica und omentalis)
Folliculi lymphatici	+	+	+ (Peyer'sche Plaques)	+	++ (Peyer'sche Plaques)	+++	++ (Solitärfollikel)
Serosa	–	+	(+)	+	+	+	(+)
Adventitia	+	–	+	–	–	–	–

+ = vorhanden +++ = sehr viele
++ = viele – = fehlen
Die rot unterlegten Felder sind charakteristisch für diesen Darmabschnitt

Die Tunica mucosa besteht aus folgenden 3 Schichten:
- **Epithelium mucosae (= Epithelschicht)**

Sie besteht im Bereich des Oesophagus (= Speiseröhre) aus unverhorntem, mehrschichtigem Plattenepithel und vom Magen an aus einschichtigem, hochprismatischem Epithel (= Zylinderepithel). Bis auf den Oesophagusbereich ist die Tunica mucosa von vielen Drüsenzellen durchsetzt.

- **Lamina propria mucosae** (= Schleimhautbindegewebe = **Propriabindegewebe**)

Das Propriabindegewebe ist durch eine Basalmembran (= Basallamina) von der Epithelschicht getrennt. Das Propriabindegewebe besteht aus lockerem, zumeist retikulärem Bindegewebe, das von Nerven und kleinen Gefäßen durchzogen wird. In dieser Schicht kommen vereinzelt glatte Muskelzellen vor (im Dünndarmbereich). Daher wirkt die Lamina propria mucosae bei Veränderungen der Darmwand (Gewebeverschiebung) mit. Wichtig ist diese Schicht für die Abwehr. Bei Entzündungen findet man außerdem freie Zellen, z.B. Plasmazellen, Granulozyten und Lymphozyten. Die der Abwehr dienenden Lymphozyten bilden an zahlreichen Stellen Lymphfollikel (u.a. im Ileum als Peyer'sche Plaques), weshalb die Lamina propria mucosae auch als wichtiges Immunorgan betrachtet wird.

- **Lamina muscularis mucosae** (= Schleimhautmuskelschicht = Muscularis mucosae).

Sie besteht aus einer dünnen Schicht glatter Muskelzellen, die spiralartig verlaufen und der Motorik (= Eigenbeweglichkeit) der Tunica mucosa und der Dehnung des Darms dienen.

Tela submucosa (= submuköse Bindegewebsschicht = Submukosa)

➤ Die Submukosa besteht aus locker angeordneten Kollagenfasern und elastischen Netzen. Sie ist die wichtigste Verschiebeschicht der Darmwand, indem sie Verschiebungen zwischen der Tunica mucosa gegen die Tunica muscularis zuläßt. ◄

➤ In der Submukosa liegen Nerven und Nervenzellgruppen, die als vegetativer **Plexus submucosus** (= **Meissner'scher Plexus**) bezeichnet werden. Der Plexus submucosus innerviert die Muscularis mucosae und die Drüsen. ◄

Außerdem verlaufen in der Submukosa größere Gefäße für die Versorgung der Tunica mucosa. Im Bereich des Duodenum liegen in der Submukosa größere Drüsen.

Die Gefäße dienen der Versorgung der Darmwand sowie dem Abtransport der resorbierten Stoffe (über Venen und Lymphgefäße).

Tunica muscularis (= Muskularis)

➤ Die Muskularis besteht im oberen Drittel des Oesophagus und am Anus aus quergestreifter Muskulatur. Im ganzen übrigen Bereich des Rumpfdarms (= von den unteren 2/3 des Oesophagus bis zum Rektum) besteht die Muskularis aus glatten Muskelzellen, die aus ◄
- einer inneren (= zur Submukosa hin gelegenen) Ringmuskelschicht = Stratum circulare und
- einer äußeren Längsmuskelschicht = Stratum longitudinale besteht.

Die Muskelbündel des Stratum circulare verlaufen um den Darm herum, die des Stratum longitudinale parallel zum Darm.

➤ Zwischen beiden Muskelschichten liegt eine dünne Bindegewebsschicht, in der neben Blutgefäßen als Nervengeflecht der **Plexus myentericus** (= **Plexus Auerbach**) liegt, der die Muskularis innerviert. ◄

Die Muskelschicht in der Lamina muscularis mucosae und der Tunica muscularis dienen der **peristaltischen Bewegung** des Darms. Dabei verlaufen die peristaltischen Kontraktionswellen regelmäßig in Richtung Rektum.

Daneben gibt es
- **Segmentbewegungen**, wodurch sich in einem bestimmten Darmbereich die Darmweite ändert, sowie
- **Pendelbewegungen**, bei der sich die Lage eines Darmbereich ändert.

Die peristaltische Kontraktion dient dem Transport, Segment- und Pendelbewegungen dienen der Durchmischung des Nahrungsbreis.

Tunica adventitia (= Adventitia)

Die Adventitia umhüllt die Muskularis im Bereich des Darmrohrs überall dort, wo der Rumpfdarm außerhalb des Peritoneum (= Bauchfell) liegt – ein Peritonealüberzug (= Tunica serosa) also fehlt.

➤ Die Adventitia findet man somit
- bei extraperitonealen Rumpfdarmbereichen (Oesophagus)
- bei retroperitoneal liegenden Rumpfdarmbereichen (Teilen des Duodenum, Colon ascendens, Colon descendens, Teil des Rektum). ◄

Die Adventitia bildet in diesen Bereichen eine lockere und gefäßführende Bindegewebsschicht, die dazu dient, den Darmbereich mit der Umgebung zu verbinden.

Die charakteristischen Merkmale der einzelnen Abschnitte des Verdauungstraktes sind in der **Tabelle** zusammengefaßt.

Tela subserosa
Sie bildet eine Bindegewebsschicht, die die Muskularis mit der Tunica serosa verbindet.

Tunica serosa (= Peritoneum viscerale = Serosa)
Die Serosa bildet eine glänzende Haut, die als Peritoneum viscerale (= viszerales Bauchfell) die Oberfläche der innerhalb der Bauch- und Beckenhöhle liegenden Organe (und Darmbereiche) überzieht – die Serosa kommt somit in den Darmbereichen vor, die in die Bauchhöhle hineinragen.

Die Serosa besteht aus 2 Schichten:
- Lamina propria serosae – sie besteht aus einer dünnen Schicht längs- und querverlaufender elastischer Fasern
- Lamina epithelialis – bildet die oberflächliche Schicht. Sie besteht aus einem einschichtigen Plattenepithel, das sich aus dem Mesenchym entwickelt hat und Mesothel genannt wird.

8.2.1 Magen   !!! 7/24

Der **Magen** (= Gaster, syn.: Ventriculus) erfüllt im wesentlichen 3 Aufgaben:
- Er speichert für eine begrenzte Zeit die aufgenommene Nahrung.
- Er bildet Salzsäure (= HCl), deren saurer pH die mit der Nahrung aufgenommenen Bakterien abtötet und die proteolytischen Enzyme aktiviert.
- In ihm wird die Nahrung durch Magensaft in einen Speisebrei (= Chymus) umgewandelt. Mittels Verdauungsenzymen werden Proteine abgebaut sowie Fette durch Hydrolyse verflüssigt.

Unterteilung des Magens
Der Magen wird in 4 Abschnitte unterteilt:
- Pars cardiaca = Einmündung des Oesophagus (Speiseröhre) in den Magen
- Fundus gastricus (ventriculi) = Magenkuppel
- Corpus gastricum (ventriculare) = Magenkörper
- Pars pylorica = Magenausgang

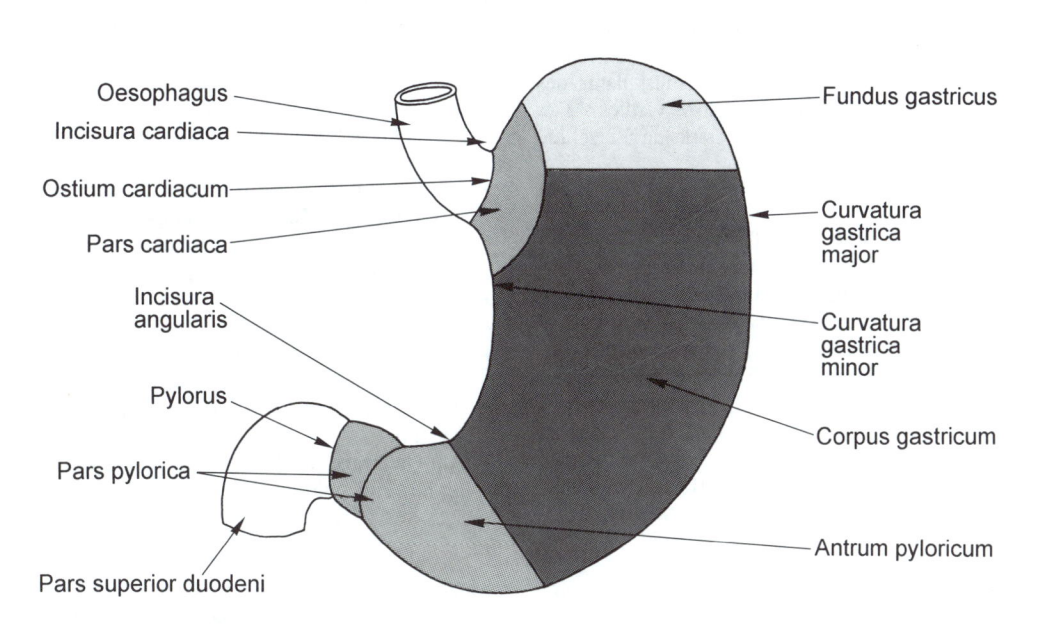

Abb. 8.15 Magen (schematisiert)

▶ Der Oesophagus mündet nicht in die höchstgelegene Magenstelle sondern rechts in die Kardia (= Ostium cardiacum) der **Pars cardiaca**. Ein Schließmuskel fehlt in diesem Bereich. Die Pars cardiaca ist etwa 1 cm lang.

Der am höchsten gelegene Teil des Magens wird **Fundus (= Magenkuppel)** genannt. Der Fundus wird durch die spitzwinklige **Incisura cardiaca** von der Pars cardiaca getrennt. Beim stehenden Menschen ist der Fundus meist mit einer Luftblase (= Magenblase) gefüllt, so daß der Fundus der linken Zwerchfellkuppel direkt anliegt. ◀

Am Magen wird eine kleine **Magenkrümmung (= Curvatura minor)** und eine **große Magenkrümmung (= Curvatura major)** unterschieden. Die Curvatura major und die Curvatura minor umschließen den Hauptteil des Magens, der Corpus gastricum (= Magenkörper) genannt wird.

Durch das Corpus gastricum gelangt der Nahrungsbrei in die horizontal liegende **Pars pylorica** und weiter zum Magenausgang, der **Pylorus** (= Pförtner) genannt wird. Die Pars pylorica umfaßt den Bereich vom Antrum pyloricum über den etwa 3 cm langen Canalis pyloricus bis zum Pylorus (= Magenpförtner).▶ Im Röntgenbild ist der Beginn der Pars pylorica durch die **Incisura angularis** zu erkennen, die an der tiefsten Stelle der Curvatura minor liegt und dort einen Knick macht. ◀

Mit dem Magenpylorus endet der Magen und geht in den Bulbus des Duodenum (= Bulbus duodeni) über. ▶ Im Pylorus ist die innere Ringmuskulatur des Magens zum **M. sphincter pylori** verdickt. Der M. sphincter pylori bildet den stärksten Verschluß des Magen-Darm-Trakts. ◀

Lage und Peritonealverhältnisse
▶ Der Magen liegt intraperitoneal. Er ist fast vollständig von Peritoneum (= Bauchfell) umgeben.
   Mit seinem größten Teil liegt der Magen unter dem linken Rippenbogen links von der Wirbelsäule.
   Da der Oesophagus im Hiatus oesophageus des Zwerchfells befestigt ist, ist die Lage der Pars cardiaca konstant. Ebenfalls relativ konstant liegt die Pars pylorica, weil das Duodenum im unteren Bereich retroperitoneal und damit fest fixiert liegt, so daß die Bewegungsmöglichkeiten der Pars pylorica stark eingegrenzt sind. ◀

▶ Auf die Wirbelsäule bezogen liegen:
- Ostium cardiacum – 11.–12. Brustwirbel
- Magenknie (= unterster Punkt der Curvatura major) – in der Mitte zwischen Proc. xiphoideus (Brustbein) und Nabel. Beim stehenden Patienten mit gefülltem Magen bis unterhalb des Nabels – 4.–5. Lendenwirbel.
- Pars pylorica – 1.–3. Lendenwirbel. In Rückenlage liegt er zwischen dem 12. Brust- und 1. Lendenwirbel. ◀

▶ Zwischen der Curvatura minor und der Leber sowie der Pars superior des Duodenum spannt sich als Peritonealplatte das Omentum minus. An der Curvatura major ist das Omentum majus befestigt, das schürzenartig den Darm bedeckt. ◀

▶ Die **Curvatura minor** ist mit der Leber verbunden durch das:
- Omentum minus (= kleines Netz)
- Lig. hepatogastricum. ◀

▶ Die Curvatura major ist verbunden durch nachfolgende Teile des Omentum majus:
- Lig. gastrosplenicum mit der Milz
- Lig. gastrocolicum mit dem Colon transversum
- Lig. gastrophrenicum mit dem Zwerchfell. ◀

Topographie
- ▶ Mit seinem größten Teil liegt der Magen unter dem linken Rippenbogen links von der Wirbelsäule.
- Der Fundus grenzt kranial an die Pars costalis der linken Zwerchfellkuppel und ventral an den Recessus costodiaphragmaticus. So ist der Magen nur durch das Zwerchfell von der Lunge getrennt.
- Die Pars cardiaca und Teile des Fundus und des Magenkörpers (Curvatur minor) liegen hinter dem linken Leberlappen.
- Im epigastrischen Winkel kann die Vorderwand des Magens der Bauchwand direkt anliegen. Zum größten Teil liegt die Vorderwand jedoch hinter dem Zwerchfell und den Rippen sowie der Leber.
- Die Curvatura major (und der Fundus) grenzt dorsal/lateral an die Milz.
- Der Magenkörper (Corpus) ist dorsal nur durch die Bursa omentalis (Netzbeutel) vom Schwanz des Pankreas und der linken Niere und Nebenniere getrennt.
- Am Unterrand des Magenkörpers (Curvatura major und Pars pylorica) verläuft das Colon transversum. ◀

Klinik: Bei Zwerchfellhernien können Teile des Magens durch den Hiatus oesophageus aus der Bauch- in die Brusthöhle gelangen (s. Kapitel 6.2.5).

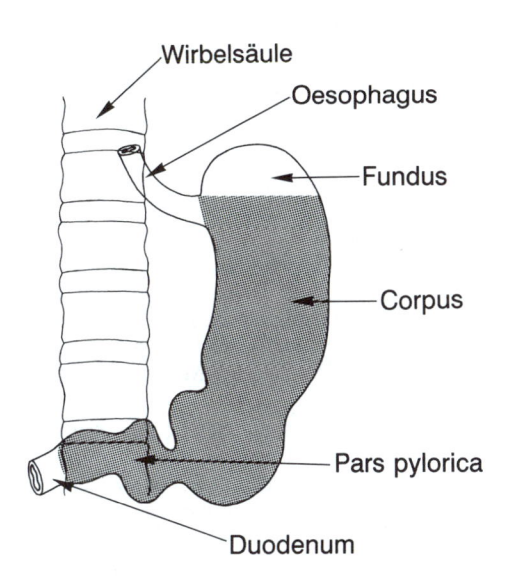

Abb. 8.16 Lage des Magens zur Wirbelsäule

Funktion
Der leere Magen ist mit Ausnahme des Fundus schlauchförmig verengt. Nach einer Nahrungsaufnahme legt sich die Magenwand immer dem Inhalt an. Die aufgenommene Nahrung verweilt etwa 2–4 Stunden im Magen. Von Schrittmacherzellen in der Mitte des Corpus wird die Muskulatur reflektorisch zu peristaltischen Kontraktionen im unteren Magenabschnitt angeregt. Die dadurch entstehenden Kontraktionswellen dienen der Entleerung. Der Nahrungsbrei wird portionsweise durch Kontraktion der Ringmuskulatur durch den Pyloruskanal in das Duodenum gedrückt.

Innervation und Gefäßversorgung
(siehe auch die Winterthur-Verlaufsbeschreibungen).
➤ Der Magen wird sympathisch und parasympathisch innerviert.
Die sympathischen Nervenfasern gelangen vom Grenzstrang (= Truncus sympathicus) zu den Nn. splanchnici, in denen sie zum Ganglion coeliacum gelangen. Im Ganglion coeliacum werden die Nervenfasern von prä- auf postganglionär umgeschaltet und ziehen zum Magen weiter.
Die parasympathische Innervation erfolgt über die beiden Nn. vagi. Der linke N. vagus versorgt als Truncus vagalis anterior die vordere Magenfläche, der rechte N. vagus als Truncus vagalis posterior die hintere Magenfläche (s. auch Kapitel 5.5). ◄

➤ Durch den Sympathikus werden
- die peristaltischen Bewegungen des Magens gehemmt
- und die Gefäße verengt.

Durch den Parasympathikus wird/werden
- die Magenmotorik erhöht,
- die Sekretion von HCL und Magensaft erhöht,
- die G-Zellen zur Gastrinabgabe stimuliert und
- die Gefäße erweitert. ◄

➤ Der Magen ist sehr gut mit blutzuführenden Gefäßen versorgt. Er erhält sein Blut aus Ästen der nachfolgend aufgeführten Arterien, die aus dem Truncus coeliacus hervorgehen: A. hepatica communis, A. splenica, A. gastrica sinistra (s. auch Kapitel 8.9.2).

Die den Magen versorgenden Arterien bilden je einen Arterienbogen im Bereich der Curvatura major und der Curvatura minor (große und kleine Magenkurvatur).

Der Arterienbogen an der Curvatura minor liegt im Omentum minus und wird gebildet von:
- A. gastrica sinistra – direkt aus Truncus coeliacus
- A. gastrica dextra – geht aus der A. hepatica propria, manchmal direkt aus der A. hepatica communis hervor.

Der Arterienbogen an der Curvatura major liegt im Omentum majus und im Lig. gastrosplenicum. Er wird gebildet von:
- A. gastroomentalis dextra (Ast der A. gastroduodenalis)
- A. gastroomentalis sinistra (Ast der A. splenica)
- Aa. gastricae breves (Äste der A. splenica) – versorgen den Magenfundus. ◄

➤ Den beiden Arterienbögen entsprechen 2 Venenbögen, die parallel zu den Arterien verlaufen. An Venen kommen vor:
von der Curvatura minor:
- V. gastrica dextra (direkt zur V. portae)
- V. gastrica sinistra (direkt zur V. portae)
- V. praepylorica (in die V. gastrica dextra).

von der Curvatura major:
- V. gastroomentalis dextra (zur V. mesenterica superior)
- V. gastroomentalis sinistra (zur V. splenica)
- Vv. gastricae breves (zur V. splenica). ◄

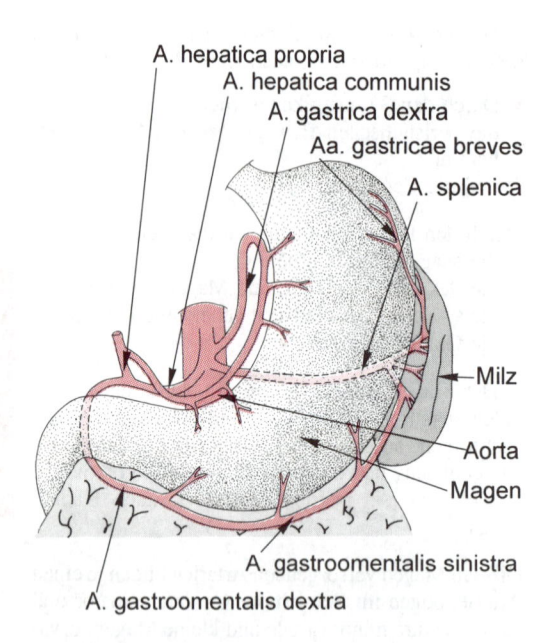

Abb. 8.17 Gefäßversorgung im Magenbereich

▶ Der weitere venöse Abfluß erfolgt bei den aufgeführten Venen direkt oder indirekt über die V. portae zur Leber und von dort in die V. cava inferior. Venen im Bereich der Kardia des Magens bilden Anastomosen mit Ösophagusvenen und stehen somit mit der V. azygos bzw. hemiazygos in Verbindung. ◀

Klinik: ▶ Ist der Abfluß zur V. portae behindert, so entstehen u.a. über die Oesophagusvenen portokavale Anastomosen (siehe Kapitel 8.10.4). ◀

Die Lymphe gelangt in der Magenschleimhaut zunächst zum zarten Plexus mucosus, von dort zum ebenfalls noch in der Schleimhaut liegenden Plexus submucosus und von hier zu den nachfolgend aufgelisteten regionalen Lymphknoten:
- aus Curvatura minor – entlang der A. gastrica sinistra zu den Nll. gastrici dextri und sinistri und weiter zu den Nll. coeliaci
- aus milznahem Bereich – entlang der A. splenica zu den Nll. splenici und weiter zu den Nll. coeliaci
- aus Curvatura major – entlang der Aa. gastroomentalis zu den Nll. gastroomentalis dextri und sinistri und rechts weiter zu den Nll. hepatici, links zu den Nll. pancreatici.
- aus Pylorus – zu den Nll. pylorici und weiter zu den Nll. coeliaci.

▶ Aus allen aufgeführten Lymphknoten fließt die Lymphe durch die Nll. coeliaci zum Ductus thoracicus (= Brustmilchgang). ◀

Klinik: ▶ Beim Magenkarzinom kann es im fortgeschrittenen Stadium (Metastasierung) über die Lymphwege zum Befall des **Virchow-Lymphknotens** kommen, der dann auf der linken Körperseite oberhalb der Clavicula hinter dem Ansatz des M. sternocleidomastoideus zu tasten ist. ◀

Mikroskopische Anatomie
(Zum Aufbau s. Kapitel 8.2)
Im Ostium cardiacum geht das mehrschichtige, unverhornte Plattenepithel des Oesophagus ohne Übergang in das einschichtige hochprismatische Epithel des Magens über. In der darüberliegenden Wand des Oesophagus kann versprengt auf kleinen Bereichen einschichtiges hochprismatisches Magenepithel vorkommen.

Die Epithelzellen haben nur eine Lebensdauer von 3–5 Tagen und werden dann ins Lumen abgestoßen. Sie werden von Zellen, die den Nebenzellen im Drüsenhals entstammen (s. weiter unten), ersetzt.

Die die Mageninnenfläche überziehende Tunica mucosa (Schleimhaut) ist 0,5–1 mm dick. Ihr Aufbau wird in Kapitel 8.2 beschrieben. Die Besonderheiten sind nachfolgend aufgeführt.

Die **Lamina epithelialis** besteht aus einem einschichtigen hochprismatischen Epithel, dessen Zellen PAS-positiv sind.

Bei der Oberfläche der Magenschleimhaut kann zwischen einem Hoch- und einem Flachrelief unterschieden werden. Das Hochrelief besteht vor allem aus längs verlaufenden groben Schleimhautfalten, die **Plicae gastricae** genannt werden. ▶ Sie stellen Reservefalten dar, damit sich der Magen bei Bedarf dehnen kann.

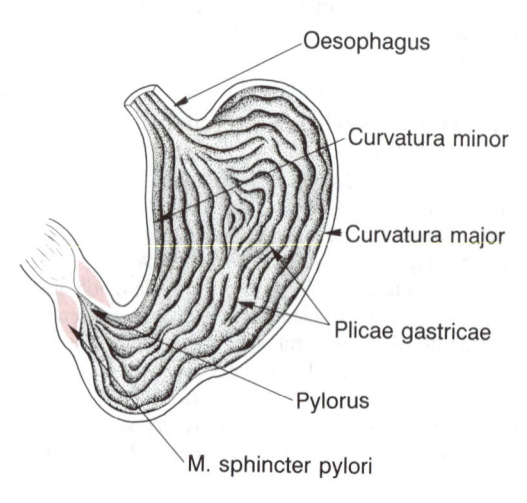

Abb. 8.18 Eröffneter Magen

Diese Plicae verlaufen an der kleinen Magenkurvatur in Längsrichtung und bilden dort die Magenstraße, die für den Durchlauf von Flüssigkeit frei bleibt. Auf der Oberfläche der Plicae liegen als Flachrelief pflastersteinartige **Magenfelder (= Areae gastricae)**, auf denen punktförmig Foveolae gastricae (= Magengrübchen) münden. In die Magengrübchen münden im Corpus- und Fundusbereich die vereinigten Ausführgänge der tubulösen Glandulae gastricae (Magendrüsen). Die Schleimhautzellen des Oberflächenepithels sezernieren einen Schleim, der die Mageninnenwand überzieht und sie vor Selbstverdauung schützt. Dieser Schleim kann wegen seines hohen Proteinanteils von HCL (Salzsäure) nicht aufgelöst werden. Über diesen hochviskösen Schleim legt sich eine von den Nebenzellen und Isthmuszellen (s. mikroskopische Anatomie weiter unten) gebildete Schleimschicht. ◄

▶ Die Sekretion von Magensaft wird gesteuert:
- nerval – stimulierend wirkt der N. vagus (seine parasympathischen Fasern), hemmend der Sympathikus.
- hormonal – über das Hormon Gastrin, das über den Blutweg in die Belegzellen gelangt und dort die HCl-Sekretion erhöht. Die Freisetzung von Gastrin wird durch Somatostatin gehemmt, das von den den G-Zellen benachbart liegenden D-Zellen gebildet wird.

Bei Neugeborenen liegt der ph des Magensafts noch bei etwa 7,0, was für die Immunabwehr von Vorteil ist, weil dadurch die in der Muttermilch enthaltenen IgM-Antikörper im Magen nicht zersetzt werden. ◄

Klinik: Ist die Schleimproduktion gestört (z.B. durch Medikamente) und die Magenwand durch fehlenden Schleimüberzug stellenweise nicht vor HCl geschützt, so kann es an diesen Stellen zu Magengeschwüren kommen.

Die bereits erwähnten tubulösen **Gll. gastricae** (Magendrüsen) liegen in der Lamina propria mucosae, sie können bis zur Lamina muscularis mucosae reichen.

▶ Die **Tunica muscularis** besteht im Gegensatz zum übrigen Verdauungskanal aus 3 Schichten glatter Muskelfasern: ◄
- Stratum obliquum (= innere schräge Schicht) – in ihr laufen die Muskelfasern schräg (kommt im übrigen Verdauungstrakt nicht vor).
- Stratum circulare (= innere Ringmuskelschicht) – in ihr verlaufen die Muskelfasern ringförmig.
- Stratum longitudinale (= äußere Längsmuskelschicht) – in ihr verlaufen die Muskelfasern in Längsrichtung.

▶ Beim Übergang vom Oesophagus zum Magen zeigt die Tunica muscularis im Gegensatz zum Epithel keine scharfe Grenze; die Muskelschichten gehen ineinander über. Ein besonderer Schließmuskel zum Oesophagus ist nicht vorhanden. Die im unteren Oesophagusteil „verdrehte" Tunica muscularis dient als funktioneller Verschluß („funktioneller Kardiasphinkter"), indem sie bei Längsspannung einen Dehnungsverschluß verursacht und somit verhindert, das Magensaft in den Oesophagus zurückfließt. ◄

Klinik: Ein Reflux des Mageninhalts in den Oesophagus verursacht das „Sodbrennen".

Im Bereich der Pars pylorica ist die Tunica muscularis nur noch zweischichtig. Die Ringmuskelschicht verdickt sich am Pylorus zum M. sphincter pyloricus.
▶ Zwischen der Ring- und der Längsmuskelschicht liegt der **Plexus myentericus** (= Plexus Auerbach), der die motorische Funktion der Tunica muscularis steuert. ◄
Außen ist der Magen von **Mesothel** umgeben.

Magendrüsen
▶ In der Lamina propria mucosae können drei Bereiche mit den für sie jeweils typischen Magendrüsen unterschieden werden. ◄

Fundusdrüsen
▶ Die Fundusdrüsen kommen im Fundus und im Korpus des Magens vor. Für diese Bereiche sind die **Glandulae gastricae propriae** (Hauptdrüsen) charakteristisch. Unter dem Mikroskop erkennen Sie viele eng beieinander liegende, lang gestreckte Tubuli, die ein enges Lumen haben. Die Tubuli sind selten verzweigt und am Ende etwas gewunden. Häufig münden mehrere Drüsen in jeweils eine der etwa 1–2 mm tiefen **Foveolae gastricae**. Die Drüsenschläuche enthalten verschiedene Zellarten: Im Drüsengrund liegen Hauptzellen, im mittleren Teil des Drüsenschlauchs liegen Beleg- und Hauptzellen, die den Tubuli außen aufsitzen. Im Drüsenhals (= Schlauchende, kurz vor der Mündung in die Foveolae) liegen Neben- und Belegzellen. Am Drüsenausgang (Isthmus) liegen Isthmuszellen, die einen neutralen Schleim bilden. ◄
- ▶ **Nebenzellen** – bilden einen sauren, leicht löslichen Schleim, der aus sauren Mukopolysacchariden besteht und dem Magensaft beigegeben wird. Die Nebenzellen sind PAS-positv. Die Zellkerne

liegen basal. Die Regeneration des Oberflächenepithels sowie die Bildung neuer Hauptzellen erfolgt von den Nebenzellen her.
- **Hauptzellen** – produzieren Pepsinogen sowie Kathepsin. Pepsinogen wird im Magen zu Pepsin umgebildet, das seinerseits der Proteinspaltung dient. Da die Hauptzellen viel Protein spalten (mittels Pepsinogen), enthalten sie viel Ergastoplasma (= mit Ribosomen besetztes endoplasmatisches Retikulum) und sind daher stark basophil. Hauptzellen enthalten lysosomähnliche Granula. Die Hauptzellen stellen etwa 50 % der gesamten Schleimhaut.
- **Belegzellen** – sondern die für die Bildung von Salzsäure notwendigen H^+- und Cl^--Ionen ins Drüsenlumen ab. HCl tötet die mit der Nahrung aufgenommenen Bakterien ab. Außerdem wird in den Belegzellen der „**intrinsic factor**" gebildet, der die Resorption von Vitamin B_{12} durch Enterozyten im Ileum ermöglicht. Belegzellen besitzen ein stark anfärbbares eosinophiles Zytoplasma und sind reich an Mitochondrien vom Cristatyp. ◄

Klinik: ➤ Vitamin B_{12} ist für die Erythropoese wichtig.
Wird infolge einer **Gastritis** (= Magenschleimhautentzündung) der Intrinsic factor nicht oder nicht ausreichend produziert, so kommt es zur verminderten Resorption von B_{12} und damit zur verminderten Bildung von Erythrozyten (dieses Krankheitsbild wird als perniziöse Anämie bezeichnet). ◄

Drüsen der Pars pylorica
In der Pars pylorica sind die Foveolae gastricae besonders tief. In die Foveolae münden weitlumige **Glandulae pyloricae**, die etwas auseinander liegen und relativ kurz sind. Sie verzweigen sich erst im tiefen Teil der Lamina propria. Die Glandulae pyloricae produzieren als mukoide Drüsen ein dickflüssiges, schleimiges Sekret.

➤ An Zellen kommen vor:
- G-Zellen – sie sind endokrine Zellen und gehören zum APUD-Zellsystem. Sie kommen besonders in der Pars pylorica vor und produzieren das Hormon Gastrin. Gastrin gelangt über den Blutweg zu den Fundusdrüsen, wo es die Belegzellen zur HCl-Bildung stimuliert.
- Entero-endokrine Zellen – liegen in den Drüsentubuli. Sie gehören zu den parakrinen Zellen und bilden Hormone wie Somatostatin. ◄

➤ Die Sekretion der Drüsen wird
- angeregt: nerval durch den Parasympathikus (N. vagus) und humoral durch Gastrin
- gehemmt: durch den Sympathikus. ◄

Klinik: Zu einem Ulcus ventriculi (**Magengeschwür**) kommt es, wenn entweder zuwenig des schützenden Schleims gebildet oder zuviel HCl sezerniert wird. Im fortgeschrittenen Stadium kann ein Ulcus eine Magenperforation (Durchbruch) verursachen, wodurch Mageninhalt in die Bauchhöhle gelangt und dort u.a. eine Peritonitis (Bauchfellentzündung) auslösen kann.

Magendrüsen				
Magenbereich	**Drüsen**	**Drüsenzelle**	**Produkt**	**Drüsenform**
Pars cardiaca	Gll. cardiacae (= Kardiadrüsen)	mukoide Drüsen	Schleim	Tubuli sind stark verzweigt, weitlumig und liegen locker beieinander
Korpus und Fundus	Gll. gastricae	enthalten immer 3 Zellarten: Nebenzellen, Hauptzellen, Belegzellen, endokrine Zellen	Schleim Pepsinogen, Kathepsin Wasserstoffionen, Lipase intrinsic factor	Tubuli sind lang, gerade, englumig und liegen eng beieinander
Pars pylorica	Gll. pyloricae (= Pylorusdrüsen)	mukoide Drüsen	Gastrin	Tubuli sind kürzer und besitzen ein weites Lumen, liegen locker beieinander und verzweigen sich erst in der Tiefe

Um die Säurebildung zu vermindern gibt es 3 Wege:
- Medikamentation (Histamin H_2-Antagonisten – wirken hemmend)
- Magenteilresektion
- Vagotomie – dabei werden die Fasern der Nn. vagi, die die Belegzellen im Fundus und Korpusbereich stimulieren, durchtrennt.

Mikroskopierhilfe: Den Magen erkennen Sie in der Übersichtsvergrößerung an dem typischen vierschichtigen Aufbau.
Charakteristisch sind:
- das hohe Zylinderepithel, das keine Becherzellen enthält,
- die Foveolae.

Anhand der Magendrüsen können Sie bestimmen, zu welchem der 3 Hauptbereiche des Magens der Schnitt gehört.
- Pars cardiaca – die Gll. cardiacae erscheinen hell. Zumeist scharfer Übergang vom Plattenepithel (Oesophagus) zum Zylinderepithel (Magen).
- Korpus/Fundus – die Gll. gastricae besitzen immer 3 Zelltypen. Die Foveolae sind etwa 1/3 der Schleimhaut lang.
- Pars pylorica – die Gll. pyloricae erscheinen hell und sind teils geknäuelt. Die Foveolae sind etwa 2/3 der Schleimhaut lang.

8.2.2 Duodenum !!! 8/36

Zu Anfang dieses Kapitels wird zunächst der Dünndarm als Ganzes besprochen.
Am Pylorus geht der Magen in den beim Lebenden etwa 4 m langen Dünndarm (= Intestinum tenue) über.
Der Dünndarm besteht aus:
- Duodenum (= Zwölffingerdarm)
- Jejunum (= Leerdarm)
- Ileum (= Krummdarm)

Dünndarm

Im Dünndarm wird der Nahrungsbrei (= Chymus) in seine molekularen Bestandteile gespalten, die durch die Darmschleimhaut resorbiert werden. Im oberen Teil des Dünndarms (Duodenum und oberen Teil des Jejunum) wird die Nahrung chemisch gespalten und resorbiert. Durch die nachfolgend beschriebene Oberflächenvergrößerung erhöht sich die Resorptionsfläche beträchtlich.

Für den Abbau der Nahrung werden Sekrete abgegeben:
- von den im Darmbereich liegenden Lieberkühn'schen Drüsen
- vom Pankreas (= Bauchspeicheldrüse)
- von der Leber.

Mikroskopische Besonderheiten des Dünndarms
(zum Aufbau der Darmwand s. Kapitel 8.2)

Die Resorption wird im Dünndarm dadurch wesentlich erhöht, indem die Schleimhautoberfläche vergrößert wird durch
- ➤ Schleimhautfalten
- Darmzotten
- Mikrovilli. ◄

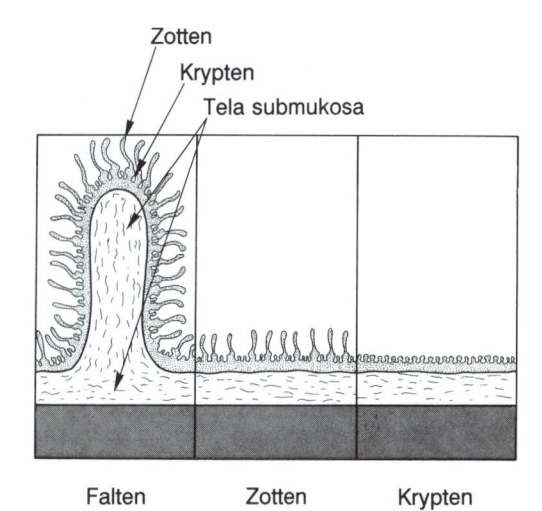

Abb. 8.19 Oberflächenbildung im Darmbereich

➤ Im Bereich der Pars descendens des Duodenum (etwa 5 cm hinter dem Pylorus beginnend) kommen als etwa 8–10 mm hohe Schleimhautfalten die **Plicae circulares (= Kerckringsche Falten)** vor, die bis zur Mitte des Ileum – wenn auch in sich stetig verringernder Anzahl – vorkommen. Im unteren Ileum können sie fehlen. Die Plicae circulares ragen in die Darmlichtung hinein und vergrößern damit die Dünndarmoberfläche um etwa 30 %. Sie entstehen, indem sich die Tunica mucosa mit der Tela submucosa entsprechend auffaltet. Auch bei Dehnung des Darms verstreichen die Plicae circulares niemals vollständig.

Auf den Plicae circulares sitzen fingerförmige, etwa 1 mm lange **Darmzotten (= Villi intestinales)**. Darmzotten sind Aufwerfungen der Lamina propria mucosae. Im Gegensatz zu den Falten ist bei den Zotten die Tela submucosa nicht beteiligt. Die Darmzotten kommen in allen Bereichen des Dünndarms vor. Ihre Höhe und ihre Anzahl nimmt jedoch nach distal (zum Kolon hin) ab. Jede **Zotte** ist reich kapillarisiert; in ihr bilden die Gefäße arteriovenöse Anastomosen. In jeder Zotte kommt ein Lymphgefäß (= **Chylusgefäß**) vor, über das die aus dem Darm resorbierte Fettsäure abgeleitet wird. Im Zottenstroma kommen glatte Muskelzellen vor, die die Zotten verkürzen und dadurch der Entleerung der Lymphgefäße dienen (Zottenpumpe).

Zwischen den einzelnen Darmzotten liegen als bis zu 0,4 mm tiefe tubulöse Schläuche die **Glandulae intestinales** (= **Lieberkühnsche Krypten**). Die Glandulae intestinales reichen bis in die Lamina propria. Die Gll. intestinales haben ein enges Lumen und sind mit einem einschichtigen Zylinderepithel ausgekleidet, das aus **Enterozyten** (**Saumzellen**) und Becherzellen, sowie am Kryptenfundus aus Panethschen Körnerzellen besteht. Die freie Oberfläche der resorbierenden Darmepithelzellen (= Saumzellen, Enterozyten) ist mit Mikrovilli besetzt, die in ihrer Gesamtheit als Bürstensaum bezeichnet wird. Die Saumzellen haben eine Lebensdauer von etwa 2 Tagen, in den Krypten werden sie ständig erneuert und zur Oberfläche geschoben. ◄

Klinik: Wegen der hohen Regeneration sind die Saumzellen sehr strahlenempfindlich.

▶ Der Bürstensaum ist von einer **Glykokalix** überzogen, die viele Enzyme (u.a. Peptidasen, Disaccharidasen, Phosphatasen) enthält. Die Glykokalix ist PAS-positiv, sie dient dem Schutz der Darmwand. ◄
Die Mikrovilli sind nur elektronenmikroskopisch als haarförmige Zytoplasmaausstülpungen der Epithelzellen zu erkennen. Die Mikrovilli vergrößern die Resorptionsfläche um mehr als das 30fache. Mikrovilli enthalten Aktin- und Myosinfilamente und sind so zur Kontraktion (Verkürzung) fähig.

▶ Im Bereich des Duodenum münden die Ausführungsgänge der **Glandulae duodenales** (syn.: Gll. submucosae = **Brunnersche Drüsen**) in die Gll. intestinales. Die Gll. duodenales kommen nur im Duodenum vor. Es sind mukoide Drüsen mit verzweigten tubulo-alveolären Drüsenschläuchen. Der Drüsenkörper liegt in der Tela submucosa. Sie sezernieren einen glykoproteinhaltigen Schleim, der dazu dient, den sauren Nahrungsbrei zu neutralisieren. Daneben enthält der Schleim proteolytische Enzyme z.B. Enterokinase. ◄

Klinik: Ist der Enzymgehalt in der Glykokalix erniedrigt, so verringert sich entsprechend die Resorption der davon abhängigen Nahrungsbestandteile.

Dies kann zu einer schweren Malabsorption (= Mangelerscheinung) führen.

▶ Außer den der Resorption dienenden Saumzellen kommen in der Dünndarmschleimhaut noch an sezernierenden Zellen vor:
- exokrine Becherzellen
- exokrine Panethsche Körnerzellen
- enterochromaffine Zellen. ◄

▶ Die **Becherzellen** findet man zwischen den Saumzellen liegend besonders in den Krypten aber auch in den Zotten. Der von den Becherzellen sezernierte Schleim überzieht die gesamte Schleimhaut und schützt sie damit. Außerdem dient er der Gleitfähigkeit des Darminhalts.

Die **Paneth'schen Körnerzellen** findet man an der Basis der Lieberkühn'schen Krypten (= Gll. intestinales). Besonders zahlreich kommen sie in den Krypten des Ileum und der Appendix vermiformis vor. Die Paneth'schen Körnerzellen enthalten in ihrem apikalen Teil viele azidophile Sekretgranula. Ihr basaler Teil ist durch das Ergastoplasma stark basophil.
Die Paneth'schen Körnerzellen produzieren Lysozyme, die bakterienauflösend wirken, sowie Peptidasen, die Proteine abbauen.

Die **enterochromaffinen Zellen** (syn.: **basalgekörnte Zellen**) liegen einzeln (= disseminiert) am Grund der Krypten. Sie sind endokrine Zellen, die mit den Langerhansschen Inseln (im Pankreas) und mit bestimmten Zellen des Magens das gastro-entero-pankreatische endokrine System bilden. Über dieses System werden Verdauungsvorgänge gesteuert, dazu arbeitet es mit dem intramuralen Nervensystem des Magen-Darmtraktes zusammen. ◄

▶ Im Dünndarm kommen an endokrinen Zellen u.a. vor:
- **G-Zellen** (**Gastrinzellen**) – liegen in der Pars pylorica des Magens, im Duodenum und im Pankreas. Sie sezernieren Gastrin, das die Magensaftsekretion fördert und die H_2O-Resorption im Dünndarm hemmt.
- **D-Zellen** – kommen im Magen, Dünndarm und Pankreas vor. Sie bilden Somatostatin, das auf alle gastrointestinalen Hormone inhibitorisch wirkt.
- **Serotoninzellen** – kommen im Magen und besonders in den Krypten des Duodenum vor. Serotonin bewirkt eine Kontraktion der glatten Darmmuskulatur und der Blutgefäße.
- **S-Zellen** (**Sekretinzellen**) – kommen im Duodenum vor. Sekretin stimuliert u.a. die Pankreas- und Gallensekretion und dient der Abgabe von Pepsin.

- **A-Zellen** (= **Entero-Glukagon-Zellen**) – kommen im gesamten Magen-Darm-Trakt vor. Sie bilden Glukagon, das als Antagonist des Insulins blutzuckersteigernd wirkt.
- **I-Zellen** (**cholezystokininbildende Zellen**) – bilden im Duodenum und Jejunum Cholezystokinin (= CCK), das dem vom Pankreas gebildeten Pankreozymin gleicht. Diese Hormone stimulieren die Gallenblasenkontraktion.
- **K-Zellen** – kommen im gesamten Dünndarm vor und bilden das gastroinhibitorische Peptid (= GIP), das die Sekretion und Motilität (= Bewegungsvermögen) des Magens hemmt. ◄

▶ Die aufgeführten endokrinen Zellen werden über das vegetative Nervensystem, den Blutweg und durch den Darminhalt stimuliert. ◄

Funktion
Beim Chymustransport durch den Dünndarm muß unterschieden werden zwischen:
- Peristaltik (= wandernde Kontraktionswellen) – wird durch die Tunica muscularis bewirkt und dient dem Weitertransport des Nahrungsbreis,
- Pendel- und Segmentierungsbewegungen – durchmischen den Nahrungsbrei,
- Zottenbewegungen – werden durch die glatten Muskelzellen und Myofibrillen in der Lamina propria mucosa hervorgerufen. Sie unterstützen die Resorption (Nahrung wird durchmischt), und entleeren außerdem das Lymphgefäß.

Immunsystem
Nicht alle Keime und Antigene können durch den sauren Magensaft unschädlich gemacht werden.
▶ Daher enthalten die Wände des Verdauungskanals sogenanntes **darmassoziiertes lymphatisches Gewebe (GALT)**. Dazu gehören in der
- Lamina propria – Lymphozyten und Makrophagen
- Tela submucosa – Peyer-Plaques (= aggregierte Lymphfollikel) – hierbei sind viele Lymphknötchen zu mehreren cm langen Plaques zusammengeschlossen, die über die Lamina muscularis mucosae hinausreichen. ◄

Gefäß- und Nervenversorgung
(*siehe auch Winterthur-Verlaufsbeschreibungen*)
▶ Der Dünndarm wird innerviert über das
- extrinsische Nervensystem
- intrinsische Nervensystem. ◄

▶ Zum **extrinsischen Nervensystem** gehören die parasympathischen Nervenfasern aus dem Truncus vagalis posterior (aus N. vagus) und sympathische Nervenfasern aus den Nn. splanchnici thoraci. Die Nervenfasern erreichen den Dünndarm über den Plexus coeliacus und den Plexus mesentericus superior. Der Sympathikus hemmt den Plexus myentericus, wodurch die Darmmuskulatur erschlafft. Der Parasympathikus wirkt fördernd auf den Plexus myentericus.

Zum **intrinsischen Nervensystem** gehören die im Magen-Darmkanal liegenden Plexus submucosus und myentericus. ◄

Zur Gefäßversorgung siehe bitte das Kapitel zum jeweiligen Darmabschnitt.

Mikroskopische Besonderheiten des Dünndarms
Lamina epithelialis mucosae (= Schleimhautepithel) – die Oberfläche der Zotten ist mit einem einschichtigen hochprismatischen Resorptionsepithel bedeckt, das mit Mikrovilli (Bürstensaum) besetzt ist.

Duodenum (= Zwölffingerdarm)
Vom Magen gelangt der Nahrungsbrei portionsweise durch den Pylorus in das am Magen anschließende Duodenum. ▶ Das Duodenum ist etwa 30 cm lang. Es verläuft C-förmig bis zur Flexura duodenojejunalis, wo es ins Jejunum übergeht. Im Duodenum wird der saure Nahrungsbrei durch Zugabe von Sekreten aus Leber und Pankreas neutralisiert. ◄

▶ Das Duodenum ist etwa 25–30 cm lang. Es wird unterteilt in:
- Pars superior
- Pars descendens
- Pars horizontalis
- Pars ascendens. ▶

Lage
▶ Der Übergang des Magens in die etwa 5 cm lange Pars superior des **Duodenum** liegt in Höhe des 1. Lendenwirbels. Die Pars superior beginnt mit einer Auftreibung, die Ampulla duodeni genannt wird (in der Klinik: Bulbus duodeni).

Die **Pars superior** liegt intraperitoneal, alle nachfolgenden Duodenalabschnitte liegen retroperitoneal und sind damit an der hinteren Bauchwand befestigt. Die Pars superior mündet an der **Flexura duodeni superior** in die absteigende Pars descendens.

Die **Pars descendens** verläuft zum Unterbauch, wo sie an der **Flexura duodeni inferior** in die Pars horizontalis übergeht. In der Mitte der Pars descendens liegt als Schleimhautfalte die **Plica longitudinalis duodeni**, die durch den hier verlaufenden Ductus choledochus aufgeworfen wird. Die Plica trägt als warzenartige Erhebung die **Papilla duodeni major**, auf der der Ductus choledochus und der Ductus pancreaticus ins Duodenum münden. Bei einigen Präparaten kann auch eine **Papilla duodeni minor** vorkommen, auf der dann der Ductus pancreaticus accessorius (= Nebengang des Pankreas) mündet. ◄

Klinik: Durch die Papilla duodeni major lassen sich endoskopisch der Ductus choledochus bzw. der Ductus pancreaticus retrograd (rückläufig) mit Kontrastmittel füllen und so röntgenologisch darstellen.

➤ Die **Pars horizontalis** zieht in Höhe des 3. Lendenwirbels über die Wirbelsäule hinweg zur linken Körperseite und mündet in die Pars ascendens.

Die **Pars ascendens** steigt zum 1. oder 2. Lendenwirbel hoch und geht an der Flexura duodeno-jejunalis in das Jejunum über (oberhalb des Nabels!). Im Bereich der Flexura tritt das Duodenum vom retroperitonealen Raum wieder in die frei Bauchhöhle ein. ◄ In der Wand der Pars ascendens (bis zur Flexura duodenojejunalis) setzt der **M. suspensorius duodeni** an, der aus glatten Muskelzellen besteht und von der A. mesenterica superior entspringt. Quergestreifte Muskelfasern, die im Bereich des Hiatus aorticus vom Zwerchfell entspringen und ebenfalls am Duodenum ansetzen, werden ebenfalls zu diesem Muskel gezählt. Der Muskel fixiert die Flexura duodeno-jejunalis.

Topographie

➤ Die **Pars superior** des Duodenum wird vom rechten Leberlappen mit der Gallenblase überlagert. Hinter der Pars superior verlaufen die V. portae und der Ductus choledochus.

Über das **Lig. hepatoduodenale** steht die Pars superior mit der Leber und über ein kurzes dorsales Meso mit dem **Lig. gastrocolicum** in Verbindung.
Die **Pars descendens** liegt vor der rechten Niere und grenzt an die rechte Kolonflexur (= Flexura coli dextra). Die Pars descendens wird von der Radix des Mesocolon transversum überkreuzt. Da diese Radix gleichzeitig die Grenze zwischen Ober- und Unterbauch bildet, liegt das Duodenum teils im Ober-, teils im Unterbauch.
Die **Pars horizontalis** liegt unter dem Pankreaskopf. Ventral von der Pars horizontalis verlaufen die A. und V. mesenterica superior, dorsal liegen die Aorta abdominalis und die V. cava inferior.
Die **Pars ascendens** liegt vor der Wirbelsäule. ◄

Links von der Flexura duodenojejunalis liegt der taschenförmige **Recessus duodenalis superior**, der rechts vom Duodenum und links von der Plica duodenalis superior begrenzt wird. Die Plica duodenalis superior enthält die V. mesenterica inferior. ◄

Klinik: Durch die besonderen topographischen Beziehungen gibt es für die einzelnen Abschnitte jeweils spezifische Erkrankungen. In der Pars superior kann u.a. durch den sauren Nahrungsbrei das **Ulcus duodeni** (Zwölffingerdarmgeschwür) entstehen. Gallenblasenerkrankungen können auf das Duodenum übergreifen – bei einer Entzündung können Gallenblase und Duodenum verkleben, dadurch kann sich eine Fistel bilden, über die Gallensteine ins Duodenum wandern können.

Die Pars descendens und das Pankreas sind so eng miteinander verbunden, das ein Tumor vom Pankreas auf das Duodenum übergreifen kann.

Gefäßversorgung
(siehe auch die Winterthur-Verlaufsbeschreibungen)
➤ Der obere Teil des Duodenum wird aus den Aa. supraduodenales superiores versorgt, die aus der A. gastroduodenalis (Ast der A. hepatica communis) hervorgehen.
Der untere Teil des Duodenum wird aus den Aa. pancreaticoduodenales versorgt, die aus der A. mesenterica superior hervorgehen. ◄

Das venöse Blut fließt ab über die Vv. pancreaticoduodenales und die Vv. duodenales, die alle in die V. mesenterica superior einmünden.

Zur mikroskopischen Anatomie des Duodenum siehe den Abschnitt Dünndarm weiter oben, sowie die Tabelle in Kapitel 8.2.

Mikroskopierhilfe: Charakteristisch für das Duodenum sind die hohen Plicae circulares, die dicht beieinanderstehenden breiten Zotten und die in der Submukosa liegenden hell erscheinenden Gll. duodenales (= Brunner'sche Drüsen).

8.2.3 Jejunum, Ileum !! 1/3

➤ In Höhe des 2. Lendenwirbels geht an der Flexura duodenojejunalis die retroperitoneal liegende Pars ascendens des Duodenum in das intraperitoneal liegende Jejunum über. ◄ Das Jejunum geht ohne besondere Grenze ins Ileum über. Beim Lebenden ist das Jejunum etwa 1,2 m und das Ileum etwa 1,8 m lang. Per definitionem gehören von den im Bauchraum liegenden Dünndarmschlingen
- zum Jejunum – die oben links liegenden 2/5 der Dünndarmschlingen

- zum Ileum – die unten rechts liegenden 3/5.

▶ Das Ileum mündet an der **Valva ileocaecalis** (= **Bauhinschen Klappe**) ins Kolon. Die Valva ileocaecalis liegt rechts vom M. psoas major im Bereich der Fossa iliaca dextra (im rechten Unterbauch). Diese Valva erlaubt nur eine Nahrungsbreipassage vom Dünndarm (Ileum) zum Kolon. Dadurch wird verhindert, daß der mit vielen Bakterien durchsetzte Inhalt des Kolon ins bakteriumfreie Ileum zurückfließt und die Bakterien so im Dünndarm aufsteigen können. ◀

Im Gegensatz zum Duodenum sind das Jejunum und Ileum am 10–20 cm breiten und etwa 15–17 cm langen Mesenterium aufgehängt. Die Wurzel des Mesenterium (Radix mesenterii) zieht von der links von der Wirbelsäule liegenden Flexura duodenojejunalis nach kaudal zur rechten Fossa iliaca (Darmbeingrube). Zwischen den Blättern des Mesenterium liegen die Blut- und Lymphgefäße sowie die Nerven.

Lage
Bis auf den Ansatz des Mesenterium sind das Jejunum und das Ileum vollständig von Peritoneum überzogen, liegen also intraperitoneal.

Klinik: Zu einer Störung der Darmpassage des Nahrungsbreis (= Darmverschluß = Ileus) kann es kommen
- mechanisch (= **mechanischer Ileus**) – u.a. durch Verlegung der Darmlichtung infolge einer Stenose, Kompression durch Tumore oder einer Abschnürung infolge Durchblutungsstörung
- nerval (= **paralytischer Ileus**)

Beim Ileus besteht die große Gefahr, daß der betroffene Darmabschnitt abstirbt und ein Darmdurchbruch entsteht.

Topographie
Jejunum und Ileum liegen vom Kolon umrahmt hinter dem Omentum majus, das schürzenartig vom Colon transversum herunterhängt. Die Radix mesenterii überkreuzt: die Pars ascendens des Duodenum, die Aorta abdominalis, die V. cava inferior und den rechten Ureter.

Links von der Flexura liegen als Bauchfellnischen die **Recessus duodenales superior** und **inferior**, in die hinein sich Dünndarmschlingen verlagern können (= „innere Hernien").

Gefäßversorgung
(siehe auch die Winterthur-Verlaufsbeschreibungen)
▶ Das Jejunum wird aus den Aa. jejunales, das Ileum aus den Aa. ilei (beides Äste der A. mesenterica superior) versorgt. Die Aa. jejunales und die Aa. ilei anastomosieren untereinander und bilden Gefäßarkaden (= Bögen). ◀

Das Blut fließt über die Vv. jejunales und die Vv. ilei zur V. mesenterica superior ab.

Mikroskopische Anatomie
Der Schichtenbau des Jejunum und des Ileum gleicht dem des Duodenum (siehe auch Kapitel 8.2.2 und die Tabelle in Kapitel 8.2).
▶ Die **Plicae circulares** (= **Kerckring'sche Falten**) sind zwischen der Pars descendens des Duodenum und der Mitte des Jejunum voll entfaltet, nehmen danach an Höhe ab und fehlen im Ileum ganz.
Die **Lieberkühn'schen Krypten** werden nach distal (= analwärts) länger. ◀

▶ Analwärts nehmen ebenfalls an Zahl zu:
- die **Peyer'schen Plaques** (= Folliculi lymphatici aggregati), die aus Ansammlungen vieler Lymphfollikeln bestehen,
- die Becher- und Drüsenzellen. ◀

Mikroskopierhilfe (siehe die Tabelle in Kapitel 8.2):
- Jejunum: hohe Kerckring'sche Falten und lange Darmzotten.
- Ileum: keine Falten, aber Zotten, viele Becherzellen, charakteristisch sind Peyer'sche Plaques.

8.2.4 Caecum und Appendix vermiformis !! 0/6

Der **Dickdarm** (= **Kolon**) hat die Aufgabe, aus dem verbliebenen Nahrungsbrei die Elektrolyte und das Wasser zu resorbieren, dadurch wird der Brei auf etwa 30 % seines Volumens eingedickt. Außerdem werden z.B. Abbauprodukte von Medikamenten von der Kolonschleimhaut ins Darmlumen ausgeschieden bzw. resorbiert (z.B. Medikamente, die rektal verabreicht werden, „Zäpfchen"). Die im Kolon vorkommenden Bakterien (u.a. Coli-Bakterien) spalten Proteine und Kohlenhydrate auf. Durch Gärung werden Gase gebildet, und durch bestimmte Proteinabbauprodukte erhält der Kot (= Fäzes) seinen spezifischen Geruch.
▶ Im Bereich der Valva ileocaecalis geht das Ileum in das Kolon über. Die Ileocaecalklappe liegt in Höhe des Mc-Burney-Punkts (s. weiter unten). ◀

Der Dickdarm ist etwa 1,1 m lang (Leiche bis 1,40 m). Er wird unterteilt in
- Caecum (= Blinddarm)
- Kolon (= Grimmdarm – Kapitel 8.2.5)
- Rektum (= Mastdarm – Kapitel 8.2.6)

Caecum (= Zäkum = Blinddarm)
Das Ileum mündet in den medialen Dickdarmteil, dadurch entsteht unter der Einmündungsstelle als „blindes" Ende der etwa 7 cm lange Blinddarm.

➤ Das Caecum liegt intraperitoneal, das heißt, es ist auf allen Seiten vom Peritoneum umgeben. Häufig ist das Caecum mit der hinteren Bauchwand verwachsen, manchmal jedoch ist es frei beweglich und wird dann als Caecum mobile bezeichnet. ◄

Topographie
Das Caecum liegt im Bereich der Fossa iliaca dextra auf dem M. iliacus. Am Übergang vom Ileum zum Dickdarm bildet das Peritoneum 2 Falten, die dadurch taschenartige Räume (Recessus) umschließen.
➤ Oberhalb der Ileocaecalklappe liegt der **Recessus ileocaecalis superior**, der von der Plica caecalis vascularis überdeckt ist. In dieser Plica verläuft die A. caecalis anterior. ◄ Unterhalb der Ileocaecalklappe liegt der **Recessus ileocaecalis inferior**, der von der Plica ileocaecalis überdeckt ist. In der Fossa iliaca ist zwischen dem Caecum und dem Peritoneum parietale der **Recessus retrocaecalis** ausgebildet.

Appendix vermiformis (= Wurmfortsatz)
➤ Am distalen Ende des Caecum mündet als Wurmfortsatz die Appendix vermiformis in das Caecum ein. Die Appendix ist ein rudimentäres Stück des Blinddarms. ◄ Die Länge der Appendix schwankt zwischen 2 und 15 cm (normal 8–10 cm), der Durchmesser beträgt etwa 0,5–1 cm.

Die Appendix ist wie das Caecum ganz von Peritoneum umgeben. Die Appendix besitzt eine Mesoappendix, die eine Fortsetzung des Dünndarmmesenteriums darstellt. In der Mesoappendix verlaufen die A. und V. appendicularis.

Am Abgang der Appendix ins Caecum laufen die beim Kolon beschriebenen 3 Taenien sternförmig zusammen und bilden eine geschlossene Längsmuskelschicht.

Klinik: ➤ Die Taenien sind für das Aufsuchen der Appendix wichtig. Wenn Sie während einer Operation die Taenien bis zu dem Punkt verfolgen, an dem sie zusammenlaufen, finden Sie die Appendix, auch wenn sie verborgen liegt. ◄

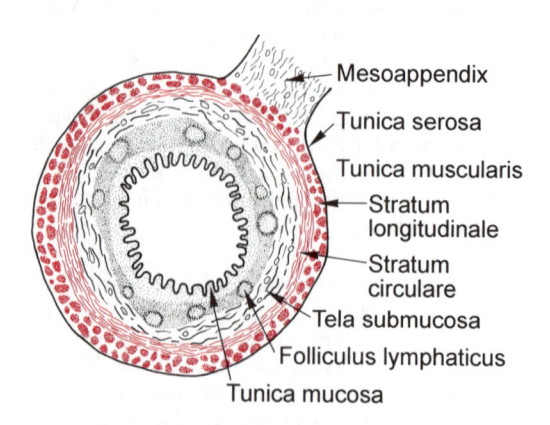

Abb. 8.20 Querschnitt durch die Appendix vermiformis

(Mesoappendix, Tunica serosa, Tunica muscularis, Stratum longitudinale, Stratum circulare, Tela submucosa, Folliculus lymphaticus, Tunica mucosa)

Lage
➤ Die Lage der Appendix ist sehr variabel. Sie hängt eng mit der Lage des Caecum zusammen. Es ist jedoch sehr wichtig wegen der Appendizitis die verschiedenen Lagetypen zu kennen.
- Zu etwa 65 % liegt die Appendix retrozäkal (= hinter dem hochgeschlagenen Caecum) im Recessus retrocaecalis.
- Zu etwa 30 % reicht die Appendix bis ins kleine Becken hinein, wobei sie in Nachbarschaft zum Ovar, zur Tuba uterina (= Eileiter) und zum N. obturatorius liegt.
- Selten liegt die Appendix medial vor oder hinter dem Ende des Ileum.
- Beim Hochstand des Caecum kann die Appendix bis an das Duodenum vor dem unteren Pol der rechten Niere reichen. ◄

➤ Für die Diagnose einer **Appendizitis** (= „Blinddarmentzündung") sind zwei Projektionspunkte wichtig, auf die sich die Schmerzen häufig projizieren:

McBurney'scher Punkt
Der Abgang der Appendix aus dem Caecum kann bei normaler Lage des Caecum auf die Bauchwand projiziert werden. Der McBurney'sche Punkt liegt etwa in der Mitte einer gedachten Linie zwischen der Spina iliaca anterior superior und dem Nabel.

Lanz'scher Punkt
Die Spitze der Appendix vermiformis kann beim absteigenden Appendix-Typ mit Hilfe des

Lanz'schen Punktes auf die Bauchwand projiziert werden. Der Punkt liegt im Bereich des Übergangs vom rechten ins mittlere Drittel einer gedachten Linie zwischen beiden Spinae iliacae anteriores superiores. ◄

Bei beiden Punkten ist allerdings der Hinweis angebracht, daß Lagevarietäten und die Länge der Appendix bei der Bestimmung einen großen Unsicherheitsfaktor bilden.

Klinik: Da der Hohlraum der Appendix nur wenige Millimeter weit ist, kann sich die Wand bei einer **Appendizitis** (= „**Blinddarmentzündung**") nur wenig ausdehnen, dadurch kann es zum Blutstau mit anschließendem O_2-Mangel und am 3. oder 4. Tag der Erkrankung zur Perforation (Durchbruch) mit nachfolgender Peritonitis (= Bauchfellentzündung) kommen.

Die Appendizitis ist die häufigste Indikation für einen Eingriff im Bereich des Abdomens. Für die Diagnose ist die Palpation wichtig. Dabei drücken Sie im rechten Unterbauchbereich die Bauchdecke mit zwei Fingern langsam ein und ziehen die Finger schnell zurück – bei einer Appendizitis kommt es zum Loslaßschmerz mit einem Maximum im Bereich des McBurney-Punktes. Häufig ist die rektale Körpertemperatur 1° höher als die axilläre, außerdem ist die Leukozytenzahl erhöht.

Gefäßversorgung
(siehe auch die Winterthur-Verlaufsbeschreibungen)
➤ Caecum und Appendix vermiformis werden von der A. ileocolica versorgt, die aus der A. mesenterica superior hervorgeht. Die A. ileocolica gibt für die Appendix die A. appendicularis und für das Caecum die Aa. caecales anterior und posterior ab. ◄

Das Blut fließt über die V. appendicularis zur V. ileocolica, die in die V. mesenterica superior mündet.

Mikroskopische Anatomie
(siehe auch Kapitel 8.2)
➤ Die **Appendix** besitzt keine Zotten, jedoch Krypten. In der Lamina propria mucosae haben sich viele B- und T-Lymphozyten zu Folliculi lymphatici appendicis vermiformis zusammengeschlossen, die bis in die Submucosa vordringen können. Die Folliculi bilden einen Teil des spezifischen Abwehrsystems, weshalb die Appendix auch als „Darmmandel" bezeichnet wird. In den ersten Lebensjahren kommt der Appendix bei der Ausbildung des Immunsystems wahrscheinlich große Bedeutung zu. ◄ Die manchmal gehörte Äußerung, den Wurmfortsatz bei Erwachsenen profilaktisch zu entfernen, sollte daher differenziert betrachtet werden.

Mikroskopierhilfe: Zumeist sehen Sie einen Querschnitt durch die ganze Appendix. Bei stärkerer Vergrößerung können Sie einen 4-schichtigen Aufbau erkennen. Um das relativ kleine Lumen sind viele Reaktionszentren (= Folliculi lymphatici aggregati) gruppiert.

8.2.5 Kolon !!! 7/21

Das Caecum geht in das Kolon (= Grimmdarm) über. Das Kolon wiederum mündet ins Rektum (= Mastdarm – s. Kapitel 8.2.6).

Das Kolon besteht aus 4 Abschnitten:
- Colon ascendens (= aufsteigender Teil)
- Colon transversus (= querverlaufender Teil)
- Colon descendens (= absteigender Teil)
- Colon sigmoideum (= S-bogenförmiger Teil)

Lage
➤ Das etwa 25 cm lange **Colon ascendens** steigt auf der rechten Körperseite auf. Es liegt retroperitoneal. In Höhe des 12. Brust- bis 3. Lendenwirbels geht es an der **Flexura coli dextra** (= rechte Kolonflexur) ins Colon transversum über.

Das etwa 50 cm lange **Colon transversum** verläuft quer von der rechten zur linken Körperseite. Es liegt intraperitoneal. Das Colon transversum hängt am Mesocolon transversum und ist deshalb relativ frei beweglich. Im Extremfall kann das Colon transversum bis ins kleine Becken herabhängen.

Die Radix des Mesocolon sigmoideum zieht über den Ureter hinweg. Die Taenia mesocolica (siehe „Mikroskopische Anatomie") des Colon transversum ist mit dem Mesokolon, die Taenia omentalis mit dem Omentum majus verwachsen. Der Teil des Omentum majus, der zwischen der Kurvatur des Magens und dem Colon transversum liegt, verwächst mit dem Mesocolon transversum und wird zum **Lig. gastrocolicum**. In Höhe des 12. Brust- bis 2. Lendenwirbels geht das Colon transversum an der **Flexura coli sinistra** (= linke Kolonflexur) in das Colon descendens über. ◄

➤ Die Flexura coli sinistra liegt höher als die Flexura coli dextra und ist spitzwinkliger.

Das **Colon descendens** steigt auf der linken Körperseite ab. Es liegt retroperitoneal. Auf der Vorderseite ist es oft von Dünndarmschlingen bedeckt. In Höhe der linken Crista iliaca geht das Colon descendens in das Colon sigmoideum über.

Das **Colon sigmoideum** liegt intraperitoneal. In Höhe des 2.–3. Kreuzbeinwirbels geht es in das Rektum über. Das Colon sigmoideum besitzt ein verschieden langes Mesocolon sigmoideum, wodurch ein S-förmiger Verlauf entsteht.

Colon ascendens und descendens sind mit der dorsalen Bauchwand verwachsen, während das Colon transversum und sigmoideum am Mesocolon transversum bzw. sigmoideum aufgehängt sind. ◄

Topographie

➤ Das **Colon ascendens** grenzt dorsal an den M. psoas major und den M. quadratus lumborum. Das Colon ascendens reicht bis unter den rechten Leberlappen.
Die **Flexura coli dextra** liegt vor der rechten Niere und hinter dem rechten Leberlappen. Auf der Leber bildet sie zusammen mit dem Colon transversum die Impressio colica.
Das **Colon transversum** zieht über die Facies visceralis des rechten Leberlappens und an der Curvatura major des Magens entlang zur Milz. Mit der Gallenblase ist das Colon transversum häufig durch Serosastränge verbunden. Außerdem steht das Colon transversum zumeist mit dem Duodenum, der Bursa omentalis und dem Pankreaskopf in topographischer Beziehung.
Die Radix des **Mesocolon transversum** zieht in Höhe des rechten Nierenhilus über die Pars descendens des Duodenum und über den Pankreaskopf bis zur Höhe des linken Nierenhilus. In diesem Meso verlaufen die A. und V. colica media.

Zwischen der großen Kurvatur des Magens und dem Colon transversum spannt sich als Teil des **Omentum majus** das Lig. gastrocolicum aus. Das Omentum majus (und das Lig. gastrocolicum) bildet seinerseits Duplikaturen des Peritoneum, die Fettgewebe enthalten.

Mit seinem vorderen Rand grenzt das Colon transversum an die dorsal vom Magen liegende Bursa omentalis. ◄

Klinik: ➤ Um zur Bursa omentalis und von dort z.B. zum Pankreas (= Bauchspeicheldrüse) oder zu den retroperitoneal liegenden Organen zu gelangen, durchtrennt man zumeist das Lig. gastrocolicum.

Die **Flexura coli sinistra** und der obere Teil des Colon descendens sind durch das Lig. phrenicocolicum mit dem Zwerchfell verwachsen.

Das **Colon descendens** liegt ventral von der linken Niere. Häufig wird das Colon descendens von Dünndarmschlingen überlagert. ◄

Funktion

Im Dickdarm kommen unregelmäßige peristaltische und im Gegensatz zum Dünndarm auch antiperistaltische Bewegungen vor, bei der der Darminhalt zurückbefördert werden kann.

Innervation und Gefäßversorgung
(siehe auch die Winterthur-Verlaufsbeschreibungen)

➤ Der Darm wird bis zum **Cannon-Böhm'schen Punkt**, der im Bereich der Flexura coli sinistra liegt, aus dem Plexus mesentericus superior und unterhalb des Cannon-Böhmschen Punktes (Colon descendens und sigmoideum) aus dem Plexus mesentericus inferior und aus den Nn. splanchnici pelvici innerviert. ◄

Der Plexus mesentericus superior erhält parasympathische Fasern über den Truncus vagalis posterior aus dem N. vagus und sympathische Fasern aus den Nn. splanchnici thoracici. Die parasympathischen Fasern der Nn. splanchnici pelvici kommen aus dem sakralen Parasympathikus und verlaufen über den Plexus hypogastricus inferior. Die sympathischen Fasern kommen aus dem Plexus aorticus abdominalis.

➤ Der Parasympathikus fördert die Darmmotorik und die Drüsensekretion, der Sympathikus hemmt sie.

Das Kolon wird aus den Ästen der Aa. mesentericae superior und inferior mit Blut versorgt.

Aus der A. mesenterica superior gehen hervor und versorgen:
- A. ileocolica – Caecum und unterer Teil des Colon ascendens
- A. colica dextra – Colon ascendens bis zur Flexura coli dextra
- A. colica media – 2/3 des Colon transversum, anastomosiert mit der A. colica sinistra.

Aus der A. mesenterica inferior gehen hervor und versorgen:
- A. colica sinistra – versorgt 1/3 des Colon transversum und das Colon descendens.
- Aa. sigmoideae – versorgen das Colon sigmoideum.
- A. rectalis superior – versorgt das Rektum bis zum M. sphincter ani internus. ◄

Der venöse Abfluß des Blutes erfolgt über die den Arterien gleichnamigen Venen. Aus dem Caecum, dem Colon ascendens und transversum fließt das Blut über die V. mesenterica superior in die V. portae. Aus dem Colon descendens, sigmoideum und dem oberen Teil des Rektum fließt das Blut über die V. mesenterica inferior in die V. portae.

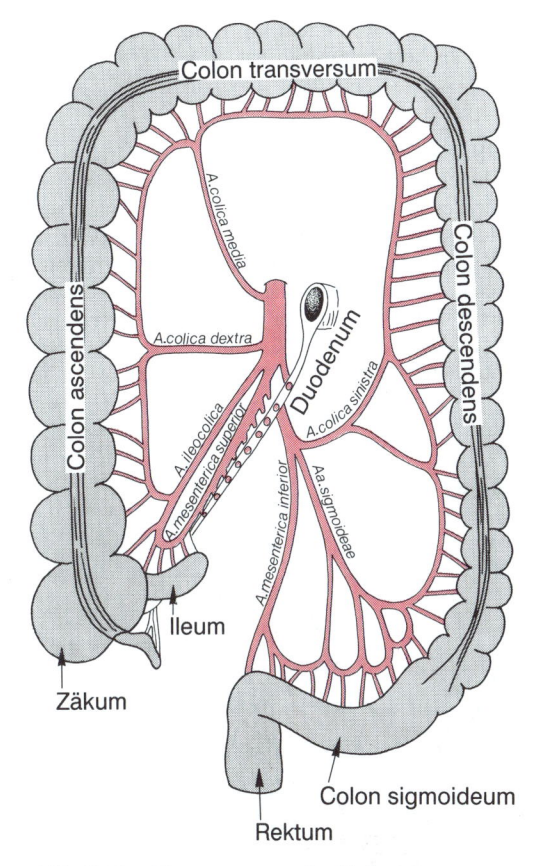

Abb. 8.21 Blutversorgung des Kolon

▶ Das Kolon unterscheidet sich vom Dünndarm durch den Besitz von Taenien, Haustren, Plicae semilunares und Appendices epiploicae.
Die **Taenien** (= Längsmuskelbänder) sind etwa 1 cm breite Streifen, auf die die äußere Längsmuskulatur der Kolonwand zusammengedrängt ist, wobei zwischen den Taenien jedoch eine sehr dünne Muskulatur erhalten bleibt.
Die Funktion der Taenien besteht in einem Weiterstellen der Darmwand.

An Taenien kommen vor:
- **Taenia libra** – kommt freiliegend am ganzen Kolon vor.
- **Taenia mesocolica** – kommt am Colon transversum vor und ist mit dem Mesokolon verwachsen.
- **Taenia omentalis** – ist mit dem Omentum majus (= großes Netz) verwachsen. ◀

▶ Die drei Taenien laufen an der Appendix vermiformis zusammen.
Die Taeniae mesocolica und omentalis werden vom Mesocolon transversum und vom Omentum majus verdeckt.

Die **Haustren (Haustra coli)** sind halbkugelige Aussackungen zwischen den Taenien, die durch Einschnürungen voneinander getrennt sind. Diese Einschnürungen entstehen bei der Kontraktion der Ringmuskulatur des Darms, wobei Schleimhautfalten entstehen, die ins Darmlumen hineinragen – diese halbmondförmigen Falten nennt man **Plicae semilunares coli**. An ihrer Bildung sind alle Wandschichten beteiligt. Haustren sind also erschlaffte Muskelbereiche, die zwischen den Plicae liegen. Die Plicae semilunares verändern je nach Füllungszustand ihre Lage (im Dünndarm sind die Plicae circulares konstant- und auf die Mukosa beschränkt!).

Die **Appendices epiploicae** (= Fettanhängsel) sind zipfelförmige Serosaläppchen besonders entlang der Taenia libera, die in der Tela submucosa und in der Tela subserosa am Colon transversum, Colon ascendens und am Colon descendens vorkommen und beim Erwachsenen Fett enthalten. ◀

Mikroskopische Anatomie
▶ Das Kolon besitzt keine Falten und Zotten mehr, dafür aber dicht beieinander stehende unverzweigte tiefe Krypten (Gll. intestinales) sowie ein schleimproduzierendes sowie wasser- und salzresorbierendes Epithel (mit Mikrovilli besetzt), das von vielen Becherzellen durchsetzt ist. Außerdem kommen noch einfache Lymphknötchen (= Folliculi lymphatici solitarii) vor. ◀

Mikroskopierhilfe: Das Kolon besitzt keine Zotten; die Krypten sind besonders tief und zahlreich.

Klinik: Bei zumeist männlichen Neugeborenen muß manchmal ein **Morbus Hirschsprung (Megacolon congenitum)** diagnostiziert werden. Dabei fehlt in einem bestimmten Kolonabschnitt die Darmmotalität, was dadurch verursacht wird, daß in diesem Bereich die Ganglienzellen des intramuralen Parasympathikus (Plexus submucosus und Plexus myentericus) nicht angelegt sind.

8.2.6 Rektum !!! 3/14

Das etwa 15 cm lange **Rektum** (= **Mastdarm**) wird unterteilt in
- **Ampulla recti** – liegt kranial und beginnt am Colon sigmoideum
- **Canalis analis** (Analkanal) – liegt kaudal und endet am Anus.

Das Rektum zeigt in der Sagittalebene 2 Krümmungen:
- **Flexura sacralis** (= Kreuzbeinkrümmung – bildet den oberen Teil) – verläuft wie die Beckenkrümmung des Os sacrum nach vorne konkav. Dieser Teil des Rektum wird, da er im Becken liegt, Pars pelvina genannt.
- **Flexura perinealis** (= Dammkrümmung – bildet den unteren Teil) – krümmt sich beim Durchtritt durch das Diaphragma pelvis nach vorne konvex und endet mit dem Anus. Dieser untere Teil wird Pars perinealis genannt.

▶ Die Flexura sacralis liegt retroperitoneal, ihre Vorderfläche ist vom Peritoneum bedeckt, die Flexura perinealis liegt extraperitoneal. ◀

Ampulla recti

▶ Die etwa 10–12 cm lange **Ampulla recti** geht in Höhe des 3. Kreuzbeinwirbels aus dem Colon sigmoideum hervor. Die Ampulle zieht am Os sacrum (= Kreuzbein) entlang, wobei sie sich trichterförmig verengt. Oberhalb des Diaphragma pelvis zieht sie unter Bildung der Flexura sacralis nach vorne und geht anschließend in den Canalis analis über. ◀ Die Ampulla recti kann stark erweitert werden. Wird die

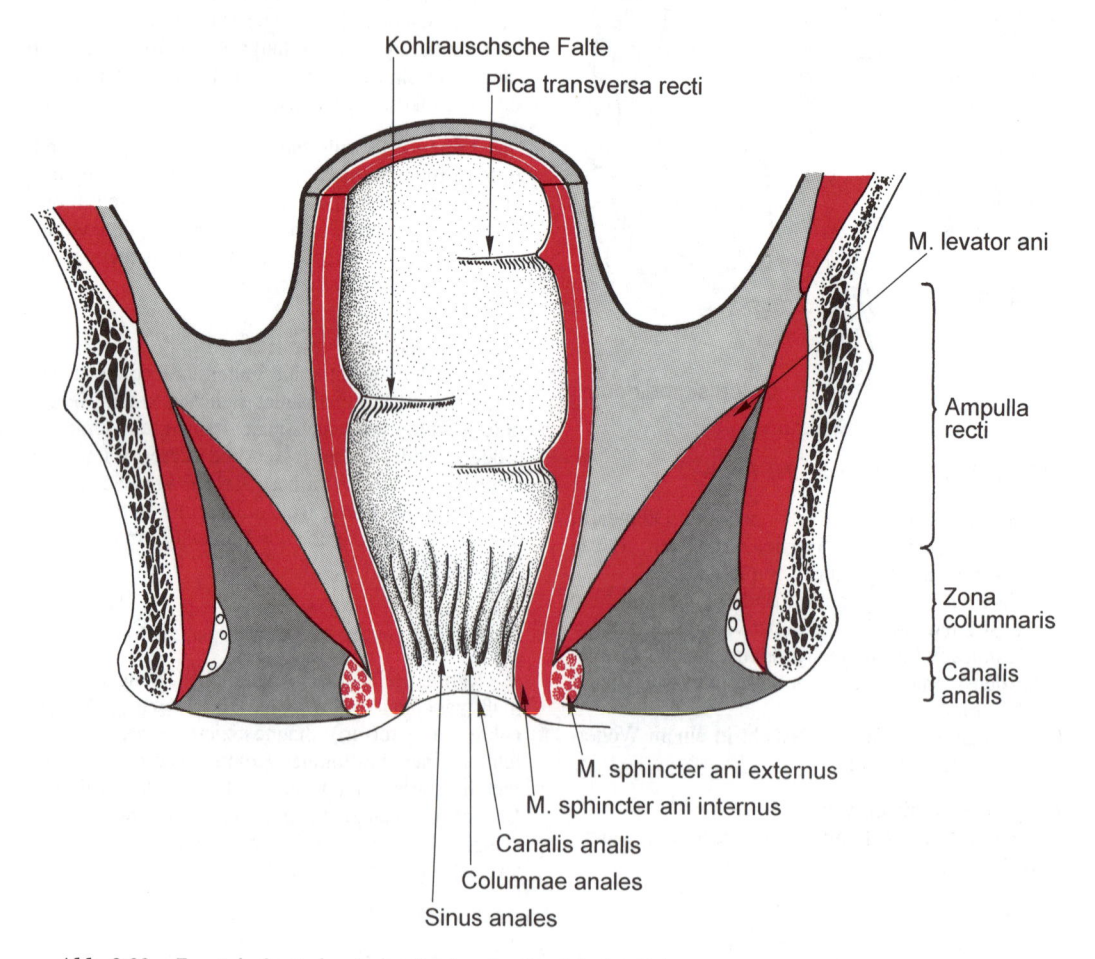

Abb. 8.22 Frontalschnitt durch das Becken im Bereich des Rektum

Ampulle gefüllt, so kommt es zum Stuhldrang (s. weiter unten). In der Ampulla recti liegen innen als 2–3 halbmondförmige Querfalten die **Plicae transversales recti**. Diese Plicae werden aus Schleimhaut gebildet und sind durch Muskelanteile verstärkt. Als echte Schleimhautfalten sind sie ortsständig (verändern also nicht ihre Lage bei einer Kontraktion).

➤ Die größte dieser Querfalten wird **Kohlrauschsche Falte** genannt. Die Kohlrauschsche Falte liegt auf der rechten Seite in Höhe der am äußeren Darm sichtbaren Einknickung, etwa 7 cm über dem Anus, in Höhe des Douglasschen Raums, was dem tiefsten Punkt der mit Peritoneum ausgekleideten Bauchhöhle entspricht (Frau = Excavatio rectouterina; Mann: Excavatio rectovesicalis) – s.a. ,,Topographie".

Bei der Kontraktion der Ringmuskulatur werden die Querfalten einander angenähert und wirken damit wie ein Verschluß (= ,,**rektoanaler Pylorus**"). ◄

Klinik: ➤ Bei der Rektaluntersuchung bildet die Kohlrauschsche Falte den Orientierungspunkt. Unterhalb dieser Falte kann man beim Mann die Rückseite der Prostata (s.a. Kapitel 8.8.5) und bei der Frau die Rückseite des Uterus tasten (s.a. ,,Topographie"). ◄

Canalis analis

➤ Der etwa 3–4 cm lange Canalis analis zieht, nachdem er durch das Diaphragma pelvis (Beckenboden) hindurchgezogen ist, nach dorsal, wobei er die Flexura perinealis bildet. Der Canalis analis endet am Anus (= After). ◄

Der Canalis analis wird in 3 Zonen unterteilt, die durch 2 Grenzlinien voneinander getrennt sind:

(Ampulla recti)

    Linea anorectalis

Zona columnaris

    Linea mucocutanea

Zona intermedia

    Linea anocutanea

Zona cutanea

Die **Linea anorectalis** liegt in Höhe der Levatorschlinge (vom M. puborectalis gebildet) kurz über den nachfolgend beschriebenen Columnae anales.

Die Linea anorectalis trennt die Ampulla recti vom Canalis analis.

Die Grenze zwischen Zona columnaris und Zona intermedia wird manchmal als Linea mucocutanea bezeichnet.

➤ Die weiße **Linea anocutanea** (Linea alba) liegt in Höhe des unteren Randes des M. sphincter ani internus, hier geht das unverhornte in das verhornte Plattenepithel über. ◄

Zona columnaris

➤ In der etwa 1,5 cm langen Zona columnaris (alt: Zona hämorrhoidalis) liegen als Längsfalten 6–10 **Columnae anales** (= **Aftersäulen**), die u.a. aus glatten Muskelzellen und Gefäßknäueln bestehen. Die jeweils benachbarten Columnae sind kaudal durch Querbrücken miteinander verbunden. Dadurch entstehen als Vertiefungen zwischen den Columnae die **Sinus anales** (**Afterbucht**).

In den Columnae anales liegt als starkes Venenpolster das Corpus cavernosum recti, das aus dem submukös liegenden Plexus venosus rectalis und dessen arteriovenösen Anastomosen mit Ästen der A. rectalis superior besteht (**Plexus hämorrhoidalis**). ◄

Klinik: ➤ Die Corpora cavernosa recti können sich in den Columnae anales knotenartig ausweiten, dadurch entstehen die inneren **Hämorrhoiden**. Innere Hämorrhoiden liegen oberhalb des M. sphincter ani. ◄ Es kommen zumeist 3 Knoten vor. Innere Hämorrhoiden werden in verschiedene Stadien eingeteilt (von innerhalb des Canalis analis liegenden = 1. Stadium bis ständig prolabierten (vorgefallen) = 3. Stadium).

Demgegenüber sind äußere Hämorrhoiden Ausweitungen der Venen unter der Perianalhaut. Hierbei handelt es sich um Hämatome der Vv. rectales inferiores (Ursache kann z.B. ein Zerreißen der Venenästchen bei der Bauchpresse sein).

Beide Formen der Hämorrhoiden können neben der Begutachtung auch durch die Blutablagerungen auf dem Stuhl anhand der Blutfarbe unterschieden werden:
- innere Hämorrhoiden – hellrotes (arterielles) Blut
- äußere Hämorrhoiden – dunkleres (venöses) Blut.

Innere Hämorrhoiden sind von rötlicher Schleimhaut oder weißer Haut, äußere Hämorrhoiden von pigmentierter Haut bedeckt.

Bei Blutablagerungen **auf** dem Stuhl muß besonders bei älteren Patienten differentialdiagnostisch auch immer an ein **Rektumkarzinom** gedacht werden (solche Tumore können mit der Rektoskopie nachgewiesen und teilweise getastet werden).

Die Zonae intermedia und cutanea werden in der „Mikroskopischen Anatomie" beschrieben.

Muskeln im Bereich des Anus
➤ *Prüfungsrelevant: Die 3 Muskeln als Afterverschließer und ihre Innervation kennen.* ◄

An Muskeln kommen im unteren Bereich des Canalis analis vor:
- **M. sphincter ani internus** – ist eine etwa 2 cm lange Verdickung des Stratum circulare (Ringmuskelschicht der Tunica muscularis – glatte Muskelzellen). Er wird unwillkürlich vom Sympathikus (Nn. splanchnici sacrales) innerviert.
- **M. sphincter ani externus** – er liegt außen dem M. sphincter ani internus manschettenartig an. Er besteht aus quergestreifter Muskulatur und wird willkürlich über den N. pudendus innerviert.

Diese beiden Muskeln liegen ringförmig um das distale Ende des Analkanals herum.

Außerdem ist beteiligt:
- **M. puborectalis** – bildet den vorderen Teil des M. levator ani. Der rechte und linke M. puborectalis umfassen schlingenartig das Rektum.

Sie verschließen den oberen Teil des Analkanals und ziehen die Flexura perinealis nach vorne. Der Tonus des M. puborectalis ist normalerweise sehr hoch und verschwindet nur bei der Defäkation. Er wird aus dem Plexus sacralis innerviert.

Klinik: Beim Ausfall des M. puborectalis kann es zum Prolaps (= Vorfall) des Darms oder zur Inkontinenz kommen.

Topographie
➤ Das Rektum liegt ventral dem Os sacrum (= Kreuzbein) und dem Os coccygis (= Steißbein) an. Auf der rechten Körperseite liegen der Ureter (= Harnleiter) und die A. und V. iliaca interna in enger Nachbarschaft zur Ampulla recti. ◄

Unterschiede zwischen den Geschlechtern
➤ Beim Mann liegt das Rektum dem Blasengrund, der Samenblase, dem Ductus deferens, dem Ureter und der Prostata an. Zwischen Rektum und Os sacrum liegt das mit lockerem Bindegewebe ausgefüllte Spatium retrorectale – im Spatium verlaufen der Grenzstrang, Äste des Plexus sacralis, die Vasa rectalia superiora und die Vasa sacralia medialia und lateralia.

Die Excavatio rectovesicalis liegt in Höhe der Kohlrausch'schen Falte, sie trennt das Rektum von der Harnblase.

Bei der Frau ist das Rektum durch das Septum rectovaginale und die Excavatio rectouterina (= Douglas'scher Raum) von der Vagina und der Zervix des Uterus getrennt. Zwischen dem Rektum und dem Os sacrum verlaufen: A. sacralis medialis, Aa. sacrales laterales, Äste der A. rectalis superior und die entsprechenden Venen.
Ein gefülltes Rektum kann rechts bis an das Ovar und an die Tuba uterina reichen, wobei das Ovar und die Tuba normalerweise vom Rektum aus nicht getastet werden können. ◄

Innervation und Gefäßversorgung
(siehe auch die Winterthur-Verlaufsbeschreibungen)
➤ Das Rektum wird sympathisch aus dem Plexus hypogastricus und parasympathisch von den Nn. splanchnici pelvini innerviert.

Das Rektum erhält Blut aus:
- A. rectalis superior (Ast der A. mesenterica inferior) – ist unpaarig angelegt und versorgt den oberen Teil des Rektum.
- A. rectalis media (Ast der A. iliaca interna) – ist paarig angelegt und versorgt den mittleren Teil des Rektum.
- A. rectalis inferior (Ast der A. pudenda interna) – ist paarig angelegt und versorgt den restlichen Teil des Rektum.

Diese Arterien bilden untereinander Anastomosen, wobei jedoch ein Verschluß der A. rectalis superior nicht kompensiert werden kann. ◄

➤ Das venöse Blut sammelt sich im Plexus venosus rectalis und fließt ab über die:
- Vv. rectales superiores zur V. mesenterica inferior, die in die V. portae mündet.
- Vv. rectales mediae und inferiores zur V. pudenda interna und weiter zur V. iliaca interna, die in die V. cava inferior mündet. ◄

Die Lymphgefäße ziehen vom:
- oberen Teil des Rektum zu den Nll. mesenterici inferiores
- mittleren Teil zu den Nll. iliaci interni
- unteren Teil zu den Nll. inguinales superficiales.

Mikroskopische Anatomie
➤ Die Schleimhaut des Rektum ist mit einem einschichtigen Zylinderepithel ausgekleidet. Die Krypten sind im Rektum länger als im Kolon.

Die 3 Längsmuskelstränge (= Taenien) des Kolon vereinigen sich im Bereich des Canalis analis zu einer geschlossenen Längsmuskellage.
Haustren und Plicae semilunares fehlen!

Der Canalis analis wird, wie zuvor erwähnt, in 3 Zonen unterteilt:
Zona columnaris – in diesem Bereich liegen die Columnae anales (= Aftersäulen). Die Schleimhaut ist wie die übrige Rektumschleimhaut aus einem einschichtigen Zylinderepithel aufgebaut, während die Columnae anales mit unverhorntem Plattenepithel überzogen sind. In die zwischen den Columnae anales liegenden Sinus anales münden sogenannte **Proktodealdrüsen**, die Schleim produzieren und deren Endstücke zwischen den Mm. sphincter ani externus und internus liegen.

Zona intermedia (syn.: Zona alba) – in diesem Bereich geht in Höhe des unteren Randes des M. sphincter ani internus die Schleimhaut des Darms, das Zylinderepithel, in das nicht verhornte geschichtete Plattenepithel der Außenhaut über.

Zona cutanea (= Hautzone) – die Schleimhaut entspricht in diesem Bereich der Außenhaut. Sie besteht aus einem pigmentierten, verhornten mehrschichtigen Plattenepithel, das mit apokrinen Schweißdrüsen (= Gll. circumanales) und Talgdrüsen durchsetzt ist. Dieser Bereich ist stark sensibel innerviert. ◄

Defäkation

Durch eine Füllung der Ampulla recti werden Dehnungsrezeptoren gereizt, die den Impuls zum Reflexzentrum im Rückenmark leiten. Das Reflexzentrum steht ab etwa dem Ende des 2. Lebensjahres unter Kontrolle des Großhirns. Durch den **anorektalen Reflex** wird unwillkürlich der M. sphincter ani internus entspannt und die übrige Darmwandmuskulatur kontrahiert. Außerdem werden willkürlich der M. sphincter ani externus und der M. levator ani entspannt, sowie die Bauchpresse betätigt.

Afterverschluß

Am Verschluß des Anus sind beteiligt:
- Muskeln (alle 3 Muskeln stehen unter Dauerkontraktion)
  - M. sphincter ani internus – seine Dauerkontraktion bildet die Grundlage des Afterverschlusses.
  - M. sphincter ani externus
  - M. puborectalis,

- S-förmiger Verlauf des Rektum – dadurch drückt die Fäzes nicht auf den Analkanal. Erst kurz vor der Defäkation erfolgt die Füllung der Ampulla.
- Der Feinverschluß erfolgt über die Columnae anales.

8.3 Leber, Gallenblase, Pankreas

8.3.1 Leber   !!!   13/46

Die **Leber** (=Hepar) kann als die größte Drüse und das größte Stoffwechselorgan unseres Körpers bezeichnet werden. Die Leber hat vielfältige Aufgaben, von denen die wichtigsten nachfolgend aufgeführt sind.
In der Fetalzeit werden in der Leber während einer bestimmten Periode die Blutzellen gebildet (s. Kapitel 2.5.2), daher beträgt ihr Gewicht um den 6. Entwicklungsmonat etwa 1/10 des Körpergewichts.
Die Leber erhält über die weiter unten beschriebene V. portae die nachfolgend aufgeführten, aus dem Darm resorbierten Stoffe zur weiteren Verarbeitung:
- Proteine – werden zu Aminosäuren abgebaut. Aus Ammoniak synthetisiert sie Harnstoff,
- Kohlenhydrate – synthetisiert sie zu Glykogen,
- Fettsäuren – baut sie unter Bildung von Galle um.

Außerdem
- speichert sie Vitamin B_{12},
- dient als Entgiftungsorgan,
- produziert als exokrine Drüse Galle (siehe weiter unten),
- ist am Abbau der Erythrozyten beteiligt,
- dient als Blutspeicher.

Die Leber hat ein Gewicht von 1,5–2 kg. Beim Lebenden hat die gesunde Leber ein rotbraunes Aussehen und eine glatte, spiegelnde Oberfläche. Sie ist weich, druckunempfindlich und relativ schwer zu tasten.

Klinik: Bei krankhaften Prozessen, z.B. einer **Leberzirrhose** (= teilweiser Parenchymuntergang mit bindegewebiger Narbenbildung) fühlt sich die Oberfläche derb und je nach Stadium knotig an.

▶ Während die Leber beim Erwachsenen etwa 1/50 des Körpergewichts ausmacht, wiegt sie beim Säugling etwa 1/20 des Körpergewichts (6. Entwicklungsmonat 1/10). Beim Säugling ist die Leber also relativ größer. ◄

Die Leberoberfläche wird unterteilt in eine
- konvexe, unter dem Zwerchfell liegende Facies diaphragmatica (Oberfläche)
- konkave, zur Eingeweideseite hin liegende Facies visceralis (Unterfläche).

Facies diaphragmatica

► Die Facies diaphragmatica ist über die dreieckige **Area nuda** mit dem Zwerchfell verwachsen. Im dorsalen Bereich der Area nuda verläuft als Rinne der Sulcus v. cavae für die V. cava inferior.

Auf der Leberoberfläche sind verschiedene Ligamenta zu unterscheiden. Durch eine Bauchfellduplikatur (Peritonealduplikatur) ist das **Lig. falciforme hepatis** entstanden, das sich im Bereich der Area nuda in das **Lig. coronarium** aufspaltet. Der rechte und linke Schenkel des Lig. coronarium laufen am Rand der Area nuda entlang und enden mit einem freien Rand, dem **Lig. triangulare dextrum** bzw. **sinistrum** (siehe auch „Befestigung der Leber" weiter unten). Am Lig. coronarium schlägt das viszerale Peritoneum der Leber auf das parietale Peritoneum des Zwerchfells um. Der freie Rand des Lig. falciforme hepatis wird durch das bei der Facies visceralis beschriebene Lig. teres hepatis verstärkt.

Eine Eindellung, die als **Impressio cardiaca** bezeichnet wird, wird durch das in diesem Bereich mit dem Zwerchfell verwachsene Perikard verursacht (in diesem Bereich liegt das Herz dem Zwerchfell auf). ◄
Die Impressionen (= Abdrücke durch Nachbarorgane) auf der Leberoberfläche entstehen dadurch, daß das Leberparenchym relativ weich ist.

Facies visceralis

Die Facies visceralis besitzt ein H-förmiges Aussehen, das die Unterseite der Leber in 4 Teile aufteilt:

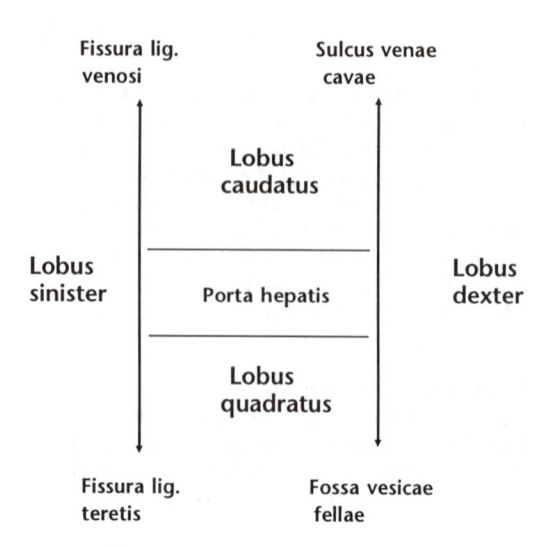

```
Fissura lig.              Sulcus venae
venosi                       cavae
       ↕                       ↕
              Lobus
              caudatus
Lobus    ─────────────────    Lobus
sinister    Porta hepatis    dexter
         ─────────────────
              Lobus
              quadratus
       ↕                       ↕
Fissura lig.              Fossa vesicae
teretis                      fellae
```

Fast in der Mitte der Facies visceralis liegt die **Portae hepatis** (= Leberpforte).

► Die **Fissura lig. venosi** zieht dorsal zur Facies diaphragmatica hoch zum Sulcus v. cavae. Während der Fetalzeit verläuft in dieser Fissura der Ductus venosus (Kurzschluß zwischen Plazenta und V. cava inferior unter Umgehung der Leber – s. Kapitel 2.4.1 „Fetaler Blutkreislauf"). Der Ductus venosus obliteriert zum **Lig. venosum**.

Die **Fissura lig. teretis** enthält das Lig. teres hepatis.

Das **Lig. teres hepatis** ist der obliterierte Strang der ehemaligen V. umbilicalis (= Nabelvene), die im fetalen Blutkreislauf das Blut von der mütterlichen Plazenta zur kindlichen Leber und zum Herz leitet.

Im **Sulcus venae cavae** verläuft die V. cava inferior.

In der eingedellten **Fossa vesicae felleae** liegt die Gallenblase. ◄

Auf der Oberfläche der Facies visceralis hinterlassen die in der Nachbarschaft zur Leber liegenden Organe folgende **Impressionen** (= Abdrücke):

► auf dem Lobus dexter (die Einteilung der Leber in Lappen wird nachfolgend beschrieben):
- **Impressio suprarenalis** – Nebenniere
- **Impressio renalis** – Niere
- **Impressio duodenalis** – Pars superior des Duodenum

- **Impressio colica** – Flexura coli dextra und Colon transversum.

auf dem Lobus sinister:
- **Impressio gastrica** – Magen
- **Impressio oesophagea** – Oesophagus. ◄

Leberlappen und Lebersegmente
Bei der Unterteilung der Leber in 2 Hauptlappen muß zwischen einer makroskopischen (äußeren) Gliederung und einer Binnengliederung unterschieden werden.

Makroskopisch wird der rechte Leberlappen (Lobus dexter) vom Lobus sinister getrennt, wobei der linke Leberlappen kleiner als der rechte ist. Die Trennlinie wird gebildet
- auf der konvexen oberen Seite durch das Lig. falciforme hepatis,
- auf der konkaven unteren Seite durch eine Linie zwischen der Fissura lig. teretis und der Fissura lig. venosi.

Zum Lobus dexter werden noch die in der Mitte liegenden Lobi quadratus und caudatus gerechnet.

► Die Binnengliederung der Leber in Segmente erfolgt wie bei der Lunge anhand der Verzweigungen der Blutgefäße (Äste der V. portae, A. hepatica propria und Ductus hepaticus), die im Zentrum der Segmente liegen. Ähnlich wie bei den Lungen, so verlaufen auch die Vv. hepaticae entlang der Segmentgrenzen. ◄

Da die Segmente jedoch nicht durch Bindegewebe voneinander getrennt sind, ist die Abgrenzung in einzelne Segmente sehr schwierig. Die an den Segmentgrenzen entlanglaufenden Vv. hepaticae dienen dem Chirurgen daher als Orientierungspunkt. Vollständig voneinander abgrenzen kann man die Segmentgrenzen nur mittels eines Röntgenbildes (Kontrastmittel) oder eines Korrosionspräparates.

Auch bei der Binnengliederung können 2 Leberlappen unterschieden werden. Auf die Außenseite projeziert, gehören bei der Binnengliederung der Lobus quadratus und der größte Teil des Lobus caudatus jedoch zum linken Leberlappen.

Peritonealverhältnisse
► Die Leber liegt intraperitoneal. Sie ist mit Ausnahme der mit dem Zwerchfell verwachsenen Area nuda vollständig vom Peritoneum umhüllt. ◄ Der vom Peritoneum bedeckte Teil der Facies diaphragmatica wird als Pars libera bezeichnet.
An der Grenze zur Area nuda geht das Peritoneum viscerale als Lig. coronarium in das Peritoneum parietale über.

Befestigung der Leber
► Die Leber ist über die dreieckige Area nuda am Zwerchfell befestigt.

Das **Lig. triangulare sinistrum** verbindet den linken Leberlappen mit der linken Zwerchfellkuppel. Durch dieses Ligamentum wird verhindert, daß sich beim aufrecht stehenden Menschen die Leber vom Zwerchfell löst und sich so Darmteile zwischen Leber und Zwerchfell legen können.

Das Lig. coronarium verbindet die Leber mit dem Zwerchfell und über das **Lig. hepatorenale** mit der rechten Niere.
Ventral verbinden das Lig. falciforme hepatis als Duplikatur des Peritoneum sowie das Lig. teres hepatis die Leber mit der Bauchwand.

An der Fissura lig. venosi setzt das Omentum minus an und verbindet
- die Leber über das **Lig. hepatogastricum** mit der Curvatura minor des Magens,
- die Leber über das **Lig. hepatoduodenale** mit der Pars superior des Duodenum.

Das Lig. hepatoduodenale begrenzt ventral das Foramen omentale, das den Eingang zur Bursa omentalis bildet. ◄

► Im Lig. hepatoduodenale verlaufen:
- ventral – Ductus choledochus (= Gallengang)
- in der Mitte – A. hepatica propria
- dorsal – V. portae (= Pfortader). ◄

> **Merksatz:**
> **Chole**riker (= Ducts **chole**dochus)
> **he**lfen (= A. **he**patica propria)
> **Port**ugal (= V. **port**ae).

Die aufgeführten Ligamenta dienen jedoch weniger als Halte- sondern vielmehr als Führungsbänder. Die Leber wird durch den thorakalen Sog (über Area nuda) sowie durch Nachbarorgane (Därme) und die Bauchpresse in ihrer Lage gehalten.

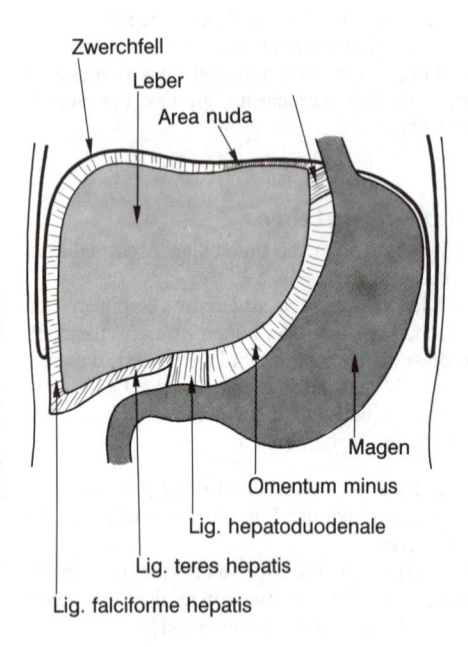

Abb. 8.23 *Schematische Darstellung der Bänder zu den Oberbauchorganen (umgezeichnet nach Faller)*

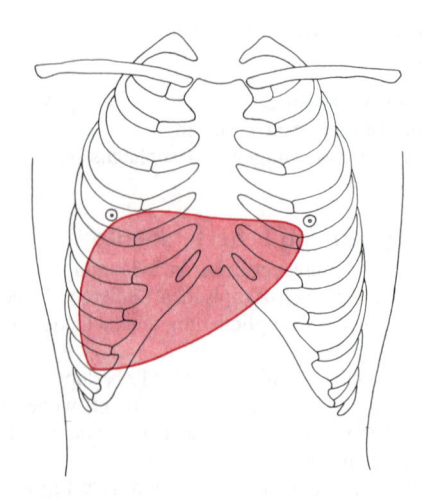

Abb. 8.24 *Lage der Leber auf die ventrale Bauchwand projiziert*

Topographie

➤ Die Lage der Leber hängt vom Zwerchfellstand und der Körperlage ab. Die Leber liegt zu etwa 3/4 in der rechten und zu 1/4 in der linken Oberbauchregion. Der rechte Leberlappen liegt zum größten Teil unter dem rechten Rippenbogen und reicht bis in die Regio epigastrica. Der untere Teil des linken Leberlappens reicht von der Regio epigastrica bis in die Regio hypochondriaca sinistra; er liegt oberhalb des Magenfeldes.

Auf die Rumpfwand projiziert, reicht die Leber kranial bis zur linken 5. Rippe (beim Mann etwas unterhalb der Brustwarze) und kaudal rechts bis zur 10. Rippe und links bis zur 7. Rippe.

Mit der Atmung verschiebt sich die Leber, was palpatorisch (= tastend) und perkutorisch (= abklopfend) untersucht wird.

Der kaudale Teil des linken Leberlappens liegt der vorderen Bauchwand an.

Die topographischen Beziehungen zu den Nachbarorganen sind durch die Impressionen dieser Organe auf der Leber eindeutig nachzuvollziehen (s. Facies visceralis und diaphragmatica). ◄

Gefäßversorgung und Innervation
(siehe auch die Winterthur-Verlaufsbeschreibungen)

Sympathisch wird die Leber aus dem Plexus coeliacus, parasympathisch aus dem Truncus vagalis anterior und posterior innerviert.

Das die Leber und die Gallenblase überziehende Peritoneum wird sensibel von Fasern des N. phrenicus versorgt.

➤ Die Leber erhält aus 2 Gefäßen Blut:
Die A. hepatica propria führt als nutritives (= die Leber versorgendes Gefäß = Vas privatum) O_2-reiches Blut zur Leber. Sie teilt sich in der Leberpforte in die Rr. dexter und sinister.

Die V. portae führt als funktionelles Gefäß (= Vas publicum) O_2-armes, aber nährstoffreiches Blut aus dem Darm zur Leber. Sie teilt sich ebenfalls in 2 Hauptäste.

Während diese beiden Gefäße durch die Leberpforte in die Leber gelangen, treten die zumeist 3 Vv. hepaticae als ableitende Gefäße im Bereich der Facies diaphragmatica aus, sie münden in die V. cava inferior. ◄

Die Lymphe wird über interlobulär (= zwischen den Leberläppchen) verlaufende Lymphgefäße zu den Nll. hepatici und von dort über die Nll. coeliaci zu den oberhalb des Zwerchfells liegenden Nll. mediastinales anteriores transportiert.

Mikroskopische Anatomie

Die Leber ist vom viszeralen Blatt des Peritoneum (= Tunica serosa) überzogen. Unter dem Peritoneum viscerale liegt als straffe, bindegewebige Kapsel die

Tunica fibrosa (alt: Capsula fibrosa oder **Glissonsche Kapsel**).
➤ Die Tunica fibrosa bildet die eigentliche Leberkapsel, sie ist nur wenig dehnbar und dient dazu, die Leber in ihrer Form zu halten. ◄

Im Bereich der Leberpforte zieht von der Tunica fibrosa als dünne, die großen Lebergefäße umgebende Bindegewebsschicht, die Capsula fibrosa perivascularis (= Gefäßscheide) ins Innere der Leber und unterteilt dabei die Leber in 1–2 mm große **Leberläppchen** (= Lobuli hepatis), wobei darauf hinzuweisen ist, daß die Endausläufer dieses interlobularen Bindegewebes bei der menschlichen Leber mikroskopisch kaum zu sehen ist, weil es nur noch aus wenigen Retikulinfasern besteht. ➤ Das Bindegewebe beschränkt sich auf die periportalen Felder (= Canales portales oder Glissonsches Dreieck).

Da die Läppchen hexagonal (= sechseckig) bis polygonal (= vieleckig) sind, entsteht im Winkel zwischen mehreren, zumeist 3 Läppchen, ein großer dreieckiger Bindegewebsspalt, der als **periportales Feld** (= **Glissonsches Dreieck**) bezeichnet wird. In diesem Dreieck liegen als Glissonsche Trias die
- A. und V. interlobularis und der
- Ductulus interlobularis (= ableitender Gallengang).

Im Innern der Leberläppchen liegt die V. centralis. ◄

Die Leberläppchen bieten 3 verschiedene Möglichkeiten sie zu gliedern:
- **klassisches Leberläppchen** – hierbei liegt die V. centralis im Mittelpunkt und die Periportalfelder bilden die peripheren Ecken.
- **Periportalläppchen** – hierbei wird die Funktion in den Vordergrund gestellt. Das Periportalfeld liegt im Mittelpunkt und die Vv. centrales bilden die Ecken, wobei im Idealfall die Venen ein Dreieck bilden. Durch das Periportalläppchen wird der Drüsencharakter der Leber betont, weil dadurch die Gallengänge in den Mittelpunkt gestellt werden.
- **Leberazini** – stellt die Gefäßversorgung in den Mittelpunkt. Bei dieser Einteilung stehen die Stoffwechselprozesse im Fordergrund. Der rhombenartige Leberazinus besteht aus je einem Teilbezirk von 2 Leberläppchen, wobei die Ecken jeweils von 2 gegenüberliegenden Vv. centrales sowie 2 Periportalfeldern gebildet werden. Das Blut fließt von der Peripherie durch 3 metabolische Zonen zur V. centralis, wobei das Blut durch zahlreiche Stoffwechselprozesse verändert wird. Die aeroben Stoffwechselprozesse laufen in der Peripherie, die anaeroben in der Innenzone ab. Diese Einteilung bildet für das Verständnis pathologischer Befunde große Vorteile.

Merke: ➤ Im Mittelpunkt stehen beim klassischen Leberläppchen – V. centralis, Periportalläppchen – periportales Feld (Drüsencharakter), Leberazinus – metabolische Zonen (Stoffwechselprozesse). ◄

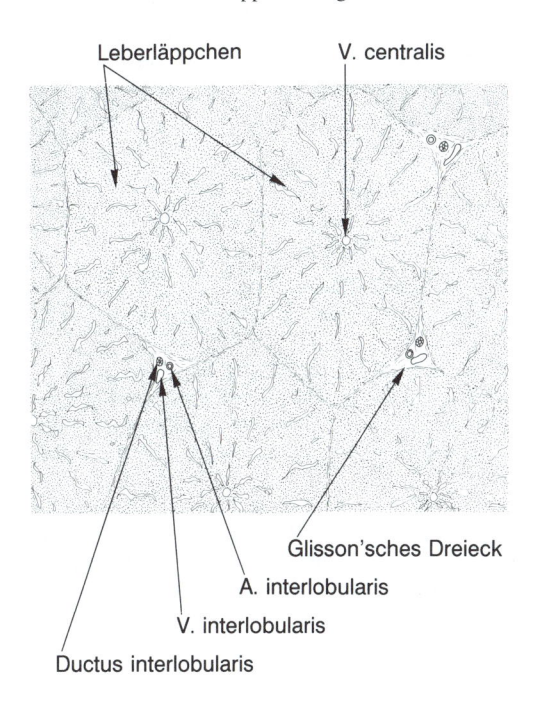

Abb. 8.25 *Schnitt durch mehrere Leberläppchen*

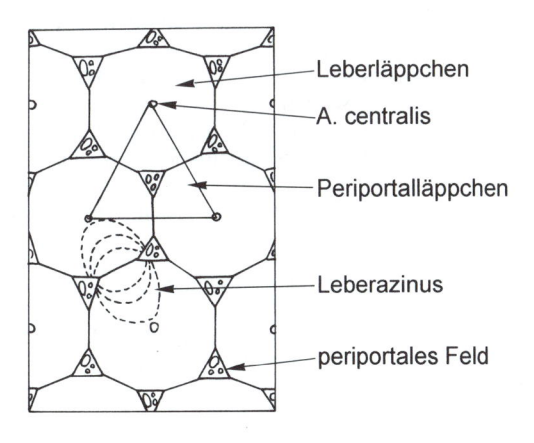

Abb. 8.26 *Leberläppchen schematisiert*

Jedes der etwa 1 Million **Leberläppchen** besteht aus
- Leberzellen
- Blutsinusoide
- Perisinusoideale Räume
- Gallenkapillaren

Leberzellen (= Hepatozyten)
▶ Die Leberläppchen bestehen aus radiär zur V. centralis (als Läppchenmitte) ausgerichteten Leberzellplatten oder -balken, die zusammen ein dreidimensionales Netz bilden. Diese Platten und Balken bestehen wiederum aus einschichtig angeordneten Leberzellen (= Hepatozyten).

Die Hepatozyten enthalten einen, in etwa 20 % der Zellen auch zwei Kerne, in denen die Nukleoli gut zu erkennen sind. Die Kerne sind häufig unterschiedlich groß. Außerdem kommen in den Hepatozyten viele Mitochondrien vom Crista-Typ, viele Lysosome und Peroxisome (für Stoffwechselprozesse) sowie viel glattes und rauhes endoplasmatisches Retikulum vor. ◀

Die Hepatozyten nehmen die der Leber aus der Nahrungsaufnahme zugeführten Proteine, Fette und Kohlenhydrate auf und verstoffwechseln sie. Als Sekret geben sie die Galle ab.

▶ Die Lebensdauer der Hepatozyten beträgt etwa 150–180 Tage.

Hepatozyten sind jedoch sehr regenerationsfreudig, so kann z.B. die Leber nach einer Teilresektion innerhalb etwa eines Jahres wieder zu ihrer vollen Größe heranwachsen.

Die Regeneration der Hepatozyten erfolgt in der Peripherie, während die alten Zellen im Zentrum zugrunde gehen. ◀

Klinik: ▶ Wird die Leber kontinuierlich z.B. durch Alkoholabusus oder infolge einer Entzündung oder Infektion (Hepatitis) geschädigt, so können Leberzellen zugrunde gehen und durch Bindegewebe ersetzt werden, so daß nach einem längeren Zeitraum eine **Leberzirrhose** entsteht (die Leber ist durch Narbengewebe geschrumpft, deshalb kann weniger Blut durch die Leber fließen; der dadurch entstehende Blutrückstau verursacht eine portokavale Anastomose). ◀

In ihrer Gesamtheit bilden die Hepatozyten das Leberparenchym.

Lebersinusoide (= sinusoide Kapillare = Vasa sinusoidea)
Das den Hepatozyten zugeführte nährstoffreiche Blut gelangt von der V. portae über kleinere Venen zu den Lebersinusoiden (= „weiträumige" Kapillaren), die zwischen den aus Leberzellen aufgebauten Zellsträngen liegen und das Blut von der Läppchenperipherie zur V. centralis weiterleiten.

▶ Die Lebersinusoide sind etwa 0,3–0,5 mm lang (Leberläppchen etwa 1–2 mm) und 15 μm breit. Durch die Lebersinusoide wird die Strombahn verbreitert und der Blutstrom verlangsamt, so daß ein besserer Stoffaustausch erfolgt.

Die sehr dünne Wand der Lebersinusoide besteht aus:
- Endothelzellen
- Kupferschen Sternzellen
- ITO-Zellen. ◀

Endothelzellen (auch **Uferzellen** genannt) verbinden sich wegen ihrer verzweigten Form nur unter Bildung von Poren (= Lücken), deshalb bezeichnet man die Lebersinusoide auch als Kapillaren vom gefensterten Typ (fenestriertes Endothel).

▶ Die **Kupfferschen Sternzellen** liegen in den Poren der Endothelzellen. Kupffersche Sternzellen sind modifizierte Monozyten und zählen zu den Makrophagen. Sie werden zum RES (= Retikulo-endothelialen System) gerechnet. Die Kupfferschen Sternzellen entstammen dem Knochenmark, können sich aber auch mitotisch teilen. Sie enthalten Lysosome und Phagosome. Kupffersche Sternzellen sind amöboid beweglich und können sich somit aus dem Endothelverband lösen. Ihre Aufgabe ist es, Bakterien und Zelltrümmer aus dem von der V. portae kommenden Blut zu phagozytieren. Außerdem können sie vor allem nach Entfernung der Milz Erythrozyten phagozytieren und Fette und Hämosiderin speichern.

Die **ITO-Zellen** speichern als interstitielle Leberzellen Fett und Vitamin A. ◀

Perisinusoideale Räume
▶ Zwischen der aus Endothelzellen aufgebauten Wand der Sinusoide und den Hepatozyten liegt als perikapillärer, 0,5–2 μm breiter Spalt der perisinusoideale Raum (= Spatium perisinusoideum oder **Dissesche Raum**). Die Hepatozyten sind zum Perisinusoidalraum hin mit im Blutplasma flottierenden Mikrovilli besetzt. Der Perisinusoidalraum steht über die Poren mit dem Innenraum der Sinusoide in Verbindung. Durch die Endothelporen gelangt Blutplasma, aber keine Blutzellen in den Perisinusoidalraum. Er dient dem Stoffaustausch zwischen Sinusoid und Hepatozyten. ◀

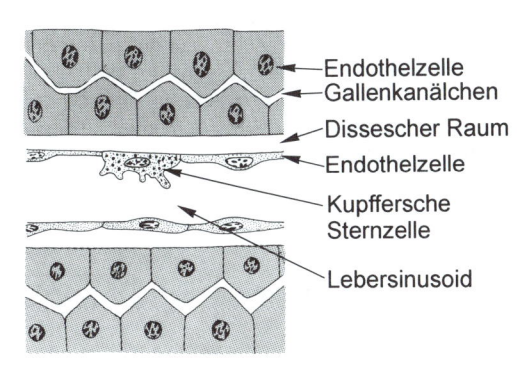

Abb. 8.27 *Perisinusoidaler Raum*

Gallenkapillaren (= Canaliculi biliares)
➤ Zwischen den einander zugekehrten Hepatozyten liegen als rinnenartige Vertiefungen die Gallenkapillaren (= Canaliculi biliares). Die Gallenkapillaren besitzen keine eigene Gefäßwand. Ihre Wand wird vielmehr vom Plasmalemm der Hepatozyten gebildet, die die Gallenkapillare umgeben (es liegt also keine Basalmembran zwischen dem Plasmalemm der Hepatozyten und den Gallenkapillaren). Zur Gallenkapillare hin sind die Hepatozyten mit Mikrovilli besetzt, die dadurch die Oberfläche der Hepatozyten vergrößern. In die Gallenkapillaren hinein sezernieren die Hepatozyten die Galle, die von den Kapillaren vom Läppchenzentrum zur Peripherie geleitet wird – also entgegengesetzt zum Blutstrom der von der Peripherie zur V. centralis fließt.

Die Gallenkapillaren münden über **Herringer-Kanälchen** in die zwischen den Leberläppchen liegenden **Ductuli interlobulares**, die zum periportalen Feld gehören und mit einem einschichtigen isoprismatischen (= kubischen) Epithel ausgekleidet sind (eine Muskelschicht fehlt!). Von den Ductuli interlobulares gelangt die Galle zu den **Ductuli biliferi**, die zusammen mit den Blutgefäßen verlaufen und in den Ductus hepaticus dexter bzw. sinister einmünden. ◄

Intrahepatischer Gefäßverlauf

Die A. hepatica propria und die V. portae führen der Leber Blut zu, die Gallengefäße leiten die Galle ab.

Innerhalb der Leber liegen die venösen und arteriellen Äste immer in enger Nachbarschaft zueinander.

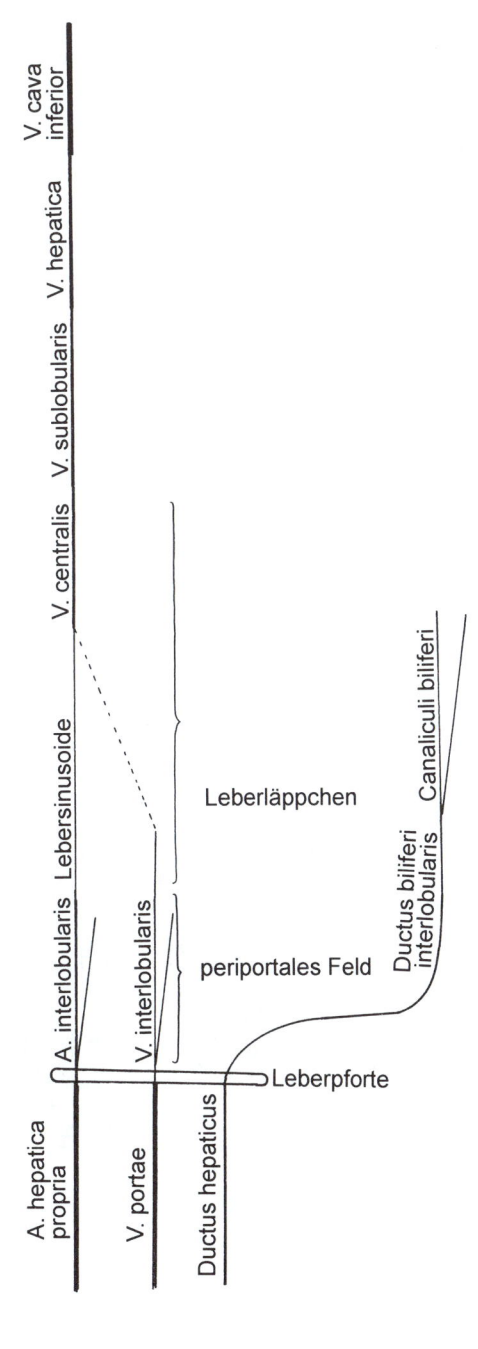

Abb. 8.28 *Intrahepatischer Gefäßverlauf*

Galle

➤ In der Leber wird täglich etwa 1 l Galle gebildet. Die Galle besteht aus
- Gallensäure – dient der Verdauung von Fetten im Darm. Im unteren Ileum wird die Gallensäure rückresorbiert und der Leber wieder zugeführt.
- Gallenfarbstoff – entsteht aus Bilirubin, das wiederum ein Abbauprodukt des Hämoglobins (= roter Blutfarbstoff der Erythrozyten) ist. Der Gallenfarbstoff liefert über weitere Umbauprodukte (Urobilinogen und Urobilin) den Farbstoff für den Stuhl und Harn.
- Cholesterin
- Mineralien ◂

Klinik: Ist der Abfluß von Galle z.B. infolge eines Steinverschlusses unterbrochen, so kommt es zum **Stauungsikterus** mit den Symptomen
- Gelbfärbung der Skleren (Lederhaut) der Augen und später der Haut
- Ausscheidung eines lehmfarbenen Stuhls (wegen fehlendem Fettabbau und fehlender Farbstoffe).

Mikroskopierhilfe: Bei einer Übersichtsvergrößerung sehen Sie sechs- bis vieleckige Felder (= Leberläppchen), derer Zellbalken auf die in der Mitte liegende V. centralis ausgerichtet sind. Zwischen zumeist drei Läppchen liegt als Dreieck das Portalfeld, das eine V. und A. interlobularis und einen Gallengang enthält.

8.3.2 Gallenblase !! 4/6

Die in der Leber gebildete Galle gelangt über den Ductus hepaticus dexter und sinister in den Ductus hepaticus communis, der zusammen mit dem Ductus cysticus den Ductus choledochus bildet. Der Ductus choledochus mündet ins Duodenum, wobei die Mün-

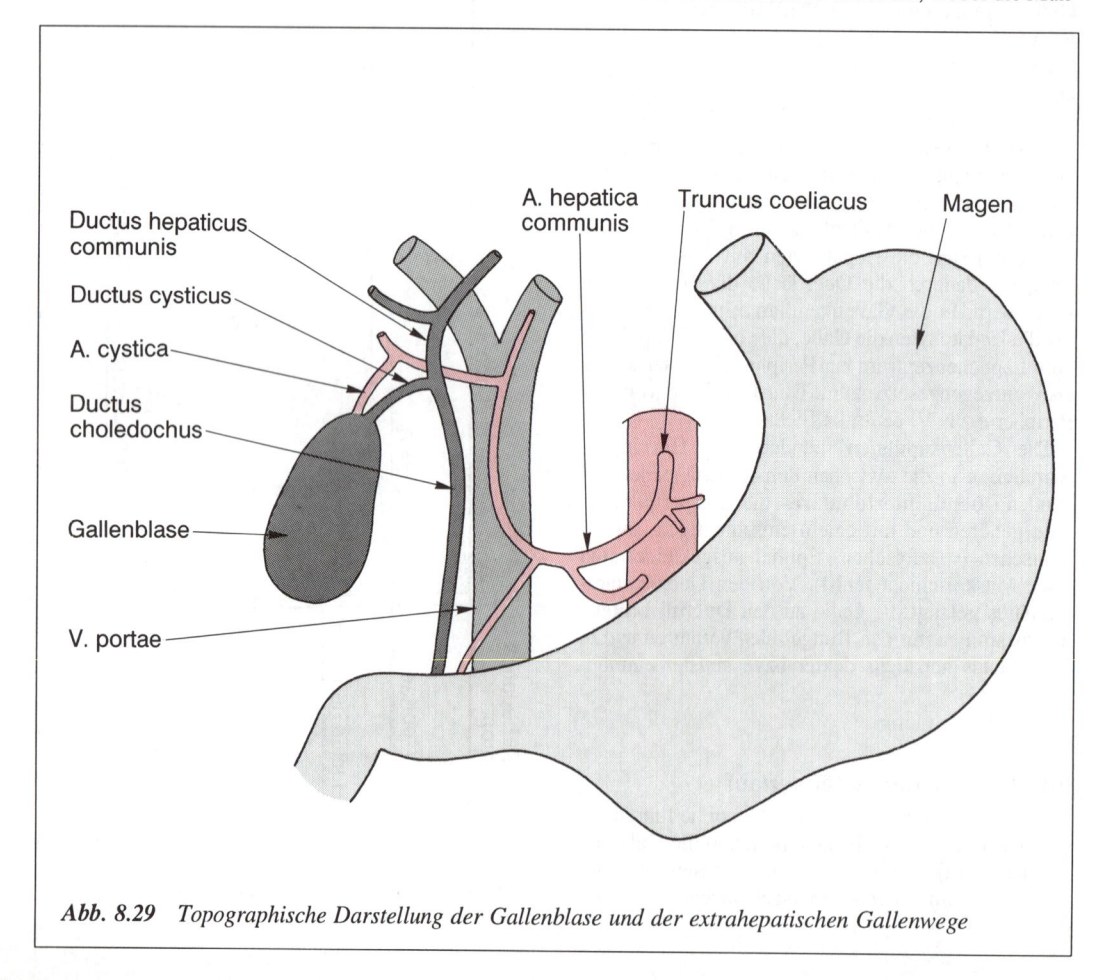

Abb. 8.29 Topographische Darstellung der Gallenblase und der extrahepatischen Gallenwege

dungsstelle durch den M. sphincter ampullae hepatopancreaticae verschlossen werden kann (s. Abbildung Nr.8.30 in in Kapitel 8.3.3).

➤ Während der sogenannten Verdauungsruhe (im Dünndarm muß kein Fett emulgiert und resorbiert werden) ist die Mündung verschlossen, so daß sich die abfließende Galle im Ductus choledochus retrograd (rückwärts) staut und durch den Ductus cysticus, der quasi einen Nebenschluß darstellt, in die Gallenblase gelangt. Die Gallenblase dient als Reservebehälter, in dem die Galle durch Wasserentzug auf etwa 10–20 % eingedickt wird.

Soll die Galle aus der Gallenblase wieder freigesetzt werden, so kontrahiert sich auf nachfolgende Reize hin die glatte Muskulatur der Gallenblasenwand:
- durch das Hormon Cholezystokinin, das im Dünndarm bei Kontakt mit fetthaltigem Nahrungsbrei gebildet wird,
- durch N. vagus.

Gleichzeitig erschlafft der M. sphincter ampullae hepatopancreaticae. ◄

Die birnenförmige **Gallenblase** (= **Vesica biliaris**, alt: Vesica fellea) liegt an der Facies visceralis der Leber. Die Gallenblase ist etwa 8–12 cm lang 4–5 cm breit und hat ein Volumen von 30–80 ml.

Die Gallenblase wird unterteilt in:
- Gallenblasengrund (= Fundus vesicae biliaris) – ist vom Peritoneum überzogen,
- ➤ Gallenblasenkörper (= Corpus vesicae biliaris) – ist in der Fossa vesicae biliaris der Leber (liegt zwischen dem Lobus quadratus und dem Lobus dexter der Leber) breitflächig mit der Leber verwachsen, ◄
- Gallenblasenhals (= Collum vesicae biliaris) – ist nicht mit der Leber verwachsen. Er geht in den Ductus cysticus über, der der Gallenblase als Ein- und Ausgang dient.

➤ Im Gallenblasenhals und im Ductus cysticus liegt als spiralförmig angeordnete Schleimhautfalte die **Plica spiralis** (= **Heistersche Klappe**), die als Verschlußapparat dient. Die Plica spiralis behindert den Gallenfluß und verhindert bei erhöhtem intraabdominalem Druck (z.B. durch die Bauchpresse hervorgerufen) eine spontane Entleerung der Gallenblase. ◄

Topographie
➤ Die Gallenblase liegt an der Unterseite der Leber (= Facies visceralis) in der Fossa vesicae biliaris (Gallenblasengrube).

Der Gallenblasenhals steht in topographischer Beziehung zur Pars superior des Duodenum.

Der Gallenblasengrund (Fundus) liegt rechts vom Lig. falciforme (der Leber) auf oder vor der Flexura coli dextra und dem Colon transversum. Bei voll gefüllter Gallenblase ragt der Fundus etwa 1–2 cm unter dem unteren Rand der Leber hervor und liegt in Höhe der Spitze der 9. Rippe der vorderen Bauchwand an. ◄

Klinik: ➤ Die gesunde Gallenblase kann nicht getastet werden. Durch die topographische Beziehung zum Duodenum und zur rechten Kolonflexur kann die Gallenblase bei einer Entzündung mit dem jeweiligen Darmabschnitt verwachsen. Durch eine Fistel (= ein nichtphysiologischer röhrenartiger Gang) kann es zu einer offenen Verbindung zwischen der Gallenblase und dem Kolon oder dem Duodenum kommen, durch die Gallensteine aus der Gallenblase in den Darm gelangen und dort (meist an der Bauhinschen Klappe) zu einem Darmverschluß führen können. ◄

Die häufigste Erkrankung der Gallenblase bildet das **Gallensteinleiden** (= **Cholelithiasis**), wobei es zur Steinbildung u.a. infolge Stoffwechselstörungen des Cholerinstoffwechsels kommen kann. Liegen die Steine im Ductus choledochus, so spricht man von einer **Choledocholithiasis**, durch die die Galle gestaut und ein **Stauungsikterus** verursacht werden kann.

Steine können eine Gallenkolik verursachen, wobei die starken Schmerzen bis unter den rechten Rippenbogen und in die rechte Schulter (Headsche Zone der Gallenblase) ausstrahlen können.

Innervation und Gefäßversorgung
(siehe auch die Winterthur-Verlaufsbeschreibungen)
Die Gallenblase wird wie die Leber aus dem Plexus hepaticus (Fortsetzung des Plexus coeliacus) innerviert. Die Serosa wird vom rechten N. phrenicus versorgt.

Die Gallenblase wird aus der A. cystica, einem Ast des R. dexter der A. hepatica propria mit Blut versorgt, das über die V. cystica in die V. portae abfließt.

Mikroskopische Anatomie
Die Gallenblasenwand ist etwa 1 mm dick.
➤ Die Tunica mucosa besitzt ein einschichtiges, hochprismatisches Epithel, das mit Mikrovilli besetzt ist. In den Epithelzellen wird ein glykoproteinhaltiger Schleim gebildet, der die Mukosa vor der mazerierenden (= zersetzenden) Wirkung der Galle schützt. Eine Lamina muscularis mucosae und eine Tela submucosa fehlen.

Die Schleimhaut ist besonders bei leerer Blase zu unregelmäßigen, zottenartig aussehenden Falten aufgeworfen, die sich an den Spitzen berühren und dort miteinander verwachsen können (= Bildung von Schleimhautbrücken). ◄

Die Tunica muscularis besteht aus scherengitterartig angeordneten glatten Muskelzellen, die im Schnitt relativ ungeordnet erscheinen.

Die Tunica serosa bedeckt die Bereiche der Gallenblase, die nicht mit der Leber verwachsen sind.

Mikroskopierhilfe: Der Aufbau der Gallenblase ist dem des Magen-Darm-Trakts ähnlich. Es besteht ein 3-schichtiger Aufbau aus: einschichtigem Zylinderepithel, lockerem Bindegewebe und einer Schicht glatter Muskelzellen. Charakteristisch sind Schleimhautbrücken.

DD: Vesicula seminalis = Samenbläschen (einschichtiges bis mehrreihiges iso- bis hochprismatisches Epithel).

8.3.3 Extrahepatische Gallenwege !!! 2/8

Die dünnflüssige Galle wird aus dem rechten Leberlappen über den Ductus hepaticus dexter und aus dem linken Leberlappen über den Ductus hepaticus sinister zum gemeinsamen Ductus hepaticus communis geleitet.

Als **extra-hepatische Gallenwege** werden nachfolgende, die Galle aus der Leber und der Gallenblase zum Duodenum ableitenden Ductus (= Gänge) bezeichnet:
- Ductus hepaticus communis
- Ductus cysticus
- Ductus choledochus.

► Der **Ductus hepaticus communis** vereinigt sich mit dem aus der Gallenblase kommenden **Ductus cysticus** zum **Ductus choledochus**. In rund 80 % des Sektionsgutes vereinigen sich der Ductus choledochus und der Ductus pancreaticus (aus dem Pankreas) und münden schräg auf der Papilla duodeni major in die Hinterwand der Pars descendens des Duodenum, wobei sie
- als gemeinsame Erweiterung die **Ampulla hepato-pancreatica** bilden (50 %) oder
- sich ohne Ampullenbildung vereinigen. ◄

Selten ist, daß die beiden Ductus getrennt ins Duodenum münden.

Kurz vor dem Übergang in den gemeinsamen Endgang besitzen beide Ductus je einen glatten Schließmuskel (aus glatten Muskelzellen):
- Ductus choledochus – M. sphincter ductus choledochi
- Ductus pancreaticus – M. sphincter ductus pancreatici

► In der Wand der Ampulla liegt ebenfalls ein glatter Schließmuskel, der **M. sphincter hepatopancreaticae** (kurz **Sphincter Oddi**). ◄

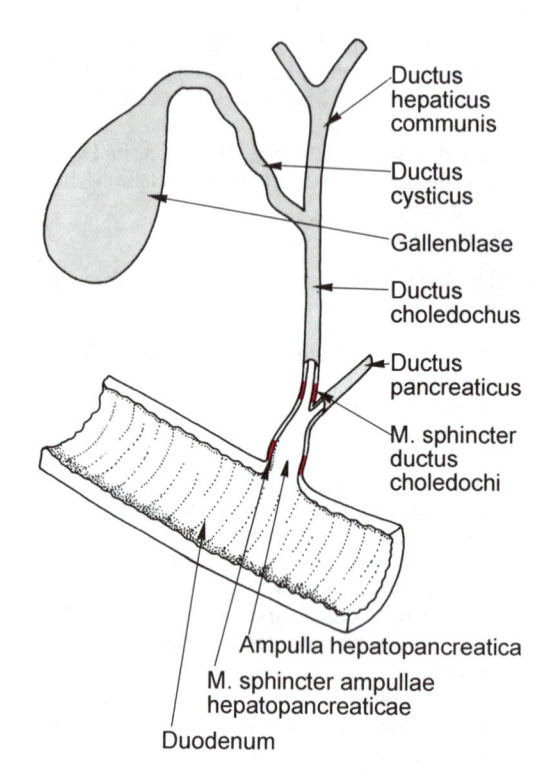

Abb.8.30 Extrahepatische Gallengänge

Topographie
Der 3–10 cm lange Ductus choledochus verläuft zusammen mit der A. hepatica propria und der V. portae im freien Rand des Lig. hepatoduodenale. Extraperitoneal verläuft der Ductus choledochus hinter dem Duodenum und dem Pankreaskopf bis kurz vor die Pars descendes duodeni.

Mikroskopische Anatomie
Die Ductus sind mit einem einschichtigen hochprismatischen Epithel ausgekleidet. In die Ductus münden mukoide Gll. biliares.

8.3.4 Pankreas !!! 6/14

Das **Pankreas** (= **Bauchspeicheldrüse**) gehört zu den Speicheldrüsen. Es kann in zwei, von ihrer Funktion her sehr unterschiedliche Organbereiche unterteilt werden:
- endokriner Teil
- exokriner Teil.

▶ Mit seinem endokrinen Teil stellt das Pankreas die wichtigste Verdauungsdrüse unseres Körpers. Täglich werden 1–2 l eines an Bikarbonaten reichen dünnflüssigen Pankreassaftes gebildet. Bikarbonat trägt wesentlich dazu bei, den sauren Chymus (Nahrungsbrei) aus dem Magen zu neutralisieren. Außerdem enthält der Pankreassaft Enzyme für die Verdauung von Proteinen (z.B. Trypsinogen), Fetten (z.B. Pankreaslipase) und Kohlenhydraten (z.B. Amylasen). Diese Enzyme werden erst im Darm aktiviert.

Die Pankreassekretion ins Duodenum erfolgt erst nachdem der Nahrungsbrei ins Duodenum gelangt ist. ◀

▶ Die Sekretion des Pankreassaftes wird gefördert durch:
- nerval
  - Parasympathikus
- hormonell durch im Duodenum sezernierte Hormone
  - Sekretin – fördert die Abgabe des alkalischen bikarbonatreichen Pankreassaftes
  - Cholezystokinin – fördert die Enzymsekretion
  - außerdem durch im Magen sezernierte Hormone (Gastrin).

Die Sekretion wird gehemmt durch die in den Langerhansschen Inseln gebildeten Hormone Glykagon und Somatostatin. ◀

Der endokrine Teil, der nur etwa 2 % am Gesamtgewicht des Pankreas ausmacht, wird bei den endokrinen Organen (Kapitel 8.5.2) besprochen.

Das Pankreas ist etwa 15 cm lang, 3–4 cm breit, 2–3 cm dick und 60–80 g schwer. Es liegt S-förmig gekrümmt im Oberbauch und besteht aus dem Kopf (= Caput pancreatis), Körper (= Corpus pancreatis) und Schwanz (= Cauda pancreatis).

Der Pankreaskopf besitzt einen nach unten hakenförmig gebogenen Fortsatz, der **Processus uncinatus** genannt wird. Zwischen Pankreaskopf und Proc. uncinatus liegt als Rinne die **Incisura pancreatis**. Am Kopf schließt der im Querschnitt annähernd dreieckig aussehende Pankreaskörper an. Als **Tuber omentale** bezeichnet man den (bedingt durch die Lage zur Wirbelsäule) am weitesten nach vorn stehenden Teil des Pankreaskörpers.

▶ Der Pankreaskörper geht ohne scharfe Grenze in den Pankreasschwanz über, der bis ins Lig. splenorenale (syn.: Lig. lienorenale) reicht.

Das Pankreas liegt sekundär retroperitoneal der hinteren Bauchwand an, die Vorderseite ist mit Peritoneum überzogen. ◀

Ausführungsgangsystem

Das Pankreas wird in seiner ganzen Länge vom 2–3 mm dicken Hauptausführungsgang, dem **Ductus pancreaticus** (= Bauchspeicheldrüsengang, in der Klinik **Wirsung-Gang** genannt) durchzogen. In den Ductus pancreaticus münden viele kleine Drüsengangsäste.

▶ Der Ductus pancreaticus vereinigt sich mit dem Ductus choledochus und mündet auf der Papilla duodeni major in die Pars descendens des Duodenum (s. auch Kapitel 8.3.3). Der Ductus pancreaticus kann im Bereich der Ampulle durch den M. sphincter ductus pancreatici verschlossen werden, dadurch wird verhindert, daß Darminhalt oder Galle in den Ductus pancreaticus gelangen. ◀

In etwa 40 % des Sektionsgutes ist als Nebenausführungsgang, der **Ductus pancreaticus accessorius** (Klinik: **Santorini-Gang**), angelegt, der dann auf der Papilla duodeni minor in das Duodenum mündet (s. Kapitel 8.1.1 „Pankreasentwicklung").

Klinik: Bei einem Verschluß der Papilla duodeni major, z.B. infolge eines Steinverschlusses, stauen sich die Galle sowie das Pankreassekret vor dem Hindernis. Durch den Rückstau erweitern sich die Gallengänge und Galle und Pankreassekret können in den Ductus pancreaticus fließen, wodurch es zu einer Entzündung (= **Pankreatitis**) kommen kann.

Topographie

▶ Das Pankreas reicht vom Duodenum quer über die dorsale Wand der Bursa omentalis bis zum Milzhilus. Es liegt hinter der Bursa omentalis.

Der Pankreaskopf liegt in der C-förmigen Krümmung der Duodenalschlinge in Höhe des 1. bis 3. Lendenwirbelkörpers. Dorsal vom Pankreaskopf mündet die V. mesenterica inferior in die V. splenica, die sich mit der V. mesenterica superior zur V. portae vereinigt. Direkt hinter dem Pankreaskopf verläuft der Ductus choledochus.

Der Proc. uncinatus liegt über der Pars horizontalis des Duodenum. In der Incisura pancreatis verlaufen die A. und V. mesenterica superior.

Der Pankreaskörper kreuzt mit seinem **Tuber omentale** in Höhe des 1. bis 2. Lendenwirbelkörpers die Wirbelsäule, wobei er vor der Aorta abdominalis und der V. cava inferior sowie der linken Nebenniere liegt. Das Tuber omentale ragt dorsal in die Bursa omentalis hinein. Oberhalb vom Tuber omentale geht der Truncus coeliacus aus der Aorta abdominalis hervor. Die aus dem Truncus abgehende A. hepatica communis verläuft am oberen Pankreasrand nach rechts, die ebenfalls aus dem Truncus hervorgehende A. splenica verläuft am oberen Pankreasrand zur Milz. ◄

Klinik: ► Bei einem Karzinom im Bereich des Pankreaskopfes kann der Ductus choledochus zugedrückt werden, wodurch es zum Stauungsikterus kommt (häufig erstes Symptom eines Tumors!).
Der **Pankreasschwanz** ist in seiner Form und Lage variabel. Er überlagert den Hilus der linken Niere und reicht zumeist bis zum Hilus der Milz.

Ein operativer Zugang zum Pankreas kann geschaffen werden:
- durch das Omentum minus,
- durch das Lig. gastrocolicum – entlang der Curvatura major des Magens,
- vom Unterbauch her durch das Mesocolon transversum. ◄

Innervation und Gefäßversorgung
(siehe auch die Winterthur-Verlaufsbeschreibungen)
Das Pankreas wird sympathisch vom Plexus coeliacus aus über die linken Nn. splanchnici major und minor und parasympathisch über den rechten N. vagus innerviert.
► Das Pankreas wird mit Blut aus Ästen des Truncus coeliacus und der A. mesenterica superior versorgt, wobei alle Äste untereinander Anastomosen bilden (*prüfungsrelevant: Kenntnis der Hauptäste*) – s. auch Winterthur-Verlaufsbeschreibungen „Arterien":

Pankreaskopf:
- A. hepatica communis über Aa. supraduodenales superiores
- A. gastroduodenalis (aus A. hepatica communis) über A. pancreaticoduodenalis superior
- A. mesenterica superior über Aa. pancreaticoduodenales inferiores.

Pankreaskörper:
- A. splenica über A. pancreatica dorsalis.

Pankreasschwanz:
- A. splenica über A. pancreatica magna.

Über die Vv. pancreaticae fließt das Blut in die V. splenica und in die V. mesenterica superior und von dort weiter in die V. portae. ◄

Mikroskopische Anatomie
Das Pankreas besteht aus einer Vielzahl von 1–3 mm großen Läppchen, die von lockerem Bindegewebe umgeben sind. In diesem interlobulären (= zwischen den Läppchen liegenden) Bindegewebe verlaufen Blut- und Lymphgefäße sowie Nerven.

Wie bereits erwähnt, besteht das Pankreas aus einem exokrinen und endokrinen Teil (endokriner Teil s. Kapitel 8.5.2).

Exokriner Pankreasteil
► Das exokrine Parenchym des Pankreas ist wie das der Glandula parotis (= Ohrspeicheldrüse) serös. Das Pankreas ist also eine seröse Drüse vom tubuloazinösen Bau. Die **Azini** (= traubige Drüsenendstücke) bestehen aus etwa 100 Drüsenzellen (= Azinuszellen), deren Sekret über lange Schaltstücke direkt in das Ausführungsgangsystem gelangt.

Die Drüsenzellen der Endstücke enthalten viel granuliertes endoplasmatisches Retikulum. In den Spitzen der Zellen liegt Zymogengranula.

Streifenstücke fehlen (im Gegensatz zur. Gl. parotis). Die langen, eng beieinanderliegenden Schaltstücke enthalten ein plattes bis kubisches, einschichtiges Epithel. Charakteristisch für das Pankreas ist, daß die Schaltstücke im Querschnitt häufig als in die Azini eingestülpt erscheinen (= **zentroazinäre Zellen**). Die Ausführungsgänge besitzen ein hochprismatisches Epithel, das mit Mikrovilli besetzt ist. ◄

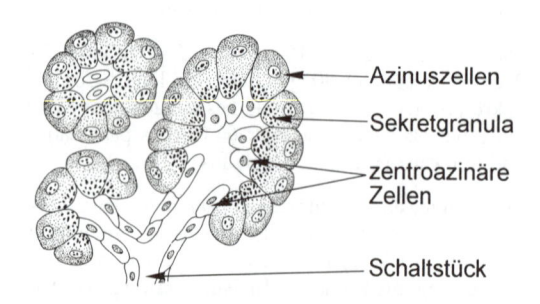

Abb. 8.31 Azini (= exokrine Drüsenendstücke) aus dem Pankreas

➤ Die Zellen der Azini produzieren Proenzyme, die im Dünndarm durch Enteropeptidasen aktiviert werden:
- Trypsin für die Proteinspaltung
- Amylase und Maltase für die Kohlenhydratspaltung
- Lipase für die Fettspaltung.

Bikarbonat und der restliche Teil des Pankreassaftes werden von den Epithelzellen der Schaltstücke und der Ausführungsgänge produziert. ◄

Mikroskopierhilfe: Bei einer Übersichtsvergrößerung erkennen Sie innerhalb des Parenchym als hellere Bezirke die Langerhans'schen Inseln. Häufig können Sie das Pankreas auch an den hellen zentroazinären Zellen erkennen.
DD: Gl. parotis – besitzt Streifenstücke (s. Tabelle in Kapitel 5.4.6).

8.4 Milz !!! 13/31

➤ *Prüfungsrelevant: Gesamtes Kapitel.* ◄

Die **Milz** gehört zu den lymphatischen Organen. Im Gegensatz zu den Lymphknoten dient die Milz jedoch nicht der Reinigung der Lymphbahn sondern hat große Bedeutung bei der Reinigung des Blutes von Antigenen (z.B. Bakterien) sowie überalterten Erythrozyten (roten Blutkörperchen).

Die Milz hat u.a. nachfolgende Aufgaben:
- **Lymphozytenbildung** und Immunabwehr – in der weißen Pulpa der Milz (Erklärung s. „Mikroskopische Anatomie") werden zeitlebens (auch in der Fetalzeit) Lymphozyten gebildet. Die in der weißen Pulpa liegenden B-Lymphozyten bilden bei entsprechendem Reiz Antikörper.
- **Erythrozytenbildung** – während der hepatolienalen Phase werden beim Feten in der Milz Erythrozyten gebildet (s. Kapitel 2.5.2).
- **Blutmauserung** (= Erythrozytenabbau = Erythrozytensequestrierung) – durch den Milzsinus gelangen die Erythrozyten in die rote Milzpulpa, in der die alten und deformierten Erythrozyten zurückgehalten und von Makrophagen phagozytiert und durch Lysosome abgebaut werden. Dabei entstehen aus dem **Hämoglobin** das Häm und die Aminosäure Globin. Globin wird dem Stoffwechsel wieder zugeführt. Vom Häm wird das Eisen abgespalten und im Hämosiderin gespeichert. Der Rest des Häm wird zu Bilirubin abgebaut, das in der Leber weiterverarbeitet wird.

 Klinik: 1. Bei extrem erhöhtem Erythrozytenabbau kann Eisen in der Leber abgelagert werden und es kommt zur Hämosiderose. Außer den Erythrozyten können auch die Leukozyten abgebaut werden.
2. Bei bestimmten Erkrankungen (z.B. Leukämie) kann in der Milz die Produktion von Erythrozyten und Leukozyten wieder aufgenommen werden.

- **Thrombozytenspeicherung** – in der Milz werden etwa 30 % aller Thrombozyten gespeichert. Durch Adrenalin werden sie freigesetzt.

Im Gegensatz zur Milz mancher Tiere kann die menschliche Milz mit 150–200 ml nur wenig Blut speichern – bei uns Menschen dient die Milz daher vor allem der Abwehr.

Äußere Form

Die Form der **Milz** (= **Splen** = **Lien**) hängt von ihrer Lage ab. Sie hat zumeist ein kaffeebohnenförmiges Aussehen, ist 4 cm dick, 7 cm breit und 11 cm lang (Merke: 4711), sowie, wenn sie vollständig ausgeblutet ist, ein Gewicht von etwa 170 g.

Bei der Milz werden zwei Fazien unterschieden:
- die konvexe Facies diaphragmatica (Zwerchfellfläche) liegt unter der linken Zwerchfellkuppel
- die konkave Facies visceralis (Eingeweidefläche) grenzt die Milz gegenüber der Eingeweideseite ab und wird aufgrund der Eindellung durch die Nachbarorgane unterteilt in
  - Facies gastrica – liegt vorn oben und grenzt an den Magen
  - Facies colica – liegt vorne unten und grenzt an die linke Kolonflexur
  - Facies renalis – liegt hinten unten und grenzt an die linke Niere.

An der Grenze zwischen der Facies gastrica und der Facies renalis liegt der Milzhilus, in dem die Gefäße und Nerven ein- bzw. austreten.
 Im **Milzhilus** liegt die A. splenica kranial von der V. splenica.
 Bis auf den Milzhilus ist die Milz von Peritoneum bedeckt – liegt also intraperitoneal.

Befestigung

Die Milz wird über die beiden nachfolgenden Ligamenta fixiert:
- **Lig. gastrosplenicum** (syn.: **Lig. gastrolienale**) – bildet die kraniale Fortsetzung des Omentum majus. Es zieht als Bauchfellplatte vom Milzhilus zur Curvatura major des Magens. In ihm verlaufen die

A. und V. gastrica brevis und die A. gastroomentalis sinistra.
- **Lig. splenorenale** (syn.: **Lig. lienorenale = Lig. phrenicosplenicum**) – verbindet den Milzhilus mit der dorsalen Bauchwand, dem Zwerchfell (vor der linken Niere) und dem Pankreasschwanz. In ihm verlaufen die A. und V. splenica.

Zwischen dem **Lig. gastrophrenicum** und dem Lig. splenorenale liegt als spitzwinklige Tasche der Recessus splenicus (Recessus lienalis) der Bursa omentalis, der bis zum Milzhilus reicht.

Im Milzbereich kommt außerdem das Lig. phrenicocolicum vor, das als derbe Peritonealfalte (Gekröseplatte), von der Flexura coli sinistra (= linke Kolonflexur) zum Zwerchfell zieht. Das Lig. phrenicocolicum bildet den Boden der **Milznische**. Lateral und dorsal wird die Milznische vom Zwerchfell begrenzt.

Nebenmilze
In etwa 20 % des Sektionsgutes findet man eine oder mehrere, zumeist kirschgroße Nebenmilze, die häufig im Lig. gastrosplenicum, seltener im Omentum majus, im Bereich des Milzhilus oder im Skrotum (Hodensack) liegen.

Topographie
Die Milz liegt in der sogenannten Milznische (= Milzbucht)
- hinter dem linken Rippenbogen in Höhe der 9.–11. Rippe. Der hintere obere Pol der Milz wird dorsal vom Recessus costodiaphragmaticus (= hinterer Komplementärraum der Pleura) und vom unteren Teil des linken Lungenlappens überlagert.
- unter der linken Zwerchfellkuppel. Da die Milz dem Zwerchfell anliegt, macht sie die Atembewegungen (2–4 cm) mit.
- hinter dem Magenfundus. Der vordere Milzpol liegt auf der Flexura coli sinistra. Außerdem steht die Milz in Beziehung zum oberen Pol der linken Niere.
- mit ihrem Hilum der Bursa omentalis an.

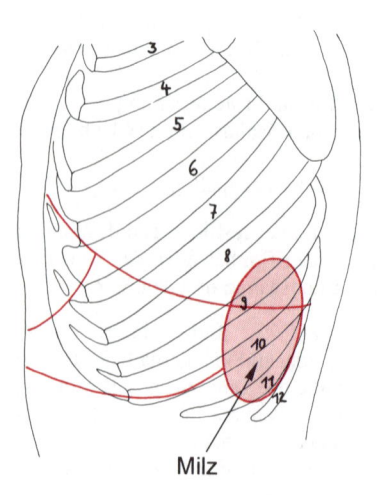

Abb. 8.32 Milz auf die laterale Brustwand projiziert

Klinik: 1. Die normale Milz kann nicht getastet werden. Erst bei einer beträchtlichen Vergrößerung (= **Splenomegalie**) kann sie getastet werden. Da der obere Teil der Milz von der Lunge überlagert ist, kann dieser Teil der Milz nicht perkutiert (durch beklopfen abgegrenzt) werden.
2. Durch ein stumpfes Abdominaltrauma (z.B. infolge eines Unfalls) kann es zu einer Milzruptur mit einer massiven, zumeist letalen (tötlichen) Blutung kommen. Da die Milzkapsel sehr dünn ist und eine Naht schnell einreißen kann, wurde die Milz in solchen Fällen total entfernt (= Splenektomie), was verantwortbar schien, weil die Milz beim Erwachsenen nicht lebensnotwendig ist, da ihre Aufgaben von der Leber mit übernommen werden können. Die Sepsisgefahr („Blutvergiftung") ist jedoch nach einer Splenektomie erhöht. Beim Kind kommt es hingegen bei einer Totalentfernung zu schwerwiegenden Immundefekten.

In den letzten Jahren werden Kapseleinrisse mittels Koagulation (Proteinfällung) oder Fibrinklebern verschlossen.

Innervation und Gefäßversorgung
(siehe Winterthur-Verlaufsbeschreibungen)

Die Milz wird nur sympathisch aus dem Ganglion coeliacum innerviert (sie wird nicht parasympathisch innerviert).

Mit Blut wird die Milz aus der A. splenica versorgt, die als stärkster Ast aus dem Truncus coeliacus hervorgeht.

Das venöse Blut fließt über die V. splenica zur V. portae und damit zur Leber.

Die Blutgefäße sind stark geschlängelt, so daß sie Volumenänderungen der Milz sowie Atemverschiebungen ermöglichen.

Mikroskopische Anatomie

Unter der die Milz umhüllenden Tunica serosa (Peritoneum) liegt als derbe, bindegewebige Kapsel die nur etwa 0,1 mm dicke Milzkapsel (= Tunica fibrosa). Die Tunica fibrosa besteht aus Kollagenfasern und netzartig verflochtenen elastischen Fasern. Außerdem kommen Myofibroblasten (= kontraktile Fibroblasten) und glatte Muskelzellen vor.

Vom Milzhilus ziehen als bindegewebige Balken die **Milztrabekel** (= **Trabeculae splenici**) ins Innere der Milz, wo sie sich baumartig verzweigen und miteinander anastomosieren, so daß ein dreidimensionales Gerüst entsteht, das das Stroma der Milz bildet.

Die Räume zwischen den Trabekeln sind mit retikulärem Bindegewebe ausgefüllt, das als **Milzpulpa** (**Pulpa splenica**) bezeichnet wird und das Parenchym der Milz bildet.

Bei einem Schnitt durch die Milz kann man makroskopisch zwischen einer roten Pulpa und darin verstreut liegenden stecknadelkopfgroßen weißen Knötchen unterscheiden, die zusammen die weiße Pulpa bilden. Die rote Pulpa hat einen Anteil von etwa 77 % an der gesamten Milz.

Rote Milzpulpa

Die rote Milzpulpa besteht aus:
- Retikulumzellen und Retikulumfasern, die zu **Pulpasträngen** (**Chordae splenicae**) angeordnet sind und miteinander ein Netzwerk bilden,
- den Milzsinus (Sinus splenici),
- vielen Erythrozyten (dadurch die rote Farbe), sowie Leukozyten, Plasmazellen und Makrophagen, die in den Maschen der Pulpastränge liegen.

Innerhalb des retikulären Bindegewebes liegen die netzartig verbundenen Milzsinus. Die Lumina der Milzsinus sind unterschiedlich weit, so daß in ihnen die Strömungsgeschwindigkeit des Blutes vermindert wird. Die Sinuswand besteht aus Endothelzellen und Ringfasern (= zirkulären Retikulumfasern) zwischen denen Lücken (Poren) bestehen. Durch die Poren gelangt das Blut in die Pulpastränge, in deren Netzwerk sich die alten, wenig verformbaren Erythrozyten, sowie z.B. Bakterien verfangen und von Makrophagen phagozytiert werden.

Weiße Milzpulpa

Die innerhalb der roten Pulpa verstreut liegende weiße Milzpulpa besteht aus
- jeweils mit Lymphscheiden umgebenen Arterien
- Milzfollikeln.

Die **peri-arteriolären Lymphscheiden** umhüllen die beim Milzkreislauf beschriebenen Pulpaarterien. Die Lymphscheiden bestehen vor allem aus T-Lymphozyten (Helferzellen und Suppressorzellen). In ihnen kommt es nach Antigenkontakt zur Proliferation von Immunoblasten.

Im Anschluß an diese Lymphscheiden umscheiden die Pulpaarterie 0,2–2 mm große **Milzfollikel** (= Folliculi splenici = **Milzknötchen** oder **Malpighische Körperchen**). Die Milzfollikel sind typische Lymphknötchen, die aus netzartig zusammenliegenden Retikulumzellen sowie Bindegewebsfasern aufgebaut sind. Zwischen den Maschen dieses Netzes liegen vor allem B-Lymphozyten. Bei den Milzfollikeln kann zwischen einer peripher liegenden dunklen Marginalzone und einem zentral liegenden helleren Keim- oder Reaktionszentrum unterschieden werden. Die Marginalzone enthält vor allem T-Lymphozyten und Makrophagen, sie ist für die Immunreaktion wichtig. Das Reaktionszentrum enthält überwiegend B-Lymphozyten.

Mikroskopierhilfe: Bei der HE-Färbung sehen Sie ein ungeordnet erscheinendes rötliches Parenchym (= rote Pulpa) in dem viele violette Punkte (= weiße Pulpa) liegen. Innerhalb einiger dieser violetten Punkte können Sie manchmal in der Mitte (meistens am Rand der Punkte) als Gefäß die Zentralarterie erkennen.

Milzkreislauf

Prüfungsrelevant: Siehe „Merke" und „Zusammenfassung".

Die A. splenica führt der Milz das Blut zu. Kurz vor dem Milzhilus, also noch außerhalb der Milz, teilt sie sich in zumeist 2 Hauptäste, aus denen innerhalb der Milz 5–10 Balkenarterien entstehen.
- **Balkenarterien** (syn.: **Trabekel-** oder **Segmentarterien**) – verlaufen innerhalb der Trabekel. Funktionell sind alle Milzarterien Endarterien. Die Trabekelarterien verzweigen sich zu Pulpaarterien, die aus den Trabekeln in die rote Pulpa ziehen.
- **Pulpaarterien** – sie werden in der roten Milzpulpa an ihren Enden von einer periarteriellen Lymphscheide umhüllt. Der nachfolgende Bereich, in dem sich die Lymphscheide verdickt und vom Gefäß mit Kapillaren versorgt wird, wird als

Milzfollikel bezeichnet. Der im Milzfollikel verlaufende Gefäßteil wird Zentralarterie genannt.
- **Zentralarterien** (= **Follikelarterien**) – teilen sich noch innerhalb der Milzfollikel in
- **Pinselarteriolen** (Penicilli), die in das retikuläre Bindegewebe der Milz ziehen und dort in Kapillaren münden.
- **Kapillaren** (**Hülsenkapillaren** oder **Marginalzonenkapillaren**) – sind über eine kurze Strecke von spindelförmigen **Schweigger-Seidelschen Hülsen** umgeben, die aus phagozytierenden Zellen (Makrophagen, Histiozyten) bestehen. Von den Kapillaren fließt das Blut entweder
- trichterförmig durch die gefensterten Sinuswände in die **Milzsinus** (= geschlossene Strombahn) oder
- ohne Abgrenzung direkt ins Retikulum der roten Pulpa (= offene Strombahn) und von dort in die Sinus.

Von den Milzsinus gelangt das Blut über die Pulpavenen zu den Balkenvenen und von dort zur V. splenica (syn.: V. lienalis).

Merke: Balkenarterien liegen in Trabekeln, Pulpaarterien sind am Ende von periarteriellen Lymphscheiden umhüllt. Im Bereich der Milzfollikel wird das Gefäß Zentralarterie genannt. Die Kapillaren sind von Makrophagen und Histiozyten umgeben.

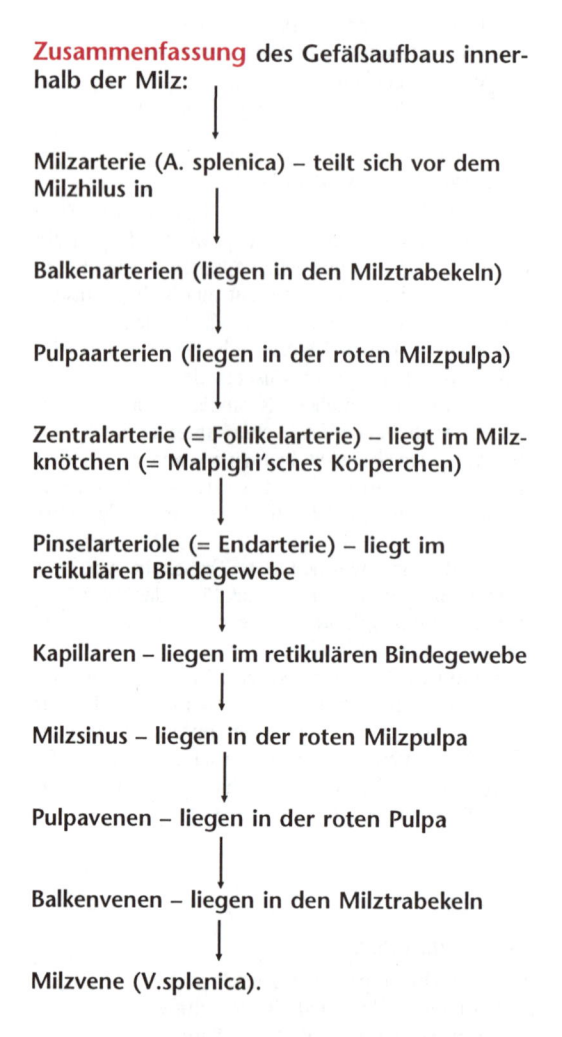

Zusammenfassung des Gefäßaufbaus innerhalb der Milz:

Milzarterie (A. splenica) – teilt sich vor dem Milzhilus in

Balkenarterien (liegen in den Milztrabekeln)

Pulpaarterien (liegen in der roten Milzpulpa)

Zentralarterie (= Follikelarterie) – liegt im Milzknötchen (= Malpighi'sches Körperchen)

Pinselarteriole (= Endarterie) – liegt im retikulären Bindegewebe

Kapillaren – liegen im retikulären Bindegewebe

Milzsinus – liegen in der roten Milzpulpa

Pulpavenen – liegen in der roten Pulpa

Balkenvenen – liegen in den Milztrabekeln

Milzvene (V. splenica).

8.5 Endokrine Organe

Das endokrine System dient neben dem Nervensystem der Regulierung funktioneller Abläufe. Während über das Nervensystem eine sehr schnelle Reaktion auf einen Reiz erfolgt, arbeitet das endokrine System relativ langsam. Als Botenstoff dienen ihm die Hormone, die von den Zellen der endokrinen Organe synthetisiert und über die Blutbahn zu spezifischen Rezeptoren in den Empfängerorganen geleitet werden.

Nervensystem und endokrines System können sich gegenseitig beeinflussen, z.B. kann das Nervensystem endokrine Organe stimulieren oder hemmen.

Zu den endokrinen Organen gehören
- Kopfbereich:
  - Hypophyse
  - Epiphyse (= Zirbeldrüse)
  - bestimmte Zellen des Hypothalamus

- Halsbereich:
  - Schilddrüse
  - Nebenschilddrüsen

- Bauchbereich:
  - Nebennieren
  - endokriner Teil des Pankreas (Langerhanssche Inseln)
  - Paraganglien
  - Hoden (Leydigsche Zwischenzellen)
  - Ovar (Follikelepithelzellen und Zellen des Corpus luteum).

Die endokrinen Organe (= Drüsen) unterscheiden sich von den exokrinen Drüsen dadurch, daß sie
1. keine Ausführungsgänge besitzen,
2. sehr kapillarreich sind,
3. die von ihnen gebildeten Hormone direkt ins Blut abgeben.

8.5.1 Nebennieren !!! 7/18

Über jede der beiden Nieren liegt kappenartig je eine **Nebenniere (= Glandula suprarenalis)**. Niere und Nebenniere sind dabei nur durch eine dünne Fettschicht voneinander getrennt, haben jedoch entgegen ihrer Bezeichnung „Neben-" außer der topographischen Nähe keine engere Beziehung. Die rechte Nebenniere hat ein dreieckiges, die linke ein halbmondförmiges Aussehen.
Als Hormondrüsen sind die beiden Nebennieren lebensnotwendige Organe. Sie haben die Aufgabe, Hormone zu produzieren (s. „Histophysiologie" weiter unten).

Lage und Topographie
Die beiden Nebennieren sind jeweils etwa 3 cm lang, 2,5 cm breit und 5–10 g schwer. Sie liegen innerhalb des Faszienssacks der Niere.
▶ Die Nebennieren liegen in Höhe des 11. bis 12. Brustwirbels, wobei die rechte Nebenniere etwas tiefer liegt. Zwischen der 12. Rippe und der Nebenniere liegen der Recessus costodiaphragmaticus der Pleura sowie das Zwerchfell.

Die **linke Nebenniere** liegt im Winkel zwischen der Leber und Niere
- über der Niere

- unter dem Zwerchfell (Pars lumbalis)
- hinter der Bursa omentalis (durch die sie vom Magen getrennt wird)
- lateral von der Aorta abdominalis
- über dem Pankreas.

Die **rechte Nebenniere** liegt:
- unter dem Zwerchfell
- hinter der Leber (mit der Facies anterior)
- lateral von der V. cava inferior
- über dem Duodenum.

Während die Vorderseite der linken Nebenniere vollständig vom Peritoneum (der Hinterwand der Bursa omentalis) bedeckt ist und damit retroperitoneal liegt, wird die Vorderseite der rechten Nebenniere nur im unteren Teil vom Peritoneum überzogen, damit liegt die rechte Nebenniere primär retroperitoneal. ◀

Innervation und Gefäßversorgung
(siehe auch die Winterthur-Verlaufsbeschreibungen)
Die Nebennieren werden in Relation zu ihrer Größe von sehr vielen Nervenfasern versorgt. Sie erhalten Nervenfasern aus:
- parasympathisch – Plexus suprarenalis (vom Truncus vagalis posterior) sowie über Äste aus N. phrenicus und N. vagus
- sympathisch – aus Plexus suprarenalis vom N. splanchnicus.

▶ Die Nebennieren gehören zu den am besten durchbluteten Organen.
(*Prüfungsrelevant*: Kenntnis der Hauptäste).

- A. suprarenalis superior (Ast der A. phrenica inferior),
- A. suprarenalis media (Ast der Aorta abdominalis),
- A. suprarenalis inferior (Ast der A. renalis).

Das Blut fließt über die V. suprarenalis ab, die auf der linken Seite in die V. renalis und auf der rechten Seite direkt in die V. cava inferior mündet. ◀

Mikroskopische Anatomie
Bei einem Schnitt durch die Nebenniere eines frisch Verstorbenen kann man makroskopisch sehr deutlich zwischen der
- gelblichen Nebennierenrinde (NNR) und dem
- rötlich-braunen Nebennierenmark (NNM) unterscheiden.

Das NNM zersetzt sich nach dem Tod sehr schnell (= Autolyse) und erscheint dann schwarz. Etwa 80–90 % der Nebenniere entfallen auf die NNR, wobei Größe und Gewicht in Beziehung zum Funktionszustand und Patientenalter stehen.

Die Nebennierenrinde ist von einer bindegewebigen Kapsel umhüllt, in der neben glatten Muskelzellen kollagene Fasern eingelagert sind. In der Kapsel verlaufen zuführende Arterien. Von der Kapsel aus dringen Bindegewebssepten in das Parenchym der NNR ein. Das Parenchym besteht aus endokrinen Zellen.

➤ Die drei bei der Gefäßversorgung aufgeführten Arterien münden zum großen Teil in weitlumige Kapillaren (Sinusoide) zwischen den Zellbalken der NNR (s. weiter unten). Ein Teil zieht unverzweigt ins NNM. Diese Zweiteilung hat den großen Vorteil, daß die von der NNR gebildeten Hormone ins NNM gelangen und dort möglicherweise die Sekretion beeinflussen. ◄

Nebennierenrinde (= Kortex)
➤ Die Nebennierenrinde wird von außen nach innen in folgende 3 Zonen unterteilt:
- **Zona glomerulosa** (= Außenschicht)
  Die Zona glomerulosa ist schmal und liegt direkt unter der Kapsel. Die Zellen sind zu Ballen oder eiförmigen Gruppen angeordnet. Die Zellkerne sind groß und rund. Diese Schicht ist sehr kernreich.
- **Zona fasciculata** (= Mittelschicht) ◄
  Die Zona fasciculata bildet die breiteste Schicht. In ihr sind die Zellen strangförmig zu 2–3 Zellen breiten Säulen angeordnet. Die Zellen sind größer als in der Zona glomerulosa, weshalb diese Schicht weniger kernreich erscheint. Im Zytoplasma der Zellen liegen Lipidtröpfchen (= Fetttröpfchen), die der Rinde ihr gelbliches Aussehen geben. Zwischen den Zellsträngen verlaufen die weitlumigen Kapillaren (Sinusoide).
- **Zona reticularis** (= Innen- oder Netzschicht)
  Die Zona reticularis grenzt ans Nebennierenmark. In dieser Schicht sind die Zellen relativ klein sowie azidophil. Die Zellen sind untereinander vernetzt und besitzen viele Pigmente (im Alter enthalten sie zumeist Lipofuszingranula). In dieser Schicht sind die Kapillaren stark erweitert, weshalb sie als Sinusoide bezeichnet werden. ◄

> **Merksatz** für die 3 NNR-Schichten:
>
> **G**erman   – Zona **g**lomerulosa (rundliche Zellen)
> **F**ederal   – Zona **f**asciculata (längliche Zellanordnung)
> **R**epublic   – Zona **r**eticularis (netzförmige Zellhaufen).

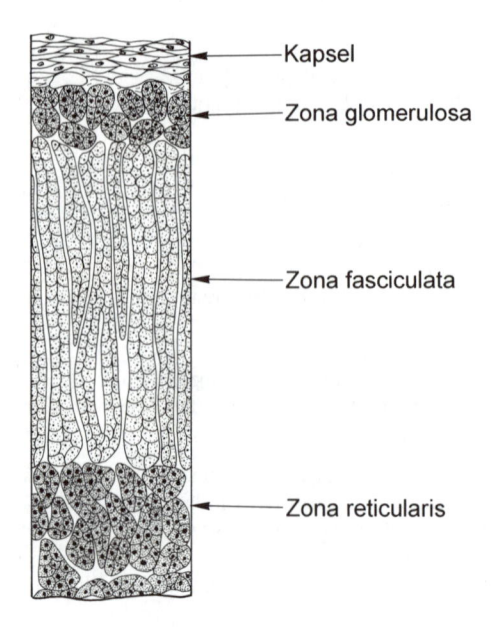

Abb. 8.33 Schnitt durch die Nebennierenrinde

➤ In der Nebennierenrinde werden aus Cholesterin Kortikosteroide (= Steroidhormone) produziert, die in drei Hauptwirkungsgruppen unterteilt werden können:
- Mineralokortikoide
- Glukokortikoide
- Geschlechtshormone. ◄

➤ In der Zona glomerulosa werden vor allem als **Mineralokortikoide** das Aldosteron sowie das Desoxykortikosteron gebildet, die die Ausscheidung von Kalium- und Wasserstoffionen und die Reabsorption von Natrium- und Chlorionen steuern und damit den Salz- und Wasserhaushalt (= Elektrolythaushalt) beeinflussen.

In der Zona fasciculata werden bevorzugt Glukokortikoide, vor allem Kortison, synthetisiert.

Glukokortikoide katalysieren die Glukoneogenese und erhöhen die Proteolyse und Lipolyse. Sie setzen den Zuckerverbrauch in den Zellen herab. Am Knochen wirken sie demineralisierend. ◄

Klinik: In der Klinik wird Kortison zur Entzündungshemmung eingesetzt, weil es die Phagozytose der Monozyten hemmt und die Lymphozytenzahl senkt.

➤ In den Zonae fasciculata und reticularis werden die Geschlechtshormone (Androgene) gebildet, aus denen die Vorstufen des Testosteron und der Östrogene entstehen. Da Testosteron jedoch hauptsächlich in den Hoden synthetisiert wird, kommt der Produktion von Geschlechtshormonen in der NNR physiologischerweise nur eine geringere Bedeutung zu.

Bei Bedarf kann die NNR kurzfristig größere Hormonmengen synthetisieren, speichert aber nur relativ wenig Hormone.

Die Steuerung der Hormonsekretion erfolgt
- in der Zona glomerulosa für die Mineralokortikoide vor allem über das Renin-Angiotensin-System, aber auch über das von dem Hypophysenvorderlappen (= Adenohypophyse) ausgeschüttete Hormon ACTH, sowie über Serotonin und Prostaglandin;
- in den Zonae fasciculata und reticularis für die Glukokortikoide und Androgene über ACTH. ◄

Klinik: Bei einer Hypophysektomie (Entfernung der Hypophyse) atrophieren die Zonae fasciculata und reticularis, was einen Glukokortikoidmangel zur Folge hat.

Durch Über- oder Unterfunktion der NNR kommt es zu einer Reihe von Erkrankungen:
Eine erhöhte Produktion und Sekretion z.B. infolge eines Tumors führt bei:
- **Aldosteron** – zum **Aldosteronismus** (= **Conn-Syndrom**) u.a. mit Hypertonie, tetanischen Anfällen (Muskelkrämpfen) und Muskelschwund.
- **Glukokortikoiden** (besonders Kortison) – zum **Cushing-Syndrom** u.a. mit Stammfettsucht (Extremitäten bleiben dünn), Vollmondgesicht, Diabetes mellitus (Zuckererkrankung), Hypertonie, Impotenz.
- **Androgenen** – zum **androgenitalen Syndrom** mit Vermännlichung der Genitalen.

Bei einer Unterfunktion infolge einer NNR-Atrophie kommt es zum
- **Morbus Addison** – u.a. mit Hypotonie (durch erniedrigte Konzentration von Mineralokortikoiden), verstärkter Hautpigmentierung und Libidoverlust.

Nebennierenmark
(= Medulla glandulae suprarenalis)

Das NNM besteht aus gruppenförmig oder strangförmig zusammenliegenden großen hellen Zellen, die sich mit chromhaltigen Fixationsmitteln braun anfärben lassen und deshalb chromaffine (oder phäochrome) Zellen genannt werden (die Zellen der Rinde sind azidophil). Bei den chromaffinen Zellen lassen sich 2 Zellarten unterscheiden, von denen die einen das Hormon **Adrenalin** (80 %) und die anderen das Hormon **Nor-adrenalin** (20 %) synthetisieren und anders als die Zellen der NNR in Sekretgranula speichern. Beide Hormone werden als **Katecholamine** bezeichnet. Alle Zellen des NNM stehen in enger Beziehung zu den im Mark liegenden erweiterten Venen und sinusartigen Kapillaren.

Im NNM liegen zwischen den Zellen einzelne sympathische Ganglienzellen, die vom N. splanchnicus abstammen und die Ausschüttung der Katecholamine stimulieren. Im Hinblick auf die Entwicklung können die Zellen des NNM als „modifizierte postganglionäre Neurone" aufgefaßt werden.

Klinik: Der klassische Tumor des NNM ist das **Phäochromozytom**, durch das u.a. der Blutdruck stark erhöht wird. Häufig kommt es zu Blutdruckkrisen (anfallsweise starke Erhöhung des Blutdrucks).

Mikroskopierhilfe: Bei einem Schnitt durch die ganze Nebenniere zeigt die Übersichtsvergrößerung zwei verschiedene Bereiche (Rindenzone und Mark).

Die NNR zeigt einen 3-schichtigen Aufbau: Unter der Kapsel liegt eine dünne Schicht mit dunkeln Zellen (= Zona glomerulosa). Darunter liegt eine breite Schicht mit zum NNM ausgerichteten Zellsträngen (= Zona fasciculata). Darunter liegt die relativ ungeordnet erscheinende Zona reticularis. (Die NNR ist sehr gut an der Zona fasciculata zu erkennen!).

Das NNM erkennen Sie an den großen Ganglienzellen.

8.5.2 Inselorgan (endokrines Pankreas) !!! 0/7

Das endokrine Parenchym des Pankreas können Sie bei einem Schnitt mit HE-Färbung als helle Inseln innerhalb der dunklen Drüsenzellen gut erkennen.
► Die Inseln werden **Langerhans'sche Inseln** (= **Insulae pancreaticae**) genannt, sie verteilen sich im exkretorischen Parenchym des Pankreas. Die von vielen Blutgefäßen durchsetzten Inseln bestehen aus zu Strängen angeordneten Zellen. Diese Zellen (auch **Langerhans-Zellen** genannt) sind relativ klein und besitzen einen ovalen Kern. ◄

Die Anzahl der Inseln ist sehr unterschiedlich. Sie schwankt je nach Individuum zwischen 500.000 und 2 Millionen. Die 0,1–0,3 mm großen Langerhansschen Inseln treten besonders häufig im Schwanzteil des Pankreas auf. ► Zusammen sind sie etwa 1–2 g schwer und bilden 1–2 % des Pankreasparenchyms.

In den Langerhansschen Inseln konnten bisher folgende Zellarten unterschieden werden:
- **A-Zellen** – stellen etwa 15–20 % des Inselorgans. Sie bilden **Glukagon**, das die Enzyme, die dem Glykogenabbau (= Glykogenolyse) dienen, stimuliert (Glykogen ist die Speicherform des Kohlenhydrats). Dadurch steigert das Glukagon den Blutzuckerspiegel und ist damit Antagonist (= Gegenspieler) des nachfolgend beschriebenen Insulins.
- **B-Zellen** – stellen etwa 70–80 % der Zellen des Inselorgans. Sie bilden **Insulin**. Insulin fördert die Glukoseaufnahme der Zellen aus dem Blut und damit die Glykogenbildung in den Muskel- und Leberzellen und senkt damit den Blutzuckerspiegel. Insulin wird in den β-Granula als Zinkkomplex gespeichert. Bei einer Erhöhung des Zuckers im Blut wird Insulin in die Blutbahn abgegeben. Außerdem kann die Insulinabgabe stimuliert werden durch: Glykagon, STH, ACTH, Sekretin und bestimmte Aminosäuren. Die Insulinsekretion wird gehemmt durch Katecholamine.
- **D-Zellen** – bilden u.a. **Somatostatin**, das über den Hypothalamus die Insulin- und Glukagonsekretion hemmt.
- **PP-Zellen** (= pankreatisches Polypeptid bildende Zellen) – bilden das pankreatische Polypeptid, das die durch Sekretin stimulierte Sekretion im Pankreas hemmt. ◄

Klinik: ► Eine Unterfunktion des Inselorgans oder eine Schädigung der B-Zellen führt zum **Diabetes mellitus** (**Zuckerkrankheit**). Bei Insulinmangel erhöht sich die Glukosekonzentration im Blut (= Hyperglykämie). ◄
Ab einem bestimmten Grenzwert kommt es zur Glukoseausscheidung über den Harn (= Glukosurie). Ein unbehandelter Diabetes führt zu Organschäden (u.a. an der Niere).

Innervation
(siehe auch die Winterthur-Verlaufsbeschreibungen)
► Das vegetative Nervensystem wirkt über den
- Sympathikus
  - hemmend auf die Insulinsekretion
  - fördernd auf die Gukagonsekretion.
- Parasympathikus (N. vagus)
  - fördernd auf die Insulinsekretion. ◄

8.5.3 Gastroentero-pancreatico-endokrines Zellsystem   ! 0/2

Unter dem „**Gastro-entero-pancreatico-endokrinen Zellsystem**" (syn. verwandt: Gastrointestinales endokrines System) sind die endokrinen Zellen zusammengefaßt, die im gastrointestinalen Trakt liegen und darauf einwirken.
Endokrine Zellen kommen in allen Organen mit epithelialen Strukturen vor. In ihrer Gesamtheit werden sie unter dem Begriff **APUD-Zellen** systematisiert.

► APUD-Zellen kommen u.a. vor in/im
- Epithel der Schleimhaut des Magen-Darm-Kanals (u.a. als Gastrin- und Sekretinzellen),
- als Langerhanssche Inseln im Pankreas,
- Epithel der Gallenblase und der Gallengänge,
- als parafolikuläre Zellen (= C-Zellen) in der Schilddrüse,
- als chromaffine Zellen des Nebennierenmarks,
- als ACTH-bildende Zellen in der Hypophyse.

Die APUD-Zellen haben als gemeinsames Charakteristikum, daß sie
- endokrine Zellen sind
- von der Neuralleiste abstammen
- und Hormone abgeben. ◄

Von den gastrointestinalen endokrinen Zellen bilden nur die Zellen der Langerhansschen Inseln (Kapitel 8.5.2) Zellansammlungen. Die anderen Zellen liegen jeweils einzeln vor.

8.5.4 Paraganglien   !! 0/3

Als **Paraganglien** werden etwa erbsengroße Zellansammlungen in der Nähe von sympathischen Ganglien bezeichnet, die besonders im Brust- und Bauchraum vorkommen. ► Paraganglien gehen aus dem Neuroektoderm hervor. ◄
Man unterscheidet zwischen chromaffinen und nichtchromaffinen Paraganglien.
► Die chromaffinen (sympathischen) Paraganglien gehen aus den Sympathikoblasten der Neuralleiste hervor und kommen besonders bei Kleinkindern im Retroperitonealraum vor. Da sie Noradrenalin sowie Dopamin bilden, werden sie auch als kleine endokrine Drüsen bezeichnet. Zwischen dem 2. Lebensjahr und der Pubertät bilden sich die meisten chromaffinen Paraganglien zurück. ◄

Da Ursprung und Funktion dem Nebennierenmark vergleichbar sind, werden sie auch als „extramedulläre chromaffine Zellgruppe" bezeichnet. Das bekannteste chromaffine Paraganglion ist das am Ursprung der A. mesenterica inferior liegende Paraganglion aorticum abdominale (= **Zuckerkandlsches Organ**).

▶ Nichtchromaffine (parasympathische) Paraganglien sind parasympathischen Ursprungs und gehen aus der Anlage der Hirnnerven IX (= N. glossopharyngeus) und X (= N. vagus) hervor. Hierzu zählen das Glomus caroticum und das Glomus aorticum, die als Chemorezeptoren dienen. ◀

Mikroskopische Anatomie

Die Paraganglien bestehen aus Haupt- und aus Hüllzellen. Die Hüllzellen umgeben mit ihren Fortsätzen die Hauptzellen und sind mit den Schwannschen Zellen vergleichbar.

8.6 Harnorgane

Die Harnorgane werden in harnbildende und harnableitende Organe unterteilt.

Als harnbildendes Organ kommt vor:
- Niere (Kapitel 8.6.1).

Als harnableitende Organe kommen vor:
- Nierenbecken (Kapitel 8.6.2),
- Harnleiter (Kapitel 8.6.3),
- Harnblase (Kapitel 8.6.4),
- Harnröhre (Kapitel 8.6.5).

8.6.1 Niere   !!!   8/38

Funktion

▶ Die **Niere** (= **Ren**) hat die Aufgabe, Endprodukte des Stoffwechsels als harnpflichtige Substanzen aus dem Blut zu entfernen und auszuscheiden, sowie den Flüssigkeits- und Salzhaushalt zu regulieren und damit das innere Milieu aufrecht zu erhalten. Außerdem bildet die Niere die Hormone
- Renin – das den Blutdruck beeinflußt,
- Erythropoetin – für die Blutbildung. ◀

Form

Die **Niere** (= **Ren**) hat beim Lebenden eine braunrote Farbe. Sie hat ein bohnenförmiges Aussehen und ist etwa 12 cm lang, 6 cm breit, 3 cm dick und 160 g schwer.

Die Niere wird unterteilt in:
- die gewölbte Vorderfläche (= Facies anterior)
- die platte Hinterfläche (= Facies posterior)
- einen oberen und unteren Nierenpol (= Extremitas)
- einen lateralen und einen medialen Margo.

Der Margo medialis (= Medialrand) ist zum **Sinus renalis** eingebuchtet, in dem die Nierenpforte (= Hilum renale) liegt.

Hilum renale (= Nierenhilus)

Durch das Hilum renale treten die A. und V. renalis, der Ureter (= Harnleiter) und die Nerven ein- bzw. aus.
▶ Im Nierenhilus liegen:

- kranial – die A. renalis,
- in der Mitte – die V. renalis,
- dorsal – der Ureter (= Harnleiter). ◀

> **Merkwort** der Gefäßlage von oben nach unten:
> **Avus** (= Arterie, Vene, Ureter).

Hüllen

Die Niere ist von innen nach außen von folgenden 3 Hüllen umgeben:
- Organkapsel
- Fettkapsel
- Fasziensack.

▶ Die **Organkapsel** (**Capsula fibrosa**) liegt als derbe kollagenfaserhaltige Kapsel um die Niere herum. Mit dem Nierenparenchym ist sie locker verbunden, so daß sich die Nierenkapsel bei der gesunden Niere leicht bis zum Nierenhilus vom Nierenparenchym abziehen läßt.
Die **Fettkapsel** (= **Capsula adiposa**) bildet das Nierenlager, in dem die Niere und die auf ihrem oberen Pol liegende Nebenniere eingebettet liegen. Das Speicherfettgewebe ist überwiegend dorsal um Niere und Nebenniere angeordnet, die Vorderseite ist nur von wenig Fettgewebe umgeben. Das Fett ist beim lebenden Menschen in einem halbflüssigen Zustand, so daß die Niere quasi in dem Fett „schwimmt".

Der **Fasziensack** (= **Fascia renalis**) umschließt die Niere und Nebenniere mit der umhüllenden Fettkapsel nach außen hin. Die Fascia renalis besteht aus einer prä- und einer retrorenalen Faszie. Diese beiden Faszien vereinigen sich kranial (durch die Zwerchfellfaszie) und nach lateral (in die Lamina propria des Peritoneum).

Der Fasziensack ist nach medial (Durchtritt der Gefäße) und nach unten hin spaltförmig offen. ◂

Klinik: ▸ Innerhalb der Hüllen sind die Nieren relativ beweglich. ◂ Infolge z.B. einer langdauernden niederkalorischen Diät kann es zum Einschmelzen des Fettgewebes der Capsula adiposa kommen, was wiederum zu einer Wanderniere führen kann, die durch den kaudal offenen Fasziensack hindurchrutschen und ins kleine Becken gelangen kann.

▸ Die Niere wird in ihrer Lage gehalten durch
- den Fasziensack,
- die Capsula adiposa und
- den Blutdruck, der im Gefäßstiel herrscht. ◂

Hohlsystem der Niere

Schneidet man die Niere von lateral nach medial in 2 symmetrische Hälften auf, so können Sie deutlich 2 Bereiche unterscheiden
- Hohlraumsystem der Niere
- Nierenparenchym.

Das Hohlraumsystem der Niere besteht aus:
- Nierenbecken (siehe Kapitel 8.6.3) und
- Nierenkelchen (= Calices renales).

Die **Nierenkelche** werden in 2 bis 3 Haupt- und etwa 10 Endkelche unterteilt. Die Hauptkelche (= Calices renales majores) gehen in die Endkelche über.

▸ In die Endkelche (= Calices renales minores) ragen napfartig jeweils eine, manchmal auch bis zu 3 **Nierenpapillen** (= Papillae renales) hinein. Auf der Oberfläche der Nierenpapille (= der Teil, der in die Endkelche mündet) münden etwa 10–25 **Papillengänge** (= Ductus papillares), durch die tröpfchenweise der Harn über die Nierenkelche ins Nierenbecken fließt.

Die im Fett eingebetteten Nierenkelche sowie die Gefäße und Nerven liegen in einem Hohlraum, der **Sinus renalis** genannt wird und die Fortsetzung vom Hilum renale bildet. ◂

Nierenparenchym

Das unter der Capsula fibrosa liegende Nierenparenchym kann in die rot-bräunliche, etwa 1 cm breite, körnig erscheinende **Nierenrinde** (= Cortex renalis) und in ein weißes, streifenförmiges **Nierenmark** (= Medulla renalis) unterteilt werden.

▸ Es besteht jedoch keine scharfe Grenze zwischen Nierenrinde und Mark, so daß die Rinde stellenweise säulenartig bis ans Nierenbecken reicht. Diese Nierensäulen werden **Columnae renales** genannt.

Das Nierenmark wird durch die Columnae in 10–20 keilförmige Bereiche, die **Pyramiden** (= Pyramides renales) unterteilt. ◂ Jeweils eine Pyramide bildet mit der sie umgebenden Rindensubstanz (Columnae renales) einen **Nierenlappen** (Reniculus). Entsprechend den Pyramiden, besteht eine Niere aus 10–20 Nierenlappen, deren Grenze bei der neugeborenen Niere noch auf der Nierenoberfläche als Furchen zu erkennen sind.

▸ Die Pyramiden ragen warzenartig in die Kelche des Nierenbeckens hinein, weshalb diese Pyramidenbereiche als **Nierenpapillen** (= Papillae renales) bezeichnet werden. Unter schwacher Vergrößerung erkennen Sie, daß die Papillae renales eine siebartig durchlöcherte Oberfläche, die **Area cribrosa**, besitzen, auf der die **Ductus papillares** (= Papillengänge) durch die Foramina papillaria münden. Die Papillengänge entstehen durch den Zusammenfluß mehrerer Sammelrohre (s. bitte „Mikroskopische Anatomie"). ◂

Nierengefäße

▸ Die Niere wird besonders gut durchblutet, was mit ihrer Filtrationsfunktion zusammenhängt. Die Niere erhält ihr Blut über die A. renalis, die sich über einen R. anterior und posterior in
- 5 **Aa. segmenti** teilt. Die Aa. segmenti sind Endarterien. Sie versorgen jeweils ein Nierensegment, das heißt, sie versorgen die benachbart liegenden Nierenlappen jeweils bis zur Hälfte (Nierensegment und Lappen sind also nicht identisch). Aus den Aa. segmenti gehen die
- **Aa. interlobares** hervor, die in den Columnae renales zwischen den Pyramiden verlaufen. Sie teilen sich in
- **Aa. arcuatae**, die von der Rinde ins Mark ziehen und sich in
- **Aa. interlobulares** teilen, die wiederum zwischen zwei Markstrahlen in die Rinde ziehen. Aus ihnen gehen die
- **Vasa afferentes** (= Arteriola glomerularis afferens) hervor. Das Vas afferens tritt durch den Gefäßpol in das Nierenkörperchen ein und bildet den Glomerulus (= „Kapillar-netz"). Aus dem Glomerulus gelangt das Blut über die
- **Vas efferens** (= Arteriola glomerularis efferens) entweder ins venöse Gefäßnetz (gleichnamig den Arterien) oder über Arteriolae medullares rectae ins Nierenmark. ◂

Topographie

➤ Die Nieren liegen retroperitoneal. Sie reichen rechts vom 12. Brust- bis zum 3. Lendenwirbelkörper, links vom 11. Brust- bis zum 2. Lendenwirbelkörper.

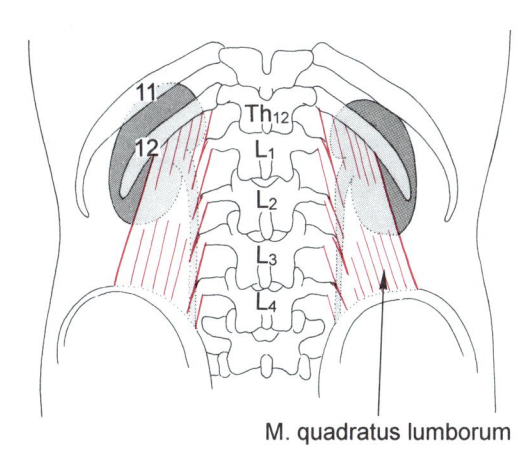

Abb. 8.34 Lage der Niere von dorsal auf die Rumpfwand projiziert

Die rechte Niere liegt wegen der Leber zumeist 1/2 Wirbelkörper tiefer als die linke Niere. Der Nierenhilus liegt in Höhe des 2. Lendenwirbels.

Der Unterrand der Nieren liegt etwa 5–6 cm oberhalb der Crista iliaca des Os ilii (Darmbein). Bei tiefer Inspiration sinkt die Niere im Stehen um bis zu 3 cm – die Nieren sind also atemverschieblich.

Mit ihrer Facies posterior (= Hinterfläche) liegt die Niere vor der dorsalen Rumpfwand auf dem M. psoas major, dem M. quadratus lumborum und dem M. transversus abdominis. Über die Facies posterior verlaufen der N. subcostalis, der N. iliohypogastricus und der N. ilioinguinalis. ◂

Klinik: ➤ Aus dem Verlauf der Nerven erklärt sich, daß bei einer **Nephritis (Nierenentzündung)** diese Nerven gereizt werden können, was zu Schmerzen bis in die Leisten- und Genitalgegend führen kann.

Die Facies anterior (= Vorderfläche) der Nieren stehen in folgenden topographischen Beziehungen:
Rechte Niere
- kranial: Nebenniere
- ventral/lateral: Lobus dexter der Leber
- medial (vor Nierenhilus): Pars descendens des Duodenum
- kaudal: Mesocolon transversum und rechte Kolonflexur.

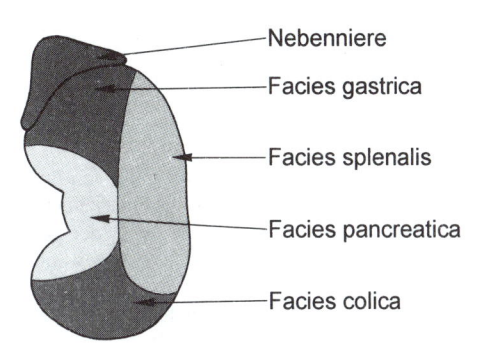

Abb. 8.35 Topographische Beziehungen der rechten Niere

Linke Niere
- kranial: Nebenniere
- oben/ventral: Rückseite des Magens
- oben/lateral: Milz
- medial (vor Nierenhilus): Pankreasschwanz und Bursa omentalis
- unten/ventral: Mesocolon transversum und linke Kolonflexur. ◂

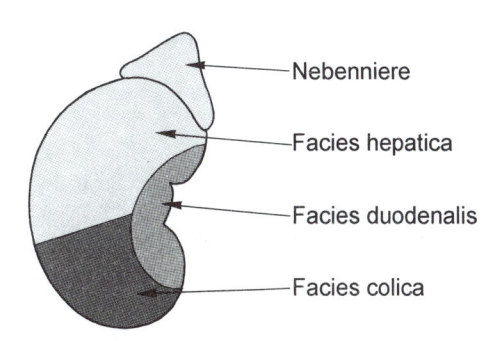

Abb. 8.36 Topographische Beziehungen der linken Niere

Innervation und Gefäßversorgung
(siehe auch die Winterthur-Verlaufsbeschreibungen)

➤ Die Niere wird parasympathisch und sympathisch aus dem Plexus coeliacus, dem Plexus aorticus und vom N. splanchnicus minor innerviert.

Das Blut erhält die Niere aus der A. renalis (Ast der Aorta abdominalis). Die rechte A. renalis verläuft hinter der V. cava inferior und dem Pankreaskopf, die linke A. renalis verläuft hinter dem Pankreaskörper zur Niere.

Das Blut fließt über die V. renalis in die V. cava inferior. Die rechte V. renalis ist in der Regel kürzer als die linke V. renalis. Die linke V. renalis verläuft direkt unter der A. mesenterica superior, sie nimmt die linke V. suprarenalis, sowie beim Mann die linke V. testicularis und bei der Frau die linke V. ovarica auf. ◄

Klinik: Bei einer Nierenoperation muß sich der Chirurg für einen der drei Zugangswege entscheiden:
- Flankenschnitt – ist der klassische Weg, der zumeist bei organerhaltenden Operationen gewählt wird;
- von ventral – hierbei muß die Bauchhöhle eröffnet und am Darm vorbeigearbeitet werden;
- von dorsal – hierbei muß zunächst lateral vom M. erector spinae die Fascia thoracolumbalis und der untere Teil des M. latissimus dorsi und dann die darunterliegende Aponeurosis lumbalis durchtrennt werden. Nachdem der M. quadratus lumborum etwas nach medial gezogen ist, arbeitet man sich durch das retrorenale Fettgewebe zur Fascia renalis vor.

Bei einer **Nierenbiopsie**, die von dorsal durchgeführt wird, beträgt der Abstand Hautoberfläche/Niere etwa 6–8 cm.

Mikroskopische Anatomie
Wie bereits beschrieben, kann das unter der Capsula fibrosa liegende Nierenparenchym in Rinde und Mark unterteilt werden.

Nierenrinde
Bereits unter kleiner Vergrößerung können Sie in der Rinde Nierenkörperchen und Kanälchen erkennen. Die Nierenkörperchen gehören zu jeweils einem Nephron, die Kanälchen sind Sammelrohre.

Nephron
➤ Das Nephron bildet die funktionelle Baueinheit der Niere. Ein Nephron besteht aus:
- einem Nierenkörperchen (Corpusculum renale)
- Harnkanälchen (Tuberculus renales).

Mehrere Nephrone münden in ein **Sammelrohr**. Die zu Bündeln angeordneten Sammelrohre bilden die **Markstrahlen**. Die Sammelrohre transportieren den Endharn (s. weiter unten). Über jeweils einen Ductus papillaris münden mehrere Sammelrohre über eines der Foramina papillaria auf der Nierenpapille (Papillae renales) in einen Nierenkelch des Nierenbeckens. ◄

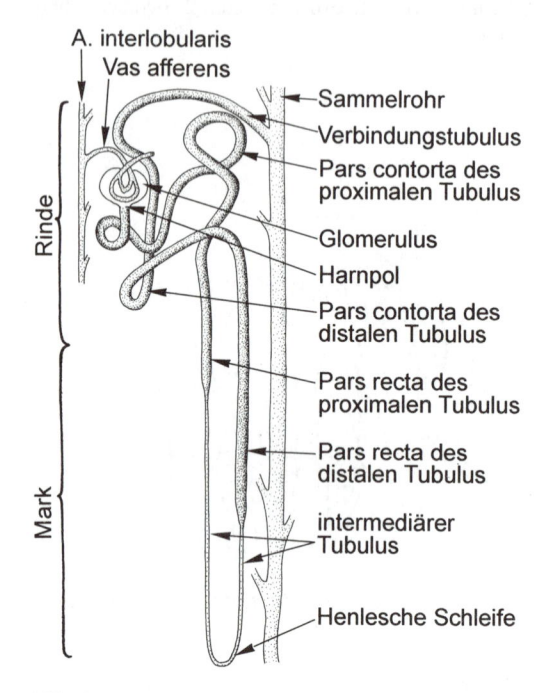

Abb. 8.37 Nephron

Nierenkörperchen
➤ Die Nierenkörperchen (= **Corpuscula renales** = **Malpighische Körperchen**) sind die eigentlichen Filterorgane der Niere. Sie bilden den Primärharn. Die zumeist kugeligen Nierenkörperchen haben einen Durchmesser von etwa 0,2 mm.

Sie bestehen aus:
- Glomerulus
- Capsula glomeruli
- Gefäßpol
- Harnpol.

Die **Capsula glomeruli** (= **Bowmansche Kapsel**) bildet die Wand der Nierenkörperchen. Die Capsula glomeruli besteht aus 2 Blättern, einem
- äußeren (parietalen) Blatt, das aus platten Epithelzellen besteht,
- inneren (viszeralen) Blatt, das den Kapillaren des nachfolgend beschriebenen Glomerulus aufliegt. Das innere Blatt besteht aus **Podozyten** (**Deckzellen**), die gleichzeitig die äußere Schicht der Glomeruluskapillaren bilden. ◄

keine Blutzellen hindurchtreten können. Durch eine negativ geladene Glykokalix soll ein Verstopfen der Poren verhindert werden;
- **Basalmembran** – sie ist mit 100–200 nm relativ dick und läßt Moleküle bis zu einem Molekulargewicht von etwa 400.000 passieren;
- **Podozyten (Deckzellen)** – bilden als viszerales Blatt der Capsula glomeruli die äußere Kapillarschicht des Glomerulus. Die Podozyten liegen der Basalmembran nicht in voller Fläche auf, sondern erreichen sie nur mit ihren fußförmigen Zytoplasmaausläufern. Zwischen den „Füßchen" der Podozyten spannt sich als Diaphragma die **Schlitzmembran**, die etwa 25 nm große Schlitzporen (Filtrationsschlitze) besitzt, durch die nur Teilchen bis zu einem Molekulargewicht von 70.000 hindurch gelangen können.

Zwischen den Kapillarschlingen des Gefäßknäuels liegen sternförmige **Mesangiumzellen**, die phagozytieren können und Stützfunktion haben. Die Mesangiumzellen sind mesenchymaler Herkunft. ◄

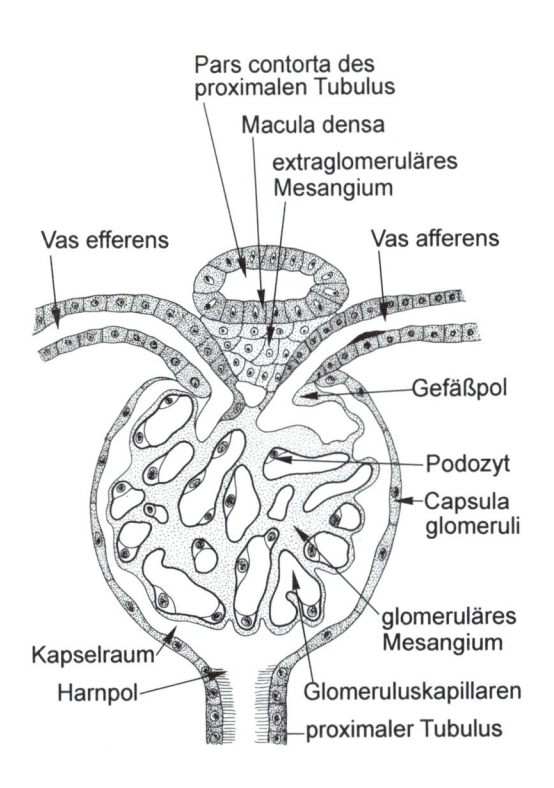

Abb. 8.38 Schnitt durch ein Glomerulus

➤ Zwischen beiden Blättern liegt ein spaltförmiger Kapselraum (Lumen capsulae).
Das innere und äußere Blatt der Capsula glomeruli gehen am **Gefäßpol** ineinander über. Am Gefäßpol gelangt das Blut durch eine kleine Arteriole, das Vas afferens, ins Glomerulus. Nach der weiter unten beschriebenen Filtration verläßt das Blut das Nierenkörperchen wieder durch das Vas efferens (s. auch „Nierengefäße"). ◄
Dem Gefäßpol gegenüber liegt der **Harnpol**.

➤ Als wichtigsten Bestandteil des Nierenkörperchens ist das **Glomerulus** anzusehen, das aus etwa 30 knäuelartig zusammenliegenden Kapillarschlingen besteht. Das Glomerulus füllt bis auf den Kapselraumspalt fast das gesamte Nierenkörperchen aus. Die Wand der Glomeruluskapillaren besteht von innen nach außen aus
- **gefensterter Endothelzellschicht** – sie ist etwa 70–90 nm dick und enthält viele offene Poren (echte Poren), durch die größere Moleküle, jedoch

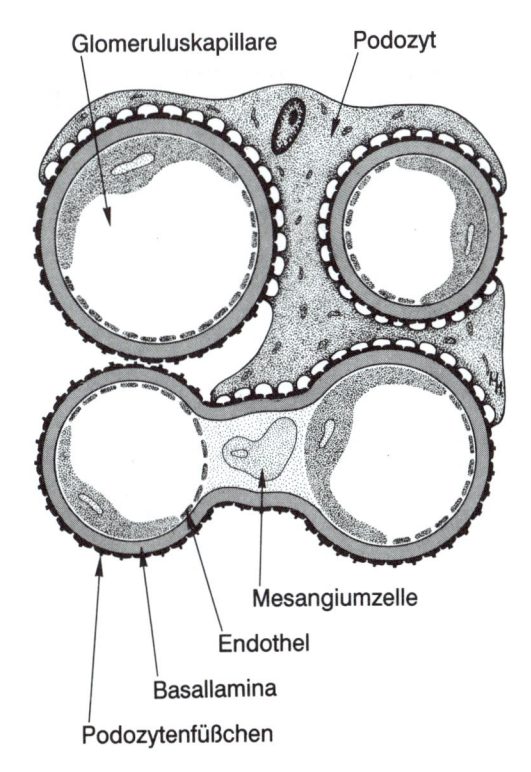

Abb. 8.39 Schnitt durch Glomeruluskapillaren (schematisiert)

Tubuli renales (Harnkanälchen)
➤ Am Harnpol fließt der Primärharn in das Tubulussystem, das etwa 4 cm lang ist.

Das Tubulussystem wird in 4 Bereiche unterteilt:
- **proximaler Tubulus** (Hauptstück) – besteht aus
  - Pars contorta – verläuft gewunden innerhalb der Nierenrinde und geht über in die
  - Pars recta – verläuft als gerader Teil im Rindenmark.
- **intermediärer Tubulus** (Überleitungsstück) – verläuft zunächst gerade weiter im Mark, biegt dann U-förmig um (= **Henlesche Schleife**) und zieht in Richtung Rinde. Er geht über in den
- **distalen Tubulus** (Mittelstück) – besteht aus
  - Pars recta – zieht innerhalb der Markstrahlen Richtung Rinde und mündet in die
  - Pars contorta – verläuft gewunden in der Rinde, wo sie mit der Pars contorta des proximalen Tubulus den größten Teil des Rindenlabyrinths bildet. An der Stelle, an der die Pars contorta den Gefäßpol berührt, bildet der distale Tubulus als Epithelplatte die **Macula densa** (s. „Juxtaglomerulärer Apparat").
- **Verbindungstubulus** (Verbindungsstück = Tubulus reuniens) – leitet den Harn zum Sammelrohr weiter.

Zusammenfassung:

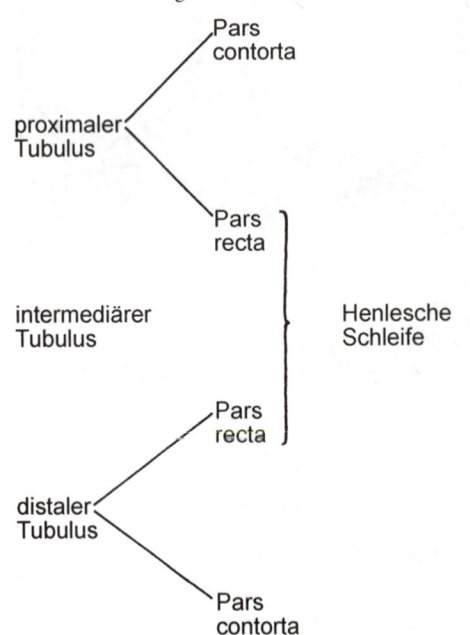

```
                 Pars
                 contorta
proximaler  <
Tubulus
                 Pars       ⎫
                 recta      ⎬
                            ⎪
intermediärer               ⎬  Henlesche
Tubulus                     ⎪  Schleife
                            ⎬
                 Pars       ⎭
                 recta
distaler    <
Tubulus
                 Pars
                 contorta
Verbindungsstück
```

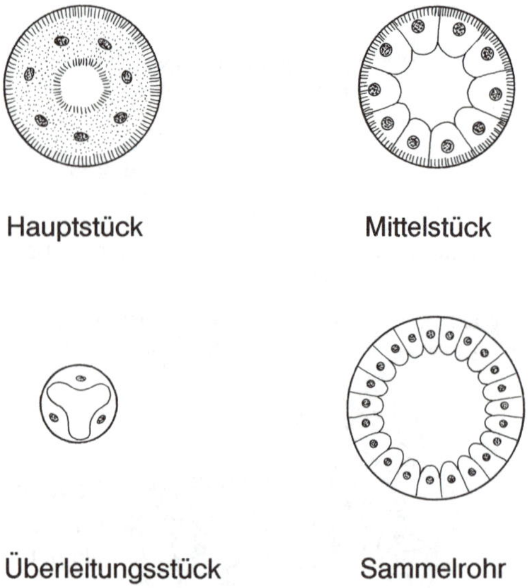

Hauptstück   Mittelstück

Überleitungsstück   Sammelrohr

Abb. 8.40   Schnitt durch ein Nephron in verschiedenen Höhen

Der Bereich zwischen der Pars recta des proximalen und des distalen Tubulus gehört zur Henleschen Schleife.

Besonderheiten der einzelnen Abschnitte eines Nierenkanälchens:
- Proximaler Tubulus – besitzt ein hochzylindrisches Epithel, das mit einem Bürstensaum (Mikrovilli) besetzt ist.
- Intermediärer Tubulus – besitzt ein hell aussehendes flaches Epithel.
- Distaler Tubulus – besitzt ein niedrigeres und helleres Epithel als das Hauptstück.
- Sammelrohr – besitzt ein kubisches bis hochprismatisches einschichtiges Epithel. ◄

Juxtaglomerulärer Apparat
➤ Im Bereich des Gefäßpols der Glomeruli liegen endokrine Zellen, die alle Sekretgranula enthalten. Zusammen bilden sie den juxtaglomerulären Apparat, der aus nachfolgenden Einzelstrukturen besteht:
- **Macula densa** – liegt als Epithelzellplatte in dem Bereich, in dem die Pars contorta des distalen Tubulus den Gefäßpol berührt. Die Macula densa dient als Chemorezeptor und reguliert die Osmolalität (Na-Gradient zwischen Blutplasma und Tubulusharn).

- **Polkissenzellen** – liegen als epitheloide granulierte Zellen in der Wand des Vas afferens;
- **extraglomeruläre Mesangiumzellen** (Goormaghtigh-Zellen).

Die beiden letztgenannten Zellgruppen sind modifizierte glatte Muskelzellen, die möglicherweise das Hormon Erythropoetin sezernieren, das der Erythrozytenbildung dient.

Alle Zellen des juxtaglomerulären Apparates bilden das Hormon **Renin**, das im Blutplasma über mehrere Schritte das Angiotensinogen zu Angiotensin spaltet (s. Physiologie) und über das Angiotensin-Aldosteron-System den Blutdruck (wirkt vasokonstriktorisch) und den Natriumspiegel beeinflußt.

Der juxtaglomeruläre Apparat wird vegetativ innerviert. ◄

Nierenmark

Im Nierenmark liegen die geraden Teilchen der Nierenkanälchen, die in 12–18 Markpyramiden (= Pyramides renales) einmünden. Die Spitzen der Markpyramiden (= Papillae renales) ragen in die Kelche des Nierenbeckens hinein.

Mikroskopierhilfe: Die Niere ist in der Übersichtsvergrößerung leicht anhand der in der Rinde vorkommenden Glomeruli zu erkennen. Im Markbereich kommen keine Glomeruli vor, hier sind die Tubuli je nach Schnittebene längs oder quer dargestellt.

Harnbildung

Im Glomerulus wird aus dem durchfließenden Blutplasma auf physikalischem Weg der Primärharn filtriert (was dadurch verursacht wird, weil in den Glomeruli der hämodynamische Druck größer ist als der kolloidosmotische Druck). Dabei dienen die 3 Schichten der Glomeruluskapillaren jeweils als Filter und halten im Normalfall größere Moleküle zurück.

Der **Primärharn** gelangt durch den Kapselraum (= Capsula glomeruli) zum Harnpol und von dort in den Tubulus.

► Die **glomeruläre Filtrationsrate** (GFR) beträgt etwa 120–130 ml/min, das heißt, täglich werden etwa 170 l Primärharn gebildet. Da nicht 170 l ausgeschieden werden können, wird der größte Teil im Bereich der Harnkanälchen (= Tubuli) wieder rückresorbiert (wieder aufgenommen) und dadurch der Primär- zum Sekundärharn (= **Endharn**).

Für die Rückresorption ist das sogenannte **Haarnadel-Gegenstromprinzip** wesentlich (Haarnadel wegen der U-Form der Henleschen Schleife). Das Gegenstromsystem besteht aus
- den eng beieinander liegenden, auf- und absteigenden Teilen der Henleschen Schleife,
- den Sammelrohren und
- Blutgefäßen, die die Tubuli netzartig umgeben. ◄

Aus dem aufsteigenden Teil wird Kochsalz (NaCl) aktiv ins umgebende Interstitium transportiert, dadurch wird der Harn hypoosmotisch. Da dadurch das Interstitium hyperosmotisch wird, tritt aus der absteigenden Schleife Wasser ins umgebende Interstitium über (die aufsteigende Schleife ist nur wenig permeabel für Wasser!). Im distalen Tubulus kommt es unter Einfluß des Hormons ADH zu einem weiteren Wasseraussstrom.

In den Sammelrohren erfolgt die endgültige Harnkonzentration unter aktivem Na^+-Auswärtstransport und anschließendem Wasseraustritt (weiter s. Physiologie).

Klinik: Neben Steinerkrankungen ist das Nierenkörperchen Ausgangspunkt vieler Nierenerkrankungen.

Entzündungen im Bereich der Nierenkörperchen z.B. infolge einer Streptokokkeninfektion (Bakterien, die Angina, Scharlach usw. verursachen) werden als **Glomerulonephritis** bezeichnet. Die Nierenfunktion ist dabei eingeschränkt. Es kann zur Proteinurie (Proteinausscheidung durch den Urin), Oligurie (erniedrigte Harnausscheidung) bis hin zur Niereninsuffizienz kommen.

Niereninsuffizienz – hierbei ist die Fähigkeit der Niere, harnpflichtige Substanzen auszuscheiden, eingeschränkt. Ursache kann z.B. ein akutes Nierenversagen oder eine chronische Entzündung der Nierenkörperchen oder des Nierenbeckens sein.

Glomerulosklerose – die Glomerulikapillaren sind hierbei knötchenartig verdickt und ihre Lumina sind eingeengt. Es kommt zur massiven Proteinurie. Ursache kann ein langjähriger Diabetes mellitus („Zuckererkrankung") sein, der schlecht eingestellt ist.

Akutes Nierenversagen – infolge eines Schocks oder einer entzündlichen Nierenerkrankung kann es zur akuten Niereninsuffiziens kommen. Im Schock sinkt der Blutdruck ab, dadurch kann kein Primärharn mehr filtriert werden, es kommt zur Anurie (= Urinverhalten).

8.6.2 Nierenbecken ! 0/0

➤ Das **Nierenbecken** (= **Pelvis renalis**) liegt in der **Nierenbucht** (= **Sinus renalis**) hinter der A. und V. renalis etwa in Höhe des 2. Lendenwirbels. ◄ Das Nierenbecken entsteht durch die Vereinigung der Nierenkelche (= Calices renales). Es wird zwischen großen und kleinen Nierenkelchen unterschieden. Die kleinen Nierenkelche umschließen die Papillenspitze, sie münden über 2–3 große Kelche ins Nierenbecken.

Der in Kapitel 8.6.1 beschriebene Sinus renalis ist ein mit Fett- und Bindegewebe gefüllter Raum, in dem das Nierenbecken und die Nierengefäße liegen. Der Sinus renalis ist vom Hilus her zugänglich.

Nach der Form des Nierenbeckens unterscheidet man zwischen einem
- trichterförmigen, zumeist kleinen Nierenbecken mit guter Harnentleerung;
- ampullären (= kolbenförmigen), geräumigen Nierenbecken mit schlechter Entleerung;
- dendritischen (= baumartig verzweigten) Nierenbecken, das jedoch sehr selten vorkommt.

Das Nierenbecken hat eine Kapazität von etwa 5–10 ml.

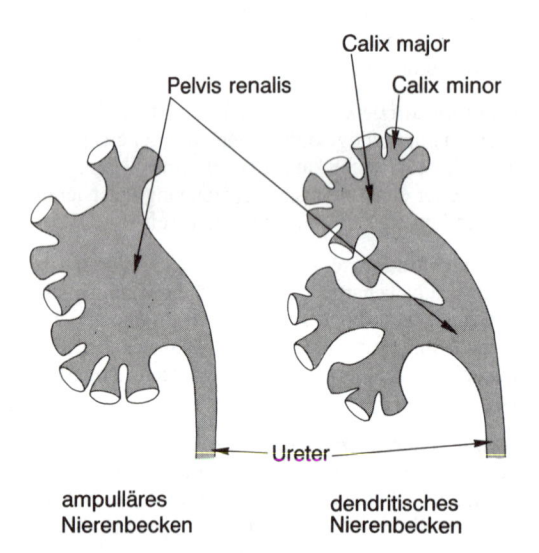

Abb. 8.41 Verschiedene Formen eines Nierenbeckens

Innervation und Gefäßversorgung
(siehe auch die Winterthur-Verlaufsbeschreibungen)

Das Nierenbecken wird sympathisch und parasympathisch aus dem Plexus renalis innerviert. Sensible Fasern verlaufen in den Nn. splanchnici thoracis.

➤ Mit Blut wird das Nierenbecken aus Ästen der Nierengefäße (A. und V. renalis) versorgt, wobei der Nierenbeckenkreislauf vom Nierenkreislauf jedoch weitgehend unabhängig ist. ◄

Klinik: Zu einer **Nierenbeckenentzündung** (= **Pyelonephritis**) kommt es durch aufsteigende Keime (Bakterien) aus der Harnblase, wobei die Entzündung zuallermeist auf die Niere übergreift. Die Gefahr besteht in der Vernarbung und einer nachfolgenden Schrumpfung der Niere mit entsprechender Leistungseinschränkung.

➤ Frauen erkranken häufiger an einer Harnblasen- oder Nierenbeckenentzündung, weil durch die kürzere Urethra (= Harnröhre) Bakterien leichter aufsteigen können. ◄

Eine **Nierensteinerkrankung** (= **Nephrolithiasis**) entsteht z.B. infolge einer Stoffwechselstörung oder einer einseitigen Ernährung, wobei es zur Konkrementbildung kommt. Diese Steine können den Eingang zum Ureter (= Harnleiter) verstopfen oder sich im Ureter festsetzen, so daß es zum Harnstau mit Nierenbeckenvergrößerung kommen kann.

Therapie: Stoßwellenlithotripsie (Steinzerstörung durch Stoßwellen) oder Schlingenextraktion (Stein wird mit der Schlinge gefangen und über einen längeren Zeitraum langsam Richtung Urethra gezogen) oder Operation.

Mikroskopische Anatomie
➤ Die Tunica mucosa der Nierenkelche und des Nierenbeckens besteht wie die der anderen ableitenden Harnwege aus Übergangsepithel, das auf einer aus lockerem Bindegewebe und elastischen Fasern bestehenden Tunica propria liegt. Die Nierenpapillen sind mit hochprismatischem Epithel überzogen. ◄

In der Tunica muscularis des Nierenbeckens sind glatte Muskelzellen locker miteinander verbunden. An der Grenze zwischen Nierenkelchen und Nierenbecken sowie am Anfangsteil des Ureters ist die Muskularis sphinkterartig verdickt.

8.6.3 Harnleiter !! 2/11

Bei den ableitenden Harnwegen müssen Sie zwischen dem Harnleiter (Ureter) und der Harnröhre (Urethra) unterscheiden. Die beiden Ureter dienen dazu, den Harn von den beiden Nieren zur Harnblase zu leiten. Durch peristaltische Bewegungen (Kontraktionswellen) wird der Harn befördert.

Die Harnröhre (Urethra) leitet den Harn von der Harnblase nach außen.

Der **Harnleiter** (= **Ureter**) ist etwa 25–30 cm lang und hat einen Durchmesser von 2–7 mm.

➤ Der Ureter liegt retroperitoneal. ◄ Er wird unterteilt in eine
- Pars abdominalis (= Bauchteil) und eine
- Pars pelvina (= Beckenteil).

Die Pars abdominalis reicht vom Nierenbecken bis zur Linea terminalis des Beckens (= Beckeneingangsebene). Die Pars pelvina reicht von der Linea terminalis bis zum Ostium ureteris (= Mündung in die Harnblase).

Verlauf des Ureter

Der Ureter beginnt am Nierenhilus. Zuerst verläuft er im Retroperitonealraum dicht unter dem Peritoneum auf dem M. psoas major.➤ Weiter kaudal unterkreuzt der Ureter beim Mann die A. und V. testicularia und bei der Frau die A. und V.ovarica. Kurz bevor der Ureter die Teilungsstelle der A. und V. iliaca communis überkreuzt, geht die Pars abdominalis in die Pars pelvina über. Der Ureter verläuft nun leicht medianwärts, unterkreuzt beim Mann den Ductus deferens und bei der Frau die A. uterina und durchbohrt schräg von hinten die Wand der Harnblase. ◄

➤ Der untere Teil des Ureter ist bis auf ein kurzes Stück leicht vom Peritonealraum zugänglich.

Bei der Frau tritt er, kurz bevor er die A. uterina unterkreuzt, in das Lig. latum uteri ein. Anschließend verläuft er lateral vom Scheidengewölbe (Vagina), weshalb er an der vorderen Scheidenwand getastet werden kann. ◄

> **Merke:** Der Ureter
> - unterkreuzt die Vasa testicularia (Mann) bzw die Vasa ovaricae (Frau),
> - überkreuzt die Teilungsstelle der A. und V. iliaca communis,
> - unterkreuzt den Ductus deferens (Mann) bzw. die A. uterina (Frau).

➤ Der Ureter besitzt drei physiologische Engen:
- Die 1. Enge liegt beim Austritt aus dem Nierenbecken (am Beginn des Ureter).
- Die 2. Enge wird durch die A. und V. iliaca communis verursacht, die der Ureter überkreuzt.
- Die 3. Enge ist durch die Wand der Harnblase bedingt, durch die der Ureter in die Harnblase mündet. ◄

Klinik: Diese Engen bilden ein natürliches Hindernis beim Abgang von Nierensteinen. Über verstärkte peristaltische Bewegungen sucht der Ureter die Steine weiterzutransportieren, was zur schmerzhaften (krampfartigen) Harnleiterkolik führt.

Innervation und Gefäßversorgung
(siehe auch die Winterthur-Verlaufsbeschreibungen)
➤ Der Ureter wird auf seinem Verlauf von vielen Nerven und Gefäßen versorgt, weshalb Entzündungen oder Steinleiden sehr schmerzhaft sind.
Die Innervation erfolgt u.a. aus dem Plexus renalis.

Mit Blut wird der Ureter versorgt:
- oberes Drittel – A. renalis,
- mittleres Drittel – A. testicularis (Mann) bzw. A. ovarica (Frau),
- unteres Drittel – A. rectalis media, A. vesicalis inferior, A. ductus deferentis (Mann) bzw. A. uterina (Frau) ◄

Mikroskopische Anatomie
Der Ureter besteht aus folgenden Schichten:
- ➤ **Tunica mucosa**
  Die Schleimhaut des Ureter besteht (wie die aller ableitenden Harnwege) aus dehnbarem Übergangsepithel, das beim Ureter typische Längsfalten zeigt, wodurch das Lumen des Ureter bei einem Schnitt sternförmig erscheint. Durch die Längsfalten wird das Lumen weitgehend abgedichtet. Das Übergangsepithel ist im eigentlichen Sinn ein mehrschichtiges Epithel, bei dem alle Zellen der Basallamina aufsitzen. Zum Lumen hin ist die Oberfläche der entsprechenden Epithelzellen verdickt und stärker anfärbbar, weshalb dieser Teil „Crusta" genannt wird.
  Das Übergangsepithel und die die einzelnen Epithelzellen verbindenden tight junctions verhindern einen Flüssigkeitsaustausch zwischen Ureter und dem umgebenden Gewebe. ◄
- **Lamina propria** (Tela submucosa)
  Sie besteht aus lockerem Bindegewebe und ist gut kapillarisiert. Sie dient als Verschiebeschicht.
- ➤ **Tunica muscularis**
  Sie ist im Bauchbereich aus 2 Schichten aufgebaut: Innen liegt als Längsmuskelschicht das Stratum longitudinale, außen als Ringmuskelschicht das Stratum circulare (umgekehrt wie beim Magen-Darm-Kanal!). Im Beckenbereich erhält die Mus-

kularis noch ein außen liegendes Stratum longitudinale.
Bei der Betrachtung des Ureter in mehreren Schnittebenen fällt auf, daß die Muskularis spiralig angeordnet ist. Dies bewirkt, daß der Harn durch peristaltische Wellen zur Harnblase hin ausgetrieben werden kann.
- **Tunica adventitia**
Sie dient als bindegewebige Verschiebeschicht und enthält Blutgefäße und Nerven. ◀

Mikroskopierhilfe: Im Querschnitt erkennen Sie ein sternförmiges Lumen, das mit dem typischen Übergangsepithel ausgekleidet ist. Übergangsepithel besitzt große, kernhaltige Deckzellen, deren Membran an ihrem apikalen Teil (= lumenwärts) zur „Crusta" verdickt ist!
DD: Übergangsepithel kommt in den ableitenden Harnorganen (= Ureter, Harnblase, proximaler Teil der Urethra = Harnröhre) vor.

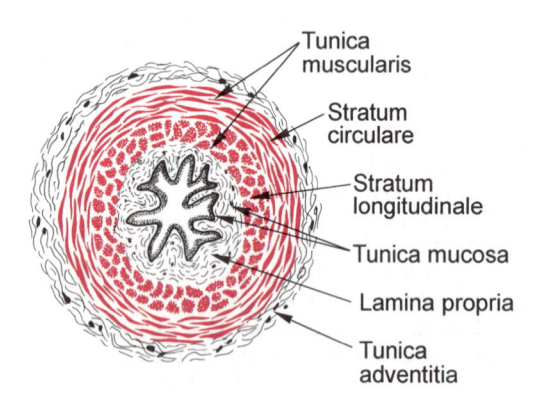

Abb. 8.42   Querschnitt durch den Ureter

8.6.4   Harnblase   !!   1/5

Die **Harnblase** (= **Vesica urinaria**) ist ein muskulöses Hohlorgan, das im kleinen Becken liegt. Die Harnblase hat ein normales Fassungsvermögen von 300–500 ml, danach tritt der Drang zur Entleerung ein – willkürlich können bis zu 1,5 l zurückgehalten werden (was jedoch sehr schmerzhaft ist). Je nach Füllungszustand schwanken Lage, Form und Größe der Harnblase.

An der Harnblase unterscheidet man:
- Blasenscheitel (= Apex vesicae = Blasenspitze)
- Blasenkörper (= Corpus vesicae) – er bildet den größten Teil der Blasenwand
- Blasengrund (= Fundus vesicae) er bildet den Boden der Harnblase.

▶ Vom Blasenscheitel zieht als Rest des obliterierten Allantoisgangs (= Rest des embryonalen Urachus) das Lig. umbilicale medianum zum Nabel. Ebenfalls zum Nabel ziehen von beiden Seiten des Blasenkörpers die Ligg. umbilicalia medialia (= Reste der Nabelarterien).

Auf der Innenseite des Blasengrundes (= Fundus vesicae) liegt als dreieckiges Feld das **Trigonum vesicae**. Die drei Eckpunkte des Trigonum vesicae werden von den beiden Einmündungsstellen der beiden Harnleiter (= Ureter) und der Austrittsstelle der Harnröhre (= Urethra) gebildet. Das Trigonum vesicae geht aus der Wand des Urnierengangs hervor (ist mesodermaler Herkunft). Im Bereich des Trigonum vesicae ist die Schleimhaut straff gespannt und auch bei leerer Blase faltenlos. Im übrigen Blasenbereich liegt die Schleimhaut bei leerer Harnblase in Falten. Mit der Blasenmuskulatur ist sie locker verbunden.

Die beiden Ureter durchbohren die Blasenwand in einem schrägen Winkel und münden mit je einem Ostium ureteris (= Harnleitermündung) seitlich in die Harnblase. Die beiden Ostia ureterum sind durch eine Schleimhautfalte, die Plica interureterica genannt wird, miteinander verbunden.

Die **Urethra** (= Harnröhre) beginnt im Bereich des Blasenhalses sichelförmig am Ostium urethrae internum (= Harnröhrenmund). In das Ostium urethrae internum ragt von dorsal her die **Uvula vesicae** (= Blasenzäpfchen) hinein, die die Blase abdichtet (= keinen Urin hindurchläßt).

Die Harnblase ist oben vom Harnblasenscheitel bis hinten und seitlich zum Blasenkörper im Bereich der Uretereinmündung vom Peritoneum überzogen, die Harnblase liegt also retroperitoneal.

An der Hinterseite der Blasenwand zieht das Peritoneum beim Mann bis zum Scheitel der Samenblase (= Vesicula seminalis), wo es auf das Rektum umschlägt – dabei bildet es als Peritonealtasche (= Bauchfelltasche) die **Excavatio rectovesicalis**. Bei der Frau schlägt das Peritoneum von der Harnblase auf die Vorderwand des Uterus um, wobei es die **Excavatio vesicouterina** bildet. ◀

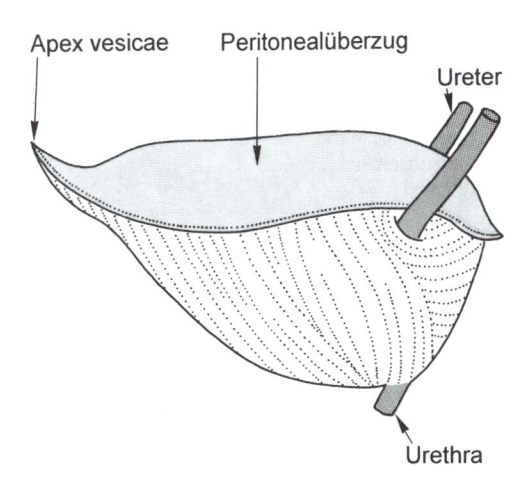

Abb. 8.43 Blase von lateral

Topographie
➤ Vorn liegt die Harnblase der Symphyse (= Schambeinfuge) und der Bauchwand an. Zwischen der Symphyse und der vorderen Blasenwand liegt das mit lockerem Bindegewebe ausgefüllte **Spatium retropubicum** (= syn.: Spatium praevesicale = Retzius'scher Raum), durch das die Ausdehnung der Blase nach nabelwärts ermöglicht wird. ◄ Das Spatium liegt zwischen der Fascia prostatae und der Fascia vesicalis, die beide die Fortsetzung der Fascia vesicoumbilicalis (zieht vom Nabel an der vorderen Bauchwand entlang zum Diaphragma urogenitale) bilden.
➤ Nach unten reicht die Harnblase bis zum Levatorspalt. ◄

Geschlechtsspezifische topographische Beziehungen
➤ Beim Mann liegt der Blasengrund der Prostata auf, weshalb die Harnblase beim Mann etwas höher steht als bei der Frau. Die Samenblase (= Vesicula seminalis) und die Ampulle des Ductus deferens liegen der Harnblase dorsolateral an.

Die Excavatio recto-vesicalis trennt die Harnblase vom Rektum.

Bei der Frau legt sich der Uterus (= Gebärmutter), nur durch die Excavatio vesico-uterina getrennt, der leeren Harnblase an.

Füllt sich die Harnblase, so drückt sie den Uterus nach kranial. Durch dieses Nachbarschaftsverhältnis läßt sich der häufigere Harndrang einer Schwangeren erklären, denn durch die Größenzunahme des Uterus kann sich die Harnblase nicht mehr so stark entfalten. ◄

Als Paracystium bezeichnet man das seitlich von der Harnblase liegende lockere Bindegewebe.

➤ Mit zunehmender Füllung dehnt sich die Harnblase nach oben über die Symphyse hinaus aus, erreicht aber nicht ganz die Höhe des Nabels. ◄

Klinik: Vor einer Ultraschalluntersuchung des Uterus wird die Harnblase durch Trinken gefüllt, damit sich der Uterus in aufrechter Stellung darstellen läßt.

➤ Während beim Mann die Harnblase vom Rektum aus zu tasten ist, kann die Harnblase bei der Frau von rektal nicht getastet werden, weil zwischen Harnblase und Rektum der Uterus bzw. die Vagina liegen. Die hintere Wand der Harnblase kann vom Cavum peritonei aus getastet werden (Excavatio vesico-uterina und Excavatio recto-vesicalis) ◄.

Die Punktion der Harnblase zur Urinentnahme erfolgt etwa 2 Querfinger oberhalb der Symphyse (= suprapubische Blasenpunktion). Nur die volle Harnblase darf punktiert werden, weil sonst das Peritoneum verletzt werden könnte. Die volle Blase drückt dagegen das Peritoneum nach oben.

Befestigung der Harnblase
➤ Da sich die Lage der Harnblase je nach Füllung verändert, ist sie nur im Bereich des Blasengrundes (= Fundus) und am Blasenhals (Cervix) befestigt.

Beim Mann ist der Blasengrund fest mit der Prostata (= Vorsteherdrüse) verbunden und dadurch am Diaphragma urogenitale (siehe Kapitel 6.4.4) fixiert.

An Haltebändern für die Harnblase kommen vor:
- **Lig. pubovesicale** – verbindet die Symphyse mit dem Blasengrund.
- **Ligg. puboprostatica** – verbinden die Symphyse mit der Prostata. ◄
- **Septa rectovesicalia** (Frau) – ziehen als bindegewebige Faserzüge vom Os sacrum (= Kreuzbein) und vom Rektum zur Harnblase (bilden einen Teil der Fascia vesicalis).
- **Septa rectoprostatica** (Mann) – ziehen als bindegewebige Faserzüge vom Os sacrum und vom Rektum zur Prostata (bilden einen Teil der Fascia prostatica).

Verschlußapparat der Harnblase

Entgegen früherer Lehrmeinung liegt am Übergang von der Blase zur Harnröhre kein eigenständiger „innerer Blasensphincter" (M. sphincter internus), vielmehr verbinden sich die Muskelfasern der 3 Schichten der Tunica muscularis im Bereich des Ostium urethrae internum zu einer funktionellen Einheit, die **M. detrusor vesicae** genannt wird.
▶ Der M. detrusor vesicae erweitert bei der Miktion das Ostium und ist somit für die Entleerung wichtig. Der Verschluß erfolgt durch elastische Fasern. Willkürlich kann nur die Urethra durch den M. sphincter urethrae verschlossen werden, der im Bereich des Diaphragma urogenitale die Urethra umschließt und vom N. pudendus innerviert wird. ◂

Klinik: Bei einer Lähmung des M. sphincter urethrae kommt es zum Harnträufeln und zur Inkontinenz (Harn fließt unwillkürlich ab).

Innervation und Gefäßversorgung
(siehe auch die Winterthur-Verlaufsbeschreibungen)
▶ Die Harnblase wird innerviert:
- sympathisch – über Plexus vesicalis aus dem sympathischen Blasenzentrum (Reflexzentrum) des Rückenmarks in Höhe von Th_{12}–L_1 (Thorakal- und Lendenmark). Über den Sympathikus wird die Blasenfüllung reguliert.
- parasympathisch – über Plexus hypogastricus inferior aus dem parasympathischen Blasenzentrum des Rückenmarks in Höhe von S_{2-4} (Sakralmark). Der Parasympathikus bewirkt die Blasenentleerung.

Der M. detrusor vesicae wird sympathisch gehemmt und parasympathisch aktiviert.

Die Harnblase erhält Blut aus:
- A. vesicalis superior (Ast der A. umbilicalis) – für Blasenkörper und Apex vesicae.
- A. vesicalis inferior (Ast der A. iliaca interna) – für Blasengrund.
- A. rectalis media (Ast der A. iliaca interna) – für die dorsale Seite der Harnblase. ◂

Das venöse Blut gelangt in den Plexus venosus vesicalis und beim Mann in den Plexus venosus vesicoprostaticus, die beide in die Vv. iliacae internae münden. Die Plexus liegen als starke Venengeflechte zwischen der Harnblase und der Symphyse bzw. beim Mann vor der Prostata.

Mikroskopische Anatomie

Die Harnblase besteht wie die Magen-Darm-Wand von innen nach außen aus:
- Tunica mucosa
- Lamina propria
- Tunica muscularis
- Tela subserosa
- Tunica serosa.

Tunica mucosa (= Schleimhaut)
▶ Die Harnblase ist mit einem mehrreihigen Übergangsepithel ausgekleidet, bei dem alle Epithelzellen mit der Basalmembran in Verbindung stehen. Die Höhe des Übergangsepithels hängt von dem jeweiligen Dehnungszustand der Harnblase ab. Die Schleimhaut bildet bei der leeren Blase reliefartige Falten. Bei der vollen Blase sind diese Falten verstrichen. Im Bereich des Trigonum vesicae liegen kleine Schleimdrüsen (= Glandulae trigonales). ◂

Lamina propria
▶ Sie bildet eine lockere Bindegewebsschicht. Im Bereich des Trigonum vesicae fehlt die Lamina propria. Dadurch ist die Schleimhaut im Trigonum fest mit der nachfolgenden Muskelschicht verwachsen, was auch bei einer leeren Blase eine Faltenbildung verhindert. ◂

Tunica muscularis
Sie besteht aus glatten Muskelzellen, die in 3 verschiedenen Schichten angeordnet sind (die Schichten sind mikroskopisch nur schwer zu unterscheiden!):
- Stratum longitudinale internum (= innere Längsmuskelschicht)
- Stratum circulare (= Ringmuskelschicht)
- Stratum longitudinale externum (= äußere Längsmuskelschicht)

Mikroskopierhilfe: Sie erkennen Übergangsepithel an den großen kernhaltigen Deckzellen mit der verdickten Membran (= „Crusta"). Da kein Lumen vorliegt, kann es sich nur um die Harnblase handeln. Die Abgrenzung des Epithels gegen die Tela submucosa ist undeutlich, die glatte Muskulatur ist kräftig ausgebildet.

Harnblasenentleerung (= Miktion)
▶ Zur Miktion kontrahiert sich die Blasenmuskulatur (= M. detrusor vesicae). Dadurch werden/wird
- 1. die Ureteröffnungen verschlossen,
- 2. auf den Blaseninhalt Druck ausgeübt,
- 3. der Blasenhals geöffnet.

Dorsal vom Austritt der Harnröhre liegt als sagittaler Wulst die Uvula vesicae. ◂

▶ Das Blut, das sich im Venengeflecht der Uvula vesicae befindet (verschließt die Urethra), wird entleert. Dadurch verkleinert sich die Uvula und kann somit die Urethra (= Harnröhre) nicht mehr verschließen. ◀
Beim Mann wird noch die Öffnung der Samenwege im Bereich des Colliculus seminalis verschlossen (siehe Kapitel 8.8.5).
Parallel zur Kontraktion des M. detrusor vesicae erschlafft der M. sphincter urethrae, der die Urethra willkürlich verschließen kann.
▶ Bei der Harnentleerung wirkt die Bauchpresse unterstützend mit. ◀

8.6.5 Weibliche Harnröhre ! 1/3

▶ Die **weibliche Harnröhre** (= **Urethra feminina**) ist etwa 3–5 cm lang. Sie beginnt in der Harnblasenwand am Ostium urethrae internum (= innerer Harnröhrenmund). Zwischen der Symphyse und der vorderen Wand der Vagina zieht sie zum Vestibulum vaginae (= Scheidenvorhof), wo sie hinter der Glans clitoridis in das schlitzförmige Ostium urethrae externum (= äußerer Harnröhrenmund) mündet.

Das **Ostium urethrae externum** bildet die engste Stelle der weiblichen Urethra, in den übrigen Teilen hat die Urethra feminina einen Durchmesser von 8–12 mm.

Die Urethra ist mit der Vorderwand der Vagina durch das Septum urethrovaginale bindegewebig verbunden.

Das Ostium urethrae internum wird vom glatten M. sphincter vesicae verschlossen. Im Bereich des Diaphragma urogenitale wird die Urethra vom quergestreiften **M. sphincter urethrae** verschlossen, der aus dem M. transversus perinei profundus hervorgeht. ◀

Klinik: Die weibliche Urethra ist mit 3–5 cm wesentlich kürzer als die 20–25 cm lange männliche Urethra. Die kurze Urethra ist der Grund dafür, daß Frauen wesentlich häufiger als Männer an einer aufsteigenden Harnwegsinfektion erkranken.

Mikroskopische Anatomie
Die Urethra ist aus folgenden Schichten aufgebaut:
Tunica mucosa (= Schleimhaut)
▶ Das Lumen der weiblichen Urethra ist durch Längsfalten schlitzförmig verengt. Die Schleimhaut besteht im Anfangsteil aus Übergangsepithel. Der mittlere Urethrateil ist mit mehrreihigem Zylinderepithel und der untere Teil mit mehrschichtigem, unverhorntem Plattenepithel ausgekleidet. ◀

Tunica propria
Im Propriabindegewebe liegt ein Venennetz (= Corpus spongiosum urethrae). Im unteren Teil des Propriabindegewebes liegen tubuläre Gll. urethrales (= Schleimdrüsen), die mit ihren Drüsenschläuchen (= Ductus paraurethrales = Skene-Gänge) auf beiden Seiten des Ostium urethrae externum münden.

Tunica muscularis
Die Muskelschicht besteht aus einer inneren Längs- und einer äußeren Ringmuskelschicht.

Mikroskopierhilfe: Mehrreihiges hochprismatisches Epithel, Schichtenaufbau „verwaschen".
DD: Ureter (Übergangsepithel), Ductus deferens (ausgeprägte Muskularis), Tuba uterina (Lumen durch viele Falten fast verschlossen).

8.7 Weibliche Geschlechtsorgane

Die weiblichen Geschlechtsorgane werden in innere und äußere Geschlechtsorgane unterteilt.

Zu den inneren Geschlechtsorganen zählen:
- die beiden Eierstöcke (= Ovarien) – in ihnen reifen die Eier heran,
- die beiden Eileiter (= Tubae uterinae) – in ihnen wird das Ei vom Ovar zur Gebärmutter transportiert,
- Gebärmutter (= Uterus) – dient als Ernährungs- und am Ende der Schwangerschaft als Austreibungsorgan,
- Scheide (= Vagina) – dient als Begattungsorgan und als Geburtsweg.

Die äußeren Geschlechtsorgane werden durch das Jungfernhäutchen (= Hymnen) von den inneren Geschlechtsorganen getrennt. An äußeren Geschlechtsorganen kommen vor:
- Schamlippen (= Labien)
- Kitzler (= Clitoris)
- Glandulae vestibulares majores.

Außerdem sind die Brustdrüsen (= Mammae) als sekundäre Geschlechtsorgane aufzuführen (s. Kapitel 6.2.7).

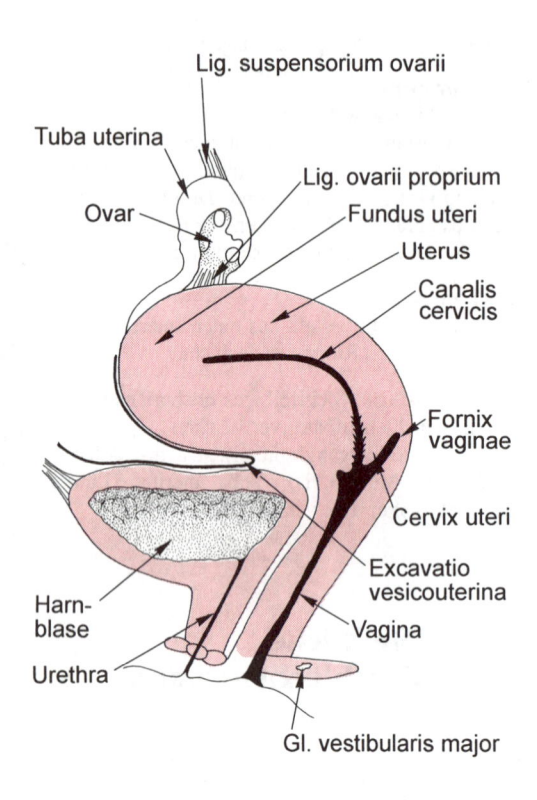

Abb. 8.44 Darstellung der weiblichen Geschlechtsorgane

Das Ovar hat eine ovale Form. Es ist etwa 3 cm lang, 1 cm breit und 5–10 g schwer. Während das noch kleine kindliche Ovar an seiner Oberfläche glatt ist, zeigt das Ovar der Frau eine durch die in Kapitel 1.1.2 beschriebenen Follikeln verursachte höckerige und von Narben überzogene Oberfläche.

▶ Das Ovar entwickelt sich als Keimdrüse im Retroperitonealraum. Durch seinen Descensus tritt es ins kleine Becken ein, wo es intraperitoneal in einer Duplikatur des Peritoneum liegt. ◀

Befestigung des Ovar

▶ Das Ovar ist an folgenden 3 Strukturen aufgehängt:
- **Lig. ovarii proprium** (= Eierstockband) – ist etwa 3–4 cm lang und zieht vom unteren Teil des Ovar zum Tubenwinkel des Uterus (= dem Bereich, in dem die Tuba uterina in den Uterus eintritt). Das Lig. ovarii proprium enthält glatte Muskelzellen. In ihm verläuft der R. ovaricus der A. uterina.
- **Lig. suspensorium ovarii** – setzt am oberen Teil des Ovar an und fixiert es an der lateralen Beckenwand. In ihm verlaufen die A. und V. ovarica, sowie Nerven und Lymphbahnen. Es dient dazu, das Ovar in seiner vertikalen Lage zu halten.
- **Mesovarium** (= Eierstockgekröse) – ist nur einige Millimeter breit und dient dazu, das Ovar am Lig. latum uteri (= Mutterband) zu befestigen. Dadurch erhält das Ovar eine gewisse Beweglichkeit. Topographisch liegt das Ovar dorsal vom Lig. latum uteri. ◀

Topographie

▶ Das Ovar liegt im Bereich der Seitenwand des kleinen Beckens innerhalb der **Fossa ovarica**, die sich zwischen der Teilungsstelle der A. iliaca communis in die Aa. iliacae externa und interna ausbreitet. Die Fossa ovarica wird begrenzt:
- lateral – M. obturatorius internus
- ventral – V. iliaca externa
- dorsal – Ureter, A. und V. iliaca interna, A. umbilicalis, N. obturatorius und A. obturatoria. ◀

▶ Vorn/oben gleiten die Fimbrien der Tuba uterina (s. nächstes Kapitel) über das Ovar.
  Bei einer pelvinen Lage (= Beckenlage) der Appendix vermiformis kann das Ovar in Nachbarschaft zur Appendix vermiformis liegen. ◀

Klinik: ▶ Eine Entzündung des rechten Ovar kann bei einer pelvinen Lage des Appendix vermiformis leicht mit einer Appendizitis (= „Blinddarmentzündung") verwechselt werden – oder umgekehrt.

8.7.1 Ovar !! 3/11

Das **Ovar** (= **Eierstock**) ist die weibliche Keimdrüse. In ihm entwickeln sich die Eizellen bis zum sprungreifen Graffchen Follikel. Außerdem produziert das Ovar als endokrine Drüse die Geschlechtshormone Östrogen und Progesteron. Diese Hormone haben nach der Pubertät die Aufgabe
- die sekundären weiblichen Geschlechtsorgane auszubilden,
- die primären weiblichen Geschlechtsorgane ausreifen zu lassen,
- den weiblichen Zyklus zu steuern.

Zur Rolle des Ovar bei der Ovogenese (= Eientwicklung) s. Kapitel 1.1.2.

Bei einer Entzündung des Ovars kann der N. obturatorius gereizt werden, wodurch es zu Schmerzempfindungen an der inneren Oberschenkelseite kommen kann. ◄

Innervation und Gefäßversorgung
(siehe auch die Winterthur-Verlaufsbeschreibungen)
Die Gefäße und Nerven treten am Hilum (Hilum ovarii) in das Ovar ein bzw. aus.

Die sympathische und parasympathische Innervation des Ovar erfolgt aus dem Plexus mesentericus superior und aus dem Plexus renalis.

➤ Blut erhält das Ovar aus der A. ovarica und aus dem R. ovaricus.

Die A. ovarica (= Eierstockschlagader) geht aus der Aorta abdominalis hervor und zieht durch das Lig. suspensorium ovarii zum Hilus des Ovar.

Der R. ovaricus geht aus der A. uterina hervor (einem Ast der A. iliaca interna) und zieht durch das Lig. ovarii proprium zum Ovar.

Die Äste der A. ovarica anastomosieren mit den Endästen des R. ovaricus, wobei sie 2 Gefäßarkaden (= Bögen) bilden, aus denen kleine Äste ins Ovar ziehen. ◄

➤ Das venöse Blut fließt zum Plexus pampiniformis ovarii und von dort über die V. ovarica dextra zur V. cava inferior bzw. über die V. ovarica sinistra zur V. renalis sinistra. Beide Vv. ovaricae verlaufen im Lig. suspensorium ovarii. ◄

Die Lymphe fließt vom Ovar entlang des Lig. suspensorium zu den Nll. lumbales und entlang der A. uterina zu den Nll. iliaci interni.

Mikroskopische Anatomie
Bei einem Schnitt durch das Ovar können Sie zumeist zwischen einer außen liegenden Rinde mit darunterliegenden Follikeln sowie dem Mark unterscheiden.

Die **Rinde** (**Cortex ovarii**) besteht von außen nach innen aus:
- **Ovarialepithel** (syn.: „Keimepithel"- die Keimzellen gehen entgegen früherer Lehrmeinung aus der Dottersackwand hervor!) – besteht aus einem einschichtigen, kubischen bis zylindrischen Epithel, das am Rand des Ovar ins Peritonealepithel übergeht;
- **Tunica albuginea** – liegt als straffe, kollagenreiche Bindegewebsschicht unter dem Ovarialepithel;
- **Stroma ovarii** (= Rindenstroma) – ist eine Parenchymschicht die Follikeln in verschiedenen Reifungsstadien mit den sie umgebenden Thecae interna und externa sowie Corpora lutea (= Gelbkörperchen) enthält (nähere Erklärungen entnehmen Sie bitte dem Kapitel 1.1.2). Außerdem kommen Myofibrozyten vor.

Das **Mark** (**Medulla ovarii**) besteht aus lockerem Bindegewebe, das glatte Muskelzellen und elastische Fasern enthält und in dem die Blut- und Lymphgefäße und Nerven liegen.
Am Hilum ovarii (Ein- und Austrittsstelle der Gefäße) liegen sogenannte **Hiluszwischenzellen**, die Androgene produzieren (ähneln den Leydigschen Zwischenzellen des Hodens).

Mikroskopierhilfe: Das Ovar können Sie leicht an den in der Rindenzone liegenden Follikeln erkennen.

8.7.2 Tube　　　　! 0/2

Der etwa 12–15 cm lange, schlauchförmige **Eileiter** (= **Tuba uterina**, kurz Tube) dient als Verbindung zwischen dem Ovar und dem Uterus (Gebärmutter).

Zum Ovar hin ist die Tuba uterina mit **Fimbrien** (fransenartigen Fortsätzen) besetzt. Während der Ovulation (Eisprung) streifen diese Fimbrien über das Ovar und fangen das Ei auf. In der Tube wird das Ei zum Uterus geleitet.

Die Tuba uterina wird in 4 Abschnitte unterteilt:
- ➤ **Infundibulum tubae uterinae** (= Trichter) – dieser zur Bauchfellhöhle hin offene Anfangsteil der Tube ist trichterförmig erweitert. Der Rand des Infundibulum ist mit Fimbrien (Fimbriae tubae) besetzt, die über das Ovar streifen.
Eine Fimbrie, die **Fimbria ovarica**, ist besonders lang und am Ovar befestigt. Dadurch bleibt die bewegliche Tube im Kontakt zum Ovar. ◄
- **Ampulla tubae uterinae** (weiter Tubenteil) – ist etwa 7 cm lang und bildet somit etwa 2/3 der Tube. Sie hat einen Durchmesser von 4–10 mm. Die Schleimhaut zeigt in diesem Bereich eine starke Faltenbildung.
- ➤ **Isthmus tubae** – ist etwa 3 cm lang und bildet mit einem Durchmesser von 2–3 mm die engste Stelle der Tube. Der Isthmus liegt vor der Einmündung der Tube in den Uterus.
- **Pars uterina tubae** (= Gebärmutterteil) – liegt innerhalb der Uteruswand und mündet mit dem Ostium uterinum tubae am Übergang zwischen dem Fundus und dem Corpus des Uterus in die obere Ecke des Cavum uteri (= Uterushöhle). ◄

An beiden Enden der Tube kommt je ein Sphinkter vor:
- Sphincter infundibuli – liegt im Bereich der trichterförmigen Erweiterung des Infundibulum;
- Sphinkter im Bereich der Uteruswand, der nach der Geburt ein Vordringen von Bakterien vom Uterus in die Bauchhöhle verhindern soll.

Lage
➤ Die Tube liegt intraperitoneal. Sie verläuft im oberen freien Rand des Lig. latum uteri (= Mutterband), das als Bauchfellduplikatur vom Uterus zur seitlichen Beckenwand zieht. Der Teil des Lig. latum uteri, an dem die Tube aufgehängt ist, wird **Mesosalpinx** (= Eileitergekröse) genannt. Die Mesosalpinx ermöglicht der Tube eine, wenn auch begrenzte Bewegungsmöglichkeit. ◄

Durch die Mesosalpinx ist es den Fimbrien und der Ampulle möglich, sich auf dem Ovar zu bewegen, was für die Eiaufnahme bei der Ovulation wichtig ist (siehe Kapitel 1.1.2).

➤ Die Tube ist somit fixiert über:
- Mesosalpinx
- Fimbria ovarica – am Ovar
- Pars uterina - am Uterus. ◄

Topographie
➤ Die Tube liegt in enger Nachbarschaft zur Harnblase, weshalb eine Tubenentzündung (= Salpingitis) auf die Harnblase übergreifen kann.
Die Appendix vermiformis kann auf der rechten Körperseite bis zur Tube reichen, was bei einer Entzündung die Diagnose erschwert. Außerdem steht die Tube in topographischer Beziehung zum Dünndarm (Ileum).
Das Infundibulum ist die einzige Öffnung, über die die Bauchfellhöhle physiologisch mit der Außenwelt in Verbindung steht (Infundibulum, Tube → Uterus → Vagina). ◄

Gefäßversorgung
(siehe auch die Winterthur-Verlaufsbeschreibungen)
Die Tube wird arteriell versorgt über die A. ovarica (nur Ampulla) und den R. tubarius der A. uterina.

Das venöse Blut fließt zum Plexus pampiniformis ovarii oder zum Plexus venosus uterinus.

Mikroskopische Anatomie
Die Tube ist aus folgenden Schichten aufgebaut:
Tunica mucosa (= Schleimhaut)
➤ Die Schleimhaut der Tube zeigt eine starke, kleinformatig verzweigte Faltenbildung, durch die das Lumen der Tube zu schmalen Spalten verengt wird. Diese längsverlaufenden Falten (= Plicae tubariae) nehmen in Richtung des Uterus an Zahl und Höhe ab. Die Schleimhaut besteht aus einem einschichtigen Zylinderepithel, das je nach dem Stadium des Zyklus vermehrt aus Flimmer- oder Drüsenzellen besteht (die Zylinderepithelzellen befinden sich entweder im Flimmer- oder im Sekretionsstadium).

In der Zyklusmitte findet man vermehrt Flimmerepithelzellen – diese Zellen besitzen Kinozilien, deren Flimmerschlag uteruswärts gerichtet ist.

Nach der Ovulation findet man vermehrt Drüsenzellen (sezernierende Zellen), die einen schwach sauren Schleim bilden, der u.a. verschiedene Zucker und Aminosäuren enthält. Der Schleim erleichtert die Eiwanderung. Außerdem findet man noch sogenannte **Stiftchenzellen**, die wahrscheinlich zurückgebildete Drüsenzellen darstellen.

Die in der Lamina propria mucosae liegenden Bindegewebszellen können sich ähnlich zum Uterus in Deziduazellen umwandeln. ◄

Tunica muscularis (= Muskelschicht)
Sie besteht aus 3 Schichten glatter Muskelzellen (auch als autochtone Tubenmuskulatur bezeichnet)
- eine innere, sehr dünne Längsmuskelschicht
- eine mittlere Ringmuskelschicht
- eine äußere Längsmuskelschicht.

Die gegenläufig zueinander verlaufende Ring- und äußere Längsmuskelschicht gehen ineinander über. Die Muskularis verursacht eine uteruswärts gerichtete Peristaltik (für den Ei- und Sekrettransport) und eine Antiperistaltik (für den Samentransport).

Tunica serosa
Sie bedeckt die Tube.

Klinik: Infolge einer Entzündung können die Falten der Tunica mucosa miteinander verkleben und dadurch für Spermien oder/und eine befruchtete Eizelle undurchdringlich werden. Dadurch kann es zur Tubenschwangerschaft kommen.

Mikroskopierhilfe: Charakteristisch für die Tube ist, daß das Lumen durch viele Schleimhautfalten fast vollständig ausgefüllt ist.

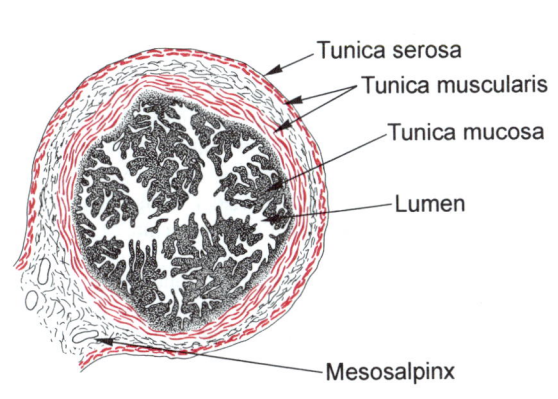

Abb. 8.45 Querschnitt durch die Tuba uterina in Höhe der Ampulle

Eitransport

Die Tube unterliegt wie bereits erwähnt, zyklischen Veränderung, die durch Hormone gesteuert werden.

Für den Eitransport zum Uterus besitzt die Tube 3 Mechanismen:
- Flimmerschlag der Kinozilien, wobei deren Anteil am Transport wegen der relativ kurzen Kinozilien umstritten ist;
- uteruswärts gerichteter Flüssigkeitsstrom;
- Tubenperistaltik.

8.7.3 Uterus !!! 6/25

Das noch in der Tuba uterina befruchtete Ei gelangt durch die Tube in die **Gebärmutter** (= **Uterus**), wo sich der Keimling in die Schleimhaut des Uterus einnistet (= implantiert) und über den Uterus ernährt wird. Am Ende der Schwangerschaft hat die Muskulatur des Uterus die Aufgabe, die reife Frucht auszutreiben.

Der Uterus hat ein birnenförmiges Aussehen, wobei das dicke Ende oben liegt. Im nichtgraviden (nichtschwangeren) Zustand ist der Uterus etwa 8 cm lang, 4 cm breit, 2–3 cm dick und 50–80 g schwer. ➤ Gegen Ende der Schwangerschaft erreicht der Uterus ein Gewicht von 1.000–1.200 g (hinzu kommen der Fetus mit etwa 3–3,5 kg, die Plazenta mit 500 g und Fruchtwasser mit 1.000 g). ◄

Der Uterus besteht aus dem:
- Corpus uteri (= Körper) – umfaßt die oberen 2/3 des Uterus
- Cervix uteri (= Zervix = Hals) – umfaßt das untere 1/3 des Uterus.

Das **Corpus uteri** wird unterteilt in:
- Fundus
- Corpus
- Isthmus.

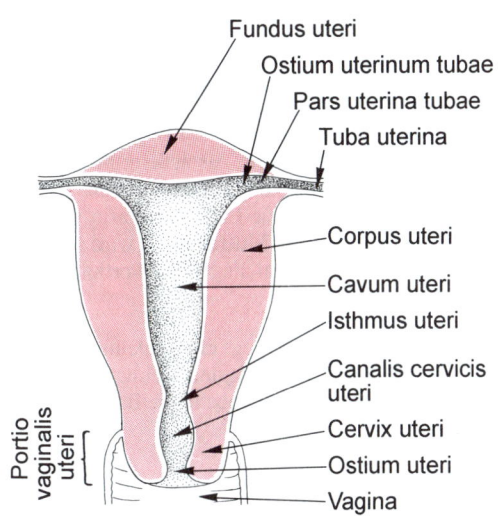

Abb. 8.46 Uterus von ventral

Als **Fundus uteri** wird der obere Teil des Corpus uteri bezeichnet, der bei der geschlechtsreifen Frau oberhalb der Mündung der Tuba uterina liegt. Die beiden Tuben münden seitlich oben im Tubenwinkel in das Cavum uteri (= Uterushöhle).
➤ Am Tubenwinkel stehen die Tuba uterina und der Uterus in einem fast rechten Winkel zueinander. ◄
Das **Corpus** bildet den größten Teil des Uterus. Es wird durch den etwa 1 cm langen **Isthmus uteri** (= Uterusenge) vom Cervix uteri getrennt. ➤ Den Isthmus kann man funktionell zum Corpus zählen, da er bei der Schwangerschaft mit zum „Brutraum" gehört und sich daher auch an den Schleimhautveränderungen während des Zyklus beteiligt (siehe weiter unten) ◄. Der Isthmus wird von den Gynäkologen daher auch als **unteres Uterussegment** bezeichnet.

Das etwa 2,5 cm lange **Cervix uteri** wird in 2 Bereiche unterteilt
- Portio supravaginalis
- Portio vaginalis.

Die **Portio supravaginalis** liegt als etwa 2 cm langer Halsteil oberhalb der Vagina zwischen Isthmus und Portio vaginalis. Die Portio supravaginalis ist lediglich dorsal vom Peritoneum überzogen.

▶ Die **Portio vaginalis** (vom Kliniker Portio genannt) ragt als unterer Zervixteil in die Vagina (= Scheide) hinein. Die Portio ist vom Vaginalepithel überzogen. ◀

Innerhalb des Uterus liegt die spaltförmige **Gebärmutterhöhle (= Cavitas uteri)**, die von frontal einem auf die Spitze gestellten Dreieck gleicht. Die beiden oberen Eckpunkte bilden die Mündungsstellen der beiden Tuben, die untere Spitze geht am **inneren Muttermund** in den Canalis cervicis uteri über.

Der innere Muttermund liegt am Beginn des Zervikalkanals am Isthmus uteri. Als äußerer Muttermund (= Ostium uteri) wird die Öffnung des Canalis cervicis auf das äußere freie Ende der Portio vaginalis bezeichnet. Der **äußere Muttermund** wird von einer ventral und einer dorsal liegenden Portiolippe begrenzt.

▶ Im **Canalis cervicis** liegt ein Schleimpfropf, der verhindert, daß aus der Vagina Keime (Bakterien) durch den Uterus und die Tube in die Bauchfellhöhle aufsteigen. ◀

Peritonealverhältnisse

▶ Das Corpus uteri liegt intraperitoneal, die Cervix uteri zum größten Teil primär und zu einem kleinen Teil sekundär retroperitoneal.

Im Bereich des Uterus gibt es zwei Vertiefungen (= Excavationes). Die vordere Uterusfläche ist bis zum Isthmus vom Peritoneum umhüllt. Unterhalb des Isthmus ändert das Peritoneum seinen Verlauf und zieht über die Harnblase wieder nach oben, dabei bildet sich die **Excavatio vesicouterina**.

Auf der hinteren Uterusfläche umhüllt das Peritoneum einen großen Teil des Uterus, bevor er unter Bildung der **Excavatio rectouterina (= Douglas'scher Raum)** über das Rektum wieder nach oben zieht. ◀

▶ Die Excavatio rectouterina wird begrenzt
- ventral – Uterus und Fornix vaginae (Scheidengewölbe)
- dorsal – Rektum
- lateral – Plica rectouterina. ◀

Begriffserläuterungen

- Flexio (= Beugung) – hierunter versteht man den Knick zwischen dem Corpus und der Zervix des Uterus.
- Versio (= Neigung) – hierunter versteht man die Größe des Winkels zwischen dem Uterus und der Vagina.
- Positio – der Uterus liegt normalerweise in der Körpermitte. Wenn er nach rechts abweicht nennt man dies Dextropositio, nach links Sinistropositio.

▶ Das Corpus uteri ist normalerweise gegen die Cervix uteri nach vorn in einem Winkel von 70–90° abgeknickt – dies nennt man **Anteflexio**. Dieser Winkel hängt vom Füllungszustand der Harnblase und des Rektum ab. Ist der Uterus nach hinten geknickt, so nennt man das **Retroflexio**.
Die Zervixachse ist außerdem noch nach vorn in einem Winkel von etwa 90° gegen die Vagina geneigt, was als **Anteversio** bezeichnet wird. Bei der Anteversio liegt die Portio vaginalis der hinteren, bei der **Retroversio** der vorderen Scheidewand an. ◀
Die Anteversio und die Anteflexio ermöglichen es, den Uterus durch die Bauchdecke zu tasten. Die Anteversio/Anteflexio kommt bei etwa 90 % der Frauen vor.
Adnexe (= Anhänge) – hierunter faßt der Gynäkologe die dem Uterus „anhängenden" Tube und Ovar zusammen.

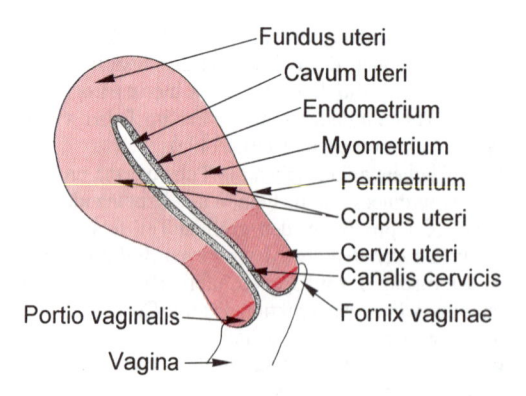

Abb. 8.47 *Uterus im Sagittalschnitt*

Lage des Uterus

Der normalerweise nach vorn abgeknickte Uterus steht ventral mit der Harnblase und dorsal mit dem Rektum in topographischer Beziehung.
▶ Die Lage des Uterus hängt daher
1. vom Füllungsgrad der Harnblase und des Rektum,
2. von der Funktionsfähigkeit des Halteapparates (s. weiter unten) ab. ◀

Der Uterus richtet sich proportional zur Füllung der Harnblase immer mehr auf.

Halteapparat

Zum Halteapparat des Uterus gehören:
- Haltebänder (Ligamenta)
- Beckenbodenmuskulatur
- Parametrium.

Der Uterus ist durch **Haltebänder** federnd (beweglich) im kleinen Becken aufgehängt. Diese Haltebänder (Ligamenta) bestehen aus elastischen und kollagenen Fasern mit glatten Muskelzellen und sind daher selber elastisch und kontraktil. Die Haltebänder sind sowohl nerval als auch hormonell beeinflußbar.
Während der Schwangerschaft vermehrt sich die glatte Muskulatur in den Bändern um den sich vergrößernden und schwerer werdenden Uterus halten zu können.
▶ Der Uterus wird in seiner Lage gehalten:
- ventral – durch das Lig. teres uteri,
- lateral – durch das Lig. latum uteri und das Lig. cardinale,
- dorsal – durch das Lig. sacro-uterinum. ◀

▶ Das **Lig. latum uteri** (= **breites Mutterband**) ist eine quere Bauchfellduplikatur, die vom Corpus und Zervix des Uterus zur lateralen Beckenwand zieht und dabei die Excavatio vesicouterina von der Excavatio rectouterina trennt. Das Lig. latum uteri bildet damit die laterale Fixation des Uterus. Es besteht aus dem Parametrium (= gefäßreiches Bindegewebe) und dem darüberliegenden Peritoneum.

Das Lig. latum uteri enthält im oberen Rand die Tuba uterina. Vorne oben verläuft im Lig. latum uteri das Lig. teres uteri. Unterhalb der Tuba uterina enthält das Lig. latum uteri das Lig. ovarii proprium und das Ovar.

Im Lig. latum uteri verlaufen die A. und V. uterina, sowie nahe der Hinterfläche der Uterus. ◀

Das Lig. latum uteri besitzt als Organgekröse:
- Mesovarium (= Eierstockgekröse)
- Mesosalpinx (= Eileitergekröse)
- Mesometrium (= Gebärmuttergeköse).

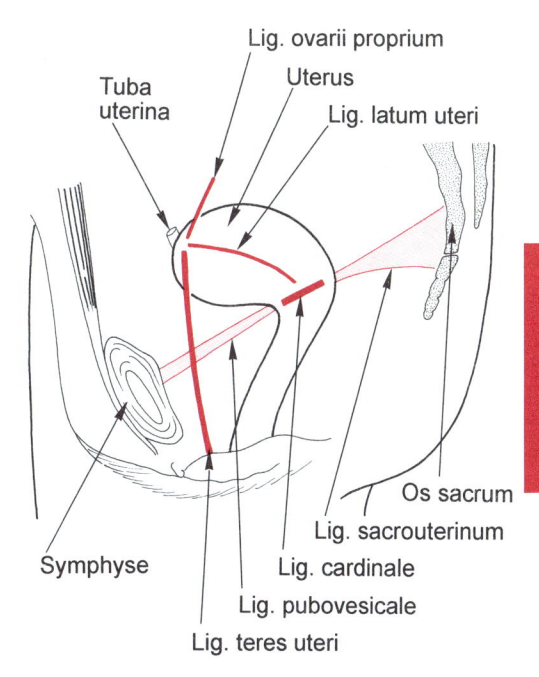

Abb. 8.48 Halteapparat des Uterus von lateral

▶ Das **Lig. teres uteri** (= **rundes Mutterband**) zieht als etwa 10 cm langes rundes Band unter dem Peritoneum vom Tubenwinkel zum inneren Leistenring. Durch den Canalis inguinalis (= Leistenkanal) gelangt es zu den großen Schamlippen und zur Symphyse. Das Lig. teres uteri tritt von vorn an die Uteruswand. Es bedingt die Anteversio (= neigt den Uterus nach vorn).

Lig. ovarii proprium zieht vom Tubenwinkel zum Ovar und dient als Halteapparat des Ovar. Lig. teres uteri und Lig. ovarii proprium bilden die obere Fixation des Uterus. Sie sind Überreste des unteren Keimdrüsenbandes.

Das **Lig. sacrouterinum** verbindet die Cervix des Uterus mit der Wand des Os sacrum (Kreuzbein). Es hält den Uterus von hinten in seiner Lage.

▶ Unter **Lig. cardinale** werden die von der Cervix fächerförmig zur Wand des kleinen Beckens ziehenden Kollagenfasern und elastischen Netze zusammengefaßt. Das Lig. cardinale hält zusammen mit dem M. levator ani den Uterus in einen Schwebezustand und verhindert eine starke Seitwärtsneigung.

An weiteren Bändern kommen das Lig. recto-uterinum und das Lig. pubovesicale vor.

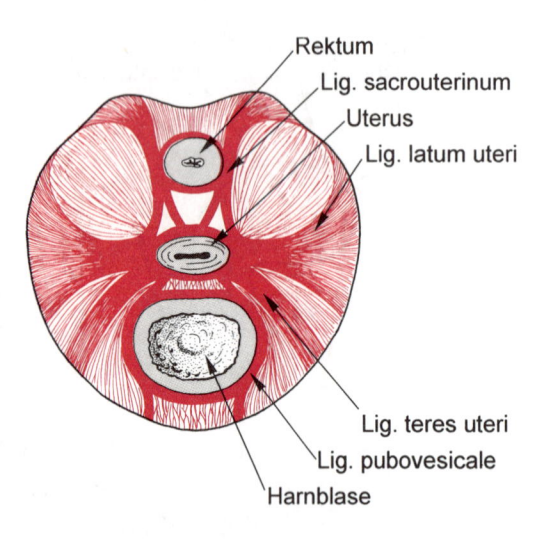

Abb. 8.49 Halteapparat des Uterus von kranial

Wesentlich dafür, daß der Uterus nicht absinkt sind jedoch das Diaphragma pelvis und das Diaphragma urogenitale, wobei der kräftige M. levator ani den wesentlichsten Anteil stellt (s. Kapitel 6.4.4), weil der M. levator ani den größten Teil des Beckenbodens bildet und damit den Uterus trägt. ◄

▶ Das den Uterus umgebende **Parametrium** dient dazu, den Uterus in seiner Lage zu halten. Das Parametrium liegt als Bindegewebsspalte lateral vom Uterus zwischen Uterus und der Beckenwand. Das Parametrium bildet, wie bereits beschrieben, mit dem über ihm liegenden Peritoneum das Lig. latum uteri. Im Parametrium liegen nachfolgende straffe Bindegewebszüge:
- Lig. cardinale (s. oben)
- M. recto-uterinus – verläuft hinter dem Rektum zum Os sacrum und wirft dabei die Plica recto-uterina auf, die die Excavatio rectouterina begrenzt.
- Lig. vesicouterinum
- Lig. sacrouterinum. ◄

Klinik: Bei einer operativen Entfernung des Uterus (= Hysterektomie) kann man von vaginal oder durch die Bauchwand vorgehen.

Der Vorteil von vaginal vorzugehen liegt vor allem darin, daß das Peritoneum nicht durchtrennt werden muß und damit der Darm nicht irritiert wird. Außerdem läuft die Erholungsphase wegen des relativ kleineren Eingriffs schneller ab, und die Narben sind nicht sichtbar. Der Nachteil liegt vor allem im kleineren und damit unübersichtlicheren Operationsfeld.

Topographie
▶ Der Uterus liegt im kleinen Becken. Die vordere Uterusfläche liegt auf der leeren Harnblase. Die Hinterfläche reicht kranial an den Dünndarm und dorsal an das Rektum. Lateral von der Cervix überkreuzen sich der Ureter und die A. uterina. Je nach Füllung der Harnblase und des Rektum, hat der Uterus eine unterschiedliche Lage. Bei gefüllter Blase und gefülltem Rektum ist der Uterus aufgerichtet, bei leerer Blase liegt der Uterus nach vorne gebeugt über der Harnblase. ◄

Gefäßversorgung
(siehe auch die Winterthur-Verlaufsbeschreibungen)
▶ Der Uterus wird mit Blut aus der A. uterina (= Ast der A. iliaca interna) versorgt. Die A. uterina verläuft im Lig. latum uteri zuerst lateral vom Ureter und überkreuzt ihn anschließend seitlich vom Uterus. Die A. uterina anastomosiert mit der A. ovarica. ◄

Klinik: Bei einer Operation am Uterus, die von vaginal aus durchgeführt wird, muß bei der Unterbindung der A. uterina unbedingt darauf geachtet werden, daß irrtümlich nicht auch der Ureter abgeklemmt wird und damit ein Harnstau in Richtung Niere verursacht wird.

Das Blut fließt ab zum Plexus uterovaginalis, der in die V. iliaca interna mündet.

Die Lymphe des Uterus fließt ab aus:
- Fundus — durch Lig. suspensorium ovarii zu Nll. lumbales (am unteren Nierenpol);
- Corpus des Uterus — durch Lig. teres uteri zu Nll. inguinales superficiales;
- Cervix uteri — Nll. parauterini.

Diese Lymphknoten haben auch bei der Ausbreitung von Metastasen große Bedeutung.

Mikroskopische Anatomie
Der Uterus ist ein muskulöses Hohlorgan, an dem bei der geschlechtsreifen Frau von innen nach außen folgende Schichten unterschieden werden können, wobei diese Schichten Eigennamen haben:
- Schleimhaut = Endometrium (= Tunica mucosa)
- Muskelschicht = Myometrium (= Tunica muscularis)
- Bindegewebsschicht = Tela subserosa (= Tunica adventitia)
- Bauchfellüberzug = Perimetrium (= Tunica serosa)

Endometrium

Das Endometrium (Schleimhaut) unterteilt sich im Bereich des Canalis cervicis in 3 Schichten:
- Epithel
- Stratum functionale
- Stratum basale.

Das einschichtige hochprismatische Oberflächenepithel wird durch Mikrovilli vergrößert. Kurz vor der Menstruation sind die Zellen teilweise mit Kinozilien besetzt.

▶ Das **Stratum functionale** (veraltet: Lamina functionalis) wird während des Zyklus zunächst bis auf etwa 8 mm Dicke aufgebaut und bei der Menstruation wieder abgestoßen (s. „Menstruationszyklus"). Das Stratum functionale besteht aus sternförmig verzweigten Bindegewebszellen, zwischen denen tubuläre Drüsen (Gll. uterinae), Gefäße und vereinzelt Nerven liegen. Die **Gll. uterinae** reichen bis ins Stratum basale. Je nach Stadium des Zyklus sind diese Drüsen gerade bis spiralig. Die Drüsenzellen sezernieren Schleim und Glykogen. ◀

In der zweiten Hälfte des Zyklus können am Stratum functionale die beiden nachfolgenden Schichten unterschieden werden die im „Menstruationszyklus" (s. weiter unten) beschriebenen werden
- Stratum compactum
- Stratum spongiosum.

▶ Das **Stratum basale** (= **Basalschicht**, Basalis) ist etwa 1 mm hoch und liegt dem Myometrium direkt an. Die Basalis dringt stellenweise bis ins Myometrium vor. Das Stratum basale wird bei der Menstruation nicht mit abgestoßen sondern bildet während des neuen Zyklus das Ausgangsgewebe für den erneuten Aufbau des Stratum functionale. ◀
In der Basalschicht verzweigen sich die Gll. uterinae.
Das Stratum basale wird über netzartig in der Basalschicht verzweigte Aa. basales, das Stratum functionale über gewunden verlaufende Aa. spirales versorgt.

Im Isthmus des Uterus liegt auf der Basalschicht die Epithelschicht, die bei der Menstruation abgestoßen wird. Der Übergang zur Schleimhaut des Cervix uteri erfolgt übergangslos.

Im Bereich des Canalis cervicis (Cervix uteri) ist die Schleimhaut zu Falten, den **Plicae palmatae**, aufgeworfen, auf die stark verzweigte Gll. cervicales uteri münden.

▶ Die **Gll. cervicales** sezernieren einen alkalischen Schleim, der zu einem Schleimpfropf zusammenfließt und so den Canalis cervicis verschließt. Der Schleimpfropf verhindert, daß Bakterien von der Vagina in den Uterus und weiter in die Bauchfellhöhle aufsteigen. Je nach Zyklusstadium verändert sich die Viskosität des Schleims. Zu Zyklusbeginn ist er zähflüssig, ab dem 8.–15. Zyklustag erhöht sich die Sekretion der Gll. cervicales erheblich und der Schleim wird dünnflüssig und damit für die Spermien durchlässig. Das Sekret kristallisiert sich in der Art von „**Farnkrautfiguren**". ◀

👋 **Klinik:** Wenn man gegen Zyklusmitte den Schleim zwischen den Fingern reibt und die Finger auseinanderzieht, so ist der Schleim fadenziehend (spinnbar). Dieser Test wird zur Schwangerschaftsverhütung (Ovulations-bestimmung) benutzt.
▶ Am äußeren Muttermund geht das einschichtige hochprismatische Epithel des Uterus in das mehrschichtig unverhornte Plattenepithel der Vagina über – dieser Übergang ist an der Farbänderung bereits makroskopisch zu erkennen. ◀

Myometrium

Das Myometrium stellt mit 1 cm den größten Anteil der Uteruswand. Das Myometrium besteht aus glatter Muskulatur und dazwischenliegendem Bindegewebe. Im Bindegewebe kommen Myofibroblasten (= kontraktile Zellen) vor.
Bei der Muskulatur können 3 Schichten unterschieden werden, eine mittlere, dicke und gefäßreiche Schicht, sowie eine innere und äußere, zirkulär verlaufende Schicht.
In das Myometrium dringt die Muskulatur aus den Lig. latum uteri, Lig. teres uteri und Lig. ovarii proprium ein.
▶ Die 50–90 µm langen glatten Muskelzellen hypertrophieren während der Schwangerschaft auf 600–800 µm. Die Größenzunahme des Uterus während der Schwangerschaft resultiert vor allem aus dieser Hypertrophie. Daneben kommt es auch zur Zellvermehrung (= Hyperplasie).
Bei der Geburt kann der Uterus bis zu 1.200 g schwer sein (sonst etwa 50–100 g). Nach der Geburt bildet sich das Myometrium wieder zurück.
Unter Östrogeneinfluß kontrahiert sich das Myometrium, Gestagene wirken dagegen hemmend. ◀

Tela submucosa

Sie bildet eine dünne Bindegewebsschicht

Perimetrium

Das den Uterus ventral und dorsal überziehende Peritoneum wird Perimetrium genannt. Es ist fest mit dem Myometrium verwachsen.

Menstruationszyklus

Vom Beginn der Menarche (= Beginn des Menstruationszyklus zwischen dem 10.–14. Lebensjahr) bis zur Menopause (= Beginn des Klimakteriums um das 45.–50. Lebensjahr) kommt es zunächst zu unregelmäßigen, an-ovulatorischen Zyklen (= Menstruation ohne Ovulation) und bei der erwachsenen Frau zu ziemlich gleichmäßigen Zyklen.

➤ Als Menstruationszyklus ist eine Zeitspanne definiert, die vom 1. Tag der Regelblutung bis zum letzten Tag vor der Menstruation reicht. ◄ Der Zyklus dauert bei einer erwachsenen Frau etwa 28 Tage. In dieser Zeit kommt es zu zyklischen Veränderungen, die sich auf das Stratum functionale beziehen. Im Zervix-Bereich kommt es in den Gll. cervicales zur Veränderung der Schleimzusammensetzung (s. oben).

➤ Diese Veränderungen werden über Hormone aus dem Ovar gesteuert. ◄ Sie dienen dazu, bei Befruchtung der Eizelle den Uterus auf die Implantation des Keimlings möglichst optimal vorzubereiten. Unterbleibt die Befruchtung und damit die Implantation, so wird am Ende des Zyklus das Stratum functionale abgestoßen.

➤ Beim Menstruationszyklus können am Endometrium 3 (4) Phasen unterschieden werden:
- Desquamationsphase (Zeit der Menstruation) – vom 1.–4. Zyklustag
- Proliferationsphase (endet mit der Ovulation) – etwa vom 5.–14. Zyklustag (Dauer etwa 10 Tage)
- Sekretionsphase (beginnt mit dem Follikelsprung) – vom 15.–28. Zyklustag (Dauer relativ konstant 14 Tage).
- ischämische Phase – dauert nur wenige Stunden. ◄

Desquamationsphase – wird aus didaktischen Gründen im Anschluß an die Sekretionsphase beschrieben.

Proliferationsphase (östrogene Phase)
➤ Die Theca interna des heranreifenden Follikels (s. Kapitel 1.1.2) bildet Östrogen. Östrogen bewirkt im Uterus die Regeneration (Wiederaufbau) des Stratum functionale vom Stratum basale aus. Das Stratum functionale verbreitert sich während des Zyklus stetig. Kapillaren (Aa. spirales) sprossen vom Myometrium ein und Drüsen verlängern sich vom Stratum basale aus in die Funktionalis (Statum funcionale).

Um den 14.–15. Zyklustag erreicht die Abgabe der Hormone FSH und LH aus der Hypophyse ihren Höhepunkt. FSH stimuliert im Ovar die Reifung des Follikels, LH stimuliert die Östrogenproduktion. Im Anschluß an den LH-Gipfel kommt es zur Ovulation.
Das Stratum functionale wird ödematös. ◄

Sekretionsphase (= gestagene Phase)
➤ Bei der Ovulation entsteht unter Einfluß von LH aus der leeren Follikelhöhle das Corpus luteum, das Gestagene (Progesteron) bildet.
Das Stratum functionale verbreitert sich weiter. Die Gll. uterinae vergrößern sich und schlängeln sich dabei, wobei sie ihr Lumen mit Schleim füllen. Die Aa. spirales verlängern sich ebenfalls. ◄

➤ Am **Stratum functionale** können nun 2 Schichten unterschieden werden:
- **Stratum compactum** – liegt unter dem Epithel und besteht aus Bindegewebszellen, die sich durch Einlagerung von Glykogen und Lipoiden zu blasigen **Pseudodeziduazellen** umbilden, die den Deziduazellen des schwangeren Uterus ähneln;
- **Stratum spongiosum** – liegt vor dem Stratum basale und enthält viele Drüsen. ◄

➤ Um den 22. Zyklustag bildet sich – wenn keine Befruchtung erfolgte – das Corpus luteum zurück, der Progesteronspiegel fällt ab. ◄

➤ Um den 25. Zyklustag kommt es zur **ischämischen Phase**, die jedoch nur wenige Stunden umfaßt und zeitlich nicht genau zu fixieren ist. Infolge des Abfalls des Progesteron kontrahieren sich die Aa. spirales. Dadurch entsteht eine Ischämie (= Blutleere) mit einer mangelhaften O$_2$-Versorgung des umgebenden Gewebes, was zu Gewebsschäden führt. Infolge des damit verbundenen Zellzerfalls werden proteolytische Enzyme freigesetzt und Leukozyten wandern ein. Die ödematöse Auflockerung des Stratum functionale bildet sich zurück. Die Drüsen sezernieren keinen Schleim mehr. Durch erneute Erweiterung der Blutgefäße kommt es zur Blutung und Abstoßung (= Desquamation) des Stratum functionale, was als Menstruationsblutung bezeichnet wird. ◄

Desquamationsphase
➤ Durch die Abstoßung des Stratum functionale entsteht eine große Wundfläche. Durch eine starke Erniedrigung der Thrombozytenzahlen wird die Blutgerinnung gehemmt. So verliert eine Frau etwa 40–60 ml Blut.

Vom Stratum basale aus wird mit dem neuen Zyklus das Stratum functionale erneut aufgebaut.

Während des Zyklus verändern sich die **Gll. uterinae** wie folgt:
- frühe Proliferationsphase – Drüsen sind gestreckt, viele Zellteilungen kommen vor;
- späte Proliferationsphase – Drüsen geschlängelt;
- frühe Sekretionsphase – Drüsen spiralisieren sich (bilden Sekret);
- späte Sekretionsphase – Drüsen stark spiralisiert, keine Zellteilung mehr;
- Desquamationsphase (= Menstruation). ◄

8.7.4 Vagina !! 3/7

Die **Scheide** (= **Vagina**) bildet den unteren Abschnitt des weiblichen Genitaltraktes. Die Vagina ist ein etwa 10 cm langer, ventral-dorsal abgeplatteter Muskelschlauch, der zur Kohabitation (= Beischlaf) sowie als Geburtskanal dient. Bei der Entbindung kann sich die Vagina sehr stark erweitern.

► Die Vagina beginnt am Uterus mit der **Fornix vaginae** (= **Scheidengewölbe**), in die die Portio vaginalis der Cervix uteri hineinragt. ◄
Die Vagina endet mit dem Ostium vaginae (= Scheideneingang), an dem das Jungfernhäutchen (= Hymen) liegt.

Die Vagina ist mit dem umgebenden Bindegewebe, dem Parakolpium, fest verwachsen.

► Im mittleren Drittel umgeben die Schenkel des M. levator ani zangenartig die Vagina. Vom M. levator ziehen Muskelfasern als **M. levator prostatae** (alte Bezeichnung: M. pubovaginalis) zur Vaginawand.

Im unteren Drittel wird die Vagina vom Diaphragma urogenitale umschlossen mit der sie fest (unverschieblich) verbunden ist. ◄

Topographie
► Vorn/oben grenzt die Vagina an die Harnblase, vorne an die Urethra (Harnröhre). Mit der Urethra ist die Vagina durch das umgebende Parakolpium (Bindegewebe) fest verwachsen.

Lateral zieht der Ureter (Harnleiter) am oberen Teil der Vagina vorbei.

Das hintere Vaginagewölbe reicht mit seiner Spitze bis zur Excavatio rectouterina und ist somit in diesem kleinen Teilbereich vom Peritoneum überzogen – in diesem Bereich kann die Bauchhöhle von der Vagina aus punktiert und palpiert werden.

Kaudal davon ist die hintere Wand der Vagina durch das Septum rectovaginale vom Rektum getrennt. Zum Rektum besteht nur eine lockere Verbindung. ◄

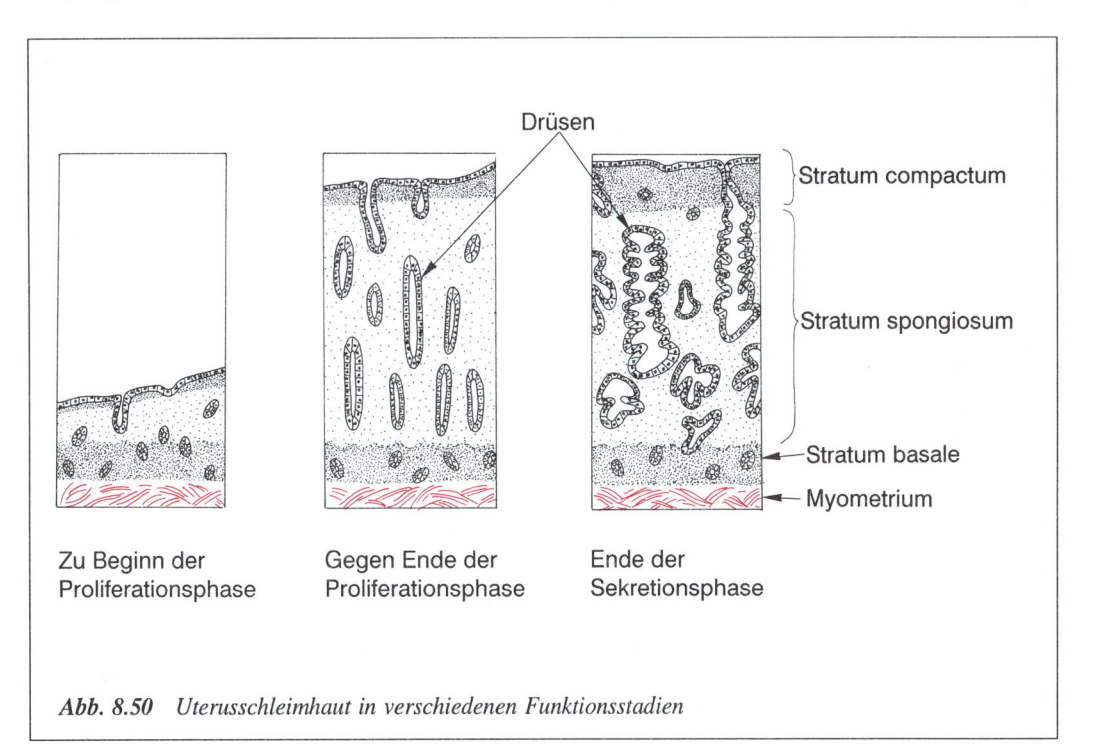

Abb. 8.50 Uterusschleimhaut in verschiedenen Funktionsstadien

✋ **Klinik:** Bei der Geburt kann die Vagina einreißen (= Dammriß), wobei sich der Riß im ungünstigsten Fall über den M. levator ani bis zum Anus erstrecken kann. Vorbeugend wird deshalb häufig ein Dammschnitt gelegt, der viel besser ausheilt als ein unkontrollierter Riß.

Innervation und Gefäßversorgung
(siehe auch die Winterthur-Verlaufsbeschreibungen)
Die Vagina wird aus dem Plexus uterovaginalis und vom N. pudendus innerviert.
➤ Die Blutversorgung erfolgt im oberen Teil aus der A. vaginalis (Ast der A. uterina) und im unteren Teil aus der A. vesicalis inferior. ◄
Über den Plexus venosus vaginalis fließt das Blut ab.

Mikroskopische Anatomie
Die Wand der Vagina ist etwa 0,3 cm dick. Sie besteht aus folgenden Schichten:

Tunica mucosa (Schleimhaut)
➤ Die Tunica mucosa besteht aus mehrschichtigem unverhorntem Plattenepithel, wobei die Epithelzellen von der Basalmembran zur Oberfläche wandern und sich dabei verändern. ◄ Von außen nach innen besteht die Epithelschicht aus:

- Superfizialzellen – sind abgeflacht, die Kerne klein;
- Intermediärzellen – in dieser Schicht enthalten die polygonalen Intermediärzellen Glykogen;
- Parabasalzellen – bilden die Stachelzellschicht (Stratum interspinosum), es kommen Mitosen vor.
- Basalzellen – bilden die Keimzellschicht (Germinativschicht) und liegen auf der Basalmembran. Es kommen Mitosen vor.

Drüsen sind in der Tunica mucosa nicht vorhanden.

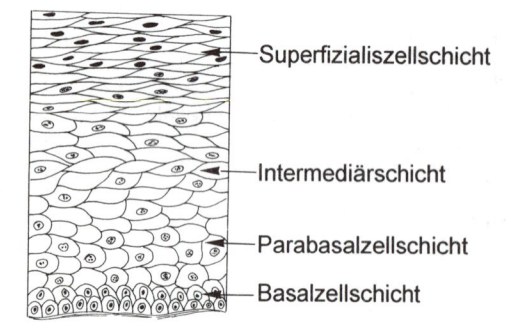

Abb. 8.51 Schnitt durch das Vaginalepithel

✋ **Klinik:** In der Vagina schilfern vom Epithel die oberen Zellen ab, was im sogenannten **Abstrich** kontrolliert werden kann. Bei einer Veränderung der Sexualhormonproduktion findet man im Abstrich Zellen eines jüngeren Reifungsgrades. So läßt sich mit dem Abstrich auf die Proliferationshöhe der Schleimhaut schließen.

Vor allem jedoch dient der Abstrich der Krebsfrüherkennung im Bereich von Cervix uteri, Portio und Vagina.
➤ Im Bereich der Vagina kommen physiologisch sogenannte **Döderlein'sche Bakterien** vor, die das aus den Zellen freigesetzte Glykogen zu Milchsäure abbauen und damit das spezifisch saure Scheidenmilieu von ph 4–5 bilden, das dem Infektionsschutz dient. ◄

Lamina propria mucosae
In ihr liegen die Blutgefäße.

Tunica muscularis (= Muskelschicht)
Die Muskularis ist dünn und besteht aus längs- und ringförmig verlaufenden glatten Muskelzellen.

Tunica adventitia

Mikroskopierhilfe: Mehrschichtig unverhorntes Plattenepithel.
DD: Mehrschichtig unverhorntes Plattenepithel kleidet die mechanisch beanspruchten Oberflächen im Körperinneren aus, wie: Mundhöhle, Oesophagus, Anus und Vagina.

8.7.5 Äußere Genitalien ! 2/5

➤ Prüfungsrelevant: Bisher wurden zu diesem Kapitel nur Bildfragen gestellt. ◄

Die äußeren weiblichen Genitalien (= Geschlechtsorgane) liegen hinter der Symphyse (= Schambein). Sie bestehen aus:
- Labia majora und minora (= große und kleine Schamlippen)
- Klitoris (= Kitzler)
- Bartholini'sche Drüsen.

Die **Labia majora** (= große Schamlippen) sind 2 große Hautfalten, die die Schamspalte begrenzen. Die Haut der Labia majora besitzt Haare, sowie Talg- und Schweißdrüsen, die nach innen hin an Zahl abnehmen.

Die **Labia minora** (= kleine Schamlippen) sind zwei dünne Hautfalten, die den Scheidenvorhof (= Vestibulum vaginae) umschließen und von den Labia majora umgeben sind. Die Labia minora besitzen zahlreiche Talgdrüsen. Im Scheidenvorhof liegt als Eingang der Vagina das Ostium vaginae, das dorsal vom Jungfernhäutchen (= Hymen) eingeengt ist. Die Labia minora umschließen das als Glans clitoridis bezeichnete Ende der Klitoris.

Die **Klitoris** (= Kitzler) entspringt an den unteren Ästen des Os pubis (= Schambein) und ragt als rundes Knöpfchen zwischen den großen Schamlippen hervor. Die Klitoris ist von einer kleinen Hautfalte, dem Präputium, umhüllt. Die Schleimhaut der Klitoris besitzt zahlreiche sensible Nervenendkörperchen.

▶ In der Innenseite der Labia minora münden auf der Schleimhaut neben zahlreichen Talgdrüsen die Ausführungsgänge der paarig vorliegenden, etwa erbsengroßen **Bartholinischen Drüsen** (= **Glandulae vestibulares majores**). Die Gl. vestibularis major liegt unter dem M. transversus perinei profundus und mündet mit ihrem etwa 1,5 cm langen Ausführungsgang zu beiden Seiten der Vaginamündung in das Vestibulum. Die Gl. vestibularis major sondert ein schleimiges alkalisches Sekret ab, das bei der Begattung das Einführen des Penis erleichtert. ◀

8.8 Männliche Geschlechtsorgane

Zu den männlichen Geschlechtsorganen zählen:
- Hoden (= Testis) – in ihnen werden in den Samenkanälchen die Samenzellen gebildet und zum Nebenhodengang geleitet.
- Nebenhoden (= Epididymis) – speichert die Spermien und leitet sie über den Nebenhodengang (Ductus epididymidis) zum Samenleiter weiter.
- Samenleiter (= Ductus deferens) – zieht zur Prostata, wo er in die Harnröhre (Urethra) mündet.
- Samenbläschen (= Vesicula seminalis)
- Vorsteherdrüse (= Prostata)
- Glied (= Penis)

8.8.1 Hoden !!! 6/16

▶ *Prüfungsrelevant: Bisher wurden zu diesem Kapitel viele Bildfragen gestellt.* ◀

Die beiden **Hoden** (= **Testes** = „Keimdrüsen") liegen mit den ihnen aufsitzenden Nebenhoden (s. Kapitel 8.8.2) im Hodensack (= Skrotum). (Der Begriff „Keimdrüsen" ist irreführend, weil die Keimzellen in der Dottersackwand entstehen).

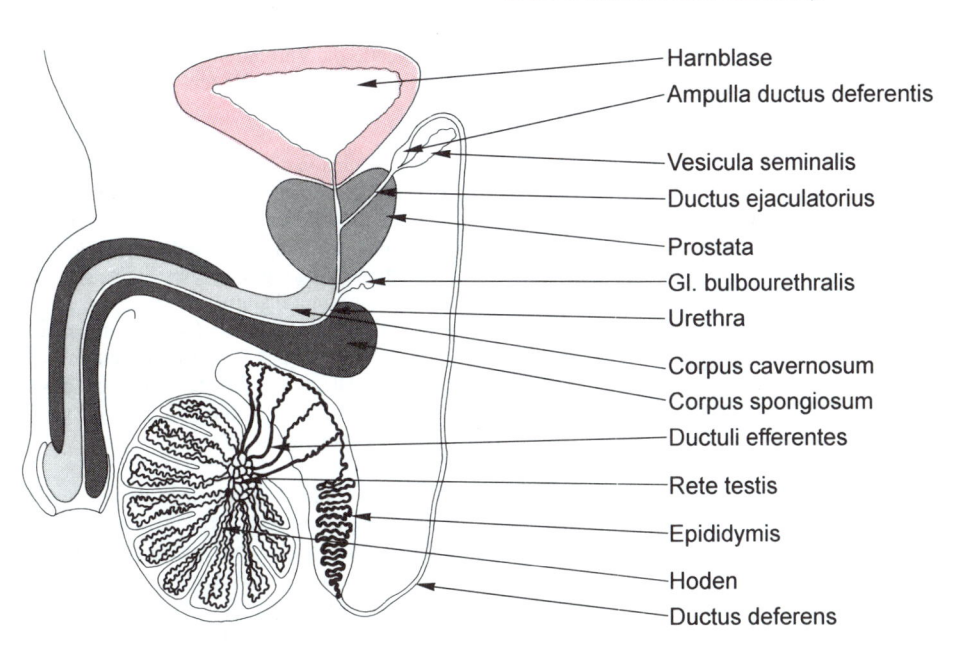

Abb. 8.52 Darstellung der männlichen Geschlechtsorgane

Im Hoden werden Geschlechtshormone (Testosteron) und mit Beginn der Geschlechtsreife Spermien (Samenzellen) gebildet.

Hodensack

Der **Hodensack** (= **Skrotum**) besteht aus 2 Hälften, die durch das bindegewebige Septum scroti voneinander getrennt sind. Nach außen hin ist diese Zweiteilung durch eine mediane Hautnaht (= Raphe scroti) erkennbar.

Von außen nach innen besteht das Skrotum aus
- Skrotalhaut
- Tunica dartos
- Fascia spermatica externa
- M. cremaster
- Fascia spermatica interna
- Tunica vagalis.

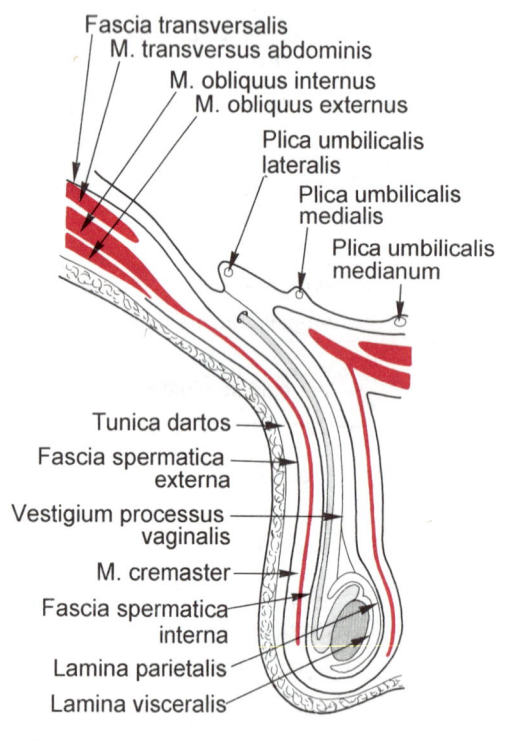

Abb. 8.53 Schematische Darstellung der Hodenhüllen

Die äußere Hülle des Skrotum bildet die dunkel pigmentierte **Hodensackhaut** (= **Skrotalhaut**), die fettlos ist. Sie enthält viele Talgdrüsen, die häufig als kleine weiße Knötchen sichtbar sind.

➤ Unter der Skrotalhaut liegt die Tunica dartos (= Fleischhaut), die aus einem mit vielen Myofibroblasten (= gering differenzierten glatten Muskelzellen) durchsetzten subkutanen Bindegewebe besteht.

Bei thermischen oder mechanischen Reizen kann die Tunica dartos die Hodensackhaut runzelartig zusammenziehen, wodurch sich die Oberfläche des Hodensacks verkleinert. Die Tunica dartos dient damit der Wärmeregulierung des Hodens, wobei die Temperatur im Hodensack bis zu 2° unter der Körpertemperatur liegt. ◀

Unter der Tunica dartos liegt die Fascia spermatica externa, die den M. cremaster umhüllt. Die Tunica dartos bildet die Fortsetzung der Fascia superficialis und der Aponeurose des M. obliquus externus abdominis.

➤ Die Fasern des **M. cremaster** setzen an der darunterliegenden derben Fascia spermatica interna an. Der M. cremaster hebt zusammen mit der Tunica dartos den Hoden an und dient damit der Temperaturregulierung im Hoden.

Durch Bestreichen der Innenseite des Oberschenkels kontrahiert sich der M. cremaster reflektorisch (= **Kremasterreflex**, afferent über R. femoralis des N. genitofemoralis, efferent über R. genitalis des N. genitofemoralis).

Innen ist das Skrotum von der **Tunica vaginalis** testis ausgekleidet, die als Duplikatur des Peritoneum beim **Hodenabstieg** (= **Descensus**) in den Hodensack gelangt und den Rest des Processus vaginalis peritonei bildet. Der **Proc. vaginalis peritonei** bildet beim Fetus die Verbindung zur Peritonealhöhle. Nach dem Descensus des Hodens obliteriert der Processus. ◀

➤ Die Tunica vaginalis testis besteht aus 2 Blättern:
- **Lamina parietalis** (= **Periorchium** = parietales Blatt) – bildet das äußere Blatt. Die Lamina parietalis schlägt am Mediastinum testis (im Bereich der Abgangsstelle des Samenstrangs) in die Lamina visceralis um.
- **Lamina visceralis** (= **Epiorchium** = viszerales Blatt) – bildet das innere Blatt und liegt als glatte seröse Haut der Tunica albuginea des Hodens (s. weiter unten) an. Sie überzieht den größten Teil des Nebenhodens. ◀

Zwischen beiden Lamina liegt als seröse Höhle das **Cavum serosum testis** (syn.: Cavum scroti), in dem sich physiologisch eine geringe Flüssigkeitsmenge befindet, so daß beide Lamina etwas gegeneinander beweglich sind.

Die aufgeführten Hüllen des Skrotum entsprechen den Schichten der Bauchwand (s. hierzu die Tabelle in Kapitel 6.3.2).

👄 **Klinik:** Kommt es zu einer erheblichen Vermehrung der Flüssigkeit im Cavum serosum testis, so wird dies als **Hydrozele** (= **Wasserbruch**) bezeichnet. Mit Hilfe einer Taschenlampe, die hinter das Skrotum gehalten wird, kann eine Hydrozele diagnostiziert werden (leuchtet rot auf).
➤ Verklebt der kraniale Teil des Proc. vaginalis peritonei nach dem Deszensus nicht, so können sich Darmschlingen oder das Omentum majus durch den Proc. bis zum Hoden in das Cavum serosum testis vorstülpen, was als **indirekte Leistenhernie** bezeichnet wird. Bei Darmvorstülpungen kann man die Darmgeräusche hören. ◄

Gefäßversorgung:
Das Skrotum wird aus der A. cremasterica (Ast der A. epigastrica inferior) versorgt.

➤ Im Bereich des Hodens können Sie zwei **Residualstrukturen** (= zurückgebildete Strukturen) erkennen:

- **Appendix testis** – liegt am oberen Pol des Hodens und bildet einen Rest des Müller'schen Gangs
- **Appendix epididymidis** – bildet den Rest der Urniere und liegt als bläschenförmiger Rest dem Nebenhodenkopf an. ◄

Hoden

Der Hoden (= Testis) ist 4–5 cm lang, 2–3 cm breit und 3 cm dick. Er wiegt etwa 20 g.

➤ Die beiden Hoden hängen im Skrotum jeweils an einem Samenstrang (= Funiculus spermaticus), der am hinteren Hodenrand (= Mediastinum testis) den Hoden verläßt. ◄

Der linke Hoden steht zumeist etwas tiefer als der rechte, wodurch beide zwischen den Oberschenkeln mehr Platz haben. Die Ursache liegt wahrscheinlich darin, daß der linke Hoden früher absteigt als der rechte (Descensus).

Gefäß- und Nervenversorgung
(siehe auch die Winterthur-Verlaufsbeschreibungen)
Die Hoden werden über den Plexus renalis aus dem Plexus coeliacus vegetativ innerviert.
➤ Der Hoden wird aus der A. testicularis (Ast der Aorta abdominalis) versorgt. Die A. testicularis anastomosiert mit der A. ductus deferentis.

Das venöse Blut fließt über den Plexus pampiniformis und die Vv. testiculares auf der rechten Körperseite in die V. cava inferior und links in die V. renalis.

Die Lymphe fließt zu den Nll. lumbales. ◄

👄 **Klinik:** Sind die Venenklappen in einer V. testicularis insuffizient, so bildet sich im Hodensack ein erweitertes Venengeflecht, das als **Varikozele** bezeichnet wird. Eine Varikozele ist zu etwa 80 % im linken Hodensack anzutreffen, weil links die V. testicularis nicht direkt in die V. cava inferior sondern in die V. renalis einmündet. Eine Varikozele kann zur Infertilität (= Unfruchtbarkeit) führen.

Mikroskopische Anatomie
➤ Der Hoden ist von einer 1 mm dicken, derben Kapsel, der **Tunica albuginea**, umgeben, die aus faserigem Bindegewebe mit vielen glatten Muskelzellen besteht. Die Tunica albuginea umschließt das Hodenparenchym so straff, daß bei einer Eröffnung des Hodens die Samenkanälchen (s. weiter unten) hervorquellen. ◄

Von der Tunica albuginea strahlen Bindegewebssepten (= Septula testis) radiär in das zum hinteren Hodenrand hin gelegene Mediastinum testis aus, wodurch der Hoden unvollständig in etwa 200–300 pyramidenförmige Läppchen (= Lobuli testis) unterteilt wird. Die Septula testis stellen das Hodenparenchym.

In den Lobuli testis liegen ein oder mehrere aufgeknäuelte **Samenkanälchen** (syn.: **Hodenkanälchen** = **Tubuli seminiferi contorti**), die jeweils etwa 50 cm lang sind.

Mehrere Tubuli seminiferi contorti vereinigen sich zu den gestreckt verlaufenden **Tubuli seminiferi recti**, die im Bereich des Mediastinum in das Rete testis (= Hodennetz) münden.

➤ Das **Rete testis** besteht aus untereinander in Verbindung stehenden Spalträumen, die mit einem einschichtigen isoprismatischen Epithel ausgekleidet sind. Aus dem Rete ziehen 10–20 **Ductuli efferentes testis** (ableitende Samenwege) zum Nebenhoden. Die Ductuli efferentes sind mit einem mehrreihigen Epithel ausgekleidet, das von unterschiedlicher Höhe ist.

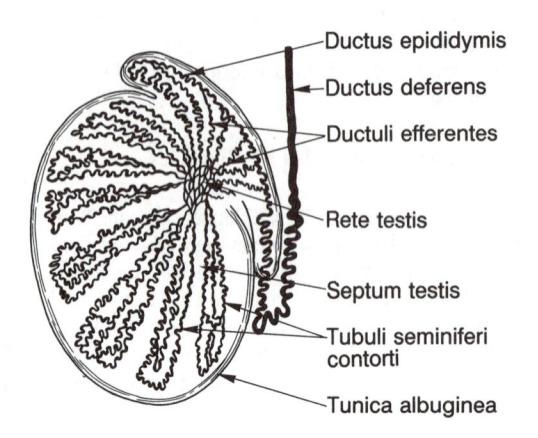

Abb. 8.54 Schnitt durch den Hoden und den Nebenhoden

Die Samenkanälchen sind von lockerem Bindegewebe umgeben, das neben Nerven und Gefäßen die **interstitiellen Zellen (= Leydigschen Zwischenzellen)** enthält. Die interstitiellen Zellen sind in Gruppen um Kapillaren angeordnet. Sie besitzen viel glattes endoplasmatisches Retikulum und viele Mitochondrien vom Tubulustyp – beides für steroidbildende (= keimdrüsen-hormon-bildende) Zellen charakteristisch! Außerdem enthalten die Leydigschen Zwischenzellen als Zelleinschlüsse zum Teil stabförmige Eiweißkristalle.

Nach Stimulierung durch das Hormon LH (vom Hypophysenvorderlappen) produzieren die Leydigschen Zwischenzellen das Androgen Testo-steron.

Zwischen dem 3. und 4. Entwicklungsmonat nehmen die Leydigschen Zwischenzellen die Androgenproduktion bereits auf und dienen damit beim männlichen Keim der Ausbildung der männlichen Genitale. Nach der Geburt stellen die Zellen die Androgenproduktion bis zum Beginn der Pubertät ein. ◂

Samenkanälchen (Tubuli seminiferi contorti)

➤ Die einzelnen Samenkanälchen (syn.: Hodenkanälchen) bestehen aus Samenepithel (= „Keimepithel"), das einer Basalmembran aufsitzt. Der Basalmembran liegt außen eine Bindegewebsschicht an, die mit vielen Myofibroblasten durchsetzt ist. Die kontraktilen Myofibroblasten verursachen eine peristaltische Bewegung, durch die Samenzellen in Richtung Rete testis befördert werden. ◂

Im Samenepithel findet die Spermiogenese statt. Dabei läßt sich der jeweilige Reifungszustand der Samenzellen von der Schichtung ablesen: basalständig (= in der Nähe der Basalmembran) liegen die Spermatogonien, weiter lumenwärts liegen die Spermatozyten, dann folgen die Spermatiden und am Lumen des Hodenkanälchens liegen die Spermien.

➤ In der Wand der Hodenkanälchen findet man außerdem langgestreckte, vom Lumen bis zur Basalmembran reichende **Sertolizellen**.

Die Sertolizellen haben folgende Aufgaben:
- sie dienen als Stützzellen für die Vorstufen der Spermien, wobei die Samenzellen von der Peripherie langsam zum Tubuluslumen befördert werden
- sie ernähren die Vorstufen der Spermien (sind „Ammenzellen")
- sie stehen untereinander durch Zellkontakte in Verbindung und bilden dadurch die **Blut-Hoden-Schranke**, die weder Proteine noch Cholesterin durchläßt,
- sie phagozytieren degenerierte Spermatogonien und Spermatozyten,
- sie verändern das Hormon Testosteron in das stärker wirkende Dehydro-testosteron,
- sie bilden ein Protein, das Androgene binden kann und steuern damit die Spermatogenese,
- sie bilden das Hormon Inhibin, das über den Hypothalamus den FSH-Spiegel kontrolliert. ◂

Mikroskopierhilfe: Bei der Übersichtsvergrößerung sehen Sie viele beieinander liegende rundliche Tubuli, die durch Bindegewebe voneinander getrennt sind. Im Bindegewebe liegen als dunkle Zellen die Leydigschen Zwischenzellen.

Hormonelle Beeinflussung

➤ Der Hypothalamus stimuliert über Gonadotropin-Releasing-Hormone die Adenohypophyse zur Produktion von LH (luteinisierendes Hormon) und FSH (follikelstimulierendes Hormon);
- LH stimuliert die Leydigschen Zellen zur Synthese von Testosteron,
- FSH stimuliert über Sertoli-Zellen die Samenzellbildung.

Die Leydigschen Zwischenzellen produzieren das Hormon Inhibin, das die FSH-Ausschüttung hemmt (negative Rückkopplung). ◂

8.8.2 Nebenhoden !! 3/11

Prüfungsrelevant: Bisher wurden nur Bildfragen gestellt.

Im Nebenhoden reifen die Samenzellen zu den Spermien heran. Vor allem dient der Nebenhoden jedoch als Samenspeicher.

Die zumeist noch unreifen Samenzellen gelangen aus dem Rete testis über die Ductuli efferentes in den Ductus epididymidis (= Nebenhodengang).

Der **Nebenhoden** (= **Epididymidis**) ist etwa 5 cm lang und 4 g schwer. Er liegt schweifartig dem oberen/hinteren Hodenteil an. Da der Nebenhoden in seiner Konsistenz weicher ist als der Hoden, kann er durch den Hodensack hindurch getastet und vom Hoden abgegrenzt werden.

Der Nebenhoden unterteilt sich in
- Caput (= Nebenhodenkopf) – liegt dem Hoden hinten oben an.
- Corpus (= Nebenhodenkörper) – liegt dem Hoden hinten an.
- Cauda (= Nebenhodenschwanz) – geht hinten unten in den Ductus deferens über.

▶ Im Caput des Nebenhodens liegen die Ductuli efferentes, im Corpus und in der Cauda der Ductus epididymidis.
Über die Ligg. epididymidis ist der Nebenhoden mit der Tunica albuginea des Hodens fest verbunden. ◀

Ductuli efferentes

Über die etwa 10–20 Ductuli efferentes gelangen die noch unreifen Samenzellen aus dem Hoden in den Nebenhoden.

Jeder Ductulus efferentis ist etwa 10–20 cm lang und knäuelt sich zu einem kegelartig aussehenden Läppchen, dem Lobulus epididymidis, auf. Alle Ductuli münden in den Ductus epididymidis.

Ductus epididymidis

▶ Der ausgestreckt etwa 5 m lange Ductus epididymidis (= Nebenhodengang) liegt ebenfalls knäuelartig vor. In ihm reifen die Samenzellen zu befruchtungsfähigen Spermien heran und werden in ihm gespeichert. Dabei werden die Samenzellen durch peristaltische Bewegungen des Ductus in etwa 8–17 Tagen zum Samenleiter (s. Kapitel 8.8.3) befördert. ◀

In der Kapsel des Nebenhodens können Ductuli aberrantes vorkommen, die wahrscheinlich Reste der Tubuli des Mesonephrons darstellen.

Mikroskopische Anatomie

▶ Die Ductuli efferentes weisen im Schnitt ein unregelmäßig geformtes, wellenförmiges Lumen auf, das durch ein unregelmäßiges Epithel hervorgerufen wird.

Das Epithel wechselt zwischen einschichtig kubischen Zellen und mehrreihig hochprismatischen Zellen, die an ihrer Spitze mit Kinozilien oder einem Bürstensaum (Mikrovilli) besetzt sind.

Der Ductus epididymidis wird von einem zweireihigen hochprismatischen Epithel ausgekleidet, das Stereozilien trägt. In ihm wird wahrscheinlich die Samenflüssigkeit verändert und ihr Wasser entzogen. ◀

Mikroskopierhilfe:
Ductuli efferentes – um ein unregelmäßig geformtes Lumen gruppieren sich unterschiedlich hohe Epithelzellen (kubisch und mit Kinozilien besetzte Zylinderepithelzellen). Normalerweise sehen Sie im Schnitt mehrere Ductuli.
Ductus epididymidis – regelmäßige Lumina die mit stereozilientragendem, zweireihigem, hochprismatischem Epithel ausgekleidet sind.

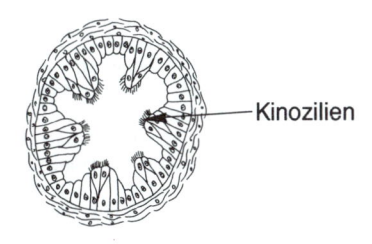

Abb. 8.55 Querschnitt durch den Ductulus efferens

Der Ductus deferens ist ein etwa 50–60 cm langer, 3 mm breiter muskulärer Gang mit einem Lumen von 0,5 mm.

Lage und Verlauf

➤ Der Ductus deferens verläuft dorso-medial am Nebenhoden hoch. Im Samenstrang (= Funiculus spermaticus – s. Kapitel 4.8.2) liegend verläßt er den Hodensack durch den Canalis inguinalis (= Leistenkanal) und gelangt in die Beckenhöhle.

An der Wand des kleinen Beckens zieht der Ductus deferens im Retroperitonealraum liegend weiter abwärts, überkreuzt den Ureter (= Harnleiter) und gelangt zur Dorsalfläche der Harnblase.

In diesem Bereich erweitert sich der Ductus deferens zur Ampulla ductus deferentis. Die beiden Ampullae (vom rechten und linken Ductus) nehmen jeweils den Ausführungsgang einer Samenblase (s. Kapitel 8.8.4) auf und treten in die Prostata ein, in der sie als jeweils etwa 2 cm langer Ductus ejaculatorius (= Spritzkanal) verlaufen. Die beiden Ductus ejaculatorii münden innerhalb der Prostata auf dem Samenhügel (= Colliculus seminalis) in die Pars prostatica der Harnröhre (= Urethra). ◄

Die Ductus ejaculatorii vereinigen sich also in diesem Bereich mit der Urethra und bilden die Harnsamenröhre (= Urethra masculina).

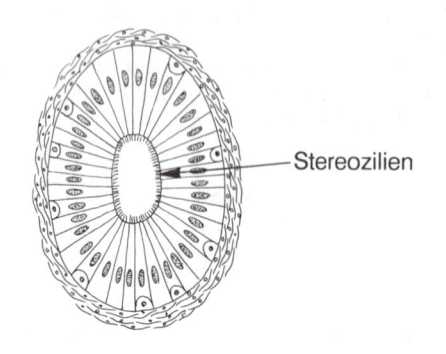

Abb. 8.56 Querschnitt durch den Ductus epididymidis

8.8.3 Ductus deferens !! 2/5

Der Ductus epididymidis geht ohne scharfe Grenze in den Samenleiter (= Ductus deferens) über. Der Ductus deferens verbindet den Nebenhoden mit der Harnröhre (= Urethra).

Die wichtigsten mikroskopischen Merkmale der einzelnen Gänge

	Schleimhaut	Zilien	Muskelschicht	Funktion
Rete testis	flaches bis kubisches Epithel (Plattenepithel)	teilweise		anastomosierende Gänge
Ductuli efferentes	besitzen ein unregelmäßiges Epithel, das das Lumen wellenförmig begrenzt. Es besteht 1. aus hochprismatischen, mehrreihigen Epithelzellen mit Kinozilien, 2. aus niedrigen, ein- bis zweireihigen, kubischen Epithelzellen ohne Kinozilien.	hochprismatische Epithelzellen mit Kinozilien		Kinozilien dienen dem Transport der Spermien zum Nebenhoden, niedriges Epithel dient der Resorption.
Ductus epididymidis (= Nebenhodengang)	zweireihiges hochprismatisches Epithel (Zylinderepithel)	Stereozilien	ringförmig angeordnete glatte Muskelschicht	dient der Aufbewahrung und der Ausreifung der Spermien
Ductus deferens	zweireihiges hochprismatisches Epithel (Zylinderepithel). Die Schleimhaut bildet einige Längsfalten, die bei Dehnung verstreichen	zu Beginn mit Stereozilien besetzt	Tunica muscularis ist 3-schichtig	Saug- und Druckwirkung

Topographie

▶ Der Ampulla ductus deferentis liegt kaudal die Samenblase an. Der Ductus deferens liegt vom Leistenring (= Anulus inguinalis profundus) bis zur Ampulla direkt unter dem Peritoneum, wodurch er mit den intraperitoneal liegenden Darmteilen in topographischer Beziehung steht. Da der Ductus deferens an der Dorsalseite der Harnblase entlangzieht, liegt er wie die Harnblase der Excavatio rectovesicalis an, durch die er vom Rektum getrennt ist. ◀

Innervation und Gefäßversorgung
(siehe auch die Winterthur-Verlaufsbeschreibungen)

Der Ductus deferens ist vom Plexus deferentialis (aus Plexus hypogastricus inferior) geflechtartig umgeben.
- Parasympathische Fasern erhält der Plexus deferentialis über die Nn. splanchnici pelvici aus dem Plexus hypogastricus inferior,
- sympathische Fasern erhält der Plexus über die Nn. splanchnici lumbales.

Mit Blut wird der Ductus deferens über die A. ductus deferentis aus der A. umbilicalis versorgt.
Über den Plexus pampiniformis wird das venöse Blut abgeleitet.

Klinik: Bei der Vasoresektion (Sterilisation) wird ein etwa 2 cm langes Stück des Ductus deferens entfernt. Besteht erneut der Wunsch nach Fertilität, so kann man die durchtrennten Ductus-Enden wieder zusammenfügen. Da das den Ductus deferens umgebende Nervengewebe jedoch ebenfalls durchtrennt wurde, unterbleibt häufig das Wiedereingangsetzen der peristaltischen Bewegung im Ductus und damit der Samenweitertransport.

Mikroskopische Anatomie

Bei einem Schnitt durch den Ductus deferens sehen Sie ein sehr kleines, sternförmiges Lumen, daß von einer dicken 3-schichtigen Muskulatur umgeben ist. Die Schleimhaut (Tunica mucosa) besteht im Hodenbereich aus einem zweireihigen hochprismatischen Epithel, das mit kurzen Stereozilen besetzt ist. Im Bereich des Bauches fehlen dem Ductus deferens die Stereozilien und die Zellen werden niedriger. In der Ampulla ductus deferentis ist das Epithel einschichtig hochprismatisch.
Die breite, 3-schichtige Muskularis (Tunica muscularis) besteht aus einer inneren Längs-, einer mittleren Ring- und einer äußeren Längsmuskelschicht. Durch peristaltische Bewegungen wird der Samen weitergeleitet.

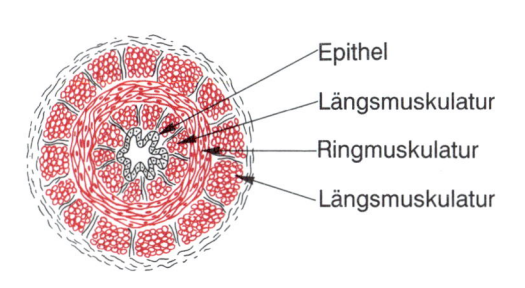

Abb. 8.57 Querschnitt durch den Ductus deferens

Klinik: Da sich der Ductus deferens, bedingt durch die dicke Muskelschicht, hart anfühlt, kann er im Samenstrang getastet werden.

Ejakulation

Bei der Ejakulation (= Samenerguß) wird durch Innervation der Tunica muscularis zunächst der Ductus deferens verkürzt und das Lumen erweitert. Durch Kontraktion mit Verengung des Lumens wird aus dem prostatischen Bereich des Ductus das Ejakulat ruckartig in die Harnröhre gedrückt. Anschließend kommt es zur eigentlichen Ejakulation (s. Kapitel 8.8.6).

Mikroskopierhilfe: Sie sehen ein sternförmiges Lumen, das mit zweireihigem Zylinderepithel besetzt ist. Charakteristisch ist auch die dicke Muskularis.
DD: Ureter (Übergangsepithel), Tuba uterina (Lumen fast vollständig mit Falten ausgefüllt).

8.8.4 Vesicula seminalis (= Samenblase) !! 1/5

Der größte Teil des Ejakulats besteht aus den von den akzessorischen (= „zusätzlichen") Geschlechtsdrüsen produzierten Sekreten. Zu den akzessorischen Geschlechtsdrüsen gehören:
- Samenblase (= Vesicula seminalis)
- Prostata
- Glandula bulbourethralis (= Cowpersche Drüse).

Die Geschlechtsdrüsen sind nicht an der Spermienproduktion und -aufbewahrung beteiligt, sondern produzieren Sekrete, die die Hauptmasse des Spermas bilden. Die akzessorischen Drüsen werden durch das im Hoden produzierte Hormon Testosteron beeinflußt.

Im Gegensatz zu ihrer Bezeichnung kommen in der Samenblase (= Vesicula seminalis) keine Samenzellen vor. ➤ Die Samenblase ist vielmehr eine Drüse, die ein an Fruktose, Prostaglandinen und Vitamin C reiches, schwach alkalisches Sekret (pH 7,3) produziert, das ein gelbliches Aussehen hat. Aus der Fruktose gewinnen die Spermien Energie zur Fortbewegung. ◄

Die Samenblase ist in der gewunden (S-förmig) vorliegenden Form etwa 5 cm lang und jeweils 1 cm dick und breit. Ausgestreckt erreicht sie eine Länge von 15–20 cm. Durch die Windung erscheint die Oberfläche der Samenblase von außen buckelig und von innen faltig. Mit ihrem Ausführungsgang (= Ductus excretorius) mündet die Samenblase in die Ampulle des Ductus deferens.

Topographie

➤ Die Samenblase liegt extraperitoneal an der Rückseite der Harnblase (im Bereich des Blasenfundus), lateral von der Ampulla des Ductus deferens und unterhalb der Einmündung der Ureteren. Mit der Harnblase ist die Samenblase fest verwachsen. An ihrem Scheitel ist sie vom Peritoneum der Excavatio rectovesicalis bedeckt. Kaudal grenzt sie an die Prostata. Nach dorsal steht sie in Beziehung zum Rektum, von dem sie aus auch abgetastet werden kann. ◄

Gefäßversorgung
(siehe auch die Winterthur-Verlaufsbeschreibungen)
Die Samenblase erhält Blut aus der A. ductus deferentis (Ast der A. umbilicalis) und aus der A. vesicalis inferior (Ast der A. iliaca interna).
Das Blut fließt über den Plexus vesicoprostaticus ab.

Mikroskopische Anatomie

Die Samenblase besitzt ein einschichtiges, stellenweise zweireihiges, iso- bis hochprismatisches Epithel, das sezerniert (Sekretgranula ist erkennbar!). Die Schleimhautoberfläche ist durch Schleimhautleisten in Kammern und Nischen unterteilt.

Die Tunica muscularis ist relativ dick und besteht aus glatter Muskulatur, die sich aus einer inneren Längs-, mittleren Ring- und einer äußeren Längsmuskelschicht zusammensetzt. Die einzelnen Gangabschnitte sind durch lockeres Bindegewebe voneinander getrennt.

Mikroskopierhilfe: Charakteristisch ist, daß
- im Schnitt die Samenblase jeweils mehrmals angeschnitten ist,
- das Lumen weit ist,
- die Schleimhaut stark gefaltet ist,
- sie ein ein- bis zweireihiges Zylinderepithel trägt.

DD: Gallenblase.

8.8.5 Prostata !!! 2/11

Die kastaniengroße Prostata ist die größte der akzessorischen Drüsen (s. Kapitel 8.8.4).

➤ Die Prostata produziert als exokrine Drüse ein trübes, saures (pH 6,45) Sekret von dünnflüssiger Konsistenz, das u.a. saure Phosphate enthält und bei der Ejakulation ausgeschleudert wird. ◄

Die Prostata ist etwa 3 cm hoch, 4 cm breit, 2 cm dick und 20 g schwer.
Die Prostata wird von einer festen, bindegewebigen Capsula prostatae umhüllt, die viele glatte Muskelzellen enthält. Diese Organkapsel liegt unter der Fascia prostatae, die aus der viszeralen Beckenfaszie hervorgeht. Zwischen der Faszie und der Prostatakapsel legt sich hufeisenförmig der Plexus venosus prostaticus (= Santorini'scher Venenplexus) herum. Von der Capsula prostatae ziehen bindegewebige Septen ins Organinnere, die Kollagen und glatte Muskelzellen enthalten.

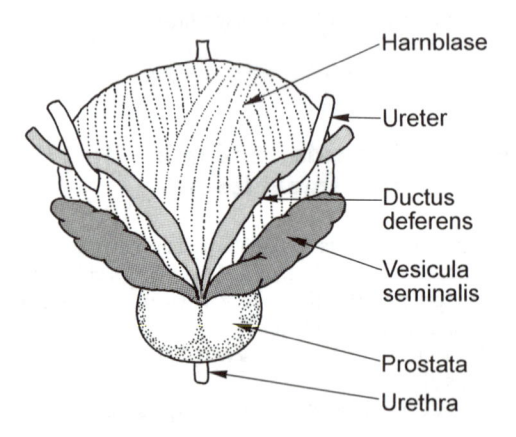

Abb. 8.58 Harnblase, Samenbläschen und Prostata von dorsal

Einteilung

Nach einer alten Einteilung wird die Prostata anatomisch in 3 Lappen unterteilt:
- Lobus dexter und sinister (= Seitenlappen)
- Lobus medius (= Mittellappen = Isthmus prostatae).

Der Lobus medius liegt zwischen der Urethra (= Harnröhre) und den beiden Ductuli ejaculatorii. Die Seitenlappen sollen auf männliche Geschlechtshormone (= Testosteron), der Mittellappen auf weibliche Geschlechtshormone (= Östrogen) reagieren, was jedoch bisher nicht schlüssig nachgewiesen werden konnte.

Seit einigen Jahren wird die Prostata nach pathologisch, topographischen Gesichtspunkten eingeteilt in
- peri-urethrale Mantelzone,
- zentrale Zone (Innenzone),
- periphere Zone (Außenzone).

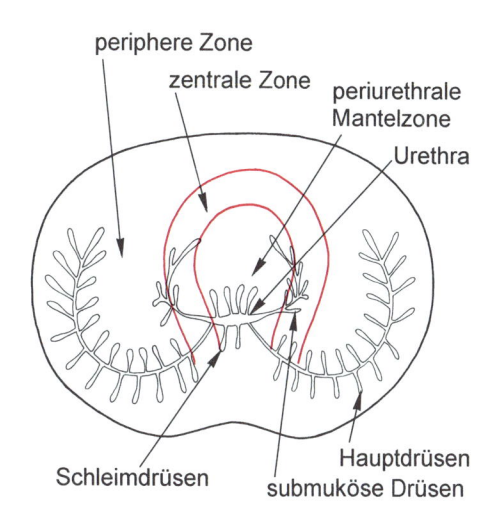

Abb. 8.59 Querschnitt durch die Prostata

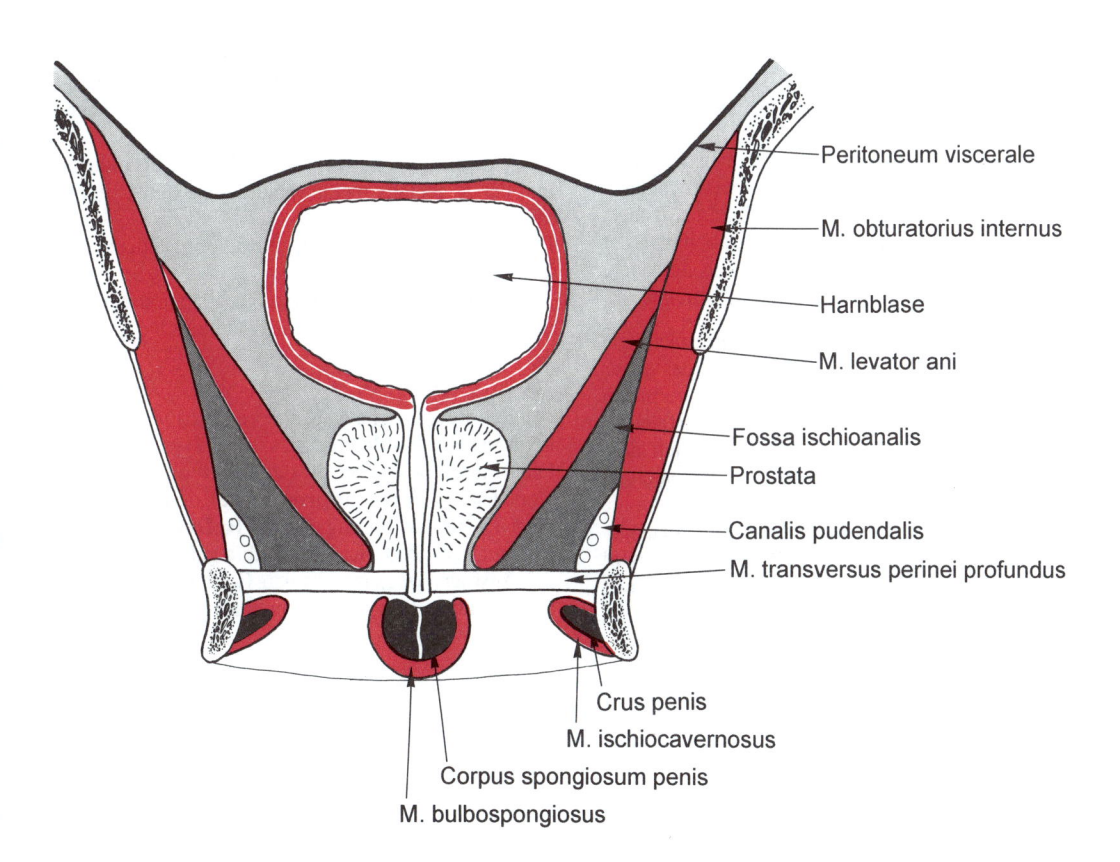

Abb. 8.60 Frontalschnitt durch den männlichen Beckenboden

▶ Die schmale periurethrale Mantelzone umhüllt die Urethra (Harnröhre). Sie besteht aus Mukosazellen. Entwicklungsgeschichtlich geht sie aus der primären Harnröhre hervor und ist damit anderen Ursprungs als der Rest der Prostata.
Die zentrale Zone umschließt die periurethrale Mantelzone. In ihr liegen deutlich verzweigte submuköse Drüsen mit sackförmigen Ausstülpungen. Die zentrale Zone entspricht annähernd dem Lobus medialis. ◀
Die periphere Zone entspricht etwa dem Lobus dexter und sinister.
▶ Durch die Prostata zieht die Pars prostatae der Urethra (Harnröhre). Dieser Teil ist ausführlich im nachfolgenden Kapitel unter „Harnröhre" beschrieben. ◀

Lage
Die Prostata ist verbunden
- kranial – mit dem Blasengrund
- ventral – über die Ligg. puboprostatica mit dem M. puboprostaticus sowie dem Os pubis (Schambein),
- dorsal – über das Lig. rectoprostaticum mit dem Rektum.

Topographie
▶ Die Prostata liegt extraperitoneal zwischen dem Hals der Harnblase und dem Diaphragma urogenitale. Lateral wird sie von den Levatorschenkeln umgeben.
Ventral liegt die Prostata etwa 2 cm hinter der Symphyse. Dorsal ist die Prostata durch das derbe Septum rectoprostaticum vom Rektum getrennt ◀

👆 **Klinik:** ▶ Die zentrale Zone der Prostata kann vom Rektum aus etwa 4 cm oberhalb des Anus getastet (= palpiert) werden. ◀ Bei einem normalen Tastbefund hat die Prostata eine glatte Oberfläche.
Bei den meisten Männern kommt es nach dem 45.–50. Lebensjahr zu einer gutartigen Vergrößerung der zentralen Zone, was als Prostatahypertrophie (besser wegen des Drüsencharakters als Prostataadenom) bezeichnet wird. Durch die Hypertrophie wird das Lumen der Urethra immer mehr eingeengt. Dadurch kann es zur Harnstauung in der Harnblase und zur Miktionsstörung kommen.
Therapie der Wahl ist die Abtragung des Adenoms mit einer elektrischen Schlinge, wobei man durch die Harnröhre vorgeht.
In der peripheren Zone entstehen bevorzugt Prostatakarzinome. Bei der Palpation ist ein einzelner harter Knoten daher immer tumorverdächtig!

Operativer Zugang zur Prostata:
- Trans-peritonealer Weg – hierbei dringen Sie zwischen dem Anus und dem Bulbus penis durch das Centrum tendineum (Damm) zur Prostata vor. In diesem Bereich kann der N. pudendus verletzt werden, was zur Impotenz führen kann.
- Trans-urethraler Weg – hierbei dringen Sie durch die Urethra (= Harnröhre) zur Prostata vor.
- Supra-pubischer (= transvesikaler) Weg – hierbei gelangen Sie etwas oberhalb der Symphyse durch die Bauchwand und dann durch das Trigonum vesicae der Harnblase zur Prostata.

Innervation und Gefäßversorgung
(siehe auch die Winterthur-Verlaufsbeschreibungen)
Sympathisch wird die Prostata über den Plexus prostaticus aus dem Plexus hypogastricus inferior, parasympathisch aus den Nn. splanchnici pelvici innerviert.
▶ Die Prostata wird aus Ästen der A. vesicalis inferior und der A. rectalis media (beides Äste der A. iliaca interna) versorgt.
Das Blut fließt über den Plexus prostaticus zur V. iliaca interna. ◀
Die Lymphe fließt ab zu den Nll. iliaci externi und interni und zu den Nll. sacrales laterales.

Mikroskopische Anatomie
▶ Die fibroelastische Capsula prostatica ist mit glatten Muskelfasern durchsetzt.
Die Prostata besitzt 30–50 tubulo-alveoläre Drüsenläppchen (= **Glandulae prostaticae**), deren Sekret in etwa 15–30 Ausführungsgängen (= **Ductuli prostatici**) zur Pars prostatica der Urethra geleitet wird, wo die Ausführungsgänge um den Colliculus seminalis (= Samenhügel) in die Pars prostatica münden.

Abb. 8.61 Sagittalschnitt durch die Prostata

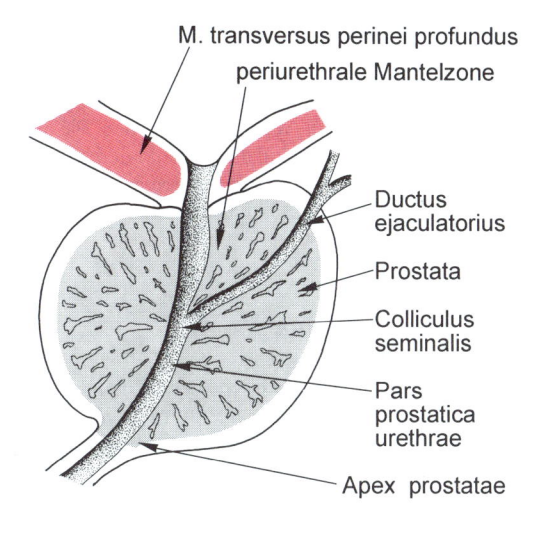

Das Stroma der Prostata, in dem die Drüsenläppchen liegen, besteht aus elastischen und kollagenen Fasern, die mit bündelartig angeordneten glatten Muskelzellen durchsetzt sind – charakteristisch für die Prostata ist, daß die Drüsenläppchen von Gewebe mit glatten Muskelzellen umschlossen sind!

Die Drüsen besitzen ein einschichtiges bis mehrreihiges Zylinderepithel. Die tubuloalveolären Drüsenendstücke produzieren das Prostatasekret. Die Sekretion ist durch Testosteron und durch parasympathische Reize stimulierbar. Durch die Kontraktion der glatten Muskelzellen ist eine rasche Sekretentleerung bei der Ejakulation möglich. ◄

Klinik: Konzentriertes (= eingedicktes) Sekret kann bei älteren Männern in den Drüsenlumina liegen, es wird dann als sogenannte Prostatasteine bezeichnet.

Mikroskopierhilfe: Die Prostata besteht aus Läppchen mit bizarr aussehenden, unterschiedlich weiten Lumina und verschieden hohen Epithelzellen. Die Läppchen sind voneinander durch geflechtartig angeordnete glatte Muskelzellen getrennt zwischen denen Bindegewebe liegt.

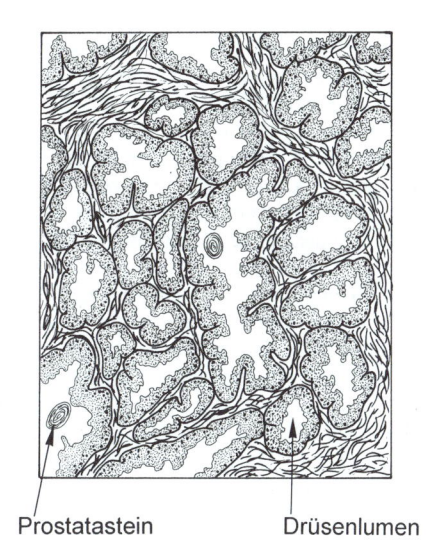

Abb. 8.62 Schnitt durch die Prostata

8.8.6 Äußere Geschlechtsorgane !! 5/11

Die äußeren männlichen Geschlechtsorgane bestehen aus dem Penis und dem Skrotum (= Hodensack – s. Kapitel 8.8.1).

Der Penis wird in 3 Bereiche unterteilt:
- Radix (= Peniswurzel)
- Corpus (= Penisschaft)
- Glans (= Eichel).

Die **Glans penis** wird von einem **Praeputium** (= **Vorhaut**) bedeckt, das als Reservefalte ein Doppelblatt der Haut darstellt. Vom inneren Blatt des Praeputium zieht auf der Unterseite das Vorhautbändchen (= Frenulum praeputii) zur Glans. Wird die Vorhaut ganz zurückgezogen, so sehen Sie auf die **Corona glandis** (= Eichelkranz), die vom Penisschaft durch eine tiefe Furche getrennt wird.

Penis

▶ Im Innern besitzt der Penis mit dem Corpus spongiosum penis (= Harnröhrenschwellkörper) und den paarigen Corpora cavernosa (= Penisschwellkörper) zwei Schwellkörper.

Das **Corpus spongiosum** umschließt die Urethra (= Harnröhre). ◀ Es entspricht den beiden Bulbi vestibuli bei der Frau. Das Corpus spongiosum besteht aus dem hinteren Bulbus, dem Corpus (= Schaft) und der Glans (= Eichel).

▶ Der Bulbus ist von dem paarigen M. bulbospongiosus umhüllt, der die Urethra verengen und sie stoßweise entleeren kann (Spermatransport!). Der Bulbus spongiosus erhält sein Blut über die A. bulbi penis aus der A. pudenda interna und aus der A. dorsalis penis.

Die paarigen **Corpora cavernosa** bilden das Corpus penis. Sie haben ihren Ursprung an den unteren Ästen des Os pubis. Das Schwammgewebe der Corpora cavernosa ist aus glatten Muskelzellen, netzartig verbundenen Bindegewebsbalken und aus mit Endothel ausgekleideten Lakunen (= Bluträumen) aufgebaut. In die Lakunen münden sogenannte Rankenarterien, die ihr Blut aus den Aa. profundae penis erhalten. ◀ Außerdem sind noch einige andere kleine Arterien vorhanden, die untereinander anastomosieren.

Das Blut fließt u.a. über die V. dorsalis penis profunda wieder ab.

Das Corpus cavernosum ist von einer Tunica umgeben, die kollagene Fasern enthält.

Erektion

(= durch Blutstau verursachte Versteifung)
▶ Bei der Erektion werden die Rankenarterien geöffnet. Dadurch füllen sich die Lakunen der Corpora cavernosa penis mit Blut. ◀ Durch das eingeflossene Blut wird die umgebende Tunica albuginea gespannt, wodurch dieser Teil des Penis hart wird. Durch die Ausweitung der Lakunen werden die blutabführenden Venen komprimiert, so daß weniger Blut abfließt. Am Ende der Erektion schließen sich die Rankenarterien wieder, und das Blut fließt über die Venen ab.

▶ Das Corpus spongiosum füllt sich während der Erektion mit weit weniger Blut und bleibt somit weich, was den Vorteil hat, daß die in ihm liegende Urethra (= Harnsamenröhre) für den Samentransport gut durchgängig bleibt.

Die Erektion wird psychisch oder mechanisch ausgelöst. Der Reflex wird parasympathisch zum Reflexzentrum im Sakralmark weitergeleitet, das in Höhe von S_2-S_4 liegt. Vom Erektionszentrum aus verlaufen die Impulse über die Nn. splanchnici pelvici (= Nn. erigentes). ◀

Ejakulation
(= Samenerguß)

▶ Die Ejakulation wird durch einen sympathischen Reflex auf die glatten Muskeln ausgelöst. Das Reflexzentrum liegt im Lumbalmark in Höhe von L_2-L_3. Die efferenten Fasern verlaufen über den Plexus hypogastricus. Die Ejakulation wird durch den M. bulbospongiosus unterstützt, der den Bulbus penis auf der aufgetriebenen proximalen Seite des Corpus spongiosum umhüllt. ◀

Männliche Harnröhre
(= Urethra masculina)

Die männliche Urethra reicht von der Öffnung in der Harnblase (= Ostium urethrae internum) bis zur Mündung an der Spitze der Glans (= Ostium urethra externum). Mit etwa 20–25 cm ist die männliche Urethra wesentlich länger als die weibliche.

Die männliche Urethra gliedert sich in 3 Bereiche:
- Pars prostatica
- Pars membranacea (= Pars diaphragmatica)
- Pars spongiosa.

Die **Pars prostatica** ist etwa 4 cm lang und reicht vom Ostium urethrae internum bis zum unteren Teil der Prostata. Die Pars prostatica ist der Teil der Urethra, der innerhalb der Prostata verläuft. Die hintere Innenwand der Urethra zeigt in diesem Bereich eine von der Uvula vesicae ausgehende leistenartige Vorwölbung, die **Crista urethralis** genannt wird.

▶ Die Crista urethralis bildet den Colliculus seminalis (= Samenhügel), auf dessen Spitze der Utriculus prostaticus (= obliterierter Rest des Müller'schen Gangs) mündet. Auf beiden Seiten des Colliculus münden die Ductus ejaculatorii. Seitlich vom Colliculus liegen rinnenartig die **Sinus prostatici**, in die die Ausführungsgänge der Prostatadrüsen münden.

Die **Pars membranacea** ist etwa 2 cm lang und reicht vom unteren Teil der Prostata bis zum Bulbus penis. Die Pars membranacea zieht durch das Diaphragma urogenitale. Oberhalb des Diaphragma liegt der **M. sphincter urethrae**, der aus dem M. transversus perinei profundus hervorgeht und die Urethra umschließt – in diesem Bereich ist die Urethra besonders gut fixiert! Unterhalb des Diaphragma urogenitale ist die Wand der Urethra dünn und ausgeweitet – dieser Teil der Urethra wird Ampulla urethrae genannt. In die Ampulla münden die Cowperschen Drüsen (siehe weiter unten). ◀

Die **Pars spongiosa** ist etwa 10–20 cm lang und reicht bis zum Ostium urethrae externum auf der Glans penis (= Eichel).
➤ Die Pars spongiosa verläuft im Corpus spongiosum penis. Kurz vor der Mündung ins Ostium erweitert sich die Urethra zur etwa 2 cm langen **Fossa navicularis**. Am Ostium urethrae externum mündet die Urethra.

Die Urethra besitzt die nachfolgenden physiologischen Engen und Weiten.
Das Ostium urethrae internum bildet als Abgangsstelle der Urethra aus der Harnblase die 1. Enge.
Die Pars prostatica bildet die 1. Weite.
Hierauf folgt als 2. Enge die Pars membranacea, die die engste Stelle der männlichen Urethra bildet. Diese Enge ist durch den quergestreiften M. sphincter urethrae bedingt.
Die Ampulla urethrae bildet die 2. Weite.
 Kurz hinter dem Ostium urethrae externum liegt als weite Stelle die Fossa navicularis, in der sich bei einer Entzündung der Glans Sekret ansammelt – sie bildet die 3. Weite der Urethra.
Das Ostium urethrae externum bildet die Mündung der männlichen Harnröhre und stellt die 3. Enge der Urethra dar. ◄

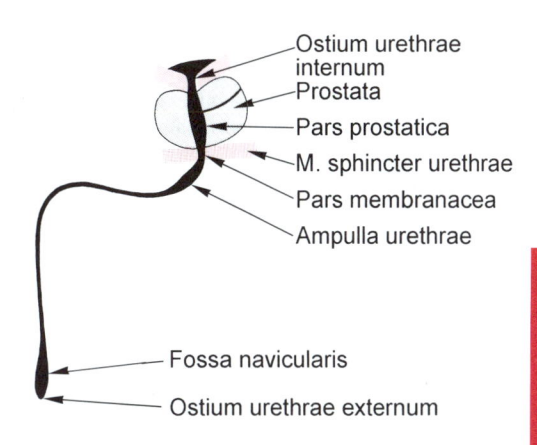

Abb. 8.63 Schematisierte Darstellung der Engen und Weiten der männlichen Urethra

Zusammenfassung:

Ostium urethrae internum (M. sphincter vesicae)	1. Enge
Pars prostatica	1. Weite
Pars membranacea (M. sphincter urethrae)	2. Enge
Ampulla urethrae	2. Weite
Fossa navicularis	3. Weite
Ostium urethrae externum	3. Enge

Klinik: Eine Katheterisierung ist wegen der erwähnten Engen und der S-förmigen Krümmung der Urethra beim Mann schwieriger als bei der Frau.

Mikroskopische Anatomie

Die männliche **Urethra** besteht aus folgenden Schichten:

Tunica mucosa
➤ Im Anfangsteil ist die Urethra mit Übergangsepithel ausgekleidet. Ab der Pars prostatica findet man zunächst mehrschichtiges und weiter distal mehrreihiges Zylinderepithel. Ab der Fossa navicularis kommt mehrschichtiges unverhorntes Plattenepithel vor. ◄

Tunica propria
Im Propriabindegewebe liegt ein Venenplexus, der ebenfalls dem Verschluß der Urethra dient. Für die Miktion muß der Venenplexus zuvor entleert werden.

Tunica muscularis
Die Muskelschicht besteht wie bei der Frau aus einer inneren Längs- und einer äußeren Ringmuskelschicht.

Faszien
Das Corpus cavernosum und das Corpus spongiosum werden gemeinsam von der Fascia penis profunda (= tiefe Gliedfaszie) umhüllt. Innerhalb der Faszie liegen die A. und V. dorsalis penis und der N. dorsalis penis, oberhalb der Faszie verlaufen die Vv. dorsales penis superficiales.
  Unmittelbar unter der Haut liegt die Fascia penis superficialis (= oberflächliche Gliedfaszie).
  Beide Faszien dienen bei der Erektion als Verschiebeschicht zwischen den Schwellkörpern und der Außenhaut.

Bänder

Der Penis ist mit 2 Bändern an der vorderen Beckenwand befestigt:
- **Lig. suspensorium penis** – bildet die Fortsetzung der Fascia abdominalis superficialis und zieht von der Symphyse zum Dorsum penis.
- **Lig. fundiforme penis** – bildet die Fortsetzung der Fascia penis profunda und zieht von der Linea alba (vorderes Blatt der Rektusscheide) zur Peniswurzel.

Drüsen

➤ An Drüsen kommen vor:
- **Cowpersche Drüsen** (= Glandulae bulbourethrales) – die beiden etwa erbsengroßen Cowperschen Drüsen liegen innerhalb des Beckenbodens im M. transversus perinei profundus (im Diaphragma urogenitale). Mit ihren 4–5 cm langen Ausführungsgängen münden sie in die Ampulla urethrae. Die Cowper'schen Drüsen bilden ein schleimartiges alkalisches Sekret, das kurz vor der Ejakulation durch die umgebenden Muskeln ausgedrückt wird. ◄
- **Gll. urethrales** (= **Littresche Drüsen**) – liegen als kleine Schleimdrüsen im Bereich der Pars spongiosa und der Pars membranacea.
- **Gll. praeputiales** – liegen auf der Innenseite der Vorhaut und bilden Talg (Smegma praeputii).

Klinik: Die Urethra besitzt physiologischerweise keine Klappen in der Harnröhre. Harnröhrenklappen stellen eine angeborene Fehlbildung dar, die einen schweren Harnrückstau verursachen können, was zur verzögerten Miktion (= „Wasserlassen") führt.

8.8.7 Sperma ! 0/2

Das Sperma (= Ejakulat) ist mit einem pH von 7,20–7,50 schwach alkalisch, was die Voraussetzung für die Spermienbewegung ist.

Das Sperma besteht
- aus etwa 60–120 Millionen Spermien pro ml Spermaflüssigkeit, wobei die Spermien einen Anteil von etwa 10 % am Ejakulat haben;
- aus Sekreten der
  - Prostata – 15–30 % des Spermas
  - Samenblasen – 50–70 % des Spermas
  - Gll. bulbourethrales – 1–3 % des Spermas.

An den in der Spermaflüssigkeit vorkommenden Sekreten sind u.a. wichtig:

- Fruktose und Lipide aus der Samenblase, die den Spermien als Energiequelle dienen,
- Fibrolysin aus der Prostata, das das Sperma verflüssigt.

Bei der Ejakulation (Samenerguß) entleeren sich die akzessorischen Drüsen fraktionsweise, zunächst die Gll. bulbourethrales, dann die Prostata mit den nachfolgenden Spermien aus dem Ductus deferens und zum Schluß die Samenbläschen.
Bei einer Ejakulation werden etwa 3 ml Sperma ausgeschieden.

8.9 Arterien

8.9.1 Aorta abdominalis !!! 15/45

Siehe bitte die Winterthur-Verlaufsbeschreibung „Arterien".

➤ *Absolut prüfungsrelevant: Gesamtes Kapitel, besonders die Kenntnis, welche Äste aus welchem Arterienstamm hervorgehen.* ◄

Die Aorta descendens verläßt als Aorta thoracica in Höhe des 12. Brustwirbels die Brusthöhle und gelangt durch den Hiatus aorticus des Zerchfells in die Bauchhöhle, wo sie Aorta abdominalis genannt wird. Die Aorta abdominalis zieht im Retroperitonealraum direkt vor der Wirbelsäule liegend nach kaudal zum 4. Lendenwirbel, wo sie sich in die beiden Aa. iliacae communes teilt. Rechts von der Aorta descendens verläuft die V. cava inferior und dorsal von der Aorta der Ductus thoracicus. In Höhe des 1. Lendenwirbels wird die Aorta vom Pankreas überlagert.

Aus der Aorta abdominalis gehen folgende Äste hervor:
- A. phrenica inferior
- Truncus coeliacus
- A. suprarenalis media
- A. mesenterica superior
- A. renalis
- A. ovarica (Frau) bzw. A. testicularis (Mann)
- A. mesenterica inferior
- Aa. lumbales.

> **Merksatz** für die Äste der Aorta abdominalis:

Phreni	A. **phreni**ca inferior
zögert,	Truncus **coeli**acus
sich **mit**	A. suprarenalis **m**edialis
dem **M**esser	A. **m**esenterica superior
am **r**echten	A. **r**enalis
Ohr	A. **o**varica
	(A. testicularis)
zu **m**assakrieren	A. **m**esenterica inferior.

Die Äste der Aorta abdominalis werden in paarig und unpaarig vorliegende Äste unterteilt.

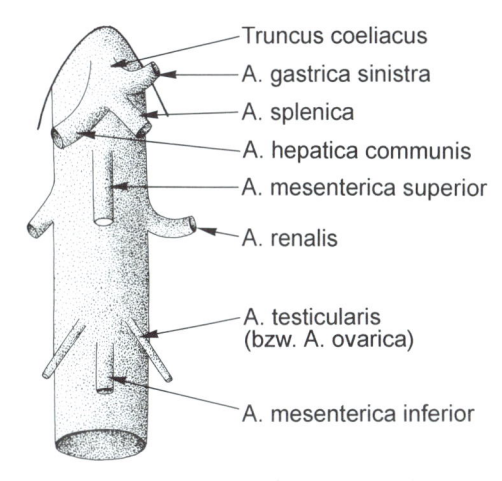

Abb. 8.64 Äste der Aorta abdominalis

Beschriftung: Truncus coeliacus, A. gastrica sinistra, A. splenica, A. hepatica communis, A. mesenterica superior, A. renalis, A. testicularis (bzw. A. ovarica), A. mesenterica inferior

Als paarige Äste der Aorta abdominalis kommen vor:
→ **A. phrenica inferior** – geht in Höhe des Truncus coeliacus aus der Aorta hervor und zieht zum Zwerchfell.

→ **A. suprarenalis media** – geht kurz unterhalb der A. phrenica inferior ab und zieht zur rechten bzw. linken Nebenniere. Die rechte A. suprarenalis media verläuft hinter der V. cava inferior.

→ **A. renalis** – geht im Bereich des 1. bis 2. Lendenwirbels, in Höhe des Nierenhilus aus der Aorta ab. Die 1–3 cm lange linke A. renalis zieht hinter dem Körper des Pankreas zur Niere, die 3–5 cm lange rechte A. renalis zieht hinter der V. cava inferior und dem Kopf des Pankreas liegend zur rechten Niere.

→ **A. testicularis** – (kommt nur beim Mann vor) bzw. A. ovarica (kommt nur bei der Frau vor) – gehen dicht unterhalb der A. renalis aus der Aorta hervor. Sie verlaufen über den M. psoas major abwärts und überkreuzen die Pars abdominalis des Ureter (= Harnleiter).
Die A. testicularis gelangt mit dem Ductus deferens durch den Anulus inguinalis profundus (= innerer Leistenring) in den Canalis inguinalis (= Leistenkanal), durch den sie zum Hoden zieht.
Die A. ovarica zieht von der Beckenwand im Lig. suspensorium ovarii zum Ovar, wobei sie einen Ast zur Ampulle der Tuba uterina (= Eileiter) und mehrere kleine Äste zum Ureter abgibt. Über den R. ovaricus ist sie mit der A. uterina anastomotisch verbunden.

Als unpaarige Äste der Aorta abdominalis kommen vor:
→ **Truncus coeliacus** – verläßt in Höhe des 12. Brustwirbels kurz unterhalb des Hiatus aorticus die Aorta abdominalis, um sich nach etwa 1 cm am oberen Rand des Pankreas in seine 3 Äste (= A. hepatica communis, A. lienalis, A. astrica sinistra) zu teilen.

- **A. hepatica communis** (= Leberarterie) – zieht in der rechten Plica gastro-pancreatica zur rechten Körperseite, wo sie sich in die A. hepatica propria und in die A. gastroduodenalis teilt. An Ästen gibt sie ab:
  - **A. hepatica propria** – zieht mit dem Ductus choledochus und der V. portae durch das Lig. hepatoduodenale zur Leberpforte. Sie gibt als Äste die A. cystica, die die Gallenblase mit Blut versorgt, und die A. gastrica dextra ab.
  - **A. gastrica dextra** – zieht im Omentum minus zum Pylorus des Magens und weiter an der Curvatura minor des Magens entlang. Mit der A. gastrica sinistra bildet sie eine Anastomose.
  - **A. gastroduodenalis** – verläuft im Omentum minus. Hinter dem Pylorus des Magens teilt sie sich in ihre Endäste:
    - **A. gastroomentalis dextra** – verläuft im Omentum majus zur Curvatura major (= große Kurvatur) des Magens. Sie versorgt den Magen und das Omentum majus.
    - **A. pancreaticoduodenalis superior** – zieht zum Duodenum und zum Pankreaskopf.
- **A. splenica** (syn.: A. lienalis = Milzarterie) – verläuft im Hinterteil der Bursa omentalis, oberhalb vom Pankreas und der V. splenica entlang. Durch das Lig. phrenicosplenicum gelangt sie zur Milz. An wichtigen Ästen gibt sie ab:
  - **A. gastroomentalis sinistra** (alt: A. gastroepiploica sinistra) – zieht im Lig. gastrolienale und

anschließend im Omentum majus zur Curvatura major des Magens, wo sie mit der A. gastroomentalis dextra anastomosiert.
- **Aa. gastricae breves** – versorgen den Fundus des Magens.

- **A. gastrica sinistra** – zieht in der linken Plica gastropancreatica zur Curvatura minor des Magens, wo sie Äste zum Oesophagus (= Rr. oesophageales) und zum Magen abgibt. Mit der A. gastrica dextra bildet sie eine Anastomose.

→ **A. mesenterica superior** (s. auch Abb. 8.7) – geht direkt unterhalb des Truncus coeliacus im Bereich des 1. Lendenwirbels aus der Aorta abdominalis hervor und tritt unter dem Pankreas zum Vorschein. An wichtigen Äsen gibt sie ab:
- **A. pancreaticoduodenalis inferior** – zieht zum Pankreas und zum Duodenum. Bildet mit der A. pancreaticoduodenalis superior eine Anastomose.
- **Aa. jejunales und Aa. ilei** – verlaufen im Mesenterium zum Jejunum bzw. zum Ileum. Dabei bilden sie untereinander Anastomosen, die als Arterienarkaden bezeichnet werden.
- **A. ileocolica** – versorgt das Caecum und mit einem Ast, der A. appendicularis, die Appendix vermiformis.
- **A. colica dextra** – zieht über die V. cava inferior, die rechte A. testicularis und den rechten Ureter hinweg zum Colon ascendens.
- **A. colica media** – zieht im Mesocolon zum Colon transversum, wo sie mit dser A. colica dextra und mit der A. colica sinistra jeweils eine Anastomose bildet.

→ **A. mesenterica inferior** – geht in Höhe des 3. Lendenwirbels aus der Aorta abdominalis hervor. An wichtigen Ästen gibt sie ab:
- **A. colica sinistra** – verläuft retroperitoneal zum Colon descendens.
- **Aa. sigmoideae** – ziehen zum Colon sigmoideum.
- **A. rectalis superior** – zieht zum kleinen Becken und versorgt die oberen 2/3 des Rektum.

Anastomosen
Alle drei unpaarigen Darmarterien (= Truncus coeliacus, A. mesenterica superior und A. mesenterica inferior) sind über ihre Äste durch arkadenartige Anastomosen miteinander verbunden.
Die A. pancreaticoduodenalis superior (Ast der A. hepatica communis – aus Truncus coeliacus) bildet zwischen Pankreas und Duodenum mit der A. pancreaticoduodenalis inferior (Ast der A. mesenterica superior) eine Anastomose.

Im Bereich der linken Kolonflexur ist die A. mesenterica superior über Anastomosen mit der A. mesenterica inferior verbunden (Anastomosis Riolani).

Klinik: Durch die Anastomosen ist gesichert, daß auch bei ausgeprägten Bewegungen der Darm ausreichend mit Blut versorgt wird. Nur bei Unterbrechung eines größeren Versorgungsbereichs kommt es zu einer Schädigung des entsprechenden Darmabschnitts, wodurch die Darmbakterien in die Bauchhöhle austreten und dort eine Peritonitis (= Bauchfellentzündung) verursachen können.

8.9.2 Aa. iliacae communes !! 1/7

Siehe auch die Winterthur-Verlaufsbeschreibung „Arterien".

▶ *Prüfungsrelevant: Verlauf der beiden Aa. iliacae, Zuordnung der Äste und Kenntnis wichtiger Durchtrittsstellen.* ◀

▶ In Höhe des 4. Lendenwirbelkörpers teilt sich die Aorta abdominalis in die rechte und linke A. iliaca communis. ◀ Die beiden Aa. iliacae communes geben keine Äste ab. Vor dem rechten bzw. linken Sakro-iliakalgelenk (= Kreuzbein-Darmbein-Gelenk) teilt sich jede A. iliaca communis in eine A. iliaca externa und eine A. iliaca interna.

A. iliaca interna (= innere Hüftschlagader)
Die A. iliaca interna zieht am Sakroiliakalgelenk entlang ins kleine Becken, wobei sie die nachfolgenden parietalen und viszeralen Äste abgibt.

Parietale Äste:
→ **A. iliolumbalis** – versorgt den M. psoas major, den M. quadratus lumborum und den Wirbelkanal.

→ **A. sacralis lateralis** (geht manchmal aus der A. glutea superior hervor) – verläuft seitlich am Os sacrum entlang und gibt Rr. spinales in den Canalis sacralis (= Wirbelkanal im Kreuzbeinbereich) ab.

→ **A. glutealis superior** – gelangt mit dem N. gluteus superior durch das Foramen suprapiriforme aus dem Becken heraus und verzweigt sich zwischen dem M. gluteus maximus und dem M. gluteus medius (bzw. zwischen den Mm. glutei medius und minimus) in kleine Äste. Sie versorgt die Mm. glutei.

➡ **A. glutealis inferior** – verläuft zusammen mit dem N. gluteus inferior, dem N. ischiadicus, N. cutaneus femoris posterior, der A. und V. pudenda interna und dem N. pudendus durch das Foramen infrapiriforme. Sie versorgt hauptsächlich den M. gluteus maximus. Mit der A. glutealis superior bildet sie eine Anastomose.

➡ ➤ **A. obturatoria** – verläuft unterhalb der Linea terminalis durch den Canalis obturatorius zur Adduktorenloge. Sie gibt einen R. acetabularis für das Caput des Femur ab und teilt sich in einen R. anterior und einen R. posterior für die medialen Oberschenkelmuskeln. ◂

Viszerale Äste:

➡ ➤ **A. umbilicalis** – verödet nach der Geburt zum Lig. umbilicale mediale. Oberhalb der Stelle, an der sie obliteriert, gehen aus ihr die Aa. vesicales superiores ab, die zur Harnblase ziehen. ◂

➡ **A. vesicalis inferior** – zieht zum Blasengrund, zur Prostata und zur Samenblase bzw. zur Vagina.

➡ **A. ductus deferentis** (Mann) – geht aus der A. iliaca interna oder der A. umbilicalis oder der A. vesicalis inferior hervor. Sie versorgt beim Mann die Samenblase und den Ductus deferens. Durch den Canalis inguinalis (= Leistenkanal) gelangt ein Ast von ihr zum Nebenhoden. Mit der A. testicularis bildet sie eine Anastomose.

➡ ➤ **A. uterina** (= Gebärmutterarterie) – zieht zum Isthmus uteri und im Lig. latum liegend zur Zervix des Uterus weiter, wobei sie den Ureter überkreuzt. Im Bereich des Fundus uteri anastomosiert sie mit der A. uterina der Gegenseite. ◂

An Ästen gibt sie ab:
- A. vaginalis (geht manchmal direkt aus der A. iliaca interna hervor) – versorgt den oberen Teil der Vagina (= Scheide).
- R. ovaricus – verläuft im Lig. ovarii proprium zum Ovar, wo sie mit der A. ovarica eine Anastomose bildet.

➡ R. tubarius – zieht zur Tuba uterina.

➡ A. rectalis media – zieht zum Rektum.

➡ ➤ **A. pudenda interna** (= innere Schamarterie) – zieht durch das Foramen infrapiriforme aus dem Becken heraus, kehrt anschließend zusammen mit dem N. pudendus durch das Foramen ischiadicum minus ins Becken zurück und verläuft im lateralen Teil der Fossa ischioanalis im Canalis pudendalis (= Alcock'scher Kanal) nach vorn. Sie versorgt die Peri-analgegend, die Urethra und den Penis bzw. die Klitoris. ◂

A. iliaca externa
(= äußere Hüftschlagader)

Die A. iliaca externa verläuft am medialen Rand des M. psoas major über die Linea terminalis nach kaudal. In der unter dem Lig. inguinale liegenden Lacuna vasorum geht sie in die A. femoralis über (s. Kapitel 4.6.1).

8.10 Venen !! 1/2

8.10.1 Vena cava inferior

Siehe auch die Winterthur-Verlaufsbeschreibung „Venen".

➤ Die rechte und linke V. iliaca communis vereinigen sich in Höhe des 5. Lendenwirbelkörpers (= oberhalb des Promontorium) hinter der rechten A. iliaca communis zur V. cava inferior. Die V. cava inferior verläuft rechts von der Aorta abdominalis und vor der Wirbelsäule liegend aufwärts. Durch den Sulcus venae cavae der Leber gelangt sie zum Zwerchfell, durch dessen Foramen venae cavae sie von der Bauch- in die Brusthöhle gelangt. Etwa 1–2 cm oberhalb des Foramen venae cavae mündet die V. cava inferior in den rechten Vorhof des Herzens (s. Kapitel 7.6.2). ◂

➤ Die V. cava inferior leitet das venöse Blut aus den unteren Körperteilen zum Herzen. Sie ist mit einem Durchmesser von etwa 3 cm das weiteste Gefäß unseres Körpers. ◂

Die V. cava inferior erhält Blut aus folgenden Ästen:

➡ **Vv. phrenicae inferiores** – aus dem Zwerchfell.

➡ **Vv. hepaticae** – münden direkt unterhalb des Zwerchfells in die V. cava inferior. Sie führen das Blut aus der Leber.

➡ **V. suprarenalis dextra** – ist sehr kurz und führt das Blut aus der rechten Nebenniere.

➡ ➤ **Vv. renales** – münden in Höhe des Abgangs der A. mesenterica superior aus der Aorta abdominalis in die V. cava inferior. Der Stamm der rechten V. renalis ist kurz und liegt unter der Pars descendens duodeni. Der Stamm der linken V. renalis ist länger.

Beide Vv. renales liegen ventral von den Aa. renales. Die linke V. renalis liegt vor der Aorta abdominalis und hinter dem Pankreas. In die V. renalis sinistra mündet die V. suprarenalis sinistra, sowie beim Mann die V. testicularis sinistra und bei der Frau die V. ovarica sinistra.

→ **Vv. testiculares** (kommen nur beim Mann vor) – führen das Blut aus dem Plexus pampiniformis, das als Venengeflecht dem Hoden anliegt. Die rechte V. testicularis mündet direkt in die V. cava inferior, die linke V. testicularis verläuft unter dem Colon sigmoideum und mündet in die linke V. renalis.

→ **Vv. ovaricae** (kommen nur bei der Frau vor) – verlaufen im jeweiligen Lig. suspensorium ovarii. Sie führen das Blut aus den Ovarien. Die rechte V. ovarica mündet in die V. cava inferior, die linke in die V. renalis sinistra.

→ **Vv. lumbales** – verlaufen im Lendenwirbelbereich vor den Rippenfortsätzen, wo sie über die V. lumbalis ascendens mit der V. iliaca communis in Verbindung stehen. Die V. lumbalis ascendens mündet auf der rechten Körperseite in die V. azygos, von der das Blut in die V. cava superior fließt. Die linke V. lumbalis ascendens mündet in die V. hemiazygos, die ihrerseits in die V. azygos mündet. ◄

→ **V. sacralis mediana** – bildet entwicklungsgeschichtlich die Fortsetzung der V. cava inferior, die beiden Vv. iliacae communes stellen nur Seitenäste dar.

8.10.2 Vv. iliacae   ! 0/2

Siehe auch die Winterthur-Verlaufsbeschreibung „Venen".

Die Vv. iliacae liegen hinter den Aa. iliacae auf dem M. psoas major. Die V. iliaca externa und die V. iliaca interna verlaufen entsprechend den gleichnamigen Aa. iliacae.

Die V. iliaca interna nimmt das Blut aus der Beckenmuskulatur und den Beckenorganen über die nachfolgenden Äste auf:

→ **Vv. gluteales superiores** – gelangen durch das Foramen suprapiriforme ins Becken. In die Vv. gluteales superiores münden die Vv. sacrales laterales, die das Blut vom Plexus venosus sacralis führen.

→ **Vv. obturatoriae** – gelangen durch das Foramen obturatum ins Becken.

→ **Vv. vesicales** – führen das Blut aus dem Plexus venosus vesicalis (Harnblase).

→ **Vv. gluteales inferiores** – gelangen durch das Foramen infrapiriforme ins Becken.

→ **Vv. rectales mediae** – führen das Blut aus dem Plexus venosus rectalis. Über den Plexus anastomosieren sie mit der V. rectalis superior und den Vv. rectales inferiores.

→ **Vv. uterinae** (kommen nur bei der Frau vor) – führen das Blut aus dem Plexus venosus uterinus.

→ **V. pudenda interna** – hat den gleichen Verlauf wie die A. pudenda interna. Durch das Foramen infrapiriforme gelangt sie ins Becken. Über die Vv. rectales inferiores erhält sie Blut aus dem Plexus venosus rectalis. Weitere Äste führen ihr das Blut aus den äußeren Geschlechtsteilen zu.

Die A. iliaca interna erhält das venöse Blut u.a. aus folgenden wichtigen Plexus:
- **Plexus venosus vesicalis** (= Harnblasen-Venengeflecht) – bildet um die Harnblase ein weitmaschiges Gefäßnetz und steht mit dem Plexus venosus rectalis und beim Mann außerdem mit dem Plexus venosus prostaticus in Verbindung. Der Abfluß erfolgt über die Vv. vesicales.
- **Plexus venosus uterinus** (= Gebärmutter-Venengeflecht) – bildet zu beiden Seiten des Uterus ein weitmaschiges Gefäßnetz und nimmt das venöse Blut aus dem Plexus venosus vaginalis auf, der um die Vagina liegt. Der Abfluß erfolgt über die Vv. uterinae.
- **Plexus venosus prostaticus** (= Vorsteherdrüsen-Venengeflecht) – bildet ein starkes Gefäßnetz um die Prostata. Er nimmt das Blut aus dem Penis auf. Der Abfluß erfolgt über die V. pudenda interna.
- ► **Plexus venosus rectalis** (= Rektum-Venengeflecht) – liegt um das Rektum herum. Das Blut fließt aus ihm über die:
  - V. rectalis superior zur V. mesenterica inferior
  - Vv. rectales mediae zur V. iliaca interna
  - Vv. rectales inferiores zur V. pudenda interna und von dort zur V. iliaca interna. ◄

Siehe auch die portokavalen Anastomosen in Kapitel 8.10.4.

8.10.3 Kavokavale Anastomosen !! 2/3

Siehe auch die Winterthur-Verlaufsbescheibung „Venen".

Als kavokavale Anastomose bezeichnet man eine Verbindung zwischen der V. cava superior und der V. cava inferior, wobei die beiden Venen nicht direkt sondern über Äste miteinander in Verbindung stehen. Bei einer Abflußbehinderung innerhalb einer der beiden Vv. cavae kann eine solche Anastomose lebenswichtige Bedeutung erlangen.

➤ Die kavokavalen Anastomosen können sich ausbilden zwischen:
- V. cava inferior → Vv. lumbales → V. lumbalis ascendens → V. azygos bzw. V. hemiazygos → V. cava superior.
- V. cava inferior → Vv. lumbales → Vv. intervertebrales → Plexus venosus vertebralis internus (für Rückenmark) → Vv. cervicales profundae bzw. Vv. vertebrales → V. brachiocephalica.
- V. cava inferior → V. iliaca communis → V. iliaca externa → Vv. epigastricae inferiores → V. epigastrica superior → V. thoracica interna → V. brachiocephalica → V. cava superior.
- Über die Hautvenen → V. cava inferior → V. iliaca communis → V. femoralis → V. epigastrica superficialis → V. thoracoepigastrica → V. axillaris → V. subclavia → V. cava superior. ◄

8.10.4 V. portae !!! 4/17

Siehe auch die Winterthur-Verlaufsbeschreibung „Venen".

➤ *Prüfungsrelevant: Gesamtes Kapitel.* ◄

Die V. portae (= Pfortader) geht hinter dem Kopf des Pankreas aus dem Zusammenfluß der V. mes-enterica superior und der V. splenica hervor. Die etwa 6 cm lange V. portae verläuft zunächst hinter dem oberen Rand des Duodenum entlang, um dann mit der A. hepatica propria und dem Ductus choledochus zusammen im Lig. hepatoduodenale liegend zur Leberpforte zu ziehen, wo sich die V. portae in einen rechten und einen linken Hauptast teilt (weiter s. Kapitel 8.3.1 Lebersinusoide).

Durch das Foramen omentale (alt: epiploicum) ist die V. portae von der V. cava inferior getrennt.

An Ästen nimmt die V. portae auf:
→ **V. mesenterica superior** – verläuft intraperitoneal und überkreuzt die Pars ascendens duodeni. Sie erhält das Blut über:
- **Vv. pancreaticae** – aus dem Pankreas.
- **V. gastroomentalis dextra** (alt: V. gastroepiploica dextra) – von der Curvatura major des Magens, sowie über deren Äste, die Vv. pancreaticoduodenales, aus dem Pankreas und Duodenum.
- **V. colica media** – aus dem Colon transversum.
- **Vv. jejunales** – aus dem Jejunum.
- **Vv. ilei** – vom Ileum.
- **V. ileocolica** – aus dem Caecum und der Appendix vermiformis.
- **V. colica dextra** – aus dem Colon ascendens.

→ **V. splenica** (syn.: V. lienalis) – verläuft im Lig. splenorenale und liegt dorsal vom Magen und vom Pankreas. Sie leitet das Blut aus der Milz zur V. portae. Außerdem erhält sie Blut über:
- **Vv. gastricae breves** – verlaufen im Lig. gastrosplenicum und führen das Blut aus der Curvatura major des Magens.
- **V. gastroomentalis sinistra** – (alt: V. gastroepiploica sinistra) anastomosiert mit der V. gastroomentalis dextra.
- **V. gastrica sinistra** – aus der Curvatura minor des Magens. Über den Plexus venosus oesophageus besteht eine Anastomose zu den Vv. oesophageales.
- **V. gastrica dextra** – aus der Curvatura minor des Magens
- **V. prae-pylorica** – aus dem Pylorus des Magens zur V. portae oder zur V. gastrica dextra.
- **V. mesenterica inferior** (manchmal mündet die V. mesenterica inferior direkt in die V. portae) – erhält Zufluß über folgende Äste:
  - **V. colica sinistra** – aus dem Colon descendens.
  - **Vv. sigmoideae** – aus dem Colon sigmoideum.
  - **V. rectalis superior** – über den Plexus rectalis aus dem Rektum.
  - **V. cystica** – leitet das Blut aus der Gallenblase direkt in die V. portae.

Vereinfacht kann festgehalten werden, daß die V. portae das venöse Blut aus den unpaarigen Bauchorganen (Milz, Pankreas, Magen-Darm-Kanal) und die V. cava inferior das Blut aus den paarigen Bauchorganen (Niere usw.) erhalten.

Portokavale Anastomosen

Bei einer Erhöhung des portalen Venendrucks (= portale Hypertension) von normalerweise 10 auf über 20 mmHg, z.B. aufgrund einer Leberzirrhose, kommt es zu einer Pfortaderstauung vor der Leber. Wegen dieser Stauung bildet sich ein Kollateralkreislauf (= portokavale Anastomose), die ein Teil des venösen Bluts an der Leber vorbei in den allgemeinen venösen Blutkreislauf leitet. Außerdem kann es zu einem Blutrückstau bis zur Milz kommen, was zu einer Milzvergrößerung (= Splenomegalie) führt.

An portokavalen Anastomosen (= Verbindungen zur V. cava superior oder V. cava inferior) kommen vor:
1. Über den Plexus venosus rectalis, bei dem es zu inneren Hämorrhoiden kommen kann.

Abfluß: V. portae → V. splenica → V. mesenterica inferior → V. rectalis superior → Plexus venosus rectalis → Vv. rectales mediae bzw. Vv. rectales inferiores → V. pudenda interna → V. iliaca interna → V. iliaca communis → V. cava inferior.

2. Über die submukösen Venen des Oesophagus. Diese Venen werden dabei zu Oesophagusvarizen (= Krampfadern des Oesophagus) ausgeweitet, was zu lebensbedrohlichen Blutungen führen kann, weil
- bei jeder Speiseaufnahme die Gefahr besteht, daß die Varizen durch die vorbeigleitenden Nahrungsbissen ruptiert werden,
- z.B. bei einer Leberzirrhose (durch Alkohol oder Hepatitis bedingt) die Gerinnungsfaktoren für das Blut in der Leber nur noch unzureichend gebildet werden.

Abfluß: V. portae → V. gastrica sinistra → Plexus oesophagus → Vv. oesophageae → Vv. intercostales → Vv. azygos bzw. hemiazygos → V. cava superior.

3. Über die Bauchdeckenvenen, die dabei stark anschwellen und als **Caput medusae** (= Venenzeichnungen auf der Bauchwand) imponieren.

Abfluß: V. portae → Vv. paraumbilicales → V. epigastrica inferior und V. epigastrica superficialis → Vv. thoracoepigastricae → V. axillaris → V. cava superior.

8.11 Lymphgefäße und Lymphknoten ! 1/5

Wie bereits in Kapitel 7.6.4 beschrieben, münden zwei Trunci lumbales und der Truncus intestinalis in die **Cisterna chyli**.

➤ Der **Truncus intestinalis** leitet die Lymphe aus dem Versorgungsgebiet der A. mesenterica superior und der A. mesenterica inferior – also Lymphe, die mit dem aus dem Dünndarm resorbierten Fett angereichert ist – zum Ductus thoracicus. Die **Trunci lumbales** leiten vor allem die Lymphe aus dem Beinbereich, den Beckeneingeweiden und den Organen des Retroperitonealraums zum Ductus thoracicus weiter. Im Ductus thoracicus kann die Lymphe also nur fettreicher sein!

- Von der Cisterna chyli fließt die Lymphe über den Ductus thoracicus in den linken Venenwinkel. ◄

➤ Im Retroperitonealraum liegen längs der großen Gefäße:
- **Nll. lumbales** – liegen in einer Kette beiderseits der Aorta abdominalis und der V. cava inferior. Ihre Zuflußgebiete sind: Nieren, Nebennieren, Keimdrüsen (Ovar, Hoden), Bauchwand, Becken, Bein. Die Lymphe fließt zu den Trunci lumbales weiter.
- **Nll. coeliaci** – erhalten die Lymphe über vorgeschaltete Lymphknoten aus dem Pankreas, Darm, Milz und zum Teil aus der Leber. Von hier fließt die Lymphe zum Truncus intestinalis. ◄

Die anderen Lymphknoten werden bei den jeweiligen Organkapiteln beschrieben.

8.12 Vegetative Nerven

8.12.1 Pars sympathica ! 1/3

Siehe auch die Winterthur-Verlaufsbeschreibung „Vegetatives Nervensystem".

Die Ursprungszellen des Sympathikus liegen in der Substantia intermedia (= Pars intermedia) der Seitensäule des Rückenmarks im Bereich von C8 bis L2/3. Der Sympathikus besitzt 2 Gruppen von Ganglien, von denen die eine Gruppe an beiden Seiten der Wirbelsäule als Grenzstrang (= Truncus sympathicus) eine Ganglienkette bildet.
➤ Diese Ganglien sind untereinander durch Rami interganglionares strangförmig verbunden. ◄

Die zweite Gruppe der Ganglien liegt vor der Wirbelsäule und besteht aus praevertebralen Ganglien. Diese praevertebralen Ganglien nehmen Fasern für die Eingeweidemuskulatur und für die Gefäßwände auf und leiten die entsprechenden Impulse weiter.
Von den Ursprungszellen im Rückenmark ziehen sympathische Fasern, die zum 1. Neuron gehören, durch die motorische Radix ventralis zu den Nn. spinales und durch die markscheidenhaltigen prae-

ganglionären Rami communicantes albi zum entsprechenden Grenzstrangganglion.

Im Grenzstrangganglion wird der überwiegende Teil der sympathischen Fasern auf das 2. Neuron umgeschaltet, der kleinere Teil zieht in den Nn. splanchnici zu den praevertebralen Ganglien und wird dort auf das 2. Neuron umgeschaltet.

Vom 2. Neuron ziehen die markarmen oder marklosen Neuriten durch die markscheidenlosen postganglionären Rami communicantes grisei zu den Nn. spinales, um mit den Spinalnerven in die Peripherie zu ziehen, wo sie die glatte und quergestreifte Muskulatur, die Gefäßwände und die Drüsen innervieren.

Der Sympathikus wird in einen Hals-, Brust-, Bauch- und Beckenteil unterteilt.

Bauchteil des Sympathikus

Der Bauchteil des Sympathikus besteht aus Ganglien, die auf der ventralen Seite der Wirbelsäule liegen. Der rechte und linke Grenzstrang werden im Bauch- und Beckenbereich durch quer verlaufende Rr. transversi miteinander verbunden, im Brustbereich kommen diese Rami nur selten vor.

In den praevertebralen (prae-aortalen) Ganglien liegen die Perikaryen des 2. Neurons.

➤ An Ganglien kommen vor:
- **Ganglia coeliaca** – liegen am Anfangsteil der Aorta abdominalis und um den Truncus coeliacus herum. Sie bilden den Hauptteil des Plexus coeliacus (s. weiter unten). Von ihnen ziehen postganglionäre Fasern zur/zum : Leber, Pankreas, Milz, Nebenniere, Magen und Duodenum.
- **Ganglion mesentericum superius** – liegt an der Abgangsstelle der A. mesenterica superior aus der Aorta abdominalis. Seine postganglionären Fasern versorgen den Darmbereich zwischen Duodenum und Colon transversum.
- **Ganglion mesentericum inferius** – liegt an der Abgangsstelle der A. mesenterica inferior aus der Aorta abdominalis. Seine postganglionären Fasern versorgen den Darmbereich zwischen Colon transversum und Rektum. ◄
- Ganglia aorticorenalia – liegen am Abgang der Aa. renales aus der Aorta.
- Ganglia renalia – liegen um die Aa. renales.

Diese Ganglien erhalten Fasern vom Sympathikus, N. vagus, N. phrenicus und von den Nn. splanchnici major und minor. Von den Ganglien ziehen vegetative Fasern zum **Plexus aorticus abdominalis**, der die Aorta abdominalis in voller Länge (bis zur Aufteilung in die Aa. iliacae communis) geflechtartig umhüllt.

Der Plexus aorticus abdominalis bildet den größten Plexus des autonomen Nervensystems. Neben der Innervation der glatten Eingeweidemuskulatur führt er den Drüsen sekretorische Fasern zu, verengt Gefäße und führt sensible Fasern aus den Eingeweiden weiter.

Aus dem Plexus aorticus abdominalis gehen u.a. hervor:
- **Plexus coeliacus** (syn.: **Plexus solaris = Sonnengeflecht**) – liegt um den Truncus coeliacus.
  Klinik: Bei einem Schlag auf den Plexus solaris kann es zu vegetativen Störungen in Form einer Erhöhung der Herzfrequenz und von Atemnot kommen.
- Plexus mesentericus superior und inferior.

Außerdem gibt er eine Reihe von Plexus zu den Bauchorganen ab, deren Bezeichnung von den Bauchorganen abgeleitet ist, z.B.: Plexus hepaticus – Leber (Hepar), Plexus splenicus – Milz (Splen) usw.

Der Plexus aorticus abdominalis geht über in
- die paarigen Plexus iliaci, die die Aa. iliacae communes begleiten und
- den unpaarigen Plexus hypogastricus superius, der über das Promontorium ins kleine Becken zieht und sich in einen rechten und linken N. hypogastricus teilt. Die Nn. hypogastrici ziehen zum Plexus hypogastricus inferior, der um das Rektum liegt.

Beckenteil des Sympathikus

Der Beckenteil des Grenzstrangs liegt medial von den Foramina pelvina des Os sacrum (= Kreuzbein). Er besteht aus vier paarigen Ganglien und dem unpaarigen Ganglion coccygeum impar. Als Nn. splanchnici sacrales ziehen die Grenzstrangnerven zu den praevertebralen Ganglien.

Der Plexus aorticus abdominalis ist über den Plexus hypogastricus superior mit dem im Bereich des Rektum und der Harnblase liegenden Plexus hypogastricus inferior verbunden. Der Plexus hypogastricus inferior erhält über die Nn. pelvici splanchnici parasympathische Fasern. Im Bereich dieses Plexus liegen viele Ganglienzellen, die zu den Ganglia pelvina zusammengefaßt werden.

8.12.2 Pars parasympathica ! 0/1

Siehe auch die Winterthur-Verlaufsbeschreibung „Vegetatives Nervensystem".

➤ Die Zellkörper des Parasympathikus liegen

- als kranialer Teil des Parasympathikus im Mittelhirn und im verlängerten Mark (= Medulla oblongata),
- als kaudaler Teil im sakralen Abschnitt des Rückenmarks. ◄

➤ Der kraniale Teil des Parasympathikus benutzt bestimmte Gehirn- und Rückenmarksnerven als Leitungskabel. Gehirnnerven mit parasympathischen Anteilen sind: N. oculomotorius, N. facialis, N. glossopharyngeus und N. vagus Hierbei kommt dem N. vagus eine besondere Rolle zu. ◄ Die Fasern des Parasympathikus verlaufen mit Ausnahme der parasympathischen Fasern des N. vagus unterhalb des Abgangs des N. laryngeus recurrens und der Nn. pelvini splanchnici zusammen mit anderen Nerven.

Der kaudale Teil des Parasympathikus geht aus der Zona intermedia des Rückenmarks in Höhe des 2.–5. Sakralsegments hervor.

➤ Über die Radix ventralis verlassen diese Fasern das Rückenmark, um mit den 2.–4. Sakralnerven zum Plexus sacralis zu ziehen, von wo sie als Nn. pelvici splanchnici zum Ganglion pelvinum verlaufen, wo der größte Teil der Fasern auf das postganglionäre Neuron umgeschaltet wird. ◄

Der Parasympathikus ist der Antagonist (= Gegenspieler) des Sympathikus, was aus der nachfolgenden Tabelle ersichtlich wird.

➤ Bei einer Aktivierung kommt es zu folgenden Reaktionen:

➤ Erfolgsorgan	Sympathikus	Parasympathikus
Pupille	erweitert	verengt
Herz – Sinusknoten	erhöht die Herzfrequenz	erniedrigt die Herzfrequenz
– AV-Knoten	verkürzt die Überleitungszeit, erweitert die Herzkranzgefäße	verlängert die Überleitungszeit, verengt die Herzkranzgefäße
Lunge (Bronchialmuskeln)	Relaxation (⇒ Erweiterung)	Kontraktion (⇒ Verengung)
Magen/Darm – Motilität – M. sphincter	nimmt ab Kontraktion	nimmt zu Relaxation
Harnblase – M. sphincter – M. detrusor	⇒ Harnverhaltung Kontraktion Relaxation	 Relaxation Kontraktion
Penis	Ejakulation	Erektion ◄

8.13 Peritoneum !! 3/7

Das **Peritoneum** (= **Bauchfell**) wird in zwei seröse Häute unterteilt:
- als **Peritoneum parietale** (= parietales Blatt) kleidet es die Innenwand der Bauch- und Beckenhöhle aus,
- als **Peritoneum viscerale** (= viszerales Blatt) überzieht es die intraperitoneal (= innerhalb des vom Peritoneum ausgekleideten Höhlenteil) liegenden Bauch- und Beckeneingeweide.

Das insgesamt etwa 2 qm große Peritoneum kann als seröse Haut bestimmte Substanzen sezernieren (= abgeben) und resorbieren (= aufnehmen). Als seröse (= feuchte) Haut ermöglicht es das Peritoneum den von ihm umgebenen Organen sich gegeneinander zu verschieben.

Innervation und Gefäßversorgung

➤ Das Peritoneum parietale wird von Nn. intercostales, dem N. iliohypogastricus und dem N. ilioinguinalis innerviert. Es ist sehr schmerzempfindlich. Das Peritoneum viscerale wird von autonomen Eingeweidenerven innerviert und ist fast schmerzfrei. Stellenweise kommen im Peritoneum Lamellenkörperchen (Vater-Pacini'sche Körperchen) vor. Das Peritoneum ist von vielen Blutgefäßen durchsetzt und enthält viele Lymphkapillaren. ◄

Mikroskopische Anatomie

➤ Das Peritoneum besteht aus einer Schicht platter Mesothelzellen (Serosazellen), die zur Peritonealhöhle hin mit Mikrovilli besetzt und mit einem dünnen Flüssigkeitsfilm überzogen sind, weshalb die Oberfläche des Peritoneum spiegelnd und glatt erscheint. ◄

Unter dem Epithel liegt als dünne Bindegewebsschicht die Lamina propria, die stellenweise einer Tela subserosa aufsitzt.

Peritonealverhältnisse

➤ Die Bauchorgane, die vollständig vom Peritoneum viscerale umhüllt sind, werden als intraperitoneal liegende Organe bezeichnet. Diese Organe sind über ein Mesenterium, an dem sie beweglich fixiert sind, mit der Bauchwand verbunden. ◄

Organe, die entwicklungsgeschichtlich gesehen außerhalb der Bauchhöhle angelegt wurden, werden als **primär retroperitoneal** (syn.: **extraperitoneal**) liegende Organe bezeichnet.

Organe, die ursprünglich innerhalb der Bauchhöhle angelegt wurden, im Laufe der Fetalentwicklung jedoch an die Bauchwand gedrängt wurde, sind an den Stellen, an denen sie mit der Bauchwand verwachsen sind, nicht vom Peritoneum umgeben und werden deshalb als **sekundär retroperitoneal** liegende Organe bezeichnet.

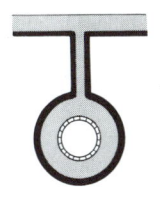

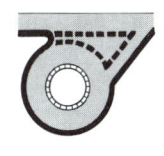

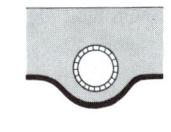

Abb. 8.65 Peritonealverhältnisse

intraperitoneal   sekundär retroperitoneal   primär retroperitoneal

➤ **Intraperitoneal liegen:**
- im Oberbauch: Leber, Gallenblase, Milz, Magen, Pars superior duodeni
- im Unterbauch: Jejunum, Ileum, Caecum, Appendix vermiformis, Colon transversum, Colon sigmoideum.

Primär retroperitoneal liegen:
Niere, Nebenniere, Ureter, Aorta abdominalis, V. cava inferior, Ductus thoracicus, Grenzstrang. ◀

Merksatz:

Nehmt	– **N**ebenniere
niemals	– **Nie**re
unseren	– **U**reter
Toren	– Ductus **th**oracicus
grünen	– **G**renzstrang
Kaffee	– V. **ca**va inferior
ab	– Aorta **ab**dominalis.

➤ **Sekundär retroperitoneal liegen:**
- im Oberbauch: Pars descendens duodeni, Pars horizontalis duodeni, Pars ascendens duodeni, Pankreas;
- im Unterbauch: Caecum, Colon ascendens, Colon descendens, ein Teil des Rektums. ◀

Merksatz:

Du	– **Du**odenum
Punker	– **P**ankreas
komm **auf**	– Colon ascendens (= **auf**steigender Teil)
und **ab**	– Colon descendens (= **ab**steigender Teil)
ins **Rektum**	– Teil vom Rektum

Mesenterien

Bei der Darmdrehung verkleben während der Fetalzeit Teile des viszeralen und parietalen Peritoneum miteinander und verschmelzen mit der dorsalen Bauchwand. Diese peritonealen Duplikaturen dienen als Aufhängeband und werden Mesenterien (= Darmgekröse) genannt. Sie kommen an sehr weit in die Peritonealhöhle vorgestülpten Darmbereichen vor und verbinden diese Darmbereiche beweglich mit der hinteren Bauchwand.

Das Mesenterium ist bandartig (nicht strangförmig). Es besteht neben den beiden Peritonealblättern aus einer dazwischenliegenden Tela subserosa, in der die Nerven, Blut- und Lymphgefäße verlaufen.

➤ Die Mesenterien haben vor allem die Aufgabe, die Blut- und Lymphgefäße und die Nerven zum jeweiligen Darmabschnitt zu leiten. Außerdem dienen sie der Fettspeicherung und der Abwehr (sie besitzen viele Makrophagen). ◀

Folgende Mesenterien kommen u.a. vor:
- Mesogastrium (= Mesenterium des Magens)
- Mesocolon (= Mesenterium des Kolon)
- „Meso" (= Mesenterium des Dünndarms).

Die Mesenterien können sich zwischen den Organen ausspannen und dabei Räume abgrenzen und bilden.

Die Stelle, an der das parietale in das viszerale Peritonealblatt umschlägt, wird als Mesenterialwurzel (= Radix) bezeichnet. Die Mesenterialwurzeln bilden die Ein- und Austrittsstellen für die Gefäße zum Mesenterium.

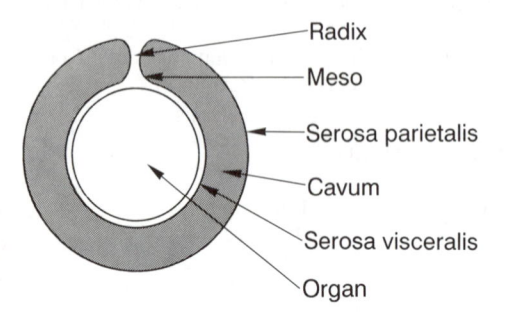

Abb. 8.66 Darstellung der Serosaverhältnisse (schematisiert)

Es kommen drei Mesenterialwurzeln vor:
➤ **Radix mesenterii** (= Dünndarmgekröse) – für das **Mesenterium**.
Das Mesenterium beginnt an der Flexura duodenojejunalis in Höhe des 2. Lendenwirbels, zieht über den M. psoas major hinweg, überkreuzt den rechten Ureter (= Harnleiter) und beim Mann die A. und V. spermatica bzw. bei der Frau die A. und V. ovarica und zieht zum Ostium ileocaecale. Diese Radix ist etwa 15 cm lang, die Entfernung der Mesenterialwurzel zum Darm beträgt ebenfalls etwa 15 cm. Am Mesenterium sind das Jejunum und das Ileum befestigt. Im Mesenterium verlaufen die A. und V. mesenterica superior.

Radix mesocoli transversi (= Querkolongekröse) – für das **Mesocolon transversum**.
Das Mesocolon transversum liegt unter der Leber und dem Magen. Das Mesocolon transversum zieht von der Flexura coli dextra über die rechte Niere und die Pars descendens des Duodenum sowie unterhalb vom Pankreaskopf liegend in Richtung Milz bis zur Flexura coli sinistra. Nach kaudal begrenzt es die Bursa omentalis. Ventral ist es über das Colon transversum mit dem Omentum majus verbunden. Im Mesokolon verlaufen die A. und V. colica media und Äste der A. mesenterica superior.

Radix mesocoli sigmoidei (Sigmagekröse) – für das **Mesocolon sigmoideum**.
Das Mesocolon sigmoideum verläuft S-förmig vom linken Os ilium (Darmbein) zum Promontorium, wobei es die A. und V. iliaca communis und den Ureter kreuzt. In ihm verlaufen Äste der A. mesenterica inferior. ◄

8.13.1 Peritonealstrukturen !!! 11/30

➤ *Prüfungsrelevant: Gesamtes Kapitel.* ◄

Als Peritonealduplikaturen (= Bauchfellduplikaturen) kommen im Oberbauch das Omentum majus und das Omentum minus vor. Die Omenta sind auf beiden Seiten vom Peritoneum bedeckt, in ihnen verlaufen ein Großteil der Blut- und Lymphgefäße für die Organe.

Omentum majus (= großes Netz)
Das Omentum majus ist eine Bindegewebsplatte, die vom Peritoneum umhüllt ist. Das Omentum majus ist läppchenartig aufgebaut und zumeist sehr fettreich, nur bei mageren Menschen sieht es netzartig aus.

Das Omentum majus ist an der Curvatura major (= große Kurvatur) des Magens befestigt, von der es schürzenartig herabhängt und damit den Darm bedeckt. Die Rückseite des Omentum majus ist mit dem Colon transversum fest verwachsen.

Als **Lig. gastrocolicum** wird der Teil des Omentum majus bezeichnet, der von der Curvatura major des Magens zum Colon transversum zieht, mit der er ebenfalls verwachsen ist. Im Lig. gastrocolicum verlaufen die Aa. und Vv. gastroomentalis dextra und sinistra.

Den oberen Teil des Omentum majus bildet das Lig. gastrophrenicum, das den Fundus des Magens mit dem Zwerchfell verbindet. Das Lig. gastrophrenicum bildet die obere Fortsetzung des Lig. splenorenale und des Lig. gastrosplenicum.

Das Omentum majus ist reich an Makrophagen und Lymphozyten (siehe Milchflecken, weiter unten) und dient damit der Abwehr. Bei Entzündungen verklebt es häufig an der entzündeten Stelle. Als eine Art Fettpolster schützt es den Darm und die hinter ihm liegenden Organe vor Stößen. Außerdem dient es als Fettdepot und der Resorption von z.B. Flüssigkeit, die sich in den Spalten der Peritonealhöhle (= Bauchfellhöhle) ansammelt.

Im Stroma des Omentum majus liegen Strukturen, die als **Milchflecken** (= **Maculae lacteae**) bezeichnet werden. Innerhalb dieser Milchflecken kommen viele arteriovenöse Anastomosen vor, zwischen denen viele Lymphozyten und Histiozyten liegen. Die Milchflecken besitzen keine Organkapsel. Sie dienen der Abwehr.

Weitere wichtige Peritonealduplikaturen sind:
- **Lig. gastrosplenicum** (syn.: **Lig. gastrolienale**) – zieht als vordere Peritonealduplikatur von der

Curvatura major des Magens zum Hilus der Milz. Im Lig. gastrosplenicum verlaufen die A. und V. gastrica brevis und die A. gastroomentalis sinistra.
- **Lig. splenorenale** (syn.: Lig. lienorenale, Lig. phrenicosplenicum, alt: Lig. phrenicolienale) – zieht vom Zwerchfell, der Niere und der Cauda des Pankreas zum Milzhilus. Kaudal setzt sich das Ligamentum in das Mesocolon transversum fort. Es begrenzt den Recessus splenicus der Bursa omentalis. Im Lig. splenorenale verlaufen die A. und V. splenica.
- **Lig. phrenicocolicum** – liegt auf der linken Körperseite zwischen dem Zwerchfell und dem Colon descendens. Es bildet den Boden der Milznische.

Omentum minus (= kleines Netz)

Das Omentum minus ist eine Peritonealplatte, die sich fast frontal zwischen der Eingeweidefläche der Leber und der kleinen Kurvatur des Magens sowie der Pars superior des Duodenum ausspannt. Das Omentum minus besteht aus 2 Anteilen:
- **Lig. hepatogastricum** – zieht als zartes Band von der Curvatura minor des Magens zur Leber. Es bildet eine Grenze der Bursa omentalis. In ihm verlaufen die A. und V. gastrica dextra.
- **Lig. hepatoduodenale** – zieht als derbes Band von der Leber zur Pars superior des Duodenum. Der Unterrand des Lig. hepatoduodenale bildet die Vorderwand des Foramen omentale (syn.: Foramen epiploicum) und begrenzt den Eingang in das Vestibulum der Bursa omentalis.

Das Lig. hepatoduodenale enthält die Leitungsbahnen zur Leberpforte, die in charakteristischer Weise angeordnet sind:
- ventral – Ductus choledochus
- in der Mitte – A. hepatica propria
- dorsal – V. portae
- sowie Nerven und Lymphgefäße.

> **Merksatz: Chol**eriker (= Ductus **chole**dochus) **h**elfen (A. **he**patica propria) **Port**ugal (V. **port**ae).

Der obere schmale Teil des Omentum minus, der vom Magen zum Zwerchfell zieht, wird **Lig. phrenicogastricum** genannt.

8.14 Angewandte und topographische Anatomie

Der Bauch wird kranial durch den Rippenbogen und kaudal u.a. durch die Cristae iliacae (= Darmbeinkämme) begrenzt. Die Bauchhöhle (= **Cavitas abdominalis**) wird kranial kuppelartig durch das Zwerchfell, ventral und lateral durch die Bauchmuskeln mit ihren Sehnen, sowie dorsal durch die Wirbelsäule und das Os sacrum (= Kreuzbein) begrenzt. Nach kaudal setzt sich das Cavum abdominis in die Beckenhöhle (= **Cavitas pelvis**) fort.

Eine Grenze zwischen der Bauch- und der Beckenhöhle ist nicht genau zu ziehen, da Darmanteile auch im Becken liegen.

Festzuhalten bleibt, daß die äußere Grenze des Bauches nicht mit der Cavitas abdominalis übereinstimmt, da sich das Zwerchfell unter den Rippen nach kranial vorwölbt.

8.14.1 Oberflächenanatomie, Abdomen ! 1/4

➤ Beim mageren und beim muskulösen Menschen bilden sich auf der vorderen Bauchwand ab:
- Linea alba
- Intersectiones tendineae des M. rectus abdominis
- die Muskel-Sehnengrenze des M. obliquus externus abdominis
- die lateralen Ränder der Mm. recti abdominis. ◀

Gliederung der Bauchwand in Regionen

Aus der Abbildung 8.26 können Sie ersehen, daß die Bauchwand in 3 Etagen und 9 Regionen unterteilt wird:
- **Epigastrium** (= Oberbauch) – liegt zwischen dem Zwerchfell und einer zwischen den beiden untersten Punkten des Rippenbogens gezogenen Linie.
- **Mesogastrium** (= Mittelbauch) – liegt zwischen der oberen Linie und der zwischen den beiden Cristae iliacae gezogenen Linie.
- **Hypogastrium** (= Unterbauch) – liegt zwischen der unteren Linie und dem Lig. inguinale.

Wichtige Head'sche Zonen	
Organ	**Projektionsort**
Zwerchfell	C$_4$ – linke und rechte Schulter.
Herz	C$_{3-4}$ und Th$_{3-4}$ – Schmerzen im Bereich der 4. Rippe bis in den Oberarm.
Oesophagus	Th$_{4-5}$ – unterer Sternumbereich.
Magen	Th$_8$ – Epigastricum und linke Regio hypochondriaca
Leber mit Gallenblase	Th$_{8-11}$ – rechte Regio hypochondriaca (manchmal auch bis zur Scapula).
Dünndarm	Th$_{10}$ – Regio umbilicalis (Nabelbereich).
Dickdarm	Th$_{11}$ bis L$_1$ – Regio umbilicalis, Regio abdominalis.
Niere und Hoden	Th$_{10}$ bis L$_1$ – Leistenbereich bis in den Hodensack (Labien).
Harnblase	Th$_{11}$ bis L$_1$ – Regio pubica.

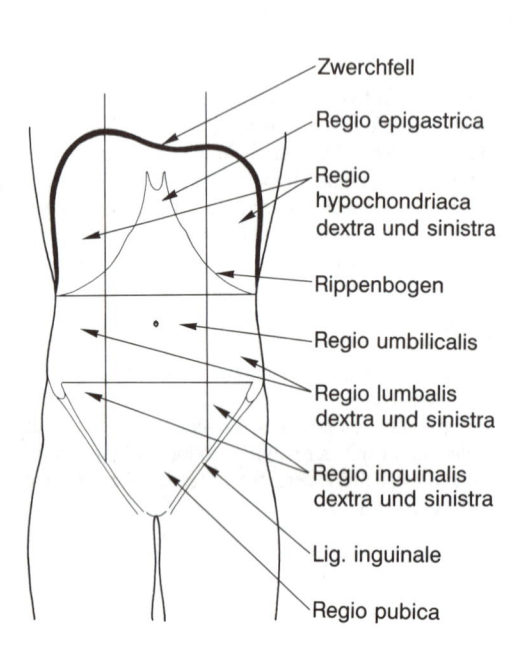

Abb. 8.67 Gliederung des Bauch- und Beckenbereichs.

Head'sche Zonen

➤ Erkrankt ein inneres Organ, so kann der Schmerz auf bestimmte Hautzonen projiziert werden und dort über einen viszero-kutanen Reflex Überempfindlichkeiten in Form von Schmerzen hervorrufen. Die Schmerzen treten dabei auf der ipsilateralen (= gleichen) Seite auf, wo das unpaarige Organ liegt. Diese Hautzonen (= Hautbezirke) werden Head'sche Zonen genannt. ◀

➤ Die Schmerzübertragung läßt sich dadurch erklären, daß das animale und das vegetative Nervensystem über kleine Äste miteinander in Verbindung stehen. Dadurch entstehen Beziehungen zwischen den Eingeweiden und Organen mit bestimmten Hautzonen.

Umgekehrt ist es möglich, über die entsprechende Hautzone auf bestimmte innere Organe einzuwirken (= kuto-viszeraler Reflex), was bei der physikalischen Therapie (Massagen, Bäder usw.) genutzt wird. ◀

8.14.2 Organprojektionen auf die Bauchwand

Die Projektion der einzelnen Organe auf die Bauchwand wird ausführlich unter „Topographie" in den einzelnen Organkapiteln beschrieben.

8.14.3 Röntgenbilder

Siehe Winterthur-Atlas 4. Auflage.

8.14.4 Gliederung der Bauchhöhle, Topographie der Bauchorgane !! 2/15

Die Bauch- und Beckenhöhle können in eine Cavitas peritonealis (= Peritonealhöhle = Bauchfellhöhle) und in ein Spatium retroperitoneale (= Retroperitonealraum) unterteilt werden.

Als **Peritonealhöhle** wird der Raum zwischen dem parietalen und dem viszeralen Blatt des Peritoneum, also der kapilläre Spaltraum zwischen den Eingeweiden und der Wand der Leibeshöhle bezeichnet. Einige Autoren bezeichnen mit Cavitas peritonealis die Bauchhöhle in ihrer Gesamtheit.

Das **Spatium retroperitoneale** liegt als Bindegewebsraum zwischen der hinteren Bauchwand und dem parietalen Blatt des Peritoneum. In diesem Spalt, dem Retroperitonealraum, liegen die primär retroperitonealen Organe (s. Kapitel 8.13).

Die Topographie der einzelnen Organe wird ausführlich in den jeweiligen Organkapiteln beschrieben.

Im Bereich der Bauchhöhle sind nachfolgende Peritonealtaschen (= Bauchfelltaschen) von Bedeutung:

Bursa omentalis (= Netzbeutel)

▶ Die Bursa omentalis ist die wichtigste Peritonealtasche. Sie dient bei Atem- und Körperbewegungen als Gleitspalt für die Leber, den Magen und die Milz. Die Bursa omentalis besteht aus einem Hauptraum (= Vestibulum bursae omentalis) und einigen Recessus. ◀

▶ Die Bursa omentalis wird begrenzt:
ventral:
- Omentum minus
- Magen (stellt den größten Teil der Vorderwand der Bursa)

dorsal:
- Lig. gastrocolicum
- Pankreas
- linke Nebenniere,
- oberer Pol der linken Niere
- Aorta abdominalis
- linker Teil der Plica gastropancreatica (mit der A. und V. gastrica sinistra),
- rechter Teil der Plica gastropancreatica (mit der A. hepatica communis und der V. gastrica dextra)

kranial:
- Lobus caudatus der Leber
- Zwerchfell

kaudal:
- Colon transversum mit Mesocolon transversum

lateral rechts:
- Leber
- Duodenum
- V. cava inferior

lateral links:
- Milz
- Lig. gastrosplenicum
- Lig. gastrophrenicum. ◀

Klinik: ▶ Einen operativen Zugang zur Bursa omentalis schafft man:
1. indem Sie von vorn das Lig. gastrocolicum durchtrennen, das sich zwischen der Curvatura major des Magens und dem Colon transversum ausspannt (= supracolischer Weg = der zumeist angewendete Weg),
2. indem Sie von unten das Mesocolon transversum durchtrennen (= intracolischer Weg) – hierbei muß jedoch darauf geachtet werden, daß die Gefäße für den Darm nicht verletzt werden,
3. indem Sie von oben durch das Omentum minus zwischen der Curvatura minor des Magens und der Leber eindringen,
4. indem Sie das Omentum majus unter Umgehung des Colon transversum abtrennen. ◀

▶ Als natürlicher Eingang zur Bursa omentalis dient das 2–3 cm breite **Foramen omentale** (alt: Foramen epiploicum), das in Höhe des 1. Lendenwirbelkörpers rechts von der Wirbelsäule liegt.

Das Foramen omentale wird abgegrenzt durch:
- kranial – Lobus caudatus der Leber,
- kaudal – Pars superior des Duodenum,
- ventral – Lig. hepatoduodenale und Unterrand des Omentum minus,
- dorsal – V. cava inferior und rechte Nebenniere. ◀

An weiteren Peritonealtaschen kommen vor:
- **Recessus subphrenici** – liegen zwischen dem Zwerchfell, der Leber und dem Lig. falciforme.
- **Recessus subhepatici** – liegen zwischen dem Zwerchfell und dem Colon transversum. Sie setzen sich in den Recessus hepatorenalis fort, der von der Niere und der Nebenniere begrenzt wird.
- ▶ **Recessus duodenalis superior** – liegt hinter der Plica duodenalis superior, in der die V. mesenterica inferior verläuft. Dieser Recessus kann als Bruchsack dienen. ◀
- **Recessus duodenalis inferior** – liegt kurz vor der Flexura duodenojejunalis.

In der Nähe des Caecum (= Blinddarm) liegen:
- **Recessus ileocaecalis superior** – liegt oberhalb der Einmündung des Ileum in das Caecum. Er wird ventral von der Plica caecalis vascularis begrenzt.
- **Recessus ileocaecalis inferior** – liegt unterhalb der Einmündung des Ileum in das Caecum. Er wird ventral von der Plica ileocaecalis und dorsal vom Mesoappendix begrenzt. Die Plica ileocaecalis erstreckt sich zwischen dem unteren Ileum, der Appendix vermiformis und dem Caecum.
- **Recessus retrocaecalis** – liegt zwischen dem Caecum und der hinteren Bauchwand.

8.14.5 Gliederung des Cavum pelvis, Topographie der Beckenorgane

Die Topographie der Beckenorgane wird ausführlich in den jeweiligen Organkapiteln behandelt. Die Gliederung des Beckens lesen Sie bitte in Kapitel 6.4.4 nach.

8.14.6 Regio perinealis 0/0

Durch eine gedachte Linie zwischen dem rechten und linken Tuber ischiadicum (= Sitzbeinhöcker) unterteilt man die Regio perinealis (= Dammregion) in eine Regio urogenitalis und eine Regio analis.

Die Regio urogenitalis enthält die äußeren Geschlechtsorgane, die Regio analis umfaßt das Gebiet um den Anus. Zwischen Anus und Vagina bzw. der Peniswurzel liegt der **Damm** (= Perineum).

Der Bereich um den Anus wird von den Nn. rectales inferiores, die Haut des Damms von den Nn. perineales (alle Äste des N. pudendus) innerviert.

8.14.7 Intraabdominaldruck

Das Zusammenspiel von Bauchwand und Zwerchfell für die Bedeutung der Bauchpresse wird in Kapitel 6.3.2 beschrieben.

8.14.8 Schwangerschaft und Geburtsvorgang ! 0/1

Die Schwangerschaft dauert beim Menschen vom 1. Tag der letzten Regel gerechnet durchschnittlich 280 Tage oder 40 Wochen (früher wurde die Schwangerschaft nach Mondmonaten angegeben, die jeweils 28 Tage betrugen). Die Schwangerschaft dauert real also etwa 280 Tage minus der Zeit zwischen dem 1. Tag der letzten Regel und dem Befruchtungstag.

Ist der genaue Konzeptionstag (= Befruchtungstag) nicht bekannt, so errechnet man den Geburtstermin nach der Naegele-Regel: 1. Tag der letzten Regel minus 3 Monate plus 7 Tage.

▶ Während der Schwangerschaft vergrößert sich synchron zum Wachstum des Feten der Uterus, wobei die Uterusvergrößerung hauptsächlich durch die Hypertrophie der vorhanden Muskelfasern und zum kleineren Teil durch Hyperplasie (= Zellvermehrung) erfolgt (s. Kapitel 8.7.3).

Da der Uterus besonders im Bereich des Zervix (= Muttermund) durch starke Bänder im kleinen Becken fixiert ist, erfolgt die Ausdehnung des Uterus zur Bauchhöhle hin. ◀

Größenzunahme des Uterus

Gegen Ende des 3. Schwangerschaftsmonats ist der Uterus so groß geworden, daß der Fundus des Uterus aus dem kleinen Becken herausragt. Um die 20. Schwangerschaftswoche erreicht der Fundus den Nabel und zwischen der 28.–30. Woche das Epigastrium.

▶ Ende der 36. Schwangerschaftswoche erreicht der Uterus seinen höchsten Stand, wobei der Fundus kurz unterhalb des Processus xiphoideus (= Schwertfortsatz des Brustbeins) steht. ◀ Zwischen der 37. bis 40. Woche neigt sich der Fundus etwas nach vorn und senkt sich damit auf die gleiche Höhe, die er um die 34. Woche erreicht hatte.

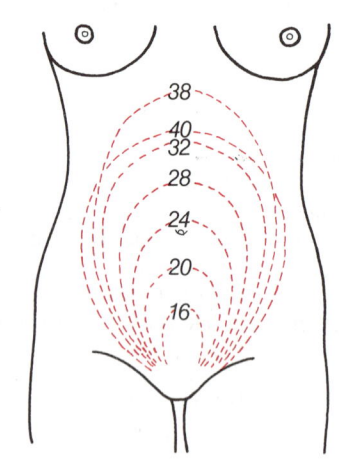

Abb. 8.68 Stand des Fundus uteri in den verschiedenen Schwangerschaftswochen

Gegen Ende der 40. Schwangerschaftswoche hat sich das Gewicht des Uterus von 50–100 g (= nicht schwangerer Uterus) auf 1–1,5 kg erhöht. Das Volumen der Uterushöhle beträgt zu diesem Zeitpunkt etwa 5 l.

Während der Schwangerschaft lockert sich das mittelbar an der Geburt beteiligte mütterliche Gewebe (u.a. die Zervix) unter Hormoneinfluß auf und wird dadurch weicher und bei der Geburt dehnbarer.

Geburtsvorgang

Die Geburt wird wahrscheinlich durch Hormone aus der Nebennierenrinde des Fetus ausgelöst. Das in der Neurohypophyse der Mutter gebildete Hormon Oxytocin beeinflußt die Dauer und die Intensität der Wehen.

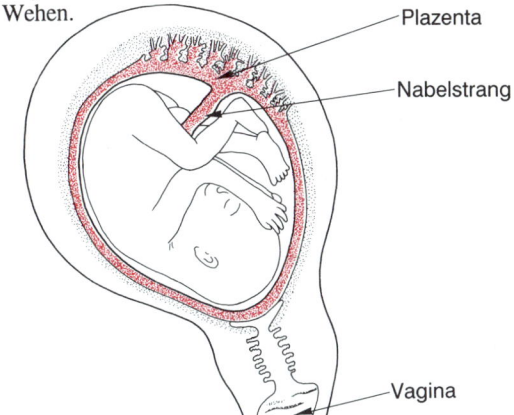

Abb. 8.69 Lage des Kindes kurz vor der Geburt.

Beim Geburtsvorgang unterscheidet man drei Stadien:

1. Stadium = Eröffnungsperiode

Dieses Stadium reicht vom Beginn der Wehen (= Kontraktionen der Uterusmuskulatur) bis zur vollständigen Öffnung des Zervikalkanals. Die Dauer dieses Stadiums ist sehr variabel, bei einer Erstgebärenden dauert es durchschnittlich 12 Stunden, bei einer Mehrgebärenden etwa 7 Stunden.

➤ Zu Beginn dieses Stadiums bildet sich im Bereich des inneren Zervikalkanals (= innerer Muttermund) ein aus Amnion und Chorion gebildeter Keil, der sich infolge der Uteruskontraktionen immer weiter in den Zervikalkanal vorschiebt und den Kanal damit eröffnet.

Gegen Ende des 1. Stadiums reißt dieser Keil, damit kommt es zur Ruptur der Fruchtblase und das Fruchtwasser tritt aus. Durch die Wehen wird der Zervikalkanal nun vollständig eröffnet. ◄

2. Stadium = Austreibungsperiode

➤ Dieses Stadium reicht von der vollständigen Eröffnung des Zervikalkanals bis zur Geburt. Die Austreibungsperiode dauert zwischen 20–60 Minuten. ◄

Durch die weiteren Uteruskontraktionen wird der Fetus durch den Geburtskanal (= Zervikalkanal und Vagina) nach außen gedrückt, hierbei spielt die von der Gebärenden bewußt eingesetzte Bauchpresse eine unterstützende Rolle.

Einstellung des Feten während der Geburt:

➤ Für die reibungslose Geburt ist der Durchmesser des Beckenkanals der Schwangeren von entscheidender Bedeutung. Der Durchmesser des ovalen Kopfes eines Neugeborenen beträgt etwa 11–12 cm x 8–9 cm. Die engste Stelle eines normal entwickelten Beckens bildet mit 11 cm die Conjugata vera (siehe Kapitel 6.4.2). Die noch nicht zusammengewachsenen Kopfknochen des Neugeborenen ermöglichen im begrenzten Rahmen eine Anpassung des Kopfes an die Beckenweite (s. Kapitel 5.1.1). ◄

Während der Geburt dreht sich der Körper des Kindes innerhalb des Geburtskanals entsprechend dem geringsten Widerstand. Bei der **Hinterhauptslage** (= Kopf wird zuerst geboren) dreht sich der Kopf des Kindes zunächst in Querrichtung (= die Sutura sagittalis = Pfeilnaht liegt quer). Nach dem Durchtritt durch den Muttermund dreht sich der Kopf des Kindes in Längsrichtung (= Sutura sagittalis liegt längs), wobei das Gesicht des Kindes dem Os sacrum (= Kreuzbein) zugewandt ist. Um aus dem Geburtskanal austreten zu können, muß der Kopf anschließend gestreckt werden.

Bei einer Steißlage tritt zuerst das wesentlich breitere untere Rumpfende durch den Geburtskanal.

3. Stadium

Dieses Stadium reicht von der Geburt des Kindes bis zur Geburt der Nachgeburt. Kurze Zeit nach der Geburt des Kindes löst sich die Plazenta von der Decidua basalis und wird ebenfalls mittels Kontraktionen des Uterus als Nachgeburt ausgestoßen.

Die Rückbildung des Uterus erfolgt innerhalb von 6 bis 8 Wochen nach der Geburt, der Zervikalkanal schließt sich innerhalb von etwa 10 Tagen nach der Geburt.

Klinik: Bei mangelhafter Hygiene besteht nach der Geburt eine erhöhte Infektionsgefahr für die Mutter, da durch den noch offenen Zervikalkanal pathogene (= krankheitsauslösende) Keime in den Uterus eindringen können und dort auf die große Wundfläche stoßen. Solche Infektionen waren früher als Kindbettfieber gefürchtet.

9 Zentralnervensystem

Das **Zentralnervensystem** (= ZNS) wird
1. in das in der Schädelhöhle liegende Gehirn und
2. in das im Kanal der Wirbelsäule liegende Rückenmark unterteilt.

Das Rückenmark bildet die Fortsetzung des Gehirns. Rückenmark und Gehirn sind über viele Leitungsbahnen (Tractus oder Fasciuli genannt) miteinander verbunden.

Außen sind das Gehirn und das Rückenmark von Häuten umgeben, die ein mit Flüssigkeit gefülltes Hohlsystem umschließen. Die Flüssigkeit (= Liquor) dient u.a. dazu, das Gehirn und das Rückenmark gegen Stöße von außen abzusichern.

9.1 Entwicklung

9.1.1 Ausgangsmaterial !! 1/5

Wie in Kapitel 1.4.5 bereits ausführlich beschrieben, entwickeln sich aus der Wand des **Neuralrohrs**
- im kranialen Bereich kleine Hirnbläschen, die die Anlage des Gehirns bilden,
- im kaudalen Bereich das spätere Rückenmark.

Während sich das Neuralrohr noch abfaltet, lösen sich aus seinem Ektoderm Zellen, die die **Neuralleiste** bilden. Solange das Neuralrohr noch nicht geschlossen ist, liegt die Neuralleiste als Zwischenschicht zwischen dem Oberflächenektoderm und dem Neuralrohr. Nachdem das Neuralrohr geschlossen ist, wandern amöboid bewegliche Zellen aus der Neuralleiste in den ganzen Körper aus. Dabei bilden die Zellen auf beiden Seiten des Neuralrohrs im Bereich jedes Somiten Zellaggregate, aus denen die Spinalganglien hervorgehen. Im Kopfbereich bilden die Zellen die sensiblen Ganglien für die Hirnnerven 5, 7, 9 und 10 und die parasympathischen Ganglien für die Hirnnerven 3, 7, 9 und 10. Die aus der Neuralleiste hervorgehenden Strukturen lesen Sie bitte in Kapitel 1.4.5 nach.

▶ Das aus der Neuralleiste stammende Mesoderm wird Mesektoderm genannt. Die Zellen des **Mesektoderm** verhalten sich wie Mesenchymzellen. Aus den Zellen des Mesektoderm entwickeln sich die weichen Hirnhäute (siehe Kapitel 9.10.2). Außerdem entstehen aus den Mesektodermzellen Knorpelzellen für die Kiemenbögen sowie Odontoblasten, die das Zahnbein (= Dentin) bilden.

Im Kopfbereich fehlt das Mesoderm, seine Aufgaben übernimmt hier das Ektoderm.

Anfang der 5. Entwicklungswoche differenzieren sich die Neuroepithelzellen des Neuralrohrs in Neuroblasten und Glioblasten. Aus den **Neuroblasten** gehen die Nerven und Ganglienzellen, aus den **Glioblasten** über weitere Vorstufen die Oligodendrozyten und die Astrozyten hervor. Außerdem entsteht in der Seitenwand des Neuralrohrs innen eine Ependymzone, aus der sich über die Ependymoblasten die **Ependymzellen** entwickeln.

Die Ependymzellen kleiden die innere Oberfläche von Hohlräumen im Gehirn und im Rückenmark wie z.B. die Hirnventrikel und den Zentralkanal aus.

Die **Sympathikoblasten** haben als Neuroblasten der Sympathikusganglien den gleichen Ursprung wie die chromaffinen Zellen des Nebennierenmarks – beide produzieren auch Adrenalin und Noradrenalin. ◀

▶ Aus dem Hohlraum des Neuralrohrs und seiner Derivate entstehen (siehe Abbildung 9.3):
- im Rückenmark der Zentralkanal
- im Rautenhirn der 4. Hirnventrikel
- im Mittelhirn der Aqueductus cerebri
- im Zwischenhirn der 3. Hirnventrikel
- im Endhirn der Seitenventrikel. ◀

9.1.2 Rückenmark !! 1/5

Im Rumpfbereich entwickelt sich das Neuralrohr zum Rückenmark.

Die Entwicklung geht von den Zellen des mehrreihigen **Neuroepithels** aus, das die Wand des Neuralrohrs zum Zentralkanal hin auskleidet.

Ein Teil der Neuroepithelzellen differenziert sich zu **Neuroblasten**, die als primitive Nervenzellen aufgefaßt werden können. Neuroblasten besitzen einen großen Zellkern und einen dunkel gefärbten Nukleolus.

▶ Die Neuroblasten lagern sich außen mantelartig dem Neuroepithel an, weshalb die von ihnen gebildete Schicht **Mantelzone** genannt wird. ◀ Die Neuroblasten bilden Fortsätze aus, von denen das Axon (Nervenfaser) zur Oberfläche des Neuralrohrs vordringt und dort die **Marginalzone** bildet. Die Fortsätze der Neuroblasten sind von Glioblasten umgeben, die sich ebenfalls aus den Neuroepithelzellen differenzieren.

▶ Als weitere Schicht gehen aus dem Neuroepithel die Zellen der **Ependymzone** hervor, die das Neuralrohr innen auskleiden und damit den Zentralkanal des Rückenmarks umkleiden. ◀

▶ Die Wand des Neuralrohrs besteht somit von innen nach außen aus:
- Ependymzone
- Mantelzone
- Marginalzone. ◀

▶ Nur im Bereich der ventralen und dorsalen Wand des Neuralrohrs bilden sich aus dem Neuroepithel keine Neuroblasten. Diese beiden Bereiche bleiben dünn und werden als **Boden-** und als **Deckplatte** bezeichnet.

Aus der Mantelzone entsteht die graue Rückenmarkssubstanz und aus der Marginalzone die weiße Rückenmarkssubstanz, wobei die weiße Farbe durch die Myelinhüllen hervorgerufen wird, die die Fortsätze der Nervenzellen umgeben.

Im 2. Entwicklungsmonat entstehen in der **Mantelzone** zwei Zellsäulen, die durch einen längs verlaufenden rinnenartigen Sulcus limitans voneinander getrennt werden. Die dorsal liegende Zellsäule entwickelt sich zur Flügelplatte, die ventral liegende Zellsäule zur Grundplatte. ◀

Die beiden **Grundplatten** wölben sich während des weiteren Wachstums weiter aus, wodurch zwischen beiden Grundplatten als mediane Spalte die **Fissura mediana anterior** entsteht.

Die beiden **Flügelplatten** lagern sich nun aneinander, wobei sie nur durch eine mediane Scheidewand, das **Septum medianum dorsale**, voneinander getrennt sind.

Aus der Flügelplatte entwickelt sich das **Hinterhorn** (= Cornu posterius, syn.: Hintersäule = Columna posterior), das die sensiblen Kerne enthält und die somato-afferenten (= somato-sensiblen) Erregungen leitet.

Aus der Grundplatte entwickelt sich das **Vorderhorn** (= Cornu anterius, syn.: Vordersäule = Columna ventralis), das die motorischen Kerne enthält und die somato-efferenten (= somato-motorischen) Erregungen leitet.

Zwischen dem Hinter- und dem Vorderhorn entsteht das **Seitenhorn**, das aus der Grund- und Flügelplatte hervorgeht. Das Seitenhorn (= Cornu laterale, syn.: Seitensäule = Columna lateralis) leitet die viszero-afferenten und die viszero-efferenten Erregungen weiter. (Die 3 Säulen sehen bei der Aufsicht auf einen Querschnitt durch das Rückenmark hornartig aus, weshalb sie im Querschnitt Horn genannt werden).

In der **Marginalzone** entstehen analog zur Mantelzone drei Stränge (siehe Kapitel 9.2.3):
- Hinterstrang = Funiculus posterior
- Seitenstrang = Funiculus lateralis
- Vorderstrang = Funiculus anterior.

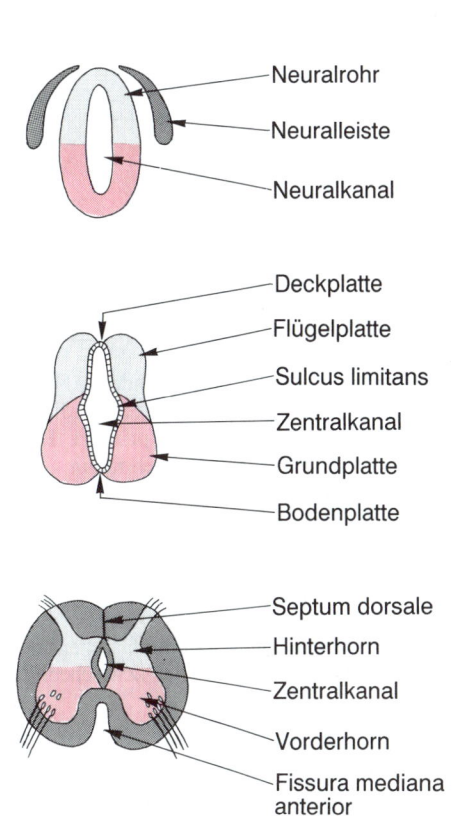

Abb. 9.1 Schematisierte Darstellung der Entwickung des Rückenmarks vom 4. bis zum 9. Entwicklungsmonat

Lageveränderung des Rückenmarks

Während beim Embryo das Rückenmark noch den gesamten Wirbelkanal ausfüllt, so daß die vom Rückenmark abgehenden 31 Spinalnervenpaare in Höhe der jeweiligen Foramina intervertebralia liegen (siehe Kapitel 6.1.6), wächst die Wirbelsäule in den nachfolgenden Entwicklungsmonaten schneller als das Rückenmark.

▶ Beim Neugeborenen reicht das Rückenmark noch bis zum 3. Lendenwirbel, beim Erwachsenen nur noch bis zum 1. bis 2. Lendenwirbel. ◀

▶ Das Rückenmark wird in ein Hals-, Brust-, Lenden- und Sakralmark unterteilt. Beim Erwachsenen reichen das:
- Halsmark bis zum 7. Halswirbel
- Brustmark bis zum 9.–10. Brustwirbel
- Lendenmark bis zum 12. Brustwirbel
- Sakralmark bis zum 1. bis 2. Lendenwirbel. ◀

Rückenmark-segment	Wirbelkörper-projektion
$C_1 - C_5$	$C_1 - C_5$
$C_6 - C_8$	$C_6 - C_7$
$Th_1 - Th_6$	$Th_1 - Th_5$
$Th_7 - Th_{12}$	$Th_6 - Th_9$
$L_1 - L_5$	$Th_{10} - Th_{12}$
$S_1 - S_5$ und Co_1	$L_1 - L_2$

9.1.3 Gehirn !!! 5/11

Das **Gehirn** entwickelt sich am Kopfende des Neuralrohrs in Form von drei bläschenförmigen Verdickungen. Diese Verdickungen werden **primäre Hirnbläschen** genannt. Sie unterteilen sich in ein:
- Pros-enzephalon (= Vorderhirn)
- Mes-enzephalon (= Mittelhirn)
- Rhomb-enzephalon (= Rautenhirn).

In der 5. Entwicklungswoche teilt sich das Vorderhirn in das:
- paarige Tel-enzephalon (= Endhirnbläschen)
- unpaarige Di-enzephalon (= Zwischenhirnbläschen).

Das Rautenhirn (Rhombenzephalon) teilt sich in das:
- Met-enzephalon (= Hinterhirn) und in das
- Myel-enzephalon (= Nachhirn = Markhirn).

Somit sind aus den 3 primären 5 **sekundäre Hirnbläschen** entstanden.
Während des in Kapitel 1.4.6 beschriebenen Wachstums des Neuralrohrs kommt es in der Längsachse der Keimscheibe zur Krümmung (= Abfaltung). Ähnlich der Krümmung des Embryonalkörpers krümmt sich die Gehirnanlage.

▶ In der 4. Entwicklungswoche zeigt das Gehirn zwei Krümmungen:
- die **Scheitelbeuge** (syn.: Mittelhirnbeuge) – sie liegt als stärkste Krümmung im Bereich des Mittelhirns,
- die **Nackenbeuge** – sie liegt zwischen dem Rautenhirn und dem Rückenmark. ◀

▶ Zu einem etwas späteren Zeitpunkt entsteht als 3. Krümmung die **Brückenbeuge,** die im Bereich des Rautenhirns liegt. ◀

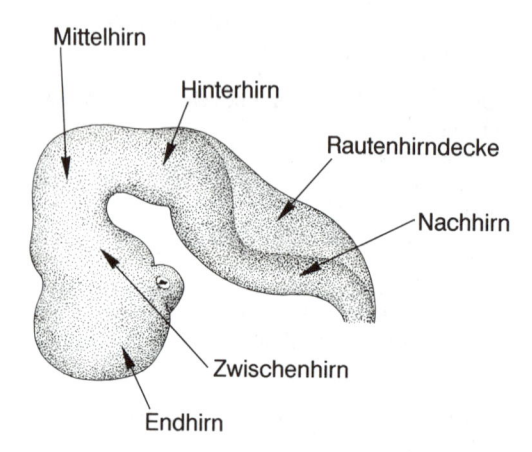

Abb. 9.2 Lage der Hirnabschnitte

▶ Während das Gehirn zu Beginn der Entwicklung noch den gleichen Grundaufbau wie das Rückenmark zeigt, kommt es durch das unterschiedliche Wachstum der grauen und weißen Substanz zu deutlichen Unterschieden, was u.a. dazu führt, daß die Flügel- und Grundplatte im Hirnbereich nur noch im Mittel- und Rautenhirn deutlich unterscheidbar sind. ◀

Entwicklung des Vorderhirns (= Prosenzephalon)

Mitte der 5. Entwicklungswoche entstehen lateral vom Vorderhirn die Augenbläschen, aus denen sich die Augen entwickeln (siehe Kapitel 10.2.1). Einige Tage später buchtet sich vor den Augenbläschen auf jeder Seite des Vorderhirns ein Endhirnbläschen (= Telenzephalon) aus. Die beiden Endhirnbläschen sind durch das zwischen ihnen liegende Zwischenhirnbläschen (= Dienzephalon) miteinander verbunden.

▶ Die Grenze zwischen End- und Zwischenhirn bildet als Grenzfurche der Sulcus terminalis. Aus den Lumina der Endhirnbläschen entwickeln sich die Seitenventrikel (siehe Kapitel 9.9.1), aus dem Lumen des Zwischenhirnbläschens entwickelt sich der 3. Hirnventrikel (Kapitel 9.9.3). Die Seitenventrikel stehen durch das Foramen interventriculare mit dem 3. Ventrikel in Verbindung. ◀

Entwicklung des Endhirns (= Telenzephalon)

Ende des 2. Entwicklungsmonats dehnen sich die beiden Endhirnbläschen ballonartig aus und überwachsen das Zwischen-, Mittel- und Rautenhirn. Die **Hemisphären** (= „Halbkugeln") der beiden Endhirnbläschen treffen schließlich in der Mittellinie aufeinander, wobei sich das zwischen ihnen liegende Mesenchym zur **Falx cerebri** (= Großhirnsichel – siehe Kapitel 9.10.1) verdichtet. Am Boden der Endhirnbläschen entwickelt sich als Basalganglion je ein **Corpus striatum** (= Streifenkörper).

Die von und zur Hirnrinde (= Kortex) verlaufenden, gebündelten Nervenfasern ziehen als Projektionsbahnen durch das Corpus striatum hindurch und unterteilen es in einen **Nucleus caudatus** und das **Putamen**. Die gesamten Projektionsbahnen bilden die zwischen Putamen und Nucleus caudatus liegende **Capsula interna**.

Während die Oberfläche der beiden Hemisphären zunächst noch glatt ist, kommt es durch das Wachstum der Hirnrinde Anfang des 7. Entwicklungsmonats
- 1. zur Lappenbildung und
- 2. zur Faltung der Oberfläche der Hirnrinde in Gyri (= Windungen).

Zwischen den Gyri liegen die Sulci (= Furchen). Durch diese Entwicklung bildet sich das für das Großhirn charakteristische Relief, wobei die endgültige Ausbildung erst nach der Geburt beendet wird.

Durch die Faltung der Hirnoberfläche vergrößert sich das Volumen der Großhirnrinde erheblich.

Die in der Hirnrinde angesiedelten Neuroblasten bilden Axone, die
- 1. als **Assoziationsfasern** in der gleichen Hirnhälfte verbleiben,
- 2. als **Kommissurenfasern** zur anderen Gehirnhälfte (= Hemisphäre) ziehen,
- 3. als **Projektionsfasern** zu den anderen Hirnteilen oder zum Rückenmark ziehen (siehe auch Kapitel 9.7.4).

Entwicklung des Zwischenhirns (= Dienzephalon)

In der lateralen Wand des 3. Hirnventrikels entstehen der Epithalamus, der Thalamus und der Hypothalamus. Die beiden Thalami verwachsen in der Mitte häufig, wodurch die **Adhaesio interthalamica** entsteht. An der Unterseite des Hypothalamus entwickeln sich die beiden Corpora mamillaria.

Aus dem Epithalamus entstehen die Habenulae und die Glandula pinealis (= Epiphyse).

Entwicklung des Mittelhirns (= Mesenzephalon)

Das Mittelhirnbläschen verändert sich weniger als die beiden anderen primären Hirnbläschen.

Aus der am Mesenzephalon deutlich zu erkennenden Grundplatte differenziert sich das **Tegmentum** (= Mittelhirnhaube), in dem sich der **Nucleus ruber**, die Formatio reticularis und die Kerne des 3. und 4. Hirnnerven (= N. oculomotorius und N. trochlearis) entwickeln. Die Neuroblasten der Flügelplatte differenzieren sich zu den Colliculi superiores und inferiores (= Vierhügelplatte), außerdem bilden die Neuroblasten die Lamina tecti.

Die von der Großhirnrinde kommenden Projektionsbahnen bilden die **Crura cerebri** (= Hirnstiele).

Das Lumen des Mittelhirnbläschens verengt sich zum Aqueductus cerebri (syn.: Aqueductus mesencephali), (siehe Kapitel 9.9.2).

Entwicklung des Rautenhirns (= Rhombenzephalon)

Das rautenförmig aussehende Rautenhirn geht im Bereich der Nackenbeuge in das Rückenmark über. Später teilt die Brückenbeuge das Rautenhirn in das Hinterhirn (= Metenzephalon) und in das Nachhirn (= Myelenzephalon).

Das Lumen des Rautenhirns bildet den 4. Hirnventrikel, der sich in den Canalis centralis (= Zentralkanal) des Rückenmarks fortsetzt. Im Dach des 4. Ventrikels entsteht der Plexus choroideus.

Entwicklung des Kleinhirns (= Cerebellum)

▶ Das Kleinhirn entwickelt sich im Bereich der Rautengrube durch das Zusammenwachsen von 2 lippenartigen Fortsätzen (Rautenlippen). Infolge der Brückenbeuge entsteht daraus die Kleinhirnplatte, an der gegen Ende des 3. Entwicklungsmonats die Vermis (= mittlerer Abschnitt) und die beiden Hemisphären (= Kleinhirnhälften) unterschieden werden können. Die Kleinhirnplatte besteht u.a. aus Zellen des Neuroepithels, aus dem Neuroblasten zur Kleinhirnoberfläche ziehen und dort die äußere Körnerschicht bilden. Aus der äußeren Körnerschicht wandern Zellen bis gegen Ende des 2. Lebensjahres nach innen und wandeln sich in Körner-, Korb- und Sternzellen um, die die Purkinje-Zellen umhüllen. Somit endet die Neurogenese im Kleinhirn erst gegen Ende des 2. Lebensjahres. ◄

Entwicklung des Hinterhirns
(= Metenzephalon)

Am Boden des Metenzephalon entsteht die Brücke (= Pons). Im Dach des Metenzephalon verdicken sich die beiden Kanten der Flügelplatte zu zwei Rautenlippen. Die beiden Rautenlippen vereinigen sich zur Kleinhirnplatte, aus der in der 6. Entwicklungswoche das Kleinhirn (= Cerebellum) entsteht.

Entwicklung des Nachhirns
(= Myelenzephalon)

Aus dem Myelenzephalon entsteht die Medulla oblongata. Wie das Rückenmark, so besitzt auch das Myelenzephalon eine gut voneinander unterscheidbare Flügel- und Grundplatte.

Aus der Flügelplatte wandern die Neuroblasten aus und bilden medial den Nucleus gracilis und lateral den Nucleus cuneatus.

Außerdem bilden die Neuroblasten der Flügelplatte auf jeder Seite 3 Kernsäulen für:
- Afferenzen aus den Eingeweiden (= viszero-sensible Kerne),
- Afferenzen aus den Geschmacksknospen (= gustatorische Kerne),
- Afferenzen des N. trigeminus und des N. vestibulocochlearis (= somato-sensible Kerne).

Die Neuroblasten der Grundplatte bilden ebenfalls auf jeder Seite 3 Kernsäulen:
- somatomotorische Kerne (für den N. hypoglossus),
- viszeromotorische Kerne (für den N. vagus, den N. glossopharyngeus und den N. accessorius),
- parasympathische viszeromotorische Kerne (für den N. glossopharyngeus).

Entwicklung der Hypophyse
(= Hirnanhangdrüse – Kapitel 9.6.2)

► Die Hypophyse besteht aus einem Vorder- und einem Hinterlappen, die beide vollkommen verschiedener Herkunft sind. ◄

► Der Hypophysenvorderlappen (= **Adenohypophyse**) schnürt sich um den 24. Entwicklungstag bläschenförmig aus dem Ektoderm der Mundbucht des Rachendaches ab. Diese Einschnürung wird **Rathke-Tasche** (= **Saccus hypophysialis**) genannt.

Gleichzeitig entwickelt sich der Hypophysenhinterlappen (= **Neurohypophyse**) aus einer Aussackung des Zwischenhirns, die Infundibulum genannt wird. ◄

Beide Teile (= Adeno- und Neurohypophyse) wachsen zusammen. Aus der unterschiedlichen Herkunft läßt sich die unterschiedliche Funktion der beiden Lappen erklären. So speichert die Neurohypophyse die beiden aus dem Hypothalamus kommenden Hormone Vasopressin und Oxytoxin, während die Adenohypophyse als endokrine Drüse glandotrope (= auf Drüsen wirkende) Hormone sezerniert (= abgibt), die andere endokrine Drüsen beeinflussen.

Hirngewicht

Das Gehirn wiegt insgesamt:
- beim Neugeborenen etwa 400 g,
- Ende des 1. Lebensjahres etwa 800 g,
- Ende des 4. Lebensjahres etwa 1200 g,
- Ende des 21. Lebensjahres etwa 1400 g.

► Die Gewichtszunahme nach der Geburt hängt mit dem Wachstum der Axone und Dendriten zusammen. Die Nervenzellen vermehren sich nach der Geburt nicht mehr. Geht beim Erwachsenen eine Nervenzelle zugrunde, so kann sie nicht mehr ersetzt werden. ◄

Das Gehirn einer erwachsenen Frau wiegt etwa 9 % weniger als das eines Mannes, was darauf zurückzuführen ist, daß bei der Frau der Anteil des Gehirns für den Bewegungsapparat kleiner ist.

Von den 1400 g Hirnmasse entfallen etwa 87 % auf das Endhirn, wobei die Hirnrinde mit etwa 55 % am Endhirn beteiligt ist.

3-Bläschen-Stadium	Krümmungen	5-Bläschen-Stadium	wichtige Strukturen	Hirnventrikel
Vorderhirn (= Prosenzephalon)		Endhirn (= Telenzephalon)	Großhirnrinde, Nucleus caudatus, Putamen	Seitenventrikel
		Zwischenhirn (= Dienzephalon)	Thalamus, Hypothalamus, Neurohypophyse, Chiasma opticum, Epithalamus, Corpora mamillaria	III. Hirnventrikel
Mittelhirn (= Mesenzephalon)	Scheitelbeuge	Mittelhirn	Tektum, Tegmentum, Crura cerebri	Aqueductus cerebri
Rautenhirn (= Rhombenzephalon)	Brückenbeuge Nackenbeuge	Hinterhirn (= Metenzephalon)	Cerebellum (= Kleinhirn) und Pons (= Brücke)	IV. Hirnventrikel
		Nachhirn (= Myelenzephalon)	Medulla oblongata (= verlängertes Mark), Oliven	IV. Hirnventrikel

Entwicklung der Hirnstrukturen aus den primären Hirnbläschen

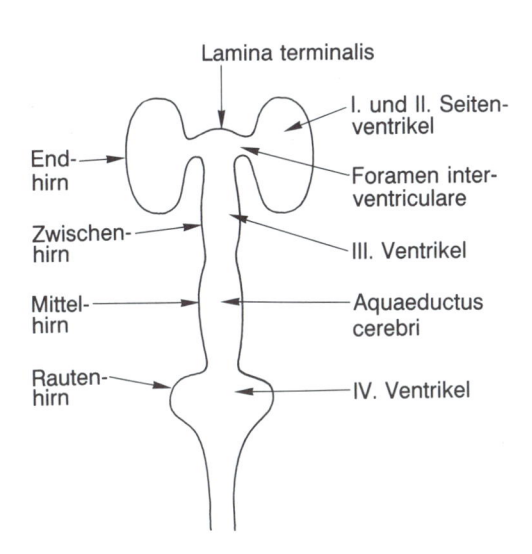

Abb. 9.3   Bläschenstadium

9.1.4 Angeborene Mißbildungen   ! 0/0

> *Prüfungsrelevant: Grundkenntnis der fett hervorgehobenen Mißbildungen.* ◄

Angeborene Mißbildungen des ZNS sind zumeist auf einen unvollständigen Verschluß des Neuralrohrs zurückzuführen, wobei sich die Mißbildung auf das ZNS beschränken kann oder auch die umgebenden Strukturen (Knochen und Muskeln) betroffen sein können.

An Mißbildungen kommen vor:
Spina bifida occulta = Spaltbildung der Wirbelsäule, zumeist in der Lendenregion. Der Spalt ist von Haut bedeckt, Rückenmark und Rückenmarksnerven sind intakt.

Spina bifida cystica – sie stellt die schwerste Form einer Spaltbildung der Wirbelsäule dar. Bei der Spina bifida cystica ist der Spalt nicht von Haut bedeckt. Es kommen zwei Formen der Spina bifida cystica vor:
- **Meningozele** – hierbei treten die Meningen (= Hirnhäute) zystenartig aus dem Spalt heraus
- **Meningomyelozele** – hierbei treten neben den Meningen das Rückenmark und die Wurzeln der Spinalnerven aus dem Spalt hervor.

Myelozele (= Rachischisis) – hierbei verschließt sich im schwersten Fall das Neuralrohr in einem Bereich nicht. Die Ränder des Neuralrohrs gehen im Spaltbereich in das Hautektoderm über. Das Rückenmark wird nicht vom Liquor umspült (Liquor siehe Kapitel 9.9.5). Die Neugeborenen sterben innerhalb weniger Tage.

An-enzephalus (= „Froschkopf") – bei dieser schwersten Gehirnmißbildung fehlen die Schädeldecke und Teile des Gehirns (siehe Kapitel 5.1.3).

9.2 Rückenmark

9.2.1 Gestalt, Gliederung, Lage   !!! 8/17

Das **Rückenmark** (= **Medulla spinalis**) liegt, umhüllt von den Rückenmarkshäuten, im Wirbelkanal (= Canalis vertebralis). Der Wirbelkanal liegt innerhalb der Wirbelsäule. Der Wirbelkanal beginnt am Foramen magnum (= großes Hinterhauptsloch) und endet am Hiatus sacralis, dem Ende des Kreuzbeins.

Das Rückenmark ist etwa 45 cm lang und 1 cm breit. Entsprechend der Wirbelsäule wird auch das Rückenmark in ein Hals-, Brust-, Lenden-, Kreuz- und Steißmark unterteilt.

➤ Die Unterteilung des Rückenmarks entspricht jedoch nicht der tatsächlichen Lage des jeweiligen Rückenmarkabschnitts zur Wirbelsäule (siehe Kapitel 9.1.2).

Aus dem Rückenmark treten auf beiden Seiten Nervenfaserwurzeln ein und aus, die sich zu Spinalnerven vereinigen (siehe weiter unten). Die Spinalnerven (= Nn. spinales) sind wie die Zwischenwirbellöcher (= Foramina intervertebralia) der Wirbelsäule segmental angeordnet.

Das Rückenmark selbst zeigt jedoch keine Segmentierung! Es besteht jedoch eine somatotrope, d.h. eine eintrittshöhenbezogene Schichtung der Rückenmarksbahnen, die dadurch entsteht, daß neu hinzukommende Axone sich den bereits vorhandenen Axonen anlagern, so daß die Axone aus bestimmten Körperregionen jeweils nebeneinander liegen. ◄

Aus dem Rückenmark gehen auf beiden Seiten jeweils 31 dieser Spinalnerven hervor (= 31 Spinalnervenpaare). Jeder N. spinales zieht durch ein Foramen intervertebrale und verläßt damit den Wirbelkanal.

Die Spinalnervenpaare sind entsprechend dem Rückenmarksbereich, aus dem sie austreten, unterteilt in

- 8 Halsnervenpaare (= Nn. cervicales),
- 12 Brustnervenpaare (= Nn. thoracici),
- 5 Lendennervenpaare (= Nn. lumbales),
- 5 Kreuzbeinnervenpaare (= Nn. sacrales),
- 1 Steißbeinnervenpaar (= Nn. coccygei).

Zur Lageveränderung des Rückenmarks siehe bitte Kapitel 9.1.2 „Lageveränderungen des Rückenmarks".

➤ An seinem kaudalen Ende verjüngt sich das Rückenmark in Höhe des 1. bis 2. Lendenwirbelkörpers kegelförmig zum **Conus medullaris**, aus dem ein dünner, etwa 20–25 cm langer Endstrang hervorgeht, der **Filum terminale** genannt wird.

Das Conus medullaris reicht als Ende des Rückenmarks beim Erwachsenen bis zum 1. bis 2. Lendenwirbelkörper, beim Kind bis zum 3. Lendenwirbelkörper.

Die aus dem Rückenmark abgehenden Spinalnervenwurzeln bilden unterhalb des Conus medullaris die pferdeschweifähnlich aussehende **Cauda equina**, zwischen der das Filium terminale liegt. Die Cauda equina besteht aus den aus dem Lenden- und Sakralmark abgehenden Wurzeln der Spinalnerven. ◄

➤ An zwei Stellen ist das Rückenmark spindelförmig verdickt. In diesen beiden Bereichen verlassen besonders viele Nervenfasern das Rückenmark.

Die oberste Anschwellung (Verdickung) wird **Intumescentia cervicalis** genannt. Sie liegt in Höhe des 3. Hals- bis 2. Brustwirbels (= C_3–Th_2) und umfaßt die Rückenmarkssegmente C_3–Th_2 (siehe Tabelle S. 525). In diesem Bereich gehen die Nervenfasern für den Armbereich ab.

Die untere Anschwellung wird **Intumescentia lumbosacralis** genannt. Sie liegt in der Höhe des 9. (10.) Brust- bis 1. (2.) Lendenwirbels und umfaßt alle Rückenmarkssegmente von Th_{12} bis Co_1. In diesem Bereich gehen die Nervenfasern für den Beinbereich ab. ◄

Bei einem Querschnitt durch das Rückenmark erkennen Sie am Rückenmark vier längs verlaufende Furchen:

- ➤ **Fissura mediana anterior** (= vorderer tiefer Spalt) – sie teilt zusammen mit dem Sulcus medianus posterior das Rückenmark in zwei symmetrische Hälften. In der Fissura mediana anterior verläuft die A. spinalis anterior. ◄
- **Sulcus medianus posterior** (= hintere mediane Furche) – auf der hinteren Seite bildet sich kein Spalt aus, hier sind die beiden Rückenmarkshälften

nur durch das bindegewebige Septum medianum dorsale voneinander getrennt, das an den Sulcus medianus grenzt.
- **Sulcus posterolateralis** (= Hinterseitenfurche) – hier treten die sensiblen Wurzeln (= Radices dorsales) der Spinalnerven in Form von bis zu 10 Wurzelfäden (= Fila radicularia) ein.
- **Sulcus anterolateralis** (= Vorderseitenfurche) – in ihm treten die motorischen Wurzeln (= Radices anteriores) der Spinalnerven aus.

Im Bereich des Brust- und Halsmarks liegt noch ein Sulcus intermedius posterior, der nach außen hin die Grenze zwischen dem Burdach'schen und dem Goll'schen Strang bildet.

Die innere Unterteilung des Rückenmarks wird in Kapitel 9.2.2 beschrieben.

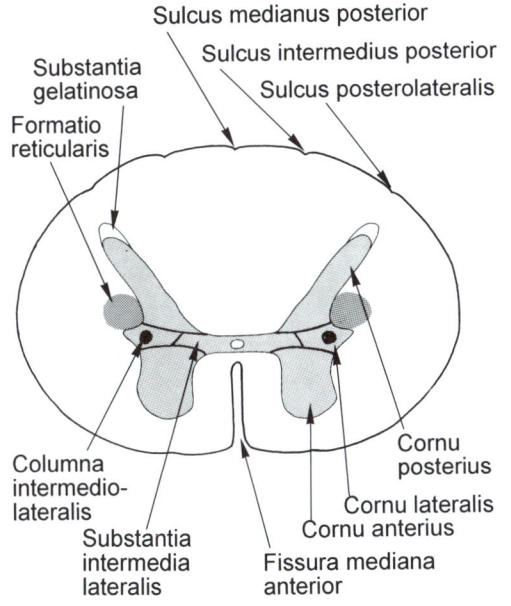

Abb. 9.4 *Querschnitt duch das Rückenmark*

Rückenmarkshäute

(werden ausführlich in den Kapiteln 9.10.1 und 9.10.2 besprochen)

Das Rückenmark ist von drei Häuten umgeben (= Pia mater, Arachnoidea und Dura mater).

▶ Die **Pia mater spinalis** überzieht das Rückenmark. In ihr verlaufen die das Rückenmark versorgenden Gefäße, die aus den beiden Aa. vertebrales entspringen und als A. spinalis anterior in der Fissura mediana anterior und als Aa. spinales posteriores in den beiden Sulci laterales posteriores verlaufen.

Zwischen der Pia mater und der spinngewebsartigen **Arachnoidea spinalis** liegt der **Subarachnoidalraum,** der den Liquor cerebrospinalis enthält (siehe Kapitel 9.9.1f). ◀

▶ Die Arachnoidea lagert sich der **Dura mater** an. Die Dura mater ist durch den **Epiduralraum** (= Cavum epidurale) von dem die Wirbelbögen auskleidenden Periost (= Knochenhaut) getrennt.

Der Epiduralraum ist mit Fett ausgefüllt, in ihm verläuft als mächtiges Venengeflecht der Plexus vertebralis internus.

Der Epiduralraum ist im Bereich des Sakralkanals (= Teil des Wirbelsäulenkanals) relativ geräumig, weil sich in diesem Bereich das Rückenmark zum Filium terminale verschmälert, daß zusammen mit der Cauda equina weniger Platz als das Rückenmark beansprucht. ◀

▶ Die Dura mater umhüllt sackartig das Rückenmark. Außerdem umhüllt die Dura taschenartig (= Durataschen) jeweils die ventralen und dorsalen Wurzeln die aus dem Rückenmark aus- bzw. eintreten und begleitet die Wurzeln bis in das Foramen intervertebrale, wo die Dura das Spinalganglion umhüllt.

Die Durataschen dienen auch dazu, die Dura an der Wirbelsäule zu fixieren. Die Dura mater steht über die Ligg. denticulata mit der Pia mater in Verbindung. Die **Ligg. denticulata** verlaufen als bindegewebige Platte zwischen den Spinalnervenpaaren und befestigen das Rückenmark quasi freischwebend an der Dura mater. ◀

Spinalnerven (= Nn. spinales = Rückenmarksnerven)

Siehe die Winterthur-Verlaufsbeschreibungen „Spinalnerven".

▶ Die 31 paarig angeordneten Spinalnerven entstehen im Bereich des Foramen intervertebrale (= Zwischenwirbelloch) aus Wurzelfasern (= Filia radicularia), die sich
- vorne zur motorischen Wurzel, der Radix anterior (alt: Radix ventralis) und
- hinten zur sensorischen Wurzel, der Radix posterior (alt: Radix dorsalis) zusammenschließen. ◀

▶ **Radix anterior** – sie führt motorische (= efferente) Fasern, die über die vordere Wurzel das Rückenmark verlassen (siehe Abb. 9.4). Die Zellkörper (= Perikaryen) der Nervenzellen liegen in der Vorder- oder in der Seitensäule des Rückenmarks (siehe Kapitel

9.2.2). Die Axone der motorischen Fasern sind somato-motorisch oder viszeromotorisch.

Die Axone der somatomotorischen Nervenzellen ziehen als Motoneurone zur quergestreiften Muskulatur. Die Nervenfasern der viszeromotorischen Nervenzellen kommen nur im Bereich des Brust- und des oberen Lendenmarks vor. Die Perikaryen der viszeromotorischen Nervenfasern (= 1. Neuron) liegen im Vorderhorn des Rückenmarks. Durch die Radix anterior gelangen die präganglionären (= vor den Ganglien liegenden) Nervenfasern zum R. communicans albus, durch den die Fasern zum Ganglion des Grenzstrangs gelangen. Im vegetativen Grenzstrangganglion (= Ganglion des Sympathikus), werden die meisten präganglionären Nervenfasern auf das im Ganglion liegende 2. Neuron (= postganglionäres Neuron) umgeschaltet. Einige Nervenfasern ziehen durch das Ganglion hindurch und gelangen als sympathische Nerven (z.B. als Nn. splanchnici) zu den praevertebralen Ganglien, wo sie umgeschaltet werden. ◄

▶ Nachdem sie im Grenzstrangganglion auf das nächste Neuron umgeschaltet wurden, ziehen die nun markarmen oder marklosen postganglionären Fasern
- 1. zu den Eingeweiden oder
- 2. über den R. communicans griseus zum Spinalnerven und von dort zu den Blutgefäßen der Haut und zu den Drüsen. ◄

▶ **Radix posterior** – sie führt sensible (= afferente) Fasern aus dem Spinalganglion (= Ganglion spinale) zur Hintersäule des Rückenmarks. Das korngroße **Ganglion spinale** liegt innerhalb des Foramen intervertebrale in der Radix posterior.

Die Spinalganglien sind von der Dura mater umhüllt. Sie enthalten überwiegend pseudounipolare Nervenzellen die als A-Zellen die somato-sensiblen und als D-Zellen die viszero-sensiblen Reize leiten. Es kommen sowohl markhaltige wie marklose Nervenfasern vor.

Die Spinalganglien sind von Mantelzellen (= Gliazellen – s. Kapitel 2.2.8.4) umhüllt. ◄

▶ Kurz hinter dem in der Radix posterior liegenden Spinalganglion vereinigen sich die vordere und hintere Wurzel (= Radix anterior und posterior) zu dem etwa 1 cm langen N. spinalis, der sich zumeist noch innerhalb des Foramen intervertebrale in folgende Äste teilt:
- **R. dorsalis** (= hinterer Ast) – innerviert motorisch die autochthone Rückenmuskulatur und sensibel die Haut des Rückens.
- **R. ventralis** (= vorderer Ast) – bildet den stärksten Ast des N. spinalis. Der R. ventralis innerviert motorisch die ventrale Rumpfwandmuskulatur und die Muskeln der Extremitäten, sowie sensibel die Haut der vorderen und seitlichen Bauchwand.
- **R. meningeus** – zieht als rein sensibler Nervenast sofort nach Verlassen des N. spinalis wieder in

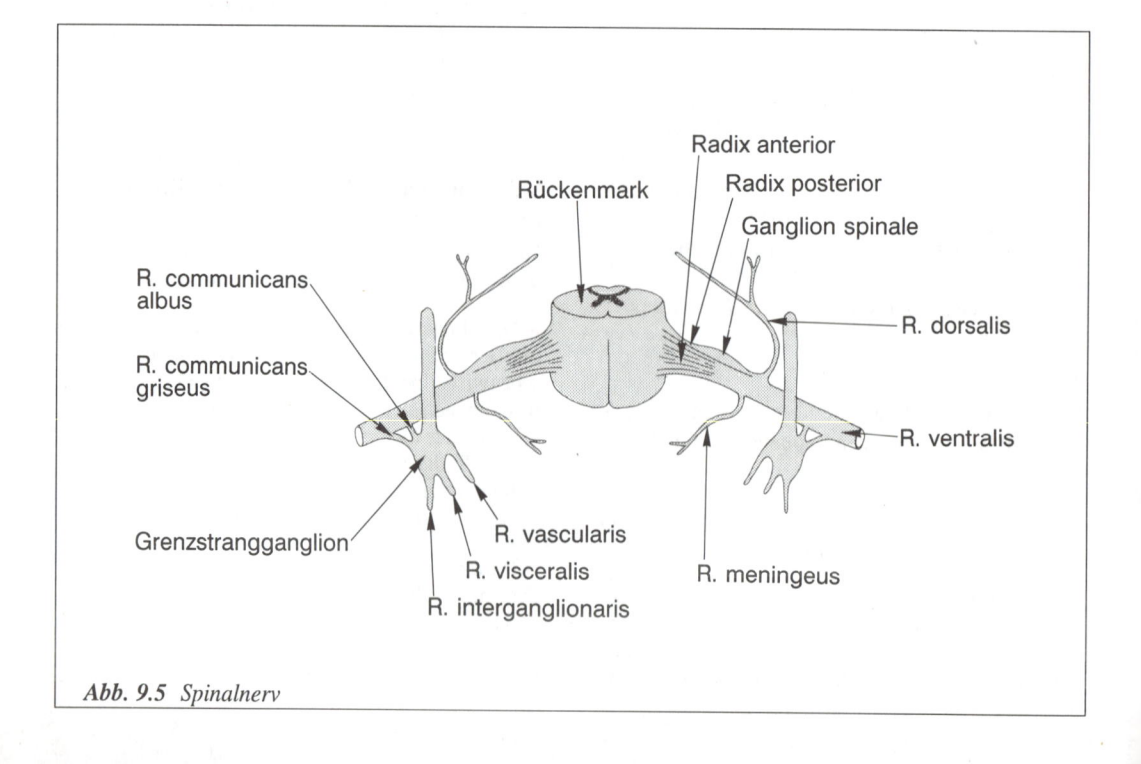

Abb. 9.5 Spinalnerv

den Wirbelkanal zurück. Er innerviert sensibel die Rückenmarkshäute.
- ➤ **Rr. communicantes albus und griseus** – treten mit den längs der Wirbelsäule verlaufenden paravertebralen Grenzstrangganglien des Sympathikus in Verbindung. ◄

9.2.2 Graue Substanz !! 3/4

Beim Querschnitt durch das Rückenmark sehen Sie eine innen liegende graue Substanz und eine die graue Substanz umgebende weiße Substanz.

Graue Substanz (= Substantia grisea)

➤ Die graue Substanz hat die Form eines Schmetterlings. Sie enthält vor allem die Perikaryen der Nervenzellen. Die Perikaryen liegen entweder einzeln oder in Gruppen vor, wobei die gruppenweise vorkommenden Perikaryen Nuclei (= Kerne) genannt werden.

Außerdem kommt in der grauen Substanz Neuroglia, sowie ein kurzer Teil der noch marklosen Nervenzellfortsätze vor, die in die weiße Substanz ziehen.

Der Umfang der grauen Substanz hängt von den Nuclei ab, die für das jeweilige Rückenmarkssegment zuständig sind (bitte beachten Sie, daß das Rückenmark selbst keine Segmentierung erkennen läßt).

Im Bereich der Intumescentia cervicalis und lumbosacralis ist die graue Substanz besonders umfangreich, weil hier die Nervenzellen für die Arme und Beine liegen. ◄

Weiße Substanz (= Substantia alba)

In der weißen Substanz verlaufen die überwiegend markscheidenhaltigen Nervenfasern als Fortsätze der Nervenzellen. Außerdem kommt Neuroglia in Form von Astrozyten, Oligodendrozyten und Mikroglia vor (siehe Kapitel 2.2.8.4). Perikaryen kommen, wenn überhaupt, nur vereinzelt vor.

➤ Die weiße Farbe wird durch die Markscheiden verursacht, die viel Lipid (= Fett) enthalten.

Die weiße Substanz nimmt von kranial nach kaudal hin an Umfang ab, was dadurch zu erklären ist, daß die Nervenfasern, die die motorischen Informationen leiten, das Rückenmark verlassen, so daß zwangsläufig bis zum unteren Ende des Rückenmarks die meisten motorischen Nervenfasern aus dem Rückenmark ausgetreten sind, während kopfwärts immer mehr Nervenfasern hinzukommen, die sensible Informationen leiten. ◄

Wie Sie aus der nachfolgenden Tabelle entnehmen können, variiert das Verhältnis der grauen zur weißen Substanz in Form und Größe je nach Region (Rückenmarksbereich) sehr stark.

Graue Substanz (= Substantia grisea)

Die schmetterlingsförmig (= H-förmig) aussehende graue Substanz besteht auf beiden Seiten des Rückenmarks aus je einer
- Vordersäule (= Columna anterior)
- Seitensäule (= Columna lateralis)
- Hintersäule (= Columna posterior).

Zwischen den drei Säulen liegt die **Pars intermedia** (= Mittelfeld), die aus zwei Anteilen besteht:
- Als Substantia intermedia centralis verbindet sie die beiden Hälften der grauen Rückenmarkssub-

Charakteristische Merkmale von Rückenmarksquerschnitten in verschiedenen Höhen				
Rückenmarks-abschnitt	**Aussehen im Querschnitt**	**Substantia alba**	**Substantia grisea**	**Besonderheit**
Halsmark (= Pars cervicalis)	queroval	sehr reichlich vorhanden	sehr reichlich vorhanden (= Intumescentia cervicalis)	Fasciculus gracilis und Fasciculus cuneatus (siehe Kapitel 9.2.3)
Brustmark (= Pars thoracica)	rundlich	reichlich	weniger reichlich Seitensäule gut ausgebildet, Vorder- und Hintersäulen schlank	Nucleus thoracicus (im Gegensatz zu den anderen Bereichen sehr gut zu erkennen)
Lendenmark (= Pars lumbalis)	rundlich	wenig reichlich	sehr reichlich (Intumescentia lumbosacralis)	
Kreuzmark (= Pars sacralis)	rundlich	wenig vorhanden	reichlich vorhanden.	

stanz miteinander. In ihrer Mitte liegt der Zentralkanal (= Canalis centralis), der beim Erwachsenen häufig teilweise obliteriert und von einer gliösen Substanz (= Substantia gelantinosa centralis) umgeben ist.
- Als Substantia intermedia lateralis liegt die Pars intermedia zwischen der Vorder- und Hintersäule (siehe weiter unten).

Vordersäule (= **Columna ventralis**, syn.: **Vorderhorn** = Cornu anterius)
Die Vordersäule geht aus der Grundplatte hervor. Sie enthält die motorischen Vorderhornzellen, deren Axone als Radix anterior aus dem Rückenmark austreten und die Muskeln mit ihren efferenten Fasern innervieren.

➤ An Vorderhornzellen kommen α- und γ-Motoneurone sowie Renshaw-Zellen vor (Erklärung siehe weiter unten). Über die Vorderhornzellen werden Erregungen von übergeordneten Hirnteilen über die Pyramidenbahn und extrapyramidalmotorischen Bahnen als „gemeinsame motorische Endstrecke" weitergeleitet. Ihre Neuriten verlaufen durch die vordere Rückenmarkswurzel. ◀

Klinik: Bei einer Erkrankung im Bereich der Vordersäule kann es zur
- spinalen Muskelatrophie oder zur
- Kinderlähmung (Poliomyelitis) kommen.

Das dadurch entstehende Vorderhornsyndrom ist gekennzeichnet u.a. durch
- Muskelatrophie
- schlaffe Lähmung der betroffenen Muskeln.

Seitensäule (= **Columna lateralis**, syn.: **Seitenhorn** = Cornu laterale)
➤ Die Seitensäule kommt vor allem im Brust- und Sakralmarkbereich vor. In der Seitensäule liegen Perikaryen des vegetativen Nervensystems, die diffus bzw. zu Kernsäulen (Nuclei) angeordnet sind. Kleine sympathische Nervenzellen bilden innerhalb der Seitensäule die Columna intermediolateralis (syn.: Substantia intermedialis), die von Th_1–L_2 reicht und die Wurzelzellen der präganglionären Neurone des Sympathikus enthält. Ihre Neuriten ziehen zum Grenzstrang und innervieren die Eingeweide visceromotorisch (dienen der Kontraktion der glatten Muskeln, der Gefäßverengung und Drüsensekretion).

Medial von der Columna intermediolateralis liegt die Substantia intermediomedialis, die Wurzelzellen des Parasympathikus enthält und zwischen S_2–S_4 deutlich zu erkennen ist. Ihre Neuriten ziehen als **Nn. splanchnici pelvini** zum Ganglion pelvinum sowie zu den intramuralen Ganglien.

An die Seitensäulen grenzt die Formatio reticularis (zur Formatio reticularis siehe Kapitel 9.3.2). ◀

Hintersäule (= **Columna posterior**, syn.: **Hinterhorn** = Cornu posterius)
Die Hintersäule geht aus der Flügelplatte hervor. Die Hintersäule enthält die sensiblen Hintersäulenzellen, die das 2. Neuron der sensiblen Bahnen darstellen – das 1. Neuron liegt im Spinalganglion.

Die in der Hintersäule vorkommenden Strang- und Schaltzellen sind ihrer Zahl nach in den einzelnen Abschnitten des Rückenmarks unterschiedlich verteilt. So bilden im Brust- und Lendenmarksbereich eine große Anzahl von Perikaryen den **Nucleus dorsalis.** Die Axone dieser Nervenzellen bilden den Tractus spino-cerebellaris posterior. Im Lumbal- bis Sakralbereich des Rückenmarks bilden die Perikaryen der Zellen den Nucleus centralis columnae posterioris.

Dorsal in der Hintersäule liegt als glasige Schicht die **Substantia gelatinosa,** die wahrscheinlich die Erregung der Hautrezeptoren (Schmerz- und Temperaturempfindungen) weiterleitet.

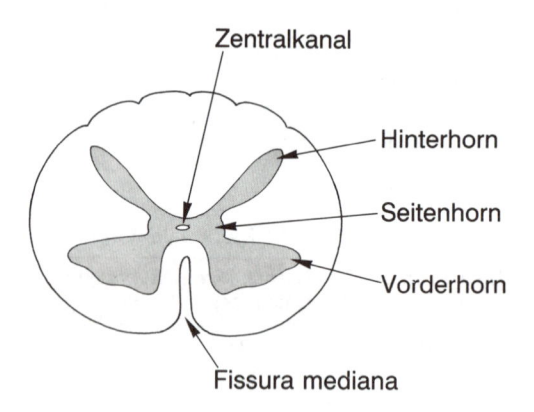

Abb. 9.6   Querschnitt durch das Rückenmark

Zellen der grauen Rückenmarkssubstanz

Die in der grauen Substanz des Rückenmarks liegenden Nervenzellen sind überwiegend multipolar. Der Form und Funktion nach werden die Nervenzellen unterteilt in:

- Wurzelzellen und
- Binnenzellen.

▶ **Wurzelzellen** – sie sind efferente Nervenzellen. Ihre Axone verlassen das Rückenmark durch die vordere Wurzel (= Radix anterior), die sich später mit der hinteren Wurzel zum Spinalnerven (= N. spinalis) vereinigt. ◀

Bei den Wurzelzellen unterscheidet man zwischen
- 1. somato-motorischen Wurzelzellen (= Motoneurone), die in der Vordersäule liegen,
- 2. viszero-motorischen (vegetativen) Wurzelzellen, die in der Seitensäule liegen.

▶ Die Motoneurone werden in α- und γ-Motoneurone unterteilt.
- **α-Motoneurone** (= große Vorderhornzellen) – ihr Axon wird Aα-Faser genannt, es endet mit der motorischen Endplatte an einer Skelettmuskelfaser.
  Unter **motorischer Einheit** werden ein α-Motoneuron und alle von ihm innervierten Skelettmuskelfasern zusammengefaßt. Als **neuro-muskuläre Einheit** wird das α-Motoneuron mit all den von ihm innervierten Muskelfasern bezeichnet.
  Als „gemeinsame motorische Endstrecke" faßt man eine Vorderhornzelle des Rückenmarks und das dazugehörige α-Motoneuron zusammen.
- **γ-Motoneuron** (= kleine Vorderhornzellen) – ihr Axon wird Aγ-Faser genannt. Sie innervieren die intrafusalen Muskelfasern einer Muskelspindel. ◀

▶ Die **viszeromotorischen Wurzelzellen** kommen als sympathische oder parasympathische Wurzelzellen vor, wobei die Wurzelzellen das 1. Neuron bilden. Das 2. Neuron liegt in den Ganglien.
Die Wurzelzellen des Sympathikus (= Sympathikus-nervenzellen) liegen in der zwischen dem Brust- und Lendenmark (C_8–L_2) ausgebildeten Seitensäule des Rückenmarks. Durch die vordere Wurzel gelangen die Axone der Sympathikus-Wurzelzellen zu den Spinalnerven. ◀

▶ **Binnenzellen** – sie bleiben im Unterschied zu den Wurzelzellen im ZNS. Man unterteilt die Binnenzellen in Zellen die den **Eigenapparat** des Rückenmarks bilden (= Schaltzellen, Kommissurenzellen und Assoziationszellen) sowie in Strangzellen.
- **Schaltzellen** (= Interneurone) – sie verbinden 2 Neurone miteinander, wobei ihre Axone im gleichen Segment und auf der gleichen Seite des Rückenmarks bleiben.
- **Kommissurenzellen** – sie verbinden 2 Neurone miteinander, wobei ihre Axone im gleichen Segment des Rückenmarks verbleiben, aber durch die Commissura alba zur gegenüberliegenden Seite des Rückenmarks kreuzen.
- **Renshaw-Zellen** – sie bilden eine besondere Art der Binnenzellen. Ihre Dendriten stehen mit den Axonen eines α-Motoneurons in Verbindung. Das Axon der Renshaw-Zelle zieht zum Perikaryon des gleichen α-Motoneurons. Durch die Dendriten wird die Renshaw-Zelle über die Aktivität des α-Motoneurons informiert und kann über das Axon bei Bedarf dämpfend auf das α-Motoneuron wirken (= inhibitorische Rückkopplung).
- **Assoziationszellen** – ihre Axone teilen sich T-förmig in einen auf- und einen absteigenden Ast auf. Die Äste verlaufen auf der gleichen Rückenmarksseite (= ipsi-lateral) durch die weiße Substanz des Rückenmarks (die Perikaryen und Dendriten liegen in der grauen Substanz!). Die Axone der Assoziationszellen verbinden Neurone verschiedener Segmente derselben Rückenmarksseite miteinander.
- **Strangzellen** – sie sind afferente Nervenzellen und bilden die größten Binnenzellen. Die Perikaryen der Strangzellen liegen überwiegend in der Hintersäule, wo sie zu Kernen zusammen liegen. Ein gut im Rückenmark ausgebildeter Kern ist der Nucleus thoracicus (= Nucleus dorsalis = Stilling-Clarke'sche Säule). Die Axone der Strangzellen liegen gebündelt im Vorder- und Seitenstrang der weißen Substanz und bilden die aufsteigenden Leitungsbahnen (= Tractus) des Rückenmarks. Die Axone verlaufen ipsilateral (= auf der gleichen Rückenmarksseite, wo die Perikaryen der Strangzellen liegen) oder kontralateral (= auf der gegenüberliegenden Rückenmarksseite) – siehe Kapitel 9.2.3 und 9.2.4. ◀

9.2.3 Weiße Substanz ! 0/1

Die **weiße Substanz** (= Substantia alba) umgibt die graue Substanz des Rückenmarks. Die weiße Substanz besteht aus markscheidenhaltigen sowie markscheidenlosen Axonen deren Perikaryen in der grauen Rückenmarkssubstanz liegen. Außerdem enthält die weiße Substanz Gliazellen und Blutgefäße.

Die weiße Substanz wird in drei Stränge unterteilt:
Vorderstrang (= Funiculus anterior) – reicht von der Vorderwurzel bis zur Fissura mediana. Er geht ohne scharfe Grenze über in den
Seitenstrang (= Funiculus lateralis) – liegt zwischen der Hintersäule und der Vorderwurzel, also zwischen dem Ein- und Austritt der Rückenmarkswurzeln (= Radices anterior und posterior).

▶ **Hinterstrang** (= **Funiculus posterior** – liegt zwischen der Hintersäule und dem Septum medianum dorsale (das an den Sulcus medianus reicht). Im Bereich des Hals- und des oberen Brustmarks wird der Hinterstrang durch das Septum intermedium in den Fasciculus gracilis (= Goll'scher Strang) und in den Fasciculus cuneatus (= Burdach'scher Strang) unterteilt (siehe Kapitel 9.2.4). ◀

Der Vorder- und Seitenstrang werden häufig auch zusammen als **Vorderseitenstrang** bezeichnet.

Innerhalb der drei Stränge sind die Axone bündelartig zu Bahnen (= Tractus und Fasciculi) angeordnet, wobei die Bahnen nur unscharf gegeneinander abgegrenzt werden können, was u.a. dadurch bedingt ist, daß die einzelnen Bahnen nicht von Bindegewebshüllen umgeben sind.

9.2.4 Leitungssystem !!! 8/31

▶ *Besonders prüfungsrelevant: Tabelle „Rückenmarksbahnen", sowie die Lage der Bahnen.* ◀

In der weißen Substanz des Rückenmarks liegen
- 1. aufsteigende (= afferente) Bahnen, die die Impulse von der Peripherie zum Gehirn leiten, und
- 2. absteigende (= efferente) Bahnen, die die Befehle vom Gehirn zur Peripherie leiten.

Die über die aufsteigenden Bahnen des Rückenmarks an das Gehirn geleiteten afferenten Erregungen werden in den einzelnen Bezirken des Gehirns wie z.B. der Medulla oblongata (siehe Kapitel 9.3.1), dem Klein- oder dem Großhirn verarbeitet und als Impulse an die Axone der absteigenden Bahnen weitergegeben. Die absteigenden Bahnen leiten die efferenten Impulse aus den vegetativen oder motorischen Zentren zum Eigenapparat des Rückenmarks, von wo sie entsprechend weitergeleitet werden.

▶ Die aufsteigenden Bahnen liegen im wesentlichen im Hinterstrang, außerdem kommen aufsteigende Bahnen im Seiten- und Vorderstrang vor. Die absteigenden Bahnen kommen nur im Vorder- und Seitenstrang vor. ◀

An **aufsteigenden Bahnen** (= Tractus oder Fasciculus) kommen vor:

Im Hinterstrang
- Tractus spino-bulbaris.

im Seitenstrang
- Tractus spino-thalamicus lateralis
- Tractus spino-cerebellaris anterior,
- Tractus spino-cerebellaris posterior.

im Vorderstrang
- Tractus spino-thalamicus anterior
- Tractus spino-tectalis
- Tractus spino-olivaris.

An **absteigenden Bahnen** kommen vor:
1. die Pyramidenbahn,
2. extrapyramidale Bahnen.

Die Pyramidenbahn wird unterteilt in:
- Tractus cortico-spinalis anterior (= Pyramidenvorderstrangbahn)
- Tractus cortico-spinalis lateralis (= Pyramidenseitenstrangbahn).

An **extrapyramidalen Bahnen** kommen vor:
im Vorderstrang:
- Tractus reticulo-spinalis
- Tractus tecto-spinalis
- Tractus vestibulo-spinalis

im Seitenstrang:
- Tractus rubro-spinalis
- Tractus olivo-spinalis.

Beachten Sie, daß Sie aus der Bezeichnung des jeweiligen Tractus zumeist auf dessen Herkunft und Zielgebiet schließen können, so zieht z.B. der Tractus spino-thalamicus von der Medulla spinalis (= Rückenmark) zum Thalamus.

Extrapyramidale Bahnen

▶ Die extra-pyramidalen (syn.: subkortikalen) Bahnen entspringen unterhalb der Großhirnrinde aus den subkortikalen Zentren sowie aus den Kernen des Hirnstamms.

Die extrapyramidalen Bahnen verlaufen im Vorderseitenstrang des Rückenmarks und enden an den α-Motoneuronen und an den γ-Motoneuronen (= motorischen Vorderhornzellen).

Die extrapyramidalen Bahnen beeinflussen die unwillkürliche Motorik (den Tonus der Skelettmuskulatur) und dienen der zeitlichen und räumlichen Koordination der Muskeltätigkeit. Beim Ausfall der Bahnen kommt es zu schweren Bewegungsstörungen (= Lokomotionsstörungen). ◀

▶ An extrapyramidalen Bahnen kommen u.a. vor:
- Tractus reticulospinalis – dient der unwillkürlichen Atmung.
- Tractus tectospinalis – leitet durch optische Reize ausgelöste unbewußte Impulse weiter. Er verläuft von den oberen Hügeln des Tectum mesencephali (= Colliculi superiores – Kapitel 9.4.1) zu den auf

der Gegenseite (= kontralateral) liegenden Motoneuronen.
- Tractus vestibulospinalis – dient dem Erhalt des Gleichgewichts. Er geht im Bereich des Rautenhirns aus dem Nucleus vestibularis lateral (= Deiters'scher Kern) hervor. ◄

Klinik: ► Kommt es z.B. infolge eines Unfalls zu einer totalen Durchtrennung des Rückenmarks, so entsteht das klinische Bild der vollständigen (= totalen) Querschnittlähmung, bei der die Körperteile, deren zuständigen Nervenfasern unterhalb der geschädigten Stelle liegen, motorisch und sensibel ausfallen.

Außerdem sind die Blasen-, Mastdarm- und Genitalfunktionen gestört. Die Reflexe (siehe weiter unten) können nicht mehr ausgelöst werden.

Nach einiger Zeit treten die Reflexe gesteigert (= krankhaft) wieder auf, weil eine Hemmung seitens des Gehirns nicht mehr möglich ist, die Motoneurone aber wieder „arbeiten".

Bahnen im Rückenmarksbereich		
Bahn	**Funktion/Qualität**	**Lage und Verlauf**
Tractus spinobulbaris (= Hinterstrangbahn) *aufsteigende Bahn im Hinterstrang*	Dient als Leitungsbahn der epikritischen Sensibilität, indem er 1. extero-zeptive Impulse (= Informationen über Ort und Art der Tastempfindungen = Berührung, Druck und Vibration) und 2. proprio-zeptive Impulse (= Informationen über die Stellung der Extremitäten = Tiefensensibilität) zum Gehirn leitet.	Der Tractus spinobulbaris verläuft im Hinterstrang des Rückenmarks. Die exterozeptiven Impulse werden von Dendriten aus den Mechanorezeptoren, z.B. den Meissner'schen Tastkörperchen, und die propriozeptiven Impulse von den Dendriten z.B. aus den Vater-Pacini'schen Körperchen, den Muskelspindeln oder den Sehnenorganen zum Spinalganglion geleitet, wo sie umgeschaltet werden (1. Neuron). Von hier ziehen die Nervenfasern ungekreuzt bis zur Medulla oblongata, wo die 2. Umschaltung erfolgt (2. Neuron). Im Rückenmarksbereich teilen sich die Axone in einen kurzen und einen langen Ast. Der lange Ast des Axon zieht mit den Ästen der anderen Axone im Tractus spinobulbaris zur Medulla oblongata (= verlängertes Mark). Die kurzen Äste lagern sich teilweise zu Bündeln zusammen, die im • Halsmarks als Schultze'sches Komma • Brustmarks als Flechsig'sches Feld (= ovales Bündel) • Sakralmarks als Philippe-Gombault'sche Triangel bezeichnet werden. Der zunächst einheitliche Tractus spinobulbaris wird im Bereich des 5. Brustwirbels durch eine dünne Scheidewand, dem Septum intermedium, in den medial liegenden Fasciculus gracilis und in den lateral liegenden Fasciculus cuneatus unterteilt.
Fasciculus gracilis (= Goll'scher Strang)	Leitet die Erregungen aus der unteren Rumpfhälfte und den Beinen zum Gehirn.	Der Fasciculus gracilis und der Fasciculus cuneatus ziehen zur Dorsalseite der Medulla oblongata, wo die 1. Neurone des Fasciculus gracilis im Nucleus gracilis und das des Fasciculus cuneatus im Nucleus cuneatus auf die 2. Neurone umgeschaltet werden. Die Axone der 2. Neurone der Fasciculi gracilis und cuneatus verlaufen als Fibrae arcuatae internae durch die Medulla oblongata und kreuzen unter der Rautengrube liegend in der Decussatio lemniscorum zur Gegenseite, wo sie als **Lemniscus medialis** (= mediale Schleife) durch die Medulla oblongata, den Pons (= Brücke) und das Mittelhirn zum Thalamus ziehen. Der Teil der Bahn, der zwischen den beiden Nuclei cuneatus und gracilis sowie dem Thalamus liegt, wird **Tractus bulbothalamicus** genannt. Im Thalamus werden die Fasern des Tractus bulbothalamicus auf das 3. Neuron umgeschaltet. Deren Axone bilden den **Tractus thalamocorticalis,** der zum Gyrus postcentralis der Großhirnrinde zieht. **Zusammenfassung:** Tractus spinobulbaris → Fasciculus gracilis bzw. cuneatus (im Nucleus gracilis bzw. cuneatus auf 2. Neuron) → Tractus bulbothalamicus (im Thalamus auf 3. Neuron) → Tractus thalamocorticalis.

Bei einer Querschnittlähmung in Höhe
- des oberen Halsmarkbereichs kommt es zur Atemlähmung,
- des 5. Halssegments (C5) kommt es zur Lähmung aller vier Extremitäten,
- von Th2 kommt es zur Lähmung der Beine.

Eine halbseitige (= partielle) Querschnittlähmung (= Halbseitenläsion) entsteht z.B. durch einen Tumor, der auf das Rückenmark drückt. Unterhalb der Schädigung fällt auf der Seite der Lähmung die Mechanosensibilität (Tractus spinobulbaris) und die willkürliche Motorik (Pyramidenbahn) aus, auf der kontralateralen (= gegenüberliegenden) Seite fällt die Temperatur- und Schmerzempfindung aus. Auf der Seite der Lähmung fällt der Tractus spinobulbaris, auf der kontralateralen Seite fallen der Tractus spinothalamicus und die Pyramiden-Seitenstrang-Bahn aus. ◄

Reflexbogen

Der Eigenapparat (= Elementarapparat) des Rückenmarks bildet zusammen mit dem ihm übergeordneten Leitungsapparat den Leitungsbogen (= Reflexbogen). (Weiter S. 528).

Bahn	Funktion/Qualität	Lage und Verlauf
Fasciculus cuneatus (= Burdach'scher Strang)	Leitet die Empfindungen der oberen Rumpfhälfte und der Arme zum Gehirn.	*Siehe Fasciculus gracilis.*
Tractus spinothalamicus lateralis *aufsteigende Bahn im Seitenstrang*	Leitet die Schmerz- und Temperaturempfindungen (Kälte- und Wärmeempfindungen) zum Gehirn.	Die 1. Neurone des Tractus spinothalamicus lateralis liegen im Spinalganglion, die 2. Neurone in der Hintersäule des Rückenmarks. Die Axone der 2. Neurone kreuzen noch auf spinaler Ebene (= Rückenmarksebene) zur gegenüberliegenden Rückenmarksseite. Dadurch werden die Empfindungen aus der linken Körperhälfte auf der rechten Seite des Rückenmarks zum Gehirn (Thalamus) geleitet. Im Thalamus liegt das 3. Neuron, dessen Axon die Empfindungen an die Hirnrinde (Gyrus postcentralis) weiterleitet.
Tractus spinocerebellaris anterior (ventralis) (= Gowers'sches Bündel) (= vordere Kleinhirnstrangbahn) *aufsteigende Bahn im Seitenstrang*	Dient der Tiefensensibilität und leitet exterozeptive und propriozeptive Impulse (= Informationen über den Muskeltonus und die Gelenkstellung) besonders aus der unteren Körperhälfte zum Gehirn.	Die 1. Neurone liegen im Spinalganglion. An den Strangzellen der Hintersäule werden im Bereich des Nucleus thoracicus die 1. Neurone auf die 2. Neurone umgeschaltet. Die Axone der 2. Neurone kreuzen überwiegend durch die Commissura alba zur Gegenseite. Der Tractus spinocerebellaris anterior zieht zum Pons (= Brücke) und von dort durch den Pedunculus cerebellaris superior (= Mittelhirnstiel) zur Rinde des Kleinhirnwurms, wo er endet. Die Axone, die im Rückenmark zur Gegenseite gewechselt sind, kreuzen im Kleinhirn zur ursprünglichen Seite zurück.
Tractus spinocerebellaris posterior (dorsalis) (= Flechsig'sches Bündel) (= hintere Kleinhirnstrangbahn) *aufsteigende Bahn im Seitenstrang*	Leitet die unbewußte Tiefensensibilität (= Informationen über den Muskeltonus und die Gelenkstellung) zum Gehirn.	Die 1. Neurone liegen im Spinalganglion. Von hier ziehen die Axone der 1. Neurone zum Nucleus thoracicus (= Stilling Clarke'sche Säule), wo sie auf das 2. Neuron umgeschaltet werden. Die Axone der 2. Neurone ziehen in einem Bogen zum Vorderseitenstrang und ungekreuzt (!) auf der gleichen Seite des Rückenmarks hirnwärts. Durch die Medulla oblongata und den unteren Kleinhirnstiel (= Pedunculus cerebellaris inferior) gelangt der Tractus zur Rinde des Kleinhirnwurms, wo er endet. **Merke:** Die Axone des Tractus spinocerebellaris anterior kreuzen überwiegend zur Gegenseite, der Tractus spinocerebellaris posterior kreuzt nicht! Dem Kleinhirn wird durch die Information der beiden Tractus spinocerebellares anterior und posterior eine feinere Abstufung der Impulse ermöglicht, die der Bewegung dienen (= feinere Bewegungsabstufung).

Bahn	Funktion/Qualität	Lage und Verlauf
Tractus spino-thalamicus anterior *aufsteigende Bahn im Vorderstrang*	Dient der Leitung der protopathischen Sensibilität für Druck- und grobe Berührungsempfindungen.	Der Tractus spinothalamicus anterior nimmt den gleichen Verlauf wie der Tractus spinothalamicus lateralis (siehe weiter oben). Wichtig zu merken ist, daß der Tractus spinothalamicus lateralis und der Tractus spinothalamicus anterior auf spinaler Ebene zur gegenüberliegenden Seite des Rückenmarks kreuzen. Die Oberflächensensibilität (Schmerz- und Temperaturempfindungen) der linken Körperhälfte werden auf der rechten Seite des Rückenmarks zum Gehirn geleitet.
Tractus spinotectalis *aufsteigende Bahn im Vorderstrang*	Ist beim Menschen zugunsten des Tractus spinothalamicus lateralis zurückgebildet.	
Tractus spinoolivaris *aufsteigende Bahn im Vorderstrang*	Informiert den Nucleus olivaris (Kapitel 9.3.1) über die Erregungszustände des Rückenmarks.	Er kreuzt zur Gegenseite und endet am Nucleus olivaris.
Tractus cortico-spinalis (= Pyramidenbahn) *absteigende Bahn im Seitenstrang*	Dient der bewußten willkürlichen Muskelbewegung. Er leitet nervöse Impulse für die willkürliche Bewegung und dämpft die Reflexe. Die Funktion der Pyramidenbahn liegt in der Ausführung der feinen Willkürmotorik, die im Laufe des Lebens erlernt wird. Dazu gehören die motorische Sprachbildung, die Motorik der mimischen Muskulatur und die Feinbewegungen der Hände und Finger.	Die Pyramidenbahn hat ihren Ursprung im Bereich des primären motorischen Rindenfeldes des Großhirns (Gyrus praecentralis, sowie die angrenzenden Bereiche des Lobus frontalis und Lobus parietalis), wo sie an den kleinen Pyramidenzellen entspringt, die in der äußeren Pyramidenschicht liegen. Außerdem haben etwa 5 % der 1. Neurone der Pyramidenbahn ihren Ursprung in der inneren Pyramidenschicht der Großhirnrinde an den großen Pyramidenzellen (Betz'sche Riesenzellen genannt). Die Axone der 1. Neurone werden **Fibrae cortico-spinales** genannt, sie bilden zusammen die Pyramidenbahn. Die Pyramidenbahn zieht durch den hinteren Schenkel der Capsula interna und durch die Pars ventralis der Pedunculi cerebri (= Großhirnschenkel, siehe Kapitel 9.4.1) abwärts. Durch das Mittelhirn und den Pons (= Brücke) gelangt die Pyramidenbahn zur Medulla oblongata (Kapitel 9.3.1), wo ein Teil der Fasern mit den Kernen der motorischen Hirnnerven in Kontakt tritt. An der Ventralseite der Medulla oblongata wechseln in der **Decussatio pyramidum** (= Pyramidenkreuzung) etwa 80 % der Pyramidenfasern die Seite und ziehen als **Tractus corticospinalis lateralis** (= **Pyramidenseitenstrang**) im Seitenstrang des Rückenmarks abwärts. Die restlichen, nicht gekreuzten, 20 % der Fasern ziehen als **Tractus corticospinalis anterior** (= **Pyramidenvorderstrang**) im Vorderstrang des Rückenmarks abwärts. Vor und nach der Kreuzung werfen die Fasern der Pyramidenbahn die an den beiden Seiten der Medulla oblongata liegenden Pyramiden auf, die der Bahn auch den Namen geben. Die Pyramidenkreuzung wird häufig als Grenze zwischen Gehirn und Rückenmark angesehen. Bei der Pyramidenbahn reicht das 2. Neuron vom α-Motoneuron bis zur Muskelzelle. Wird dieses Neuron ausgeschaltet, so tritt eine schlaffe Lähmung der Muskeln auf. Bei einer Unterbrechung des zentralen Neurons (Pyramidenbahn) tritt eine straffe oder spastische Lähmung der Muskeln ein.

Die Faserbahnen des Eigenapparates liegen zwischen der grauen und weißen Substanz und werden als Grundbündel (Fasciculi proprii) des Hinter-, Seiten- oder Vorderstranges bezeichnet. Die Bahnen verbinden die Binnenzellen des Rückenmarks untereinander.

Es gibt zwei Arten von Reflexbögen:
- 1. den direkten Reflex (= Eigenreflex).
- 2. den indirekten Reflex (= Fremdreflex).

▶ Der **direkte Reflex** (= **Eigenreflex**) ist aus einem afferenten und einem efferenten Neuron und der zwischen beiden Neuronen liegenden Synapse aufgebaut – der Eigenreflex ist also monosynaptisch. ◀

▶ Charakteristisch ist, daß
- der Rezeptor und Effektor im selben Organ liegen
- die Reflexzeit kurz und jede Auslösung des Reflexes konstant ist
- die Kontraktionsstärke von der Höhe der Reizimpulse unabhängig ist. ◀

Eigenreflexe sind u.a.:
- Trizepssehnenreflex – wird durch einen Schlag auf die Sehne des M. triceps brachii ausgelöst. Die Neurone liegen in Höhe von C_6–C_8 des Rückenmarks.
- Bizepssehnenreflex (C_5–C_6) – durch Schlag auf die Sehne des M. biceps brachii.
- Patellarsehnenreflex (L_2–L_4) – durch Schlag auf das Lig. patellae (beteiligt ist der M. quadriceps femoris).
- Achillessehnenreflex (L_5–S_2) – durch Schlag auf die Achillessehne (beteiligt ist der M. triceps surae).

▶ Beim **indirekten Reflex** (= **Fremdreflex**) liegen zwischen dem afferenten und dem efferenten Neuron als Verbindungsneurone eine oder mehrere Binnenzellen. Somit kommen 2 und mehr Synapsen vor – der Fremdreflex ist also polysynaptisch.

Charakteristisch ist, daß
- Rezeptor und Effektor in verschiedenen Organen liegen
- die Reflexzeit relativ lang ist und von der Reizzeit und der Reizstärke abhängt. ◀

Fremdreflexe sind u.a.:
- Bauchhautreflex – beteiligt ist die Bauchmuskulatur über: N. subcostalis, N. iliohypogastricus, N. ilioinguinalis, Nn. intercostales 8–11.
- Kremasterreflex – beteiligt ist der M. cremaster über Äste des N. genitofemoralis.

Unterschiede zwischen Eigen- und Fremdreflexen	
Eigenreflex	**Fremdreflex**
2 Neurone	mehr als 2 Neurone
monosynaptisch	polysynaptisch
Reflexzeit ist kurz (10 msec)	Reflexzeit ist lang (50–150 msec)
sehr geringe Ermüdbarkeit	starke Ermüdbarkeit

9.3 Rhombenzephalon

9.3.1 Gestalt, Gliederung, Lage !!! 9/15

▶ *Prüfungsrelevant: Bisher wurden zu diesem Kapitel viele Bildfragen gestellt.* ◀

Das **Rhombenzephalon** (= **Rautenhirn**) schließt kranial unmittelbar an das Rückenmark an. Das Rautenhirn wird in ein Metenzephalon (= Hinterhirn) und in ein Myelenzephalon unterteilt.

▶ Das **Myelenzephalon** besteht **nur** aus der
- Medulla oblongata (= verlängertes Mark).

Das **Metenzephalon** besteht aus
- dem ventral liegenden Pons (= Brücke) und
- dem dorsal liegenden Cerebellum (= Kleinhirn). ◀

Rhombenzephalon (= Rautenhirn)
▶ Das Rautenhirn liegt in der hinteren Schädelgrube. Es grenzt kaudal an das Rückenmark, in das es ohne scharfe Grenze übergeht, und kranial an das Mittelhirn.
Das Rautenhirn umschließt den 4. Hirnventrikel (Kapitel 9.9f). ◀ Der rautenförmig aussehende Boden (= Rautengrube) des 4. Ventrikels gibt diesem Hirnabschnitt seinen Namen. Der Ventrikel ist mit Liquor gefüllt (siehe Kapitel 9.9.4).

Rautengrube (= Fossa rhomboidea)
Die etwa 3 cm lange und 1,5 cm breite Rautengrube wird kranial von den beiden oberen Kleinhirnstielen (= Pedunculi cerebellares superiores) und kaudal von den beiden unteren Kleinhirnstielen (= Pedunculi

cerebellares inferiores) begrenzt. Die kraniale Spitze der Rautengrube geht in den Aqueductus cerebri des Mittelhirns über, die beiden seitlichen Ecken der Rautengrube werden von den Recessus laterales ventriculi quarti gebildet.

Durch den in der Medianlinie verlaufenden Sulcus medianus wird die Rautengrube symmetrisch in ein rechtes und ein linkes Dreieck unterteilt. Durch weiße Markstreifen (= Striae medullares ventriculi quarti) werden die beiden Hälften in einen oberen und unteren Abschnitt unterteilt, wobei der obere Abschnitt dem Pons (= Brücke) und der untere Abschnitt der Medulla oblongata zuzurechnen ist.

➤ In den kranialen Teil der Rautengrube ragt als rundliche Vorwölbung der Colliculus facialis hinein, der durch das Knie des N. facialis (= Fazialisknie) verursacht wird. Rostral vom Colliculus facialis und lateral vom Sulcus limitans liegt eine bläulich pigmentierte Nervenzellgruppe, die **Locus coeruleus** genannt wird und die die größte noradrenerge Zellgruppe des ZNS bildet.

Im Boden der Rautengrube liegen die Kerne der meisten Hirnnerven (siehe Kapitel 9.3.2). ◄

Medulla oblongata (= verlängertes Mark)

Die Medulla oblongata hat von ventral aus betrachtet annähernd das gleiche Aussehen wie das Rückenmark (= Medulla spinalis), weshalb man diesem Teil die Bezeichnung „verlängertes Mark" gegeben hat.

➤ Das Rückenmark geht in Höhe des 1. Zervikalnerven (= 1. Halsnerv) ohne besondere Grenze in die Medulla oblongata über (die Grenze kann am Foramen magnum gezogen werden, durch das das Rückenmark in die Schädelhöhle zieht).

Die **Fissura mediana anterior** des Rückenmarks setzt sich auf der Medulla oblongata fort und endet am Unterrand des Pons. Auf beiden Seiten der Fissura mediana anterior ist die Medulla oblongata wulstartig verdickt. Diese beiden Verdickungen werden **Pyramiden** genannt, sie enthalten die Pyramidenbahnen (siehe Kapitel 9.2.4). Am Übergang zum Rückenmark kreuzen die meisten Fasern der Pyramidenbahn in der **Decussatio pyramidum** (= Pyramidenkreuzung) zur gegenüberliegenden Seite. Die Decussatio können Sie in der Tiefe der Fissura mediana anterior erkennen.

Seitlich von der Pyramide liegt die **Olive.** In der Olive liegt der Nucleus olivaris (= Olivenkern), der bei einem Querschnitt an seiner sackartig gewölbten Form zu erkennen ist.

Der **Nucleus olivaris** dient als Koordinationsort der pyramidalen und extrapyramidalen Bahnen mit dem Kleinhirn. Über den Tractus spino-olivaris gelangen afferente Fasern aus dem Rückenmark zum Nucleus olivaris, wo sie umgeschaltet und über den Tractus olivocerebellaris durch den Pedunculus cerebellaris inferior (caudalis) zur kontralateralen Kleinhirnhälfte geleitet werden und als Kletterfasern enden. Die beiden Bahnen dienen der Präzisionsbewegung der Hand.

Über die zentrale Haubenbahn (= Tractus tegmentalis centralis) erhält der Nucleus olivaris afferente Fasern vom Nucleus ruber, Pallidum und Striatum (siehe Kapitel 9.4.2).

Außerdem ist der Nucleus olivaris mit dem Assoziationsapparat des Hirnstamms verbunden. ◄

Der dorsale Teil der Medulla oblongata hat weniger Ähnlichkeit mit dem Rückenmark. Der Sulcus medianus posterior des Rückenmarks setzt sich auf die Medulla oblongata bis zum Obex (einem queren Riegel) fort.

An beiden Seiten des Sulcus medianus posterior liegt als Verdickung je ein Tuberculum (nulei) cuneati und ein Tuberculum (nuclei) gracilis, in dem die 1. Neurone des Tractus spinobulbaris (= Hinterstrangbahn) auf die 2. Neurone umgeschaltet werden.

Im Bereich der Medulla oblongata verlassen die nachfolgenden Hirnnerven das Gehirn:

Hirnnerv	Austrittsstelle
N. abducens (VI)	zwischen Pyramide und hinterem Rand des Pons
N. facialis (VII)	zwischen Pons und Medulla oblongata, lateral von der Olive
N. vestibulo-cochlearis (VIII)	wie N. facialis
N. glosso-pharyngeus (IX)	hinter der Olive (im Sulcus lateralis posterior)
N. vagus (X)	wie N. glossopharyngeus
N. accessorius (XI)	wie N. glossopharyngeus
N. hypoglossus (XII)	zwischen Olive und Pyramide (im Sulcus lateralis anterior)

▶ Die basale Fläche des Pons besitzt eine mediane Längsfurche (= Sulcus basilaris), in der die A. basilaris verläuft. Auf beiden Seiten ist der Pons lateral durch einen sehr kräftig ausgebildeten weißen Strang, dem mittleren Kleinhirnstiel (= Pedunculus cerebellaris medius) mit dem Kleinhirn verbunden.

Der dorsale Teil des Pons, Tegmentum pontis genannt, bildet den kranialen Teil der Rautengrube (s. Kapitel 9.3.2). ◀

Kranial grenzt der Pons an die Pars ventralis des Pedunculus cerebri (= Hirnschenkel) des Mittelhirns.

Im Bereich des Pons verläßt als Hirnnerv das Gehirn:

Hirnnerv	Austrittsstelle
N. trigeminus	durch den mittleren Kleinhirnstiel

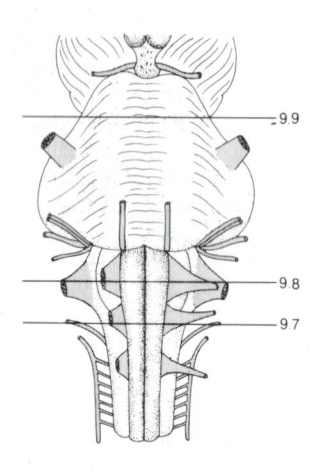

Abb. 9.7 Hirnstamm von basal mit Einzeichnung der Schnittebenen für die Abbildungen 9.8–9.10

Beim Pons können zwei Bereiche unterschieden werden:
- die Pars ventralis (= ventraler Teil) – in diesem Bereich liegen die Nuclei pontis, sowie verschiedene Bahnen,
- die Pars dorsalis (= dorsaler Teil) – sie bildet das Tegmentum (= Brückenhaube).

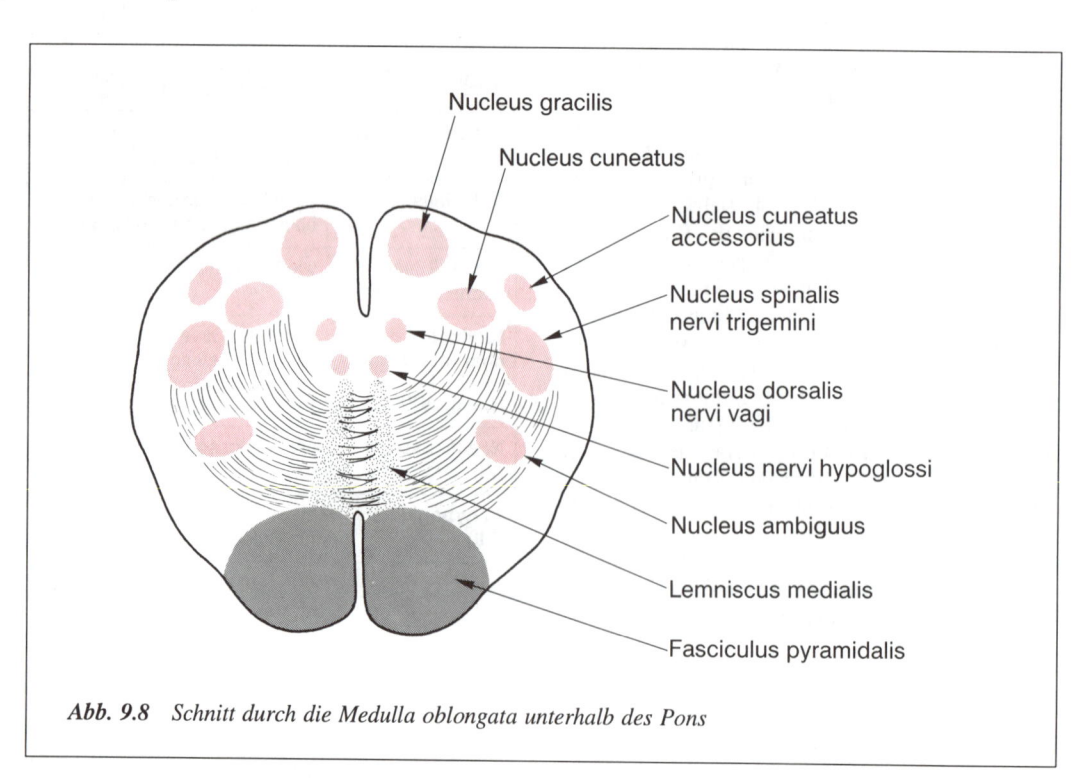

Pons (= Brücke)

Der Pons liegt als mächtiger, etwa 2,5 cm breiter Wulst, zwischen der Fossa interpeduncularis und der Medulla oblongata.

Abb. 9.8 Schnitt durch die Medulla oblongata unterhalb des Pons

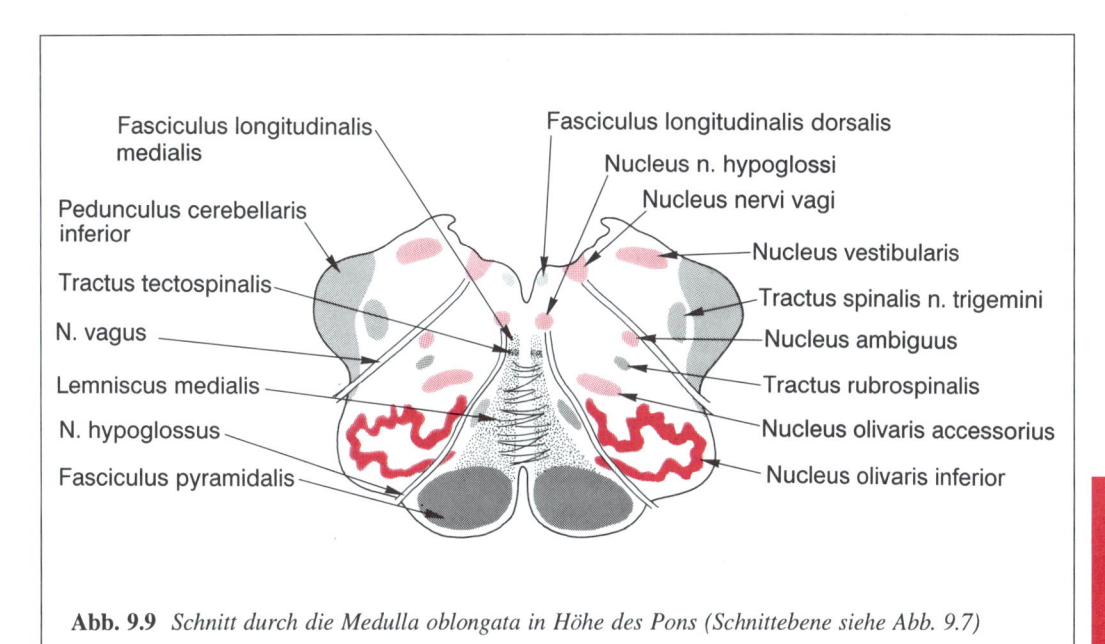

Abb. 9.9 *Schnitt durch die Medulla oblongata in Höhe des Pons (Schnittebene siehe Abb. 9.7)*

Labels:
- Fasciculus longitudinalis medialis
- Pedunculus cerebellaris inferior
- Tractus tectospinalis
- N. vagus
- Lemniscus medialis
- N. hypoglossus
- Fasciculus pyramidalis
- Fasciculus longitudinalis dorsalis
- Nucleus n. hypoglossi
- Nucleus nervi vagi
- Nucleus vestibularis
- Tractus spinalis n. trigemini
- Nucleus ambiguus
- Tractus rubrospinalis
- Nucleus olivaris accessorius
- Nucleus olivaris inferior

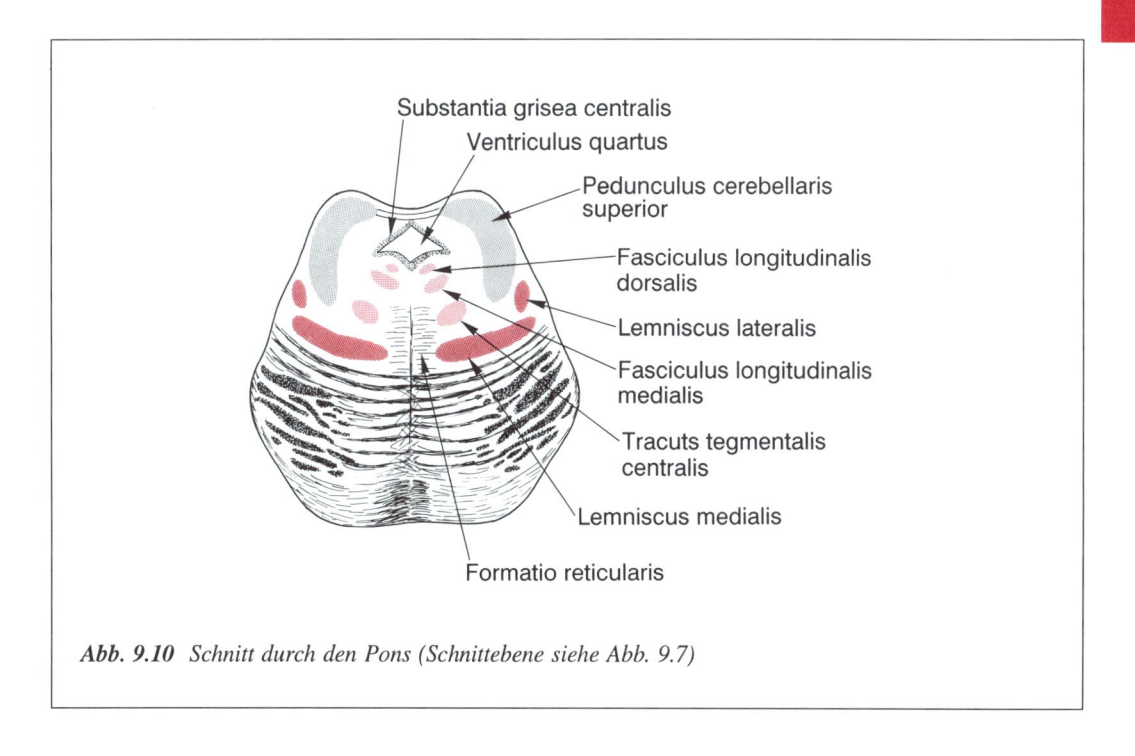

Abb. 9.10 *Schnitt durch den Pons (Schnittebene siehe Abb. 9.7)*

Labels:
- Substantia grisea centralis
- Ventriculus quartus
- Pedunculus cerebellaris superior
- Fasciculus longitudinalis dorsalis
- Lemniscus lateralis
- Fasciculus longitudinalis medialis
- Tracuts tegmentalis centralis
- Lemniscus medialis
- Formatio reticularis

▶ Die zerstreut im ganzen Pons liegenden **Nuclei pontis** dienen als Umschaltstation des Tractus cortico-ponto-cerebellaris (= Großhirn-Brücken-Kleinhirnbahn). Die Fasern dieser Bahn ziehen als Tractus corticopontinus von der Rinde des Stirn- und Schläfenlappens (Großhirnrinde) durch die Capsula interna zu den Nuclei pontis, wo sie umgeschaltet werden und als Tractus pontocerebellaris durch den Pedunculus cerebellaris medius (= mittlerer Kleinhirnstiel) zum Kleinhirnwurm und zu den beiden Hemisphären des Kleinhirns gelangen. ◄

🕮 **Klinik:** Zwischen dem Pons, dem Kleinhirn (= Cerebellum) und der Medulla oblongata liegt eine Einsenkung, die **Kleinhirnbrückenwinkel** genannt wird. Geschwülste, die in diesem Bereich entstehen, können die hier lokalisierten Hirnnerven sowie die Kleinhirnhemisphäre und später den Hirnstamm komprimieren („darauf drücken"). Dadurch kann es zum Hörverlust und zu Schwindelzuständen (über den N. vestibulocochlearis), manchmal zu Fazialisparesen (N. facialis) oder zu Trigeminusschmerzen (1. Ast des N. trigeminus) kommen. Selten werden Ausfälle beobachtet, die durch den N. glossopharyngeus, den N. vagus, den N. hypoglossus oder den N. accessorius bedingt sind.

▶ Zum **Hirnstamm** (= **Truncus encephali**) werden zusammengefaßt:
- Medulla oblongata
- Pons
- Mittelhirn (= Mesenzephalon)
- Zwischenhirn
- Stammganglien des Endhirns. ◄

▶ Jeder der ersten drei Teile des Hirnstamms ist über jeweils ein Kleinhirnstielpaar (Pedunculi cerebelli) mit dem Kleinhirn verbunden. ◄

▶ Den Hirnstamm verlassen nachfolgende Hirnnerven:
- ventral: N. oculomotorius, N. abducens und N. hypoglossus,
- dorsal: N. trochlearis,
- lateral: alle übrigen Hirnnerven. ◄

9.3.2 Innere Gliederung !!! 13/27 des Rhombenzephalon

▶ *Besonders prüfungsrelevant: Tabelle der auf- und absteigenden Bahnen, sowie Grundkenntnisse der fett hervorgehobenen Hirnnervenkerne (Tabelle).* ◄

Nach funktionellen Gesichtspunkten kann das Rautenhirn unterteilt werden in

- den Eigenapparat = Formatio reticularis,
- die Kerngebiete (wurden bereits in Kapitel 9.3.1 behandelt),
- die Hirnnervenkerne,
- die auf- und absteigenden Bahnen im Rautenhirn.

Formatio reticularis

Die Formatio reticularis besteht aus einem netzförmig aufgebauten Geflecht aus kleinen und großen Neuronen.

▶ Die Formatio reticularis reicht kaudal bis in die Substantia intermedia des Rückenmarks. Sie erstreckt sich von der Medulla oblongata über den Pons und das Mittelhirn (= Mesenzephalon) bis ins Zwischenhirn (= Dienzephalon) und nach kaudal bis ins Rückenmark. Beachten Sie bitte, daß einige Autoren die Formatio reticularis auf das Tegmentum von Medulla oblongata, Pons und Mittelhirn beschränken. Im Hirnbereich liegt die Formatio reticularis im mittleren Bereich des Tegmentum (= Haube – siehe Kapitel 9.4.2). ◄

▶ Die Axone der Neuronen sind bilateral (= T-förmig) verzweigt – ein Ast steigt nach unten, einer nach oben, wobei die Nervenfasern mit anderen Neuronen zahlreiche Synapsen bilden (also polysynaptisch verschaltet sind!). Die Kerne der großen Neurone liegen mit den auf- und absteigenden Axonen im medialen Teil der Formatio reticularis. Die Kerne der kleinzelligen Neurone liegen als Assoziationsfelder im lateralen Teil.

Die Axone ziehen als sensorische (afferente) Nervenfasern zu den höher gelegenen Hirnabschnitten und als motorische (efferente) Nervenfasern zu den γ-Motoneuronen, die in der Vordersäule des Rückenmarks liegen. ◄

Die Neurone enthalten cholinerge oder aminerge Transmitter (= Überträgerstoffe). Die einzelnen Neurone liegen zumeist verstreut in der Formatio reticularis, in einigen Bereichen sind sie zu Kernen zusammengelagert. An größeren Kernen kommen vor: Nucleus ruber und Substantia nigra (siehe Kapitel 9.4.2), sowie der Nucleus vestibularis lateralis.

In der Formatio reticularis werden sensorische, motorische und vegetative Funktionen miteinander verknüpft.

▶ Der **Nucleus vestibularis lateralis** (= **Deiters'scher Kern**) erhält Erregungen von den Maculae und den Ampullen des Innenohrs (Kapitel 11.4.2). Er hat Verbindung zum Kleinhirn. Über den Tractus vestibulospinalis, der zum Rückenmark zieht, kann er in der Hals- und Rumpfmuskulatur den Stellreflex auslösen (= reflektorische Ausgleichsbewegung der Kopfhaltung). ◄

➤ In der Formatio reticularis werden motorische, sensorische und vegetative Funktionen verknüpft. Dabei bildet die Formatio reticularis eine Art Nebenbahn für die Sinnesbahnen. Außerdem ist die Formatio in der Lage, Erregungen der Sinnesbahnen zu verstärken. ◄

➤ Die Formatio reticularis erhält u.a.:
- sensible Impulse von den Nuclei vestibulares und den Trigeminuskernen
- akustische Impulse über die Fasern des Lemniscus lateralis (siehe weiter unten)
- optische Impulse über Fasern des Fasciculus tectoreticularis. ◄

➤ Die Formatio reticularis steht über den Tractus reticulospinalis mit dem Rückenmark in Verbindung. Außerdem ist die Formatio indirekt über extrapyramidale Kerne mit dem Rückenmark verbunden.

Der Fasciculus reticulothalamicus zieht zu den Kernen des Thalamus. Über ihn steht die Formatio mit der Großhirnrinde in Kontakt. ◄

Funktionen der Formatio reticularis

➤ Die Formatio reticularis dient vor allem als Assoziationsapparat, indem sie die Hirnnerven untereinander und mit den Spinalnerven (= Nn. spinales) verbindet. Sie dient somit der Koordination. ◄

➤ In der Formatio reticularis liegen Zentren für die nachfolgenden Reflexe:
- Schutzreflexe = Brechreflex, Nies- und Hustenreflex, Korneal- oder Lidschlußreflex
- Reflexe zur Nahrungsaufnahme = Schluckreflex, Speichelsekretionsreflex, Saugreflex
- Reflexe zur Tränensekretion. ◄

Die in der Formatio reticularis des Rautenhirns liegenden Zentren werden in Kapitel 9.3.3 ausführlich beschrieben.

Hirnnervenkerne

Die Hirnnerven haben an den am Boden der Rautengrube liegenden sensiblen und motorischen Kernen ihren Ursprung. Die sensiblen Kerne sind Endkerne, sie werden Nuclei terminatoris genannt. Die motorischen Kerne werden als Ursprungskerne Nuclei originis genannt, ihre Neurone sind den Motoneuronen des Rückenmarks vergleichbar.

Die Kerne können von medial nach lateral in sechs nebeneinander liegende Kern-Reihen unterteilt werden.

Hirnnervenkerne			
Kern	**Ursprung des Hirnnerven**	**Versorgungsgebiet**	**Lage/Besonderheiten**
1. somatomotorische Kerne (somatoefferent)			
Nucleus n. abducentis	N. abducens (VI)	M. rectus lateralis	Er liegt unter dem Colliculus facialis im rostalen Bereich der Rautengrube (Tegmentum pontis)
Nucleus n. hypoglossi	N. hypoglossus (XII)	Zungenmuskulatur, M. genioglossus, M. hypoglossus, M. styloglossus	Liegt am hinteren Ende der Rautengrube nahe der Medianebene
2. parasympathische Kerne (visceromotorisch)			
Nucleus salivarius superior	N. facialis (VII)	Tränen- und Nasendrüsen, Gl. submandibularis und Gl. sublingualis	Er gibt Fasern zum Ganglion pterygopalatinum und zum Ganglion submandibulare ab.
Nucleus salivarius inferior	N. glossopharyngeus (IX)	Gl. parotis	Er gibt Fasern zum Ganglion oticum ab.
Nucleus dorsalis n. vagi	N. vagus (X)	Brust- und Bauchorgane, Darm bis zu Cannon-Böhm'schen Punkt	

Hirnnervenkerne (Fortsetzung)			
Kern	Ursprung des Hirnnerven	Versorgungsgebiet	Lage/Besonderheiten
3. viszeromotorische Kerne (viszero-efferent)			
Nucleus motorius n. trigemini	N. trigeminus (V)	Muskeln des 1. Kiemenbogens	
Nucleus spinalis n. accessorius	N. accessorius (XI)	M. sternocleidomastoideus und M. trapezius	
Nucleus n. facialis	N. facialis (VII)	Mimische Muskeln (= 2. Kiemenbogenmuskeln)	
Nucleus ambiguus	N. glossopharyngeus (IX) N. vagus (X)	Schlundmuskeln (= Muskeln des 3. Kiemenbogens) Kehlkopfmuskeln (= des 4.–6. Kiemenbogens)	Er liegt im Tegmentum der Medulla oblongata
4. viszerosensible Kerne (viszero-afferent)			
Nucleus tractus solitarii (= Nucleus solitarius)	N. facialis (VII), N. glossopharyngeus (IX), N. vagus (X)	Er dient der Geschmacksempfindung	Er liegt im hinteren Teil des Tegmentum
Nucleus dorsalis n. glossopharyngei	N. glossopharyngeus (IX)	Sensible Empfindungen aus der Rachenschleimhaut	
Nucleus dorsalis n. vagi	N. vagus (X)	Brust- und Oberbauchorgane	
5. somatosensible Kerne (somato-afferent)			
Nucleus tractus mesencephali n. trigemini	N. trigeminus (V)	Endkern für propriozeptive Reize von den Muskelspindeln und Kaumuskeln	Die sensiblen Fasern werden nicht in den Ganglien sondern erst in einem Kern des Hirnstamms umgeschaltet
Nucleus tractus spinalis n. trigemini	N. trigeminus (V)	Für Schmerz- und Temperaturempfindungen	
Nucleus sensorius n. trigemini	N. trigeminus (V)	Für Berührung und Lokalisation (= epikritische Sensibilität) im Gesichtsbereich	
6. sensorische Kerne			
Nucleus cochlearis dorsalis und Nucleus cochlearis ventralis	Pars cochlearis des N. vestibulocochlearis (VIII)	Für das Hören	
Nucleus vestibularis superior (= Bechterew'scher Kern)	Pars vestibularis des N. vestibulocochlearis (VIII)	Für das Gleichgewicht	
Nucleus vestibularis inferior (= Roller'scher Kern)	Pars vestibularis des N. vestibulocochlearis (VIII)	Für das Gleichgewicht	
Nucleus vestibularis medialis (= Schwalbe'scher Kern)	Pars vestibularis des N. vestibulocochlearis (VIII)	Für das Gleichgewicht	
Nucleus vestibularis lateralis (= Deiters'scher Kern)	Pars vestibularis des N. vestibulocochlearis (VIII)	Für das Gleichgewicht	Er liegt als Zwischenstation zwischen dem Gleichgewichtsorgan u. den Augenmuskeln

Auf- und absteigende Bahnen

Im Rautenhirn kommen an Bahnen vor:
- 1. lange Bahnen, die nur durch das Rautenhirn hindurchziehen. Sie ziehen als afferente (= aufsteigende) Bahnen vom Rückenmark zur Großhirnrinde und als efferente (= absteigende) Bahnen zum Rückenmark,
- 2. Bahnen, die ihren Ursprung an den Kernen des Rautenhirns haben oder in diesen Kernen umgeschaltet werden.

An afferenten (= aufsteigenden) Bahnen kommen vor:
- Lemniscus medialis
- Lemniscus lateralis
- Tractus spinocerebellaris anterior
- Tractus spinocerebellaris posterior
- Tractus olivocerebellaris
- Fibrae arcuatae externae.

An efferenten (= absteigenden) Bahnen kommen vor:
- Tractus corticopontinus
- Tractus corticospinalis
- Bahnen des extrapyramidalen Systems
- Fibrae corticonucleares.

Auf- und absteigende Bahnen im Rautenhirn		
Bahn	**Funktion/Qualität**	**Lage/Verlauf**
Lemniscus medialis (= innere Schleife) *aufsteigende Bahn*	Bildet einen Teil der Körperfühlbahn und leitet Informationen über die Oberflächen- und Tiefensensibilität	*Siehe den Fasciculus gracilis in Kapitel 9.2.3 (Tabelle).*
Lemniscus lateralis (= äußere Schleife) *aufsteigende Bahn*	Ist Teil der Hörbahn	Die 1. Neurone des Lemniscus lateralis beginnen an den Haarzellen des Corti'schen Organs (Kapitel 11.4.3), von wo die Nervenfasern durch das Ganglion spirale cochleae (in denen das Perikaryon liegt) zu den Nuclei cochleares dorsalis und ventralis ziehen, die beide im Rautenhirn liegen. In den beiden Nuclei werden die 1. Neurone auf die 2. Neurone umgeschaltet. Aus dem Nucleus cochlearis dorsalis ziehen die Axone der 2. Neurone um den Pedunculus cerebellaris inferior (= unterer Kleinhirnstiel) herum und als Striae medullares ventriculi quarti quer über den Boden der Rautengrube hinweg. Im Bereich der Mittellinie kreuzen sie zur Gegenseite, wo sie lateral vom Lemniscus medialis den **Lemniscus lateralis** bilden. Der Lemniscus lateralis zieht um den Pedunculus cerebellaris superior (= oberer Kleinhirnstiel) medial vorbei und läuft im Mittelhirn durch das dorsal von der Pars ventralis pedunculi cerebri (= Großhirnschenkel) liegende Trigonum lemnisci zum Colliculus inferior der Vierhügelplatte (= Hörbahn), sowie zum Kern des medialen Kniehöckers des Thalamus.
Tractus spinocerebellares anterior und posterior *aufsteigende Bahnen*	Leiten Impulse über den Spannungszustand der Muskeln u. die Stellung der Gelenke im Raum (= Tiefensensibilität) zum Kleinhirn	*Der Verlauf wird in Kapitel 9.2.3 (Tabelle) beschrieben.*
Tractus olivocerebellaris *aufsteigende Bahn*	Dient als Verbindungsbahn zwischen dem extrapyramidalen System und dem Kleinhirn.	Der Tractus olivocerebellaris kommt von der Olive und zieht durch den Pedunculus cerebellaris inferior (= unterer Kleinhirnstiel) zur Kleinhirnrinde.

Bahn	Funktion/Qualität	Lage/Verlauf
Fibrae arcuatae externae (Tractus bulbocerebellaris) *aufsteigende Bahn*	Dienen der Tiefensensibilität (leiten Impulse der Armmuskeln)	Die Fibrae arcuatae externae ziehen von dem Nucleus gracilis und dem Nucleus cuneatus durch den Pedunculus cerebellaris inferior (= unterer Kleinhirnstiel) zur Kleinhirnrinde.
Tractus cortico-pontino-cerebellaris (= Großhirn-Brücken-Kleinhirnbahn) *absteigende Bahn*	Koordination von Bewegungen	Der Tractus corticopontocerebellaris zieht als **Tractus corticopontinus** von der Hirnrinde des Stirn- und Schläfenlappens zum Pons, wo er an den Nuclei pontis (= Brückenkernen) auf den **Tractus pontocerebellaris** umgeschaltet wird. Der Tractus pontocerebellaris kreuzt zur Gegenseite und zieht durch den Pedunculus cerebellaris medius (= mittlerer Kleinhirnstiel) ins Kleinhirn, wo seine Nervenfasern als Moosfasern an den Körnerzellen enden (siehe Kapitel 9.5.2).
Tractus corticospinalis *absteigende Bahn*	*Siehe Kapitel 9.2.3 (Tabelle)*	
Fibrae corticonucleares *absteigende Bahn*	Über die Fibrae kann der Kortex (= Großhirnrinde) die subkortikalen Zentren kontrollieren und auf sie dämpfend oder hemmend einwirken.	Die Axone des pyramidalen Systems entspringen von den Zellen des motorischen Rindenfeldes des Großhirns. Diese Axone werden zu den Fibrae corticonucleares und den Fibrae corticospinales zusammengefaßt, die zu den Hirnnerven bzw. zum Rückenmark ziehen. Die Fibrae corticospinales ziehen als **Pyramidenbahn** (Kapitel 9.2.3) zum Rückenmark. Die Fibrae corticonucleares ziehen von den motorischen Rindenfeldern der Großhirnrinde durch die Capsula interna zu den motorischen Ursprungskernen der Hirnnerven V., VII., IX., X., XI. und XII. Die Fasern kreuzen bei ihrem Verlauf teilweise zur gegenüberliegenden Hirnseite. Die Fasern des N. facialis (VII) kreuzen überwiegend, die des N. hypoglossus (XII) kreuzen alle zur Gegenseite, was beim N. facialis für die Diagnose einer zentralen oder peripheren Fazialislähmung wesentlich ist (siehe Kapitel 5.5).

9.3.3 Funktionelle Anatomie   ! 0/2

▶ In der Formatio reticularis liegen nachfolgende lebenswichtige Zentren:
- in oder überwiegend in der Medulla oblongata liegen das Zentrum für die Atmung, den Kreislauf (Herzschlag und Blutdruck) und die Zentren für das Erbrechen und Schlucken.
- im Pons (= Brücke) liegen die Zentren für akustische und vestibuläre Impulse und für die Nahrungsaufnahme. ◀

▶ Das **Atemzentrum** reicht von der Medulla oblongata bis zum Pons. ◀ In diesem Bereich liegen die Zentren für die Ein- und Ausatmung. Diese Zentren sind in beiden Hirnhälften angelegt und stehen miteinander in Verbindung. Beim Ausfall eines Zentrums kann jedoch das andere die Funktion nicht mit übernehmen.

▶ Die Atemzentren werden gereizt durch
- Kohlensäuredruck (CO_2) im Blut
- pH des Blutes
- O_2-Mangel im Blut
- über Chemorezeptoren im Karotissinus (Reize werden vom N. glossopharyngeus geleitet)
- reflektorisch über den N. vagus, der u.a. den Dehnungszustand der Lungenalveolen übermittelt. ◀

▶ Das **Kreislaufzentrum** umfaßt einen größeren Bereich in der Medulla oblongata. Das Kreislaufzentrum ist an der Steuerung der Herzfrequenz und an der Kontraktionskraft des Herzens beteiligt. Es wird durch den Kohlensäuredruck und den pH des Blutes sowie durch Impulse von den Chemorezeptoren im Karotissinus und im Aortenbogen stimuliert. ◀

Der **Blutdruck** wird durch ein Vasomotorenzentrum reguliert, das den Kontraktionszustand der Gefäßwand kontrolliert. Bei Reizung des Vasomotorenzentrums werden die Gefäße verengt, so daß der Blutdruck ansteigt, bis die Pressorezeptoren (= „Druckempfänger") über Rückmeldung zentral hemmend wirken.

An der Regulierung des Blutdrucks und des Herzschlags beteiligen sich auch die vegetativen Kerne vom N. vagus.

Das **Schluckzentrum** liegt wahrscheinlich in der Formatio reticularis der Medulla oblongata und des Pons. Am Schluckakt, der in Kapitel 5.4.9 ausführlich beschrieben wird, sind die motorischen Kerne des N. trigeminus (Nucleus tractus motorius), des N. hypoglossus (Nucleus n. hypoglossi) sowie der Nucleus ambiguus beteiligt.

Das wahrscheinlich ebenfalls in der Medulla oblongata liegende **Brechzentrum** wird z.B. nach Aufnahme von Giften über viszero-afferente Fasern des N. vagus und des N. splanchnicus stimuliert.

Ebenfalls in der Formatio reticularis liegt das **Zentrum für den Schlaf- und Wachzustand,** wobei die genaue Lokalisation noch hypothetisch ist. Von diesem Zentrum werden Impulse zum Kortex (= Großhirnrinde) gesendet und so die Weckreaktion vermittelt.

9.4 Mesenzephalon

9.4.1 Gestalt, Gliederung, Lage ! 1/1

Das etwa 1,5 cm lange **Mittelhirn** (= **Mesenzephalon**) liegt in der Mitte zwischen dem Pons (= Teil des Rautenhirns) und dem Zwischenhirn (= Dienzephalon). Das Mesenzephalon liegt unter dem Großhirn.

Bei der Aufsicht auf das Mittelhirn von ventral erkennt man die Pars ventralis pedunculi cerebri (früher als Crus cerebri bezeichnet), sowie die zwischen den beiden Pedunculi liegende **Fossa interpeduncularis** (= Zwischenschenkelgrube), deren Boden von vielen Arterien durchlöchert wird und deshalb Substantia perforata posterior genannt wird.

Durch den Aquaeductus cerebri wird das Mittelhirn unterteilt in:
- Tectum (= Mittelhirndach) – mit den Colliculi superiores und inferiores (Vierhügelplatte);
- Tegmentum (= Haube) in dem die Substantia nigra und der Nucleus ruber sowie die Kerne (= Nuclei) des N. oculomotorius und des N. trochlearis (= Hirnnervenkerne) liegen.
- Zum Mittelhirn gehören außerdem die Basis der Großhirnstiele (= Pedunculi cerebri).

Bei der Aufsicht von dorsal sehen Sie die Lamina tectalis (alt: Lamina quadrigemina = Vierhügelplatte) mit den beiden Colliculi superiores (= obere Hügel) und den beiden Colliculi inferiores (= untere Hügel). Zwischen den beiden Colliculi superiores ragt das Corpus pineale (= Zirbeldrüse – siehe Kapitel 9.6.1) hervor.

Im Bereich des Mittelhirns verlassen zwei Hirnnerven das Gehirn:
- **N. oculomotorius** – verläßt das Mittelhirn am Boden der Fossa interpeduncularis.
- **N. trochlearis** – verläßt als einziger Hirnnerv das Gehirn an der dorsalen Hirnseite (s. Kapitel 5.5).

9.4.2 Innere Gliederung !!! 13/30

➤ *Es wurden mehrere Bildfragen gestellt.* ◀

Bei einem Querschnitt durch das Mittelhirn erkennen Sie drei Etagen:
- Dach (= dorsal) – wird vom Tectum mesencephali (= Mittelhirndach) gebildet,
- Mitte – hier liegt das Tegmentum mesencephali (= Mittelhirnhaube),
- basal – hier liegt die Pars ventralis pedunculi cerebri.

Das Tegmentum mesencephali und die Pars ventralis pedunculi cerebri werden zusammen als **Pedunculus cerebri** (= Hirnstiel) bezeichnet, wobei das Tegmentum den hinteren Teil (= Pars dorsalis) und die Pars ventralis pedunculi cerebri den vorderen Teil (= Pars ventralis) des Pedunculus cerebri bildet.

Zwischen dem Tektum und dem Tegmentum liegt der **Aqueductus cerebri,** der wie das Mittelhirn, etwa 1,5 cm lang ist und den 3. mit dem 4. Hirnventrikel verbindet (siehe Kapitel 9.9.2).

Tectum mesencephali (= Mittelhirndach)
▶ Das Tektum trägt eine dünne Platte, die **Lamina tectalis** (= **Vierhügelplatte**) genannt wird. Auf der Lamina tecti befinden sich die in Kapitel 9.4.1 bereits erwähnten vier hügelartigen Colliculi superiores und inferiores.

Vom Colliculus superior zieht das Brachium colliculi superioris zum Corpus geniculatum laterale (= lateraler Kniehöcker). Vom Colliculus inferior zieht das Brachium colliculi inferioris zum Corpus geniculatum mediale (= medialer Kniehöcker).

Die beiden **Colliculi superiores** (syn.: Colliculi craniales = Colliculi rostrales = obere Hügel) besitzen einen aus sieben Schichten aufgebauten Kernbezirk, an dem überwiegend die Afferenzen aus dem N. opticus enden. Die Colliculi superiores dienen als Koordinationszentrum für optomotorische Reflexe (= Muskelbewegungen werden optisch ausgelöst).

An den beiden **Colliculi inferiores** (syn.: Colliculi caudales = untere Hügel) enden überwiegend Fasern aus der Hörbahn (Ohr). Die Colliculi inferiores bilden ein akustisches Reflexzentrum. ◀

Das Tektum sendet über den Tractus tectospinalis Impulse an die Motoneurone des Rückenmarks und über den Tractus tectotegmentalis an die motorischen Kerne des Tegmentum.

▶ Funktionell bildet das Tektum ein übergeordnetes Reflexzentrum für die Motorik. ◀

Tegmentum mesencephali (= Mittelhirnhaube)
Das Tegmentum stellt die Hauptmasse des Mittelhirns. Das Tegmentum enthält
- auf- und absteigende Leitungsbahnen
- die Formatio reticularis
- den Nucleus ruber und die Substantia nigra
- die Kerne von den Hirnnerven N. oculomotorius und N. trochlearis.

An Bahnen kommen im Tegmentum der Tractus tegmentalis centralis und die Fasciculi longitudinales medialis und dorsalis vor.

Zum **Tractus tegmentalis centralis** (= **zentrale Haubenbahn**) werden alle vom Tegmentum (Mesenzephalon) ausgehenden efferenten (= absteigenden) Bahnen zusammengefaßt. Der Tractus tegmentalis centralis zieht vom Tegmentum durch den Pons bis zur Olive. Ein kleiner Teil der Fasern zieht von der Olive zum Rückenmark weiter.

▶ Der Tractus tegmentalis centralis leitet efferente Impulse des extrapyramidal-motorischen Systems zu den Nerven im Gehirn und Rückenmark. ◀

▶ Der **Fasciculus longitudinalis medialis** (= inneres Längsbündel) wird zum Assoziationsapparat der Formatio reticularis gezählt. Der Fasciculus longitudinalis medialis verläuft durch das Tegmentum und umschließt V-förmig die Kerne des N. oculomotorius und des N. trochlearis (beides Augenmuskelkerne). Nach kaudal erreicht der Fasciculus das Rückenmark.

Der Fasciculus verbindet die Augenmuskelkerne mit den im Rautenhirn liegenden Nuclei vestibulares, Nuclei cochleares und den motorischen Kernen der Halsmuskeln – dadurch ist das Gleichgewichtsorgan an die Augenmuskelmotorik angeschlossen. Durch Impulse kann der ebenfalls in diesen Kreis eingeschlossene N. accessorius den M. sternocleidomastoideus und den M. trapezius entsprechend einstellen. ◀

▶ Der **Fasciculus longitudinalis dorsalis** (= hinteres Längsbündel = **Schütz'sches Bündel**) liegt dorsolateral vom Fasciculus longitudinalis medialis. Er verläuft vom Hypothalamus (siehe Kapitel 9.6.2f) durch die um den Aqueductus mesencephali herum liegende Substantia grisea centralis (= zentrales Höhlengrau) und zieht am Boden des 4. Hirnventrikels zu den Hirnnervenkernen, die bis im Bereich der unteren Medulla oblongata liegen. ◀

Der Fasciculus longitudinalis dorsalis führt Leitungsbahnen zwischen den Kernen des Hypothalamus und den Kernen des Hirnstamms
- Nucleus n. oculomotorius (III. Hirnnerv)
- Nucleus motorius trigemini (V. Hirnnerv)
- Nucleus salivatorius superior (VII. Hirnnerv)
- Nucleus dorsalis n. vagi (X. Hirnnerv)
- Nucleus n. hypoglossi (XII. Hirnnerv).

▶ Die **Formatio reticularis** füllt den Raum des Tegmentum, der zwischen den Leitungsbahnen und den beiden Kerngebieten verbleibt. Die Formatio erfüllt vegetative und motorische Aufgaben – siehe Kapitel 9.3.2 und 9.3.3. ◀

▶ Der **Nucleus ruber** (= roter Kern) reicht vom Tegmentum bis ins Zwischenhirn. Er liegt medial vom Lemniscus medialis und dorsal von der Substantia nigra. Der Nucleus ruber besteht aus grauer Substanz, die durch eingelagertes kolloidales Eisen eine rötliche Farbe in vivo erhält. ◀

Der Nucleus ruber setzt sich aus der Pars magnocellularis und der Pars parvocellularis zusammen. Die Pars magnocellularis besteht aus großen Zellen und stellt stammesgeschichtlich den älteren Teil des Nucleus dar. Die Pars parvocellularis besteht aus kleinen Zellen und stellt den größten Teil des Nucleus ruber dar.

▶ Der Nucleus ruber ist der wichtigste Schaltkern für die von der Großhirnrinde und vom Kleinhirn kommenden efferenten Bahnen, wobei er vorwiegend dem extrapyramidalen System dient. ◄

Zum Nucleus ruber ziehen (= afferente Verbindungen):
- Tractus cerebellorubralis – bildet eine wichtige Bahn aus dem Kleinhirn. Er zieht vom Nucleus dentatus (liegt im Kleinhirnmark) durch den Pedunculus cerebellaris superior und kreuzt zur Gegenseite, wo er am Nucleus ruber endet.
- Tractus tectorubralis – kommt vom Colliculus superior und gehört zum sensorischen System.
- Tractus corticorubralis – kommt von der Großhirnrinde.
- Tractus pallidorubralis – kommt vom Globus pallidus und gehört zum extrapyramidalen System.
- Tractus thalamorubroolivaris – verbindet den Thalamus mit dem Nucleus ruber und dem Nucleus olivaris.

Vom Nucleus ruber gehen ab (= efferente Verbindungen)
- Tractus rubroolivaris – ist die wichtigste absteigende Bahn und zieht zur Olive
- Tractus rubrospinalis – zieht mit der Pyramidenseitenstrangbahn zu den γ-Motoneuronen des Rückenmarks
- Tractus rubrotectalis – zieht zum Colliculus superior
- Tractus rubrothalamicus – zieht zum Thalamus und von dort zur Großhirnrinde.

► Der Nucleus ruber dient als Kontroll- und Schaltstelle. Er erhält u.a. Impulse aus dem Groß- und Kleinhirn und vom Thalamus. Der Nucleus ruber sendet Impulse zum Rückenmark und zum Kleinhirn. Seine Impulse sind u.a. für den Muskeltonus und die Körperhaltung wichtig. ◄

Klinik: ► Fällt der Nucleus ruber aus, so kommt es zum Ruhetremor (= Zittern) und zu einem veränderten Muskeltonus. ◄

► Die **Substantia nigra** (= schwarze Substanz) liegt als Platte zwischen der Pars ventralis pedunculi cerebri und dem Tegmentum. Die Substantia nigra besteht aus zwei Anteilen:
Pars compacta – in ihr liegen dicht beieinander die melaninhaltigen Nervenzellen, die der Substantia nigra ihr typisches Aussehen geben. In der Pars compacta wird Dopamin gebildet, das über die Axone zum Putamen geleitet wird.
Pars reticulata – besitzt nur wenige Nervenzellen, die Eisen und Lipofuszin enthalten. Die Pars reticulata hat eine rotbraune Farbe. ◄

► Die Substantia nigra steht afferent mit dem Putamen und dem Großhirn, efferent mit dem Striatum und dem Thalamus in Verbindung. Sie gehört zum extrapyramidal-motorischen System. ◄

Klinik: ► Ist die Dopaminsynthese gestört, so kommt es zur Parkinson'schen Krankheit, die u.a. durch Ruhetremor (= Zittern), Rigor (= Muskelsteife), Akinese (= Bewegungsarmut mit Maskengesicht) und einer erhöhten Speichel- und Tränensekretion gekennzeichnet ist. ◄

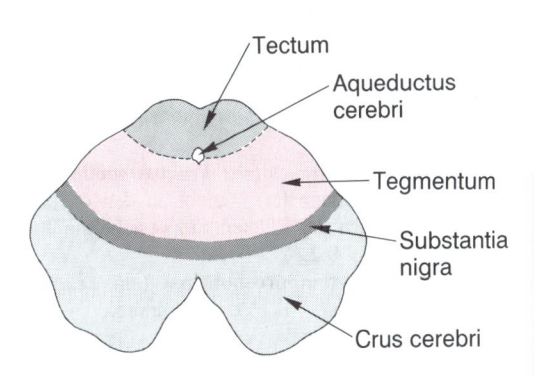

Abb. 9.11 Schnitt durch das Mittelhirn (schematisiert)

An **Hirnnervenkernen** kommen vor:

Kern	Hirnnerv	Funktion/Qualität
1. somatomotorische Kerne (motorisch)		
Nuclei n. oculomotorii	N. oculomotorius	alle äußeren Augenmuskeln bis auf den M.rectus lateralis und den M. obliquus superior
Nuclei n. trochlearis	N. trochlearis	M. obliquus superior
2. parasympathischer Kern		
Nucleus oculomotorius accessorius (= Edinger-Westphal-Kern)	N. oculomotorius	parasympathisch den M. sphincter pupillae (= Pupillenverengung), M. ciliaris (= Akkommodation)

► Die **Pars ventralis pedunculi cerebri** (syn.: Basis pedunculi cerebralis) bildet den vorderen Teil des **Pedunculus cerebri** (= Großhirnstiel), früher wurde sie als Crus cerebri (= Großhirnschenkel) bezeichnet. Die Pars ventralis pedunculi cerebri reicht von der Capsula interna (Kapitel 9.7.4) bis zum oberen Rand des Pons. Dorsal wird die Pars ventralis pedunculi cerebri durch die Substantia nigra vom Tegmentum getrennt. ◄

► Die Pars ventralis pedunucli cerebri ist etwa 1,5 cm lang. Sie enthält nachfolgende von der Großhirnrinde kommende Bahnen:
- **Fibrae frontopontinae** (alt: **Tractus frontopontinus** = frontale Hirnbrückenbahn) – zieht vom Lobus frontalis (Stirnlappen) der Großhirnrinde zu den Nuclei pontis.
- **Fibrae corticonucleares** (alt: **Tractus corticonuclearis** = motorische Hirnnervenbahn) – zieht von der Zentralwindung der Großhirnrinde zu den Hirnnervenkernen.
- **Fibrae corticospinales** (alt: **Tractus corticospinalis** = Pyramidenbahn) – zieht zu den α- und γ-Motoneuronen des Rückenmarks (siehe die Tabelle in Kapitel 9.2.4).
- **Fibrae parieto-temporo-pontinae** (alt: **Tractus occipitopontinus** = okzipitotemporale Hirnbrückenbahn) – zieht vom Lobus temporalis (= Schläfenlappen) und vom Lobus occipitalis (= Hinterhauptslappen) zu den Nuclei pontis. ◄

9.4.3 Funktionelle Anatomie ! 0/2

► *Prüfungsrelevant: Sie sollten den Reflexbogen für den Pupillarreflex und die Akkommodation kennen.* ◄

Da die Kerne der beiden Augennerven N. oculomotorius und N. trochlearis im Bereich des Mesenzephalon liegen, sind in diesem Kapitel die optischen Reflexe abzuhandeln.

Um sich auf die jeweiligen Umweltbedingungen einzustellen, müssen sich unsere beiden Augen synchron auf hell oder dunkel und auf nah oder fern einstellen, so daß sich ihre Einstellung fortlaufend verändert.

Die Einstellung auf hell oder dunkel erfolgt durch den **Pupillarreflex,** durch den bei Lichteinfall die Pupille verengt wird. Der Reflexbogen wird durch einen Lichtstrahl ausgelöst, der auf die in der Retina liegenden Stäbchen oder Zapfen fällt, von hier werden Signale über den N. opticus, den Tractus opticus und den Colliculus superior zum Nucleus oculomotorius accessorius (= Edinger-Westphal) geleitet, wo die afferenten Fasern auf die efferenten Fasern umgeschaltet werden, die über den N. oculomotorius und das Ganglion ciliare zu den Nn. ciliares breves gelangen. Die Nn. ciliares breves innervieren den M. spincter pupillae, der die Pupille verengt.

Bei der Naheinstellung unseres Auges verändert sich
- die Krümmung der Linse (= Akkommodation),
- die Blicklinie (= Konvergenz)
- die Pupillenweite (siehe oben).

Zur **Akkommodation** siehe Kapitel 10.2.3. Der Reflexbogen der Akkommodation verläuft wahrscheinlich wie der des Pupillarreflexes vom N. opticus über den Colliculus superior zum Nucleus oculomotorius accessorius, wo die Fasern umgeschaltet werden. Über den N. oculomotorius gelangen die Impulse zum Ganglion ciliare, wo die prä- auf die postganglionären Fasern umgeschaltet werden, die den M. ciliaris innervieren.

Als **Konvergenz** bezeichnet man die sich mit dem Abstand eines Gegenstandes zu unseren Augen verändernden Schnittlinien beim Sehen. Wenn wir einen Gegenstand in der Ferne ansehen, so verlaufen die Blicklinien unserer beiden Augen annähernd parallel zueinander. Führen wir den Gegenstand (z.B. einen Kugelschreiber) von weit immer näher an unsere Augen heran, so schneiden sich die Blicklinien des rechten und linken Auges in einem immer größeren Winkel.

► Die Konvergenz erfolgt durch die Adduktion des Augapfels, woran u.a. die beiden Mm. recti mediales beteiligt sind (siehe Kapitel 10.2.5). ◄ Der Reflexbogen für die Konvergenz verläuft über den N. opticus zum Colliculus superior und von dort zur Großhirnrinde. Von der Großhirnrinde ziehen die efferenten Fasern über den Tractus corticonuclearis zu den Kernen der Augenmuskeln, die sie entsprechend beeinflussen.

9.5 Cerebellum (= Kleinhirn)

9.5.1 Gestalt, Gliederung !! 1/4

► *Prüfungsrelevant: Gesamtes Kapitel.* ◄

Das etwa 140 g schwere und in seinem größten Durchmesser 10 cm breite Kleinhirn (= Cerebellum) gehört seiner Entwicklung nach zum Rautenhirn, aus dessen Flügelplatte es hervorgegangen ist.

Das Cerebellum füllt den größten Teil der hinteren Schädelgrube (= Fossa cranii posterior) aus. Die obere Fläche des Cerebellum wird durch das Tentorium cerebelli (= Kleinhirnzelt) vom Hinterhauptslappen des Großhirns getrennt (siehe Kapitel 9.10.1). Die untere Fläche des Cerebellum grenzt an die Medulla oblongata und den Pons. Die untere Fläche liegt dorsal über der Rautengrube. In diesem Bereich ist das Cerebellum nur durch eine dünne Ependymschicht vom 4. Hirnventrikel getrennt.

Zwischen dem Cerebellum und der Medulla oblongata liegt die Cisterna cerebello-medullaris (siehe Kapitel 9.10.2).

Von außen betrachtet, besteht das Cerebellum aus zwei halbkugeligen Seitenteilen, die **Kleinhirnhemisphären** (= Hemispheria cerebelli) genannt werden. Die beiden Hemisphären sind durch ein Mittelstück, den **Kleinhirnwurm** (= Vermis cerebelli) miteinander verbunden. Zwischen den beiden Kleinhirnhemisphären liegt die Falx cerebelli (= Kleinhirnsichel – siehe Kapitel 9.10.1).

Die beiden Kleinhirnhemisphären werden durch zwei Furchen in drei Hauptlappen (= Lobus anterior cerebelli, Lobus posterior cerebelli und Lobus flocculonodularis) unterteilt.

Die **Fissura prima** trennt den Lobus cranialis vom Lobus caudalis, die zusammen als Corpus cerebelli bezeichnet werden.

Die **Fissura dorsolateralis** trennt den Lobus caudalis vom Lobus flocculonodularis.

Die drei Hauptlappen werden wiederum in Läppchen (= Lobuli) unterteilt, die jedoch nur für den Spezialisten interessant und nicht prüfungsrelevant sind.

Die Einteilung in drei Hauptlappen entspricht annähernd der stammesgeschichtlichen (= phylogenetischen) Entwicklung.

Der **Lobus anterior cerebelli** stellt den Althirnteil (= Paleocerebellum) des Cerebellum dar. In ihm enden die spinalen Bahnen (= Rückenmarksbahnen), die in Dienst der propriozeptiven Sensibilität der Muskulatur stehen.

Der **Lobus posterior cerebelli** ist größer als der Lobus anterior cerebellli. Er stellt den stammesgeschichtlich jüngeren Anteil (= Neocerebellum = Neukleinhirn) des Cerebellum dar. Der Lobus posterior cerebelli erhält über Kerne im Pons Impulse von der Großhirnrinde. Er ist für die Feinabstimmung der willkürlichen Bewegungen verantwortlich.

Der **Lobus flocculonodularis** bildet stammesgeschichtlich den ältesten Kleinhirnteil (= Archäocerebellum = Urkleinhirn) dar. Er ist mit den Nuclei vestibulares (= Ursprungskerne des N. vestibulocochlearis) afferent verbunden und dient dem Gleichgewicht.

Die Oberfläche wird beim Kleinhirn durch zahlreiche Furchen in schmale Windungen unterteilt, die fast parallel zueinander verlaufen.

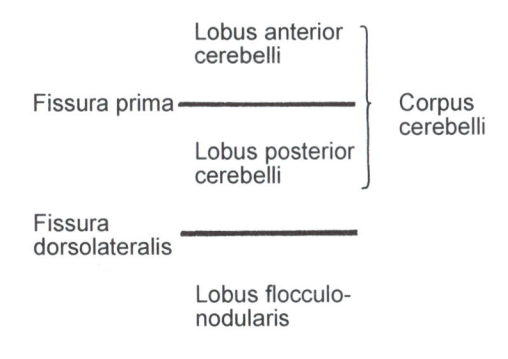

```
Fissura prima ───────── { Lobus anterior cerebelli
                          Lobus posterior cerebelli } Corpus cerebelli

Fissura dorsolateralis ─────────

                          Lobus flocculonodularis
```

Kleinhirnstiele

Auf jeder Seite besitzt das Cerebellum drei Stiele, die das Cerebellum mit dem Hirnstamm verbinden. Diese Stiele bestehen aus zu Bündeln angeordneten Tractus (= Bahnen), die in Kapitel 9.5.3 einzeln beschrieben werden.

An Kleinhirnstielen kommen vor:
- **Pedunculus cerebellaris superior** (alt: Pedunculus cerebellaris cranialis = oberer Kleinhirnstiel) – verbindet das Cerebellum mit dem Mittelhirn (= Mesenzephalon). Er enthält überwiegend efferente Bahnen. Zwischen dem rechten und linken Pedunculus cerebellaris superior spannt sich segelartig das dünne Velum medullare superius.
- **Pedunculus cerebellaris medius** (= mittlerer Kleinhirnstiel) – ist der am stärksten ausgebildete Kleinhirnstiel. Er verbindet das Cerebellum mit dem Pons. Er enthält überwiegend afferente Bahnen.
- **Pedunculus cerebellaris inferior** (alt: Pedunculus cerebellaris caudalis = unterer Kleinhirnstiel) – verbindet das Cerebellum mit der Medulla oblongata. Er enthält überwiegend afferente Bahnen. In ihm verläuft ein Teil der spinocerebellaren Bahnen sowie die zu den Nuclei vestibulares ziehenden Fasern des N. vestibulocochlearis.

Das Cerebellum wird arteriell versorgt aus (siehe die Winterthur-Verlaufsbeschreibung „Arterien"):
- A. superior cerebelli (Ast der A. basilaris)
- A. inferior anterior cerebelli (Ast der A. basilaris)

- A. inferior posterior cerebelli (Ast der A. vertebralis).

9.5.2 Innere Gliederung !!! 9/18

Bei einem Schnitt durch das Cerebellum sehen Sie die außen liegende, etwa 1 mm dicke Kleinhirnrinde (= Cortex cerebelli), die aus der grauen Substanz aufgebaut ist, sowie das von der Kleinhirnrinde umschlossene weiße Kleinhirnmark (= Corpus medullare). Im Kleinhirnmark liegen mehrere graue Kerne (siehe Abb. 9.11, S. 539).

Da die Oberfläche des Cerebellum außer den beiden Hauptfurchen viele kleine Furchen besitzt, ist die Kleinhirnrinde erheblich vergrößert, wobei von der relativen Größe zur Großhirnrinde ausgehend die Kleinhirnrinde durch die besonders ausgeprägte Furchung mehr vergrößert ist als die Großhirnrinde.

Bei einem Sagittalschnitt durch das Cerebellum erinnert die durch die vielen kleinen Furchen verursachte baumartige Verzweigung an einen Lebensbaum (= Arbor vitae cerebelli).

Mikroskopische Anatomie

▶ Die Kleinhirnrinde wird von außen nach innen in drei Schichten unterteilt:
- Stratum moleculare = Molekularschicht
- Stratum ganglionare = Purkinje-Zellschicht
- Stratum granulosum = Körnerschicht ◀

▶ Das **Stratum moleculare** ist relativ zellarm, es besteht überwiegend aus marklosen Nervenfasern. Besonders charakteristisch für diese Schicht sind die **Korbzellen**, die einen kleinen Zelleib besitzen. Die Axone der Korbzellen geben zahlreiche, zum Stratum ganglionare ziehende Kollateraläste ab, die sich korbartig um jeweils mehrere der im Stratum ganglionare liegenden Purkinje-Zellen legen und dadurch mehrere Purkinje-Zellen miteinander verbinden.

Außerdem kommen in der Molekularschicht **Sternzellen** vor, deren Dendriten sich sternförmig in alle Richtungen verzweigen und deren Axone mit den Purkinje-Zellen in Verbindung stehen. Die Sternzellen wirken inhibitorisch (= hemmend) auf die Purkinje-Zellen. ◀

▶ Das **Stratum ganglionare** bildet die schmalste der drei Schichten. Sie besteht aus einer Lage dicht nebeneinanderliegender **Purkinje-Zellen.** ◀ Die Perikaryen der Purkinje-Zellen haben einen Durchmesser von etwa 35 µm und eine Länge von etwa 60 µm. Damit sind sie die größten Zellen des Cerebellum. Von den Purkinje-Zellen ziehen 2 bis 3 Dendriten in das Stratum moleculare, wo sie sich fächerförmig verästeln.

▶ Die Axone der Purkinje-Zellen ziehen durch das Stratum granulosum zu den im Kleinhirnmark liegenden Kernen des Cerebellum, an denen sie mit inhibitorischen Synapsen enden. Einige Axone ziehen bis zu den Nuclei vestibulares, die im Rautenhirn liegen (Kapitel 9.3.2).

Die Axone der Purkinje-Zellen bilden das einzige efferente Fasersystem der Kleinhirnrinde. Alle afferenten Impulse die zum Cerebellum gelangen enden, teils nach Umschaltung, an den Purkinje-Zellen.

An jeder Purkinje-Zelle enden jeweils eine Kletterfaser (siehe weiter unten) sowie etwa 20 Korb- und Sternzellen und viele Tausend Parallelfasern. ◀

▶ Das **Stratum granulosum** ist die zellreichste Schicht der Kleinhirnrinde. Sie wird wegen der in ihr liegenden **Körnerzellen** Körnerschicht genannt. Die Körnerzellen werden unterteilt in:
- kleine Körnerzellen, die zahlreich vorliegen,
- große Körnerzellen, auch **Golgi-Zellen** genannt, die nur vereinzelt vorkommen.

Die kleinen Körnerzellen bilden die kleinsten Nervenzellen unseres Körpers. Im histologischen Präparat kann man häufig nur ihre Perikaryen erkennen.

Zwischen den zumeist gruppenweise angeordneten kleinen Körnerzellen liegen als Zwischenräume kernfrei Parenchyminseln, die **Glomeruli cerebellosi** genannt werden. In diesen Glomerula sind die Körnerzellen synaptisch mit den Moosfasern verbunden (siehe weiter unten).

Die Axone der Körnerzellen bilden im Stratum moleculare **Parallelfasern,** die sich zunächst T-förmig spalten und anschließend parallel zu den Furchen der Kleinhirnrinde verlaufen. Die Axone ziehen

a) zu den Dendriten der Purkinje-Zellen
b) zu den in der Molekularschicht liegenden Korb- oder Sternzellen, über die sie indirekt mit den Purkinje-Zellen verbunden sind. ◀

Kleinhirnmark

Das Kleinhirnmark ist die weiße Substanz des Cerebellum. Das Kleinhirnmark besteht aus Nervenfasern, außerdem liegen in ihm die Kleinhirnkerne (siehe weiter unten).

Wie die weiße Substanz des Rückenmarks, so besteht auch das Kleinhirnmark aus
- **Assoziationsfasern,** die die Kleinhirngebiete der gleichen Kleinhirnhemisphäre miteinander verbinden,

- **Kommissurenfasern,** die die Kleinhirngebiete der rechten und linken Hemisphäre miteinander verbinden,
- **Projektionsfasern,** die als afferente Fasern Impulse zur Kleinhirnrinde leiten und als efferente Fasern Impulse von der Kleinhirnrinde zum Hirnstamm leiten.

➤ An afferenten Projektionsfasern kommen Kletterfasern und Moosfasern,
an efferenten Fasern **nur** die Axone der Purkinje-Zellen vor. ◄

➤ Die afferenten **Kletterfasern** haben überwiegend ihren Ursprung im Nucleus olivaris (= Olivenkern). Durch das Kleinhirnmark gelangen die Kletterfasern zu den Dendriten der Purkinje-Zellen. Charakteristisch für die Kletterfasern ist, daß sie mit mehreren benachbarten Purkinje-Zellen synaptisch verbunden sind, d.h. eine Kletterfaser tritt zumeist mit mehreren Purkinje-Zellen in Verbindung, während eine Purkinje-Zelle nur mit jeweils einer Kletterfaser in Verbindung steht. ◄

Die afferenten **Moosfasern** haben ihren Ursprung
- im Pons,
- an den Nuclei vestibulares, die in der Medulla oblongata liegen,
- im Rückenmark.

➤ Die afferenten Moosfasern sind stark verzweigt. In der Körnerschicht der Kleinhirnrinde treten sie mit den Dendriten der Körnerzelle in den Glomerula cerebellaria in synaptische Verbindung und wirken über die Körnerzellen exzitatorisch (erregend) auf die Purkinjezellen.
Die Axone der etwa 15 Millionen Purkinje-Zellen bilden das einzige efferente Fasersystem der Kleinhirnrinde. Die meisten Axone ziehen zu den Kleinhirnkernen, einige ziehen bis zu den Nuclei vestibulares.
Die Kletter- und Moosfasern wirken direkt oder indirekt exzitatorisch (= erregend) auf die Purkinje-Zellen, während die weiter oben beschriebenen Zellen der Kleinhirnrinde mit Ausnahme der Körnerzellen inhibitorisch (= hemmend) auf die Purkinje-Zellen wirken. ◄

Kleinhirnkerne
➤ Im Kleinhirnmark liegen folgende vier Kleinhirnkerne:
- Nucleus dentatus
- Nucleus emboliformis
- Nucleus globosus
- Nucleus fastigii. ◄

➤ Die Kleinhirnkerne enthalten multipolare Nervenzellen, an denen u.a. die Purkinje-Zellen enden und an denen die efferenten Bahnen des Cerebellum ihren Ursprung haben.
Den etwa 2 cm großen **Nucleus dentatus** (= **Zahnkern**) erkennen Sie an seinem sackartigen Aussehen. Er erhält über die Axone der Purkinje-Zellen Impulse (= Afferenzen) aus der Kleinhirnrinde. Diese Impulse werden im Nucleus dentatus umgeschaltet und durch den Pedunculus cerebellaris superior zum Thalamus und zum Nucleus ruber weitergeleitet. Die zum Nucleus ruber verlaufenden Axone sind zum Tractus cerebello-rubralis zusammengefaßt, durch sie steht der Nucleus dentatus mit dem extrapyramidal-motorischen System in Verbindung. ◄
Der **Nucleus emboliformis** (= **Pfropfkern**) ist etwa 1,5 cm lang. Von ihm ziehen Fasern zum Thalamus.
Der **Nucleus globosus** (= **Kugelkern**) ist etwa 0,5 cm groß. Von ihm ziehen Fasern zu den Kernen der Medulla oblongata.
Der **Nucleus fastigii** (= **Dachkern**) ist etwa 1 cm groß. Er liegt im Dach des 4. Hirnventrikels und leitet Impulse zu den Kernen der Medulla oblongata.

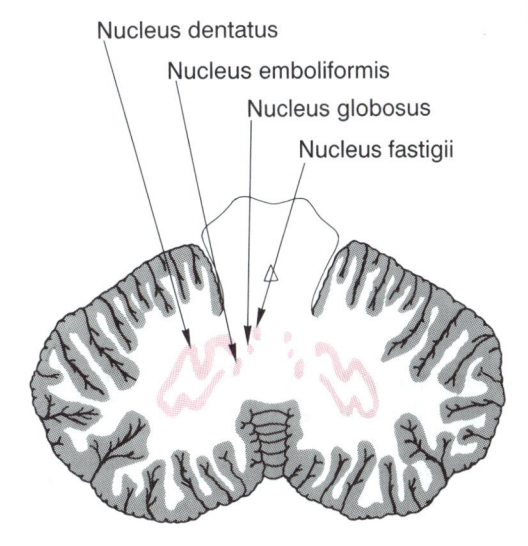

Abb. 9.12 *Schnitt durch das Kleinhirn zur Darstellung der Kleinhirnkerne*

9.5.3 Kleinhirnbahnen !! 2/12

▶ *Prüfungsrelevant: Die in den einzelnen Pedunculi verlaufenden Bahnen und ihre Funktion.* ◀

Durch die in Kapitel 9.5.1 beschriebenen Pedunculi cerebellares ziehen die afferenten Bahnen zum Cerebellum und die efferenten Bahnen zu den jeweiligen Bezirken des Hirnstamms.

In den Pedunculi cerebellares verlaufen nachfolgende Bahnen (siehe auch S. 541 f.):

	afferente Bahnen	efferente Bahnen
Pedunculus cerebellaris superior	• Tractus tectocerebellaris • Tractus spinocerebellaris anterior	• Tractus cerebello-rubralis • Tractus dentatothalamicus
Pedunculus cerebellaris medius	Tractus pontocerebellaris	
Pedunculus cerebellaris inferior	• Tractus spinocerebellaris posterior • Tractus vestibulo-cerebellaris • Tractus olivocerebellaris • Tractus nucleocerebellaris • Tractus cuneocerebellaris • Tractus bulbocerebellaris	• Tractus cerebello-nuclearis • Tractus cerebello-vestibularis • Tractus cerebello-reticularis

9.5.4 Funktionelle Anatomie ! 0/0

▶ *Prüfungsrelevant: Sie sollten die Bezeichnungen für die jeweiligen Ausfälle des Cerebellum kennen.* ◀

Wenn wir die Impulse, die in den Leitungsbahnen (Tractus) von der Peripherie zum Gehirn und vom Gehirn zur Peripherie verlaufen, als eine Art Regelkreislauf ansehen, so ist das Cerebellum in diesen Regelkreislauf als eine Art „Nebenschluß" eingeschaltet.

▶ Das Cerebellum steht mit allen motorischen Zentren sowie mit den meisten Sinnesorganen in Verbindung. Das Cerebellum dient als Hilfsapparat der Motorik, indem es alle ihm über die Tractus zulaufenden Informationen koordiniert und wenn nötig korrigierend, z.B. hemmend oder fördernd, auf die Motorik der Muskeln einwirkt.

Das Cerebellum überwacht und reguliert alle willkürlichen Bewegungen. ◀

▶ Das Cerebellum erhält Informationen aus dem/der
- Rückenmark über die Tiefensensibilität
- dem Gleichgewichtsorgan über die Lage des Körpers
- der Großhirnrinde zur zeitlichen Koordination der Bewegungen. ◀

▶ Vom Cerebellum gelangen Informationen über das extrapyramidale System zu den Motoneuronen im Rückenmark, wodurch die Motorik reguliert und die von den anderen Zentren ausgelösten Bewegungen koordiniert und gleichzeitig das Gleichgewicht des Körpers aufrechterhalten wird. ◀

Klinik: ▶ Wie Sie aus den obigen Ausführungen ableiten können, kommt es bei einem akuten Ausfall des Cerebellum nicht zum Ausfall von Bewegungen, es ist vielmehr der Ablauf der Bewegungen und das Gleichgewicht gestört. Bei einem Ausfall einer Seite des Cerebellum ist vorwiegend die gleiche Körperseite betroffen, da die meisten Bahnen der gleichen Körperseite zugehörig sind. ◀

Beim Ausfall des Cerebellum kann es zu einer Vielzahl von Ausfällen kommen, wovon die nachfolgenden im Gk aufgeführten sind:
- **Ataxie** = Störung der Bewegungskoordination der einzelnen Muskeln (besonders der die Gliedmaßen bewegenden Muskeln). Die betroffenen Patienten haben einen torkelnden Gang.
- **Asynergie** = nicht synergetisches Zusammenwirken der einzelnen Muskelgruppen.
- **Intentionstremor** – bildet eine besondere Form der Ataxie, bei der es bei der Ausführung einer willkürlichen Bewegung zu grobem Zittern kommt, was besonders gut nach der Aufforderung an den Patienten zu erkennen ist, den Zeigefinger zur Nase zur führen.
- **Tonusveränderungen** – da das Cerebellum hilft, den Muskeltonus aufrecht zu erhalten, kommt es beim Ausfall zu einem verminderten Muskeltonus.
- **Nystagmus** (= „Augenzittern") = rhythmische Zuckungen der Augäpfel. Ein Nystagmus kann jedoch viele Ursachen haben.
- **Dysdiadochokinese** = die Diadochokinese ist gestört, d.h. der Patient ist nicht in der Lage, schnelle antagonistische (= gegensinnige) Bewegungen auszuführen, z.B. seine Finger beim Klavierspielen schnell zu beugen und zu strecken.

Auf- und absteigende Bahnen des Kleinhirns		
Bahn	Funktion/Qualität	Lage/Verlauf
Tractus tectocerebellaris *afferent im Pedunculus cerebellaris superior*	Leitet optische und akustische (sensorische) Eindrücke.	Der Tractus tectocerebellaris zieht vom Colliculus superior (= wichtiges Sehzentrum) und vom Colliculus inferior (= akustisches Reflexzentrum), die beide Teil des Tektum sind (Kapitel 9.4.2), durch das Velum medullare craniale (= vorderes Marksegel) zum Pedunculus cerebellaris superior, durch den er ins Cerebellum gelangt.
Tractus spinocerebellaris anterior (= Gower'sche Bahn) *afferent im Pedunculus cerebellaris superior*	Dient der Tiefensensibilität und leitet extero-zeptive u. propriozeptive Impulse (= Informationen über den Muskeltonus und die Gelenkstellung), besonders der unteren Körperhälfte.	Zum Verlauf siehe die Tabelle in Kapitel 9.2.4. ⚠ Merke: Die Axone der 2. Neurone kreuzen überwiegend zur Gegenseite, im Cerebellum kreuzen sie zur ursprünglichen Seite zurück.
Tractus cerebellorubralis *efferent im Pedunculus cerebellaris superior*	Leitet Impulse zum extrapyramidal-motorischen System und beeinflußt damit die willkürliche Bewegung des Körpers.	Der Tractus cerebellorubralis ist eine wichtige Bahn des Cerebellum, die für die willkürliche Körperbewegung von großer Bedeutung ist. Axone der Purkinje-Zellen ziehen zum Nucleus dentatus, wo sie umgeschaltet werden und als Tractus cerebellorubralis durch den Pedunculus cerebellaris superior ziehen. Sie kreuzen zur Gegenseite und enden am Nucleus ruber des Mesenzephalon (Kapitel 9.4.2).
Tractus dentatothalamicus *efferent im Pedunculus cerebellaris superior*	(alt: Tractus cerebellothalamicus) Informiert die Großhirnrinde über die Lage des Körpers.	Der Tractus dentatothalamicus wird von einigen Autoren auch als **Tractus cerebello-thalamicus** bezeichnet. Er zieht vom Nucleus dentatus durch den Pedunculus cerebellaris superior zu den Nuclei ventralis und lateralis des Thalamus. Vom Thalamus gelangen die Impulse zu den Pyramidenzellen der Großhirnrinde, wodurch wiederum die Impulse der Pyramidenbahn entsprechend beeinflußt werden.

Tractus pontocerebellaris
 	
*afferent
im Pedunculus cerebellaris medius*
	Leitet Impulse zur Koordination von Bewegungsabläufen (dient der Großhirnkontrolle).	Der von der Großhirnrinde kommende Tractus corticopontinus (= 1. Neuron) wird in den Nuclei des Pons auf den Tractus pontocerebellaris (= 2. Neuron) umgeschaltet. Beide Tractus bilden zusammen die Großhirn-Brücken-Kleinhirn-Bahn (= Tractus cortico-pontino-cerebellaris).
		   Im Bereich der Raphe des Pons kreuzt der Tractus pontocerebellaris zur gegenüberliegenden Seite.
		   Durch den Pedunculus cerebellaris medius gelangt er ins Cerebellum, wo die Axone als Moosfasern enden. Der stark ausgebildete Pedunculus cerebellaris medius besteht aus den Fasern dieses Tractus.

Tractus spinocerebellaris posterior (= Flechsig'sche Bahn) *afferent im Pedunculus cerebellaris inferior*	Leitet Informationen über die Tiefensensibilität besonders aus der oberen Körperhälfte (s. auch Kapitel 9.2.4).	*Zum Verlauf siehe die Tabelle in Kapitel 9.2.3.* ⚠ **Merke:** Der Tractus spinocerebellaris posterior kreuzt nicht! Der Tractus spinocerebellaris posterior zieht durch den Pedunculus cerebellaris inferior, der Tractus spinocerebellaris anterior durch den Pedunculus cerebellaris superior ins Cerebellum.

Bahn	Funktion/Qualität	Lage/Verlauf
Tractus vestibulo-cerebellaris *afferent* *im Pedunculus cerebellaris inferior*	Dient zur Regulierung des Gleichgewichts.	Seine primären Neurone stammen wahrscheinlich aus den Cristae ampullares, die das Sinnesepithel der Bogengänge enthalten (zum Gleichgewichtsorgan siehe Kapitel 11.4.2). Teilweise werden die primären Neurone in den Nuclei vestibulares auf sekundäre Neurone umgeschaltet. Der Tractus vestibulocerebellaris zieht (ungekreuzt!) durch den Pedunculus cerebellaris inferior ins Cerebellum, wo die Axone als Moosfasern oder am Nucleus fastigii (= Dachkern) enden.
Tractus olivo-cerebellaris *afferent* *im Pedunculus cerebellaris inferior*	Leitet Informationen des extrapyramidalen Systems.	Impulse des extrapyramidalen Systems gelangen vom Nucleus ruber über den Tractus rubro-olivaris zum unteren Teil der Olive. Außerdem erhält die Olive Informationen aus dem Rückenmark und von der Großhirnrinde. Die der Olive die Informationen zuleitenden Bahnen werden auf den Tractus olivocerebellaris umgeschaltet, der innerhalb der Olive zur Gegenseite kreuzt und durch den Pedunculus cerebellaris inferior ins Cerebellum gelangt, wo seine Axone als Kletterfasern enden.
Tractus nucleo-cerebellaris *afferent* *im Pedunculus cerebellaris inferior*	Leitet taktile (= dem Tastsinn betreffende) Impulse aus dem Gesichtsbereich.	Der Tractus nucleocerebellaris zieht von den Endkernen der sensiblen Hirnnerven, besonders denen des N. trigeminus, durch den Pedunculus cerebellaris inferior ins Cerebellum.
Tractus reticulo-cerebellaris *afferent* *im Pedunculus cerebellaris inferior*	Leitet exterozeptive Impulse.	Er zieht von der Formatio reticularis durch den Pedunculus cerebellaris inferior ins Cerebellum.
Tractus cuneo-cerebellaris *afferent* *im Pedunculus cerebellaris inferior*	Leitet Informationen über die Tiefensensibilität und Taktilität der oberen Extremität.	Er zieht vom Nucleus cuneatus accessorius, der in der Medulla oblongata liegt, zum Cerebellum.
Tractus bulbo-cerebellaris *afferent* *im Pedunculus cerebellaris inferior*	Er leitet Impulse der Tiefensensibilität.	Im Nucleus cuneatus und im Nucleus gracilis wird der größte Teil der Fasern des Tractus spinobulbaris (= Hinterstrangbahn) auf den Fasciculus cuneatus bzw. auf den Fasciculus gracilis umgeschaltet (siehe die Tabelle in Kapitel 9.2.3). Ein kleiner Teil der Fasern verläuft nicht mit den Fasciculi sondern zieht als **Fibrae arcuatae externae** (auch Tractus bulbocerebellaris genannt) durch den Pedunculus cerebellaris inferior ins Cerebellum.
Tractus cerebello-nuclearis **Tractus cerebello-vestibularis** **Tractus cerebello-reticularis** *efferent* *im Pedunculus cerebellaris inferior*		Diese drei Tractus bilden dünne Bahnen, die zu den Hirnnervenkernen (Tractus cerebellonuclearis), zu den Nuclei vestibulares (Tractus cerebellovestibularis) bzw. zur Formatio reticularis (Tractus cerebelloreticularis) ziehen.

9.6 Dienzephalon

9.6.1 Gestalt, innere und äußere Gliederung !! 4/8

➤ *Prüfungsrelevant: Bisher wurden zu diesem Kapitel nur Bildfragen gestellt.* ◄

➤ Das **Zwischenhirn** (= **Dienzephalon**) ist vom Großhirn bedeckt. Nur der ventrale, an der Hirnbasis liegende Teil des Dienzephalon ist sichtbar. ◄ Auf der ventralen Seite des Zwischenhirns liegen oberhalb der Fossa interpeduncularis als kleine Vorwölbungen die beiden Corpora mamillaria. Vor den Corpora mamillaria liegt ein kleiner Höcker, Tuber cinereum genannt, der in das Infundibulum übergeht. Das Infundibulum verbindet den Hypothalamus mit der Hypophyse. Vor dem Tuber cinereum liegt das Chiasma opticum (= Sehnervenkreuzung), das von den beiden Nn. optici (= Sehnerven) gebildet wird. Vom Chiasma opticum geht auf beiden Seiten je ein Tractus opticus ab (siehe Kaptel 9.8.1 – Sehbahn).

Nachdem Sie durch einen Horizontalschnitt durch die beiden Hemisphären des Endhirns und durch das Corpus callosum (= Balken – siehe Kapitel 9.7.1) die Endhirnlappen entfernt haben, sehen Sie auf den dorsalen Teil des Zwischenhirns. Sie erkennen den im Zwischenhirn liegenden 3. Hirnventrikel, in dem der Plexus choroideus ventriculi tertii liegt. Der im Seitenventrikel gebildete Liquor cerebrospinalis fließt durch das Foramen interventriculare in den 3. Hirnventrikel (siehe Kapitel 9.9.5). Zu beiden Seiten des 3. Hirnventrikels sehen Sie als großes eiförmiges Gebilde den Thalamus.

An der dorsalen Fläche des Thalamus liegen die Stria terminalis, die Taenia choroidea und die Stria medullaris. An der Taenia choroidea und der Stria medullaris ist der Plexus choroideus des 3. Hirnventrikels angeheftet. Die Stria terminalis ist ein markhaltiger Längsstreifen, der vom Corpus amygdaloideum kommt und zwischen dem Thalamus und dem Nucleus caudatus verläuft. Unter der Stria terminalis liegt die V. thalamostriata.
Vorne schließt das Zwischenhirn mit einer dünnen Platte ab, die **Lamina terminalis** genannt wird.
Am dorsalen Ende des 3. Ventrikels liegt über den zum Mittelhirn gehörenden Colliculi superiores die Epiphyse.

9.6.2 Gliederung !!! 6/15

Der Thalamus bildet im Zwischenhirn die größte Struktur, weshalb die anderen Abschnitte des Zwischenhirns nach ihm benannt sind.

Vom Thalamus aus gesehen liegen
- kaudal – der Hypothalamus und der Subthalamus
- dorsal – der Metathalamus
- ventral – der Subthalamus.

Thalamus (= Sehhügel)

Der Thalamus hat ein eiförmiges Aussehen. Am Thalamus können ein vorderer und hinterer Pol sowie vier Flächen unterschieden werden.
➤ Der vordere Pol zeigt zum Nucleus caudatus (= Schweifkern), von dem er durch die Stria terminalis getrennt ist.

Der hintere Pol bildet das **Pulvinar**. Lateral vom Pulvinar liegt das Corpus geniculatum laterale, weiter ventral das Corpus geniculatum mediale.

Die laterale Fläche des Thalamus ist mit der Capsula interna und die ventrale Fläche mit dem Hypothalamus verwachsen.

Die mediale Fläche des Thalamus bildet einen Teil der Wand des 3. Hirnventrikels. In diesem Bereich sind die beiden Thalami durch die aus grauer Substanz bestehende **Adhaesio interthalamica** miteinander verbunden. ◄

Der Thalamus stellt für die Erregungen aus der Peripherie des Körpers eine Art Schwelle dar, die mit einem entsprechenden Schwellenwert überwunden werden muß um weitergeleitet und damit bewußt gemacht zu werden.

Subthalamus
Enthält den Nucleus subthalamicus.

Metathalamus
➤ Der Metathalamus besteht aus dem Corpus geniculatum laterale und dem Corpus geniculatum mediale. Beide Corpora dienen als Schalt- oder Relaiskerne, in denen die Seh- bzw. Höreindrücke umgeschaltet werden.
Das **Corpus geniculatum laterale** (= seitlicher Kniehöcker) ist Teil der Sehbahn. In ihm enden die gekreuzten und nicht-gekreuzten Fasern des Tractus opticus. Vom Corpus geniculatum laterale aus ziehen die Axone zur Area striata – siehe die Sehbahn in Kapitel 9.8.1.

Das **Corpus geniculatum mediale** (= mittlerer Kniehöcker) ist Teil der Hörbahn. Über afferente Fasern, die zusammen als **Brachium colliculi inferioris** bezeichnet werden, steht das Corpus mit dem Colliculus inferior in Verbindung (Kapitel 9.4.2). Über efferente Fasern ist das Corpus mit der Heschl'sche Querwindung verbunden (s. Hörbahn, Kapitel 9.8.1).◄

Epithalamus

► Zum Epithalamus gehören die Epiphyse, die Habenula und die beiden Striae medullares. ◄ Die beiden Striae medullares sind Markstreifen, deren hintere Enden sich auf der Epiphyse zu den Habenulae (= Zügeln) vereinigen. In den **Habenulae** verläuft die Commissura habenularum, die den Nucleus habenula mit dem der Gegenseite verbindet. Der vordere Teil der Striae medullares dient dazu, den Plexus choroideus des 3. Hirnventrikels zu befestigen.

Epiphyse
(syn.: Corpus pineale= Zirbeldrüse)

Beachte: Nicht mit der gleichnamigen Epiphyse des Knochens verwechseln!

► Das Corpus pineale ragt oberhalb der Colliculi superiores zapfenartig aus dem Zwischenhirn hervor. Nach innen hin grenzt das unpaarig vorliegende Corpus pineale an das Dach des 3. Hirnventrikels, wobei vom 3. Ventrikel der kleine Recessus pinealis in das Corpus hineinreicht. Das Corpus pineale wird von der Pia mater überzogen. ◄
Es ist etwa 0,6 cm lang, 0,3 cm dick und 0,1 g schwer.

Mikroskopische Anatomie

Das Corpus ist durch Bindegewebssepten unvollständig in Läppchen unterteilt.
- ► Das Parenchym des Corpus besteht überwiegend aus den für das **Corpus pineale** charakteristischen **Pinealzellen** (= **Pinealozyten**). ◄ Außerdem kommen einige Perikaryen von Nervenzellen sowie Nervenfasern vor.

Die Pinealzellen liegen in einem von interstitiellen Zellen gebildeten Maschenwerk. Über lange Fortsätze stehen die Pinealzellen mit Gefäßen in Verbindung.

Funktion

► Das **Corpus pineale** ist eine endokrine Drüse. In ihm entsteht aus Serotonin das Hormon Melatonin, wobei die Produktion lichtabhängig ist. Melatonin hemmt die Freisetzung von gonadotropen Hormonen und beeinflußt damit die Entwicklung der Gonaden (Hoden und Ovar). ◄ Weitere Funktionen, z.B. ein Einfluß auf die innere „biologische" Uhr, werden diskutiert.

Bereits im Kindesalter kommt es im Corpus pineale zu regressiven (= zurückbildenden) Veränderungen der Zellen, außerdem kommt es zur Ablagerung von „Hirnsand".

Hypothalamus

Der Hypothalamus liegt an der basalen Seite des Zwischenhirns unterhalb vom Sulcus hypothalamicus, durch den er vom Thalamus getrennt wird. Der Hypothalamus grenzt an die Seitenwände und den Boden des 3. Hirnventrikels. An der basalen Seite des Hypothalamus liegen von vorn nach hinten die nachfolgend erklärten Strukturen: das Chiasma opticum (Teil der Sehbahn), das Infundibulum, das Tuber cinereum und die Corpora mamillaria.
- **Infundibulum** (= Hypophysenstiel) – verbindet den Hypothalamus mit der Hypophyse.
- ► **Tuber cinereum** – liegt als unpaariger Höcker zwischen dem Chiasma opticum und den Corpora mamillaria. Das Tuber cinereum ist als Fortsetzung der Substantia grisea centralis des Mittelhirns (= zentrales Höhlengrau) anzusehen. Das Tuber cinereum bildet einen Teil des Bodens des 3. Ventrikels.
- **Corpora mamillaria** – liegen als Vorwölbungen zwischen den Großhirnstielen. Sie bilden eine wichtige Schaltstelle im limbischen System. ◄

Funktion

► Der **Hypothalamus** dient als übergeordnete Regulationszentrale für alle vegetativ-nervösen Vorgänge. Außerdem spielt er eine zentrale Rolle im neuroendokrinen System, indem er über Nervenfasern mit vielen Hirnbereichen verbunden ist und in enger Beziehung zur Hypophyse steht. Darüberhinaus bildet der Hypothalamus in seinen Nuclei u.a. die Hormone Oxytocin und Vasopressin.

Im einzelnen reguliert der Hypothalamus u.a. den Fett- und Wasserhaushalt, den Blutdruck, die Atmung, die Körpertemperatur und den Schlaf- Wachrhythmus. ◄
Die Temperatur reguliert er, indem Rezeptoren im Bereich der Haut und der Eingeweide die jeweilige Temperatur zu einem Zentrum (= Thermoregulationszentrum) übermitteln, das im vorderen Teil des Hypothalamus liegt, woraufhin dieses Zentrum bei Bedarf regulatorisch eingreift.

9.6.3 Grundlagen der inneren und funktionellen Gliederung !! 2/7

Thalamus

Im Thalamus kommen weit über 100 Kerne (= Nuclei) vor. Diese Kerne werden durch weiße Marklamellen (= Laminae medullares thalami) in drei große Gruppen unterteilt:
- Nuclei anteriores
- Nuclei mediales
- Nuclei ventrolaterales.

An der Grenze zur Capsula interna liegen die Nuclei reticulares thalami. Innerhalb der Marklamellen liegen die Nuclei intralaminares, in der Medianlinie kommt der Nucleus centralis vor.

➤ Die **Nuclei anteriores** dienen als Schaltzentrale für Impulse des limbischen Systems und der Riechrinde, wobei die Nuclei die Impulse aus dem limbischen System über den Fornix erhalten und sie zum Gyrus cinguli der Großhirnrinde weiterleiten. ◄
Über den Fasciculus mamillothalamicus (Vicq d'Azyr) stehen die Nuclei anteriores afferent mit dem Corpus mamillare in Verbindung.

Die **Nuclei mediales** erhalten durch den unteren Thalamusstiel afferente Fasern von den in der Nähe der Substantia perforata anterior liegenden Basalkernen, und über die Ansa lenticularis vom Pallidum (das Pallidum ist über die Ansa lenticularis außerdem noch mit dem Nucleus subthalamicus und dem Nucleus ruber verbunden). Weitere afferente Fasern erhalten die Nuclei vom Hypothalamus und vom Globus pallidus. Die Nuclei mediales leiten die Impulse zum Stirnlappen der Großhirnrinde weiter.

➤ In den **Nuclei ventrolaterales** werden die sensorischen und somatosensiblen Impulse aus der Peripherie (ohne Riechbahn!) umgeschaltet und über die doppelläufigen Fasciculi thalamocorticales und corticothalamici den Assoziationsarealen der Großhirnrinde (im Bereich des Gyrus postcentralis) zugeleitet. ◄

Nach funktionellen Gesichtspunkten können die Thalamuskerne noch in spezifische und unspezifische Projektionskerne und in Assoziationskerne unterteilt werden.
➤ In den spezifischen Projektionskernen werden die aus der Peripherie kommenden sensiblen und sensorischen Bahnen (mit Ausnahme der Hörbahn) auf ein neues Neuron umgeschaltet, dessen Axone zur Großhirnrinde ziehen. ◄ Außerdem helfen diese Kerne mit, Bewegungen zu koordinieren, indem sie Informationen aus dem Kleinhirn und den extrapyramidal-motorischen Zentren weiterleiten.

Die unspezifischen Projektionskerne leiten Informationen aus der Formatio reticularis zur Großhirnrinde weiter.

➤ Die Assoziationskerne dienen nicht dem Transport von Informationen, sie dienen vielmehr der Assoziation von Sinneseindrücken. ◄

Hypothalamus

➤ Die Kerne des Hypothalamus weisen eine dichte Kapillarisierung auf, was eine hohe Durchblutung gewährleistet. ◄ Dies scheint notwendig zu sein, wenn man bedenkt, daß die in der Hypophyse gespeicherten Hormone (siehe Kapitel 9.6.5) nur aufgrund bestimmter aus dem Hypothalamus stammenden releasing Hormonen freigesetzt werden.
Bei den Hypothalamuskernen unterscheidet man zwischen hyophysären und nicht-hypophysären Kernen.

➤ Die hypophysären Kerne werden unterteilt in:
großzellige Kerne – stehen mit der Neurohypophyse in Verbindung
kleinzellige Kerne – stehen mit der Adenohypophyse in Verbindung. ◄

➤ An großzelligen Kernen kommen vor:
- **Nucleus supraopticus** – liegt unmittelbar über dem Chiasma opticum
- **Nucleus paraventricularis** – liegt unter dem Ependym des 3. Hirnventrikels. ◄

➤ In den Perikaryen der in diesen beiden Kernen liegenden Nervenzellen werden als Peptide Vasopressin (= Adiuretin = ADH) und Oxytocin gebildet. Durch einen sogenannten axoplasmatischen Transport gelangen die Hormone entlang der Axone des Tractus hypothalamohypophysialis zur Neurohypophyse, wo die Hormone gestapelt und bei Bedarf in die Blutbahn abgegeben werden. **Oxytocin** kontrahiert den wehenbereiten Uterus, **Vasopressin** fördert die Wasserrückresorption im distalen Nierentubulus, außerdem dient es der Blutdruckregulierung durch osmotische Drucksteuerung. Klinik siehe Kapitel 9.6.5. ◄

An kleinzelligen Kernen kommt u.a. vor:
- **Nucleus infundibularis** – liegt im medialen Bereich des Tuber cinereum. Über den Tractus tuberohypophysialis steht er mit dem Infundibulum in Verbindung.

▶ Die kleinzelligen Kerne produzieren Hormone, die die Sekretion der Hormone aus dem Hypophysenlappen fördern (= Releasinghormone) oder hemmen (= Inhibitinghormone). ◀ Releasinghormone sind z.B. TRH (= thyrotropin releasing hormone), CRH (= corticotropin releasing hormone, alt: ACTH-RH); FSH-Rh wahrscheinlich identisch mit LH-RH. Ein Inhibitinghormon ist z.B. SIH (= somatotropin inhibiting hormone). Zur Hormonwirkung siehe die Tabelle auf S. 551.
▶ Die Hormone der kleinzelligen Kerne werden über den Blutweg zur Adenohypophyse geleitet. ◀

Die nicht-hypophysären Kerne liegen im lateralen Teil des Hypothalamus. Über diese Kerne werden u.a. die Körpertemperatur sowie die Nahrungs- und Wasseraufnahme reguliert und der Schlaf beeinflußt.

Sonstige Kerne:
▶ **Nuclei corpores mamillari**s – liegen als mediale und laterale Kerne im Corpus mamillare. In den Corpora mamillaria werden Fasern aus dem limbischen System umgeschaltet. ◀ Diese Fasern kommen vom Hippocampus und ziehen durch den Fornix (= Hirngewölbe) zum Corpus mamillare und von dort als Tractus mamillothalamicus (= Vicq d'Azyr'sches Bündel) zu den Nuclei anteriores des Thalamus.
Nucleus subthalamicus – liegt im Subthalamus.

9.6.4 Verbindungen ! 0/1

Verbindungen des Thalamus
▶ Der Thalamus bildet die zentrale Schaltstelle für alle sensiblen und sensorischen Bahnen (mit Ausnahme der Riechbahn). Vom Thalamus aus gelangen die Impulse zur Großhirnrinde. ◀ Die einzelnen Bahnen sind ausführlich in den Tabellen in Kapitel 9.2.4 und 9.3.2 beschrieben.

Verbindungen des Hypothalamus
▶ Der Hypothalamus erhält vorwiegend afferente Bahnen aus dem: Hippocampus (über Fornix), dem Corpus amygdaloideum, dem Thalamus und dem Striatum.
Es bestehen afferente und efferente Verbindungen zum limbischen Kortex, sowie zum Mittel- und Rautenhirn und zum Rückenmark.
Vorwiegend efferente Bahnen ziehen vom Hypothalamus zum Thalamus und zur Formatio reticularis des Mesenzephalon. ◀

Mit der Hypophyse steht der Hypothalamus über die folgenden beiden Systeme in Verbindung:
- hypothalamo-neurohypophysäres System – über neurosekretorische Nervenfasern (= axoplasmatischer Fluß) mit der Neurohypophyse
- hypothalamo-adenohypophysäres System – über das Pfortadersystem mit der Adenohypophyse (siehe Kapitel 9.7.5).

Klinik: Bei einer Schädigung des Thalamus können folgende Symptome auftreten:

1. sensible Störungen in Form von
- Hypästhesien (= herabgesetzte Sensibilität, besonders der Tiefenempfindung)
- Hyperästhesien (= erhöhte Sensibilität, wobei ein „normaler" Reiz bereits häufig als schmerzhaft empfunden wird),

2. motorische Störungen in Form von
- Hyperkinesien (= zwanghafte Bewegungen, besonders der Finger oder der Hand).

Bei einer Schädigung des Hypothalamus können Stoffwechselstörungen oder endokrinologisch bedingte Veränderungen (z.B. vorzeitige Geschlechtsreife) auftreten.

9.6.5 Hypophyse !! 0/7

▶ *Prüfungsrelevant: Gesamtes Kapitel.* ◀

- Die unpaarig vorliegende **Hypophyse** (syn.: **Glandula pituitaria** = **Hirnanhangdrüse**) ist etwa 0,6 g schwer.

Die Hypophyse liegt in einer von der Sella turcica (= Türkensattel) gebildeten grubenartigen Vertiefung des Os sphenoidale (= Keilbein), die **Fossa hypophysialis** genannt wird. Die Fossa hypophysialis ist innen von der Dura mater ausgekleidet, die damit die Hypophyse umhüllt.
Über das Infundibulum (= Hypophysenstiel) steht die Hypophyse mit dem Hypothalamus in Verbindung. Dabei tritt das Infundibulum durch das von der Dura mater gebildete **Diaphragma sellae** hindurch, das plattenartig über der Fossa hypophysialis liegt.
Lateral von der Hypophyse liegen die Sinus cavernosi, die mit den Sinus intercavernosi ringförmig verbunden sind. In topographischer Beziehung zur Hypophyse liegt außerdem das Chiasma opticum.

Wie in der Entwicklung der Hypophyse bereits beschrieben (Kapitel 9.1.3), besteht die Hypophyse aus zwei entwicklungsgeschichtlich verschiedenen, be-

reits makroskopisch voneinander unterscheidbaren Teilen:
- dem Drüsenteil = Adenohypophyse
- einem Hirnteil = Neurohypophyse.

Die Adenohypophyse geht aus der Rathke'schen Tasche hervor, die als Abschnürung des Rachendaches entsteht. Die Neurohypophyse ist Teil des Zwischenhirns.

Adenohypophyse
(= Hypophysenvorderlappen = Lobus anterior)

Die Adenohypophyse bildet etwa 3/4 der gesamten Hypophyse. Die Adenohypophyse besteht aus drei Teilen:
- Pars distalis – bildet den größten Anteil
- Pars intermedia (= Mittellappen) – bildet eine schmale Grenzzone zur Neurohypophyse
- Pars infundibularis (syn.: Pars tuberalis) – liegt dem Infundibulum an.

In der Pars intermedia bilden sich mit zunehmendem Alter Zysten aus, die mit Kolloid gefüllt sind und Rathke'sche Zysten genannt werden.

Mikroskopische Anatomie

Der Aufbau der **Adenohypophyse** ist typisch für eine endokrine Drüse. Die Epithelzellen sind zu unregelmäßigen Strängen angeordnet, zwischen denen die Sinusoide (zum Teil mit gefenstertem Endothel) verlaufen. Das Blut gelangt über ein Pfortadersystem in die Sinusoide (siehe weiter unten).

Entsprechend ihres färberischen Verhaltens können drei verschiedene Drüsenzelltypen unterschieden werden:
- Die azidophilen Zellen erscheinen bei der HE- oder Azanfärbung rot. Sie stellen rund 40 % der Drüsenzellen.
- Die basophilen Zellen erscheinen bei der HE- oder Azanfärbung blau. Sie stellen etwa 15 % der Drüsenzellen.
- Die chromophoben Zellen erscheinen nur blaßviolett. Sie besitzen zu den Färbemitteln der beiden Färbemethoden keine Affinität und stellen annähernd 50 % der Drüsenzellen.

Innerhalb dieser Zelltypen lassen sich noch weitere Zellen differenzieren, wobei die einzelnen Zelltypen in den jeweiligen Teilen der Adenohypophyse unterschiedlich verteilt sind (siehe Tabelle).

Zellen der Adenohypophyse			
Färberisches Verhalten	Zellart	Hormonbildung	Wirkung des Hormons
azidophil	α - Zellen	STH (= somatotropes Hormon)	stimuliert das Körperwachstum
	η - Zellen	Prolactin	stimuliert in der Brustdrüse die Proliferation der Milchgänge und die Sekretion (= Milchbildung)
basophil	β - Zellen	ACTH	stimuliert die Bildung von Hormonen in der Nebennierenrinde
	δ - Zellen	TSH (= thyrotropes Hormon)	stimuliert die Schilddrüse
	δ - Zellen	FSH (= Follikelstimulierendes Hormon)	stimuliert die Follikelreifung
	δ - Zellen	LH (= luteinisierendes gonadotropes Hormon)	stimuliert die Bildung von Hormonen im Hoden und Ovar

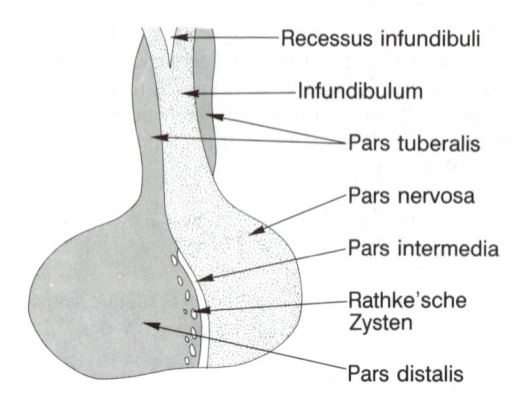

Abb. 9.13 Medianschnitt durch die Hypophyse

Das **Pfortadersystem** der Hypophyse besteht im Bereich des Hypothalamus und des Infundibulums aus einem Kapillargeflecht (Sinusoide), das in Venolen (Sammelvenen) übergeht. Im Bereich der Adenohypophyse liegt ein zweites Kapillargeflecht. Das Pfortadersystem verbindet den Hypothalamus mit der Adenohypophyse. Es dient dem Transport z.B. der releasing-Hormone vom Hypothalamus zur Hypophyse.

Neurohypophyse
(= Hypophysenhinterlappen = Lobus posterior)

Die Neurohypophyse besteht aus Geflechten von marklosen Nervenfasern, kernhaltiger Neuroglia (mit den Pituizyten) und einem Kapillarnetz. Perikaryen von Nervenzellen sind nicht vorhanden.

Die **Pituizyten** bilden eine Gliazellart, die nur in der Neurohypophyse vorkommt. Pituizyten besitzen viele Fortsätze, in ihrem Innern lagern sie Fetttröpfchen und Pigmente ab. Pituizyten stellen eine besondere Form der Astrozyten dar.

Die Neurohypophyse steht über den Tractus hypothalamo-hypophysialis mit dem Hypothalamus in Verbindung. Durch diesen Tractus gelangen die Hormone Oxytocin und Vasopressin (= ADH) zur Neurohypophyse. In dem neurosekrethaltigen Enden der Axone dieses Tractus sammeln sich die Hormone an und verdicken dadurch zu den sogenannten Herring-Körpern. Bei Bedarf gibt die Neurohypophyse die gespeicherten Hormone in die Blutbahn ab.

In das Infundibulum stülpt sich ein kleiner Teil des 3. Hirnventrikels in Form des Recessus infundibuli vor.

Klinik: Bei einer Überfunktion der Adenohypophyse kann es zu einem Anstieg des STH kommen, was in der Jugend zum Riesenwuchs führt. Eine ACTH-Überproduktion führt zum Morbus Cushing.
Eine Unterfunktion kann in der Jugend Zwergwuchs zur Folge haben (durch verminderte STH-Produktion).

Bei einer verminderten Produktion des über die Neurohypophyse ausgeschiedenen Vasopressins (= ADH) kann es zum Diabetes insipidus centralis (= extreme Harnausscheidung) kommen. ADH bewirkt eine Erhöhung der Wasserpermeabilität in den Sammelrohren der Niere. Unter ADH wird daher mehr Wasser in der Niere rückresorbiert.
Bei einem ADH-Mangel kommt es zur Polyurie (= Abgabe großer Harnmengen), wobei einzelne Patienten teilweise bis zu 30 Liter eines niedrigkonzentrierten Harns ausscheiden.

9.7 Telenzephalon

►Das Endhirn (= Telenzephalon) besteht aus dem Cerebrum (= Großhirn), den Endhirnkernen und dem Riechhirn. Das Riechhirn (= Rhinenzephalon) bildet den stammesgeschichtlich ältesten Teil des Endhirns.◄ Zum basalen Teil des Riechhirns gehören der Bulbus und der Tractus olfactorius, sowie die in Kapitel 9.8.1 beschriebenen Striae olfactoriae und die Substantia perforata anterior.

►Das Endhirn stellt mit über 85 % am Gesamtgewicht den größten Anteil am menschlichen Gehirn.◄

9.7.1 Gestalt, Gliederung !! 4/14

Wenn Sie von oben auf das Gehirn sehen können Sie zunächst zwischen den beiden Großhirnhälften unterscheiden, die durch eine mediane Längsspalte (= Fissura longitudinalis cerebri) in zwei gleich große Hälften geteilt werden. Diese beiden Hälften werden **Hemisphären** (= Großhirnhälften) genannt. Sie entwickeln sich aus jeweils einem der in Kapitel 9.1.3 beschriebenen Endhirnbläschen.

Aus jedem Endhirnbläschen entwickeln sich die folgenden vier in der Hemisphäre lokalisierten Endhirnlappen:
- Lobus frontalis = Stirnlappen
- Lobus parietalis = Scheitellappen

- Lobus temporalis = Schläfenlappen
- Lobus occipitalis = Hinterhauptlappen.

Außerdem entsteht aus jedem Endhirnbläschen eine Insel, die zunächst wie die Endhirnlappen an der Oberfläche des Großhirns liegt, sich sehr bald aber in die Tiefe verlagert und damit von den vier Endhirnlappen überlagert wird.

Auf der Oberfläche des Endhirns entstehen durch Zellverdichtungen im Bereich der Hirnrinde Erhebungen, die als Hirnwindungen (= Gyri) bezeichnet werden. Zwischen den Gyri bilden sich Furchen (= Sulci), die sich zunächst an der Grenze zwischen den einzelnen Endhirnlappen bilden und primäre Furchen genannt werden.

➤ An **Primärfurchen** kommen vor:
- **Sulcus centralis** (= Rolando'sche Spalte) – trennt den Stirn- vom Scheitellappen,
- **Suclus lateralis** (= Sylvius'sche Spalte) – liegt über der Insel und trennt Stirn-, Scheitel- und Schläfenlappen voneinander,
- **Sulcus parietooccipitalis** – trennt den Scheitel- vom Hinterhauptlappen,
- **Sulcus calcarinus** – liegt an der Innenseite des Hinterhauptlappens
- **Sulcus cinguli** – liegt an der Medianseite der Hemisphären und zieht bogenförmig über das Corpus callosum (= Balken) hinweg. ◄

Die während der weiteren Entwicklung entstehenden **Sekundärfurchen** bilden sich innerhalb der einzelnen Lappen aus und verlaufen in Längsrichtung des Endhirns. Die sich im Anschluß an die Sekundärfurchen ausbildenden **Tertiärfurchen** gehen von den Sekundärfurchen aus, sind jedoch inkonstant.
➤ Die Endhirnlappen gehen teilweise ohne scharfe Grenze ineinander über. ◄

Endhirnlappen

➤ **Stirnlappen** (= **Lobus frontalis**) – er wird durch den Sulcus centralis vom Scheitellappen und durch den Sulcus lateralis vom Schläfenlappen getrennt. Parallel zum Sulcus centralis verläuft der Sulcus praecentralis.

An wichtigen Gyri enthält der Stirnlappen den Gyrus praecentralis und die Gyri frontales. ◄

➤ **Scheitellappen** (= **Lobus parietalis**) – er wird durch den Sulcus centralis vom Stirnlappen und durch den Sulcus lateralis vom Schläfenlappen getrennt. Seine Trennung vom Hinterhauptlappen ist auf der äußeren Hemisphäre nicht durch eine eindeutige Trennungslinie gekennzeichnet, die Trennungslinie kann jedoch vom Sulcus parietooccipitalis aus gezogen werden. ◄
➤ An wichtigen Gyri enthält der Scheitellappen den Gyrus postcentralis und den Gyrus angularis. ◄

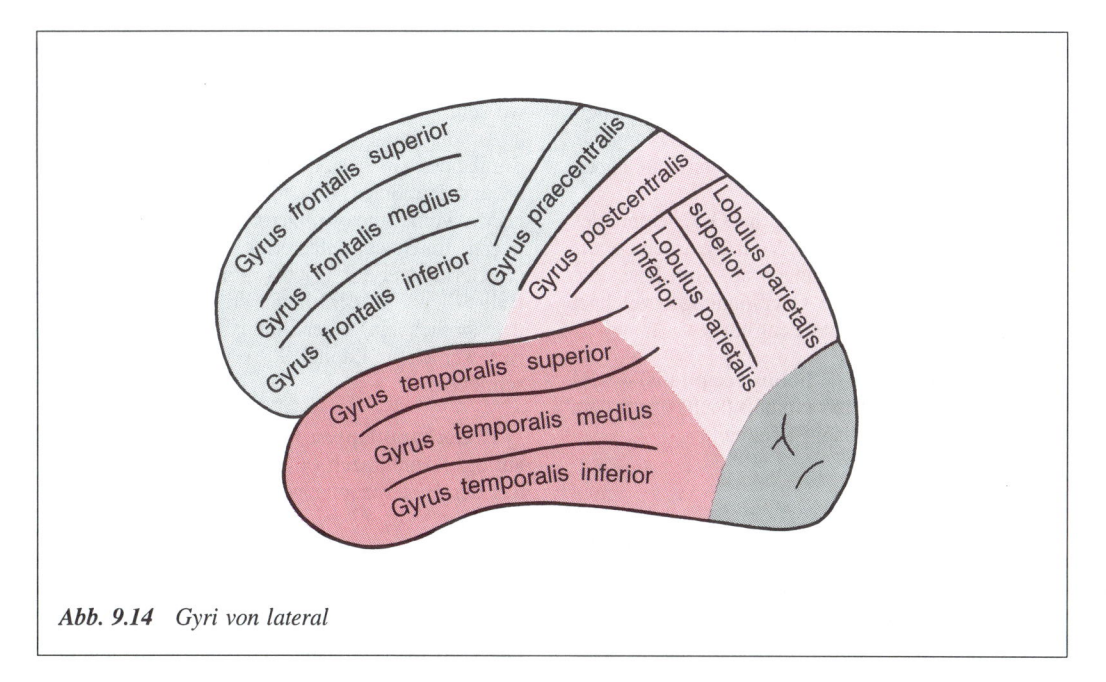

Abb. 9.14 Gyri von lateral

Abb. 9.15 Sulci von lateral

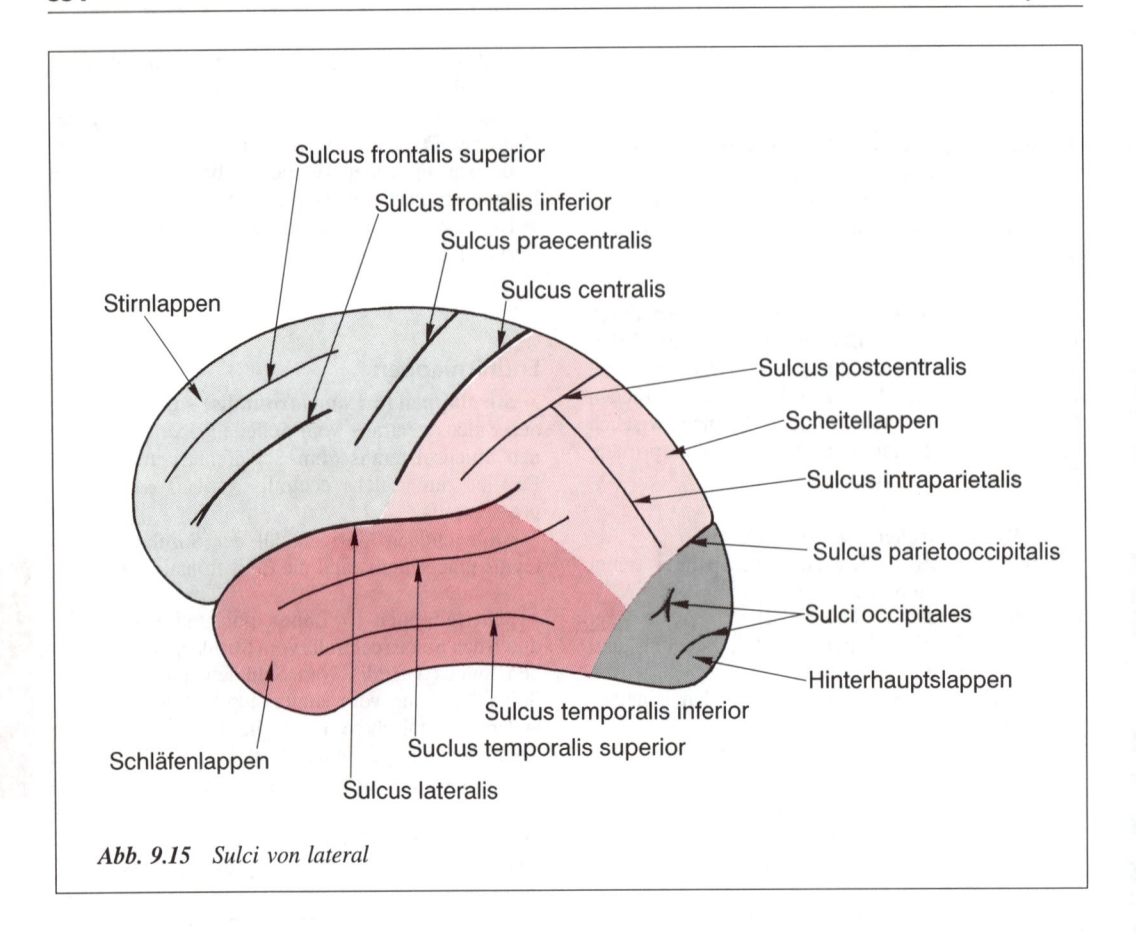

Labels in figure: Sulcus frontalis superior, Sulcus frontalis inferior, Sulcus praecentralis, Sulcus centralis, Sulcus postcentralis, Scheitellappen, Sulcus intraparietalis, Sulcus parietooccipitalis, Sulci occipitales, Hinterhauptslappen, Sulcus temporalis inferior, Suclus temporalis superior, Sulcus lateralis, Schläfenlappen, Stirnlappen

▶ **Schläfenlappen** (= **Lobus temporalis**) – wird durch den Sulcus lateralis vom Stirn- und Scheitellappen und durch eine gedachte Verlängerungslinie des Sulcus parietooccipitalis vom Hinterhauptlappen getrennt.
An wichtigen Gyri enthält er die Gyri temporales superior, medius und inferior. Vom Gyrus temporalis superior gehen Querwindungen ab, von denen die vorderste als Heschl'sche Querwindung bezeichnet wird (= primär akustisches Zentrum). ◀

▶ **Hinterhauptlappen** (= **Lobus occipitalis**) – wird durch den Sulcus parietooccipitalis (siehe oben) vom Scheitel- und Schläfenlappen getrennt. ◀

Topographie
▶ **Stirnlappen** (= **Lobus frontalis**) – liegt in der vorderen Schädelgrube und ist dort nur durch eine dünne Knochenplatte von der Orbita, der Nasenhöhle, dem Sinus frontalis und den Cellulae ethmoidales (= Siebbeinzellen) getrennt. Über den Sinus frontalis kann der Stirnlappen mit Krankheitskeimen infiziert werden.
Auf der basalen Hirnseite erkennen Sie, daß beim Stirnlappen zwischen der Fissura longitudinalis cerebri und dem Sulcus olfactorius der Gyrus rectus und lateral vom Sulcus olfactorius die Gyri orbitales liegen. Im Sulcus olfactorius verlaufen der Bulbus olfactorius und der Tractus olfactorius. Tractus und Bulbus liegen auf der Lamina cribrosa des Os ethmoidale (= Siebbein) – der Bulbus und Tractus olfactorius werden in Kapitel 9.8.1 unter Riechbahn beschrieben. ◀

▶ **Hinterhauptlappen** (= **Lobus occipitalis**) – liegt auf der Kleinhirnzelt (= Tentorium cerebelli), durch das der Hinterhauptlappen vom Kleinhirn getrennt ist. ◀

▶ **Schläfenlappen** (= **Lobus temporalis**) – liegt in der mittleren Schädelgrube. Durch eine dünne Knochenplatte ist er vom Dach der Paukenhöhle (= Tegmen des Cavum tympani) getrennt. Durch diese enge

Nachbarschaft kann eine Mittelohrentzündung auf den Schläfenlappen übergreifen. ◂

▸ Zur **Insel** (= **Insula**) gelangen Sie, indem Sie mit dem Finger im Sulcus lateralis in die Tiefe vordringen. Um die Insel darzustellen, müssen die die Insel wie einen Deckel überlagernden Teile des Stirn-, Scheitel- und Schläfenlappens abgetragen werden – dieser „Deckel" wird **Operculum** genannt. Über die Insel verläuft die A. cerebri media. ◂

▸ In die **Fissura longitudinalis cerebri**, die die beiden Hemisphären voneinander trennt, ragt die **Falx cerebri** hinein. Die Falx cerebri ist eine Lamelle der Dura mater, sie wird ausführlich in Kapitel 9.10.1 beschrieben. ◂

Jede Hemisphäre besitzt drei Rundungen, die als Pole bezeichnet werden:
- **Stirnpol** – bildet das vordere Ende des Stirnlappens
- **Hinterhauptpol** – bildet das hintere Ende des Hinterhauptlappens
- **Schläfenpol** – bildet das vordere Ende des Schläfenlappens.

▸ Unter den beiden Hemisphären liegen das Zwischen- und das Mittelhirn. ◂

▸ Wenn Sie die beiden Hemisphären etwas auseinanderdrücken, sehen Sie in der Tiefe den **Balken** (= **Corpus callosum**, der die beiden Hemisphären miteinander verbindet. ◂

Bei einem Medianschnitt durch das Gehirn imponiert das weiß aussehende Corpus callosum durch seine große Ausdehnung. Am Corpus callosum unterscheidet man das ventral liegende Rostrum, das über ein Knie (= Genu) in den Truncus (= Stamm) des Balkens übergeht. Der Balken endet mit dem **Splenium**.

▸ Das Splenium liegt über der Epiphyse und reicht bis zum Mittelhirn.
Unter dem Balken liegt der ebenfalls weiß aussehende **Fornix** (= **Gewölbe**), der den Hippocampus mit den Corpora mamillaria verbindet. ◂

▸ Balken und Fornix sind durch das zweiblättrige **Septum pellucidum** voneinander getrennt. Das Septum trennt außerdem die beiden Vorderkammern der Seitenventrikel voneinander. Unterhalb des Fornix liegt das Dach des 3. Hirnventrikels (= Ventriculus tertius). ◂

▸ Parallel zum Balken verläuft auf der Medianseite der Hemisphäre der **Sulcus cinguli**, der zur Kante (= Mantelkante) der Hemisphäre hochsteigt. Unter dem Sulcus cinguli liegt der **Gyrus cinguli**, der zum limbischen System gehört (siehe Kapitel 9.8.3). ◂
Dorsal liegt der **Sulcus parieto-occipitalis**, der die Grenze zwischen dem Scheitel- und Hinterhauptlappen markiert. Zwischen dem Sulcus parietooccipitalis und dem Sulcus calcarinus liegt der **Cuneus**, oberhalb vom Sulcus parietooccipitalis liegt der Praecuneus.

Als wichtiger Gyrus ist noch der **Gyrus parahippocampalis** zu erwähnen, der zum Schläfenlappen gehört und den Hippocampus trägt.

Bei einem Frontalschnitt durch das Endhirn erkennen Sie, daß im Innern jeder Hemisphäre je ein **Seitenventrikel** (= Ventriculus lateralis) liegt – siehe Kapitel 9.9.1.

Mikroskopische Anatomie

Das Endhirn ist wie die anderen Hirnabschnitte aus weißer und grauer Substanz aufgebaut. Die graue Substanz liegt an der Oberfläche und wird beim Endhirn Großhirnrinde (Cortex cerebri) genannt (siehe Kapitel 9.7.3). Die Großhirnrinde umschließt die weiße Substanz (= Großhirnmark – siehe Kapitel 9.7.4). Im Innern des Großhirnmarks kommt graue Substanz in Form der mächtigen Endhirnkerne vor (siehe Kapitel 9.7.2).

Begriffsdefinitionen

▸ Als **Hirnmantel** (= **Pallium**) bezeichnet man die Wände der beiden Hemisphären, weil sie den größten Teil des Zwischenhirns und teilweise auch den Hirnstamm mantelartig umhüllen. Die Großhirnrinde (Cortex cerebri) wird von den meisten Autoren mit Pallium gleichgesetzt. ◂

▸ Zum **Stammhirn** (= **Truncus cerebri**) werden zusammengefaßt: Medulla oblongata, Pons (= Brücke), Mittelhirn, Zwischenhirn und die Endhirnkerne. In der Physiologie werden zum Stammhirn häufig alle unterhalb des Endhirns liegenden Hirnabschnitte zusammengefaßt. ◂

9.7.2 Subkortikale Kerne !! 2/14

▸ *Prüfungsrelevant: Gesamtes Kapitel.* ◂

Die Endhirnbläschen verdicken sich während der Embryonalzeit im basalen Teil zu sogenannten Ganglienhügeln. Aus den Ganglienhügeln entstehen die zur grauen Hirnsubstanz zählenden subkortikalen Kerne des Endhirns, die innerhalb des weißen Großhirnmarks liegen (subkortikal = unterhalb des

Cortex cerebri liegend). Durch vom Mark vordringende, weiß aussehende Nervenfasern (= Projektionsfasern – siehe Kapitel 9.7.4) werden die einzelnen Endhirnkerne makroskopisch sichtbar voneinander getrennt.

An Endhirnkernen kommen vor:
- Nucleus caudatus
- Putamen
- Claustrum
- Corpus amygdaloideum.

Da die Endhirnkerne an der Basalseite des Endhirns liegen, werden sie auch als **Basalganglien** (= Nuclei basales) oder von einigen Autoren als **Stammganglien** bezeichnet.

Nach heutiger Auffassung sind zu den Basalganglien neben den vier Endhirnkernen noch die beiden im Dienzephalon (= Zwischenhirn) liegenden Globus pallidus und Nucleus subthalamicus und die im Mesenzephalon (= Mittelhirn) liegende Substantia nigra zu zählen.

Der Nucleus caudatus ist im Bereich des Caput nur durch eine Schicht von Ependymzellen vom Vorderhorn des Seitenventrikels getrennt.

Topographie
Der Schweif des Nucleus caudatus wird durch die Capsula interna vom medial liegenden Thalamus getrennt. Mit seiner Spitze reicht der Schweif bis an das Corpus amygdaloideum. Zwischen dem Nucleus caudatus und dem Putamen liegt die Capsula interna. Da jedoch der Nucleus caudatus und das Putamen über graue Streifen miteinander verbunden sind und beide Endhirnkerne mikroskopisch gleich gebaut sind, werden sie zum **Striatum** (syn.: Neostriatum oder **Corpus striatum**) zusammengefaßt.

Putamen (= Schale)
Das Putamen grenzt lateral an die Capsula externa und medial an das Globus pallidus. Der vordere Teil des Putamen verschmilzt teilweise mit dem Globus pallidus.

Das Putamen und der Globus pallidus werden zum **Nucleus lentiformis** (= **Linsenkern**) zusammengefaßt, obwohl sie in ihrer Funktion und Entwicklung grundverschieden sind.

Das Putamen und der Nucleus caudatus bilden zusammen das **Striatum** (syn.: **Corpus striatum**). Das Striatum bildet die zentrale Schaltstelle im extrapyramidalen System, wobei es regulierend (hemmend) auf den Muskeltonus wirkt.

Klinik: Beim Ausfall des Striatum kommt es zur Chorea (= Veitstanz) mit Muskelzuckungen (= blitzartigen Bewegungen) und Grimassenbildung.

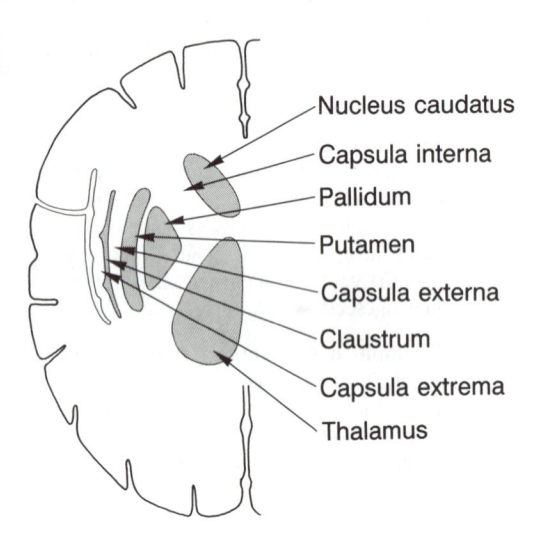

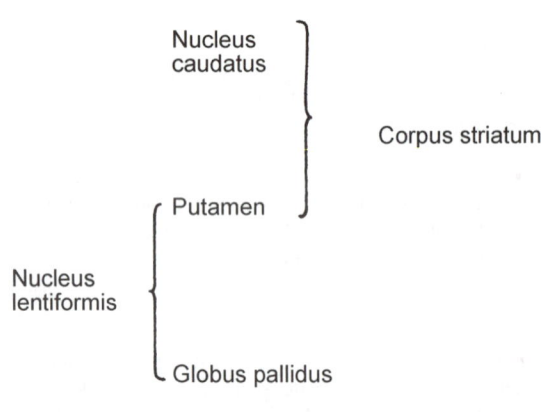

Abb. 9.16 Schematische Darstellung der subkortikalen Kerne des Endhirns

Beschriftung: Nucleus caudatus, Capsula interna, Pallidum, Putamen, Capsula externa, Claustrum, Capsula extrema, Thalamus

Nucleus caudatus ⎫
                 ⎬ Corpus striatum
Putamen   ⎭

Nucleus lentiformis ⎧ Putamen
                    ⎨
                    ⎩ Globus pallidus

Nucleus caudatus (= Schweifkern)
Der Nucleus caudatus hat ein keulenartiges Aussehen. Er wird in einen Kopf (= Caput nuclei caudati), einen Körper (= Corpus) und einen Schweif (= Cauda nuclei caudati) unterteilt.

Claustrum (= Vormauer)
Das Claustrum bildet eine dünne graue Platte, die in Höhe der Inselrinde liegt und lateral an die Capsula extrema und medial an die Capsula externa grenzt. Die Kenntnisse über das Claustrum sind noch gering. Mit den anderen Basalganglien scheint es in keiner Verbindung zu stehen.

Corpus amygdaloideum (= Mandelkern)
Das Corpus amygdaloideum liegt im Bereich des vorderen Teils des Schläfenlappens an der Spitze des Seitenventrikels. Das Corpus amygdaloideum gehört zum limbischen System (siehe Kapitel 9.8.3). Über die Area olfactoria ist es mit dem Riechzentrum verbunden.
Das Corpus amygdaloideum ist an der Regulierung der vegetativen und sexuellen Funktionen beteiligt und spielt eine Rolle bei Affekten.

Globus pallidus
(syn.: Pallidum = bleicher Kern)
Es ist dienzephaler Herkunft und steht über Nervenfasern mit dem Putamen in enger Verbindung. Pallidum und Putamen werden zum Nucleus lentiformis zusammengefaßt.
  Das Globus pallidus zählt zu den wichtigsten extrapyramidalen Zentren, es sendet motorische Impulse aus. Das Corpus striatum ist dem Globus pallidus als höheres Koordinationszentrum der Motorik übergeordnet.

Klinik: Beim Ausfall des Pallidum kommt es zu ähnlichen Symptomen wie bei der Parkinson'schen Krankheit mit Muskelsteife, Ruhetremor (= Zittern) und Bewegungsarmut.

Verbindungen subkortikaler Kerne
Die subkortikalen Kerne sind im wesentlichen mit der Großhirnrinde und dem Thalmus, sowie teilweise untereinander verbunden. Von den Kernen scheinen keine direkten motorischen Bahnen zum Rückenmark abzusteigen.

9.7.3 Großhirnrinde !!! 6/22

➤ *Besonders prüfungsrelevant: Tabelle (Kenntnis in welchem Gyrus welches Rindenfeld liegt), sowie Aufbau des Isokortex.* ◀

Die zur grauen Hirnsubstanz gehörende **Großhirnrinde (= Cortex cerebri)** ist zwischen 1,5 und 4,5 mm dick und soll über 10 Milliarden Nervenzellen enthalten.

Die zwischen den Perikaryen der Nervenzellen liegende graue Substanz wird **Neuropil** genannt. Das Neuropil besteht aus den Fortsätzen der Nervenzellen.

Die Großhirnrinde kann man nach zwei Kriterien unterteilen:
- nach der phylogenetischen (= stammesgeschichtlichen) Herkunft
- nach dem Schichtenaufbau der Rinde.

➤ Stammesgeschichtlich unterscheidet man zwischen:
- **Palaeokortex (= Althirnrinde)** – bildet den stammesgeschichtlich ältesten Teil der Großhirnrinde. Der Palaeokortex entspricht dem Riechhirn. Mit ihm gehören u.a. der Bulbus und der Tractus olfactorius und die Striae olfactoriae zu den stammesgeschichtlich ältesten Teilen des Großhirns.
- **Archeokortex (= Urhirnrinde)** – bildet ein Assoziationsgebiet, das hauptsächlich aus Verbindungen zum Riechhirn besteht. Zum Archikortex gehören u.a. der Hippocampus und der Gyrus dentatus.
- **Neokortex (= Neuhirn)** – stellt den stammesgeschichtlich jüngsten Anteil und bildet mit etwa 90 % gleichzeitig den größten Teil der Großhirnrinde. ◀

➤ Nach dem Schichtenaufbau wird die Großhirnrinde unterteilt in:
- **Allokortex** – besitzt gegenüber dem Isokortex einen einfachen Aufbau aus 3 Schichten. Der Allokortex umfaßt weitestgehend die Gebiete der phylogenetisch älteren Großhirnrinde (= Palaeo- und Archikortex).
- **Isokortex** – besteht aus 6 Schichten, die jedoch regional unterschiedlich ausgeprägt sind. Der Isokortex entspricht weitestgehend dem Neokortex. ◀

Die zum **Allokortex** gehörende, in die Tiefe verlagerte Rinde, die als Hippocampus bezeichnet wird, gliedert sich von außen nach innen aus:
- **Molekularschicht** (= Lamina molecularis) – in ihr liegen vorwiegend die Dendriten der Pyramidenzellen. Sie besitzt wenig Nervenzellen.
- **Pyramidenzellschicht** (= Lamina pyramidalis) – in ihr liegen die Pyramidenzellen, deren Dendriten zur Molekularschicht und deren Axone durch die multiforme Schicht in die weiße Substanz (= Großhirnmark) ziehen.

- **Multiforme Schicht** (= Lamina multiformis) – in ihr liegen vielgestaltige Nervenzellen. Diese Schicht grenzt an das Großhirnmark.

Beim ebenfalls zum Allokortex gehörenden Gyrus dentatus besteht die 2. Schicht überwiegend aus Körnerzellen.

Der **Isokortex** besteht von außen nach innen aus folgenden sechs Schichten:
- **Molekularschicht** (= **Lamina molecularis**, syn.: Lamina plexiformis) – besitzt nur wenige Nervenzellen, deren markhaltigen Axone im wesentlichen parallel (= tangential) zur Großhirnoberfläche verlaufen. Diese Nervenzellen dienen als Assoziationszellen.
  ➤ Das zwischen den Nervenzellen liegende **Neuropil** besteht aus vielen Astrozyten (Neuroglia), sowie aus den aus den tieferen Schichten aufsteigenden Axonen und Dendriten. Die Astrozyten bilden mit ihren Fortsätzen die die Großhirnrinde überziehende dünne **Membrana limitans gliae superficialis**. ◄
- **Äußere Körnerschicht** (= **Lamina granularis externa**, syn.: **Stratum granulare externum**) – besteht aus dicht beieinanderliegenden Körnerzellen (Nervenzellen) die als Schaltneurone dienen.
- **Äußere Pyramidenzellschicht** (= **Lamina pyramidalis externa**, syn.: **Stratum pyramidale externum**) – bildet eine relativ breite Schicht, in der die pyramidenartig aussehenden Pyramidenzellen vorkommen. Die unterschiedlich großen Perikaryen der in dieser Schicht vorkommenden Perikaryen der Pyramidenzellen haben einen Durchmesser bis zu 40 µm. Von den kleineren Pyramidenzellen verbleiben alle Fortsätze in der Großhirnrinde, von den größeren Pyramidenzellen geht basal ein Axon aus dem Perikaryon ab und zieht als markhaltige Nervenfaser zur weißen Substanz des Großhirns.
  ➤ Diese Axone dienen als Assoziations- oder Kommissurenfasern. Von den Perikaryen der Pyramidenzellen ziehen sogenannte Spitzendendriten (= Apikaldendriten) bis in die Molekularschicht, wo sie sich verzweigen. Lateral gehen aus den Perikaryen kürzere Basaldendriten hervor. Alle Dendriten sind mit Dornsynapsen übersät. ◄
- ➤ **Innere Körnerschicht** (= **Lamina granularis interna**, syn.: **Stratum granulare internum**) – ist eine schmale Schicht, die stellenweise kaum ausgebildet ist. Sie besteht aus dicht beieinanderliegenden Körnerzellen, die als Schaltneurone dienen. Die markhaltigen Nervenfasern dieser Zellen verlaufen parallel (= tangential) zur Oberfläche des Großhirns. ◄ Diese Nervenfasern sind teilweise so stark ausgebildet, daß sie als weiße Streifen erkennbar sind (= äußere Baillager'sche Streifen und Gennari'sche Streifen). Im Bereich der Sehrinde bilden diese Nervenfasern den makroskopisch sichtbaren Vicq d'Azyr'schen Streifen, weshalb dieses Gebiet als Area striata bezeichnet wird.
- ➤ **Innere Pyramidenschicht** (= **Lamina pyramidalis interna**, syn.: **Stratum pyramidale internum**) – besitzt große Pyramidenzellen, die als **Betz'sche Riesenpyramidenzellen** bezeichnet werden und einen Durchmesser bis zu 100 µm haben. Die innere Pyramidenschicht ist besonders gut im Bereich des Gyrus praecentralis ausgebildet. Die Axone eines Teils der Pyramidenzellen bilden einen Teil der Pyramidenbahn. Von den anderen Pyramidenzellen verlaufen die Axone parallel zur Oberfläche. ◄
Die Pyramidenzellen der inneren und äußeren Pyramidenschicht sind wohl die wichtigsten Zellen der Großhirnrinde. Pyramidenzellen können wahrscheinlich Erregungen auf andere Pyramidenzellen übertragen.
- ➤ **Spindelzellschicht** (= multiforme Schicht = Lamina multiformis, syn.: **Stratum multiforme**) – enthält unterschiedlich große, häufig spiralförmig aussehende Ganglienzellen, wobei zwischen Spindelzellen und **Martinotti'schen Zellen** unterschieden wird. Die Axone der Spindelzellen ziehen ins Großhirnmark, die Axone der Martinotti'schen Zellen steigen dagegen in höhere Schichten der Rinde auf (= verlaufen kortikopetal = aufsteigend). ◄

📝 **Zusammenfassung:**

Im 6-schichtigen Isokortex dienen die in der äußeren und inneren Körnerschicht liegenden Körnerzellen als Schaltneurone.

Die in der äußeren und inneren Pyramidenschicht liegenden Pyramidenzellen sind die wichtigsten Zellen der Großhirnrinde. Von den Perikaryen der Pyramidenzellen ziehen Dendriten bis in die Molekularschicht, die Axone ziehen teilweise in das Großhirnmark und beteiligen sich an der Pyramidenbahn. Die besonders großen Pyramidenzellen der inneren Pyramidenschicht werden Betz'sche Riesenpyramidenzellen genannt.

In der Molekularschicht (= äußere Schicht) liegen viele Astrozyten. In der Spindelzellschicht (= innerste Schicht) liegen Martinotti'sche Zellen.

Zur Untersuchung der Großhirnrinde werden verschiedene histologische Untersuchungsmethoden angewandt. Mit der Nissl-Färbung wird die Zytoarchitektonik (= Größe und Anordnung der Zellen) ermittelt. Mit der Färbung der Markscheiden wird die Anordnung der markhaltigen Nervenfasern ermittelt (= Myeloarchitektonik). Durch Injektion von Kontrastmitteln kann die Verzweigung und Verteilung von Blutgefäßen dargestellt werden (= Angioarchitektonik). Durch zytochemische Untersuchungsmethoden lassen sich gleichartig reagierende Areale ermitteln (= Chemoarchitektonik).

Die Bereiche der Großhirnrinde, die nach diesen Untersuchungsmethoden gleich aufgebaut sind, werden als **Areal** (= Feld) bezeichnet. Bisher konnte man über 200 solcher Areale ermitteln und sie in einer Hirnrindenkarte darstellen.

Während mit den histologischen Untersuchungsmethoden der unterschiedliche Aufbau ermittelt werden kann, beruhen unsere heutigen Kenntnisse über die Funktion bestimmter Rindenfelder auf Rückschlüsse, die wir aus den Ausfällen bei krankhaften Prozessen im jeweiligen Rindenbereich ziehen können, sowie aus Versuchen.

Bei den Rindenfeldern unterscheiden wir zwischen primären, sekundären und tertiären Rindenfeldern.

Als **primäres Rindenfeld** bezeichnen wir einen Großhirnrindenbereich, der über eine Art Punkt-zu-Punkt-Verbindung efferent oder afferent mit einem peripheren Körperteil in Verbindung steht. Dabei richtet sich jedoch die Größe z.B. eines motorischen Rindenfeldes nicht nach der Muskelmasse sondern nach der Vielzahl an Bewegungsmustern (z.B. ist das Rindenfeld für die Muskeln, die die Hand bewegen

Wichtige Rindenfelder			
Rindenfeld	Lage	Qualität/Funktion	Ausfallerscheinungen
psychomotorisches Zentrum (= primär somatomotorisches Zentrum	Gyrus praecentralis (Stirnlappen)	Ursprung der corticospinalen (Pyramidenbahn) und corticobulbären Bahnen	s. Pyramidenbahn
Broca'sches Sprachenzentrum (= motorisches Sprachzentrum)	Pars triangularis und Pars opercularis des Gyrus frontalis inferior (Stirnlappen) Beim Rechts- und Linkshänder zumeist in der linken, nur in 2 % in der rechten Hemisphäre ausgebildet	motorisches Zentrum für die Koordination der zum Sprechen benutzten Muskeln (u.a. Kehlkopfmuskeln)	Lähmung der Muskeln der Gegenseite (= Hemiplegie). Motorische Aphasie = Störung der Sprachformulierung. **Merke:** Broca = motorische, Wernicke = sensorische Aphasie
primäres Hörzentrum (= primäres akustisches Rindenfeld)	Gyri temporales transversi = Heschl'sche Querwindung (Schläfenlappen)	Ende der Hörbahn. Die Höreindrücke eines Ohrs werden zu beiden primären Hörzentren geleitet.	Schwerhörigkeit auf dem Ohr der gleichen Ausfallseite, Rindentaubheit auf dem Ohr der anderen Körperseite.
sekundäres Hörzentrum	Trigonum olfactorium, Area perforata anterior, Stria olfactoria medialis und lateralis	akustische Erinnerungsbilder	
tertiäres Hörzentrum	Gyrus temporalis inferior	Für das Bewußtwerden akustischer Eindrücke (z.B. Sprache)	
Wernicke'sches Sprachzentrum = akustisches Assoziationszentrum	Gyrus temporalis superior Liegt beim Rechtshänder in der linken Hemisphäre (Schläfenlappen)	Zentrum für Wortklanginnerungsbilder – hier werden die gerade gehörten mit den früher gehörten Wörtern verglichen und gedeutet.	Sensorische Aphasie = Störung des Sprachverständnisses (Gehörtes wird nicht verstanden)

Wichtige Rindenfelder (Fortsetzung)			
Rindenfeld	**Lage**	**Qualität/Funktion**	**Ausfallerscheinungen**
Akustisches Sprachzentrum (= sensorisches Sprachzentrum)	Gyrus supramarginalis und Wernicke'sches Feld (Schläfenlappen)	Zentrum des Sprach- und Wortverständnisses.	
Sekundäres Rindenfeld des limbischen Systems	Gyrus parahippocampalis (Schläfenlappen)	Emotionen	
Blickzentrum	Gyrus frontalis medius (Stirnlappen)	Steuert konjugierte Augenbewegungen	
Gleichgewichtszentrum	wahrscheinlich Gyrus postcentralis (Scheitellappen)	Dient der Raumorientierung und dem Gleichgewicht.	
Primär sensibles Rindenfeld (Körperfühlbahn)	Gyrus postcentralis (Scheitellappen)	Ende des Tractus thalamocorticalis (Hinterstrang- und Trigeminusbahn). Empfängt Reize der Oberflächensensibilität wie Druck, Temperatur, Berührung und wahrscheinlich Schmerz.	Sensibilitätsausfall auf der Gegenseite (Hemianästhesie).
Sekundäres sensibles Rindenfeld für die Körperfühlbahn	Gyrus postcentralis (Scheitellappen)	Vergleicht Oberflächenempfindungen mit früheren Erinnerungsbildern von Empfindungen	Agnosie = Unfähigkeit, durch Betasten Gegenstände zu erkennen.
Gustatorische Projektionsfelder	Operculum, parietaler Teil des Gyrus postcentralis (Scheitellappen)	Ende der Geschmacksbahnen.	
Optisches Sprachzentrum (Lesezentrum)	Gyrus angularis (Scheitellappen)	Lesezentrum, akustischoptische Assoziationen.	Wortblindheit, Unfähigkeit zu lesen (= Alexie) und zu schreiben (Agraphie).
Sekundäres Riechzentrum	Gyrus parahippocampalis	Speichert Geruchsempfindungen	
Primäres Sehzentrum	Area striata – in der Umgebung des Sulcus calcarinus (Hinterhauptlappen)	Ende der Sehbahn	Rindenblindheit (beidseitige Hemianopsie)
Sekundäres Sehzentrum	Gyrus occipitalis (Hinterhauptlappen)	Speichert optische Erinnerungsbilder	Seelenblindheit (= Unfähigkeit, zuvor gesehene Gegenstände wiederzuerkennen).

wesentlich größer als das Rindenfeld für die Muskeln, die das Kniegelenk bewegen).

Bei den primären Rindenfeldern unterscheidet man zwischen motorischen (= efferenten) und sensorischen (= afferenten) Rindenfeldern. Von den primärmotorischen Zentren (Rindenfeldern) aus werden willkürliche Impulse zu den quergestreiften Muskeln entsandt. Die primär-motorischen Zentren erhalten von den sekundär-motorischen Zentren die Information, wie der Bewegungsablauf früher erfolgt ist und jetzt ebenfalls zweckmäßigerweise zu erfolgen hat. Die sekundär-motorischen Zentren stellen z.T. also das „Gedächtnis", die primär-motorischen Zentren den „ausführenden" Teil dar.

Zu den primär-sensorischen Zentren gelangen sensorische und sensible Impulse wie Seh-, Hör-, Geschmacks- und Tasteindrücke. Neben diesen primär-sensorischen Zentren liegen zumeist die sekundär-sensorischen Rindenfelder, in denen die Impulse möglicherweise als Engramme (= Erinnerungsbilder) weiterverarbeitet und wahrscheinlich gespeichert werden.

An einem Handlungsablauf sind jeweils mehrere Zentren aktiv beteiligt. Es gilt der Grundsatz: Je komplizierter der Ablauf, desto mehr Zentren sind daran beteiligt. Die Informationen aus den einzelnen Zentren werden dabei einem übergeordneten tertiären Zentrum zugeleitet, das nur für die Assoziation dieser Informationen zuständig ist.

Die Leistung der Großhirnrinde ist vor allem dadurch zu erklären, daß die einzelnen Rindenfelder über zahlreiche Faserverbindungen mit anderen Rindenfeldern der gleichen und der gegenüberliegenden Hemisphäre, sowie mit subkortikal (unter der Großhirnrinde) liegenden Strukturen verbunden sind. Gegenüber den anderen Tierarten sind bei den Säugetieren, die zwischen den Zellen der Großhirnrinde gelegenen Axone und Dendritenverzweigungen stark erhöht, so daß anzunehmen ist, daß die Anzahl dieser Verzweigungen etwas über die Organisationshöhe der jeweiligen Tierspezies aussagt.

➤ Aus der Tabelle können Sie entnehmen, daß die
- motorischen Zentren hauptsächlich im Stirnlappen (Gyrus praecentralis)
- sensorischen Zentren im Scheitellappen (Gyrus postcentralis)
- akustischen Zentren im Schläfenlappen
- optischen Zentren hauptsächlich im Hinterhauptlappen zu finden sind. ◀

In den Gyri im Bereich der Unterseite des Stirn- und Schläfenlappens (u.a. limbisches System – siehe Kapitel 9.8.3) sind wahrscheinlich die Zentren für die Intelligenz, Kreativität, Persönlichkeit und den Antrieb lokalisiert.

➤ Bei der Betrachtung der Rindenfelder ist darauf hinzuweisen, daß die scheinbar spiegelbildlich angelegten Hemisphären (Hirnhälften) in ihrer Funktion nicht gleichwertig sind, so ist z.B. das Broca'sche Sprachzentrum beim Erwachsenen nur auf einer Seite angelegt und zwar beim Links- wie beim Rechtshänder in der linken und nur in 2 % in der rechten Hemisphäre. Besonders ausgeprägt sind die Leistungen bei den tertiären Rindenfelder – während man der rechten Hirnhälfte mehr das ganzheitliche Denken und musische Empfindungen zurechnet, scheint die linke Hirnhälfte für das analytische und abstrakte Denken zuständig zu sein. ◀

Außerdem ist zu beachten, daß manche Bahnen zur Gegenseite kreuzen, z.B. kreuzen motorische Bahnen zur Gegenseite und bilden damit die rechte Körperhälfte in der linken Hemisphäre ab. Das gleiche finden wir beim Sehen, wo die rechte Gesichtshälfte im Rindenfeld der linken Hirnhälfte lokalisiert ist.

Gefäßversorgung der Großhirnrinde

➤ Die A. cerebri anterior versorgt die Mantelkante des Stirn- und Scheitellappens, sowie die Medianseite bis zum Corpus callosum.
Die A. cerebri media versorgt den restlichen Teil des Stirn- und Scheitellappens, sowie die beiden oberen Gyri des Schläfenlappens.
Die A. cerebri posterior versorgt den Gyrus temporalis inferior, den Hinterhauptlappen sowie im Bereich der medialen Seite fast den gesamten basalen Teil. ◀

9.7.4 Bahnen der Großhirnrinde !!! 5/19

➤ *Besonders prüfungsrelevant: Zu Abb. 9.18 wurden bereits viele Fragen gestellt.* ◀

Von der Großhirnrinde gehen Nervenfasern ab, die durch das Großhirnmark ziehen. Das Großhirnmark besteht aus Nervenfasern sowie aus Neuroglia, zu der die Oligodendrozyten und die Astrozyten gehören. Außerdem kommen im Mark Blutkapillaren vor.

➤ Die von der Hirnrinde kommenden Nervenfasern werden unterteilt in:
- Assoziationsfasern – verbleiben in der gleichen Hemisphäre
- Kommissurenfasern – ziehen zur gegenüberliegenden Hemisphäre
- Projektionsfasern (afferente und efferente) – ziehen zu anderen Hirnbereich oder zum Rückenmark. ◀

Assoziationsfasern

Die zu Bahnen zusammengefaßten Assoziationsfasern verbinden verschiedene Rindenfelder der gleichen Hemisphäre miteinander, z.B. das im Stirnlappen liegende motorische Sprachzentrum mit dem im Schläfenlappen liegenden sensorischen und im Scheitellappen liegenden optischen Sprachzentrum. Beim Menschen ist das System der Assoziationsfasern besonders gut entwickelt. Die kurzen Assoziationsfasern (= Fibrae arcuatae breves) verbinden benachbarte Gyri, die langen Assoziationsfasern (= Fibrae arcuatae longae) verbinden nicht benachbarte Gyri oder Lappen der gleichen Hemisphäre miteinander.

Einige wichtige Assoziationsfasern sind:
- **Fasciculi longitudinales** – verbinden verschiedene Hirnlappen miteinander.
- **Cingulum** – liegt als Faserbündel im Mark des Gyrus cinguli direkt über dem Corpus callosum und verbindet den Stirn- mit dem Schläfenlappen.
- ➤ **Fornix** – verläuft als bogenförmige Verbindung zwischen dem Hippocampus und dem Corpus mamillare (Teil des Zwischenhirns). ◄

Kommissurenfasern

Durch die zu Bahnen zusammengefaßten Kommissurenfasern werden die Rindenfelder der rechten und der linken Hemisphäre miteinander verbunden um so untereinander Informationen auszutauschen. Dadurch wird der einen Großhirnhälfte mitgeteilt, was die andere tun will oder ausführt. Da die beiden Hemisphären teils unterschiedliche Funktionen ausüben, dient dieser Informationsaustausch auch der Koordinierung.

➤ Das **Corpus callosum** (= **Balken** – siehe Kapitel 9.7.1) bildet das größte Kommissurensystem. Der Balken ist im Längsschnitt kürzer als das Endhirn, daher strahlen die Fasern des Balkens ventral und dorsal fächerförmig in den entsprechenden Endhirnbereich hinein. ◄

➤ An weiteren Kommissurensystemen des Großhirns kommen vor
- **Commissura anterior** (syn.: **Commissura rostralis**) – verläuft an der Vorderwand des 3. Hirnventrikels. Sie bildet die stammesgeschichtlich älteste Kommissur. Ein Teil der Fasern zieht zum Gyrus piriformis und verbindet damit die beiden Riechlappen miteinander, der andere Teil verbindet den Schläfenlappen mit dem Hippocampus (überträgt Impulse des limbischen Systems).
- **Commissura fornicis** – verbindet als dünne Platte die beiden Fornixschenkel miteinander.
- **Commissura habenularum** – verbindet die beiden im Bereich des 3. Hirnventrikels liegenden Nuclei habenulae miteinander, sowie die Epiphyse und den Thalamus (leitet olfaktorische Impulse).
- **Commissura supraoptica** – liegt im Bereich des Chiasma opticum und verbindet wahrscheinlich u.a. den Nucleus subthalamicus mit dem Globus pallidus der anderen Hemisphäre.
- **Commissura epithalamica** (syn.: **Commissura posterior**) – liegt als dünner Strang im Bereich des Epiphysenstiels zwischen Recessus spinalis und dem Eingang zum Aquaeductus cerebri. In ihr kreuzen die Nervenfasern der Nuclei praetectales zu den Colliculi superiores (optischer Reflex, z.B. Pupillenreflex). ◄

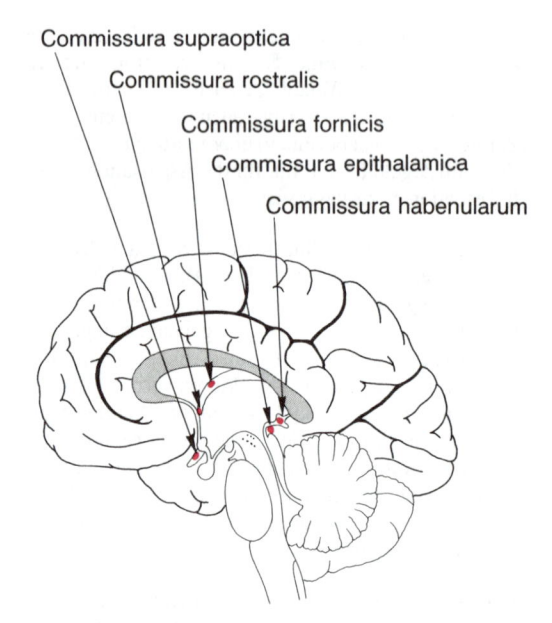

Abb. 9.17 Kommissuren im Medianschnitt durch das Gehin

Projektionsfasern

Die Projektionsfasern verbinden die Großhirnrinde mit anderen kaudal gelegenen Hirnabschnitten sowie mit dem Rückenmark.

➤ Die Projektionsfasern können in efferente (= absteigende) und afferente (= aufsteigende) Nervenfasern unterteilt werden. Die afferenten (= corticopetalen) Projektionsfasern leiten einen in der Körperperipherie aufgenommenen Reiz oder einen Impuls aus **nicht**kortikalen Hirnzentren zu den Endhirnkernen und zu zu gehörigen Rindenfeldern des Großhirns. Die efferenten (= corticofugalen) Projektionsfasern leiten die Impulse vom jeweiligen Rindenfeld der Großhirnrinde zu den Erfolgsorganen in der Peripherie (z.B. einem Muskel).

Abb. 9.18 Capsula interna

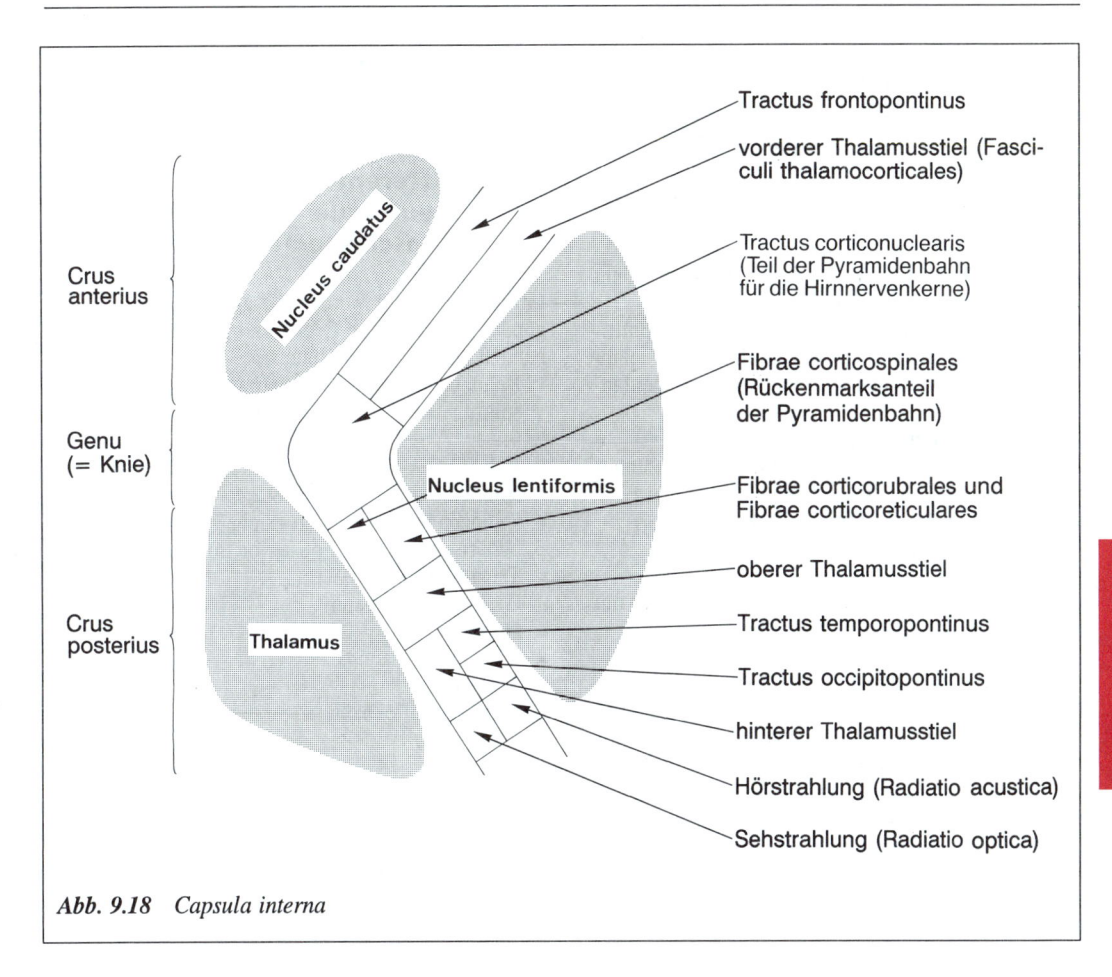

Die Projektionsfasern verlaufen als weiße Substanz zwischen den einzelnen subkortikalen Kernen des Endhirns. wobei sie die Capsula interna, externa und extrema bilden (siehe Abb. 9.16). ◄

▶ In der **Capsula interna** (= innere Kapsel) verlaufen die wichtigsten Projektionsbahnen. ◄ Bei einem Horizontalschnitt durch diesen Hirnbereich kann die Capsula interna in ein Crus anterius (= vorderer Schenkel), ein Crus posterius (= hinterer Schenkel) und ein Genu (= Knie) unterteilt werden (siehe Abb. 9.18).

▶ Das Crus anterius liegt zwischen dem Nucleus caudatus und dem Nucleus lentiformis, das Crus posterius zwischen dem Thalamus und dem Nucleus lentiformis. Der Nucleus lentiformis besteht wie in Kapitel 9.7.2 beschrieben, aus dem Putamen und dem Globus pallidus (= Pallidum).

Das Putamen und der Globus pallidus bilden somit die laterale, der Kopf des Nucleus caudatus und der Thalamus die mediale Begrenzung der Capsula interna. ◄

Wie Sie aus der Abbildung 9.18 entnehmen können, verlaufen die Projektionsfasern in bestimmten Bahnen durch die Capsula interna.

▶ Im Crus anterius verlaufen:
- **Tractus frontopontinus** – zieht vom Stirnlappen zum Pons (= Brücke).
- **vorderer Thalamusstiel** – zieht vom Stirnlappen zum Thalamus. ◄

▶ Im Genu verläuft:
- **Tractus corticonuclearis** – zieht als Teil der Pyramidenbahn vom Bereich um den Sulcus centralis zu den Kernen der Hirnnerven. ◄

➤ Im Crus posterius verlaufen:
- **Fibrae corticospinales** (syn.: Tractus corticospinalis) – ziehen als Teil der Pyramidenbahn vom Sulcus centralis zu den Vorderwurzelzellen des Rückenmarks.
- **Fibrae corticorubrales bzw. corticoreticulares** – ziehen von der Großhirnrinde zum Nucleus ruber bzw. zur Formatio reticularis.
- **oberer Thalamusstiel** (= Taststrahlung) – zieht vom Thalamus zum Sulcus centralis.
- **Tractus temporopontinus bzw. occipitopontinus** – ziehen vom Lobus temporalis (Schläfenlappen) bzw. vom Lobus occipitalis (Hinterhauptlappen) zum Pons.
- **hinterer Thalamusstiel**
- **Radiatio acustica** (= **Hörstrahlung**) – gehört zur zentralen Hörbahn (siehe Kapitel 9.8.1).
- **Radiatio optica** (= **Sehstrahlung**) – gehört zur zentralen Sehbahn (siehe Kapitel 9.8.1). ◄

➤ Die Thalamusstiele verbinden den Thalamus mit fast allen Großhirnfeldern. ◄

Nachdem die zu Bahnen angeordneten Projektionsfasern die Capsula interna verlassen haben, gelangen sie zum Mittelhirn, wo sie sich zum Pedunculus cerebri (= Großhirnstiel) vereinigen. Vom Pedunculus cerebri gehen Fasern zu verschiedenen Hirnbereichen ab. Kaudal vom Pons bilden die Projektionsfasern die Pyramide, von wo sie zum Rückenmark ziehen.

Gefäßversorgung
➤ Die Capsula interna und die Endhirnkerne werden aus Ästen der A. cerebri media und aus Ästen der A. choroidea anterior (Ast der A. carotis interna) versorgt. ◄

Klinik: ➤ Da in dem relativ kleinen Bereich der Capsula interna so viele Bahnen verlaufen, kann eine Einblutung große Ausfälle zur Folge haben. Rund 80 % aller größeren Blutungsherde betreffen die Capsula interna. Diese Massenblutungen werden **Apoplexie** (= „Schlaganfall") genannt. Bei einer daraus folgenden Schädigung von Teilen der Pyramidenbahn kann eine Halbseitenlähmung (= kontralaterale Hemiplegie) auftreten. ◄

➤ Eine Schädigung der Radiatio optica kann einen Ausfall der kontralateralen Gesichtsfeldhälfte, eine Schädigung der Radiatio acustica einen Hörausfall auf der kontralateralen Seite zur Folge haben. Bei einer Schädigung der Thalamusstiele können Empfindungsstörungen auftreten. ◄

9.8 Systeme

9.8.1 Afferente Systeme, !!! 7/22 neuronale Gliederung, Umschaltorte

In diesem Kapitel werden die afferenten (= aufsteigenden) Bahnen zur Groß- und Kleinhirnrinde behandelt, zu denen gehören:
- Bahnen des Vorderseitenstrangs – siehe Tractus spinothalamicus lateralis und anterior im Kapitel 9.2.4
- Bahnen des Hinterstrangsystems – siehe Tractus spinobulbaris im Kapitel 9.2.4
- spinocerebellare Bahnen – siehe Tractus spinocerebellaris anterior und posterior im Kap. 9.2.4
- Trigeminusbahn
- Gleichgewichtsbahn
- Hörbahn
- Geschmacksbahn
- Sehbahn
- optische Reflexbahn
- Riechbahn.

Trigeminusbahn
Vom Ganglion trigeminale (syn.: Ganglion semilunare), das zum N. trigeminus gehört, ziehen Axone zu den im Mittelhirn liegenden Endkernen des N. trigeminus, wo sie auf das 2. Neuron umgeschaltet werden. Die Axone der 2. Neurone kreuzen zur Gegenseite und verlaufen mit dem Lemniscus medialis. Sie enden im Thalamus, wo sie auf die 3. Neurone umgeschaltet werden. Die Axone der 3. Neurone ziehen durch die Capsula interna zum Gyrus postcentralis, dem primär-sensorischen Rindenfeld der Großhirnrinde, das über die Trigeminusbahn sensorische Informationen aus dem Kopfbereich erhält.

Gleichgewichtsbahn
➤ Die Sinneszellen des Gleichgewichtsorgans liegen in den Maculae der Vorhofsäckchen (Sacculus und Utriculus) und in den Cristae ampullares der Bogengänge (siehe Kapitel 11.3.1). Diese Sinneszellen leiten die das Gleichgewicht betreffenden Reize zum Ganglion vestibulare (= Vorhofganglion) weiter, in dem das 1. Neuron liegt. Die Axone dieser Neurone ziehen als N. vestibularis des N. vestibulocochlearis (= 8. Hirnnerv) zum Rautenhirn, wo sie in einem der am Boden der Rautengrube liegenden vier Nuclei

vestibulares auf das 2. Neuron umgeschaltet werden. Von den vier Nuclei vestibulares ist der laterale Kern (= Deiters'scher Kern) der größte und wichtigste, da er als Koordinationszentrum für die eingehenden Informationen dient.

Von den Nuclei vestibulares zieht ein Teil der Axone der 2. Neurone zum Kleinhirn, der andere Teil zum Tegmentum rhombencephali (= Haube). ◄

Zur Regulierung des Gleichgewichts benötigt das Kleinhirn noch aus der Muskulatur Informationen über die Körperlage (Tiefensensibilität = Reize der Muskel- und Sehnenspindeln und der Gelenkrezeptoren), die es über die Tractus spinocerebellares anterior und posterior erhält. Das Kleinhirn sendet die Informationen durch den Pedunculus cerebellaris superior zum Nucleus ruber. Vom Nucleus ruber gelangen die Erregungen
- über den Tractus rubrospinalis zu den Motoneuronen des Rückenmarks
- über den Thalamus zur Großhirnrinde, wodurch uns die augenblickliche Körperlage bewußt wird.

Über zum Tegmentum ziehende Nervenfasern können die motorischen Ursprungskerne der Hirnnerven aktiviert werden um so bestimmte Augenbewegungen durchzuführen.

Klinik: Bei einer akuten Schädigung im Bereich der Gleichgewichtsbahn kommt es zu Gleichgewichtsstörungen.

Hörbahn
► Die im Corti'schen Organ liegenden Sinneszellen des Hörorgans leiten Erregungen zum Ganglion spirale cochleae (= Schneckengangganglion) weiter (siehe Kapitel 11.3.1). ◄

► Im Ganglion spirale cochleae liegen die 1. Neurone. Die Axone dieser Neurone vereinigen sich zur N. cochlearis des N. vestibulocochlearis und ziehen zum Rautenhirn, wobei sich die Nervenfasern aufteilen und am Nucleus cochlearis posterior bzw. Nucleus cochlearis anterior enden. In den Nuclei cochleares liegen die 2. Neurone.

Die vom Nucleus cochlearis anterior abgehenden Axone bilden die **ventrale Hörbahn**. Sie ziehen um den oberen Teil des Nucleus olivaris (= „obere Olive") herum und bilden dabei das **Corpus trapezoideum** (= Trapezkörper), an dem ein Teil der Axone endet. Der andere Teil wird im Corpus trapezoideum auf die 3. Neurone umgeschaltet und zieht zur Gegenseite, wo er sich dem Lemniscus lateralis (= laterale Schleife) anlagert. Einige dieser Fasern enden am Nucleus olivaris, die meisten ziehen jedoch zum Colliculus inferior.

Die Axone, die von Neuronen des Nucleus cochlearis posterior abgehen, bilden die **dorsale Hörbahn**. Sie kreuzen z.T als Striae medullares im Bereich der Raphe zur Gegenseite und ziehen im Lemniscus lateralis zum Colliculus inferior und von dort zum Corpus geniculatum mediale. Im Corpus geniculatum mediale werden die Fasern auf die 4. Neurone umgeschaltet, deren Axone sich zur Radiatio acustica (= Hörstrahlung) vereinigen und durch die Capsula interna zur Hörrinde des Großhirns ziehen, wo sie in der Heschl'schen Querwindung in den Gyri temporales transversi enden (= primäres Hörzentrum). ◄

> **Zusammenfassung:** Sekundäre Sinneszellen in Basalmembran → Ganglion spirale cochleae (= 1. Neuron, liegt im Felsenbein) → Nuclei cochleares (= 2. Neuron, liegen im Rautenhirn) → Corpus trapezoideum (= 3. Neuron) → Lemniscus lateralis der Gegenseite → Colliculus inferior → Corpus geniculatum mediale (= 4. Neuron) → über Radiatio acustica zur Heschl'schen Querwindung.

Klinik: ► Da die Hörbahn einen doppelseitigen Verlauf hat, kommt es nur beim Ausfall des Ganglion spirale und der Nuclei cochleares einer Seite zur Taubheit auf der gleichen Körperseite. Beim Ausfall der darüberliegenden Kerne kommt es zu keiner vollständigen Taubheit. ◄

Geschmacksbahn
► Von den im Kapitel 5.4.5 ausführlich beschriebenen Geschmacksknospen des Mund- und Rachenraums werden die Geschmacksempfindungen über folgende drei Kiemenbogennerven weitergeleitet:
- Chorda tympani – zum Ganglion geniculi des N. facialis (= 7. Hirnnerv)
- N. glossopharyngeus (= 9. Hirnnerv) – zum Ganglion superius und inferius n. glossopharyngei. Der N. glossopharyngeus ist der Hauptnerv für die Geschmacksempfindungen, weil er Impulse der Papillae vallatae und der Papillae foliatae weiterleitet
- N. vagus (= 10. Hirnnerv) – zum Ganglion superius und inferius n. vagi. ◄

► Von den Ganglien ziehen die Axone, die die Geschmacksempfindungen transportieren, zum **Nucleus solitarius** (syn.: Nucleus tractus solitarii), der am Boden der Rautengrube liegt. Im Nucleus solitarius erfolgt die Umschaltung auf das 2. Neuron, dessen Axone im Lemniscus medialis zur Gegenseite ziehen und dort am Thalamus auf das 3. Neuron umgeschaltet werden. Die Axone der 3. Neurone ziehen durch die Capsula interna zum Gyrus postcentralis der Großhirnrinde, wo das primäre Geschmackszentrum liegt. Andere Geschmacksfasern ziehen wahrscheinlich vom Nucleus solitarius zum Gyrus hippocampalis und zur Area piriformis. ◀

Zusammenfassung: Geschmacksknospen → Chorda tympani, N. glossopharyngeus (Hauptnerv), N. vagus → Ganglion geniculi (VII) und Ganglion inferius (XI, X) (= 1. Neuron) → Nucleus solitarius (= 2. Neuron) → Lemniscus medialis (zur Gegenseite) → Thalamus (= 3. Neuron) → Gyrus postcentralis der Großhirnrinde.

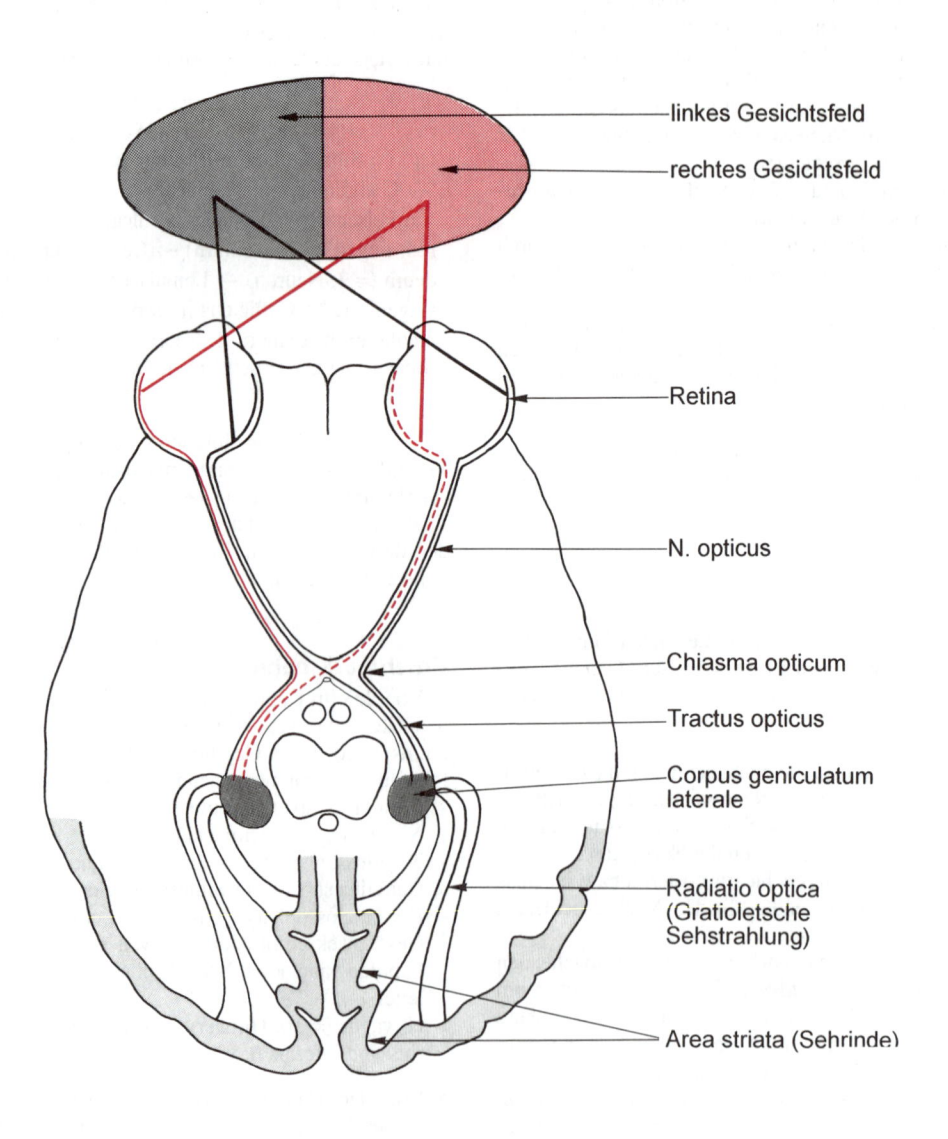

Abb. 9.19 Schematische Darstellung der Sehbahn

Sehbahn

▶ Wie in Kapitel 10.2.3 (Retina) ausführlich beschrieben, liegen in der Retina drei hintereinandergeschaltete Neurone, die den Beginn der Sehbahn bilden. Diese drei Neurone werden gebildet:
- 1. Neuron = Photorezeptoren (= Stäbchen und Zapfenzellen)
- 2. Neuron = bipolare Ganglienzellen die im Stratum ganglionare retinae liegen
- 3. Neuron = multipolare Ganglienzellen, die im Stratum ganglionare nervi optici liegen. ◀

▶ Die Axone der multipolaren Ganglienzellen bilden den N. opticus. Im N. opticus sind diese Axone durch bindegewebige Scheidewände in 800 bis 1.000 Bündeln aufgeteilt.

Der N. opticus gelangt durch den Canalis opticus in die Schädelhöhle, wo sich der rechte und linke N. opticus an der Sella turcica vor der Hypophyse zum **Chiasma opticum** (= Sehnervenkreuzung) vereinigen. Aus dem Chiasma geht auf beiden Körperseiten je ein Tractus opticus hervor.

Die medial liegenden Fasern aus dem nasalen Bereich der Retina jedes N. opticus kreuzen im Chiasma opticum zur Gegenseite, während die lateral liegenden Nervenfasern aus dem temporalen Bereich der Retina nicht kreuzen, so daß jeder Tractus opticus die temporalen Fasern der gleichen und die nasalen Fasern der auf der anderen Körperseite liegenden Retina enthält.

Der **Tractus opticus** zieht über das Tuber cinereum und um den Pedunculus cerebri des Metathalamus herum zum Corpus geniculatum laterale (= seitlicher Kniehöcker). Im Corpus geniculatum laterale werden die Axone der 3. Neurone auf die 4. Neurone umgeschaltet. Ein kleiner Teil der Axone der 4. Neurone zieht zum Colliculus superior der Vierhügelplatte, wo sie optische Reflexe auslösen (siehe optische Reflexbahn). Die anderen Axone vereinigen sich zur **Radiatio optica** (= **Gratiolet'sche Strahlung**). Die Radiatio optica zieht durch die Capsula interna zur Großhirnrinde, wo sie im Bereich des Sulcus calcarinus an der Area striata (= Sehrinde) endet. Die Retina ist mit der Area striata Punkt-zu-Punkt verbunden, das heißt, das bestimmte Rezeptoren der Retina (= Stäbchen- oder Zapfenzellen) bestimmte ihnen zugeordnete Bereiche der Area striata stimulieren. ◀

🖑 **Klinik:** ▶ Entsprechend dem Verlauf der Nervenfasern der Sehbahn entstehen bei Schädigungen nachfolgende Ausfälle:
Ein auf das Chiasma drückender Tumor der Hypophyse verursacht eine bitemporale Hemianopsie (Hemianopsie = Ausfall einer Gesichtsfeldhälfte, bitemporal = beider temporalen Gesichtsfeldhälften).

Wird z.B. der linke Tractus opticus durchtrennt, so kommt es zu Gesichtsfeldausfällen beider Augen (= Hemianopsie). Dabei fällt der nasale Teil der rechten und der temporale Teil der linken Retina – also die rechte Gesichtsfeldhälfte beider Augen aus. Bei einer Schädigung im Bereich des Sulcus calcarinus kommt es zur Rindenblindheit. ◀

Optische Reflexbahn

▶ Über den N. opticus und den Tractus opticus gelangen die meisten der Nervenfasern der optischen Reflexbahn zum Corpus geniculatum laterale und von dort zum Colliculus superior der Vierhügelplatte, wo das optische Reflexzentrum liegt. Vom Colliculus werden die Impulse.
- über den Fasciculus longitudinalis medialis zu den Ursprungskernen der Augenmuskeln
- über den Tractus tectospinalis zu den motorischen Vorderhornzellen des Rückenmarks geleitet. ◀

▶ Einige Nervenfasern der optischen Reflexbahn gehen bereits vom N. opticus ab und ziehen zum Hypothalamus, wodurch eine Verbindung zum vegetativen Nervensystem entsteht.
Die optische Reflexbahn dient dazu, den Akkommodations- und den Pupillenreflex auszulösen.

Die **Akkommodation** dient dazu, ein Objekt scharf auf der Retina abzubilden (= Bildschärfe zu regulieren), dazu dienen neben der Linse der M. ciliaris und das Corpus ciliare.

Durch den **Pupillenreflex** wird der Lichteinfall auf die Retina reguliert, woran u.a. der M. sphincter pupillae beteiligt ist.

Der Reflexbogen verläuft vom Colliculus superior über den parasympathischen Nucleus accessorius des N. oculomotorius (Edinger-Westphal-Kern) zum Ganglion ciliare, von wo die Nn. ciliares breves zu den von ihnen innervierten M. sphincter pupillae und M. ciliaris ziehen. ◀

Riechbahn

▶ Die in der Riechschleimhaut (liegt im Bereich der oberen Nasenmuschel und einem kleinen Bereich des Nasenseptums) liegenden bipolaren Riechzellen bilden das 1. Neuron der Riechbahn. Die Axone der Riechzellen gelangen als Nn. olfactorii durch die Lamina cribrosa des Os ethmoidale (= Siebbein) in die Schädelhöhle, wo sie zum **Bulbus olfactorius** (= **Riechkolben**) ziehen, in dem die Axone der 1. Neurone an den Mitralzellen enden, die das 2. Neuron der Riechbahn bilden.

Der Bulbus olfactorius besteht mikroskopisch aus verschiedenen Schichten. Neben den pyramidenartig aussehenden Mitralzellen kommen noch Körner- und Büschelzellen vor.

Alle Zelltypen sind untereinander durch viele Synapsen knäuelartig verbunden. Diese „Knäuel" werden **Glomeruli olfactorii** genannt. ◄

▶ Während die Körnerzellen auf den jeweiligen Bulbus begrenzt sind, stehen die Büschelzellen über die Commissura rostralis mit dem Bulbus der Gegenseite in Verbindung – die Riechbahn verläuft jedoch ungekreuzt!

Die **Mitralzellen** sind die wichtigsten Zellen des Bulbus, ihre Axone bilden den Tractus olfactorius. Der **Tractus olfactorius** verläuft im Sulcus olfactorius über die basale Fläche des Stirnlappens des Endhirns, bis er sich in zwei Stränge teilt. Die Stelle, an der sich der Tractus in eine lateral und eine medial verlaufende **Stria olfactoria** teilt, liegt kurz vor der Substantia perforata anterior. Die **Substantia perforata anterior** ist von vielen durchtretenden Gefäßen durchlöchert, deshalb ihre Bezeichnung „perforata".

Der zwischen den beiden Strängen liegende dreieckige Bereich wird **Trigonum olfactorium** genannt. In diesem Bereich werden die Axone auf das 3. Neuron umgeschaltet.

Die laterale Stria olfactoria zieht direkt zur Riechrinde des Großhirns, die im Bereich des Uncus (Gyrus semilunaris und ambiens) liegt. Die Fasern der medialen Stria olfactoria enden im Bereich des Gyrus subcallosus, sowie in der Area perforata anterior und dem Trigonum olfactorium. Ein Geruch wird nur wahrgenommen, wenn die Riechstoffe in einer über den Riechzellen liegenden Flüssigkeitsschicht gelöst sind. ◄

Als primäres Riechzentrum werden der Bulbus und der Tractus olfactorius bezeichnet.
Das sekundäre Riechzentrum wird u.a. vom Trigonum olfactorium und von der Substantia perforata anterior gebildet.

9.8.2 Efferente Systeme, neuronale Gliederung, Umschaltorte

Die in diesem Kapitel abzuhandelnden pyramidalen und extrapyramidalen Bahnen werden in Kapitel 9.2.4 ausführlich beschrieben.

9.8.3 Limbisches System !! 4/12

Das limbische System besteht im medialen Bereich der beiden Hemisphären aus einer dicken, fast ringförmigen Masse von Nervenzellen, die um den Balken angeordnet liegt. Die einzelnen Strukturen des limbischen Systems sind funktionell untereinander verknüpft.

▶ Zum limbischen System gehören folgende Strukturen:
zum limbischen Kortex gehört ein Ring von Gyri, die den Balken und das Zwischenhirn umfassen:
- Hippocampus
- Gyrus dentatus
- Gyrus parahippocampalis
- Gyrus cinguli

vom Endhirn gehören zum limbischen System
- Corpus amygdaloideum
- Kernreste auf dem Balken (Septum pellucidum), die als Indusium griseum bezeichnet werden.

vom Zwischenhirn gehören zum limbischen System:
- Corpus mamillare
- Habenula
- bestimmte Kerne des Thalamus. ◄

▶ Die zum limbischen System gehörenden Rindenbereiche sind größtenteils dem Allokortex zuzurechnen (Rinde ist drei-schichtig). Ein Großteil der Erregungen des olfactorischen Systems (Riechbahn) gelangt zum limbischen System, was die enge Verwandtschaft zwischen Riechhirn und limbischem System zeigt. ◄

▶ Als wesentlicher Bestandteil des limbischen Systems ist die **Hippokampusformation** anzusehen, die aus dem Hippocampus, den Fimbria hippocampi, dem Gyrus dentatus, dem Gyrus parahippocampalis und dem Subiculum besteht. ◄

▶ Der **Hippocampus** liegt medial vom Lobus temporalis unter dem Gyrus parahippocampalis. Auf der dorsalen Seite des Hippocampus liegt als Faserbündel die Fimbria hippocampi, das sich als Fornix fortsetzt.◄

▶ Das limbische System dient als Integrationszentrum. Die Informationen werden zwischen den einzelnen Strukturen in einer Art Regelkreislauf weitergegeben. Bei einem dieser Regelkreisläufe (= Papez-Kreis genannt) gelangt die Erregung vom Hippocampus über den Fornix zum Corpus mamillare, wo die Umschaltung erfolgt. ◄

▶ Von hier gelangt die Erregung über verschiedene Bahnen zur Formatio reticularis, zum Gyrus cinguli und über den Tractus mamillothalamicus (Vicq d'Azyr'sches Bündel) zum Thalamus, von wo die Erregung wieder zum Hippocampus geleitet wird. Das limbische System kann als Zentrum der Emotionen bezeichnet werden, in dem Gefühle wie Wut, Angst und Lust entstehen. Es beeinflußt die vegetativen Vorgänge und die hormonelle Steuerung (über Hypothalamusverbindung), wirkt auf das sexuelle Verhalten und auf den Antrieb. ◀

🚑 **Klinik:** Bei einer Schädigung im Bereich des limbischen Systems kommt es häufig zu schweren Persönlichkeitsveränderungen.

9.9 Innere Liquorräume !! 1/3

Aus dem Hohlraumsystem des Neuralrohrs entwickelt sich das **Ventrikelsystem** (= Gehirnkammersystem). Das Ventrikelsystem bildet die vom Gehirn umschlossenen inneren Liquorräume. Die Liquorräume sind mit einer glasklaren Flüssigkeit gefüllt, die Liquor cerebrospinalis genannt wird (siehe Kapitel 9.9.5).

Das Ventrikelsystem besteht aus vier Hirnkammern (= Ventrikeln), sowie dem Aqueductus cerebri.

▶ Lage der Ventrikel:
- Seitenventrikel – im Endhirn,
- 3. Ventrikel – im Zwischenhirn,
- 4. Ventrikel – zwischen Cerebellum und Pons,
- Aqueductus cerebri – im Mittelhirn. ◀

Als äußerer Liquorraum wird der Subarachnoidalraum bezeichnet, der das Gehirn und das Rückenmark außen umgibt.

9.9.1 Seitenventrikel !! 2/5

▶ *Prüfungsrelevant: Gesamtes Kapitel.* ◀

Die beiden **Seitenventrikel** (= **Ventriculi laterales** = 1. und 2. Ventrikel) liegen im Endhirn. An den beiden Seitenventrikeln kann jeweils ein Vorder-, Hinter- und Unterhorn sowie die alle Teile verbindende Pars centralis (= Mittelteil) unterschieden werden. Diese vier Teile reichen in die vier Lappen des Endhirns hinein. Durch die beiden **Foramina interventricularia** stehen die beiden Seitenventrikel untereinander und mit dem 3. Ventrikel in Verbindung.

Das geräumige **Vorderhorn** (= **Cornu anterius**) reicht etwa 3 cm weit in den Stirnlappen (= Lobus frontalis des Großhirns) hinein.

Die Wände des Cornu anterius werden gebildet:
- Dach – Corpus callosum (= Balken),
- mediale Wand – Septum pellucidum,
- laterale Wand und Boden – Caput nuclei caudati.

Das Vorderhorn geht in die Pars centralis über.
Die spaltförmige **Pars centralis** (= Mittelstück) ist etwa 4 cm lang. Sie liegt im Scheitellappen (= Lobus parietalis des Großhirns). Die Pars centralis reicht vom Foramen interventriculare bis zur Verbindungsstelle des Unter- und Hinterhorns.

Die Wände der Pars centralis werden gebildet:
- Dach – Corpus callosum (= Balken),
- mediale Wand – Fornix (= Gewölbe), sowie Plexus choroideus ventriculi lateralis (siehe weiter unten),
- Boden – Nucleus caudatus, Stria terminalis, Thalamus (Lamina affixa).

Die Lamina affixa thalami trennt als eine sehr dünne Schicht den Seitenventrikel vom Thalamus.

Das **Hinterhorn** (= **Cornu posterius**) liegt im Hinterhauptslappen (= Lobus occipitalis). Das Cornu posterius beginnt etwa in Höhe des Balkenwulstes und kann tief bis in den Hinterhauptpol reichen.

Die Wände des Cornu posterius werden gebildet:
- Dach – Radiatio corporis callosi (= Balkenstrahlung),
- mediale Wand – Calcar avis,
- Boden – Eminentia collateralis.

Als Calcar avis wird eine Vorwölbung der medialen Wand bezeichnet, die durch den tief einschneidenden Sulcus calcarinus verursacht wird.

Das **Unterhorn** (= **Cornu inferius**) reicht etwa 3 cm in den Schläfenlappen (= Lobus temporalis) hinein. An der medialen Wand liegt der Hippocampus, an der Spitze des Cornu inferius das Corpus amygdaloideum. Über dem Hippocampus liegt die Fimbria hippocampi, bis zu der der Plexus choroideus reicht.

Die Wände des Cornu inferius werden gebildet:
- Dach – Radiatio corporis callosi, Nucleus caudatus,
- laterale Wand – Radiatio optica (Sehbahn),
- mediale Wand – Hippocampus, Fimbria hippocampi mit dem Plexus choroideus.
- Boden – Eminentia collateralis, Trigonum collaterale.

Das **Foramen interventriculare**, das die Seitenventrikel mit dem 3. Ventrikel verbindet, wird begrenzt:
- ventral und kranial – Fornix (= Hirngewölbe),
- dorsal – Thalamus,
- kaudal – Hypothalamus.

Plexus choroideus ventriculi lateralis
Der Plexus choroideus ventriculi lateralis (= Aderhautgeflecht – siehe Kapitel 9.9.4) ragt in das Cornu inferius und in die Pars centralis hinein. Der Plexus choroideus fehlt im Cornu anterius und im Cornu posterius.

9.9.2 III. Ventrikel !! 1/6

➤ *Prüfungsrelevant: Gesamtes Kapitel. Die Fragen wurden teilweise in Verbindung mit Abbildungen gestellt.* ◄

Der **3. Hirnventrikel** (= **Ventriculus tertius**) ist ein schmaler, sagittal gestellter Spalt, der das Zwischenhirn in zwei annähernd symmetrische Hälften teilt. Der 3. Ventrikel steht vorn über die beiden Foramina interventricularia mit den Seitenventrikeln in Verbindung. Dorsal mündet der 3. Ventrikel unterhalb der Commissura posterior in den Aqueductus cerebri (Sylvii), über den er mit dem 4. Hirnventrikel in Verbindung steht.

Das Dach des 3. Ventrikels besteht aus einer dünnen epithelialen Schicht, die als Lamina tectoria zwischen den Striae medullares der beiden Thalami liegt.

Die Wände des 3. Ventrikels werden gebildet:
- Dach – Plexus choroideus ventriculi tertii,
- ventrale Wand – Commissura anterior, Lamina terminalis,
- dorsale Wand – Commissura posterior, Epiphyse,
- Boden – Infundibulum, Chiasma opticum, Corpora mamillaria, Tuber cinereum.

Die dünne Vorderwand des 3. Ventrikels wird von der Commissura anterior und der Lamina terminalis gebildet.

Die Seitenwände werden auf beiden Seiten vom Thalamus und vom Hypothalamus gebildet.

Der 3. Ventrikel besitzt folgende vier kleinen Aussackungen, die Recessus genannt werden:
- **Recessus pinealis** – liegt an der Hinterwand des 3. Ventrikels und dringt oberhalb der Commissura posterior als Aussackung in das Corpus pineale (= Zirbeldrüse = Epiphyse) ein.
- **Recessus suprapinealis** – liegt an der Hinterwand des 3. Ventrikels, oberhalb vom Corpus pineale.
- **Recessus opticus** – liegt oberhalb des Chiasma opticum (= Sehnervenkreuzung).
- **Recessus infundibuli** – reicht in das Infundibulum des Hypophysenstiels hinein.

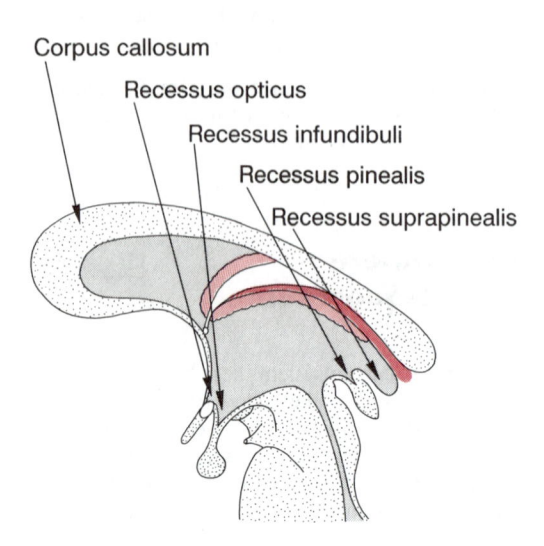

Abb. 9.20 Recessus im Zwischenhirn

Im Dach des 3. Ventrikels liegen als paarig verlaufende längliche Wülste der Plexus choroideus ventriculi tertii. Die Wülste stehen dorsal miteinander in Verbindung. Im Bereich der Foramina interventricularia stehen sie mit dem Plexus choroideus der Seitenventrikel in Verbindung.

Der lange, dünne **Aqueductus cerebri** (syn.: **Aqueductus mesencephali**) verbindet den 3. und 4. Ventrikel miteinander. Dorsal vom Aqueductus cerebri liegt die Lamina tecti, ventral das Tegmentum und die Crura cerebri des Mittelhirns.

Klinik: Wird der Aqueductus cerebri z.B. durch einen Tumor verschlossen, so erweitern sich infolge des sich immer mehr anstauenden Liquors (der Liquor wird weiter gebildet) die Seitenventrikel sowie der 3. Ventrikel, was zum Hydrocephalus internus (= innerer Wasserkopf) führt. Durch den erhöhten Druck weitet sich auch der Recessus opticus aus und drückt auf die Sehnervenkreuzung, was zu Sehstörungen führen kann. Außerdem kann durch die Ventrikelvergrößerung die V. cerebri magna eingeklemmt werden.

9.9.3 IV. Ventrikel !! 1/4

➤ *Prüfungsrelevant: Gesamtes Kapitel.* ◀

Der zeltartig aussehende **4. Ventrikel** (= **Ventriculus quartus**) liegt im Rautenhirn. Nach ventral/oben geht er in den Aqueductus cerebri, nach unten in den Zentralkanal (= Canalis centralis) der Medulla oblongata und des Rückenmarks über.

Die Wände des 4. Ventrikels werden gebildet von:
- Dach – wird fast vollständig vom Kleinhirn (= Cerebellum) gebildet. Vorne wird es vom oberen Marksegel (= Velum medullare superius) und von den Pedunculi cerebellares superiores (= obere Kleinhirnstiele), im hinteren Teil vom unteren Marksegel (= Velum medullare inferius) und vom Kleinhirnwurm (= Vermis cerebelli) begrenzt (s. weiter unten). Der vordere Dachteil geht am First, der Fastigium genannt wird, in den hinteren Dachteil über.
- Boden – wird von der Rautengrube (= Fossa rhomboidea) gebildet, die oben vom Pons (= Brücke) und unten von der Medulla oblongata gebildet wird.
- laterale Wand – wird im oberen Teil von den Pedunculi cerebellares superiores, im unteren Teil von den Pedunculi cerebellares inferiores begrenzt.

Lateral ist der 4. Ventrikel auf beiden Seiten zu je einem Recessus lateralis ventriculi quarti ausgestülpt. Der Boden des Recessus lateralis liegt in der Nähe des Kerngebiets des N. vestibulocochlearis (= 8. Hirnnerv).

Plexus choroideus ventriculi quarti

Das Ependym (siehe Kapitel 9.9.4) trennt im Bereich des hinteren Daches als dünne Schicht den 4. Ventrikel vom Kleinhirn. Die Pia mater verbindet sich mit dem Ependym und wird als Tela choroidea ventriculi quarti bezeichnet. Der paarig vorliegende Plexus choroideus ventriculi quarti geht aus einem Teil dieser Tela hervor.

Der rechte und linke Plexus choroideus ventriculi quarti vereinigen sich im Bereich der Apertura mediana ventriculi quarti (Magendii) miteinander.

Aperturae

Der 4. Ventrikel ist über 3 Öffnungen mit dem Subarachnoidalraum (= äußerer Liquorraum) verbunden. Im untersten Teil des 4. Ventrikels liegt die **Apertura mediana ventriculi quarti** (= Foramen Magendii), die den 4. Ventrikel mit der Cisterna cerebello-medullaris verbindet.

Am basalen Ende des Recessus lateralis liegt auf beiden Seiten des 4. Ventrikels als kleine Öffnung je eine **Apertura lateralis ventriculi quarti** (= Foramen Luschkae), die den 4. Ventrikel mit der Cisterna pontis verbinden.

Wie in Kapitel 9.10.2 beschrieben, sind die Zisternen Ausweitungen des Subarachnoidalraums. Die **Cisterna cerebellomedullaris** bildet die größte dieser Zisternen, sie liegt zwischen dem Kleinhirn und der Medulla oblongata und mündet in den Subarachnoidalraum des Rückenmarks.

Die inneren und äußeren Liquorräume stehen nur durch die 3 Aperturae miteinander in Verbindung.

9.9.4 Plexus choroideus ! 0/2

Mikroskopische Anatomie
➤ Die vier **Hirnventrikel** sowie der Rückenmarkskanal sind von einem einschichtigen Epithel ausgekleidet, das **Ependym** genannt wird. Je nach dem Ort sind die Ependymzellen flach bis hochprismatisch. An ihrem, dem Ventrikel zugekehrten Ende, sind sie von Kinozilien und häufig von Mikrovilli besetzt.

Als Besonderheit wird das Ependym im Bereich des Bodens des 3. Ventrikels von **Tanyzyten** gebildet. Die Tanyzyten sind von Mikrovilli besetzt, sie besitzen einen langen Fortsatz, der zumeist bis zu einem Blutgefäß reicht. ◀

Plexus choroideus (= Aderhautgeflecht)
➤ Die Plexus choroidei produzieren den Liquor cerebro-spinalis, der in den Ventrikeln (= Hirnkammern), dem Aqueductus cerebri und im Cavum subarachnoidale (= Subarachnoidalraum) der Schädelhöhle und des Wirbelkanals fließt. Beim Erwachsenen enthalten die Liquorräume etwa 150 ml Liquor.

Die Plexus choroidei kommen vor:
- an der Innenseite des Cornu inferius (= Unterhorn) und der Pars centralis der Seitenventrikel
- im Dach des 3. und 4. Ventrikels. ◀

Im Bereich der Plexus choroidei ist die Ventrikelwand, Lamina epithelialis choroidea genannt, sehr dünn. An die Lamina epithelialis choroidea grenzt das gefäß- und nervenreiche Bindegewebe der Leptomeninx (Pia mater – siehe Kapitel 9.10.2). Die

Lamina epithelialis choroidea und das Bindegewebe sind fest miteinander verwachsen und bilden zusammen die Tela choroidea.
➤ Aus der Tela choroidea wachsen Gefäßzotten in die Ventrikelhöhle hinein. ◄

Der Plexus choroideus besteht somit aus:
- Lamina epithelialis – besteht aus einem einschichtigen Epithel, das kubische Zellen enthält. Seitlich geht das Epithel in das Ependym über.
- Basalmembran
- Bindegewebe der Leptomeninx.

Liquor cerebrospinalis

Etwa 50–70 % des Liquor werden in den Plexus choroidei gebildet, der Rest stammt aus den Kapillaren die in der Pia mater liegen, wobei der Liquor durch das Ependym in die Ventrikel gelangt. Nur im Bereich der Tanyzyten tritt kein Liquor durch die Ventrikelwand.
➤ Der Liquor ist eine wasserklare Flüssigkeit, die proteinarm (= eiweißarm) ist und nur wenig Zellen enthält. Die meisten dieser Zellen entfallen auf die Leukozyten (bis zu 3 Leukozyten pro ml Liquor), seltener kommen Monozyten vor. Täglich werden etwa 500 bis 700 ml Liquor gebildet (zur Liquorresorption siehe Kapitel 9.9.5). ◄

Der Liquor dient
- dem Stoffwechsel des ZNS,
- als Schutz für das Gehirn, indem er im Subarachnoidalraum eine Art Wasserkissen um das Gehirn bildet und es damit gegen mechanische Einwirkungen von außen (z.B. einem Stoß) abfedert.

Klinik: Bei einer Erhöhung der Zellzahl auf über 6 Zellen pro ml Liquor besteht der Verdacht auf eine Entzündung innerhalb der Liquorräume (z.B. Meningitis = Hirnhautentzündung).

Blut- Hirn-Schranke

Viele Stoffe, die im Blut zirkulieren, können im Gehirn nicht nachgewiesen werden. Dies hängt damit zusammen, daß diese Stoffe die Endothelzellen der Hirnkapillaren nicht passieren können. Dieses Diffusionshindernis, Blut-Hirn-Schranke genannt, hängt wahrscheinlich damit zusammen, daß die Endothelzellen untereinander durch tight junction verbunden sind.
Die Blut-Hirn-Schranke kann bei der Medikation wichtig sein.

Von der Blut-Hirn-Schranke ist die **Blut-Liquor-Schranke** zu unterscheiden, bei der eine Schranke zwischen dem Liquor und dem Blut, jedoch nicht zwischen dem Liquor und dem ZNS besteht.

9.9.5 Liquorfluß ! 0/2

➤ Der **Liquor** gelangt aus den Seitenventrikeln durch die beiden Foramina interventricularia in den 3. Hirnventrikel und von dort durch den Aqueductus cerebri in den 4. Hirnventrikel.
Vom 4. Ventrikel gelangt der Liquor durch die Aperturae (siehe Kapitel 9.9.3) vom inneren Liquorraum in die Zisternen. Von den Zisternen fließt der Liquor um das Kleinhirn (= Cerebellum) und um die Medulla oblongata herum und unter dem Tentoriumzelt hindurch zum Subarachnoidalraum, der das Gehirn sowie das Rückenmark umgibt. ◄

Liquorresorption

➤ Der Liquor wird durch Venen und außerhalb des ZNS durch Lymphgefäße resorbiert (im ZNS kommen keine Lymphgefäße vor!). Die Resorption kann erfolgen: ◄
- durch Zotten der Arachnoidea (= Granulationes arachnoideales Pacchioni), die bis an den Sinus durae matris und an die Vv. diploicae heranreichen (die Arachnoidea gehört zu den Hirnhäuten und wird in Kapitel 9.10.2 beschrieben). Die Zellen der Zotten resorbieren den Liquor aus dem Subarachnoidalraum und leiten ihn zu den Venen.
- über Venen die im Subarachnoidalraum verlaufen.
- entlang der Nervenscheiden der Hirn- und Rückenmarksnerven, in die der Subarachnoidalraum übergeht. Aus diesen Bereichen gelangt der Liquor zu den im Gewebe um die Nerven verlaufenden Lymphgefäßen, hierbei sind die beiden Hirnnerven N. opticus und N. trigeminus besonders wichtig. ◄

9.9.6 Angewandte Anatomie ! 0/0

Bei Verdacht auf z.B. eine Hirnhautentzündung (= Meningitis) kann der Liquor für eine Untersuchung mittels einer Suboccipitalpunktion oder einer Lumbalpunktion entnommen werden (siehe Kapitel 9.10.2).

Als **Hydrozephalus** (= „Wasserkopf") wird eine angeborene oder eine erworbene Erweiterung der Liquorräume bezeichnet. Die Ursache der Erweiterung liegt darin, daß mehr Liquor produziert als resorbiert werden kann.

➤ Beim **Hydrocephalus internus** kommt es zu einer Verlegung der Abflußwege z.B. im Bereich des Aqueductus cerebri oder im Bereich der drei Aperturae, so daß sich der Liquor in den Hirnventrikeln staut und diese damit ausweitet – siehe auch die „Klinik" in Kapitel 9.9.2. ◄

Beim **Hydrocephalus externus** kommt es z.B. nach einer Hirnhautentzündung oder einer Blutung in den Subarachnoidalraum zu einer Ausweitung des Subarachnoidalraums.

9.10 Hirn- und Rückenmarkshäute, äußere Liquorräume

Das ZNS wird an der Außenseite von **Hirnhäuten** (= **Meningen**) umschlossen. Die Meningen werden in eine äußere, derbe und in eine innere, zarte Hirnhaut unterteilt. Die äußere Hirnhaut wird **Pachymenix** (syn.: Dura mater = Ectomeninx), die innere Hirnhaut wird **Leptomeninx** (syn.: Endomeninx) genannt.
Die Leptomeninx unterteilt sich in eine dünne äußere Schicht, die **Arachnoidea** genannt wird, und in eine gefäßreiche innere Schicht, die **Pia mater** genannt wird.

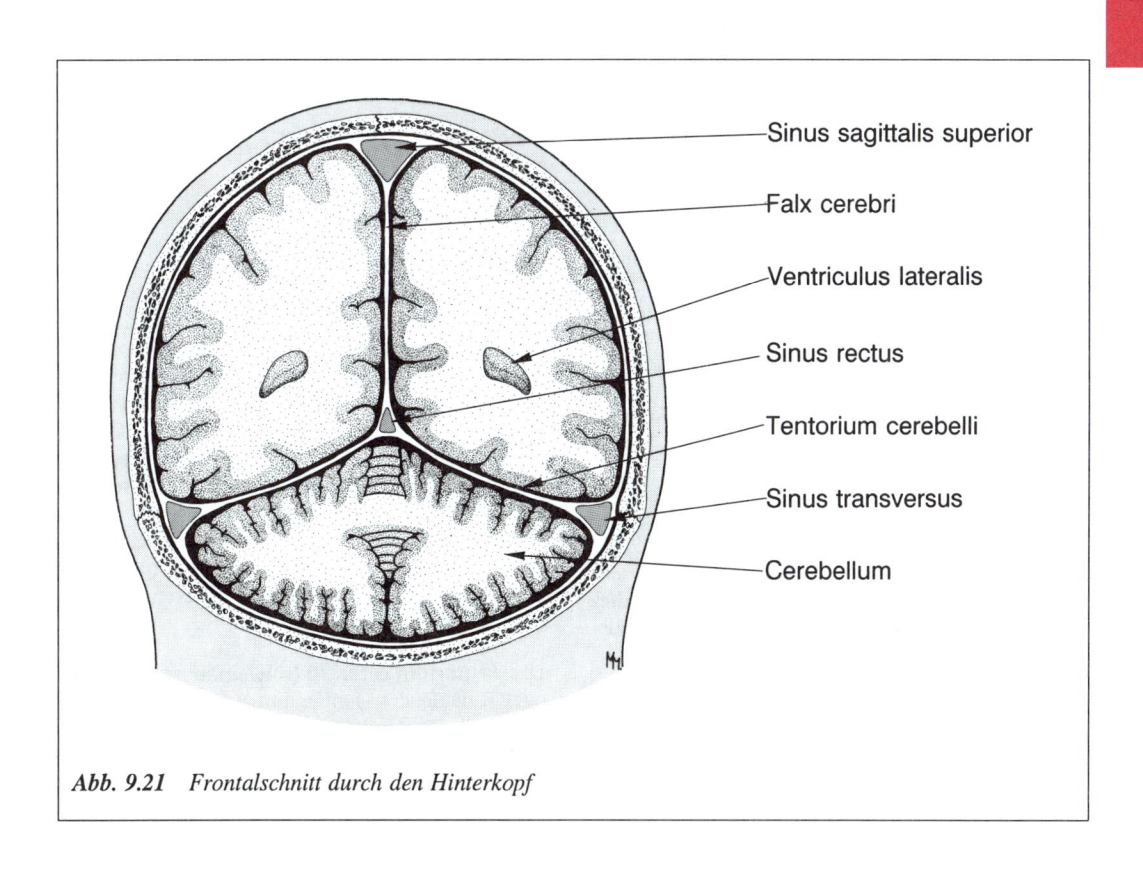

Abb. 9.21 Frontalschnitt durch den Hinterkopf

Zwischen den einzelnen Hirnhäuten liegen folgende spaltförmige Räume:

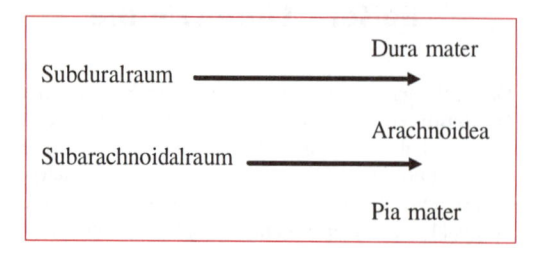

```
                         Dura mater
Subduralraum     ──────▶
                         Arachnoidea
Subarachnoidalraum ────▶
                         Pia mater
```

Zwischen den beiden Blättern der Dura mater liegt im Wirbelkanal der Epiduralraum.

Die einzelnen Hirnhäute werden in den nachfolgenden Kapitel beschrieben.

9.10.1 Dura mater spinalis und encephali !! 3/6

▶ *Prüfungsrelevant: Gesamtes Kapitel.* ◀

Die **Dura mater** (= harte Hirnhaut) besteht aus straffem, kollagenem Bindegewebe, das sehnig glänzend ist.

Nachfolgend wird zwischen der das Gehirn umhüllenden Dura mater encephali und der das Rückenmark umhüllenden Dura mater spinalis unterschieden.

Dura mater encephali

Die Dura mater encephali kleidet den Schädelinnenraum vollständig aus. Sie besteht aus zwei Blättern:
- einem äußeren periostalen Blatt, das Stratum periostale genannt wird,
- einem inneren meningealen Blatt, das Stratum meningeale genannt wird.

Das **Stratum periostale** ist mit dem inneren Periost des Schädelknochens zu einer Haut verwachsen.
Das **Stratum meningeale** dient als Schutzhülle für das Gehirn. Es besitzt zur Arachnoidea hin ein einschichtiges endothelartiges Epithel, das **Neurothel** genannt wird. Das Neurothel dient als Blut-Liquor-Schranke.

Zwischen dem Stratum periostale und dem Stratum meningeale liegen als weitlumige Venen die Sinus durae matris. In den Bereichen, wo keine Sinus verlaufen, sind die beiden Durablätter miteinander verwachsen.

Nur bei einem krankhaften Prozeß, z.B. einer epiduralen Blutung (siehe Kapitel 9.11.3) kann zwischen den beiden Blättern der Dura mater encephali ein Epiduralraum (= Cavum epidurale) entstehen.
Beachten Sie, daß normalerweise ein Epiduralraum nur im Bereich der Dura mater spinalis im Wirbelkanal vorkommt!

Während beim Kleinkind die Dura mater noch fest mit dem Schädeldach verwachsen ist, kann sie beim Erwachsenen sehr leicht vom Schädeldach abgezogen werden. Nur im Bereich der Knochennähte und der großen Löcher an der Schädelbasis ist die Dura mater beim Erwachsenen fest mit den Knochen verbunden.
An der Schädelbasis setzt sich die Dura mater in die Nervenscheiden der Gehirnnerven fort.

Die Dura mater encephali dient als äußere Schutzhülle des Gehirns und versorgt die Schädelknochen mit Nährstoffen.

Die Dura mater bildet zur Hirnseite hin drei Septen (= Durasepten), sowie drei Aussackungen (Taschen).

Die **Durasepten** (= Scheidewände) dringen in die Spalten des Gehirns ein, wodurch sie das Gehirn unvollständig unterteilen. Die Durasepten verspannen den Schädel und verhindern so, daß sich die Hirnteile gegeneinander verschieben.

An Durasepten kommen vor:
- Falx cerebri (= Hirnsichel)
- Tentorium cerebelli (= Kleinhirnzelt)
- Falx cerebelli (= Kleinhirnsichel).

Die **Falx cerebri** (= **Hirnsichel**) ragt als in sagittaler Richtung verlaufendes Duraseptum in die Fissura longitudinalis cerebri hinein und trennt damit die beiden Großhirnhemisphären voneinander. Die Falx cerebri ist vorn an der Crista galli und an der Crista frontalis, hinten an der Protuberantia occipitalis interna und oben am Schädeldach befestigt. Hinten geht die Falx cerebri in das Tentorium cerebelli über. Vorn trennt sie die beiden Lobi frontales des Großhirns nicht vollständig voneinander.
Am oberen Rand der Falx cerebri liegt der Sinus sagittalis superior, am unteren Rand verlaufen der Sinus sagittalis inferior bzw. im hinteren Abschnitt der Falx cerebri der Sinus rectus.

Das **Tentorium cerebelli** (= **Kleinhirnzelt**) liegt als quer verlaufendes Duraseptum zwischen dem Lobus occipitalis des Großhirns und dem Kleinhirn. Dabei spannt sich das Tentorium über die hintere Schädelgrube und trennt die mittlere von der hinteren Schädelgrube.

Das Tentorium ist am Sulcus transversus und an der oberen Kante des Felsenbeins befestigt. Vorne bildet das Tentorium zwei Schenkel, die u.a. das Dach des Sinus cavernosus bilden. Der spitzbogenartige Schlitz am vorderen Rand wird **Incisura tentorii** (syn.: Foramen tentorii) genannt. Durch die Incisura tritt der Hirnstamm hindurch.

Während der Geburt kann das T3entorium bei einer starken Verformung des Kopfes zerreißen, wodurch
- eine lebensbedrohliche Blutung entstehen kann,
- das Atemzentrum zur Atmung angeregt werden und der Fetus Fruchtwasser aspirieren kann, was den Tod zur Folge haben kann.

Die **Falx cerebelli** (= Kleinhirnsichel) bildet eine Fortsetzung der Falx cerebri. Die Falx cerebelli trennt die beiden Kleinhirnhemisphären unvollständig voneinander. Sie verläuft entlang der Crista occipitalis interna mit der sie verwachsen ist.

An Aussackungen der Dura mater encephali kommen vor:
- **Diaphragma sellae** – liegt als Duratasche über der Sella turcica (= Türkensattel) und enthält die Hypophyse. In der Mitte des Diaphragma ist ein Loch, durch das der Hypophysenstiel hindurchtritt.
- **Cisterna trigemini** (Cavum trigeminale) – liegt als Duratasche im Bereich der vorderen Seite der Felsenbeinpyramide und enthält das Ganglion trigeminale des N. trigeminus.

Außerdem bildet die Dura eine Aussackung in der der Saccus endolymphaticus liegt.

Dura mater spinalis

Am Foramen magnum setzen sich die Hirnhäute in die Rückenmarkshäute fort, so daß das Rückenmark von den gleichen Häuten wie das Gehirn umgeben ist, wobei zu merken ist, daß sich die Dura mater encephali am Foramen magnum in folgende zwei Blätter teilt:
- Lamina externa (Endorhachis) – bildet das äußere Blatt des Rückenmarks und schließt den Wirbelkanal nach außen ab. Zu beachten ist, daß die Lamina externa nicht mit dem Periost der Wirbelsäule verwachsen ist.
- Lamina interna – liegt dem Rückenmark an und bildet den Durasack. Dieser Sack bildet Duratasche, in denen jeweils ein Spinalganglion und die vordere und hintere Wurzel des Spinalnerven liegen.

Zwischen der Lamina externa und interna liegt das **Cavum epidurale**, das am Foramen magnum beginnt. Das Cavum epidurale ist mit Bindegewebe und Fett gefüllt und enthält die Plexus venosi vertebralis interni. Die Lamina externa und die Lamina interna vereinigen sich in Höhe von S_1–S_3 zu einem Blatt.

Die Dura mater encephali ist sehr schmerzempfindlich, sie wird innerviert:
- sensibel von den drei Ästen des N. trigeminus, vom N. vagus und vom N. glossopharyngeus
- parasympathisch vom N. petrosus major (einem Ast des N. facialis)
- sympathisch aus dem Plexus caroticus externus.

Beachte: Im Gegensatz zur Dura ist das Gehirn schmerzfrei!

Zwischen den beiden Durablättern verlaufen neben den Sinus die Aa. und Vv. meningeae. Die Aa. meningeae versorgen nur die Dura und die Schädelknochen nicht das Gehirn! Auf den Schädelknochen hinterlassen die Aa. meningeae Impressionen (= Abdrücke).

Die Dura mater spinalis wird von den Spinalnerven innerviert.

9.10.2 Arachnoidea mater, Pia mater !! 1/5

Die Leptomeninx (= weiche Hirnhaut) wird in eine äußere, durchsichtige Schicht (= Arachnoidea) und eine innere Schicht (= Pia mater) unterteilt.

Leptomeninx im Hirnbereich

▶ Die **Arachnoidea encephali** liegt der Dura mater an und zieht somit über alle Einsenkungen der Hirnoberfläche hinweg. Die Arachnoidea ist auf beiden Seiten von Mesothel überzogen.

Im Hirnbereich bildet die Arachnoidea an einigen Stellen knopfartige Ausstülpungen, die **Granulationes arachnoideales** genannt werden und Ausstülpungen des Subarachnoidalraums darstellen. Die Granulationes sind gefäßfreie Zotten, die hauptsächlich im Bereich des Sinus sagittalis superior vorkommen und sich in den Sinus vorstülpen. Die Granulationes können sich auch in die Knochen vorstülpen und mit den Diploevenen in Kontakt treten. Sie dienen dazu, Liquor in den Sinus abzuleiten. ◀

▶ Die **Pia mater encephali** wird als die eigentliche Gefäßhaut des Gehirns bezeichnet. Die Pia mater liegt der Oberfläche des Gehirns und des Rückenmarks dicht an, sie folgt dabei den Furchen zwischen den

Sulci. ◄ Durch die Membrana limitans gliae superficialis (einer Grenzmembran) wird die Pia mater von dem Nervengewebe getrennt. Die Gefäße der Pia mater erhalten ihr Blut aus dem Circulus arteriosus (siehe Kapitel 9.11.1), wobei die aus den großen Arterien hervorgehenden Äste in basale und kortikale Arterien unterteilt werden. Die basalen Arterien verzweigen sich in der Hirnsubstanz und versorgen als funktionelle Endarterien den Hirnstamm. Die kortikalen Arterien verlaufen in den Sulci und versorgen die Rinde und das Mark des Groß- und Kleinhirns.

► Während die Arachnoidea fast gefäß- und nervenfrei ist, wird die Pia mater (wie auch die Dura mater) von vielen Nervenästen innerviert und ist daher sehr schmerzempfindlich. ◄

► Die Arachnoidea wird von der Pia mater durch das **Spatium subarachnoidale (= Subarachnoidalraum)** getrennt. Zwischen Arachnoidea und Pia mater sind im Subarachnoidalraum viele dünne Bindegewebsbälkchen ausgespannt, durch die das Gehirn sowie das Rückenmark quasi schwebend aufgehängt sind. ◄

► Da im Hirnbereich die Arachnoidea encephali über die Einsenkungen des Gehirns hinwegzieht, während die Pia mater den Hirnwindungen folgt, erweitert sich der zwischen beiden liegende Subarachnoidalraum im Bereich der Sulci cerebri zu weiten Räumen, die **Zisternen** genannt werden. ◄

► An Zisternen kommen vor:
- **Cisterna cerebello-medullaris** – liegt als etwa 2 cm tiefe Zisterne direkt oberhalb vom Foramen magnum zwischen dem Kleinhirn und der Medulla oblongata. In die Cisterna cerebellomedullaris mündet die Apertura mediana. Die Cisterna cerebellomedullaris ist klinisch von besonderer Bedeutung, da aus ihr bei der Suboccipitalpunktion der Liquor entnommen wird (siehe weiter unten).
- **Cisterna ambiens** – verläuft über die Crura cerebri. In ihr verlaufen der N. trochlearis, sowie die A. cerebri posterior und die A. superior cerebelli. ◄
- **Cisterna chiasmatis** – liegt im Bereich des Chiasma opticum.
- **Cisterna interpeduncularis** – liegt über den Crura cerebri. In ihr verläuft der N. oculomotorius.
- **Cisterna pontis** – sie liegt über dem Pons (= Brücke).

Leptomeninx im Rückenmarkbereich

Wie die Dura mater, so setzen sich auch die Pia mater encephali und die Arachnoidea encephali am Foramen magnum in die Pia mater spinalis und in die Arachnoidea spinalis für das Rückenmark fort.

► Im Rückenmarksbereich steht die Dura mater mit der Pia mater durch die **Ligamenta denticulata** in Verbindung. Die Ligamenta verlaufen zwischen den Spinalnervenpaaren und befestigen das Rückenmark quasi freischwebend an der Dura mater. Der Subarachnoidalraum reicht im Wirbelkanal bis zur Höhe des 2. Sakralwirbels (= Kreuzbeinwirbels).

Die Zellen der Arachnoidea sind zur Phagozytose befähigt. ◄

Punktion des Subarachnoidalraums

Zur Gewinnung von Liquor wird der Subarachnoidalraum punktiert. Hierzu gibt es zwei Punktionsorte:
► **Sub-occipital-punktion** – hierbei punktiert man den zur Cisterna cerebellomedullaris erweiterten Subarachnoidalraum, der unmittelbar oberhalb vom Foramen magnum liegt. Dabei durchsticht man mit der Punktionsnadel zuerst die zwischen dem Atlas (= 1. Halswirbel) und dem Foramen magnum ausgespannte Membrana atlantooccipitalis posterior, dann die Dura mater und anschließend die Arachnoidea. Der Einstich muß nahe der Medianlinie erfolgen, da sonst eine der beiden Aa. vertebrales verletzt werden kann. ◄

Lumbalpunktion – zur Diagnose bestimmter Erkrankungen (z.B. Hirnhautentzündung) wird aus dem Subarachnoidalraum des Rückenmarks Liquor (= „Hirnflüssigkeit") entnommen und mikroskopisch und laborchemisch untersucht. Zur Liquorentnahme sitzt der Patient vornübergebeugt, dadurch weichen die Dornfortsätze der Wirbel etwas auseinander.
► Wie in Kapitel 9.2.1 beschrieben, reicht das Rückenmark beim Erwachsenen bis zum 2. Lendenwirbel und beim Kind bis zum 4. Lendenwirbel. Um das Rückenmark bei der Liquorentnahme nicht zu gefährden, muß daher der Subarachnoidalraum beim Erwachsenen unterhalb von L_3 (liegt in Höhe einer Verbindungslinie der beiden höchsten Punkte der Cristae iliacae) punktiert werden.

Bei der Lumbalpunktion wird zuerst das Lig. supraspinale (am deutlichen Widerstand zu erkennen) und dann das Lig. interspinale und das Lig. flavum durchstoßen. Durch die Lamina externa der Dura mater spinalis gelangen Sie in das Cavum epidurale, in dem der Plexus venosus vertebralis internus posterior liegt, bei dessen Verletzung durch die Nadel kann Blut austreten.

Durch die Lamina interna der Dura mater gelangen Sie in das Cavum subdurale, und durch die Arachnoidea in das Cavum subarachnoidale, das Sie beim erwachsenen Patienten nach etwa 5 bis 7 cm erreichen, was Sie daran merken, daß Liquor abtropft. Beim Erwachsenen liegen unterhalb des 3. Lendenwirbels im Subarachnoidalraum die Wurzeln der Cauda equina, die der vordringenden Nadel ausweichen. ◂

9.11 Gefäßversorgung

Wie alle Organe, so wird auch das Gehirn und das Rückenmark von Arterien mit Sauerstoff und mit Nährstoffen versorgt. Lymphgefäße kommen im Gehirn jedoch nicht vor, ihre Aufgabe übernehmen die Venen.

9.11.1 Arterien !!! 7/25

Siehe auch die Winterthur-Verlaufsbeschreibung „Arterien".
▶ *Besonders prüfungsrelevant: Gesamtes Kapitel.* ◂

Nachfolgend werden die Arterien des Gehirns und des Rückenmarks gesondert beschrieben.

Arterien im Hirnbereich

Das Gehirn wird aus den beiden paarig angelegten Aa. carotes internae und den beiden Aa. vertebrales versorgt. An der Hirnbasis sind die Arterien durch zwei Aa. communicantes zu einem Gefäßring verbunden, der **Circulus arteriosus cerebri** genannt wird.
Die Arterien dringen überwiegend von der Basalseite in die Hirnsubstanz ein.

A. carotis interna

Die A. carotis interna geht als hinterer Ast aus der A. carotis communis hervor. Die A. carotis interna betritt durch den im Felsenbein liegenden Canalis caroticus das Schädelinnere, wo sie im Sinus cavernosus liegend eine S-förmige Schleife bildet, die **Karotidensiphon** genannt wird. Lateral vom Chiasma opticum verläßt die A. carotis interna den Sinus cavernosus und tritt in den Subarachnoidalraum ein, wo sie sich in ihre Endäste, die A. cerebri anterior und die A. cerebri media teilt.

An Ästen gehen aus der A. carotis interna hervor: A. ophthalmica, A. cerebri anterior, A. cerebri media und A. communicans posterior.

→ **A. ophthalmica** – geht im Sinus cavernosus aus der A. carotis interna hervor. Mit dem N. opticus gelangt die A. ophthalmica durch den Canalis opticus in die Orbita (= Augenhöhle). Die Äste der A. ophthalmica entnehmen Sie bitte Kapitel 5.8.3.

→ **A. cerebri anterior** (= vordere Hirnschlagader) – verläuft über den N. opticus, zieht anschließend oberhalb vom Corpus callosum (Balken) durch die Fissura longitudinalis cerebri nach vorne, wo sie durch die **A. communicans anterior** mit der auf der Gegenseite verlaufenden gleichnamigen Arterie verbunden ist.
Die A. cerebri anterior versorgt die gesamte mediale Großhirnhemisphäre bis zum Sulcus parietooccipitalis. Im Versorgungsgebiet liegen: Lobus frontalis (= Frontallappen des Großhirns), ein Teil des Lobus parietalis, die Commissura anterior, das Corpus callosum (Balken), die Columnae fornicis, die Capsula interna, das Corpus striatum und der Hypothalamus. Über die Endäste wird ein fingerbreiter Streifen der Mantelkante der Endhirnhemisphäre versorgt.

→ **A. cerebri media** (= mittlere Hirnschlagader) – zieht nach dem Abgang aus der A. carotis interna nach lateral und verläuft über die Substantia perforata anterior (Area olfactoria) zum Sulcus lateralis. Am Eingang zur Fossa cerebri lateralis zerfällt sie in 2 bis 4 starke Äste, die sich über die Außenfläche der Großhirnhemisphäre ausbreiten. Als Ast gibt die A. cerebri media u.a. die A. choroidea anterior ab.
Die A. cerebri media versorgt bis auf die von der A. cerebri anterior versorgte Mantelkante die konvexe Fläche (= Außenseite) der Großhirnhemisphäre und die Seitenkante des Lobus temporalis. Im Versorgungsgebiet liegen jeweils ein Teil des Lobus frontalis, des Lobus temporalis, des Lobus parietalis und des Lobus occipitalis, sowie die Inselrinde und das die Inselrinde bedeckende Operculum frontale. Außerdem versorgt sie die Commissura posterior, das Globus pallidus, die Capsula interna, das Striatum (= Nucleus caudatus und Putamen) die motorischen Rindenfelder und die Sprach- und Gehörzentren.

- **A. choroidea anterior** – geht zumeist direkt aus der A. carotis interna, zu etwa 25 % aus der A. cerebri media hervor. Sie zieht mit dem Tractus opticus um den Hirnschenkel herum zur Tela choroidea des Seitenventrikels.
Die A choroidea anterior versorgt zusammen mit den Rr. choroidei posteriores der A. cerebri poste-

rior den Plexus choroideus sowie das Corpus amygdaloideum.

→ **A. communicans posterior** – bildet eine Anastomose zur A. cerebri posterior und schließt so den Circulus arteriosus cerebri. Von ihr verlaufen viele Rami centrales zum III. Ventrikel, zu den vorderen Thalamuskernen, zu den Crura cerebri, zum Hypothalamus und zum Nucleus caudatus.

A. vertebralis

Die A. vertebralis geht hinter dem M. scalenus anterior aus der A. subclavia hervor. Sie verläuft vom 6. Halswirbel an durch die Foramina transversaria der Halswirbel zum Atlas (= 1. Halswirbel) und hinter dessen Massa lateralis nach vorne, wo sie die Membrana atlanto-occipitalis durchbohrt und in das Cavum subarachnoidale eintritt. Durch das Foramen occipitale magnum gelangt sie in die Schädelhöhle.

Die rechte und linke A. vertebralis vereinigen sich gleich nach ihrem Durchtritt durch das Foramen occipitale magnum auf der Ventralseite des Gehirns zur unpaarigen (= einzeln vorkommenden) A. basilaris.

Kurz vor der Vereinigung zur A. basilaris gibt jede A. vertebralis an Ästen ab:

→ **A. inferior posterior cerebelli** – versorgt die Unterfläche des Kleinhirns und einen Teil der Medulla oblongata.

→ **Aa. spinales** (= rückläufige Rückenmarksarterien) – ziehen durch den Wirbelkanal nach kaudal bis zur Cauda equina.

A. basilaris

Die A. basilaris geht aus den beiden Aa. vertebrales hervor und zieht als etwa 3 cm lange Arterie am Pons (= Brücke) entlang bis sie sich in ihre Endäste, die beiden Aa. cerebri posteriores, aufteilt.

Die A. basilaris gibt folgende paarig vorkommenden Äste ab:

→ **Rami ad pontem** – zum Pons (= Brücke).

→ **A. inferior anterior cerebelli** – liegt in der Nachbarschaft des 7. und 8. Hirnnerven und versorgt einen Teil des Pons, des Plexus choroideus des 4. Hirnventrikels, einen Teil des Tegmentum, sowie den mittleren Kleinhirnstiel und die Kleinhirnrinde. Als Ast gibt sie die A. labyrinthi ab, die zum Innenohr zieht.

→ **A. superior cerebelli** – verläuft dorsal vom N. oculomotorius und versorgt die Vierhügelplatte, das Corpus pineale (= Zirbeldrüse), den oberen Kleinhirnstiel, Teile der Kleinhirnrinde und des Kleinhirnmarks sowie die Kleinhirnkerne.

→ **A. cerebri posterior** – geht am vorderen Rand des Pons als Endast aus der A. basilaris hervor. Um die Pars anterior des Pedunculus cerebri herum verläuft sie zur basal liegenden Großhirnhemisphäre. Oberhalb des Tentorium cerebelli erreicht sie den Lobus occipitalis und damit die dort liegende Sehrinde.

Die A. cerebri posterior versorgt beim Os occipitale das Gebiet des Cuneus sowie einen Teil des Lobus temporalis. In ihrem Versorgungsgebiet liegen: der Thalamus, die Capsula interna, der Hypothalamus, das Tektum, das Tegmentum, die Corpora geniculata sowie der Plexus choroideus des 3. Hirnventrikel.

Circulus arteriosus cerebri (Willisii)

Wie bereits erwähnt, sind die zuvor beschriebenen Arterien durch den im Subarachnoidalraum liegenden Circulus arteriosus zu einem Arterienring zusammengeschlossen, wobei die einzelnen Arterien als funktionelle Endarterien anzusehen sind. Die Aa. communicantes sind manchmal so dünn, daß der Blutaustausch zwischen den Stromgebieten der beiden Aa. caroticae internae nur unwesentlich ist.

Klinik: Ein plötzlicher Verschluß der A. carotis interna oder der A. basilaris kann bei älteren Menschen, trotz der zahlreichen Anastomosen über den Circulus arteriosus cerebri zur Gegenseite, oft nicht kompensiert werden, weil die Elastizität der A. communicans anterior und der A. communicans posterior für die benötigte Blutversorgung zu gering ist (Grenzalter etwa 40 Jahre). Die Folgen einer Unterbindung der A. carotis interna sind, je nach der Zeitdauer der Unterbindung, der Tod oder schwere zerebrale Schädigungen.

Dagegen kann bei einem langsam fortschreitenden Verschluß z.B. der A. carotis interna die Versorgung über die Anastomosen ausreichen – hierbei spielen altersabhängige und individuelle Unterschiede eine Rolle.

Bei einem Verschluß der A. carotis interna sind nachfolgende Kollateralkreisläufe möglich:
- A. carotis externa → A. facialis → A. angularis → A. ophthalmica → A. carotis interna.
- A. carotis externa → A. maxillaris → A. meningea media → A. lacrimalis → A. ophthalmica → A. carotis interna.

- A. carotis externa → A. temporalis superficialis → A. supraorbitalis → A. ophthalmica → A. carotis interna.

A. communicans anterior
A. cerebri anterior
A. cerebri media
A. carotis interna
A. choroidea anterior
A. communicans posterior
A. cerebri posterior
A. cerebelli superior
N. oculomotorius
A. basilaris

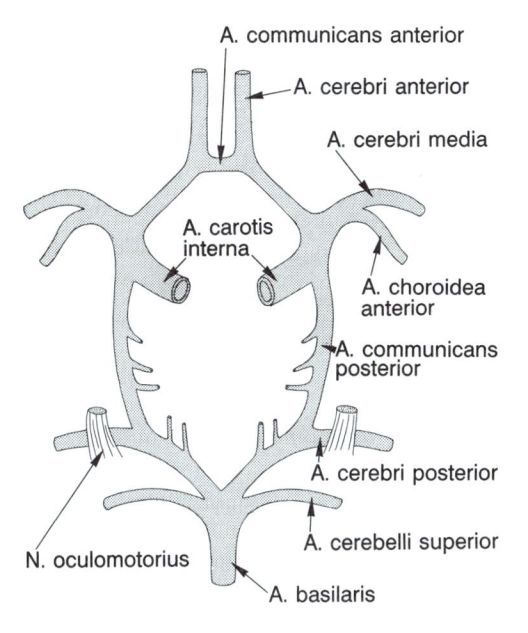

Abb. 9.22 Circulus arteriosus cerebri (Willisii)

Neben den am Circulus arteriosus beteiligten Arterien kommen noch meningeale Arterien vor.
Die Aa. meningeae versorgen die Knochen des Schädels und die Dura mater, jedoch nicht das Gehirn!

Es kommen vor:
- **R. meningeus anterior** (alt: A. meningea anterior) – geht aus der A. ethmoidalis anterior hervor. Sie gelangt durch die Lamina cribrosa in die vordere Schädelgrube.
- **A. meningea media** – geht aus der A. maxillaris hervor. Sie gelangt durch das Foramen spinosum in die mittlere Schädelgrube. Die A. meningea media ist die wichtigste meningeale Arterie, da sie zwischen der A. carotis externa und der A. carotis interna eine Anastomose bilden kann.
- **A. meningea posterior** – geht in der Fossa infratemporalis aus der A. pharyngea ascendens hervor. Sie gelangt durch das Foramen jugulare in die hintere Schädelgrube.

Rückenmarksarterien

Das Rückenmark wird im wesentlichen aus den beiden Aa. spinales posteriores und der A. spinalis anterior mit Blut versorgt. Alle drei sind Äste der Aa. vertebrales und gelangen durch das Foramen magnum in den Wirbelkanal.

9.11.2 Venöse Abflußwege !!! 5/20

Siehe die Winterthur-Verlaufsbeschreibung „Venen".

▶ *Besonders prüfungsrelevant: Sinus durae matris.* ◀

Die Hirnvenen werden in drei Gruppen eingeteilt: äußere Hirnvenen, innere Hirnvenen und Sinus durae matris. Die Hirnvenen (einschließlich der Sinus) sind klappenlos und verlaufen zum Teil unabhängig von den gleichnamigen Arterien.

Äußere Hirnvenen

Die äußeren Hirnvenen (= oberflächlichen Hirnvenen) liegen im Subarachnoidalraum. Es kommen vor:
- **Vv. cerebri superiores** – sammeln das Blut aus der Rinde der konvexen Seite des Telenzephalon (= Großhirn). Sie münden in den Sinus sagittalis superior.
- **Vv. cerebri inferiora** – sammeln das Blut von der basalen Seite der Großhirnrinde. Sie münden in den Sinus transversus.
- **V. cerebri media superficialis** – verläuft im Sulcus lateralis und mündet zumeist in den Sinus cavernosus oder in den Sinus sphenoparietalis.
- **Vv. superiores und inferiores cerebelli** (syn.: Vv. hemisphaerii) – nehmen das Blut aus der Kleinhirnrinde auf und münden zumeist in den Sinus petrosus.

Innere Hirnvenen

Die inneren Hirnvenen (= tiefen Hirnvenen) führen das Blut aus den zentralen Gehirnteilen. Die inneren Hirnvenen münden alle in die V. cerebri magna.

Es kommen vor:
- **V. septi pellucidi** – führt das Blut aus einem Teil des Lobus frontalis.
- **V. thalamo-striata** – führt das Blut aus einem Teil des Lobus frontalis und des Lobus parietalis, aber nicht, wie der Namen vermuten liese, Blut aus dem Thalamus und dem Striatum.
- **V. choroidea** – führt das Blut aus den Plexus choroidei.

- ▸ **V. cerebri intern**a – entsteht im Bereich des Foramen interventriculare. Sie zieht über das Dach des 3. Hirnventrikels nach dorsal, wo sich die linke und rechte V. cerebri interna zur V. cerebri magna vereinigen.
- **V. basalis** – entsteht im Bereich der Substantia perforata anterior. Sie verläuft über den Tractus opticus und um den Pedunculus cerebri herum zur V. cerebri magna.
- **V. cerebri magna** – entsteht im Bereich des Corpus pineale (= Zirbeldrüse) durch die Vereinigung der beiden Vv. cerebri internae. Sie ist nur etwa 1 cm lang, verläuft zwischen dem Kleinhirn und dem Mittelhirndach und mündet im Tentorium cerebelli (= Kleinhirnzelt) in den Sinus rectus. ◂

Sinus durae matris

Der allergrößte Teil des venösen Blutes wird aus dem Gehirn über die Sinus durae matris (= Blutleiter der Dura) abgeleitet. Die Sinus liegen zwischen den beiden Laminae (= Blättern) der Dura mater. Sie verlaufen in den Durasepten (= Falx cerebri und Tentorium) die in den großen Einschnitten der Hirnoberfläche verlaufen.

▸ Die Sinus sind im eigentlichen Sinne keine Venen, denn sie besitzen als eigene Wand nur eine Intima. Eine Muskelschicht fehlt, weshalb die Sinus nicht kontraktionsfähig aber auch nicht dehnbar sind. Ihr Lumen ist stets offen. Da sie keine Klappen besitzen kann sich der Blutstrom unter pathologischen Bedingungen auch umkehren.

Die Sinus stehen über die Vv. emissariae und die Vv. diploicae mit den äußeren Kopfvenen in Verbindung. Außerdem stehen sie über die V. ophthalmica superior mit den Augen- und Gesichtsvenen in Verbindung.

Beim Neugeborenen steht der Sinus sagittalis superior am Foramen caecum mit den Nasenvenen in Verbindung, diese Verbindung obliteriert später. ◂

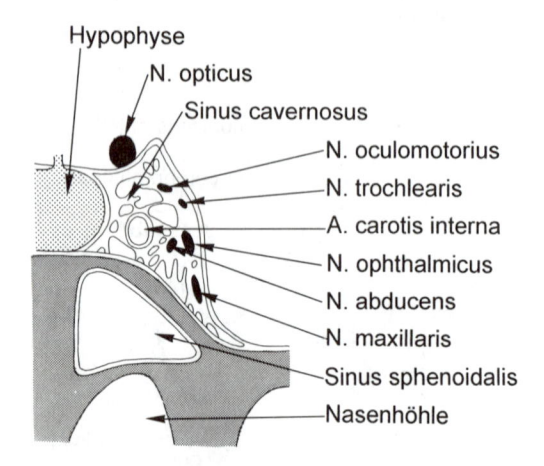

Abb. 9.23 Frontalschnitt durch den Sinus cavernosus (schematisiert)

▸ Die Sinus durae matris teilen sich auf in
- **Sinus sagittalis superior** – liegt als unpaariger (einzeln vorkommender) Sinus unter dem Ansatz der Falx cerebri am Schädeldach. Der Sinus sagittalis superior verläuft vom Foramen caecum bzw. der Crista galli nach hinten zum Confluens sinuum. Er besitzt als seitliche Ausbuchtungen **Lacunae laterales**, die die Granulationes arachnoidales enthalten. In den Sinus sagittalis superior münden u.a. die Vv. cerebri superiores.
- **Sinus sagittalis inferior** – liegt als relativ kleiner Sinus am unteren Rand der Falx cerebri und mündet in den Sinus rectus.
- **Sinus rectus** – verläuft an der Vereinigungsstelle von Falx cerebri und Tentorium cerebelli nach hinten. Der Sinus rectus nimmt vorn die V. cerebri magna und den Sinus sagittalis inferior auf und mündet in das Confluens sinuum.

- **Sinus occipitalis** – verläuft als unpaariger Sinus vom Confluens sinuum am Ansatz der Falx cerebelli entlang zum Foramen magnum. Der Sinus occipitalis verbindet das Confluens sinuum mit dem Sinus marginalis. Außerdem steht er mit dem Venengeflecht des Wirbelkanals in Verbindung.
- **Sinus marginalis** – liegt ringförmig um das Foramen magnum herum. Der Sinus marginalis steht mit dem Sinus occipitalis, den Plexus venosis vertebrales interni und dem Plexus basilaris in Verbindung.
- **Confluens sinuum** – liegt im Bereich der Protuberantia occipitalis interna. Im Confluens vereinigen sich der Sinus sagittalis superior, der Sinus rectus und der Sinus occipitalis. Das venöse Blut fließt über die beiden Sinus transversi ab.
- **Sinus transversus** – kommt paarig (auf beiden Hirnseiten) vor. Er liegt in der Basis des Tentorium cerebelli (in Höhe der Linea nuchae superior und der Protuberantia occipitalis externa). Der Sinus transversus beginnt am Confluens sinuum und geht in den Sinus sigmoideus über.
- **Sinus sigmoideus** – liegt an der Hinterfläche der Felsenbeinpyramide und verläuft S-förmig zum Foramen jugulare. Er besitzt topographische Beziehung zu den Cellulae mastoideae und zum Antrum mastoideum. Der Sinus sigmoideus geht in den Bulbus superior der V. jugularis interna über.
Durch die Nachbarschaft zu den Cellulae mastoideae kommt es bei einer Mittelohrentzündung häufig zur Übertragung der Infektion auf den Sinus.
- **Sinus petrosus superior** – liegt an der oberen Felsenbeinkante. Er stellt eine Verbindung zwischen dem Sinus cavernosus und dem Sinus transversus dar.
- **Sinus petrosus inferior** – liegt an der unteren Felsenbeinkante. Der Sinus petrosus inferior nimmt das Blut aus dem Sinus cavernosus auf und mündet in den Bulbus der V. jugularis interna.
- **Sinus spheno-parietalis** – liegt an der Oberkante des kleinen Keilbeinflügels (= Ala minor) und mündet in den Sinus cavernosus.
- **Sinus cavernosus** – kommt paarig vor. Die beiden Sinus cavernosi liegen beiderseits der Sella turcica (= Türkensattel). Sie werden durch einen vor und einen hinter der Sella liegenden **Sinus intercavernosus** zu einem Geflecht erweitert, das mit seinem Lumen das Siphon der A. carotis interna umschließt. Der Sinus cavernosus reicht von der Fissura orbitalis superior bis zur Spitze der Felsenbeinpyramide.

Der Sinus cavernosus erhält das Blut aus der V. ophthalmica superior und inferior und aus der V. cerebri media. Das Blut fließt über den Sinus petrosus superior und den Sinus petrosus inferior in den Sinus sigmoideus.

Im Sinus cavernosus verlaufen die A. carotis interna und der N. abducens. In der lateralen Wand des Sinus verlaufen der N. oculomotorius, der N. ophthalmicus und der N. trochlearis. ◄

9.11.3 Angewandte Anatomie ! 0/2

➤ *Prüfungsrelevant: Kenntnis, in welchem Bereich sich das jeweilige Hämatom ausbreitet.* ◄

Im Schädelbereich kann es zu einer Blutung (= Hämatom) kommen, wobei man zwischen einem extra- und einem intrakranialen Hämatom unterscheiden muß.

Ein **extrakraniales Hämatom** liegt außerhalb der Schädelhöhle. Liegt es über dem äußeren Periost, so wird es subaponeurotisches Hämatom genannt, liegt es unter dem äußeren Periost, so nennt man es subperiostales Hämatom.
Beide Hämatome sind häufig geburtstraumatisch bedingt.
➤ Subaponeurotisches Hämatom – hierbei sammelt sich das Blut in dem zwischen der Galea aponeurotica und dem äußeren Periost liegenden lockeren Gleitgewebe. Da in diesem Bereich keine Verwachsungen vorhanden sind, kann sich die Blutung großflächig ausbreiten. ◄

Subperiostale Blutung (= Kephal-hämatom) – hierbei sammelt sich das Blut zwischen dem äußeren Periost (= Perikranium) und der Schädelkalotte. Da das äußere Periost mit den Schädelnähten verwachsen ist, bleibt eine solche Blutung regional begrenzt.

Zu den **intrakraniellen Hämatomen** (= innerhalb der Schädelkalotte liegend) zählen:
▶ Epidurales **Hämatom** – hierbei kommt es infolge eines Schädeltraumas durch Zerreißen einer meningealen Arterie, z.B. der A. meningea media, zu einer Einblutung zwischen den beiden Blättern der Dura mater, wodurch sich zwischen den beiden Blättern der Epiduralraum bildet. Unter normalen Bedingungen kommt im Hirnbereich kein Epiduralraum vor!◀

Subdurales Hämatom – hierbei kommt es, traumatisch bedingt, durch eine Schädigung einer kortikalen Vene (kortikal = zur Rinde gehörend) zu einer Blutung zwischen der Dura mater und der Arachnoidea.

Subarachnoidales Hämatom – die Blutung liegt hierbei in dem zwischen der Arachnoida und der Pia mater liegenden Subarachnoidalraum (= Cavum subarachnoidale). Die Ursache kann ein Aneurysma (= krankhafte Erweiterung) einer Arterie der Hirnbasis sein.

Intrazerebrales Hämatom – liegt innerhalb des Hirngewebes und ist ebenfalls traumatisch bedingt.

Hämatome

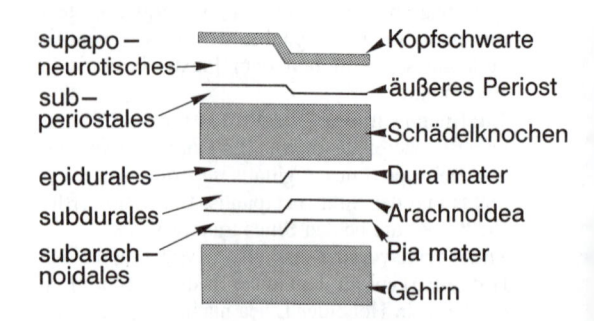

Abb. 9.24 Lokalisation der Hämatome

10 Sehorgan

10.1 Orbita

Die **Orbita** (= Augenhöhle) kann man mit einer vierseitigen Pyramide vergleichen, die nach hinten hin spitz zuläuft. Der Eingang in die Orbita wird **Aditus orbitalis** genannt.

In der Orbita liegen der Augapfel, fetthaltiges Bindegewebe, der orbitale Teil der Tränendrüse, der N. opticus, die 6 Augenmuskeln, der M. orbitalis sowie Augennerven und Augengefäße.

10.1.1 Form und Lage der Orbita !! 0/2

Die Wände der Orbita werden aus insgesamt 7 Knochen gebildet:
- Dach: Os frontale (= Stirnbein) und Ala minor des Os sphenoidale (= Keilbein).
- laterale Wand: Os zygomaticum und Ala major des Os sphenoidale.
- mediale Wand: Os lacrimale (= Tränenbein) und Os ethmoidale (= Siebbein).
- Boden: Maxilla (= Oberkiefer), Os zygomaticum (= Jochbein) und Os palatinum (= Gaumenbein).

Klinik: ► Die mediale Wand der Orbita ist papierdünn. In diesem Bereich können von den Siebbeinzellen (= Cellulae ethmoidales) Entzündungen auf die Orbita übergreifen. ◄

Topographische Beziehungen der Orbita
- ► Dach – ist nur durch die Schädelknochen von der vorderen Schädelgrube (= Fossa cranii anterior) mit dem Stirnlappen des Großhirns sowie vom Sinus frontalis (= Stirnbeinhöhle) getrennt.
- mediale Wand – trennt als sehr dünne Knochenwand die Orbita von den Cellulae ethmoidales (= Siebbeinzellen) und der Nasenhöhle.
- laterale Wand – trennt die Orbita von der Fossa temporalis (= Schläfengrube).
- dorsale Begrenzung – trennt die Orbita von der mittleren Schläfengrube.
- Boden – trennt die Orbita vom Sinus maxillaris (= Kieferhöhle); in diesem Bereich verläuft auch ein Endast des N. maxillaris. ◄

Die Ein- und Austrittsstellen der Orbita sind in Kapitel 3.2.3 aufgelistet.

► Das die Orbita auskleidende Periost (= Knochenhaut) wird **Periorbita** genannt. Die Periorbita steht am Canalis opticus und über die Fissura orbitalis superior mit der Dura mater des Gehirns in Verbindung. ◄ Die Periorbita enthält glatte Muskelfasern, die in der Nähe der Fissura orbitalis inferior liegen und zusammen als **M. orbitalis** bezeichnet werden. Der M. orbitalis wird vom Sympathikus innerviert. Bei uns Menschen ist dieser Muskel nur noch rudimentär (= verkümmert) vorhanden.

Klinik: Beim Ausfall des M. orbitalis sinkt der Augapfel etwas in die Orbita zurück (= Enophthalmus).

Nach vorne zu wird die Augenhöhle durch das dünne, bindegewebige Septum orbitale abgeschlossen, das die Fortsetzung der Lidfaserplatte bildet.

10.1.2 Peri- und retrobulbärer Bindegewebsraum ! 0/0

Als peribulbären Bindegewebsraum wird der Raum definiert, den die Periorbita im Bereich der Augenhöhle auskleidet. Dieser Raum ist hauptsächlich mit dem **Augapfel (= Bulbus oculi)** ausgefüllt. Um und hinter dem Bulbus oculi liegt als relativ enger Raum, der retrobulbäre Bindegewebsraum.

► Im **retrobulbären Bindegewebsraum** liegen die 6 äußeren Augenmuskeln (Kapitel 10.2.5) sowie der M. levator palpebrae (= Lidheber). ◄

► Im Retrobulbärraum verlaufen:
- N. oculomotorius
- N. trochlearis
- N. abducens
- N. ophthalmicus
- A. und V. ophthalmica. ◄

> Außerdem liegt in diesem Raum das Ganglion ciliare, in dem die parasympathischen Äste des N. oculomotorius umgeschaltet werden (Nervenverläufe siehe Kapitel 5.5). ◄

Die „leeren" Stellen im retrobulbären Bindegewebsraum werden durch das Orbitalfett (= Corpus adiposum orbitae) ausgefüllt.

Gegen den Augapfel selbst grenzt sich das Corpus adiposum durch die fibröse **Vagina bulbi** (= Tenonsche Kapsel) ab, die wiederum durch zahlreiche Fäserchen locker mit dem Augapfel verbunden ist. Der von den Fäserchen durchsetzte Spaltraum wird **Spatium episclerale** (alt: Spatium intervaginale) genannt, er enthält Lymphe.

10.2 Bulbus oculi

10.2.1 Entwicklung des Bulbus oculi   !! 2/5

> Die Augen entwickeln sich aus 3 verschiedenen Baumaterialien:
> - Neuroektoderm
> - Oberflächenektoderm
> - Mesenchym. ◄

> Zu Beginn der 4. Entwicklungswoche beginnt die Entwicklung des Sehorgans. Auf beiden Seiten des noch offenen Neuralrohrs stülpen sich im Bereich des späteren Vorderhirns die Wände zur Augenfurche aus.
> Während sich das Neuralrohr schließt, buchten sich die Augenfurchen zu den **Augenbläschen** aus, die über einen Augenstiel mit dem Vorderhirn in Verbindung bleiben. Die Augenbläschen berühren nun das umgebende Oberflächenektoderm, das sich daraufhin verdickt und die **Linsenplakode** bildet. ◄

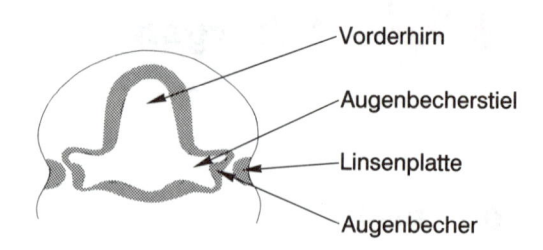

Abb. 10.1 Augenentwicklung

> In der 5. Entwicklungswoche stülpen sich die Augenbläschen zu den beiden **Augenbechern** ein. Der Stiel des Augenbechers steht mit dem Zwischenhirn in Verbindung. Die Augenbecher bestehen aus 2 Blättern.
> Aus dem äußeren Blatt (= der äußeren Wand) gehen das Pigmentepithel der Netzhaut (= Stratum pigmentosum retinae) und die glatten Augenmuskeln (= M. sphincter pupillae und M. dilatator pupillae) hervor.
> Das innere Blatt (= die innere Wand) hat eine dem Gehirn vergleichbare Entwicklung. Das vordere 1/5 des inneren Blatts, Pars caeca retinae genannt, teilt sich in die Pars iridica retinae, die die Innenschicht der Iris bildet, und in die Pars ciliaris retinae, aus der das Corpus ciliare entsteht. Die hinteren 4/5 des inneren Blatts verdicken.
> Aus der Neuroepithelschicht, die dem Sehventrikel (= Spalt zwischen dem äußeren und inneren Blatt) anliegt, differenzieren sich die lichtempfindlichen Sinneszellen der Retina (= Netzhaut). Die daran anschließende Mantelschicht bildet die Stützzellen und die Neurone.
> Der Spalt zwischen den beiden Blättern des Augenbechers steht als Sehventrikel mit dem Ventrikelsystem des Gehirns in Verbindung. Der untere Rand des Augenbechers ist schlitzartig als Augenbecherspalte geöffnet. In diesem Spalt liegen Mesenchym und die **A. hyaloidea**.

Die A. hyaloidea bildet sich später zurück, aus einem Restteil entsteht die **A. centralis retinae**. ◄

Linsenentwicklung

> Das Augenbläschen induziert die Entwicklung der Linse. ◄ Gleichzeitig mit der Bildung des Augenbechers stülpt sich die Linsenplakode zum Linsengrübchen ein und schnürt sich anschließend zum Linsenbläschen ab. Das Linsenbläschen ist von einer dünnen Kapsel umgeben. Das vorne liegende kubische Linsenepithel gibt nach hinten Zellen ab, die sich zu

Linsenfasern entwickeln und das Lumen der Linse ausfüllen.
Die **Kornea** (= Hornhaut) geht aus dem über dem Linsenbläschen liegenden Oberflächenektoderm hervor.

Entwicklung des N. opticus
➤ Der N. opticus ist entwicklungsgeschichtlich gesehen zusammen mit der Retina (= Netzhaut) ein nach außen verlagerter Teil des Zwischenhirns. Somit müssen der N. opticus und die Retina zur weißen Substanz des Gehirns gezählt werden. Von der Retina ziehen die Nervenfasern durch die Augenbecherspalte zum Gehirn.

Mit der Markscheidenreifung der Neuriten verbreitern sich die Nervenfasern und verschließen damit in der 7. Entwicklungswoche den Augenbecherspalt bis auf einen schmalen Kanal, durch den der **Augenbecherstiel** zieht. Während die Zahl der Nervenfasern nun ständig zunimmt, wachsen die innere und äußere Wand des Augenbecherstiels zusammen und ermöglichen es den Nervenfasern damit, sich zusammenzulagern und zusammen den N. opticus zu bilden. Die sich in dem Augenbecherstiel ausbildenden Nervenfasern myelinisieren vom Chiasma opticum in Richtung Retina, wobei die Myelinisierung etwa 3 Monate nach der Geburt abgeschlossen ist. Im Zentrum des N. opticus verläuft die A. hyaloidea, die zu einem späteren Zeitpunkt A. centralis retinae genannt wird. Bei der Geburt ist die Sehschärfe noch unvollkommen, weil die Fovea centralis (= Stelle des schärfsten Sehens) erst um den 6. Lebensmonat voll entwickelt ist. ◄

Entwicklung des Glaskörpers
Der Glaskörper geht aus dem im Augenbecherspalt liegenden Mesenchym hervor, das in den Hohlraum des Augenbechers vordringt und dort die gallertige Glaskörpersubstanz bildet.

Entwicklung der Choroidea und der Iris
In der 5. Entwicklungswoche gehen aus dem losen Mesenchym, das um die Augenanlage herum liegt, die äußere und mittlere Augenhaut hervor. Diese Entwicklung entspricht der Bildung der Hirnhäute.
➤ Aus der mittleren Schicht der Augenhaut, die der Pia mater entspricht, entwickelt sich die gefäßreiche und stark pigmentierte Choroidea. Aus der äußeren Schicht, die der Dura mater entspricht, geht die Sklera hervor, die sich in die Dura mater des N. opticus fortsetzt. ◄

Entwicklung der Augenlider
Die Augenlider entwickeln sich im Bereich der Linsenplakode als Wülste, die im 4. Entwicklungsmonat in der Lidnaht verwachsen. Im 7. Entwicklungsmonat werden das Ober- und das Unterlid voneinander getrennt. In der Folgezeit entsteht die Konjunktiva (= Bindehaut).

Entwicklung der Augenmuskeln
Die quergestreiften Augenmuskeln gehen aus dem Mesoderm hervor.

> **Merke:**
>
> - Aus dem Neuroektoderm entwickeln sich: Retina, die Muskulatur der Iris und der N. opticus.
> - Aus dem Oberflächenektoderm entwickeln sich: das Linsenbläschen, sowie das Epithel der Kornea, der Konjunktiva, der Tränendrüse, der ableitenden Tränenwege und der Augenlider.
> - Aus dem den Augenbecher umgebenden Mesenchym entwickeln sich das Bindegewebe von: Kornea, Sklera, Choroidea, Iris und des Corpus ciliare.

Augenmißbildungen
Bei der **Anophthalmie** fehlt das Auge vollständig.
➤ Unter einem **Katarakt** versteht man eine Linsentrübung (= „grauer Star"). Zu einem angeborenen Katarakt kann es kommen, wenn z.B. um die 6. Entwicklungswoche die Linsenentwicklung von außen durch eine Rötelninfektion der Schwangeren gestört wird. ◄

Als weitere Augenmißbildung kommt das **Iriskolobom** (= angeborene Spaltbildung der Iris) vor. Normalerweise schließt sich die Augenbecherspalte in der 7. Entwicklungswoche. Ist diese Entwicklung gestört, so bleibt eine Spalte bestehen, die zumeist in der Iris lokalisiert ist, aber sich auch bis in den Ziliarkörper, die Retina, die Choroidea und den N. opticus fortsetzen kann. Das Auftreten eines Koloboms ist häufig mit anderen Augenmißbildungen verbunden.

10.2.2 Gestalt, Gliederung und Form des Bulbus oculi !! 2/8

Der fast kugelige Augapfel (= Bulbus oculi) ist 24 mm lang. Er besteht aus 3 Hüllen und 3 Räumen.

Die 3 Augenhüllen = Augenhäute sind schalenartig aufgebaut. Es kommen vor:
- äußere Augenhaut = Tunica fibrosa bulbi
- mittlere Augenhaut = Tunica vasculosa bulbi
- innere Augenhaut = Tunica interna bulbi.

➤ Die **Tunica fibrosa** bildet beim Auge eine feste Hülle. Diese Hülle besteht aus der:
- durchsichtigen, vorne liegenden Kornea (= Hornhaut), und der
- undurchsichtigen, hinten liegenden Sklera (= Lederhaut). ◄

➤ Die **Tunica vasculosa** ist die gefäßführende Schicht des Auges. Sie besteht aus:
- der Iris (= Regenbogenhaut)
- der Choroidea (= Aderhaut)
- dem Corpus ciliare (= Strahlenkörper). ◄

➤ Die **Tunica interna** wird von der Retina (= Netzhaut) gebildet. ◄

Augenhäute			
	vorderer Augapfel	Übergangsbereich	hinterer Augapfel
äußere Augenhaut	Kornea	–	Sklera
mittlere Augenhaut	Iris	Corpus ciliare	Choroidea
innere Augenhaut	–	–	Retina

Folgende Räume kommen innerhalb des Auges vor:
- vordere Augenkammer – liegt zwischen der Kornea und der Iris
- hintere Augenkammer – liegt zwischen der Iris, dem Corpus ciliare und der Linse
- Glaskörperraum – enthält das Corpus vitreum (= Glaskörper).

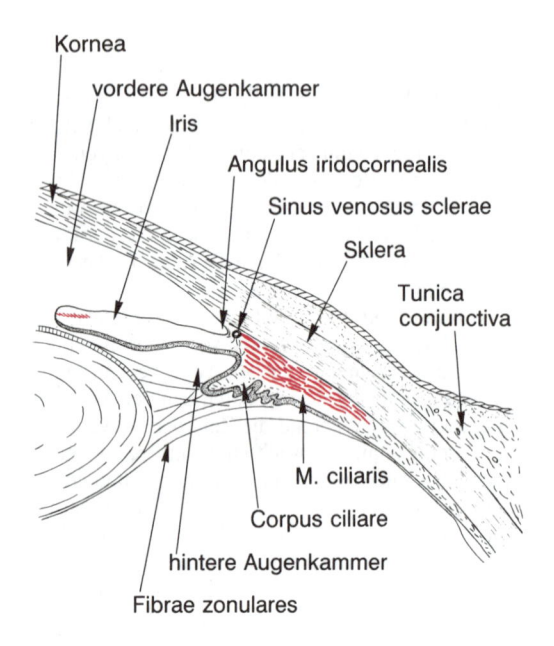

Abb. 10.2 Schnitt durch den vorderen Teil des Auges

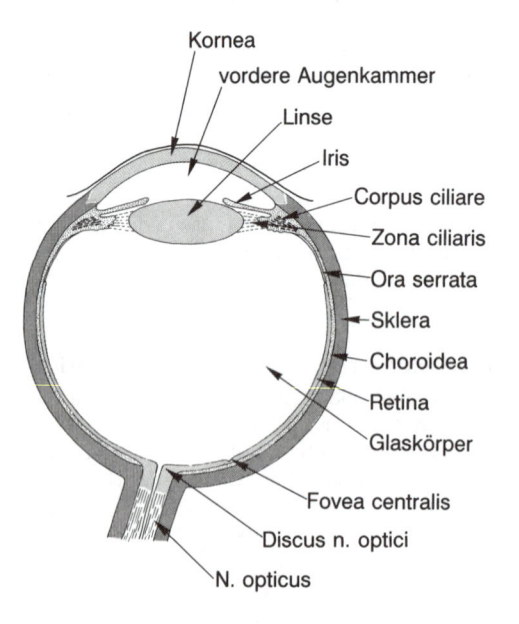

Abb. 10.3 Schnitt durch das gesamte Auge

10.2.3 Bau und mikroskopische Anatomie des Bulbus oculi !!! 22/55

▶ *Prüfungsrelevant: Gesamtes Kapitel, absolut prüfungsrelevant: Retina.* ◀

Nachfolgend werden die in Kapitel 10.2.2 aufgeführten Teile des Bulbus oculi beschrieben.

Kornea (= Hornhaut)

Die Kornea ist ihrer Form nach mit einem Uhrglas vergleichbar, das eine vordere konvexe und eine hintere konkave Fläche besitzt.

Die Kornea ist gefäßlos und durchsichtig. Sie ist aus Bindegewebe aufgebaut und steht unter einem bestimmten Quellungsdruck, bei dessen Erniedrigung (z.B. beim Tod) oder Erhöhung (z.B. beim Glaukom = „grüner Star") die Kornea trübe und damit lichtundurchlässig wird.

Auf der Außenseite wird die Kornea von Tränenflüssigkeit benetzt, die auch kleinere Unebenheiten auf der Oberfläche der Kornea ausgleicht. Über den Lidschlag wird die Tränenflüssigkeit gleichmäßig über die Kornea verteilt. Dazu ist beim oberen Augenlid der M. levator palpebrae superior (hebt das Lid) und beim unteren Augenlid die Pars palpebralis des M. orbicularis superior (Lidschluß) zuständig. Fehlt die Befeuchtung der Kornea, so kommt es zur Austrocknung und zur nachfolgenden Eintrübung, was zum Erblinden des betroffenen Auges führen kann. Die Innenseite der Kornea steht mit dem Kammerwasser in Kontakt.

Die Kornea ist stärker gekrümmt als die Sklera. Die Kornea besitzt eine Brechkraft von 43 Dioptrien (siehe Akkommodation).

Mikroskopische Anatomie

Von außen nach innen ist die **Kornea** aus folgenden fünf Schichten aufgebaut:
- **Epithelium anterius** (alt: Epithelium corneae) – besteht aus unverhorntem, mehrschichtigem Plattenepithel, das peripher in das Epithel der Konjunktiva übergeht. In dieser Schicht liegen viele Nervenendigungen, die durch Fremdkörper gereizt werden können. Außerdem dient diese Schicht dem Schutz vor Umwelteinflüssen.
- **Lamina limitans anterior = Bowman'sche Membran** – bildet eine 10–20 µm dicke Basalmembran, die am hinteren Ende in die Substantia propria übergeht.
- **Substantia propria** – bildet die Hauptmasse der Kornea. Die Substantia ist aus Bindegewebslamellen aufgebaut, zwischen denen die sogenannten Saftlücken der Kornea liegen.
Die einzelne Hornhautlamelle ist aus sehr feinen kollagenen Fibrillen aufgebaut. Zwischen den Lamellen liegen Fibrozyten.
Außerdem dringen feine Äste aus den Nn. ciliares longi in diese Schicht ein, die an den Nervenendigungen des Epithelium corneae enden und die Kornea sensibel innervieren.
- **Lamina limitans posterior = Descemet'sche Membran** – bildet die hintere Basalmembran. Durch die Zwischenräume gelangt das Kammerwasser in den Sinus venosus sclerae.
- **Endothelium posterius** (= Hornhautendothel) – besteht aus einschichtigem Plattenepithel. Es grenzt die Kornea zur vorderen Augenkammer hin ab. Die Bedeutung dieses Endothels ersehen Sie daraus, daß bei seiner Verletzung Kammerwasser in die Substantia propria eindringt und dadurch eine Trübung der Kornea entsteht.

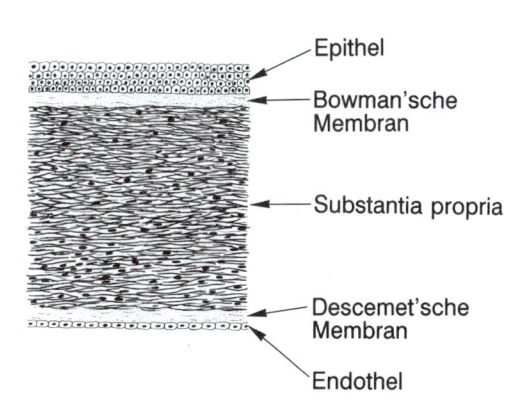

Abb. 10.4 Schnitt durch die Kornea

Sklera (= Lederhaut)

Am Limbus corneae geht die Kornea in die Sklera über. Die gefäßlose Sklera bildet bei unserem Auge den weißen Augenteil.

Am Übergang zur Kornea liegt der ringförmige **Sinus venosus sclerae (= Schlemm'sche Kanal** – siehe Kammerwasser am Ende des Kapitels), der über Trabekel mit der vorderen Augenkammer in Verbindung steht. Durch diese Trabekel fließt das Kammerwasser ab.

Im Bereich der Durchtrittsstelle des N. opticus ist die Sklera siebartig durchbrochen. Durch diese Siebplatte, die **Lamina cribrosa** genannt wird, ziehen die einzelnen Nervenfasern hindurch.

Nach außen grenzt die Sklera an das **Spatium episclerale**, das als Gleitraum für den Augapfel dient. Das Spatium episclerale ist seinerseits durch die **Vagina bulbi (= Tenon'sche Kapsel)** vom umgebenden Orbitalfett getrennt.

Von der Choroidea (= Aderhaut) ist die Sklera durch die Lamina suprachoroidea (siehe Choroidea weiter unten) getrennt, die aus lockerem Bindegewebe besteht und viele Melanozyten (= Pigmentzellen) und Fibroblasten enthält.

Mikroskopische Anatomie
Die **Sklera** ist aus 3 Schichten aufgebaut:
- Lamina episcleralis – besteht aus lockerem Hüllgewebe.
- Substantia propria – besteht aus kollagenen Fasern und bildet den Hauptteil der Sklera.
- Lamina fusca sclerae – bildet eine dunkelbraune Pigmentschicht, die an die Choroidea grenzt.

Iris (= Regenbogenhaut)
Die Iris gibt dem Auge seine Farbe (graublau bis dunkelbraun). Als Pigment liegt Melanin vor.
In der Mitte der Iris liegt die **Pupille (= Sehloch)**.

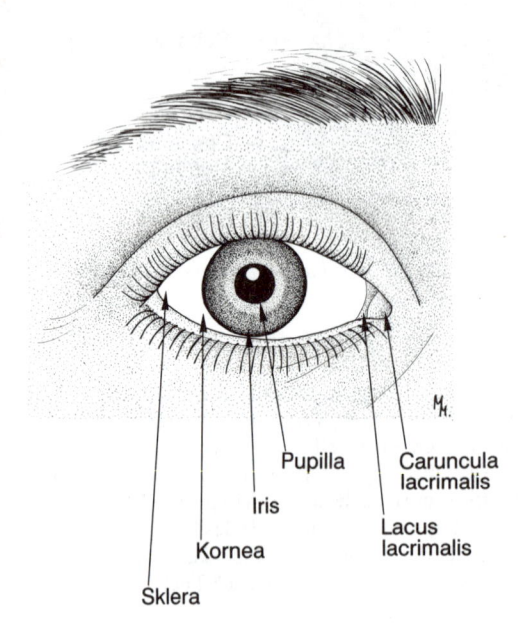

Abb. 10.5 Auge

Die Iris dient als verstellbare Blende, die die Pupille aktiv enger oder weiter stellen kann und damit den Lichtdurchtritt reguliert. Die Iris liegt hinter der Kornea und direkt vor der Linse. Sie teilt den zwischen beiden liegenden Raum in eine große vordere und eine kleinere hintere Augenkammer.

Mit ihrem Margo ciliaris setzt die Iris am Corpus ciliare an, mit ihrem Margo pupillaris reicht sie bis zum Pupillenrand. Im radiär verlaufenden Balkenwerk liegen die Irisgefäße.

Durch die sensible Innervation des N. oculomotorius ist die Iris sehr schmerzempfindlich.

Mikroskopische Anatomie
Die Iris besteht aus einem vorderen und einem hinteren Blatt.
Das vordere Blatt (= Facies anterior) wird mesodermales Stromablatt genannt. Zur vorderen Augenkammer hin wird dieses Blatt durch ein plattes Endothel, das lückenhaft ist, begrenzt.

Dem Endothel folgt eine pigmenthaltige Schicht, die Melanin enthält.

Die nächste Schicht, das Stroma iridis, enthält lockeres Bindegewebe und ist blutgefäßreich. In ihr verlaufen parasympathische Nervenfasern des N. oculomotorius und sympathische Nervenfasern aus dem Halssympathikus.

Innerhalb des vorderen Blattes der Iris liegen der **M. sphincter pupillae**, der die Pupille verengt, sowie der **M. dilatator pupillae**, der die Pupille erweitert. Der M. sphincter pupillae wird von parasympathischen Fasern des N. oculomotorius, der M. dilatator pupillae vom Halssympathikus innerviert.

Das hintere Blatt (Facies posterior) der Iris wird ektodermales Pigmentblatt genannt. Es besteht aus 2 stark pigmentierten melaninhaltigen Epithelschichten. Dieses Blatt dient der Lichtabschirmung.

Klinik: Wie erwähnt, bestimmt die Iris die Farbe des Auges. Ist die Iris pigmentarm, so erscheint sie hellblau, ist sie pigmentreich, so erscheint sie braun. Beim Albino fehlt das Pigment, dadurch kommen die vielen kleinen Blutgefäße der Iris zum Vorschein, weshalb sie rötlich erscheint.

Mikroskopierhilfe für Iris, Kornea und Corpus ciliare:
Die Kornea besteht aus einer homogen erscheinenden Schicht, die durch ein dunkles Epithel nach außen und ein ebenfalls dunkles, aber dünneres Epithel, zur vorderen Augenkammer hin begrenzt ist.

An die Kornea grenzt die Konjunktiva (= Bindehaut). Im dunkler erscheinenden seitlichen Bereich geht die Kornea in die Sklera über.

An die Sklera grenzt das Corpus ciliare, das zur Sklera hin eine fast dreieckige Muskelschicht besitzt.

Die Iris besitzt zur hinteren Augenkammer hin eine dunkle, relativ dicke Schicht, darüber liegt eine homogene Masse, die zum offenen Rand hin (zur Pupille hin) einen längs gezogenen Muskelstreifen enthält (die Irismuskeln).

Die vom Corpus ciliare zur Linse ziehenden Zonulafasern (siehe weiter unten) sind meist nicht oder nur angedeutet zu erkennen.

Pupille (= Sehloch)
In der Mitte der Iris liegt als zentrales Sehloch die Pupille.

Die Pupillenweite hängt vor allem vom Lichteinfall ab. Außerdem wird die Pupillenweite durch den vegetativen Tonus und das Alter der Pupille bestimmt. Die Pupillenweite liegt zwischen 1,8 und 8 mm.

Die Pupillenweite wird durch die in der Iris liegenden Muskeln reguliert. Der M. sphincter pupillae verengt (= „schließt") und der M. dilatator pupillae erweitert (= „öffnet") die Pupille.

Fällt helles Licht auf die Retina (= Netzhaut), so verengen die Muskeln der Iris sofort die Pupille (Merke: auch bei der Akkommodation verengt sich die Pupille).

Klinik: Beim vollständigen Ausfall des N. oculomotorius ist die Pupille weit und reaktionslos, weil der N. oculomotorius den M. sphincter pupillae parasympathisch innerviert und bei seinem Ausfall der sympathisch innervierte M. dilatator pupillae überwiegt.

Corpus ciliare
(= Strahlen- oder Ziliarkörper)
Das Corpus ciliare erscheint bei einem Querschnitt durch das Auge als dreieckiger und bei einem Längsschnitt als ringförmiger Körper, der in Höhe der Linse an der Innenseite der Sklera liegt (Abb. 10.3). Das Corpus ciliare geht im Bereich der Ora serrata in die Choroidea über.

Das Corpus ciliare besteht aus 2 Zonen:
- **Corona ciliaris** (= **Strahlenkörper**) – ist nach vorne (= zur hinteren Augenkammer und zur Linse hin) ausgerichtet. Die Corona ciliaris ist sehr faltenreich. Diese etwa 70–80 kleinen Erhebungen (Falten) werden **Processus ciliares** (= Ziliarfortsätze) genannt; ihr Epithel produziert das Kammerwasser (siehe weiter unten).
- **Orbiculus ciliaris** – liegt unterhalb der Corona ciliaris. Die Orbiculus ciliaris ist von niedrigen Plicae ciliares besetzt. Die Plicae ciliares liegen teilweise auch zwischen den Processus ciliares. Von den Plicae ciliares entspringen die **Zonulafasern** (= **Fibrae zonulares**), die an der Linse ansetzen (in Abb. 10.2 sind die Zonulafasern als feine Striche markiert).

Mikroskopische Anatomie
Am **Corpus ciliare** können von außen nach innen 3 Schichten unterschieden werden:
- Stratum musculare (= Muskelschicht) – hier liegen die Faserzüge des M. ciliaris (siehe weiter unten).
- Stratum vasculosum (= Gefäßschicht) – bildet eine gefäßreiche Schicht und ist der Lamina vasculosa der Choroidea vergleichbar.
- Epithelschicht – wird in 2 Schichten unterteilt:
  - pigmentiertes Epithel (enthält Melanozyten) und
  - unpigmentiertes Epithel.

Die Epithelschicht des Ziliarkörpers wird vom zweischichtigen Epithel der Retina gebildet, weshalb dieser Epithelbereich Pars ciliaris retinae genannt wird. Die Pars ciliaris retinae bildet mit der Pars iridica retinae die **nicht** lichtempfindliche Pars caeca retinae (caeca = „blind").

Die untere, hochprismatische Zellschicht enthält Melanin und ist dem Pigmentepithel der Pars optica der Retina vergleichbar. In der oberen, ebenfalls hochprismatischen Zellschicht ist kein Melanin vorhanden. Es ist der Sinneszellschicht der Retina vergleichbar.

Der im Stratum musculare liegende **M. ciliaris** besteht aus glatten Muskelzellen, die zu Faserzügen zusammengefaßt sind. Bei der Kontraktion des M. ciliaris werden das Corpus ciliare und die Choroidea etwas nach vorne gezogen – dadurch werden die Zonulafasern, an denen die Linse aufgehängt ist, entspannt, so daß sich dadurch die Zugkraft auf die Linse vermindert und sich die Linse entsprechend ihrer Eigenelastizität aus einer elliptischen in eine kugelige Form umwandelt. Mit der Zunahme der Wölbung (= Kugelform) nimmt auch die Brechkraft zu, wodurch das Auge auf die Nähe akkommodiert.

Der M. ciliaris wird überwiegend parasympathisch aus dem N. oculomotorius innerviert, er soll aber auch einige sympathische Nervenfasern aus dem Halssympathikus erhalten.

Die Faserzüge des M. ciliaris können unterteilt werden in
- im histologischen Schnitt innen liegende, quer verlaufende Fibrae circulares, die auch als Müller'scher Muskel bezeichnet werden,

- im Schnitt außen liegende, längs verlaufende Fibrae meridionales, die auch Brücke'scher Muskel genannt werden,
- radiär verlaufende Muskelzellen, die den Müller'schen und Brücke'schen Muskel miteinander verbinden.

Choroidea (= Aderhaut)

Die Choroidea ist eine dünne, pigmenthaltige Schicht, in der viele Blutgefäße verlaufen, weshalb sie auch als Aderhaut bezeichnet wird. Die Choroidea liegt zwischen der Sklera und der Pars optica der Retina (= Netzhaut). Die Choroidea beginnt an der Austrittsstelle der N. opticus. An der Ora serrata der Retina geht die Choroidea in das Corpus ciliare über.

Mikroskopische Anatomie

Die **Choroidea** besteht von außen nach innen aus folgenden Schichten:
- **Lamina suprachoroidea** – dient als Verschiebespalt gegenüber der direkt angrenzenden Sklera. Sie ist aus lamellar (= schichtig) angeordnetem Bindegewebe aufgebaut.
  Zwischen den Lamellen liegen neben Fibrozyten Melanozyten, deren Produkt, das Melanin, für die schwarze Farbe der Choroidea verantwortlich ist. Der mit Lymphe gefüllte Raum zwischen den Lamellen wird als Spatium perichoroideale bezeichnet, in ihm verlaufen die Nn. ciliares und die Aa. ciliares posteriores.
- **Lamina vasculosa** – besteht aus Bindegewebe, in dem die größeren Arterienäste aus den Aa. ciliares posteriores und die Vv. vorticosae verlaufen.
  Die Lamina vasculosa kann als „die" Gefäßschicht des Auges angesehen werden.
- **Lamina choroidocapillaris** – in ihr verlaufen die kleinsten Äste aus den Aa. ciliares posteriores. Über diese Kapillaren dient die Lamina choroidocapillaris der Ernährung der äußeren Retinaschichten.
- **Complexus basalis** (= Grenzmembran = Bruch'sche Membran) – trennt als sehr dünne Membran die Lamina choroidocapillaris von der Retina.

Linse (= Lens)

Die Linse liegt hinter der Iris und der vorderen Augenkammer, sowie vor dem Glaskörper (siehe Abb. 10.3). Die etwa 1 cm breite und 0,3–0,5 cm dicke Linse ist glasklar, sie besitzt einen bikonvexen Körper, dessen vordere Fläche schwächer gekrümmt ist als die hintere. Die Linse ist gefäß- und nervenfrei.

Sie wird mittels Diffusion aus dem Kammerwasser ernährt.

Durch die Zonulafasern (= Fibrae zonulares) ist die Linse am Ziliarkörper (= Corpus ciliare) befestigt. Die Zonulafasern setzen am Äquator der Linse an, sie bilden zusammen den Aufhängapparat des Ziliarkörpers. Die Funktion der elastischen Linse wird bei der Akkommodation beschrieben.

Mikroskopische Anatomie

Die **Linse** ist von einer lichtbrechenden, kohlenhydratreichen Linsenkapsel (= Capsula lentis) umgeben, in die die Zonulafasern einstrahlen. Im vorderen Teil der Linse liegt unter der Kapsel ein einschichtiges kubisches Epithel.

Aus diesem Epithel erfolgt zeitlebens eine dauernde Neubildung von Zellen, die wiederum in Linsenfasern umgewandelt werden. Die neu gebildeten, im Querschnitt hexagonal aussehenden Linsenfasern verdrängen dabei die alten Fasern.

Da durch die Linsenkapsel hindurch keine alten Linsenfasern nach außen abgegeben werden können, verdichten sich die alten Fasern. Ab etwa dem 30. Lebensjahr bilden die zentral liegenden alten Fasern eine Art Kern (= Nucleus lentis), der sich zu Lasten der elastischen weichen Rindensubstanz (= Cortex lentis) immer mehr verhärtet und vergrößert, was sich negativ auf die Akkommodation auswirkt.

Akkommodation

Unter Akkommodation versteht man die Fähigkeit, durch eine Erhöhung der Brechkraft nahe gelegene Objekte auf der Retina (= Netzhaut) scharf abzubilden.

Unser Auge hat eine Gesamtbrechkraft von 58 Dioptrien, wobei 43 Dioptrien auf die Kornea und 15 Dioptrien auf die Linse entfallen. Die Aufgabe der Linse besteht darin, mit Hilfe der Akkommodation das Bild, das wir vor uns sehen, scharf einzustellen.

An der Akkommodation sind neben der Linse der M. ciliaris und die Zonulafasern (des Corpus ciliare) beteiligt.

Wenn sich der beim Corpus ciliare beschriebene M. ciliaris kontrahiert, wird die Choroidea etwas nach vorne gezogen, worauf sich die Zonulafasern (= Fibrae zonulares), an denen die Linse aufgehängt ist, entspannen. Durch den nun fehlenden Zug entspannt sich die Linsenkapsel und wölbt sich dank ihrer Elastizität kugelartig aus. Durch diese kugelförmige Verformung erhöht sich die Brechkraft.

> **Merke:**
> Ferneinstellung = Linse hat Ellipsenform,
> Naheinstellung = Linse hat Kugelform.

Klinik: Durch die mit fortschreitendem Lebensalter kontinuierlich zunehmende Umwandlung der Linsenfasern zu einem harten Kern (= Sklerosierung) läßt gleichzeitig die Elastizität der Linse und damit ihre Akkommodationskraft nach, so daß die Linse eines etwa 60 Jahre alten Menschen nur noch eine Akkommodationsfähigkeit von etwa einer Dioptrie besitzt – das heißt, jedes Objekt, das näher als 1 m vor dem Sechzigjährigen liegt, sieht er nur noch unscharf (= Altersweitsichtigkeit).

Glaskörper (= Corpus vitreum)

Der Glaskörper ist ein zellfreier, gallertiger und elastischer Körper, der durchsichtig und glasklar ist. Er liegt zwischen der Linse, dem Corpus ciliare und der Retina. Der Glaskörper stellt den größten Anteil am Augapfelvolumen dar.

Der Glaskörper ist von einem kollagenen Fasernetz und einem Netz aus Hyaluronsäuremolekülen durchzogen, wobei die Hyaluronsäure der Elastizität dient. Durch die Elastizität des Glaskörpers wird die Retina (= Netzhaut) vor Druck und Stoß geschützt.

Daneben dient der Glaskörper wahrscheinlich als Stoffwechselschranke zwischen dem vorderen und hinteren Bulbusabschnitt.

Der Glaskörper ist gefäß- und nervenfrei. Seine lichtbrechende Wirkung ist sehr gering, da sein Brechungsindex dem des Wassers ähnlich ist.

Die kugelige Form des Glaskörpers weist vorne eine Grube (= Fossa hyaloidea) für die Linse auf, von der er durch die Membrana hyaloidea capsularis getrennt ist.

Retina (= Netzhaut)

Die Retina geht als innerste der 3 Augenschichten aus der inneren und äußeren Wand des Augenbechers hervor.

Aus der äußeren Wand des Augenbechers entwickelt sich ein Pigmentepithel, das als **Pars pigmentosa** bezeichnet wird. Aus der inneren Wand gehen die restlichen neun Retinaschichten als **Pars nervosa** hervor (siehe die Tabelle weiter unten). Zwischen der Pars pigmentosa und der Pars nervosa liegt ein kleiner Spaltraum, der bis auf zwei kleine Stellen im Bereich des Austritts des N. opticus (= Discus nervi optici) und an der Ora serrata die Pars pigmentosa von der Pars nervosa vollständig trennt. Durch den Quellungsdruck des Glaskörpers wird die Pars nervosa jedoch gegen die Pars pigmentosa gedrückt.

Klinik: Infolge eines Netzhautrisses oder einer krankhaften Verflüssigung des normalerweise gallertigen Glaskörpers kann sich der Glaskörper verkleinern, wodurch der Druck auf die Pars pigmentosa unterbleibt. Dies führt zur Ablösung der Pars nervosa (= Netzhautablösung = Ablatio retinae), was Erblindung zur Folge haben kann.

Die Retina stellt die lichtempfindliche Schicht unseres Auges dar. Sie ist durchsichtig, 0,2–0,5 mm dick und reicht als innere Augenschicht vom Rand der Pupille bis zum Discus nervi optici.

Die Retina wird in eine zweischichtige Pars optica und in eine mehrschichtige Pars caeca unterteilt. Die **Pars optica** ist der lichtempfindliche Teil der Retina, sie reicht bis zu einer gezackten Linie, die **Ora serrata** genannt wird (siehe Abb. 10.3), und die vor

Aufbau der Retina		
Funktionseinheit	**Schicht**	**Neurone**
Pars pigmentosa	1. Pigmentepithel = Stratum pigmentosum	
Pars nervosa	2. Stäbchen- und Zapfenschicht = Stratum neuroepitheliale 3. Äußere Grenzmembran = Stratum limitans externum 4. Äußere Körnerschicht = Stratum nucleare externum	I. Neuron = Stratum neuro- epitheliale
	5. Äußere plexiforme Schicht = Stratum plexiforme externum 6. Innere Körnerschicht = Stratum nucleare internum 7. Innere plexiforme Schicht = Stratum plexiforme internum	II. Neuron = Stratum ganglio- nare retinae
	8. Ganglienzellschicht = Stratum ganglionare 9. Nervenfaserschicht = Stratum neurofibrosum 10. Innere Grenzmembran = Stratum limitans internum	III. Neuron = Stratum ganglio- nare nervi optici

dem Äquator des Augapfels liegt. An der Ora serrata und der Sehnervenpapille sind das innere und äußere Blatt der Retina verwachsen. Der Teil der Retina, der von der Ora serrata bis zum Rand der Pupille reicht, ist lichtunempfindlich und wird **Pars caeca** genannt.

Die Pars caeca überzieht als Pars iridica die Rückseite der Iris und als Pars ciliaris das Corpus ciliare.

Mikroskopische Anatomie der Retina

Die Pars caeca besteht aus einem einschichtigen prismatischen Epithel, das von der Ora serrata bis zum Pupillenrand reicht und das Corpus ciliare und die Iris überzieht.

Die Pars optica ist aus 2 Funktionseinheiten (= Pars pigmentosa und nervosa) aufgebaut, die wiederum aus 10 Schichten bestehen. In der Pars nervosa können 3 hintereinandergeschaltete Neurone unterschieden werden.

Die beiden Funktionseinheiten sind:
- **Pars pigmentosa** (alt: Stratum pigmentosum genannt) – bildet als äußere Funktionseinheit eine dunkelbraune Pigmentschicht, die aus einem einschichtigen isoprismatischen Epithel besteht. Mit ihren bürstenartigen Fortsätzen reicht sie zwischen die Stäbchen und Zapfen (= „Sehzellen") des Stratum neuroepitheliale hinein. Im Zytoplasma enthalten sie Melaningranula. Basal ist sie fest mit dem Complexus basalis (= Bruch'sche Membran = Teil der Choroidea) verbunden. Das Pigmentepithel dient dem Stoffaustausch zwischen den Kapillaren der Lamina choroidocapillaris und der Retina. Außerdem phagozytieren die Zellen des Pigmentepithels die abgestoßenen äußeren Segmente der Stäbchenzellen. Das im Zytoplasma enthaltene Melanin absorbiert Streulicht und verhindert damit Lichtreflexionen.
- **Pars nervosa** (alt: Stratum cerebrale) – bildet die innere Funktionseinheit und ist als Gehirnschicht anzusehen. Sie dient der Leitung von Reizen aus den „Sehzellen".

Wie Sie aus der Tabelle entnehmen können, besteht die **Pars nervosa** aus den nachfolgend 3 hintereinandergeschalteten Neuronen.

Stratum neuroepitheliale (Stratum photosensorium)

In dieser Schicht liegen als primäre Sinneszellen die lichtempfindlichen Stäbchen und Zapfen (= „Sehzellen"), die zusammen als **Photorezeptoren** bezeichnet werden. Die Photorezeptoren bilden das 1. Neuron, das unipolar ist.

Unser Auge besitzt rund 120 Millionen Stäbchen und 6 Millionen Zapfen. Die **Stäbchen** sind lichtempfindlich und dienen bei schwachem Licht (= Dämmerungssehen = skotopisches Sehen) zur Unterscheidung von Grautönen. Die **Zapfen** sind bei heller Beleuchtung farbempfindlich und dienen dem farbigen und scharfen Sehen (= photopisches Sehen).

Die Stäbchen- und Zapfenzellen sind jedoch nicht gleichmäßig über die Retina verteilt, so besitzt die Macula lutea (= Stelle des schärfsten Sehens – siehe weiter unten) nur Zapfen. In der Peripherie der Retina fehlen hingegen die Zapfen.

Die **Stäbchen** werden in ein Außen- und ein Innenglied unterteilt. Zwischen dem Außen- und Innenglied liegt ein dünnes Verbindungsstück, das im Querschnitt 9 Mikrotubuluspaare besitzt und damit einer Kinozilie ähnelt, dem jedoch das innere Mikrotubuluspaar fehlt.
Das Außenglied bildet den lichtempfindlichen Teil, es besteht aus etwa 1.000 flachen Bläschen, die wie Münzen in einer Geldrolle übereinandergestapelt sind. Die Bläschen, die jeweils von einer Membran umschlossen sind, enthalten das Sehpigment Rhodopsin (= Sehpurpur). Das Innenglied der Stäbchenzellen enthält viele Mitochondrien und viel Glykogen. Im Innenglied werden die Sehstoffe hergestellt und an die neu entstandenen Bläschen weitergegeben. Außerdem liegt im Innenglied der Zellkern.

Die **Zapfen** werden ebenfalls in ein Außen- und ein Innenglied unterteilt (sie besitzen jedoch im Gegensatz zum Stäbchen kein Zwischenstück). Das Außenglied besteht nicht aus Bläschen sondern wird von einer vielfach gefalteten Zellmembran umgeben. Im Außenglied liegen als Sehpigment u.a. Jodopsin und Zyanosin. Das Innenglied ist reich an Mitochondrien und enthält den Zellkern.

Die Stäbchen- und Zapfenzellen bilden mit ihren Kernen und Fortsätzen 3 Zonen, die jeweils „Stratum" genannt werden.

Stratum neuroepitheliale (= Schicht der Stäbchen- und Zapfenzellen) – in dieser Schicht liegen die Außenglieder der Photorezeptoren.

Stratum limitans externum (= äußere Grenzmembran) – besteht aus einer dünnen membranähnlichen Schicht, die durch desmosomale Verbindungen zwischen den einzelnen Stäbchen und Zapfen gebildet wird und in die Fortsätze der weiter unten beschriebenen Müller'schen Stützzellen hineinragen.

Stratum nucleare externum (= äußere Körnerschicht) – diese Schicht wird von den in den Innengliedern der Stäbchen und Zapfen liegenden Zellkernen gebildet.

Die Stäbchen und Zapfen grenzen an die Pigmentschicht, über die die Diffusion von Nährstoffen erfolgt (siehe weiter unten den Abschnitt „Blutversorgung").

- Membrana limitans interna
- Stratum neurofibrosum
- Stratum ganglionare n. optici
- Stratum plexiforme internum
- Stratum granulosum internum
- Stratum plexiforme externum
- Stratum granulosum externum
- Membrana limitans externa
- Stratum photosensorium
- Stratum pigmentum retinae
- Bruch'sche Membran
- Choroidea
- Sklera

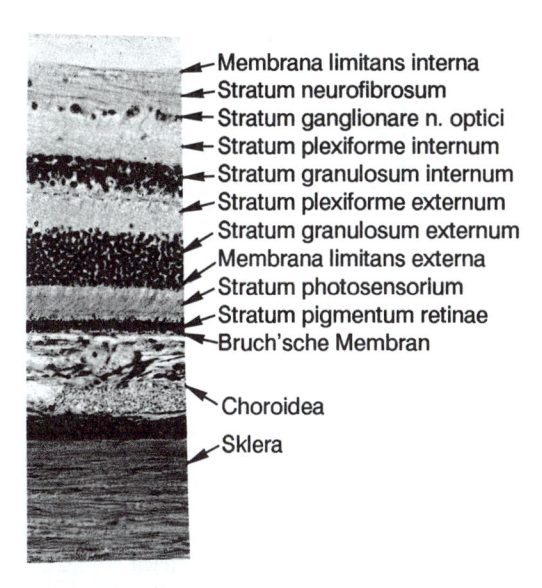

Abb. 10.6   Querschnitt durch die Retina

In der Abbildung 10.6 können Sie erkennen, daß die Stäbchen und Zapfen als lichtempfindlicher Retinateil nach außen gerichtet liegen, so daß die Lichtstrahlen erst die anderen Schichten der Retina durchdringen müssen um zu den Photorezeptoren zu gelangen.

Stratum ganglionare retinae

In dieser Schicht liegen als 2. Neuron bipolare Ganglienzellen, die über ihre Dendriten mit den verdickten Fortsätzen der Photorezeptoren verbunden sind. Zumeist ist eine bipolare Ganglienzelle mit mehreren Photorezeptoren verbunden, nur im Bereich der Macula ist jeweils ein Zapfen mit einer bipolaren Ganglienzelle verbunden. Die Dendriten des 2. Neurons nehmen die Erregung aus den Photorezeptoren auf und leiten sie über ihr Axon zu den Dendriten der im Stratum ganglionare nervi optici liegenden multipolaren Ganglienzellen weiter.

Das Stratum ganglionare retinae kann seinerseits in 3 Schichten unterteilt werden:

Stratum plexiforme externum (= äußere plexiforme Schicht) – wird von den Dendriten der bipolaren Ganglienzellen und den Fortsätzen der Photorezeptoren gebildet.

Stratum nucleare internum (= innere Körnerschicht) – wird von den Zellkernen der bipolaren Ganglienzellen gebildet.

Stratum plexiforme internum (= innere plexiforme Schicht) – wird von den Axonen der bipolaren und den Dendriten der multipolaren Ganglienzellen gebildet, die in dieser Schicht über Synapsen miteinander verbunden sind.

Stratum ganglionare nervi optici

In dieser Schicht liegen die großen multipolaren Ganglienzellen, die das 3. Neuron bilden. Über ihre Dendriten erhalten diese Ganglienzellen Erregungen von den bipolaren Ganglienzellen und leiten sie über ihre zunächst marklosen Axone (= Neurite) weiter. All diese etwa 1 Million Axone vereinigen sich im Discus nervi optici, treten gemeinsam durch die Lamina cribrosa der Sklera (= siebartige Durchlöcherung der Lederhaut) und bilden den N. opticus (siehe Kapitel 10.2.4).

Die drei im Stratum ganglionare nervi optici liegenden Schichten sind:

Stratum ganglionare (= Ganglienzellschicht) – wird von den Perikaryen der multipolaren Ganglienzellen gebildet.

Stratum neurofibrosum (= Nervenfaserschicht) – wird von den Axonen der multipolaren Ganglienzellen gebildet.

Stratum limitans internum (= innere Grenzmembran) – umhüllt als dünne Schicht die Retina. Dieses Stratum bildet die Grenzschicht, die dem Glaskörper unmittelbar anliegt. Das Stratum ist aus den Fortsätzen der nachfolgend beschriebenen Müller'schen Stützzellen aufgebaut.

Neben den hintereinandergeschalteten drei Neuronen liegen in der Retina noch weitere Zellarten, die der Verknüpfung der Zellen innerhalb der einzelnen Neuronenschichten dienen.

- **Horizontalzellen** – liegen in der äußeren plexiformen Schicht. Als Assoziationszellen verknüpfen sie mehrere synaptische Verbindungen (zwischen den Photorezeptoren und den bipolaren Ganglienzellen) netzartig miteinander.
- **Amakrine Zellen** – liegen in der inneren plexiformen Schicht. Sie bilden ebenfalls Assoziationszellen, die wiederum mehrere synaptische Verbindungen zwischen den bi- und multipolaren Ganglienzellen untereinander verknüpfen.
- **Müller'sche Stützzellen** (= Gliocytus radialis) – durchziehen als Gliazellen die gesamten Retinaschichten und reichen vom Stratum limitans internum (= innere Grenzmembran) bis zum Stra-

tum limitans externum (= äußere Grenzmembran), an deren Aufbau sie jeweils über Fortsätze beteiligt sind.

Mikroskopierhilfe für die Retina: Bei höherer Vergrößerung ist der 10-schichtige Aufbau der Retina unverwechselbar. Zumeist sind noch die Choroidea und die Sklera mit angeschnitten.

Augenhintergrund

Für die Diagnose von Erkrankungen, bei denen die Blutgefäße verändert werden, z.B. beim Diabetes mellitus (= „Zuckerkrankheit") oder dem Bluthochdruck, ist die Retina von großer Bedeutung, denn bei keinem anderen Körperteil können kleinere Gefäße so problemlos begutachtet werden.

Klinik: Um die Retina bei der Fundoskopie (= Augenhintergrunduntersuchung) direkt begutachten zu können, muß zunächst die parasympathische Innervation des M. sphincter pupillae mit einem Parasympatholytikum (z.B. Atropin) blockiert werden, um dadurch die Pupille maximal zu erweitern (ohne diese Maßnahme würde sich die Pupille beim Augenspiegeln durch den Lichteinfall eng stellen). Mit Hilfe einer Lichtquelle und eines Augenspiegels kann man nun durch die Pupille hindurch direkt auf die durchsichtige Retina sehen (Linse und Glaskörper sind ebenfalls durchsichtig).

Wegen der zahlreichen Blutgefäße hat die Retina ein rötliches Aussehen. Die hellrot erscheinenden größeren Äste der A. centralis retinae und die dunkelrot aussehenden Äste der V. centralis retinae laufen auf den Discus nervi optici zu.

Das Gefäßsystem der Choroidea ist bei der Augenspiegelung normalerweise nicht zu sehen, jedoch können beim Albino (= angeborener Pigmentmangel), bedingt durch die geringe Pigmentierung der Retina, die Gefäße der Choroidea durchschimmern.

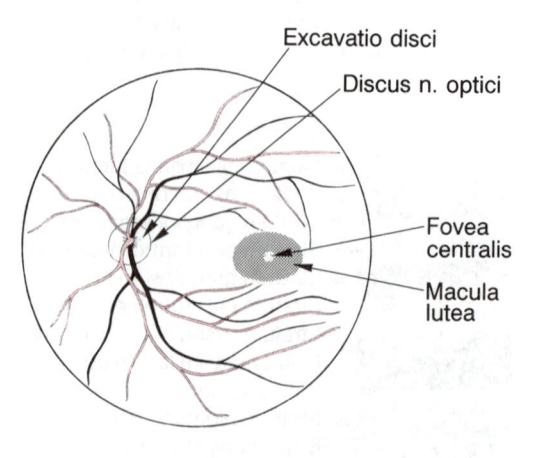

Abb. 10.7 Augenhintergrund

Im zuvor erwähnten **Discus nervi optici** (= „**Sehnervenpapille**") vereinigen sich die Axone der 3. Neurone der Retina zum N. opticus. Der Discus hat einen Durchmesser von ungefähr 1,5 mm und liegt etwa 4 mm medial von der optischen Achse.

Wichtig zu wissen ist, daß im Bereich des Discus weder Zapfen noch Stäbchen auftreten, weshalb dieser Bereich auch als „**blinder Fleck**" oder **Mariotte'scher Fleck** bezeichnet wird. Der Discus stellt die Stelle des absoluten Sehausfalls dar.

Im Bereich des Discus teilen sich die A. und V. centralis retinae (die ein kleines Sück im N. opticus verlaufen) in ihre Äste.

Als zweite charakteristische Stelle der Retina sehen Sie bei der Augenspiegelung die lateral vom Discus nervi optici liegende, durch vermehrte Pigmentierung gelblich aussehende **Macula lutea**.

Die Macula lutea hat einen Durchmesser von etwa 2 mm. In der Mitte der Macula liegt als kleine Vertiefung die **Fovea centralis**, die als optischer Mittelpunkt anzusehen ist. In der Macula liegen nur Zapfen. Im Bereich der Fovea centralis fehlen das Stratum ganglionare retinae und das Stratum ganglionare nervi optici (siehe Mikroskopische Anatomie), so daß die Zapfen im Stratum neuroepitheliale nur von einer dünnen Gewebsschicht bedeckt und somit dem Licht direkt ausgesetzt sind.

Da die in der Macula liegenden Zapfen mit jeweils nur einer bipolaren Ganglienzelle verbunden sind, bildet die Macula die Stelle des schärfsten Sehens.

Die in der Peripherie der Retina liegenden Stäbchen und die übrigen Zapfenzellen sind dagegen jeweils zu mehreren mit einer bipolaren Zelle verbunden, weshalb das Sehen in der Peripherie weniger scharf ist. Da die Zapfen andererseits dem Farbsehen dienen (tageslichtempfindlich sind), ist in der Nacht ein scharfes Sehen (wegen des Ausfalls der Zapfen) nicht möglich.

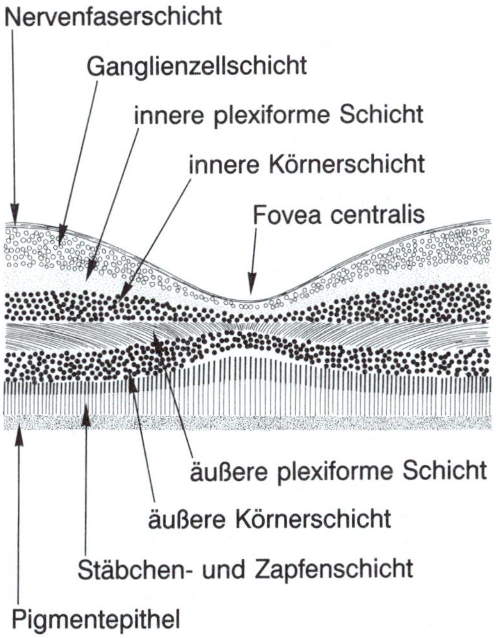

Nervenfaserschicht
Ganglienzellschicht
innere plexiforme Schicht
innere Körnerschicht
Fovea centralis
äußere plexiforme Schicht
äußere Körnerschicht
Stäbchen- und Zapfenschicht
Pigmentepithel

Abb. 10.8   Schnitt durch die Fovea centralis der Retina

Blutversorung der Retina

Die Retina wird von 2 Seiten mit Blut versorgt:
Die Schichten 10–6 werden über die A. centralis retinae (= Ast aus der A. ophthalmica) versorgt, die kurz vor dem Augapfel von unten her in den N. opticus eindringt und in dessen Mitte liegend zum Discus nervi optici gelangt.

Am Discus teilt sich die Arterie in 2 Äste, die sich wiederum in einer Art Gefäßnetz weiterverzweigen. Das Gefäßnetz bildet ähnlich der „Blut-Hirn-Schranke" für größere Moleküle eine Art „Blut-Retina-Schranke".

Die Schichten 1–5 (= Pigmentepithel bis zur äußeren plexiformen Schicht) besitzen keine Kapillaren, sie werden deshalb mittels Diffusion aus der kapillarreichen Lamina choroidocapillaris versorgt, die zur Choroidea (= Aderhaut) gehört (Diffusionsweg: Choroidocapillaris → Complexus basalis (= Bruch'sche Membran) → Pigmentepithel der Retina → 2. bis 5. Retinaschicht).

Die Gefäße der A. centralis retinae stellen im Gegensatz zu den Gefäßen der Choroidea Endarterien dar (Endarterien bilden keine Anastomosen untereinander!).

Histophysiologie des Sehorgans

Aus Abb. 10.3 können Sie ersehen, welche Strukturen die Lichtstrahlen durchdringen müssen, um zur Retina zu gelangen. In der Kornea wird das Licht „gesammelt". Die Pupille reguliert den Lichteinfall (bei grellem Licht ist die Pupille eng, bei Dunkelheit weit gestellt). Anschließend trifft der Lichtstrahl auf die Linse, die je nachdem ob wir ein nahe oder ein fern gelegenes Objekt betrachten, kugelig oder eliptisch ist. Durch den Glaskörper trifft der Lichtstrahl auf die Retina, wo er zunächst die äußeren Schichten durchdringen muß, um zu den Photorezeptoren zu gelangen. In den Außengliedern der Photorezeptoren (Stäbchen und Zapfen) liegt das Sehpigment, das photosensibel ist, das heißt, beim Auftreffen eines Lichtquanten zerfällt das Sehpigment u.a. in Vitamin A, das den Farbstoff enthält.

Beim Zerfall des Sehpigments kommt es zu einer elektrischen Erregung, die über das 2. Neuron zum 3. Neuron und über dessen Axone (N. opticus) zu den entsprechenden Hirnzentren geleitet wird (siehe Kapitel 9.8.1).

Klinik: Aus diesem Sachverhalt ist erklärbar, daß es bei einem Vitamin-A-Mangel zur Nachtblindheit kommen kann.

Augenkammern

Die vordere Augenkammer liegt hinter der Kornea und vor der Iris und der Linse. Die Tiefe der Augenkammer hängt von der Akkommodation ab. Die Kammer ist beim Auge, das einen entfernten Punkt anvisiert, flach, beim Auge, das einen in der Nähe liegenden Punkt anvisiert, tief. Die vordere Augenkammer enthält etwa 150–200 mm^3 Kammerwasser.

Das Kammerwasser fließt zum **Kammerwinkel** (Angulus iridocornealis), der u.a. vom Ziliarkörper, der Sklera und der Iriswurzel gebildet wird. Durch ein im Kammerwinkel netzartig aufgelockertes Gewebe, das Retinaculum trabeculare (= Trabeculum corneosclerale, alt: Lig. pectinatum anguli) genannt wird, erfolgt die Resorption des Kammerwassers.

Das Kammerwasser wird im Kammerwinkel resorbiert und durch das Trabekelnetzwerk (Trabeculum corneosclerale) zum venösen Sinus venosus sclerae (= Schlemm'scher Kanal) transportiert, der in der Sklera liegt. Von dort fließt das Kammerwasser zu den Vv. ciliares anteriores.

Am Reticulum trabeculare setzen einige Sehnen der Ziliarmuskeln an.

Durch die hintere Augenkammer ziehen die Zonulafasern, die als Aufhängebänder der Linse dienen.

Kammerwasser

Das Kammerwasser ist eine wasserklare, zellfreie Flüssigkeit, die Spuren von Proteinen enthält. Das Kammerwasser wird von den Epithelzellen des Ziliarkörpers gebildet und über dessen Gefäßnetz zur hinteren Augenkammer transportiert. Von hier fließt es durch die Pupille zur vorderen Augenkammer.
Der Zufluß aus dem Ziliarkörper und der Abfluß über den Schlemm'schen Kanal stehen in einem Gleichgewicht, das den Augeninnendruck bildet. Der normale Augeninnendruck liegt bei etwa 15–22 mmHg.

Klinik: ➤ Bei einem Druckanstieg des Kammerwassers kommt es zum Glaukom (= grüner Star). ◄

10.2.4 N. opticus !! 1/8

➤ *Prüfungsrelevant: Gesamtes Kapitel.* ◄

Der **N. opticus** (= **Sehnerv**) ist etwa 4,5 cm lang und 0,4 cm dick. Er entsteht, indem sich die ca. 1 Million Axone der 3. Neurone der Retina, im Discus nervi optici (= Sehnervenpapille) vereinen. Der Discus n. optici liegt im Augenhintergrund, medial vom hinteren Augenpol (siehe Kapitel 10.2.3).

Kurz bevor der N. opticus den Augapfel verläßt, durchbohren seine Nervenfasern siebartig die Lamina cribrosa der Sklera. Bis zum Durchtritt durch die Lamina sind die Nervenfasern, die aus dem Stratum ganglionare n. optici der Retina kommen, noch markscheidenlos. Nach dem Durchtritt durch die Lamina cribrosa erhalten die Nervenfasern eine Markscheide, die von Oligodendrozyten und Astrozyten gebildet wird.

Als N. opticus ziehen die Axone durch den Canalis opticus zum Chiasma opticum, wo sie teilweise gekreuzt werden (siehe Kapitel 9.8.1). Vom Chiasma gelangen die Axone als Tractus opticus zum Corpus geniculatum laterale (= lateraler Kniehöcker), der das 4. Neuron bildet.

Im retrobulbären Raum liegt der N. opticus im Corpus adiposum orbitae (= Fettkörper) eingebettet. In diesem Bereich verläuft der N. opticus leicht S-förmig, wodurch er eine ausreichende Reservelänge besitzt, um größere Augapfelbewegungen mitmachen zu können.

Im Retrobulbärraum dringen die A. und V. centralis retinae von unten her in das Innere des N. opticus vor, um innerhalb des N. opticus zum Augapfel zu gelangen.

Kurz vor seinem Eintritt in den Canalis opticus umgibt den N. opticus ein Sehnenring, der **Anulus tendineus communis** genannt wird, und der den Augenmuskeln (mit Ausnahme des M. obliquus inferior) als Ursprung dient.

Entwicklungsgeschichtlich ist der N. opticus zusammen mit der Retina (= Netzhaut) ein nach außen verlagerter Teil des Zwischenhirns, der zur weißen Substanz des Gehirns gezählt werden muß. Als Hirnteil wird der N. opticus von den drei Hirnhäuten umgeben (= Dura mater, Arachnoidea, Pia mater). Die Dura mater (= harte Hirnhaut) bildet die derbe äußere Scheide (= Vagina externa nervi optici), die innere Scheide wird von der Arachnoidea und der Pia mater (= weiche Hirnhaut) gebildet. Die Pia mater ist dabei dem N. opticus dicht aufgelagert.

Durch von der Pia mater abgehende Bindegewebssepten wird der N. opticus in etwa 800 bis 1.200 Nervenfaserbündel unterteilt. Zwischen der Pia mater und der Arachnoidea liegt ein mit Liquor gefüllter Verschiebespalt, der Spatium intervaginale genannt wird.

Die aus der Dura mater bestehende äußere Scheide geht kontinuierlich in die Sklera über. Die innere Scheide, die aus der Arachnoidea und der Pia mater besteht, soll in die Choroidea übergehen.

Während die drei Hirnhäute im Bereich der Orbita getrennt voneinander liegen, sind sie innerhalb des Canalis opticus untereinander, sowie mit dem N. opticus fest verwachsen.

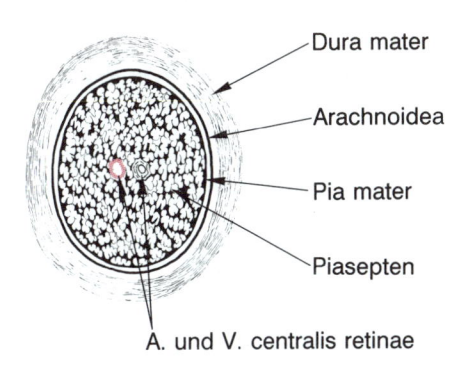

Abb. 10.9 Querschnitt durch den N. opticus

Zusatz: Von den peripheren Nerven unterscheidet sich der N. opticus als Hirnteil u.a. dadurch, daß er
- kein Endoneurium (= inneres Bindegewebe eines Nerven) besitzt, dafür aber durch Piasepten unterteilt wird,
- von Hirnhäuten umgeben ist,
- die Hirnhäute bis auf die Pia mater vom N. opticus getrennt sind, während bei den peripheren Nerven das Epineurium mit dem Perineurium verbunden ist,
- die Markscheide beim N. opticus von Oligodendrozyten und Astrozyten gebildet wird, während die Markscheide der peripheren Nerven von den Schwann'schen Zellen gebildet wird.

10.2.5 Bewegungsapparat !! 1/11 des Bulbus oculi

Der Augapfel (= Bulbus oculi) kann wie in einem Kugelgelenk in alle 3 Hauptrichtungen bewegt werden.

Um den Augapfel zu bewegen, besitzen wir 6 Augenmuskeln, die innerhalb des Fettkörpers des Auges (= Corpus adiposum) im retrobulbären Bindegewebsraum (= hinter dem Bulbus oculi) liegen.

Die 6 Augenmuskeln können in 4 gerade und 2 schräg verlaufende Augenmuskeln unterteilt werden.

➤ Die 4 gerade verlaufenden Augenmuskeln sind pyramidenartig angeordnet. Ihre Sehnen entspringen zusammen mit der Sehne des M. obliquus superior (= einem schräg verlaufenden Augenmuskel) und der Sehne des in Kapitel 10.3.1 beschriebenen M. levator palpebrae superioris (= Lidheber) vom Anulus tendineus communis (einem Sehnenring). Der Anulus umschließt kurz vor dem Canalis opticus den N. opticus.

Durch einen Spalt zwischen dem N. opticus und dem Anulus tendineus communis ziehen:
- N. oculomotorius
- N. abducens
- N. nasociliaris (= Ast des N. ophthalmicus)
- A. ophthalmica. ◄

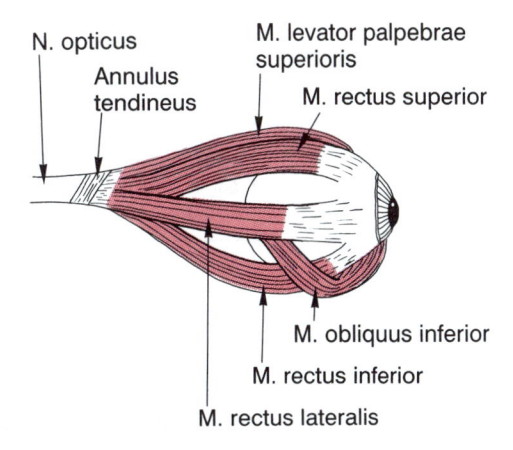

Abb. 10.10 Äußere Augenmuskeln des rechten Auges

Zusammenfassung:

Der N. oculomotorius innerviert: M. rectus superior, M. rectus inferior, M. rectus medialis, M. obliquus inferior.
Der N. trochlearis innerviert den M. obliquus superior.
Der N. abducens innerviert den M. rectus lateralis.

➤ Der Augapfel (= Bulbus oculi) wird bewegt durch:
- Adduktion: M. rectus superior, M. rectus inferior, M. rectus medialis.
- Abduktion: M. rectus lateralis, M. obliquus superior, M. obliquus inferior.
- Auswärtsrollen: M. rectus inferior, M. obliquus inferior.
- Einwärtsrollen: M. rectus superior, M. obliquus superior.
- Senken: M. rectus inferior M. obliquus superior.
- Heben: M. rectus superior, M. obliquus inferior. ◄

Gerade Augenmuskeln

M. rectus superior (= oberer gerader Augenmuskel)	*In.:* N. oculomotorius	*An.:* Sklera vor dem Äquator	*Ur.:* Anulus tendineus communis
	Lage: Liegt oberhalb des Augapfels und zieht schräg über ihn hinweg. **Funktion:** Er dreht den Augapfel nach oben, adduziert und rotiert ihn nach innen.		
M. rectus inferior (= unterer gerader Augenmuskel)	*In.:* N. oculomotorius	*An.:* Wie M. rectus superior	*Ur.:* Wie M. rectus superior
	Lage: Liegt unterhalb des Augapfels. **Funktion:** Er dreht den Augapfel nach unten, adduziert und rotiert ihn nach außen.		
M. rectus medialis (= innerer gerader Augenmuskel)	*In.:* N. oculomotorius	*An.:* Wie M. rectus superior	*Ur.:* Wie M. rectus superior
	Lage: Liegt medial vom Augapfel (= nasenwärts). **Funktion:** Er dient ausschließlich der Adduktion (= Heranführung zur Mittellinie).		
M. rectus lateralis (= äußerer gerader Augenmuskel)	*In.:* N. abducens	*An.:* Wie M. rectus superior	*Ur.:* Anulus tendineus communis und Os sphenoidale (= Keilbein)
	Lage: Liegt lateral vom Augapfel. **Funktion:** Er dient ausschließlich der Abduktion (= Wegführung von der Mittellinie)		

Schräg verlaufende Augenmuskeln

M. obliquus superior (= oberer schräger Augenmuskel)	*In.:* N. trochlearis	*An.:* Sklera oben hinter dem Äquator	*Ur.:* Wie M. rectus superior
	Lage: Er zieht über den M. rectus medialis hinweg nach vorn. Seine Sehne liegt in der **Trochlea**, die an der medialen Orbitawand als halbringartiger Knorpel befestigt ist. Durch diese Trochlea wird die Sehne abgelenkt und verläuft unter dem M. rectus superior zu ihrem Ansatzort. **Funktion:** Er dreht den Augapfel nach unten, abduziert und rotiert ihn nach innen.		
M. obliquus inferior (= unterer schräger Augenmuskel)	*In.:* N. oculomotorius	*An.:* Sklera, unten hinter dem Äquator	*Ur.:* medialer Orbitarand
	Lage: Er entspringt als einziger Augenmuskel von der Orbita (neben dem Canalis nasolacrimalis). **Funktion:** Er dreht den Augapfel nach oben, abduziert und rotiert ihn nach außen.		

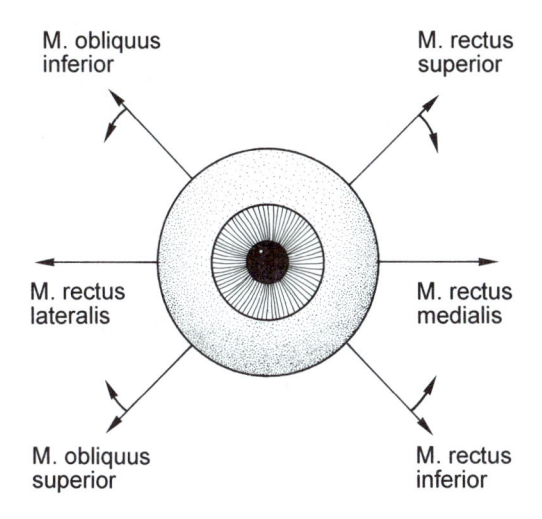

Abb. 10.11 Funktion der Augenmuskeln

Vagina bulbi
➤ Zwischen dem Bulbus oculi und dem Corpus adiposum oculi, das den retrobulbären Raum der Orbita auskleidet, liegt als derbe, bindegewebige Gleithülle die Vagina bulbi, auch **Tenon'sche Kapsel** genannt. Die Vagina bulbi ist mit dem Augapfel vorne an der Sklera und an der Austrittsstelle des N. opticus fest verwachsen. Die Sehnen der Augenmuskeln durchdringen kurz vor ihrem Ansatz die Vagina. ◄

Die Vagina bulbi trennt somit das Corpus adiposum oculi vom Augapfel. Der mit lockerem Bindegewebe angefüllte Raum zwischen der Vagina bulbi und dem Augapfel wird **Spatium episclerale** genannt. Das Spatium ermöglicht es dem Augapfel, sich innerhalb der Vagina bulbi, die quasi als eine Art Gelenkhöhle dient, wie bei einem Kugelgelenk in alle 3 Hauptrichtungen zu drehen.

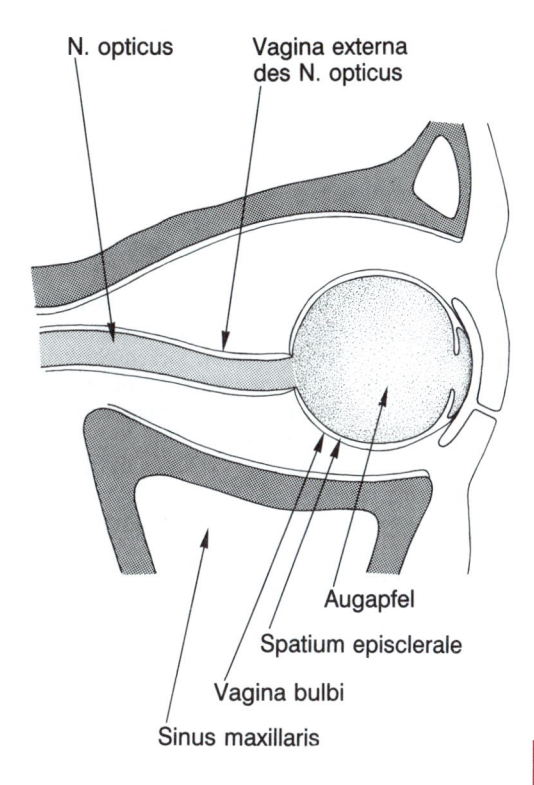

Abb. 10.12 Hüllen im Augenbereich

10.3 Schutzeinrichtungen des Auges

Zu den Schutzeinrichtungen des Auges gehören:
- die beiden Augenlider
- die Augenwimpern
- die Tränendrüse.

10.3.1 Augenlid   !! 1/7

➤ *Prüfungsrelevant: Kenntnis der Lidmuskeln, ihrer Innervation und Funktion.* ◄

Das obere und untere **Augenlid** (= **Palpebrae**) bedecken den Augapfel.

Die Augenlider haben die Aufgabe:
- das Auge vor mechanischen Einwirkungen und Fremdkörpern zu schützen,

- durch den Lidschlag die Kornea (= Hornhaut) und die Konjunktiva (= Bindehaut) ständig feucht zu halten um so Reibungen beim Lidschlag und eine Austrocknung der Augenhäute zu verhindern,
- uns einen ungestörten Schlaf zu ermöglichen.

Mikroskopische Anatomie

Die **Augenlider** bestehen von außen nach innen aus folgenden Schichten:
- Außen liegt eine sehr dünne Haut, die aus mehrschichtig verhorntem Plattenepithel besteht. Unter der Haut (= Epidermis) liegt die lockere Subkutis (= Unterhaut), in der sich ein Lid-ödem (= Flüssigkeitsansammlung im Lid) ausbreiten kann.
- Unter der Subkutis liegt der M. orbicularis oculi.
- Zum Augapfel hin liegt der Tarsus (= Lidplatte – siehe weiter unten).
- Innen (zum Augapfel hin) sind die beiden Augenlider von der in Kapitel 10.3.2 beschriebenen Konjunktiva (= Bindehaut) ausgekleidet, die aus mehrschichtigem, hochprismatischem Epithel (= Zylinderepithel) besteht.

▶ Die beiden schalenförmig geformten **Tarsi** superior und inferior (im oberen bzw. unteren Augenlid) sind Bindegewebsplatten, die aus dicht verfilzten kollagenen und elastischen Fasern bestehen (besitzen also keinen Knorpel!). Die Tarsi stützen und versteifen die Augenlider. ◀ Die glatten Mm. tarsales superior und inferior strahlen in den oberen bzw. unteren Tarsus ein.

Über ein Lig. palpebrale laterale und mediale sind der obere und der untere Tarsus jeweils an der lateralen und an der medialen Wand der Orbita befestigt.

▶ In den Tarsi liegen als längliche, verzweigte alveoläre Talgdrüsen (holokriner Typ) die **Glandulae tarsales** (= **Meibom'sche Drüsen**), die als modifizierte Talgdrüsen kurz hinter dem Rand der Lidkante münden. ◀

▶ An der Lidkante liegen in 2–3 Reihen die Wimpernhaare (= Cilia), in deren Haarbalghöhle als kleine alveoläre Talgdrüsen (apokriner Typ) die **Glandulae ciliares** (= **Moll'sche Drüsen**) und als holokrine Drüsen die **Glandulae sebaceae** (= **Zeis'sche Drüsen**) einmünden. ◀

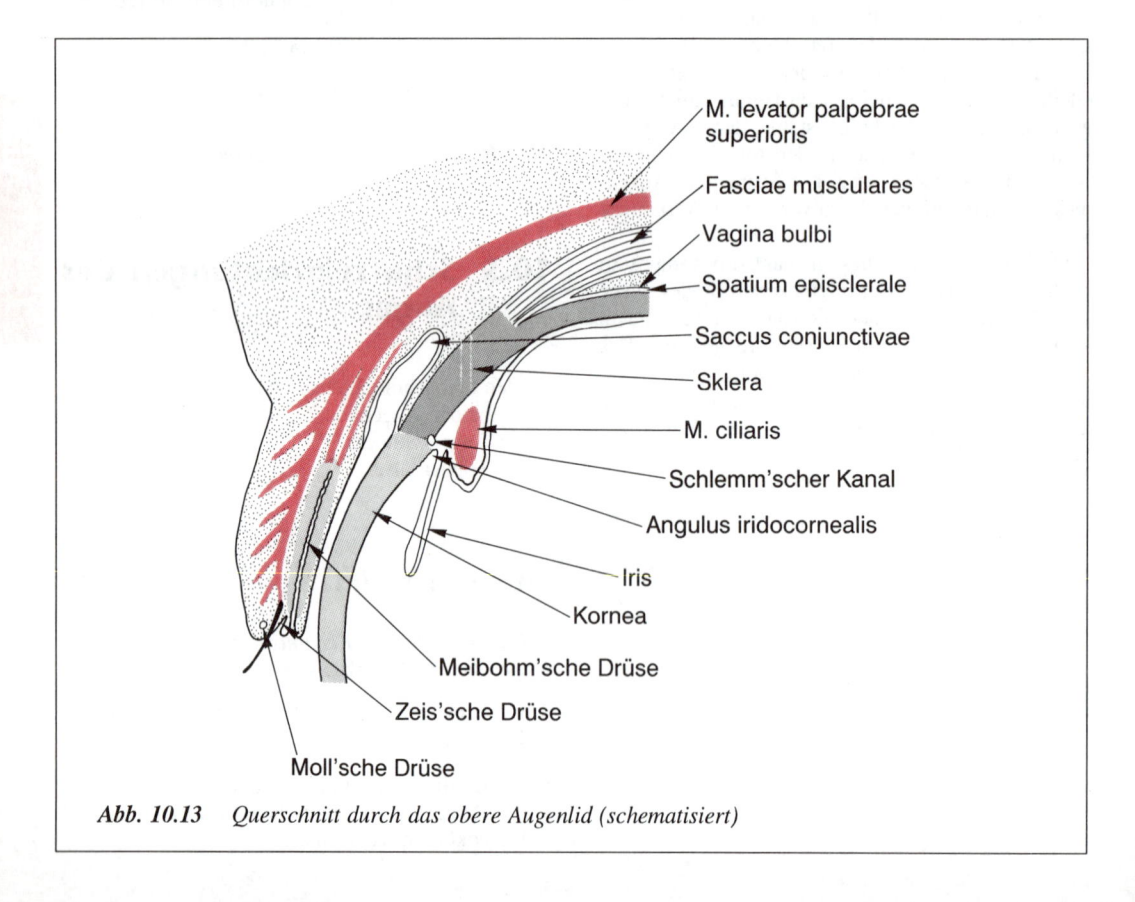

Abb. 10.13 Querschnitt durch das obere Augenlid (schematisiert)

Außerdem kommen im Augenlid Gll. lacrimales accessoriae (= Krause'sche Drüsen) als kleine akzessorische Tränendrüsen vor.

Klinik: Bei einer Entzündung einer Gl. tarsalis entsteht ein Hagelkorn, bei einer Entzündung einer Gl. ciliaris ein Gerstenkorn.

Mikroskopierhilfe für das Augenlid
Bei Lupenvergrößerung sehen Sie als kaum verwechselbares Bild eine relativ dicke Muskelschicht mit den im Tarsus eingelagerten Meibom'schen Drüsen. Häufig ist an der Lidkante ein Haar angeschnitten. Bei höherer Vergrößerung sehen Sie auf der Außenseite mehrschichtig verhorntes Plattenepithel und auf der Innenseite mehrschichtiges Zylinderepithel.

DD: Nasenflügel, Lippe, Ohrmuschel, Epiglottis.

▶ Zu den Muskeln der Augenlider gehören als quergestreifte Muskeln:
- M. orbicularis oculi
- M. levator palpebrae superioris;

als glatte Muskeln:
- Mm. tarsales superior und inferior. ◀

Der **M. orbicularis oculi** hat ein ringförmiges Aussehen. Er dient willkürlich dem Lidschluß (z.B. beim Einschlafen) und unwillkürlich der Lidbewegung, um die Kornea (= Hornhaut) feucht zu halten. Bei seinem Ausfall ist die Befeuchtung des vorderen Kornealepithels gefährdet.
Innervation: N. facialis.

Der **M. levator palpebrae superioris** dient als Lidheber für das Oberlid.
Er entspringt mit den geraden Augenmuskeln vom Anulus tendineus communis. Durch den oberen Teil der Orbita zieht der Muskel zum Oberlid, wo sich seine Sehne in zwei flächenhafte Schichten (= Aponeurosen) spaltet. Mit der einen Schicht setzt der Muskel am Tarsus an, die andere Sehnenschicht strahlt ins Bindegewebe ein.
Innervation: N. oculomotorius.

Der **M. tarsalis superior** liegt im Oberlid. Er entspringt von der Sehne des M. orbicularis oculi und der Sehne des M. levator palpebrae superioris und setzt am Tarsus des Oberlids an. Der M. tarsalis superior ist neben dem M. levator palpebrae superioris ein leichter Lidheber.

Der **M. tarsalis inferior** liegt im Unterlid. Er entspringt von der Sehne des M. orbicularis oculi. Zusammen mit dem M. tarsalis superior hält der M. tarsalis inferior die Lidspalte offen.

Innervation: Die Mm. tarsales werden aus dem oberen Halsganglion des Sympathikus (= Ganglion cervico-thoracicum) innerviert.

Klinik: Beim Ausfall (Blockade) des Halssympathikus fallen die Mm. tarsales aus, dadurch kommt es zur Ptosis, das heißt, das Oberlid hängt herunter und bedeckt den oberen Teil der Iris.
Bei einer Lähmung des M. levator palpebrae superioris (z.B. infolge einer Verletzung des N. oculomotorius) sind die Mm. tarsales zu schwach, um das Lid offen zu halten.

10.3.2 Bindehaut ! 0/0

Die **Bindehaut** (= Konjunktiva = Tunica conjunctiva) ist eine zarte Schleimhaut, die durchsichtig ist, weshalb die unter ihr auf der Sklera (= episkleral) liegenden Gefäße gut sichtbar sind.

Die Konjunktiva überzieht als
- Tunica conjunctiva palpebrae (= Bindehaut des Augenlids) die Innenseite des oberen und unteren Augenlids, und als
- Tunica conjunctiva bulbi (= Bindehaut des Augapfels) die Sklera bis zum Rand der Kornea.

Die Tunica conjunctiva palpebrae geht im Fornix conjunctiva (= „Gewölbebogen der Bindehaut") auf die Tunica conjunctiva bulbi über, wodurch sich zwischen dem oberen und unteren Augenlid, sowie dem Augapfel, zwei von Schleimhaut ausgekleidete Räume bilden, die zusammen als **Konjunktivalsack** (= Bindehautsack) bezeichnet werden.
Die Fornices conjunctivae besitzen Reservefalten, die dem Augapfel eine größere Beweglichkeit ermöglichen.

Innervation
Die Conjunctiva oculi wird vom Sympathikus und vom N. trigeminus (= 5. Hirnnerv) innerviert.
Die Conjunctiva palpebrae des Oberlids wird vom N. infratrochlearis (einem Ast des N. ophthalmicus = 1. Hauptast des N. trigeminus), die Conjunctiva palpebrae des Unterlids von Ästen des N. maxillaris (= 2. Hauptast des N. trigeminus) innerviert.

Mikroskopische Anatomie
Die Tunica conjunctiva palpebrae ist unverschieblich mit den Augenlidern verbunden. Sie besteht aus mehrschichtigem, hochprismatischen Epithel (= Zylinderepithel), das Becherzellen enthält.

Die Tunica conjunctiva oculi ist leicht gegen die Sklera verschiebbar. Sie besteht aus mehrschichtigem, unverhorntem Plattenepithel, das mit wenig Becherzellen durchsetzt ist, dafür aber reichlich Plasmazellen und Lymphozyten besitzt.

10.3.3 Tränendrüse, Tränenwege !! 2/6

Zum Tränenapparat gehören:
- Tränendrüse
- ableitende Tränenwege mit den:
  - Tränenkanälchen
  - Tränensack
  - Tränennasengang.

▶ Die **Tränendrüse** (= **Glandula lacrimalis**) liegt seitlich oberhalb des Bulbus oculi in der Fossa glandulae lacrimalis des Os frontale (= Stirnbein). Die Tränendrüse wird durch die Sehne des M. levator palpebrae superioris in einen dem Knochen anliegenden größeren oberen Drüsenteil (= Pars orbitalis = Augenhöhlenteil) und einen dem Augenlid anliegenden kleineren unteren Drüsenteil (= Pars palpebralis = Lidteil) unterteilt. ◀

Mikroskopische Anatomie

▶ Die **Tränendrüse** ist eine zusammengesetzte tubuloalveoläre Drüse, die in Drüsenläppchen untergliedert ist. Die Endstücke der Tränendrüse münden direkt in etwa 10 intralobulär (= innerhalb der Drüse liegende) Ausführungsgänge. Die Tränendrüse besitzt also weder Schaltstücke noch Streifenstücke!

Die Endstücke bestehen aus hochprismatischen Drüsenzellen vom serösen Typ, die von kontraktilen Myoepithelzellen, die häufig als Korbzellen bezeichnet werden, umgeben sind. Die Myoepithelzellen drücken bei ihrer Kontraktion das Tränensekret aus den Endstücken in Richtung Ausführungsgang hinaus. Die etwa 10 intralobulären Ausführungsgänge setzen sich außerhalb der Drüse in die gleiche Anzahl extralobuläre (= außerhalb der Tränendrüse liegende) Ausführungsgänge fort.

Die extralobulären Ausführungsgänge sind mit einem zwei- bis mehrreihigen Epithel ausgekleidet. ◀

Mikroskopierhilfe:
Bei der Diagnose von Drüsen sollten Sie sich
- die Endstücke und
- die Ausführungsgänge ansehen.

Bei einer höheren Vergrößerung können die Zellgrenzen in den Endstücken der Tränendrüse gut gegeneinander abgegrenzt werden. Die Zellkerne sind bei der Tränendrüse rund und liegen randständig. Die einzelnen Lumina sind eng – somit handelt es sich um seröse Endstücke.

DD: Rein seröse Endstücke besitzen: Gl. parotis, Pankreas und Gl. lacrimalis. Während die Gl. parotis und das Pankreas Schaltstücke besitzen, fehlen bei der Tränendrüse Schalt- und Streifenstücke.

▶ Die Tränendrüse produziert täglich etwa 300 bis 400 ml dünnflüssiges Sekret (= Tränenflüssigkeit), das durch die extralobulär liegenden Ausführungsgänge (= Ductuli excretorii) im Bereich der Fornix conjunctivae superior in den Konjunktivalsack fließt. ◀

Durch den Lidschlag wird die Tränenflüssigkeit von der Fornix conjunctivae über die Kornea (= Hornhaut) und die Konjunktiva (= Bindehaut) verteilt. Die Tränenflüssigkeit schützt die Horn- und Bindehaut vor dem Austrocknen und verhindert beim Lidschlag eine Reibung mit den Augenlidern.

Ein Teil der Tränenflüssigkeit verdunstet, der Rest fließt zu den ableitenden Tränenwegen, die mit dem im medialen Lidwinkel liegenden Tränensee (= Sacus lacrimalis) beginnen.

Im **Tränensee** wird die Tränenflüssigkeit von den **Tränenpunkten** (= Puncta lacrimales) angesaugt und zu den **Tränenröhrchen** (= Canaliculi lacrimales) weitergeleitet. Über die Tränenröhrchen fließt die Flüssigkeit zum **Tränensack** (= Saccus lacrimalis), der in einer vom Os lacrimale (= Tränenbein) und von der Maxilla (= Oberkieferknochen) gebildeten Grube liegt, die **Fossa sacci lacrimalis** genannt wird.

▶ Der Tränensack geht in den **Tränennasengang** (= **Ductus nasolacrimalis**) über (beim Weinen läuft daher gleichzeitig die Nase). Der Ductus nasolacrimalis zieht in dem vom Os lacrimale und von der Maxilla gebildeten **Canalis nasolacrimalis** von der Augenhöhle zur Nasenhöhle, wo der Gang an der lateralen Wand des unteren Nasengangs mündet. Diese Mündung wird von einer Schleimhautfalte (= Plica lacrimalis) unvollständig verschlossen. ◀

> **Zusammenfassung** der Fließrichtung der Tränenflüssigkeit:
> Tränendrüse → Ausführungsgänge → Fornix conjunctivae superior → Augapfel (Horn- und Bindehaut) → Tränensee → über die Tränenpunkte zu den Tränenröhrchen → Tränensack → Ductus nasolacrimalis → unterer Nasengang.

Mikroskopische Anatomie

➤ Die Tränenkanälchen besitzen ein geschichtetes Plattenepithel, der Tränensack ein mehrreihiges Zylinderepithel, der Ductus nasolacrimalis ein mit Becherzellen durchsetztes und teilweise mit Flimmerhärchen besetztes mehrreihiges Zylinderepithel. ◄

Tränenflüssigkeit

➤ Die Tränenflüssigkeit wird gebildet:
- von der Tränendrüse
- von den in der Bindehaut liegenden Becherzellen, häufig als Gll. lacrimales accessoriae bezeichnet, die den schleimhaltigen Teil der Tränenflüssigkeit produzieren,
- von den Meibom'schen Drüsen. ◄

➤ Die Tränenflüssigkeit enthält zum Infektionsschutz das Enzym Lysozym, das gegen Bakterien wirkt. ◄

Innervation

➤ Die **Tränendrüse** wird von folgenden Nerven innerviert:
- *sensibel* durch den N. lacrimalis, einem Ast des N. ophthalmicus (= 1. Hauptast des N. trigeminus),
- *sekretorisch* über die parasympathischen Nervenfasern aus dem Ganglion pterygopalatinum. ◄ Die präganglionären Nervenfasern für das Ganglion pterygopalatinum verlassen zusammen mit dem N. facialis das Gehirn und gelangen mit dem N. petrosus major (einem Ast des N. facialis) zum Ganglion pterygopalatinum, wo sie umgeschaltet werden und mit dem N. zygomaticus (einem Ast des N. maxillaris) zur Tränendrüse gelangen.➤ Der Hypothalamus und das Limbische System beeinflussen über die parasympathischen Fasern die Tränensekretion u.a. bei Trauer (Weinen). ◄
- sympathisch vom Halssympathikus.

Die Tränendrüse wird von der A. lacrimalis mit Blut versorgt.

10.3.4 Angewandte Anatomie ! 0/1

➤ *Prüfungsrelevant: Grundkenntnisse des gesamten Kapitels.* ◄

In diesem Kapitel werden die im GK aufgeführten klinischen Bezüge behandelt.

Kornealreflex – dieser Reflex ist ein Fremdreflex. Berührt man die Kornea z.B. mit einem Stoffädchen oder kommt ein Staubkorn auf die Kornea, so führt dies bei beiden Augen reflektorisch zum Lidschluß.

Der Reflexbogen verläuft als afferente Bahn über die Nn. ciliares (= Äste des N. ophthalmicus) und durch den Pons (= Brücke) bis zum Kerngebiet des N. trigeminus. Vom Fazialiskern verläuft die efferente Bahn über den N. facialis zum M. orbicularis oculi, der die beiden Augenlider schließt.

Konjunktivalreflex – der zuvor beschriebene Reflexbogen läuft ebenfalls ab, wenn die Konjunktiva (= Bindehaut) berührt wird.

Hemianopsie – wie in Kapitel 9.8.1 beschrieben, wechseln in der Sehnervenkreuzung (= Chiasma opticum) die Fasern aus der nasalen Retinahälfte die Seiten, während die Fasern aus der temporalen Retinahälfte im N. opticus nicht kreuzen, so daß jeder Tractus opticus Fasern aus den Retinae beider Augen mit sich führt.

Bei der Durchtrennung des linken Tractus opticus oder infolge eines Hypophysentumors, fällt daher das nasale Gesichtsfeld des linken Auges und das temporale Gesichtsfeld des rechten Auges aus. Es kommt somit zu einem Ausfall der rechten Gesichtshälfte beider Augen, was als Hemianopsie (= Halbseitenblindheit) bezeichnet wird.

Lähmungserscheinungen beim Ausfall der Augenmuskelnerven:
Charakteristisch bei allen Lähmungen von Augenmuskeln sind die Doppelbilder, über die die Patienten klagen. Zu diesen Doppelbildern kommt es, weil der eine Augapfel (bei dem die Muskeln nicht gelähmt sind) einen neuen Punkt fixiert, während am anderen Auge die Muskeln infolge der Lähmung nicht in der Lage sind, den Augapfel „neu einzustellen", so daß mit beiden Augen verschiedene Punkte anvisiert werden.

➤ Bei einem Ausfall des N. oculomotorius sind folgende Muskeln betroffen:
- Augenmuskeln: M. rectus superior, M. rectus inferior, M. rectus medialis, M. obliquus inferior.
- Lidmuskel: M. levator palpebrae superioris (= Lidheber).

Innere Augenmuskeln: M. ciliaris (dient der Akkommodation), M. sphincter pupillae (verengt die Pupille). ◄

Der Augapfel kann also nur noch abduziert werden. Neben Doppelbildern kommt es zu:
- Ptosis (= herabhängendes Oberlid – durch die Lähmung des M. levator palpebrae superior),

- Mydriasis (= weite Pupille – durch die Lähmung des M. sphincter pupillae).

Beim Ausfall des N. trochlearis ist nur der M. obliquus superior gelähmt. Ist der linke N. trochlearis betroffen, so kommt es beim Blick nach links unten zu Doppelbildern (beim Ausfall des rechten N. trochlearis umgekehrt).

Beim Ausfall des N. abducens ist nur der M. rectus lateralis betroffen. Der N. abducens ist besonders wegen seines Verlaufs an der Schädelbasis durch Traumata (Schädelbasisbrüche) und Entzündungen gefährdet. Ist der N. abducens gelähmt, so kann der Augapfel nicht mehr abduziert, also nach außen gedreht werden.

Eine Abduzenslähmung (N. abducens) erkennen Sie an dem nach einwärts gerichteten Auge, eine Okulomotoriuslähmung an dem nach außen unten gedrehten Auge.

Hornersches Syndrom – es entsteht beim Ausfall des Ganglion stellatum des Halssympathikus. Dabei tritt folgende Symptom-Trias auf:
- Ptosis (= enge Lidspalte – durch den Ausfall der Mm. tarsales),
- Miosis (= Verengung der Pupille – durch den Ausfall des M. dilatator),
- Enophthalmus (= tiefer liegender Augapfel – durch Ausfall des M. orbitalis).

11 Hör- und Gleichgewichtsorgan

Das Hör- und Gleichgewichtsorgan wird in folgende drei Abschnitte unterteilt:
- äußeres Ohr mit der Ohrmuschel und dem äußeren Gehörgang (Kapitel 11.2)
- Mittelohr mit der Paukenhöhle, der Ohrtrompete und den pneumatischen Nebenräumen, sowie den Gehörknöchelchen (Kapitel 11.3)
- Innenohr mit der Schnecke und den Bogengängen, die zusammen als Labyrinth bezeichnet werden (Kapitel 11.4).

11.1 Grundkenntnisse der Entwicklung ! 0/3

Entwicklung des Innenohrs

Beim Innenohr (wegen seines labyrinthartigen Aussehens auch „Labyrinth" genannt) wird zwischen einem häutigen und einem, das häutige Labyrinth schützend umgebenden knöchernen Labyrinth unterschieden.

▶ Das Innenohr entsteht am 22. Entwicklungstag an beiden Seiten des Rautenhirns als Verdichtung des Ektoderm. Diese Verdichtung wird **Ohrplakode** (syn.: Labyrinthplakode) genannt. Die Ohrplakode senkt sich etwa um den 28. Entwicklungstag zur Ohrgrube ein. ◀ Die Ohrgrube schließt sich etwas später zum **Ohrbläschen**.

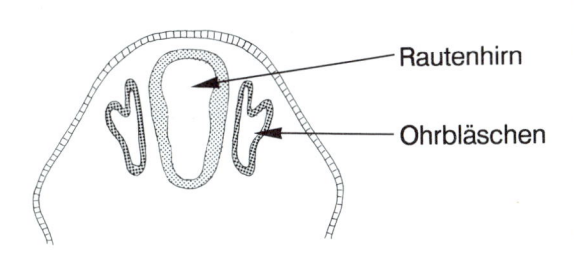

Abb. 11.1 Ohrentwicklung

▶ Aus dem Ohrbläschen geht das häutige Labyrinth hervor. Dazu schnürt sich das Ohrbläschen ein, so daß ein ventraler und ein dorsaler Teil entsteht.
Aus dem ventralen (= sakkulären) Teil des Ohrbläschens entwickeln sich:
- der Ductus cochlearis und der Sacculus.

Aus dem dorsalen (= utrikulären) Teil des Ohrbläschens entwickeln sich:
- die 3 Bogengänge, der Utriculus und der Ductus endolymphaticus.

Aus der Verbindung zwischen Ductus cochlearis und dem Sacculus entsteht der Ductus reuniens. ◀

Das sich aus dem Ektoderm entwickelnde Ohrbläschen ist von Mesenchym umgeben. Zunächst verknorpelt dieses Mesenchym zur Ohrkapsel, später verknöchert der Knorpel zum knöchernen Labyrinth.

Entwicklung des Mittelohrs

▶ Das Mittelohr (= Paukenhöhle) entwickelt sich aus der 1. Schlundtasche des Kiemendarms, der in Kapitel 5.1.2 beschrieben wird.
Aus der 1. Kiemenfurche entwickeln sich der äußere Gehörgang und das Trommelfell.
Aus der 1. Schlundtasche geht die Paukenhöhle hervor, die durch die sich langsam entwickelnde Ohrtrompete (= Tuba auditiva) mit dem Nasenrachenraum in Verbindung bleibt. ◀
   In der 7. Entwicklungswoche entstehen aus dem 1. und 2. Kiemenbogen die knorpeligen Vorstufen der Gehörknöchelchen, wobei aus dem 1. Kiemenbogen der Hammer (= Malleus) und der Amboß (= Incus) und aus dem 2. Kiemenbogen der Steigbügel (= Stapes) hervorgehen.

Äußeres Ohr

Das äußere Ohr geht aus dem dorsalen Abschnitt der 1. Kiemenfurche hervor.

11.2 Äußeres Ohr

11.2.1 Ohrmuschel, äußerer Gehörgang !! 3/9

➤ *Prüfungsrelevant: Trommelfell.* ◄

Ohrmuschel

Die Ohrmuschel ist eine Hautfalte, die durch den Ohrknorpel ihre Form erhält. Der Ohrknorpel (= Cartilago auricularis) besteht aus elastischem Knorpel. Das Ohrläppchen ist knorpelfrei.
Die Ohrmuschel besitzt eine dünne, fettarme Haut. In der Ohrmuschel kommen einige kleine Muskeln (= Mm. auriculares) vor, die die Ohrmuschel minimal bewegen können.

Äußerer Gehörgang (= Meatus acusticus externus)

Die Ohrmuschel geht in den S-förmig gekrümmten äußeren Gehörgang über. Der Meatus acusticus externus ist etwa 3,5 cm lang und 0,5 bis 1 cm weit. Er besteht aus einem lateral liegenden knorpeligen und einem größeren, medial (= innen) liegenden knöchernen Teil.
Der knorpelige Teil des Meatus acusticus externus wird vom elastischen Gehörgangsknorpel (= Cartilago meatus acustici) gebildet. Der knorpelige Teil ist durch bindegewebige Zwischenräume verschiebbar. In ihm liegen Haare, Talgdrüsen und als Knäueldrüsen die apokrinen Glandulae ceruminosae (= Ohrschmalzdrüsen). Die Talgdrüsen und die Gll. ceruminosae produzieren zusammen den Ohrschmalz (= Cerumen).
➤ Am Übergang vom knorpeligen zum knöchernen Teil liegt als **Isthmus tubae auditoriae** (alt: auditivae) diese engste Stelle des Meatus acusticus externus.

Der knöcherne Teil des Gehörgangs wird von der Pars tympanica des Os temporale (= Schläfenbein) gebildet. Am Ende des knöchernen Teils wird der Meatus acusticus externus durch das Trommelfell vom Mittelohr getrennt. ◄

Topographie
➤ Kranial vom knöchernen Teil liegt die mittlere Schädelgrube, von der der **Gehörgang** nur durch eine dünne Knochenschicht getrennt ist.
Vom Gehörgang liegen:
- ventral – das Kiefergelenk (wenn Sie den kleinen Finger in Ihr Ohr einführen und den Unterkiefer bewegen, können Sie den Kopf der Mandibula fühlen).
- dorsal – der Proc. mastoideus (= Warzenfortsatz).
- kaudal – die Glandula parotis (= Ohrspeicheldrüse). ◄

Innervation und Gefäßversorgung
➤ *motorische Innervation:*
Die Ohrmuskeln zählen zu den mimischen Muskeln, die vom N. facialis innerviert werden. ◄

sensible Innervation:
- ➤ N. auriculotemporalis (Ast des N. mandibularis) – innerviert sensibel den knorpeligen Teil des Gehörgangs und die vordere Ohrmuschel.
- R. auricularis (Ast des N. vagus) – innerviert sensibel den knöchernen Teil des Gehörgangs und die Außenseite des Trommelfells. Der R. auricularis gelangt durch die Fissura tympano-mastoidea zum äußeren Ohr.
- N. auricularis magnus (Ast aus dem Plexus cervicalis) – innerviert den hinteren Ohrmuschelteil. ◄

Klinik: Beim Einführen eines Ohrtrichters kann über den R. auricularis der N. vagus gereizt werden, was Erbrechen oder Hustenanfälle zur Folge haben kann (sogenannte vagotone Reaktion).

Das äußere Ohr wird über folgende Äste der A. carotis externa mit Blut versorgt: A. temporalis superficialis und A. maxillaris.

Mikroskopische Anatomie
➤ Die Haut des äußeren Gehörgangs besteht aus mehrschichtig verhorntem Plattenepithel. Die Haut ist im knorpeligen Teil mit dem Perichondrium (= Knorpelhaut) und im knöchernen Teil mit dem Periost (= Knochenhaut) fest verwachsen. Eine Unterhaut fehlt, daher kommt es bei einer Entzündung im knöchernen Teil zur Spannung der Haut und damit zu starken Schmerzen. ◄

Trommelfell (= Membrana tympani)

Das Trommelfell ist eine etwa 0,1 mm dicke Membran, die einen Durchmesser von 9–11 mm hat. Das graugelb aussehende Trommelfell trennt den äußeren Gehörgang von der Paukenhöhle (liegt also zwischen dem äußeren Gehörgang und dem Mittelohr).

▶ Mit einem durch Faserknorpel verdickten Rand, dem Anulus fibrocartilagineus, ist das Trommelfell im knöchernen Sulcus tympanicus des Felsenbeins (= Teil des Schläfenbeins) befestigt. ◀

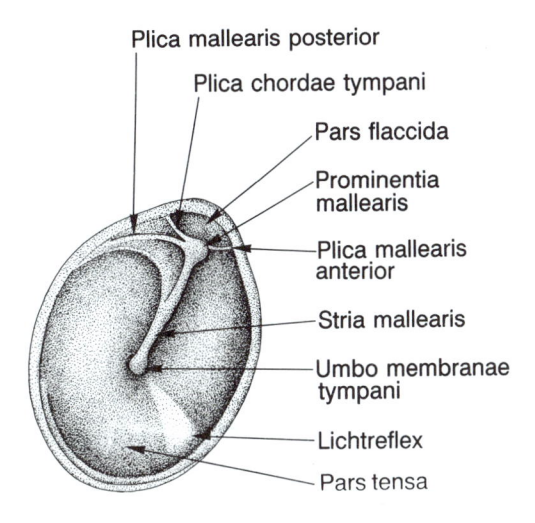

Abb. 11.2 Rechtes Trommelfell von außen

In der Abb. 11.2 vom Trommelfell können Sie folgende Strukturen erkennen:
- Oberhalb des Trommelfells liegen die Gehörknöchelchen (Amboß und Hammer).
- Die Stria mallearis mit der Prominentia mallearis und dem Umbo membranae tympani.
- Die Plicae malleares posterior und anterior und die Plica chordae tympani.
- Die Pars flaccida.
- Die Pars tensa.
- Einen Lichtreflex.

Das ovale Trommelfell wird in zwei Bezirke unterteilt: Pars tensa und Pars flaccida.
▶ Die **Pars tensa** ist der straff gespannte Teil des Trommelfells. Sie bildet, wie in der Zeichnung erkennbar, den größten Teil des Trommelfells.
Die **Pars flaccida** (= Shrapnell'sche Membran), bildet den kleineren Teil des Trommelfells. Sie liegt oberhalb der durch den Fortsatz des Hammers hervorgerufenen Prominentia mallearis. ◀

Mikroskopische Anatomie

▶ Das **Trommelfell** besteht von außen nach innen aus 3 Schichten:
- Stratum cutaneum (= Hautschicht) – wird von der Haut des äußeren Gehörgangs gebildet und besteht aus mehrschichtigem, wenig verhorntem Plattenepithel.
- Stratum fibrosum (= Lamina propria) – ist eine dünne Bindegewebsschicht, die aus in verschiedenen Richtungen verlaufenden kollagenen und elastischen Faserzügen besteht. Im Bereich der Pars flaccida fehlt diese Schicht!
- Stratum mucosum (= Schleimhautschicht) – bildet die Fortsetzung der Schleimhaut der Paukenhöhle und besteht aus einem einschichtigen, isoprismatischen Epithel. ◀

▶ Die Pars tensa wird durch die Lamina propria gespannt, während bei der Pars flaccida diese Schicht fehlt.
Wie Sie in Abb. 11.2 sehen können, ist von den drei Gehörknöchelchen nur der Handgriff des Hammers mit der Pars tensa des Trommelfells verwachsen. Bei der Aufsicht auf das Trommelfell erscheint diese Verwachsung als Stria mallearis. Die Stria endet mit dem in der Mitte des Trommelfells liegenden Umbo membranae tympani (= Nabel). Durch den Umbo wird das Trommelfell trichterförmig nach innen gezogen.

Kranial endet die Stria mallearis an der Prominentia mallearis, die eine kleine Erhebung darstellt. An der Prominentia enden zwei sogenannte Hammerfalten (= Plicae malleares anterior und posterior). Zwischen diesen beiden Plicae malleares liegt die Plica chordae tympani.
In der Plica mallearis anterior verläuft der vordere, in der Plica mallearis posterior der hintere Teil der Chorda tympani, die sich unter der Plica chordae vereinigen (Chorda tympani = Teil des in Kapitel 5.5 beschriebenen N. intermedius).

Auf der inneren Seite des Trommelfells (zur Paukenhöhle hin) liegen zwischen den Hammerfalten und dem Trommelfell sogenannte Trommelfelltaschen (= Recessus membranae tympani). Der Recessus membranae tympani superior (= Prussak'scher Raum) bildet hierbei die Grenze zwischen der Pars flaccida und der Prominentia des Hammers. ◀

Klinik: Im Recessus membranae tympani superior kann sich Eiter ansammeln.

Bei der Ohrspiegelung entsteht durch das auffallende Licht ein vom Umbo ausgehender dreieckiger Lichtreflex, der nach vorn unten zeigt. Der Lichtreflex entsteht dadurch, daß das Licht bei einem normalen Trommelfell nur in diesem dreieckigen Trommelfellbereich senkrecht auffällt und daher reflektiert wird.

Das Trommelfell wird durch den in Kapitel 11.3.2 beschriebenen M. tensor tympani gespannt.

Innervation und Gefäßversorgung

▸ Das Trommelfell wird sensibel innerviert vom:
- N. tympanicus (Ast des N. glossopharyngeus) – Innenseite des Trommelfells,
- R. auricularis (Ast des N. vagus) – Haut des äußeren Gehörgangs und des äußeren Trommelfells,
- N. auriculotemporalis (Ast des N. mandibularis) – äußerer Teil des Trommelfells.

Mit Blut wird das Trommelfell aus den Aa. auriculares posterior und profunda und aus Ästen der A. temporalis superficialis versorgt. ◂

Klinik: In der Klinik wird das Trommelfell in 4 Quadranten unterteilt, wobei eine Linie durch die Stria und die zweite Linie senkrecht zur ersten durch den Umbo gezogen wird.

11.3 Mittelohr

Das Mittelohr besteht aus der/den
- Paukenhöhle mit den Gehörknöchelchen
- pneumatischen Nebenräumen
- Ohrtrompete (= Tuba auditiva).

11.3.1 Paukenhöhle !!! 10/2

Die **Paukenhöhle** (= **Cavum tympanica,** alt: Cavum tympani) liegt zwischen dem Trommelfell und dem Innenohr. Die Paukenhöhle ist etwa 10-15 mm hoch und 5 mm breit.

Von oben nach unten läßt sich die Paukenhöhle in 3 ineinander übergehende Etagen (= Epi-, Meso- und Hypotympanon) mit 6 Wänden unterteilen:

Epitympanon (= Kuppelraum) – liegt oberhalb des Trommelfells und enthält den Hammerkopf und den Amboßkörper. Der obere Teil des Epitympanon bildet das Dach der Paukenhöhle.

- Paukenhöhlendach (= Paries tegmentalis) – liegt als dünne Knochenlamelle zwischen der Paukenhöhle und der mittleren Schädelgrube.

▸ **Mesotympanon** – liegt in Höhe des Trommelfells. In diesem Bereich liegen die 4 Seitenwände der Paukenhöhle:
- vordere Wand (= Paries caroticus) – liegt neben dem Canalis caroticus der A. carotis interna. In diesem Bereich mündet die Tuba auditiva (= Ohrtrompete) und darüber der Semicanalis m. tensoris tympani, in dem der M. tensor tympani zum Hammergriff zieht
- laterale Wand (= Paries membranaceus) – wird vom Trommelfell gebildet.
- hintere Wand (= Paries mastoideus) – liegt in enger Nachbarschaft zum Warzenfortsatz (= Proc. mastoideus); im oberen Teil der hinteren Wand liegt der Aditus (= Zugang) zum Antrum mastoideum. Weiterhin liegt in diesem Wandbereich die Eminentia pyramidalis, in der sich die Öffnung für den M. stapedius befindet. In der Nachbarschaft verläuft der N. facialis innerhalb des Canalis facialis (liegt im Os temporale).
- mediale Wand (= Paries labyrinthicus) – trennt die Paukenhöhle vom Innenohr (= Labyrinth). In der medialen Wand liegen das Promontorium (= die Basalwindung der Schnecke), die Fenestra vestibuli und die Fenestra cochleae (= das ovale und das runde Fenster – siehe Kapitel 11.4.3). ◂

Hypotympanon (= Paukenhöhlenkeller) – liegt kaudal vom Trommelfell und enthält den Paukenhöhlenboden.
- Boden (= Paries jugularis) – liegt als dünne Knochenwand über dem Bulbus v. jugularis.

Klinik: ▸ Der Boden der Paukenhöhle liegt beim stehenden Menschen unterhalb der Tuba auditiva, weshalb sich bei einer Entzündung in diesem Bereich Eiter ansammeln kann. ◂

Zusammenfassung der Nachbarschaftsbeziehungen
- ▸ Tegmen tympani (= Dach) – trennt als dünne Knochenwand die Paukenhöhle von der mittleren Schädelgrube.
- Vordere Paukenhöhlenwand – Nachbarschaft zum Canalis caroticus (mit A. carotis interna); enthält die Öffnung der Tuba auditiva.
- Laterale Wand – wird vom Trommelfell gebildet.
- Hintere Wand – Nachbarschaft: Proc. mastoideus und Canalis facialis (N. facialis).
- Mediale Wand – enthält die Fenestra vestibuli, die Fenestra cochleae und das Promontorium.
- Boden: Nachbarschaft: Bulbus v. jugularis. ◂

Mikroskopische Anatomie
Das Trommelfell und die **Paukenhöhle** besitzen ein einschichtiges Plattenepithel. Die Gehörknöchelchen sind von einem mehrschichtigen Plattenepithel überzogen.

▶ Die Schleimhaut der Paukenhöhle ist schmerzempfindlich, sie wird sensibel vom N. tympanicus (Ast des N. glossopharyngeus) innerviert. ◀

Pneumatische Nebenräume der Paukenhöhle
▶ Als pneumatische Nebenräume des Mittelohrs werden die Cellulae mastoideae und das Antrum mastoideum bezeichnet (Pneuma = Luft). Die pneumatischen Nebenräume dienen als akustische Resonazräume.
Der obere Teil der Paukenhöhle geht dorsal in das kleine bohnengroße Antrum mastoideum über. In das Antrum mastoideum münden mehrere Cellulae mastoideae (= Warzenfortsatzzellen), die im Proc. mastoideus (= Warzenfortsatz) liegen. Den Processus mastoideus können Sie hinter Ihrem Ohr als Erhebung tasten.
Die Cellulae mastoideae sind den Nasennebenhöhlen vergleichbar, sie dienen als pneumatische Zwischenräume des Mittelohrs.
Während das Antrum schon beim Fetus angelegt wird, entstehen die Cellulae mastoideae erst nach der Geburt, indem die Schleimhaut der Paukenhöhle in den Proc. mastoideus eindringt und den Knochen pneumatisiert. ◀

Topographie
▶ Dorsal sind die Cellulae mastoideae nur durch eine dünne Knochenschicht von dem in der Schädelhöhle liegenden Sinus sigmoideus getrennt, weshalb eine Mittelohrentzündung auf den Sinus übergreifen kann. Außerdem verlaufen im Bereich der Cellulae mastoideae der N. facialis und der in Kapitel 11.4.2 beschriebene laterale Bogengang des Gleichgewichtsorgans. ◀

Klinik: ▶ Müssen die Cellulae mastoideae z.B. infolge einer Mittelohrentzündung eröffnet und ausgeräumt werden, dann ist besonders auf diese Nachbarschaftsbeziehung zu achten. ◀

Tuba auditiva
(= Ohrtrompete = Eustachii-Röhre)
▶ Die Tuba auditiva ist eine 3–4 cm lange Röhre, die die Paukenhöhle mit der Pars nasalis des Pharynx (= Nasenrachenraum) verbindet. Die Tuba auditiva beginnt beim Erwachsenen an der vorderen Wand der Paukenhöhle mit der Tubenöffnung (= Ostium tympanicum). Von dieser lateral-hinten-oben liegenden Öffnung zieht die Tube schräg nach medial-vorne-unten, wo die Tuba auditiva trichterartig hinter der unteren Nasenmuschel mit dem Ostium pharyngeum mündet.
Die Tuba auditiva besteht aus einem lateral liegenden, an die Paukenhöhle anschließenden knöchernen Teil (= Pars ossea) und einem daran anschließenden, medial liegenden knorpeligen Teil (= Pars cartilaginea).
An der Grenze zwischen dem knöchernen und dem knorpeligen Teil der Tuba auditiva liegt als engste Stelle der Tuba der **Isthmus tubae**.
Der knöcherne Tubenteil liegt im **Canalis musculo-tubarius**, der als eine Art Doppelkanal durch das Felsenbein zieht. Der kraniale Teil des Canalis musculotubarius beherbergt als Semicanalis m. tensoris tympani den M. tensor tympani. Durch eine dünne Knochenlamelle ist der kraniale Teil vom kaudal liegenden Semicanalis tubae auditivae getrennt, in dem die Tuba auditiva verläuft. Der knöcherne Tubenteil steht in unmittelbarer topographischer Beziehung zum Canalis caroticus.
Der knorpelige Teil der Tuba auditiva besteht aus einer U-förmigen Platte, deren Wände aus elastischem Knorpel bestehen. Kaudal liegt der knorpelfreie Teil (wie bei einem umgekehrten U), der durch die bindegewebige Lamina membranacea verschlossen ist.
Die Tuba auditiva hat die Aufgabe, die Räume des Mittelohrs (= Paukenhöhle) zu belüften und den Luftdruck in der Paukenhöhle dem der Außenwelt (also dem auf das Trommelfell wirkenden Luftdruck) anzugleichen. Hierzu dienen u.a. der M. tensor veli palatini und der M. levator veli palatini, die von der Tuba auditiva entspringen. Bei ihrer Kontraktion ziehen die beiden Muskeln an der Tube und öffnen sie damit. Durch diese Ausweitung kann die Tube Luft vom Pharynx zur Paukenhöhle leiten. ◀

Klinik: ▶ Willkürlich können die Muskeln durch Schlucken kontrahiert werden, wodurch ein Unterdruck im Ohr, der z.B. beim Flug entstehen kann, wieder aufgehoben wird. Ist die Schleimhaut der Tube durch eine Entzündung geschwollen und die Tube dadurch verschlossen, so kommt es in der Paukenhöhle zu einem Unterdruck, wodurch das Trommelfell mittelohrwärts (= nach innen) gezogen wird. Dies vermindert die Schwingungsfähigkeit und damit die Übertragung der Schallwellen, die Folge ist eine vorübergehende Schwerhörigkeit. ◀

Mikroskopische Anatomie

Die Schleimhaut der **Tuba auditiva** ist von einem mit Kinozilien besetzten Zylinderepithel überzogen, in dem Becher- und Ersatzzellen vorkommen.
➤ Der Schlag der Flimmerhärchen ist schlundwärts gerichtet. Im knorpeligen Teil der Tube geht das einschichtige in ein mehrreihiges Flimmerepithel über, das mehr Becherzellen sowie Schleimdrüsen (= Glandulae tubariae) besitzt. ◄

Mikroskopierhilfe: Bei Lupenvergrößerung sehen Sie ein längliches Lumen, sowie je nach dem Schnittbereich auf einer Seite quergestreifte Muskulatur (M. tensor tympani). Lumen und Muskulatur werden zu 2/3 von elastischem Knorpel umschlossen.

Nerven im Paukenhöhlenbereich

➤ Der N. facialis und der N. intermedius sind bei ihrem Verlauf durch die Paukenhöhle nur durch eine dünne Knochenwand vom Mittelohr getrennt, weshalb sie bei Verletzungen des Mittelohrs in Mitleidenschaft gezogen werden können. ◄ Verletzungen können ebenfalls im Bereich des Meatus acusticus internus (= innerer Gehörgang) entstehen, durch den die beiden Nerven ziehen um zum Canalis facialis zu gelangen (Kapitel 5.5.).
➤ Die Chorda tympani (= Paukensaite) verläuft als Ast des N. intermediofacialis dicht am Trommelfell entlang, wobei sie die Plica chordae tympani aufwirft. Durch die Fissura petrotympanica verläßt sie die Paukenhöhle.
Die parasympathischen Fasern des N. tympanicus (Ast des N. glossopharyngeus) ziehen in der Paukenhöhle zum Plexus tympanicus, der auf dem Promontorium der Paukenhöhle liegt. Aus dem Plexus geht der N. petrosus minor ab.

Die Schleimhaut der Paukenhöhle wird sensibel vom N. tympanicus innerviert. Der Plexus tympa-nicus ist nur in geringem Maße an der Schleimhautinnervation beteiligt. ◄

Mit Blut wird die Paukenhöhle aus Ästen der A. maxillaris versorgt.

11.3.2 Gehörknöchelchen !! 2/4

Im oberen Bereich der Paukenhöhle liegen die 3 Gehörknöchelchen, die die Schallwellen vom Trommelfell zum Innenohr übertragen und gleichzeitig verstärken.

➤ In der Kette der Gehörknöchelchen bildet der Hammer das äußere, der Amboß das mittlere und der Steigbügel das innere Glied. ◄

Der keulenartige **Hammer (= Malleus)** unterteilt sich in das Caput mallei (= Köpfchen), das Manubrium mallei (= Handgriff) und zwei Fortsätze (= Proc. anterior und lateralis).
➤ Das Manubrium ist mit dem Trommelfell verwachsen (siehe Kapitel 11.2.1). ◄

Der **Amboß (= Incus)** unterteilt sich in den Corpus incudis (= Körper), der hinter dem Hammerkopf liegt, und in die beiden Fortsätze Crus longum und Crus breve. Das Crus breve ist durch das Lig. incudis posterior an der Wand der Paukenhöhle befestigt. Das Crus longum zieht zum Steigbügel.
Der **Steigbügel (= Stapes)** unterteilt sich in ein Caput stapedis (= Köpfchen), zwei Schenkel (= Crura anterius und posterius) und eine Fußplatte (= Basis stapedis). Das Caput bildet mit seiner konkaven Knorpelscheibe die Gelenkpfanne für das Amboß-Steigbügel-Gelenk.
➤ Die Fußplatte wird durch das Lig. anulare an der Fenestra vestibuli (= ovales Fenster) befestigt. ➤

Die 3 Gehörknöchelchen sind untereinander verbunden durch:
• ein Hammer-Amboß-Gelenk und
• ein Amboß-Steigbügel-Gelenk.

Am Malleus und am Stapes setzt je einer der nachfolgenden Muskeln an, wobei sich die beiden Muskeln antagonistisch zueinander verhalten.

M. tensor tympani (= Trommelfellspanner)
Ansatz: Hammergriff
Ursprung: Im oberen Os temporale am Semicanalis m. tensoris tympani.
➤ *Innervation:* N. pterygoideus medialis
Funktion: Er zieht am Hammergriff und zieht damit das Trommelfell nach innen. Dadurch entsteht ein Druck auf die Steigbügelplatte in der Fenestra vestibuli (= ovales Fenster), wodurch die Schalleitung verstärkt wird. Der Muskelbauch liegt im Canalis musculotubarius ◄.

M. stapedius (= Steigbügelmuskel)
Ansatz: Caput des Stapes
Ursprung: Im Hohlraum der Eminentia pyramidalis (= hintere Wand des Mesotympanon)
➤ *Innervation:* N. facialis.
Funktion: Er ist der kleinste Muskel des Menschen. Er hebelt die Steigbügelplatte aus der Fenestra vestibuli (= ovales Fenster) etwas heraus, wodurch sehr laute Geräusche abgeschwächt werden. ◄

Klinik: ➤ Fällt der N. facialis vollständig aus, so ist der M. stapedius gelähmt. Dadurch können laute Geräusche nicht mehr abgeschwächt werden, was eine schmerzhafte Hyperakusis (= krankhafte Feinhörigkeit) zur Folge hat. ◄

Zur Bedeutung der Gehörknöchelchen für die Übertragung der Schallwellen siehe bitte Kapitel 11.4.3.

11.4 Innenohr

Das Innenohr beherbergt zwei funktionell grundverschiedene Organe:
- das Gleichgewichtsorgan (Kapitel 11.4.2)
- das Hörorgan (Kapitel 11.4.3).

11.4.1 Labyrinth   !! 1/3

Das Innenohr (= Labyrinth) besitzt als Mittelstück einen Vorhof, der Vestibulum genannt wird. Über die laterale Wand des Vorhofs, in der als Öffnungen das ovale Fenster (= Fenestra vestibuli) und das runde Fenster (= Fenestra cochleae) liegen, steht das Innenohr mit dem Mittelohr (= Paukenhöhle) in Verbindung.

➤ Am Fenestra vestibuli setzt der Stapes (= Steigbügel) an, das Fenestra cochleae ist durch die Membrana tympani secundaria (= „zweites Trommelfell") gegen das Mittelohr verschlossen. ◄

Beim Labyrinth unterscheidet man zwischen einem
- häutigen Labyrinth und einem
- knöchernen Labyrinth.

Das **häutige Labyrinth** bildet ein in sich geschlossenes System von Röhren und Bläschen, das mit Endolymphe gefüllt ist (siehe weiter unten). Das häutige Labyrinth enthält das Hör- und Gleichgewichtsorgan.

Das **knöcherne Labyrinth** umschließt schützend das häutige Labyrinth. Der Spalt, der das häutige vom knöchernen Labyrinth trennt, wird **Spatium perilymphaticum** genannt. Das Spatium ist netzartig von Bindegewebsfasern durchzogen und mit Perilymphe gefüllt.

➤ Das häutige Labyrinth geht aus dem Ektoderm hervor. Das um das häutige Labyrinth liegende Mesenchym verknorpelt und wird zum knöchernen Labyrinth. Zum Zeitpunkt der Geburt ist die Verknöcherung des knöchernen Labyrinths abgeschlossen. Als Teil des Felsenbeins gehört das knöcherne Labyrinth mit zur härtesten Substanz unseres Körpers. ◄

➤ Das häutige Labyrinth besteht aus:
- Sacculus und Utriculus (= 2 Bläschen)
- 3 Bogengängen (= Ductus semicirculares)
- dem Schneckengang (= Ductus cochlearis)
- einem Endolymphgang (= Ductus endolymphaticus). ◄

➤ Im **Ductus cochlearis** (= Schneckengang) liegt das Sinnesepithel für Schallreize (= Hörorgan). Das Sinnesepithel des Gleichgewichtsorgans liegt im Sacculus, Utriculus und in den 3 Bogengängen. ◄

Das knöcherne Labyrinth besteht aus 4 Teilen:
- Vorhof (= Vestibulum)
- Schnecke (= Cochlea)
- knöcherne Bogengänge (= Canales semicirculares)
- innerer Gehörgang (= Meatus acusticus internus).

Der **Vorhof (= Vestibulum)** bildet das Mittelstück des Labyrinths. Er enthält die beiden Vorhofbläschen Utriculus und Sacculus.
➤ Nach vorn hin führt der Vorhof in die Cochlea (= Schnecke), nach hinten in die Bogengänge. Lateral grenzt der Vorhof an die Paukenhöhle. ◄

➤ Die **Cochlea** (= **Schnecke** = Canalis cochlearis) besteht aus folgenden 3 Kanälchen:
- Scala tympani
- Ductus cochlearis (= Scala media = Schneckengang)
- Scala vestibuli.

Während die 3 häutigen Bogengänge, wie oben beschrieben, durch den mit Perilymphe gefüllten Spalt von den knöchernen Wänden getrennt liegen, liegt bei der Cochlea die laterale Wand des häutigen Labyrinths der Knochenwand direkt an. ◄

Die Endolymphe liegt im Ductus cochlearis. Die Perilymphe liegt in der Scala vestibuli und in der Scala tympani, die beide durch eine vorspringende Knochenleiste, die Lamina spiralis ossea, voneinander getrennt sind.

Die **knöchernen Bogengänge** (= Canales semicirculares ossei) werden in einen vorderen, hinteren und lateralen Bogengang unterteilt. Die Bogengänge gehen vom Vestibulum aus, beschreiben einen 2/3 Kreis und ziehen wieder zum Vestibulum zurück.

➤ Der **Meatus acusticus internus** (= innerer Gehörgang) ist etwa 1 cm lang, er liegt an der Hinterwand des Felsenbeins. Der Meatus verbindet das knöcherne

Labyrinth mit der Schädelhöhle. Die innere Öffnung des Meatus wird **Porus acusticus internus** (= Eingang zum inneren Gehörgang) genannt. Der Porus acusticus internus mündet in die hintere Schädelgrube, etwas oberhalb des Foramen jugulare.

Der Meatus acusticus internus endet blind an einer perforierten Knochenplatte, durch die die Nerven und Gefäße hindurchziehen. Das Ende des Meatus wird Fundus meatus acustici interni genannt. Der Meatus acusticus internus wird als Ausstülpung der hinteren Schädelgrube von der Dura mater und der Arachnoidea ausgekleidet. ◄

▶ Durch den Meatus acusticus internus ziehen folgende Nerven von den Sinneszellen des Innenohrs zum Gehirn bzw. folgende Gefäße und Nerven zum Innenohr:
- N. vestibulocochlearis mit dem Ganglion vestibulare
- N. facialis und N. intermedius
- A. labyrinthi (aus der A. basalis)
- Vv. labyrinthi (münden in den Sinus petrosus inferior). ◄

Weiterleitung der Hör- und Gleichgewichtsempfindungen

▶ Die in den beiden Vorhofsäckchen (Sacculus und Utriculus) sowie in den Bogengängen liegenden Sinneszellen leiten die Empfindungen (für das Gleichgewicht) zum Ganglion vestibulare weiter. Das **Ganglion vestibulare (= Vorhofganglion)** liegt auf dem Boden des inneren Gehörgangs. Die Empfindungen werden ihm zugeleitet über: ◄
- N. saccularis – von der Macula sacculi
- N. ampullaris posterior – von der Ampulla posterior des hinteren Bogengangs
- N. utriculoampullaris – von der Macula utriculi und den Cristae ampullares des vorderen Bogengangs.

▶ Das Ganglion vestibulare bildet das 1. Neuron. Die zentralen Fortsätze der bipolaren Ganglienzellen bilden die Pars vestibularis (= N. vestibularis) des N. vestibulocochlearis. Als Teil des N. vestibulocochlearis zieht die Pars vestibularis durch den Meatus acusticus internus zum Rautenhirn, wo sie an den Nuclei vestibulares (= 2. Neuron) endet. ◄

▶ Die Sinneszellen des Hörorgans (liegen im Corti'schen Organ – siehe Kapitel 11.4.3) leiten ihre Empfindungen zum Ganglion spirale cochleae (= Schneckenganglion) weiter, das ebenfalls bipolare Ganglienzellen besitzt. Das Ganglion spirale cochleae bildet das 1. Neuron. Die zentralen Fortsätze der Ganglienzellen bilden die Pars cochlearis (= N. cochlearis) des N. vestibulocochlearis. ◄

▶ Die Pars cochlearis zieht als Teil des N. vestibulocochlearis durch den Meatus acusticus internus und endet im Rautenhirn an den Nuclei cochleares (= 2. Neuron). Die Hörbahn wird ausführlich in Kapitel 9.8.1 beschrieben. ◄

Endo- und Perilymphe

Wie zuvor beschrieben, enthält das häutige Labyrinth Endolymphe, während im Raum zwischen dem häutigen und knöchernen Labyrinth Perilymphe fließt.

▶ Der perilymphatische Raum des Labyrinths steht im Bereich des Bulbus v. jugularis (an der Unterseite der Felsenbeinpyramide) über den Ductus perilymphaticus sowie über die Scheide des N. vestibulocochlearis mit dem Subarachnoidalraum (= Liquorraum des Gehirns) in Verbindung. ◄

Die Zusammensetzung der Perilymphe läßt vermuten, daß sie teilweise aus dem Liquor cerebrospinalis entstammt, aber auch aus dem Blut herausgefiltert wird.

▶ Die Endolymphe wird gebildet von
- der Stria vascularis (einem Gefäßstreifen des Ductus cochlearis – Kapitel 11.4.3),
- vom Epithel der Macula utriculi und der Macula sacculi (Kapitel 11.4.2),
- vom Epithel der Cristae ampullares. ◄

Im **Saccus endolymphaticus** wird die Endolymphe wieder resorbiert. Der Saccus endolymphaticus liegt innerhalb der hinteren Schädelgrube im Epiduralraum (= Raum zwischen der Dura mater und dem Schädelknochen). ◄

Die Perilymphe hat die gleiche Elektrolytkonzentration wie die Flüssigkeit des Extrazellularraums, die Endolymphe ist der intrazellulären Flüssigkeit vergleichbar.

11.4.2 Gleichgewichtsorgan !!! 6/14

▶ *Prüfungsrelevant: Gesamtes Kapitel.* ◄

Dieses und das nächste Kapitel sind sehr ausführlich gehalten, weil Sie sich die komplexen Zusammenhänge nur durch Verstehen erarbeiten und damit das Lernen erleichtern können.

Das Gleichgewichtsorgan (= Vestibularapparat) dient der räumlichen Orientierung und der Aufrechterhaltung des Gleichgewichts. Zum Gleichgewichtsorgan gehören:
- die beiden Vorhofsäckchen (= Sacculus und Utriculus)
- die 3 Bogengänge (= Ductus semicirculares)
- der Ductus endolymphaticus.

Sacculus und Utriculus

Die häutigen Vorhofsäckchen Sacculus (= vorderes Vorhofsäckchen) und Utriculus (= hinteres Vorhofsäckchen) liegen im knöchernen Vestibulum (= Vorhof) des Innenohrs. Über den **Ductus utriculo-saccularis** stehen die beiden Vorhofsäckchen miteinander in Verbindung. Vom Ductus utriculosaccularis zieht als Abzweigung der **Ductus endolymphaticus** zum Saccus endolymphaticus, wo er blind endet. Der Ductus endolymphaticus liegt innerhalb des Felsenbeins in einem Kanal, der Aqueductus vestibuli genannt wird. Der Saccus endolymphaticus ist eine Duraduplikatur, die an der hinteren Pyramide (= Unterseite des Felsenbeins) liegt.

Mikroskopische Anatomie

Im Utriculus und im Sacculus liegt jeweils ein 2–3 mm^2 großes Sinnesfeld, das als **Macula statica** bezeichnet wird. Die Maculae staticae unterteilen sich in die horizontal am Boden des Utriculus liegende **Macula utriculi** und in die senkrecht an der Innenwand des Sacculus liegende **Macula sacculi**.

Das häutige Labyrinth besteht bis auf einige Stellen nur aus einer dem perilymphatischen Spalt zugewandten bindegewebigen Lamina propria und einem dem mit Endolymphe gefüllten Lumen zugewandten einschichtigen Plattenepithel. Nur im Bereich der Sinnesfelder sind die Wände des häutigen Labyrinths verdickt.

Die beiden Maculae bestehen aus
- Stützzellen und
- Sinneszellen.

Die **Stützzellen** liegen als schlanke, hochprismatische Zellen zwischen den Sinneszellen. Die Stützzellen produzieren wahrscheinlich die Substanz für die Deckschicht (= Otolithenmembran – siehe weiter unten).

Die **Sinneszellen** sind Neuroepithelzellen, die von Nervenfasern aus der Pars vestibularis (= N. vestibularis – siehe Kapitel 11.4.1) innerviert werden. Die Sinneszellen (auch Haarzellen genannt) besitzen an ihrer freien Oberfläche viele Stereozilien (etwa 60) und jeweils eine Kinozilie.

Die Sinnes- und Stützzellen der beiden Maculae liegen unter einer dicken gallertigen Deckschicht, die aus Glykoproteinen besteht und auf ihrer Oberfläche von Otolithen (= Statolithen oder Statokonien) bedeckt wird. Diese Deckschicht wird deshalb **Otolithenmembran** (syn.: **Statolithenmembran**) genannt. Die Otolithen bestehen aus Kalziumkarbonatkristallen.

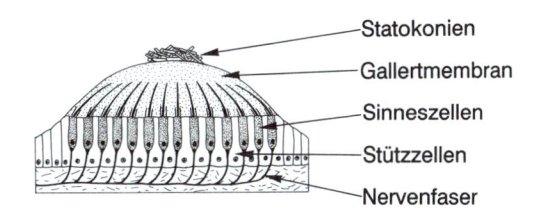

Abb. 11.3 Macula utriculi (schematisiert)

In die Otolithenmembran ragen die Kinozilien und die Stereozilien hinein. Die auf der Otolithenmembran liegenden Otolithen haben ein höheres spezifisches Gewicht als die umgebende Endolymphe. Deshalb drückt die Otolithenmembran infolge der Schwerkraft auf die Sinneshärchen der horizontal liegenden Macula utriculi, und zieht an den senkrecht stehenden Sinneshärchen der Macula sacculi.

Wird nun unser Körper linear beschleunigt, so folgt die Otolithenmembran der Schwerkraft und es kommt zur Verbiegung der Sinneshärchen, die dann als Mechanorezeptoren wirken. Erfolgt die Bewegung nach oben oder unten, z.B. im Fahrstuhl, so wird die Macula utriculi angesprochen, erfolgt die Bewegung nach vorn oder hinten, z.B. im Auto beim plötzlichen Anfahren oder Abbremsen, so wird die Macula sacculi angesprochen.

Im Unterschied zu den Sinneszellen der Bogengänge, registriert das Sinnesepithel der Maculae Veränderungen die die Schwerkraft betreffen, z.B. bei der Translationsbeschleunigung (= Linearbeschleunigung = geradlinig ansteigende Beschleunigung). Das Sinnesepithel der Bogengänge registriert dagegen Drehbeschleunigungen.

Bogengänge = Ductus semicirculares

Die 3 häutigen Bogengänge (= vorderer, seitlicher und hinterer Bogengang) liegen in den knöchernen Bogengängen (= Canales semicirculares). Als Teil des häutigen Labyrinths sind sie mit Endolymphe gefüllt und von Perilymphe umgeben.

Durch netzartig angeordnete Bindegewebsfasern sind die häutigen Bogengänge an den knöchernen Bogengängen befestigt.

Jeder Bogengang verläuft annähernd senkrecht zur Ebene der beiden anderen Bogengänge. Der obere Bogengang grenzt an die mittlere Schädelgrube. Der laterale Bogengang grenzt an das Antrum mastoideum (= Vorhof der Warzenfortsatzzellen). Der hintere Bogengang steht senkrecht zum oberen Bogengang.

Der vordere und hintere Bogengang münden in ein gemeinsames Crus membranaceum, so daß nur 5 Bogengänge in den Utriculus münden.

Mikroskopische Anatomie

Jeder Bogengang ist an einem Ende kurz vor seiner Einmündung in den Utriculus zu einer Ampulla membranacea erweitert (das Crus commune membranaceum besitzt keine Ampulla!). In jeder dieser Ampullen liegt als wulstartige Erhebung eine **Crista ampullaris**.

Jede Crista ampullaris besteht wie die Maculae aus Stütz- und Sinneszellen.
- Die **Stützzellen** liegen zwischen und unterhalb von den Sinneszellen, sie berühren die Basalmembran (= Lamina propria).
- Die **Sinneszellen** sind Neuroepithelzellen, die an ihrer freien Oberfläche von vielen Stereozilien und einem Kinozilium besetzt sind.

Über den Sinneszellen liegt wie bei den Maculae eine aus Glykoproteinen bestehende gallertige Deckschicht, die **Cupula ampullaris** genannt wird. Die Cupula ampullaris ist wahrscheinlich mit der gegenüberliegenden Wand des Bogengangs verwachsen. In die Cupula ragen die Stereozilien und Kinozilien hinein. Die Cupula besitzt jedoch keine Otolithen.

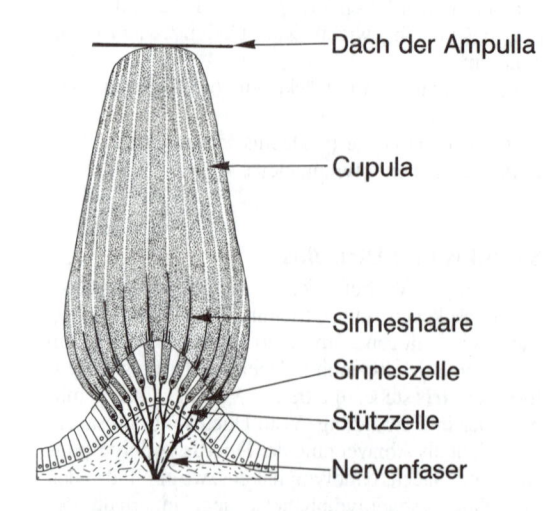

Abb. 11.4 *Crista ampullaris (schematisiert)*

Histophysiologie

Bei Bewegungen unseres Kopfes wird die innerhalb der Bogengänge liegende Endolymphe bewegt. Wenn Sie ein halb mit Wasser gefülltes Glas ruckartig in eine Richtung bewegen, so sehen Sie, daß sich das Wasser dabei an der Hinterwand des Glases „auftürmt". Dies hängt mit der Trägheit des Wassers zusammen.

Das gleiche geschieht mit der Endolymphe. Bei einer schnellen Kopfbewegung (Drehung in eine andere Richtung) wird die Endolymphe in jeweils dem Bogengang bewegt, der in der entsprechenden Bewegungsebene liegt. Infolge der Trägheit bleibt die Endolymphe etwas zurück und drückt damit auf die Cupula ampullaris. Dadurch wird die Cupula in die Gegenrichtung der Kopfbewegung gedrückt, wodurch sich gleichzeitig die in die Cupula hineinragenden Zilien verbiegen (= abscheren) und damit erregt werden. Die Zilien sind Mechanorezeptoren, die diese Erregungen über die Pars vestibularis des N. vestibulocochlearis an das Gehirn weiterleiten. Reflektorisch werden dann bestimmte Muskeln aktiviert um das Gleichgewicht wieder herzustellen.

Die Sinneszellen in den Bogengängen registrieren nur Drehbeschleunigungen.

Klinik: Bei Dreh- oder Schaukelbewegungen z.B. bei hohem Seegang, können die Sinneszellen so überreizt werden, daß es zu Schwindelgefühlen und Übelkeit kommen kann.

11.4.3 Hörorgan !!! 5/18

► *Prüfungsrelevant: Gesamtes Kapitel.* ◄

Das Hörorgan liegt in der **Cochlea (= Schnecke)**. Die Cochlea ist in ihrer Mitte aus spongiösem Knochen aufgebaut – dieser Teil, der dem inneren Tragepfosten einer Wendeltreppe vergleichbar ist, wird **Modiolus (= Schneckenwindung)** genannt. Um den Modiolus windet sich der **Schneckenkanal (= Canalis spiralis cochleae)** spiralartig in etwa 2 1/2 Windungen herum, bis er die Schneckenkuppel (= Cupula cochleae) erreicht. Im Modiolus verlaufen die Pars cochlearis des N. vestibulocochlearis sowie Blutgefäße. Außerdem liegt in diesem Bereich das Ganglion spirale.

Im knöchernen Canalis spiralis cochleae verlaufen die beiden mit Perilymphe gefüllten Scala vestibuli und Scala tympani, sowie der mit Endolymphe gefüllte Ductus cochlearis (= Schneckengang). Die Scala vestibuli ist durch die knöcherne Lamina spiralis ossea von der Scala tympani getrennt.
Die **Scala vestibuli (= Vorhoftreppe)** hat ihren Anfang am Vestibulum (= Vorhof). Über das Vestibulum steht die Perilymphe der Scala vestibuli mit der in der **Fenestra vestibuli (= Vorhoffenster = ovales Fenster)** eingelassenen Steigbügelplatte (= Teil des Steigbügels – Gehörknöchelchen) in Verbindung. An der Spitze der Cochlea (= Schneckenspitze) steht die Perilymphe der Scala vestibuli über ein kleines Loch, **Helikotrema** genannt, mit der Perilymphe der Scala tympani in Verbindung. Die **Scala tympani** endet ihrerseits an der Membrana tympani secundaria (= sekundäres Trommelfell), die die **Fenestra cochleae (= Schneckenfenster = rundes Fenster)** zur Paukenhöhle hin verschließt.

Der **Ductus cochlearis (= Schneckengang)** ist Teil des häutigen Labyrinths. Der Ductus endet in der Spitze der Schnecke blind als Caecum vestibulare. Über den kleinen **Ductus reuniens** steht der Ductus cochlearis mit dem Sacculus in Verbindung. Der Ductus reuniens ist jedoch nur beim Kind durchgängig, beim Erwachsenen ist er zumeist verschlossen, so daß der Ductus cochlearis beim Erwachsenen ein geschlossenes System bildet.

Der Ductus cochlearis hat einen dreiseitigen Querschnitt. Seine drei Wände werden als vestibuläre, laterale und tympanale Wand bezeichnet.
Die vestibuläre Wand trennt den Ductus von der Scala vestibuli. Diese Wand wird **Membrana vestibularis** (Paries vestibularis ductus cochlearis) = **Reißner'sche Membran** genannt. Sie besteht nur aus einer dünnen Bindegewebsschicht, die auf beiden Seiten von einschichtigem Plattenepithel bedeckt ist. Die Membrana vestibularis beginnt an der Lamina spiralis und steigt schräg zur lateralen Wand des Canalis spiralis cochleae auf.

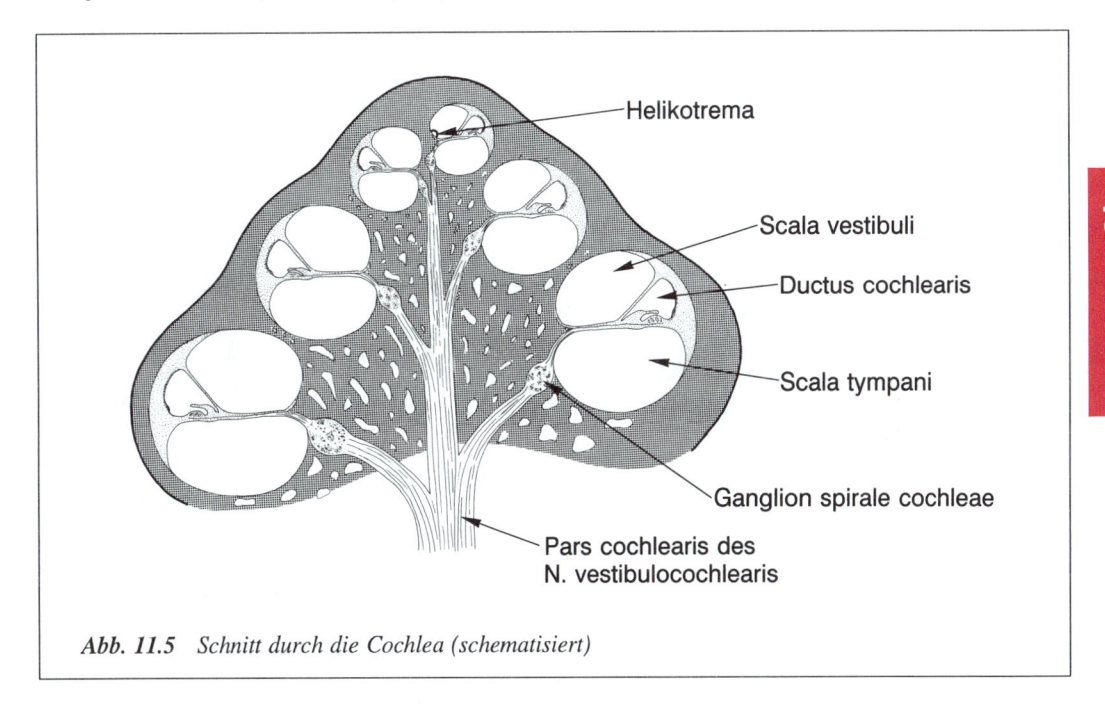

Abb. 11.5 Schnitt durch die Cochlea (schematisiert)

Die laterale Wand des Ductus cochlearis grenzt an das knöcherne Labyrinth. Das einschichtige Plattenepithel der Membrana vestibularis geht in diesem Bereich in mehrschichtiges prismatisches Epithel über, das das Lig. spirale bedeckt.

Das **Crista spiralis** (alt: Lig. spirale) ist im Gegensatz zu den Ligamenta der Gelenke nicht straff, es stellt vielmehr ein netzartiges Maschenwerk dar, das mit Flüssigkeit gefüllt ist. In dem Epithel der lateralen Wand verlaufen als einem der wenigen Epithelien Blutkapillaren, weshalb diese Wand **Stria vascularis** genannt wird. Die Stria vascularis scheidet wahrscheinlich die Endolymphe ab.

Die tympanale Wand des Ductus cochlearis grenzt an die Scala tympani. Diese Wand wird von der aus Bindegewebsfasern bestehenden Lamina basilaris (= Basilarmembran) gebildet. Die Basilarmembran bildet die Fortsetzung der knöchernen Lamina spiralis ossea. Sie ist über die Crista spiralis (= Lig. spirale) mit dem Periost der lateralen Wand verbunden.

Die Basilarmembran besteht aus ca. 24.000 Fibrillen (= Bindegewebsfasern), die auch als Hörsaiten bezeichnet werden und als Schallresonatoren aufgefaßt werden können.

> **Merke:** Der Ductus cochlearis bildet beim Erwachsenen zumeist ein geschlossenes System. Beim Kind steht er über den Ductus reuniens mit dem Sacculus in Verbindung.

Mikroskopierhilfe: Einen Schnitt durch das Innenohr können Sie schon bei der „Fensterdiagnose" anhand der charakteristischen Dreiteilung in 2 große Hohlräume (Scala vestibuli und tympani) und dem dazwischen liegenden kleinen Hohlraum (Ductus cochlearis) erkennen. Zwischen dem mehrfach angeschnittenen Schneckengang liegt das Modiolus.
DD.: Keine.

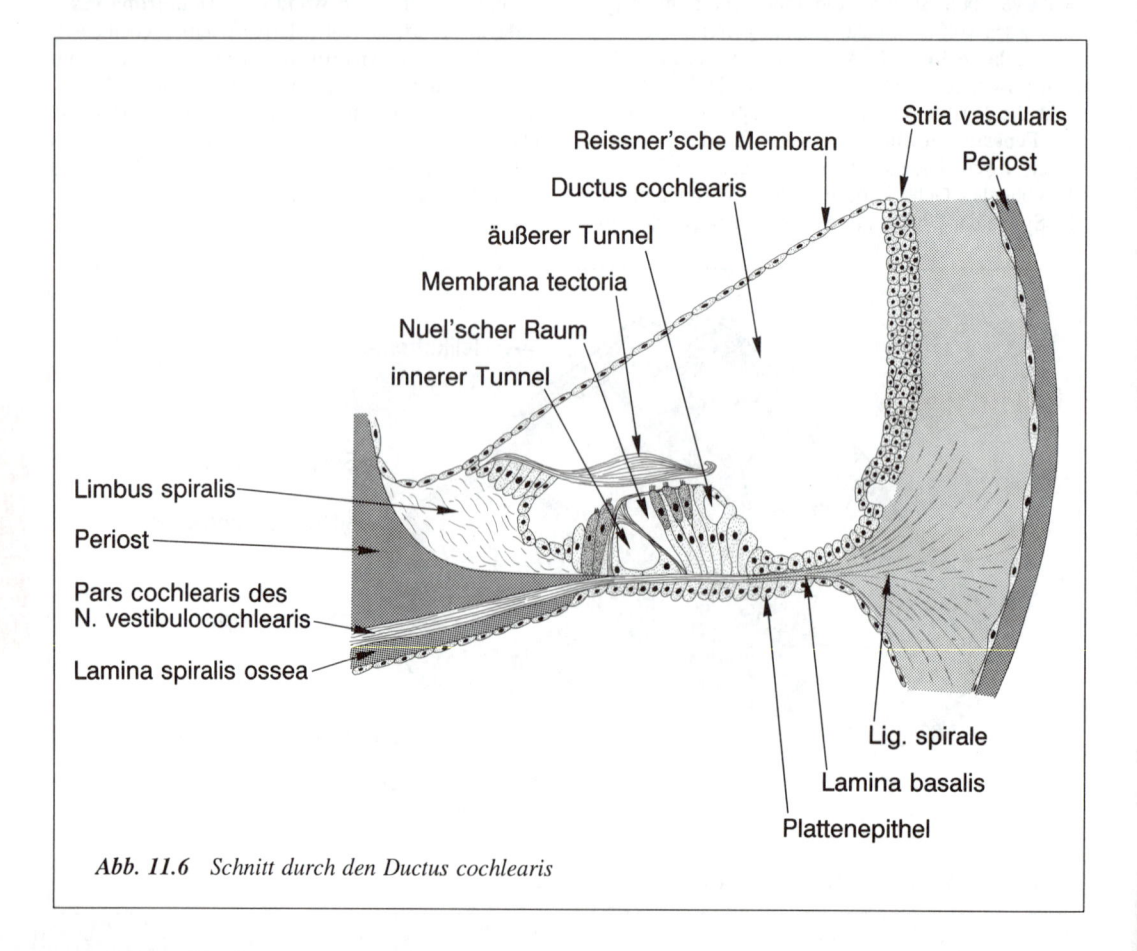

Abb. 11.6 Schnitt durch den Ductus cochlearis

Organum spirale = Corti'sches Organ

Auf der Basilarmembran liegt als flacher Epithelwulst ein hochprismatisches Sinnesepithel, das als Organum spirale bezeichnet wird.

Das Organum spirale besteht wie die Macula und die Crista ampullaris aus Sinnes- und Stützzellen.

Die **Stützzellen** bestehen aus den nachfolgenden Zellarten, deren Funktionen jedoch noch weitgehend unbekannt sind:
- **Innere und äußere Pfeilerzellen** – reichen bis zur Basilarmembran. An der Oberfläche sind die Zellen zur sogenannten Kopfplatte abgeplattet.
- **Innere** und **äußere Phalangenzellen** – sitzen ebenfalls der Basilarmembran auf. Zwischen ihren schmalen Zellkörpern und auf ihrem apikalen Zellteil liegen die Sinneszellen. Die schmale Oberfläche der Phalangenzellen schließt in Höhe der Kopfplatten der Pfeilerzellen ab (die äußeren Phalangenzellen werden auch als Deiters'sche Stützzellen bezeichnet).
- **Hensen'sche Stützzellen** – sind hochprismatisch.
- **Claudius'sche Stützzellen** – sind isoprismatisch.

In der Aufsicht betrachtet, erscheinen die abgeplatteten Zelloberflächen der Pfeiler- und Phalangenzellen als zusammenhängende Platte, die **Membrana reticularis** genannt wird.

Die Stützzellen umgrenzen 3 Kanälchen
1. den inneren Tunnel – ist relativ groß und wird durch die inneren und äußeren Pfeilerzellen begrenzt,
2. den Nuel'schen Raum – liegt zwischen den äußeren Pfeiler- und den äußeren Phalangenzellen,
3. den äußeren Tunnel – ist klein und liegt zwischen den äußeren Phalangenzellen.

> **Merke:** Zu den Stützzellen gehören die Pfeiler- und Phalangenzellen, deren abgeplatteten Oberflächen (= Kopfplatten) die Membrana reticularis bilden.

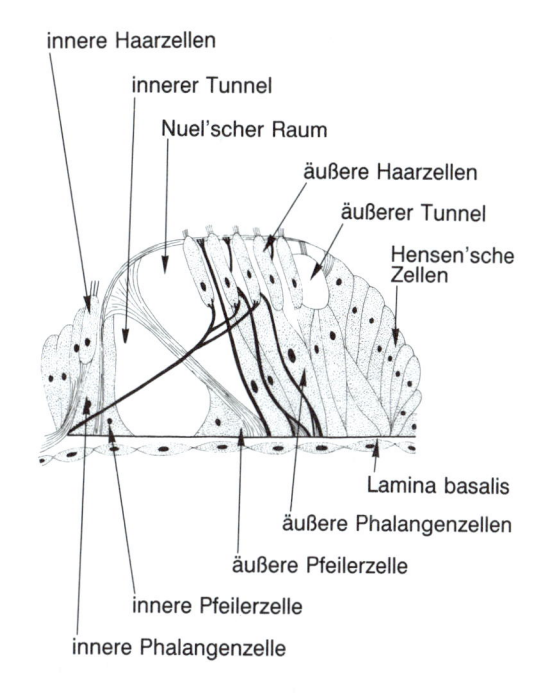

Abb. 11.7 Corti'sches Organ (schematisiert)

Die **Sinneszellen** (= Haarzellen) sind Neuroepithelzellen, die zwischen und auf dem verdickten unteren Teil der Phalangenzellen liegen und von ihnen gestützt werden (die Sinneszellen erreichen also nicht die Basilarmembran!). Die Sinneszellen besitzen auf ihrer Oberfläche etwa 50 bis 100 Zytoplasmaausstülpungen, die als Sinneshärchen bezeichnet werden. Diese Härchen ragen durch kleine Öffnungen in der von den Stützzellen gebildeten Membrana reticularis hindurch.

Bei den Sinneszellen unterscheidet man zwischen inneren und äußeren Sinneszellen (= Haarzellen), wobei die äußeren Sinneszellen in drei bis fünf Reihen und die inneren Sinneszellen in einer einzigen Reihe angeordnet sind. Die inneren Sinneszellen werden von den inneren Phalangenzellen, die äußeren Sinneszellen von den äußeren Phalangenzellen (= Deiters'sche Stützzellen) gestützt.

Die Sinneszellen sind in ihrem unteren Teil geflechtartig von dendritischen Nervenfasern (= Nn. spirales) umgeben, wobei die inneren Sinneszellen nur mit afferenten, die äußeren Sinneszellen mit afferenten und efferenten Nervenfasern in Verbindung stehen.

Über die Nn. spirales gelangen die Sinneserregungen von den Sinneszellen zum **Ganglion spirale cochleae** (= 1. Neuron) und von hier über die Pars cochleae des N. vestibulocochlearis (= 8. Hirnnerv) zum Rautenhirn, wo der Nucleus cochlearis (= 2. Neuron) liegt.

Oberhalb von der Membrana reticularis, durch die die Härchen der Sinneszellen hindurchtreten, liegt als gallertige Deckmembran die **Membrana tectoria.** Durch geringe Bewegungen der Endolymphe im Ductus cochlearis wird die Membrana tectoria bewegt, dadurch werden die Sinneshärchen gereizt.

Histophysiologie

Die Schallwellen gelangen durch den äußeren Gehörgang (= Meatus acusticus externus) auf das Trommelfell und von dort über den Malleus (= Hammer) und den Incus (= Amboß) auf den Stapes (= Steigbügel). Die Fußplatte des Steigbügels ist in die Fenestra vestibuli (= ovales Fenster) eingelassen, das die Paukenhöhle von dem mit Perilymphe gefüllten Vestibulum (= Vorhof) des Innenohrs trennt.

Durch die Gehörknöchelchenkette werden die Vibrationen des Trommelfells verkleinert, dafür aber die Kraft der Schwingungen um etwa das 20fache verstärkt. Die Ursache dieser Kraftpotenzierung liegt darin begründet, daß der Hammergriff einen um 30 % längeren Hebelarm als der Amboßansatz besitzt und daß das Trommelfell mit seiner Fläche von 60 mm^2 die Kraft auf die Steigbügelplatte von etwa 3,5 mm^2 überträgt.

Die Schwingungen der Steigbügelplatte übertragen sich auf die Perilymphe im Vestibulum, von wo die Schwingungen durch die Scala vestibuli weitergeleitet werden. Der Bereich, in dem die Schwingungen den größten Ausschlag haben, wird durch die Tonhöhe (= Tonfrequenz) bestimmt. Die Schwingungen hoher Töne enden bereits kurz hinter dem Anfang der Scala vestibuli, die Schwingungen von tiefen Tönen verlaufen bis kurz vor das Helikotrema. Am Ort des größten Ausschlags (= Amplitude) wird die Membrana vestibularis eingedrückt und damit die Schwingung auf die Endolymphe im Ductus cochlearis weitergeleitet. Die dadurch verursachte Endolymphbewegung wirkt sich besonders im Sulcus spiralis internus und im Spalt zwischen der Membrana tectoria und der Membrana reticularis aus. Die durch die Membrana reticularis hindurchragenden Härchen der Sinneszellen werden durch die Bewegung der Membrana tectoria gebogen, der dabei entstehende Reiz wird über die Nervenfasern weitergeleitet. Damit ist aus einer mechanischen Energie (Schwingung) elektrische Energie geworden.

Die Schwingungen der Perilymphe werden von der Scala vestibuli durch das Helikotrema auf die Scala tympani übertragen, deren Perilymphe die Schwingungen auf das in der Fenestra cochleae eingelassene „sekundäre Trommelfell" (= Membrana tympani secundaria) überträgt. Das Fenestra cochleae dient somit dem Druckausgleich.

11.5 Angewandte Anatomie 0/0

Zugänglichkeit des Trommelfells

Um das Trommelfell begutachten zu können, wird ein Ohrtrichter eingeführt. Da der äußere Gehörgang (= Meatus acusticus externus) zumeist am Übergang vom knorpeligen zum knöchernen Teil etwas abgeknickt ist, zieht man vor Einführung des Trichters den oberen Teil der Ohrmuschel etwas nach hinten oben, wodurch die Biegung aufgehoben wird.

Stellung des Trommelfells

▶ Das Trommelfell ist von hinten-oben-außen nach vorn-unten-innen geneigt. Daher bildet das Trommelfell mit der vorderen Wand des äußeren Gehörgangs einen spitzen und mit der hinteren Wand einen stumpfen Winkel – bei Kindern ist das Trommelfell weniger stark geneigt als bei Erwachsenen. ◀

Index

Die internationale Nomenklatur unterliegt häufigen Änderungen, wobei diese Änderungen jedoch nur teilweise Beachtung finden. Daher ist es möglich, daß in anderen Büchern einige Begriffe anders geschrieben werden z.B. statt anconeus anconaeus usw. Um den nachfolgenden Index zu begrenzen, sind die einzelnen Begriffe nach den Substantiven geordnet, z.B. *arteriovenöse Anastomosen* finden Sie unter *Anastomosen, arteriovenöse.* Bezeichnungen mit Eigennamen sind unter dem jeweiligen Eigennamen eingetragen z.B. *Gower'sches Bündel* unter G. Zur schnellen Orientierung wird unter »*Mikroskopischer Anatomie*« und »*Entwicklung*« auf den jeweiligen Abschnitt in den einzelnen Kapiteln hingewiesen.

A

α-Motoneureone	523
A-Spermatogonie	8
A-Streifen	65
A-Zellen	429, 459, 520
Abfaltung	32
Ablatio retinae	591
Abwehr	
- unspezifische	57
- spezifisches	58
Acetabulum	174f, 178
Achillessehne	202
Achillessehnenreflex	218
Achselfalte	169
Achselgrube	169
Achselhöhle	169
Achsellücke	170
Achsenskelett	327
Acromioclaviculargelenk	124
Acromion	121
ACTH	552
Adamantoblasten	265f
Adamsapfel	279
Adduktoren	
- (Oberschenkel)	196
Adduktorenkanal	227
Adenohypophyse	516
Aderhaut	590
Aderhautgeflecht	571
ADH	549, 552
Adhaesio	
- interthalamica	515, 547
Aditus	
- laryngis	278
- orbitalis	583
Adiuretin	549
Adnexe	476
Adrenalin	457
Adventitia	90f, 380, 420
Adventitiazellen	52, 90
Afterbucht	33, 437
Aftermembran	413
Aftersäulen	437
Afterverschluß	439
Aγ-Endplatte	82
Agonist	85
AIDS	59
Akkommodation	540, 567, 590
Akrosom	10
Akrosomenreaktion	12
Aktin	65
Aktinfilamente	65
Aktionspotential	72, 110
Ala	
- major	240
- minor	240
- ossi	175
- - ilii	175
Alcock'scher Kanal	358
Aldosteron	456
Allantois	25
Allokortex	557
Althirnrinde	557
Alveolarepithel	375
Alveolarepithelzellen	375
Alveolarmakrophagen	375
Alveolarzellen	375
Alveolen	367, 375
Amboß	610
Amnionhöhle	22
Amniozentese	23
Amphiarthrose	81, 186
Ampulla	
- hepato-pancreatica	448
- recti	436
- urethrae	494
Anastomose	89
- arterio-venöse	88
- interkavale	351
- kavokavale	501
- portokavale	501
Anenzephalus	237, 518
Angulus	
- infrasternalis	338
- iridocornealis	595
- sterni	337
- subpubicus	355
- venosus	317, 395, 397
Anophthalmie	585
Ansa cervicalis	310
Antagonist	85
Anteflexio	476
Antetorsionswinkel	182
Anteversio	476
Antimere	39
Antrum	
- folliculi	4
- mastoideum	609
- pyloricum	422
Anulus	
- femoralis	225
- fibrosus	331, 385, 387
- inguinalis	223, 350
- - profundus	223, 350
- - superficialis	223, 350
- tendineus	596f
- - communis	596f
- umbilicalis	347
Aorta	
- abdominalis	496
- ascendens	394
- descendens	496
- thoracica	395
Aortenbogen	312, 394
- embryonaler	234, 366
Aortenenge	378, 394
Aortenisthmusstenose	394
Aortenklappe	383, 386, 401
Aortenklappeninsuffizienz	387
Aortenklappenstenose	387
Apertura	
- lateralis ventriculi quarti	571
- mediana ventriculi quarti	571

- pelvis minoris	354	- vertebralis	327	- - scapulae	162
- piriformis	247, 259	Area		- colica	498
- thoracis	338	- cribrosa	461	- - dextra	498
- - inferior	338	- gastrica	425	- - media	498
- - superior	338	- nuda	440	- - sinistra	498
Apex		- striata	558	- collateralis	163
- cordis	382	Areal	559	- - media	163
- pulmonis	370	Areola		- - radialis	163
Apikaldendriten	558	- mammae	343	- - ulnaris	163
Aplasie	41	Armknospen	120	- - - inferior	163
Aponeurosis	83	Arteria		- - - superior	163
- epicranialis	253	- alveolaris	316	- communicans	578
- lingualis	270	- - inferior	316	- - posterior	578
- palatina	275	- - superior	316	- coronaria	389
- palmaris	145, 172	- - - posterior	316	- dextra	389
- plantaris	230	- angularis	315	- - sinistra	389
Apophyse	75	- appendicularis	498	- digitales	220
Apoplexie	564	- arcuata	220	- - dorsales	220
Apparat		- auricularis	316	- dorsalis	315
- juxtaglomerulär	465	- - posterior	316	- - nasi	315
Appendix		- - profunda	316	- - pedis	220
- epididymidis	417, 485	- axillaris	162	- ductus	499
- epiploicae	435	- brachialis	162	- - deferentis	499
- testis	417, 485	- buccalis	316	- epigastrica	219, 313
- vermiformis	432	- carotis	313ff, 577	- - superficialis	219
- vesiculosa	417	- - communis	313	- - superior	313
Appendizitis	432	- - externa	315	- ethmoidalis	315
APUD-Reihe	32	- - interna	314, 577	- facialis	315
APUD-Zellen	288, 459	- centralis retinae	314, 584f	- femoralis	219
Aquaeductus		- cerebelli	313, 578	- gastrica	497f
- cerebri	529, 570	- - inferior	313, 578	- - dextra	497
- mesencephali	570	- - - anterior	578	- - sinistra	498
- vestibuli	613	- - superior	578	- gastricae	498
Arachnoidea	573	- - inferior	578	- - breves	498
- encephali	575	- cerebri	577f	- gastroduodenalis	497
- spinalis	519	- - anterior	577	- gastroepiploica	497
Arbor vitae cerebelli	542	- - media	577	- gastroomentalis	497
Archäocerebellum	541	- - posterior	578	- - dextra	497
Archeokortex	557	- cervicalis	313	- - sinistra	497
Arcus		- - ascendens	313	- genus	219
- aortae	312, 394	- - profunda	313	- - descendens	219
- costalis	337	- choroidea	577	- glutealis	498
- iliopectineus	190, 224	- - anterior	577	- - inferior	499
- lumbocostalis	340	- ciliares	315	- - superior	498
- palatoglossus	275	- - posteriores	315	- hepatica	497
- palatopharyngeus	275	- circumflexa	162, 219	- - communis	497
- palmaris	163f	- - femoris	219	- - propria	497
- - profundus	164	- - humeri	162	- - humeri	162
- - superficialis	163	- - - anterior	162	- hyaloidea	584f
- pubis	355	- - ilium	219	- ilei	498
- superciliaris	239	- - - superficialis	219	- ileocolica	498

- ileolumbalis	498	- plantaris	220	- - inferior	316
- iliaca	498f	- poplitea	219	- ulnaris	163
- - externa	499	- - posterior	162	- umbilicalis	21, 499
- - interna	498	- profunda	163, 219, 315	- uterina	499
- - - posterior	578	- - brachii	163	- vaginalis	499
- infraorbitalis	316	- - femoris	219	- vertebralis	313, 578
- intercostales	313, 342, 395	- - linguae	315	- vesicalis	499
- - posteriores	313, 342, 395	- pudenda	219, 499	- - inferior	499
- - suprema	313	- - interna	499	- zygomaticoorbitalis	316
- interossea	163	- - externae	219	Arterien	88, 90
- - anterior	163	- pulmonalis	373, 397	- (Arm)	161
- - communis	163	- radialis	163	- (Bein)	218
- - posterior	163	- rectalis	498f	Arterienpulse	
- jejunales	498	- - media	499	- (Arm)	164
- lacrimalis	315	- - superior	498	- (Bein)	220
- laryngea	313, 315	- renalis	497	Arteriola	
- - inferior	313	- sacralis	498	- glomerularis	461
- - superior	315	- - lateralis	498	Arteriolen	88, 90
- lienalis	497	- sigmoideae	498	Articulatio	
- lingualis	315	- spinalis	313, 578f	- acromioclavicularis	124
- malleolaris	220	- splenica	497	- atlantoaxialis	331
- - anterior	220	- subclavia	312	- atlantooccipitalis	330
- maxillaris	316	- subcostalis	342, 395	- calcaneocuboidea	188
- meningea	316, 579	- sublingualis	315	- capitis	338
- - media	316, 579	- submentalis	315	- - costae	338
- - posterior	316, 579	- subscapularis	162	- carpometacarpalis	131
- - inferior	498	- supraorbitalis	315	- - pollicis	131
- - superior	498	- suprarenalis	497	- cartilagineae	79
- mesenterica	495	- - media	497	- costotransversaria	338
- musculophrenica	313	- suprascapularis	313	- coxae	178
- nutriciae	76, 163	- supratrochlearis	315	- cricoarytenoidea	280
- - humeri	163	- temporalis	316	- cricothyroidea	280
- obturatoria	499	- - superficialis	316	- cubiti	127
- occipitalis	316	- testicularis	497	- cuneonavicularis	188
- ophthalmica	314, 577	- thoracica	162, 313	- fibrosae	79
- ovarica	497	- - interna	313	- genus	182
- palatina	315f	- - lateralis	162	- humeri	125
- - ascendens	315	- - superior	162	- humeroradialis	127
- - descendens	316	- thoracoacromialis	162	- humeroulnaris	127
- palpebrales	315	- thoracodorsalis	162	- interphalangeales	131
- - mediales	315	- thyroidea	313, 315	- intervertebralis	330
- pancreaticoduodenalis	497f	- - inferior	313	- mediocarpalis	129
- - inferior	498	- - superior	315	- meniscofemoralis	182
- - superior	497	- tibialis	219	- meniscotibialis	182
- perforantes	219	- - anterior	219	- metacarpophalangeales II-V	131
- pericardiacophrenica	313	- transversa	313, 316	- radiocarpalis	129
- peronea	220	- - cervicis	313	- radioulnaris	127, 129
- pharyngea	315	- - colli	313	- - distalis	129
- - ascendens	315	- - faciei	316	- - proximalis	127
- phrenica	497	- tympanica	316	- sacroiliaca	353
- - inferior	497	- - anterior	316	- sternoclavicularis	123

- sternocostales	337
- subtalaris	187
- talocalcaneonavicularis	187
- talocruralis	186
- tarsi	188
- - transversa	188
- tarsometatarseae	188
- temporomandibularis	250
- tibiofibularis	186
- trochoidea	81
- zygapophysialis	330
Artikulation	251
Aschoff-Tawara-Knoten	391
Assoziationsapparat	533
Assoziationsfasern	515, 542, 561
Assoziationszellen	593
Assoziationszentrum	
- akustisches	559
Astrozyten	70
Ataxie	544
Atemhilfsmuskeln	404
Atemmechanik	404
Atemwege	
- (Entwicklung)	367
Atemzentrum	536
Atlantoaxialgelenk	331
Atlantooccipitalgelenk	330
Atlas	327
Atmungsorgane	368
Atrioventrikularklappe	385
Atrioventrikularknoten	391
Atrium	383
Atrophie	40
Audiorezeptoren	109
Auerbach	
- Plexus	420
Augapfel	583
Auge	
- (Schutzeinrichtungen)	599
- (Entwicklung)	584
Augenbecherstiel	585
Augenbläschen	514, 584
Augenbrecher	584
Augenhaut	586
Augenhintergrund	594
Augenhöhle	583
Augenhüllen	586
Augenkammer	586, 595
Augenlid	599
Augenmißbildungen	585
Augenmuskeln	598
Augenmuskelnerven	
- (Ausfall)	603
Augenzittern	544
Auriculae cordis	384
Ausatmung	405
Außenknöchel	229
Ausführungssystem	103
Auskultationsstellen	
- (Herz)	401
AV-Knoten	391
Axillarlinie	399
Axis	328
Axon	68, 71
Axonhügel	69
Azini	450

B

B-Immunoblasten	59
B-Lymphozyten	53
B-Memory-cells	59
B-Spermatogonie	8
B-Zellen	459
Bahnen	
- absteigende	535
- aufsteigende	535
- extrapyramidale	524
- Rückenmark	524
Baillager'sche Streifen	558
Balken	555, 562
Balkenarterien	453
Bänder	57
Bänderschraube	
- (Hüftgelenk)	179
Bandhaften	79
Bandscheiben	331
Bandscheibenvorfall	331
Bartholinische Drüsen	483
Basalganglien	556
Basalmembran	47, 90
Basalplatte	18
Basalschicht	114, 479
Basalzellen	261
Basis	
- cranii	243f
- - externa	243
- - interna	244
- pedunculi	539
- - cerebralis	539
Bauch	417
Bauchfell	504
Bauchfelltasche	469
Bauchhöhle	507
Bauchhöhlenschwangerschaft	16
Bauchmuskulatur	345
Bauchpresse	351
Bauchspeicheldrüse	449
Bauchwand	
- (Innenrelief)	350
- (Innervation)	351
- (Regionen)	507
- (schwache Stellen)	352
Bauhinsche Klappe	431
Becherzellen	101, 428
Bechterew'scher Kern	534
Becken	353
- (geschlechtsspezifische Unterschiede)	355
Beckenausgang	354
Beckenboden	356
Beckeneingang	354
Beckengürtel	
- (Verbindungen)	353
Beckenhöhle	507
Beckenkanal	354
Beckenmaße	354, 356
Beckenniere	413
Bedeutung, prospektive	34
Befruchtung	12f
Beinknospen	120
Belegzellen	426
Besamung	12
Betz'sche Riesenpyramidenzellen	558
Bewegung, peristaltisch	420
Bewegungsmuskeln	85
Bichat'scher Fettpfropf	321
Bifurcatio tracheae	368
Bikuspidalklappe	385
Bindegewebe, retikuläres	48, 56f
Bindegewebsknochen	231
Bindegewebsknorpel	61
Bindegewebsraum	
- retrobullärer	583
Bindegewebsschicht	420
Bindegewebszelle	
- fixe	48f
- freie	48, 50
Bindehaut	601
Bindehautsack	601
Binnenzellen	523

Bizepsreflex	161
Blastomer	13
Blastozyste	14
Blastozystenhöhle	14
Blastulaphase	1
Blätterpapillen	271
Blinddarm	432
Blinddarmentzündung	432
Blut	93
Blut-Hirn-Schranke	70, 572
Blut-Hoden-Schranke	486
Blut-Liquor-Schranke	572
Blut-Luft-Schranke	375
Blut-Thymus-Schranke	381
Blutausstriche	
- (Färben)	74
Blutgefäßsystem	85
Blutinsel	23
Blutkörperchen	
- (Durchmesser)	95
- rote	94
Blutkreislauf	
- Fetaler	86
- Großer	86
- Kleiner (= Lungenkreislauf)	86
Blutmauserung	451
Blutplasma	93
Blutzellen	93
- weiße	51
Bochdalek'sches Dreieck	341
Bodenplatte	513
Bogengänge	611, 613
Bowman'sche Drüsen	261
Bowman'sche Membran	587
Bowman'sche Kapsel	463
Brachium	
- colliculi	538, 548
- - inferioris	538, 548
- - superioris	538
Branchialbögen	234
Brechkraft	590
Bries	380
Broca'sches Sprachzentrum	559, 561
Bronchialbaum	371
- (Differentialdiagnose)	374
Bronchioli	
- respiratorii	372, 375
- terminales	372, 375
Bronchus	
- lobares	371
- lobularis	371f
- principales	368, 371
- segmentalis	372
Bruch'sche Membran	590
Bruchsack	352
Brücke	528, 530
Brücke'scher Muskel	590
Brückenbeuge	514, 517
Brückenhaube	530
Brunnersche Drüsen	428
Brustbein	336
Brustbeinwinkel	337
Brustdrüse	343
Brustfell	376
Brustfellhöhle	369, 376
Brustkorb	338
Brustmuskeln	134
Brustwand	336
Brustwarze	343
Brustwirbel	328
Bulbus	
- aortae	394
- oculi	583f, 597
- - (Bewegungsapparat)	597
- olfactorius	291, 567
- venae	317
- - jugularis	317
Bulla ethmoidalis	263
Bündel, ovales	525
Bünger'sche Bänder	72
Burdach'scher Strang	526
Bursa	
- musculi	185
- - poplitei	185
- omentalis	509
- subacromialis	127
- - praepatellaris	185
- subdeltoidea	127
- subtendinea	127
- - m. subscapularis	127
- suprapatellaris	185
- synoviales	80, 84
Bürstensaum	47

C

C-Zellen	288
Caecum	432
Calcaneus	177f
Canaliculi	
- biliares	445
- lacrimales	602
Canaliculus	
- mastoideus	246
- tympanicus	246
Canalis	439
- adductorius	227
- analis	436f
- caroticus	240, 245
- - tympanici	245
- carpi	145, 147
- centralis	522, 571
- cervicis	476
- cochlearis	611
- condylaris	239
- facialis	240
- femoralis	225
- hypoglossalis	246
- hypoglossi	239
- infraorbitalis	242, 248
- inguinalis	223, 350
- musculotubarius	609
- nasolacrimalis	248, 602
- neurentericus	27
- nutricii	76
- obturatorius	227, 353, 360
- opticus	245, 248
- palatinus	249
- pelvis	354
- perforantes	76
- pterygoideus	246, 249
- pudendalis	358
- pyloricus	422
- radicis dentis	267
- sacralis	328f
- semicirculares	613
- semicirculares ossei	611
- spiralis	615
- - cochleae	615
- vertebralis	327, 332, 518
Cannon-Böhm'scher Punkt	434
Capsula	
- glomeruli	463
- interna	515, 563

Caput		Chemorezeptoren	109, 314	- ambiens	576
- humeri	121	Chemotaxis	54	- cerebellomedullaris	571, 576
- medusae	502	Chiasma		- chiasmatis	576
- radii	122	- crurale	204	- chyli	397, 502
Carina		- opticum	291, 567	- interpeduncularis	576
- tracheae	368	- plantae	204	- pontis	576
Cartilago		- tendinum	146	- trigemini	575
- alaris	259	Choanae	247, 259f	Claudius'sche Stützzellen	617
- - major	259	Cholelithiasis	447	Claustrum	557
- arytenoidea	280	Cholezystokininbildende		Clavicula	121
- auricularis	606	Zellen	429	Clivus	240
- corniculata	280	Chondroblasten	60, 62	Cloquet-Lymphknoten	222
- cricoidea	280	Chondroitinsulfat	60	Cochlea	611, 615
- cuneiformis	280	Chondrokranium	231f	Cohnheim'sche Felderung	66
- epiglottica	280	Chondrome	60	Colliculus	
- meatus	606	Chondrozyten	60	- cranialis	538
- - acustici	606	Chopart'sche Gelenklinie	188	- inferior	538
- nasi	259	Chorda		- rostralis	538
- - lateralis	259	- dorsalis	27, 325	- seminalis	488, 494
- septi	259	- obliqua	129	- superior	538
- - nasi	259	- splenicae	453	Collum	
- triticea	280	- tympani	301, 610	- anatomicum	122
Caruncula		- urachi	25	- chirurgicum	122
- sublingualis	269, 274	Chordae		- femoris	176
Cauda equina	518	- tendineae	385f	- radii	122
Cavitas		Chordafortsatz	26	Colon	
- abdominalis	507	Chordaplatte	27	- ascendens	433
- dentis	267	Chorea	556	- descendens	433
- glenoidalis	121	Chorion		- sigmoideum	434
- nasi	247, 261	- frondosum	19	- transversum	433
- oris	263	- laeve	19	Columna	
- pelvis	507	- primäres	17	- anales	437
- pericardialis	392	- villosum	19	- intermediolateralis	522
- peritonealis	508	Choriongonadotropin	7	- intermediomedialis	522
- pleuralis	369	Chorionhöhle	17	- lateralis	513, 522
- trigeminalis	293	Chorionplatte	19	- posterior	513, 522
- uteri	476	- primäre	17	- renalis	461
Cavum		Chorionzotte	17	- ventralis	513, 522
- epidurale	519, 574f	Choroidea	590	- vertebralis	327
- peritoneale	358	- (Entwicklung)	585	Commissura	
- - testis	484	Christa		- anterior	562
- trigeminale	293, 575	- spiralis	616	- epithalamica	562
- tympani	608	Chromosomenaberration	37	- fornicis	562
- tympanica	608	Chylusgefäß	428	- habenularum	548, 562
Cellulae		Cingulum	562	- posterior	562
- ethmoidales	263	Circulus		- rostralis	562
- mastoideae	609	- arteriosus	577f	- supraoptica	562
Centrum		- - cerebri	577f	Concha	
- tendineum	341, 358	Circumferentia		- intermediae	260
- - perinei	358	- articularis	122	- nasalis	241, 260
Cerebellum	515, 528, 540	Cisterna		- - inferior	241

Condylus			- cerebelli	542	- Mikroskopische Anatomie	418
- humeri		122	- cerebri	557	Darmzotten	427
- lateralis		176f	Corti'sches Organ	617	Daumengrundgelenk	131
- - (Femur)		176	Costea	337	Daumenwurzelgelenk	131
- medialis		176f	Cowper'sche Drüsen	494, 496	Decidua	
- - (Femur)		176	Coxa		- basalis	20
- occipitalis		239	- valga	181	- graviditatis	19
Conjugata			- vara	181	Deckplatte	513
- anatomica		356	Crista		Deckzellen	375463f
- diagonalis		356	- ampullaris	614	Decussatio	
- externa		356	- galli	241	- lemniscorum	525
- vera		356	- iliaca	175	- pyramidum	527, 529
Conn-Syndrom		457	- obturatoria	176	Defäkation	439
Conus			- pubica	176	Degeneration	40, 72
- arteriosus		384	- supraventricularis	384	Deiters'sche Stützzellen	617
- elasticus		280	- urethralis	494	Deiters'scher Kern	532, 534
- medullaris		518	Crura		Deltaband	186
Cor		382	- cerebri	515, 537, 540	Dendriten	68
Cornu			Crura dextrum fasciculi		Dens axis	328
- anterius		513, 522, 569	atrioventricularis	391	Dentin	265, 267
- inferius		569	Cumulus		Dermatom	29, 109
- laterale		513, 522	- oophorus	5	Dermis	114
- posterius		513, 522, 569	Cuneus	555	Descemet'sche Membran	587
Corona			Cupula		Descensus	
- glandis		493	- ampullaris	614	- Hoden	416, 484
- radiata		5	Curvatura		Desmokranium	231
Corpora			- major	422	Desmosom	42
- cavernosa		494	- minor	422	Determination	34
- mamillaria		547f	Cushing-Syndrom	457	Deziduaplatte	20
Corpus			Cuticula		Deziduazelle	16
- adiposum		321	- dentis	265	Diabetes	552
- - buccae		321			- mellitus	459
- albicans		6			Diameter	
- amygdaloideum		557, 568	**D**		- obliqua	356
- callosum		555, 562			- transversa	356
- ciliare		589	D-Zellen	459, 520	Diapedese	54, 77
- fibrosum		6	Dachkern	543	Diaphragma	339
- geniculatum		538, 547f	Damm	510	- oris	256, 322
- - laterale		538, 547	Darm		- pelvis	356f
- - mediale		538, 548	- (Entwicklung)	406, 409	- sellae	550, 575
- luteum		6	Darmbein	175	- urogenitale	357f
- mamillare		568	Darmbeinhöcker	175	Diaphyse	75
- pineale		548	Darmbeinkamm	175	Diarthrosen	79
- rubrum		6	Darmbucht	33	Diastole	386
- spongiosum		494	Darmgekröse	505	Dickdarm	431
- striatum		515, 556	Darmkanal		Dienzephalon	515, 547
- trapezoideum		565	- primitiv	406	Differentialblutbild	96
- vitreum		591	Darmrohr		Differenzierung	34, 40
Corpuscula			- primitives	24	digastricus	256
- renales		463	Darmverschluß	431	Diploe	76, 243
Cortex			Darmwand		Disci intercalares	66

Discus	
- articularis	80
- interpubicus	353
- intervertebrales	331
- intervertebralis	325
- nervi	594
- - optici	594
Dissescher Raum	444
Distantia	
- (inter-)trochanterica	356
- spinarum	356
Divertikel	411
Divisiones anteriores	150
Divisiones posteriores	150
Döderleinsche Bakterien	482
Donder'scher Druck	376
Doppeltubuli	46
Dornfortsatz	327
Dorsum	
- manus	173
Dottergang	33
Dottersack	23
Dottersackgang	24
Dottersackkreislauf	24
Douglas'scher Raum	358, 476
Drehgelenk	81
Dreieckbein	123
Drosselvenen	89
Drüsen	100
- alveoläre	101
- apokrine	102
- azinöse	101
- ekkrine	102
- endokrine	100
- exokrine	101
- holokrine	102
- merokrine	102
- muköse	102
- seröse	102
- tubulöse	101
Ductuli	
- biliferi	445
- efferentes	487f
- - testis	485
- interlobulares	445
- prostatici	492
Ductus	
- alveolaris	372, 375
- arteriosus (BOTALLI)	86f, 366, 394
- cervicalis	235
- choledochus	448
- cochlearis	611, 615
- deferens	488
- ejaculatorius	494
- endolymphaticus	613
- epididymidis	487f
- excretorius	103, 490
- - communis	448
- lactiferus	343
- lymphaticus	318
- - dexter	318
- nasolacrimalis	602
- omphaloentericus	24, 33
- pancreaticus	449
- - accessorius	449
- papillares	461
- paraurethrales	472
- parotideus	273
- reuniens	615
- semicirculares	613
- sublinguales	274
- submandibularis	274
- thoracicus	86, 318, 397
- thyroglossus	236, 269
- utriculosaccularis	613
- venosus (Arantii)	86f
- vitellinus	33
Duftdrüsen	118
Dünndarm	427
Dünndarmgekröse	506
Duodenum	427, 429
Dura	
- mater	243, 519, 574f
- - encephali	574
- - spinalis	519, 575
Durasepten	574
Dysdiadochokinese	544

E

Ebner'scher Halbmond	102
Ebnersche Spüldrüsen	270
Edinger-Westphal-Kern	539
Efferentes System	568
Eiballen	3
Eichel	494
Eichelkranz	493
Eierstock	472
Eigelenk	81
Eigenapparat	523, 526
Eigenreflex	528
Eigenrhythmus	391
Eihaut	17, 21
Eihügel	5
Eileiter	473
Eileitergekröse	417, 474
Einatmung	404
Eingeweidebruch	352
Einheit	
- motorische	83, 523
- neuro-muskuläre	523
Eisprung	5
Eitransport	475
Ejakulation	489, 494
Ektoderm	22, 26, 44
Elastika	89
Elevation	126
Elle	122
Ellenbogengelenk	127
Ellenbogengrube	171
Ellipsoidgelenk	81
Embryoblast	14
Embryonalanlage	
- Abfaltung	32
Embryonalperiode	1
Embryonalphase	1
Eminentia	
- iliopubica	176
- intercondylaris	177
Emissarien	243
Enamelum	267
Endarterien	89
Enddarm	406
Endharn	466
Endhirn	515, 552
Endhirnkerne	556
Endigungen	
- anulospinale	82
γ-Endnetz	82
Endokard	388
Endokardschläuche	362
Endolymphe	612
Endomeninx	573
Endometrium	479
Endomysium	82
Endoneurium	112
Endorhachis	575
Endost	77
Endothel	45, 90
Endothelzellen	444
Aγ-Endplatte	82
- motorische	82

Endstücke	103
Endzotte	18
Engelflügelstellung	134
Enophthalmus	311
Entero-Glukagon-Zellen	429
Enterozyten	428
Entoderm	21, 26, 44
Entwicklung	
- Arm	120
- Bein	174
- Gehirn	514
- Plazenta	16
- Schädel	231
- Schilddrüse	236
- Wirbelsäule	325
- Zähne	264
Ependym	571
Ependymoblast	512
Ependymzelle	70, 512
Ependymzone	513
Epicondylus	
- lateralis	122, 177
- medialis	122, 176
Epidermis	113
Epiduralanästhesie	335
Epiduralraum	519, 574
Epigastrium	507
Epiglottis	280
Epikard	389, 392
Epimer	326
Epimysium	82, 84
Epineurium	112
Epiorchium	351, 484
Epipharynx	277
Epiphyse	75, 548
Epiphysenfuge	75
Epispadie	417
Epithalamus	548
Epithelgewebe	43
- (Leistungen)	47
Epithelium	104f
- follliculare	4
- mucosae	104
- serosae	105
Epithelkörperchen	289
Epithelschicht	420
Epithelzellen	44
Epitympanon	608
Epoophoron	417
Erb'scher Punkt	309, 401
Erbsenbein	123

Erector	
- trunci	333
Erektion	494
Erregungsleitung	
- saltatorische	72, 110
Erregungsleitungssystem	390
Ersatzknochen	231
Ersatzzahnleiste	266
Ersatzzellen	261
Erythropoese	98
Erythrozyten	94, 96
Eustachii-Röhre	609
Excavatio	
- rectouterina	358, 476
- rectovesicalis	438, 469
- vesicouterina	469, 476
Exozölzyste	23
Exspiration	405
Extensoren	
- (Oberarm)	140
- (Oberschenkel)	194
- (Unterarm)	140, 142
- (Unterschenkel)	201
Extensorenloge	229
Externa	90
extraperitoneal	504
Extrazellularraum	43

F

Facies	
- costalis	370
- diaphragmatica	370, 388
- medialis	370
- sternocostalis	387
Fadenpapillen	270
Fallhand	160
Falx	
- cerebelli	575
- cerebri	515, 555, 574
Färbemethode	74
Färbetechnik	73
Färbung	73
Farnkrautfiguren	479
Fascia	
- abdominalis	350
- - superficialis	350
- adhaerens	42
- antebrachii	171
- axillaris	170

- buccopharyngea	254
- cervicalis	254
- cribrosa	226
- cruris	229
- diaphragmatis	358
- diaphragmatis pelvis	358
- - urogenitalis	358
- endothoracica	338
glutea	225
- lata	225, 227
- masseterica	254
- nuchae	334
- oburatoria	358
- parotidea	254, 273
- penis	495
- perinei	358
- - superficialis	358
- phrenicopleuralis	339
- poplitea	225
- temporalis	254
- thoracica	338
- thoracolumbalis	333f
- transversalis	350
Fasciculus	
- cuneatus	526
- gracilis	525
- lateralis	151
- longitudinalis	538, 562
- - dorsalis	538
- - medialis	538
- posterior	151
Fascis	
- pelvis	358
Faserknochen	62
Faserknorpel	61
Fasern	
- elastische	55
Fassia	
- brachii	170
Faszien	57
- Kopf	254
- (Muskel)	84
Faszienloge	84
Fazialisgruppe	300
Fazialisknie	300
Fazialisparese	302
Feld	
- periportales	443
Felderhaut	115
Felsenbein	239
Felsenbeinpyramide	240

Femoralhernien	352	- interlobulares	370	- posterior	232
Femoropatellargelenk	182	- - venosi	440	- sphenoidalis	233
Femorotibialgelenk	182	- longitudinalis	552, 555	Foramen	
Femur	176	- - cerebri	552, 555	- apicis dentis	267
Fenestra		- mediana	513, 518, 529	- caecum	236, 269
- cochlea	611	- - anterior	513, 518, 529	- - linguae	236
- cochleae	615	- obliqua	370	- epiploicum	501
- vestibuli	611, 615	- orbitalis	241, 245, 248f	- ethmoidale	239, 248
Fenster		- - inferior	248f	- - anterius	239, 248
- (Ohr)	611	- - superior	241, 245, 248	- - posterius	239
- ovales	615	- prima	541	- frontale	248
- rundes	615	- pterygomaxillaris	249	- incisivum	234
Fersenbein	177	- - hepatis	440	- infraorbitale	242, 320
Fersenhöcker	178	Fixiermittel	73	- infrapiriforme	360
Fetalperiode	1	Flechsig'sche Bahn	545	- interventriculare	364, 569
Fetalphase	1	Flechsig'sches Bündel	526	- intervertebrale	309, 332, 519
Fettgewebe	56f	Flechsig'sches Feld	525	- intervertebralia	150, 329
Fettmark	77	Fleck, blinder	594	- intervertebralis	327
Fettzellen	49, 57, 73	Flexoren		- ischiadicum	360
Fibrae		- (Oberarm)	139	- - majus	360
- arcuatae	536, 546	- (Oberschenkel)	197	- - minus	360
- - externae	546	- (Unterarm)	145	- jugulare	240, 245
- circulares	589	- (Unterschenkel)	202	- lacerum	240, 245
- corticonucleares	540	Flexorenloge	229	- Luschkae	571
- corticoreticulares	564	Flexura		- Magendii	571
- corticorubrales	564	- coli	433	- magnum	239
- corticospinales	527, 536,	- - dextra	433f	- mandibulae	242
- frontopontinae	540	- - sinistra	433	- mastoideum	240
- meridionales	590	- duodeni	429	- mentale	242, 320
- parieto-temporo-pontinae	540	- - inferior	429	- nervi	280
- perforantes	76	- - superior	429	- - laryngei	280
- zonulares	589f	- perinealis	436	- - - superior	280
Fibrillogenese	50	- sacralis	436	- obturatum	175, 353, 360
Fibrin	18, 94	Flügelband	331	- occipitale	246
Fibroblasten	49f, 55	Flügelgaumengrube	250	- - magnum	246
Fibrozyten	49f	Flügelplatte	513, 516	- omentale	501
Fibula	177	Flügelzellen	83	- ovale	86ff, 240, 245, 249, 364, 384
Fila		Folliculi			
- olfactoria	291	- lymphatici	431	- palatina	249
Filtrationsrate		- - aggregati	431	- - minora	249
- glomerulär	466	- - vesiculosi	5	- primum	364
Filum		- splenici	453	- processus	327
- terminale	518	Follikelarterien	454	- - transversi	327
Fimbria	6	Follikelatresie	4	- rotundum	240, 245, 249
- ovarica	473	Follikelepithelzelle	3	- sacralia	328f
Finger	173	Follikelreifung	4, 6	- - pelvina	328f
Fingergrundgelenke	131	Follikelzellen	287	- sciaticum	353, 360
Fingerknochen	123	Fontanellen	232	- - majus	353, 360
Fissura		Fonticulus		- - minus	353, 360
- dorsolateralis	541	- anterior	232	- secundum	364
- horizontalis	370	- mastoideus	233	- sphenopalatinum	249

- spinosum	240, 245, 249
- stylomastoideum	240, 246
- supraorbitale	248, 320
- suprapiriforme	360
- tentorii	575
- transversarium	327
- venae	340
- - cavae	340
- vertrebrale	327
- zygomaticoorbitale	248
Formalin	73
Formatio	
- reticularis	532, 538
Fornix	555, 562
- conjunctiva	601
- vaginae	481
Fossa	
- axillaris	169
- coronoidea	122
- cranii	244
- cubitalis	171
- hypophysialis	240, 550
- iliaca	175
- iliopectinea	225
- infraclavicularis	169
- infraspinata	121
- infratemporalis	248f
- - Öffnungen	249
- inguinalis	350
- - lateralis	350
- - medialis	350
- intercondylaris	176
- interpeduncularis	537
- ischioanalis	359
- mandibularis	250
- navicularis	495
- olecrani	122
- ovalis	384
- ovarica	472
- poplitea	228
- pterygopalatina	249f
- radialis	122
- retromandibularis	321
- rhomboidea	528
- sacci lacrimalis	602
- subinguinalis	225
- subscapularis	121
- supraspinata	121
- supravesicalis	350
- temporalis	247
- tonsillaris	276
- - felleae	440
Fovea	
- capitis	176
- centralis	594
- costalis	328
- dentis	328
Foveola	
- gastrica	425
- radialis	173
Frakturen	78
Freiheitsgrade	80
Fremdreflex	528
Frenulum	
- linguae	269
- praeputii	493
Froschkopf	237, 518
FSH	7, 11
Fugen	79
Fundus	422
Fundusdrüsen	425
Funiculus	
- anterior	523
- lateralis	523
- posterior	524
Furchung	13
Furchungszelle	13
Fuß	229
Fußmuskeln	205
Fußsohle	230
Fußwurzelknochen	177

G

γ-Endnetz	82
Aγ-Endplatte	82
G-Zellen	428
Galea aponeurotica	253, 320
Gallenblase	446ff
Gallenkapillaren	445
Gallensteinleiden	447
Gallenwege	
- extrahepatische	448
Gallertgewebe	56
GALT	429
Gamet	1f
Ganglia	
- aorticorenalia	503
- pelvina	503
- renalia	503
Ganglienhügel	555
Ganglienzellen	67
Ganglion	107
- cervicale	310f
- - inferius	311
- - medium	311
- - superius	310
- cervicothoracicum	311, 398
- ciliare	310f
- coccygeum	503
- - impar	503
- coeliaca	503
- coeliacum	398
- geniculi	300f
- inferius	303
- mesentericum	398, 503
- - inferius	503
- - superius	398, 503
- oticum	303, 311f
- pterygopalatinum	300, 310f
- spinale	520
- spirale	303, 617
- spirale cochleae	612, 617
- stellatum	311, 398
- submandibulare	301, 311f
- superius	303, 305
- trigeminale (Gasseri)	293
- vestibulare	303, 612
Ganglius	
- inferius	305
Gänsefuß	196
gap junction	42
Gartner Gang	417
Gaster	421
Gastrinzellen	428
Gastritis	426
Gastroenteropancreatico-endokrines Zellsystem	459
Gastrulation	27
Gaumen	275
- harter	241
- primärer	234
Gaumenaponeurose	275
Gaumenbein	241
Gaumenbogen	275
Gaumenmandel	276
Gaumenmuskeln	276
Gaumensegel	275
Gaumenspalte	237
Gebärmutter	475
Gebärmutterhöhle	476
Geburtstermin	35

Geburtsvorgang	510f	Geschlechtsdimorphismus	39	- prostaticae	492
Gedächtniszellen	59	Geschlechtsdrüsen		- pylorica	426
Gefäßpol	464	- akzessorisch	489	- pyloricae	426
Geflechtknochen	62	Geschlechtsmerkmale	39	- sebaceae	600
Gefrierschnitte	73	Geschlechtsorgane		- sublingualis	272, 274
Gehirn	105, 514	- Entwicklung	414	- submandibularis	272, 274
- (Entwicklung)	514	- weiblich	472	- suprarenalis	455
Gehirnschädel = Neurokranium		Geschmacksbahn	565	- thyroidea	287
- (= Cranium cerebrale)	231	Geschmacksknospen	271	- trigonales	471
Gehörgang	611	Geschmacksqualitäten	271	- tubaria	610
- äußerer	606	Gesichtsfeldausfälle	567	- urethrales	472, 496
Gehörgangsknorpel	606	Gesichtsmuskulatur	252	Glandulae	
Gehörknöchelchen	610	Gesichtsschädel	247	- duodenales	428
Geißeln	46	Gesichtsschädel = Viszerokranium		- intestinales	428
Gelbkörper	6	(= Cranium faciale)	231	- oesophageae	380
Gelenkbänder	80	Gestagen	7	- prostaticae	492
Gelenke	79f	Gewebe	39	- uterinae	479, 481
- Ellenbogengelenk	127	Gewebsflüssigkeit	92	- - majores	483
- Fingergelenke	131	Gewölbe	555	Glans penis	493f
- Fußgelenke	186	Gewölbekonstruktion		Glanzstreifen	66
- Fußwurzel	188	- (Fuß)	188	Glashaut	47
- Handwurzelgelenke	129	GFR	466	Glaskörper	591
- Hüftgelenke	178	Gibson'sche Faszie	339	- (Entwicklung)	585
- Kniegelenk	182	Gingiva	267f	Glaukom	587, 596
- Schultergelenk	125	Ginglymus	81	Gleichgewichtsbahn	564
- Schultergürtel	123	Gitterfasern	54	Gleichgewichtsorgan	605, 612
- Zehengelenke	189	Glandula		Gleichgewichtszentrum	560
Gelenkfortsätze	327	- areolares	343	Glia	69
Gelenkhöhle	79	- buccales	275	Gliazellen	67, 71f
Gelenkkapsel	79	- bulbourethrales	496	Glioblast	512
Gelenkknorpel	80	- cardiacae	426	Glissonsche Kapsel	443
Gelenklippe	80, 125	- ceruminosa	606	Glissonsches Dreieck	443
Gelenkspalt	79	- cervicales	479	Globus pallidus	557
Generallamellen	63	- ciliares	600	Glomerulonephritis	466
Geniculum		- circumanales	439	Glomerulosklerose	466
- n. facialis	300	- gastrica	425	Glomerulum	412
Genitalhöcker	416f	- - propria	425	- cerebellosi	542
- - (weiblich)	482	- gastricae	426	Glomus	
Genitalien		- labiales	275	- aorticum	314
- äußere	493	- lacrimales	601	- caroticum	314
- - männlich	493	- - accessoriae	601	- olfactorius	568
- - weiblich	482	- lacrimalis	272, 602	Glukagon	459
Genitalwülste	416f	- linguales	275	Glykokalix	41, 428
Gennari'sche Streifen	558	- nasales	261	Golgi-Sehnenorgane	83
Genu	563	- olfactoriae	261	Golgi-Zellen	542
- recurvatum	229	- palatinae	275	Goll'scher Strang	525
- valgum	229	- parathyreoidea	289	Gomphosis	79
- varum	229	- parotis	272f	Gonozyt	3
Gesäßmuskelschicht	226	- pharyngea	278	Goormaghtigh-Zellen	466
Geschlechtsbestimmung		- pituitaria	550	Gower'sche Bahn	545
- Schädel	242	- praeputiales	496	Gowers'sches Bündel	526

Graaf'scher Follikel		5
Granula		
- tarsales		600
Granulationes		
- arachnoidales		575, 580
Granulosaluteinzelle		6
Granulozyten		
- basophile		51, 96
- eosinophile		51, 96
- neutrophile		51, 96
Granulozytopoese		98
Gratiolet'sche Strahlung		567
Grenzstrang	108, 310, 398, 502	
Griffelfortsatz		240
Großhirn-Brücken-Kleinhirnbahn		536
Großhirnhälften		552
Großhirnrinde		557
- Bahnen		561
- Gefäßversorgung		561
Großhirnschenkel		540
Großhirnsichel		515
Großhirnstiel		539
Grundplatte		513, 516
Grundsubstanz		48
Gumbernaculum		
- testis		416
Gyrus		
- cinguli		555, 568
- dentatus		568
- parahippocampalis		555, 568

H

Haare	117
Haarnadel-Gegenstromprinzip	466
Haarzellen	617
Habenula	548, 568
Hackenfuß	189, 217
Haften	79
Haftkomplex	42
Haftplatte	42
Haftstiel	25
Haftzotte	18
Hahnentrittgang	217
Hakenbein	123
Halbkugeln	515
Halbseitenläsion	526
Halsfaszie	254
Halsfistel	235, 237
Halsmuskulatur	258
Halsnerven	309
Halsrippen	167, 337
Halswirbel	327
Haltemuskeln	85
Hämatokrit	93
Hämatom	320, 581
Hammer	610
Hämoglobin	93, 451
Hämorrhoiden	437, 502
Hämozytoblast	97f
Hamulus	
- pterygoideus	276
Handgelenk	
- distales	129
- proximales	129
Handmuskeln	147
Handwurzel-Mittelhandgelenke	131
Handwurzelknochen	123
Harnbildung	466
Harnblase	469
- (Befestigung)	470
- Entwicklung	413
Harnblasenentleerung	471
Harnkanälchen	465
Harnleiter	467ff
Harnorgane	460
Harnpol	464
Harnröhre	469
- männliche	494
- weiblich	472
Hartsubstanzen	
- (Zahn)	265
Hasall'sche Körperchen	381f
Hasenscharte	237
Haubenbahn	
- zentrale	529, 538
Hauptachsen	80
Hauptbronchien	368, 371
Hauptzellen	426
Haustren	435
Haut	112
Hautdrüsen	118
Hautvenen	
- (Arm)	164
- (Bein)	221
Havers'sche Kanälchen	63, 76
Havers'sches System	63
HCG	7
Head'sche Zonen	508
Heistersche Klappe	447
Helikotrema	615
Hemianopsie	567, 603
Hemisphären	515, 552
Hemispheria	
- cerebelli	541
Henle'sche Schicht	117
Henle'sche Schleife	465
Hensen'sche Stützzellen	617
Hensen'scher Knoten	26
Hepar	439
Ligamentum	411
Hepatozyten	443ff
Hering-Breuer-Reflex	405
Hermaphroditismus	417
Hernia	
- femoralis	226
- obturatoria	227
- - congenita	410
Hernie	341, 352
- epigastrische	353
Herring-Körper	111
Herringer-Kanälchen	445
Herz	382
- (Entwicklung)	362
- (Lage)	382
- (Mißbildungen)	365
- (Röntgenbild)	402
- (Schichtenbau)	388
- (Trennwände)	364
Herzachse	382
Herzaktion	386
Herzarterien	389
Herzbasis	382
Herzbeutel	392
Herzbeuteltamponade	393
Herzdämpfung	401
Herzfehlerzellen	375
Herzgrenzen	401
Herzinfarkt	390
Herzinsuffizienz	388
Herzklappen	365
- Projektionsorte	401
Herzkranzgefäße	389
Herzmuskulatur	67, 388
- quergestreifte	66
Herzohren	384
Herzräume	384
Herzsattel	341
Herzscheidewände	384
Herzschlauch	362

Herzschleife		362
Herzskelett		387
Herzspitze		382
Herzspitzenstoß		401
Herztöne		401
Herzventile		385
Heuser'sche Membran		23
Hexenmilch		343
Hiatus		
- aorticus		340
- canalis		240, 246
- - n. petrosi		240, 246
- - - majoris		240, 246
- - - minoris		240, 246
- maxillaris		242, 262
- oesophageus		340
- sacralis		328f
- saphenus		226
- semilunaris		260
- tendineus		146
Hiatushernie		341
Hilum renale		460
Hilus pulmonis		370
Hiluszwischenzellen		473
Hinterdarm		33
Hinterhauptlappen		554
Hinterhauptpol		555
Hinterhauptsbein		239
Hinterhauptsfontanelle		232
Hinterhauptslage		511
Hinterhautlappen		554
Hinterhirn		516, 528
Hinterhorn		513, 522, 569
Hintersäule		522
Hinterstrang		524
Hinterstrangbahn		525
Hippocampus		568
Hippocampusformation		568
Hirnanhangdrüse		516, 550
Hirnbläschen		514, 517
Hirnbrückenbahn		540
Hirngewicht		516
Hirnhaut		573
- harte		243, 574
- weiche		575
Hirnmantel		555
Hirnnerven		106, 290f
Hirnnervenkerne		533
Hirnsand		548
Hirnschädel		238
Hirnsichel		574
Hirnstamm		532
Hirnstiel		515, 537
Hirnventrikel		
dritter		547, 570
Hirschsprung-Krankheit		410
His'sches Bündel		391
Histamin		54
Histiozyten		52, 96
Histoautoradiographie		75
Hoden		483, 485
- Descensus		350
Hodenabstieg		484
Hodenkanälchen		8
Hodensack		484
Hofbauer-Zellen		18
Höhlen		
- seröse		104, 362
- - (Entwicklung)		362
Hohlfuß		189
Hohlhand		172
Hörbahn		565
Horizontalzellen		593
Hörnchenknorpel		280
Horner'sche Trias		311
Hornersches		
- Syndrom		604
Hornhaut		587
Hornschicht		113
Hörorgan		605, 615
Hörstrahlung		564
Hortega-Zellen		70
Hörzentrum		559
Howship'sche Lakunen		64
Hubhöhe		83
Hubkraft		83
Hufeisenniere		413
Hüftbein		174f
Hüfte		227
Hüftgelenk		178
Hüftgelenkpfanne		175
Hüftgelenksluxation		179
Hüftmuskeln		190
Hülsenkapillaren		454
Humeroradialgelenk		127
Humeroulnargelenk		127
Humerus		121
Hustenmuskel		132
Huxley'sche Schicht		117
Hydrozele		485
Hydrozephalus		573
Hymen		481
Hyoidbogen		236
Hyperplasie		40
Hypertrophie		40
Hypogastrium		507
Hypomer		326
Hypomochlion		193f
Hypopharynx		278
Hypophyse		516, 550
Hypophysenhinterlappen		516, 552
Hypophysenstiel		548, 550
Hypophysenvorderlappen		516
Hypoplasie		41
Hypospadie		417
Hypothalamus		548
- (Kerne)		549
- Verbindungen		550
Hypothenarmuskeln		149
Hypotympanon		608

I

I-Streifen		65
I-Zellen		429
ICSH		10
Ileum		430
Ileus		431
Immunität		
- angeborene		59
- erworbene		59
- humorale		58f
- zelluläre		58
- zellvermittelte		59
Immunozyten		58
Immunsystem		58
Implantation		15
Implantationsort		16
Impressario		
- cardiaca		440
Impressio		
- duodenalis		440
- gastrica		441
- lig.		121
- - costoclavicularis		121
Impressionen		440
- (Lunge)		370
Incisura		
- acetabuli		175
- angularis		422
- cardiaca		422
- fibularis		177

- frontalis	239	
- ischiadica	175f	
- - major	175	
- - minor	176	
- mandibulae	242	
- pancreatis	449	
- radialis	122	
- scapulae	121	
- supraorbitalis	239	
- tentorii	575	
- thyroidea	280	
- - superior	280	
- trochlearis	122	
- ulnaris	122	
- vertebralis	327	
Incus	610	
Indifferenzstadium	415	
Induktion	34	
Infundibulum	547f, 550	
- ethmoidale	241, 260, 262	
- tubae	473	
Inguinalhernien	352	
Initialsegment	69	
Injektion		
- intragluteale	226	
Innenknöchel	229	
Innenohr	611	
- (Entwicklung)	605	
Innervation		
- sensible	167, 224, 319	
- - (Arm)	167	
- - (Bein)	224	
- - (Kopf)	319	
- vegetative	310	
- - Kopf	310	
Inselorgan	457	
Insemination	13	
Inspiration	404	
Insuffizienz		
- aktive	197	
- passive	197	
Insula	555	
- pancreatica	457	
Insulin	459	
Integumentum commune	112	
Intentionstremor	544	
Interkostalmuskeln	338	
Interkostalraum	338	
Intermediärsinus	100	
Interneurone	523	
Internodien	72	

Intersectiones tendineae	347	
Interstitium	43	
Interterritorium	60	
Interzellularraum	40	
Intima	89	
intraperitoneal	504	
Intravasalraum	43	
Intrazellularraum	43	
intrinsic factor	426	
Intumescentia	518	
- lumbosacralis	518	
Invagination	27	
Involution	380	
Iris	588	
Iriskolobom	585	
Ischialgie	331	
Isokortex	557f	
Isthmus		
- aortae	394	
- faucium	275	
- tubae	473, 606, 609	
- - auditivae	606	
- - auditoriae	606	
- uteri	475	
ITO-Zellen	444	

J

Jejunum	430	
Jochbein	241	
Jungfernhäutchen	481	

K

K-Zellen	429	
Kahnbein	123, 177	
Kallus	78	
Kalotte	231, 242	
Kalvaria	231, 238, 242	
Kalzitonin	288	
Kambiumschicht	76	
Kammer		
- (Herz)	382	
Kammerscheidewand	364, 384	
Kammerschenkel	391	
Kammerwasser	595f	
Kammerwinkel	595	
Kapazitation	12	
Kapillaren	88, 90f	
Kapsel		

- innere	563	
Karotidensiphon	577	
Karotisdreieck	323	
Karotispuls	314	
Karpaltunnel	145	
Karpaltunnel-Syndrom	147	
Karpometakarpalgelenk I	131	
Katarakt	585	
Kauakt	251	
Kaumuskulatur	253	
Kehldeckel	280	
Kehlkopf	279	
- (Innervation)	285	
Kehlkopf-Skelett	280	
Kehlkopfbänder	280	
Kehlkopfeingang	278	
Kehlkopfgelenke	280	
Kehlkopfmuskulatur	281	
Keilbein	177, 240	
Keilbeinflügel	240	
Keilbeinhöhle	263	
Keilknorpel	280	
Keimbahnlehre	2	
Keimblatt	21	
Keimdrüsenband	416	
Keimplasma	2	
Keimscheibe	21, 26	
Keimzelle	1f	
Keimzentrum	98	
Keith-Flack-Knoten	391	
Kephalhämatom	320, 581	
Kerckring'sche Falten	427, 431	
Kern		
- bleicher	557	
- roter	538	
Kerne	105	
- parasympathische	533, 539	
- sensorische	534	
- somatomotorische	533, 539	
- somatosensible	534	
- subkortikale	555, 557	
- viszeromotorische	534	
- viszerosensible	534	
Kieferbogen	236	
Kiefergelenk	250	
- Bewegungen	251	
Kiemenbögen	234, 236	
Kiemenbogenarterien	234	
Kiemenfurchen	235	
Kinetosom	46	
Kinozilien	46	

Kitzler	483	Knochenverbindungen	79	Krause'sche Drüsen	601
Klappeninsuffizienz	365, 387	Knochenwachstum	77	Krausesche Endkörperchen	117
Klappenmechanik		Knorpel		Kreislauf	
- (Herz)	386	- elastischer	61	- uteroplazentarer	17
Klappenstenose	365, 387	- hyaliner	61	Kreislaufsystem	85
Kleinhirn	515, 528, 540	Knorpelgewebe	60	Kreislaufzentrum	536
- Bahnen	544f	Kohlrausch'sche Falte	437	Kremasterreflex	218, 347, 484
Kleinhirnbrückenwinkel	532	Kollagenase	50	Kreuzband	331
Kleinhirnhemisphären	541	Kollagenfasern	55	- hinteres	183
Kleinhirnkerne	543	Kollaterale	69	- vorderes	183
Kleinhirnmark	542	Kollateralkreislauf	89	Kreuzbein	327f
Kleinhirnrinde	542	Kollodiaphysenwinkel	181	Kreuzbeinkanal	328
Kleinhirnsichel	575	Kolloid	287	Kreuzwirbel	327
Kleinhirnstiel	541	Kolon	431, 433	Kropf	288
Kleinhirnstrangbahn	526	Kolonflexur	433	Kryptorchismus	417
Kleinhirnwurm	541	Kolostrum	344	Kugelgelenk	81
Kleinhirnzelt	541, 574	Kommissurenfasern	515, 543, 562	Kugelkern	543
Kletterfasern	543	Kommissurenzellen	523	Kupffersche Sternzellen	444
Klimakterium	344	Kompakta	63, 75	Kurzschlüsse	
Klitoris	483	Komplementärräume	376	- (Blutkreislauf)	87
Kloake	413	Koniotomie	286	Kutis	112
Kloakenfalte	417	Konjunktiva	601	Kyphose	332
Kloakenmembran	33, 413	Konjunktivalreflex	603		
Klumpfuß	189	Konjunktivalsack	601		
Knickfuß	189	Kontaktinhibition	41	**L**	
Knickplattfuß	189				
Knie	563	Kontraktion		L-System	65
Kniegelenk	182	- isometrische	85	Labien	482f
Kniegelenkserguß	184	- isotonische	85	Labium	
Kniehöcker		Konvergenz	540	- oris	264
- lateraler	538	Konzeptionsoptimum	13	Labrum	
- medialer	538, 548	Kopfbein	123	- acetabulare	178
- seitlicher	547	Kopfgelenk	330	- glenoidale	125
Kniescheibe	177	Kopfmuskeln	136	Labyrinth	611
Knöchel		Kopfschwarte	320	Labyrinthplakode	605
- äußerer	177	Korbzellen	542	Lacuna	
- innerer	177	Korium	114	- musculorum	225
Knochenbildung		Kornea	587	- vasorum	224
- chondrale	64	Kornealreflex	603	Lacunae	
- desmale	63	Körnerschicht	558	- laterales	580
- perichondrale	64	Körnerzellen	542	Laktation	344
Knochengewebe	62	Körperachsen	38	Lakunen	17, 60
Knochenhaut	76	Körperfühlbahn	560	Lambdanaht	232
Knochenkerne	78	Kortex		Lamellenknochen	63
Knochenmark	77	- limbischer	568	Lamina	
Knochenpräparat	73	Kotyledonen	18	- cribrosa	241, 245
Knochenstellen		Krallenhand	157	- densa	47
- tastbare	166, 223	Krampfadern	221	- epithelialis	104, 379, 418, 420
- - (Arm)	166	Kranium	238	- - mucosae	104, 418, 420
- - (Bein)	223	Kranzfurche	384	- - serosae	418
Knochentypen	75	Kranznaht	232	- externa	76, 243

- interna	76, 243
- molecularis	557
- multiformis	558
- muscularis	104, 379, 418, 420
- - mucosae	104, 379, 418, 420
- orbitalis	241
- parietalis	484
- perpendicularis	241
- praetrachealis	255
- - fasciae cervicalis	255
- praevertebralis	255
- - fasciae cervicalis	255
- propria	104f, 379, 418, 420
- - mucosae	104, 418, 420
- - serosae	105, 418
- pyramidalis	557
- quadrigemina	537
- rara	47
- - externa	47
- - interna	47
- - fasciae cervicalis	254
- tectalis	538
- tecti	537
- terminalis	547
- visceralis	484
Laminae	
- medullares thalami	549
Langerhans'sche	
- Inseln	457
Langerhans'sche Zellen	114, 457
Langhans'sche Zellschicht	18
Längsbündel	
- hinteres	538
- inneres	538
Längswölbung	
- (Fuß)	189
Lanugohaare	117
Lanz'scher Punkt	432
Lappenbronchien	371
Larrey'sche Spalte	340f
Laryngotomie	286
Larynx	279
Lebensbaum	542
Leber	439
- Entwicklung	411
Leberazini	443
Leberläppchen	443
Leberlappen	441
Lebersegmente	441
Lebersinusoide	444
Leberzellen	443ff
Leberzirrhose	439, 444
Lederhaut	114, 587
Leichtbauprinzip	78
Leistenband	223
Leistenbrüche	352
Leistengegend	223
Leistenhaut	115
Leistenhernie	
- indirekte	485
Leistenkanal	223, 350
Leistenring	223
- äußerer	350
- innerer	350
Leitungssystem	
- Rückenmark	524
Lemniscus	
- lateralis	535
- medialis	525, 535
Lendenrippe	337
Lendenwirbel	328
Lens	590
Leptomeninx	573, 575
Leukozyten	51
Levatortor	356
Leydigsche Zwischenzellen	486
LH	7
Lidspaltenmuskeln	252
Lieberkühn'sche Krypten	428, 431
Lien	451
Ligamentum	57, 80
- alaria	331
- anulare	128
- - radii	128
- anularia	368
- apicis	331
- arcuatum laterale	340
- arcuatum mediale	340
- arteriosum	88, 366
- bifurcatum	188
- calcaneocuboideum	188
- calcaneonaviculare	187f
- - plantare	187
- capitis	176
- - femoris	176, 180
- cardinale	477
- collaterale	127, 184
- - fibulare	184
- - radiale	127
- - tibiale	184
- - ulnare	127
- conoideum	124
- coracoacromiale	125
- coracoclaviculare	124
- coracohumerale	125
- coronarium	440
- costoclaviculare	124
- cricothyroideum	280
- cricotrachealis	280
- cruciatum	183
- - anterius	183
- - posterius	183
- cruciforme	331
- - atlantis	331
- denticulatum	519
- - dentis	331
- hepatis	411, 440
- - fiburale	184
- flavum	330
- fundiforme	496
- - penis	496
- gastrocolicum	433, 506
- gastrolienale	451, 506
- gastrophrenicum	506
- gastrosplenicum	408, 412, 451, 506
- glenohumeralia	125
- hepatoduodenale	441, 507
- hepatogastricum	411, 441, 507
- hepatorenale	441
- hyoepiglotticum	280
- iliofemorale	180
- iliolumbale	353
- inguinale	223
- interclaviculare	124
- interspinale	330
- intertransversarium	330
- ischiofemorale	180
- lacunare	225
- laterale	251
- - temporomandibulare	251
- - uteri	477
- lienorenale	452
- longitudinale	330
- mediale	186
- meniscofemorale	182
- nuchae	330
- ovarii	416
- - proprium	416, 472, 477
- patellae	184
- phrenicocolicum	507
- phrenicogastricum	507

- phrenicolienale	507
- plantare	187
- - longum	187
- popliteum	184
- - arcuatum	184
- - obliquum	184
- pubofemorale	180
- puboprostatica	470
- pubovesicale	470
- pulmonale	370
- reflexum	223
- sacro-coccygeum	330
- sacroiliaca	353
- sacrospinale	353
- sacrotuberale	353
- sacrouterinum	477
- sphenomandibulare	251
- spirale	616
- splenorenale	408, 412, 452, 507
- sternoclaviculare	124
- sternocostale	338
- stylohyoideum	255
- stylomandibulare	251
- supraspinale	330
- suspensorium	496
- - ovarii	472
- talocalcaneum	187f
- - interosseum	187
- talonaviculare	187
- teres	88
- - hepatis	88, 411
- - uteri	477
- thyroepiglotticum	280
- thyrohyoideum	280
- transversum	121, 331
- - atlantis	331
- - scapulae	121
- trapezoideum	124
- triangulare	440ff
- - sinistrum	441
- umbilicale	88, 350
- - mediale	88
- - medianum	350
- venosum	88, 440
- vestibulare	280
- vocale	280
Limbisches System	568
Linea	
- alba	347
- anocutanea	437
- anorectalis	437
- arcuata	175, 347
- aspera	176
- glutealis	175
- pectinea	176
- semilunaris	347
- terminalis	353
- transversa	329
- tranversae	328
- trapezoidea	121
Linearbeschleunigung	613
Lingua	269
Linse	590
Linsenkern	556
Linsenplakode	584
Lipofuszin	54, 66
Lippen	264
Lippen-Kiefer-Gaumenspalte	237
Lippenspalte	237
Liquor	572
- cerebrospinalis	572
Liquorräume	
- innere	569
Lisfranc'sche	
- Amputationslinie	188
Littre'sche Drüsen	496
Lobuli	
- hepatis	443
- pulmonales	371f
Lobus	
- anterior cerebelli	541
- flocculonodularis	541
- frontalis	553f
- occipitalis	554
- parietalis	553
- posterior	552
- posterior cerebelli	541
- temporalis	554
Locus	
- coeruleus	529
Locus Kieselbachii	261
Lordose	332
Luftröhre	368
Luftröhrengabelung	368
Lumbalisation	326
Lumbalpunktion	576
Lumbalspalt	
- medialer	340
Lunge	369
Lungenaufbau	370
Lungenbläschen	375
Lungengrenzen	399
Lungenhilus	370
Lungenknospen	367
Lungenläppchen	371f
Lungenlappen	372
Lungensegment	371
Lungenspitze	370
Lungenwurzel	370
Lymphe	92f
Lymphfollikel	98
Lymphgefäße	92
Lymphknoten	92, 99
- (Arm)	165
- (Bein)	222
- Halsbereich	318
Lymphozyten	52, 96
Lymphozytopoese	98
Lymphscheide	
- peri-arterioläre	453
Lysosome	54

M

Macula	
- adhaerens	42
- densa	465
- lutea	594
- sacculi	613
- statica	613
- utriculi	613
Maculae	
- lacteae	506
Magen	421ff
- Entwicklung	408
Magen-Darm-Kanal	417
Magendrüsen	425
Magendrüsen	425ff
Magenfelder	425
Magengeschwür	426
Magenkrümmung	422
Magenkuppel	422
Magenpförtner	422
Magensaft	425
Mahlbewegungen	251
Makrophagen	58
Makrozyten	94
Malassez'sche Epithelreste	266
Malleolengabel	177
Malleolus	
- lateralis	177, 229

- medialis	177, 229	Mehrlinge	35	- extraglomeruläre	466
Malleus	610	Meibom'sche Drüsen	600	Mesektoderm	512
Malpighische		Meiose	3	Mesenchym	56
- Körperchen	453, 463	Meissner'sche Tastkörperchen	116	- extraembryonales	23
Mamille	343	Meissner'scher		- extraembryonales parietales	25
Mamma		- Plexus	420	- extraembryonales viszerales	25
- lactans	344	Melanin	115	Mesenchymsäule	325
Mamma-Karzinom	158, 166, 343ff	Melanozyten	114f	Mesenchymzellen	49
		Membran		Mesenterialwurzel	505
Mandelkern	557	- postsynaptische	111	Mesenterium	505f
Mandibula	242	- präsynaptische	111	- dorsale	408
Mandibularbogen	236	Membrana		- ventrale	407
Mantelzellen	70	- analis	413	Mesenzephalon	515, 537
Mantelzone	513	- atlantooccipitalis	330	Meso	105, 505
Manubrium sterni	337	- buccopharyngea	33, 406	Mesocolon	505
Marginalzone	513	- fenestra	89	- transversum	434, 506
Marginalzonenkapillaren	454	- granulosa	4	- sigmoideum	506
Mariotte'scher Fleck	594	- interossea	129, 186	Mesoderm	22, 26ff, 44
Mark		- - antebrachii	129	- extraembryonales	23
- verlängertes	528	- - cruris	186	- intermediäres	29
Marklamellen	549	- limitans	558	- intraembryonales	26
Marksinus	100	- - gliae superficialis	558	- laterales	30
Markstrahlen	463	- pleuropericardiale	362	- paraxiales	29
Markstreifen	529	- pleuroperitoneales	336	- parietales	336
Martinotti'sche Zellen	558	- praeformativa	265	Mesogastrium	505, 507
Massa lateralis	327	- propria	47	- dorsale	408
Mastdarm	436	- quadrangularis	280	Mesogliozyten	70
Mastzellen	53	- reticularis	617	Mesohepaticum	411
Maxilla	241	- stomatopharyngealis	233	Mesopharynx	278
McBurney'scher Punkt	432	- suprapleuralis	339	Mesosalpinx	417, 474
Meatus		- tectoria	331, 618	Mesothel	45, 418
- acusticus	246, 606, 611	- thyrohyoidea	255, 280	Mesotympanon	608
- - externus	606	- tympani	607, 611, 615	Mesovarium	472
- - internus	246, 611	- - secundaria	611, 615	Metachromasie	74
- nasalis	260	- urogenitalis	413	metachromatisch	53
- nasopharyngeus	260	- vastoadductoria	227	Metamerie	39
Mechanorezeptoren	271	- vestibularis	615	Metaphyse	75, 78
Meckel'sches Divertikel	24, 409	Menarche	480	Metaplasie	41
Meckel-Knorpel	234	Meningen	573	Metathalamus	547
Media	89	Meningomyelozele	517	Metenzephalon	516, 528
Medianusgabel	154	Meningozele	517	Michaelis-Raute	335
Mediastinum	403	Menisci		Mikroglia	70
Medulla		- articulares	80	Mikrophagen	57
- glandulae suprarenalis	457	Meniscus		Mikrovilli	47
- oblongata	528	- lateralis	182	Mikrozyten	94
- spinalis	518	- medialis	182	Miktion	471
Megacolon		Meniskusverletzung	183	Milchbrustgang	86
- congenitum	435	Menopause	344, 480	Milchdrüse	344
Megakaryozyten	94	Menstruationszyklus	480	Milchflecken	506
Megaloblasten	97	Merkel'sche Tastscheiben	116	Milchgang	343
Mehrfachbildung	36	Mesangiumzellen	464	Milchleiste	343

Milchsäckchen	343
Milchzähne	266
Milz	451
- Entwicklung	412
Milzfollikel	453
Milzknötchen	453
Milznische	452
Milzpulpa	453
- rot	453
Milzsinus	454
Milztrabekel	453
Mineralokortikoide	456
Miosis	311
Mißbildungen	
- endogene	36
- (Extremitäten)	120
- Kopf	237
- (ZNS)	517
Mitralklappe	383, 385
Mitralklappeninsuffizienz	387
Mitralklappenstenose	387
Mitralzellen	568
Mitteldarm	33, 406
Mitteldruck	92
Mittelfellraum	403
Mittelfußknochen	178
Mittelhandknochen	123
Mittelhirn	515, 537
Mittelhirnbeuge	514
Mittelhirndach	537
Mittelhirnhaube	515, 537
Mittelohr	608
- (Entwicklung)	605
Moderatortor	384
Modiolus	615
Mohrenheim'sche Grube	169
Molekularschicht	557
Moll'sche Drüsen	600
Mondbein	123
Mononukleäres Phagozytosesystem	58
Monosomie	36
Monozyten	52, 96
Montoneurone	522
Moosfasern	542
Morbus	
- Addison	457
- Hirschsprung	435
Morula	14
Motorische Endplatte	82
MPS	58
Mukosa	104, 418
Müller'sche Stützzellen	593
Müller'scher Muskel	589
Müllerscher Gang	415ff
Mumps	273
Mundboden	322
Mundbodenphlegmone	322
Mundbucht	33
Mundhöhle	263
Mundmuskeln	252
Muscularis	
- mucosae	420
Musculus	
- abductor	143, 148f, 205, 207
- - digiti	149, 207
- - - minimi	149, 207
- - hallucis	205
- - pollicis	143, 148
- - - brevis	148
- - - longus	143
- adductor	148, 196, 205
- - hallucis	205
- - longus	196
- - pollicis	148
- anconeus	140
- arrectores	114
- - pilorum	114
- articularis	140
- - cubiti	140
- aryepiglotticus	283
- arytenoideus	282f
- - transversus	282
- auriculares	606
- auricularis	252
- biceps	139, 197
- - brachii	139
- - femoris	197
- brachialis	139
- brachioradialis	140
- buccinator	252
- bulbospongiosus	357, 494
- - - anterior	259
- ciliaris	589
- coccygeus	357
- constrictor	278
- - pharyngis	278
- coracobrachialis	139
- corrugator	252
- cremaster	347, 484
- - lateralis	282
- cricoarythenoideus	282
- - posterior	282
- cricothyroideus	283
- deltoideus	137
- depressor	252f
- - anguli oris	252
- - labii	253
- - supercilii	252
- - vesicae	471
- - digiti	142
- - digitorum	146
- dilatator	588f
- - pupillae	588f
- epicranius	253
- erector	333f
- - spinae	333f
- extensor	142f, 201, 205
- - carpi	142
- - - radialis brevis	142
- - - radialis longus	142
- - - ulnaris	142
- - - minimi	142
- - digitorum	142, 201, 205
- - - brevis	205
- - - longus	201
- - hallucis	201, 205
- - - brevis	205
- - - longus	201
- - indicis	143
- - pollicis	143
- - - brevis	143
- - - longus	143
- - externus	346
- faciales	252
- fibularis brevis	201
- fibularis longus	201
- fibularis tertius	201
- flexor	145f, 148f, 204f, 207
- - carpi	145
- - - radialis	145
- - - ulnaris	145
- - digiti	149, 207
- - - minimi brevis	149, 207
- - digitorum	146, 204, 207
- - - brevis	207
- - - longus	204
- - - profundus	146
- - - superficialis	146
- - hallucis	205
- - - brevis	205

- - - longus	204	- mylohyoideus	256	- - lateralis	254
- - pollicis	146, 148	- nasalis	252	- - medialis	254
- - - brevis	148	- obliquus	334, 346, 598	- puborectalis	438
- - - longus	146	- - capitis	334	- pubovaginalis	481
- gastrocnemius	202	- - - inferior	334	- pyramidalis	347
- gemelli	193	- - - superior	334	- quadratus	193, 207, 347
- - inferior	193	- - - abdominis	346	- - femoris	193
- - superior	193	- - inferior	598	- - lumborum	347
- genioglossus	270	- - internus	346	- - plantae	207
- geniohyoideus	256	- - - abdominis	346	- quadriceps femoris	194
- gluteus	191, 193	- - superior	598	- rectus	194, 259, 333f,
- - maximus	191	- obturatorius	193		347, 598
- - medius	191	- - externus	193	- - abdominis	347
- - minimus	193	- - internus	193	- - capitis	259, 333f
- gracilis	196	- oburatorius	193	- - - posterior	334
- - hallucis	204	- occipitofrontalis	253	- - femoris	194
- hyoglossus	270	- omohyoideus	257	- - inferior	598
- iliacus	190	- opponens	148f, 207	- - lateralis	598
- iliocostales	334	- - digiti	149, 207	- - medialis	598
- iliopsoas	190	- - - minimi	149, 207	- - superior	598
- infrahyoidei	255	- - pollicis	148	- rhomboideus	132
- infraspinatus	137	- orbicularis	252, 264, 601	- - major	132
- intercostales	338	- - oculi	252, 601	- - minor	132
- interossei	147, 207	- - oris	252, 264	- risorius	252
- - dorsales	147, 207	- orbitalis	583	- rotatores	334
- - palmares	147	- palatoglossus	276	- salpingopharyngeus	278
- - plantares	207	- palatopharyngeus	276, 278	- sartorius	194
- interspinales	333	- palmaris	145, 149	- scalenus	258
- intertransversarii	334	- - brevis	149	- semimembranosus	197
- ischiocavernosus	357	- - longus	145	- semispinales	333
- latissimus dorsi	132	- papillares	384ff	- semitendinosus	197
- levator	132, 252f, 276,	- pectinati	384	- serratus	134
	357, 601, 609	- pectineus	196	- soleus	202
- - anguli oris	253	- pectoralis	134	- sphincter	357, 422,
- - ani	357	- - major	134		494, 588f
- - palpebrae	601	- - minor	134	- - ani	357
- - - superioris	601	- peroneus	201	- - - externus	357, 438
- - prostatae	481	- - brevis	201	- - - internus	438
- - scapulae	132	- - longus	201	- - hepatopancreaticae	448
- - veli	276	- - tertius	201	- - pupillae	588f
- - - palatini	276, 609	- piriformis	193	- - pylori	422
- longissimi	334	- plantaris	202	- - urethrae	357, 472, 494
- longitudinalis	269	popliteus	204	- spinales	333
- longus	259	- procerus	252	- splenius	334
- - capitis	259	- pronator	145f	- - capitis	334
- - colli	259	- - quadratus	146	- - cervicis	334
- lumbriales	207	- - teres	145	- stapedius	610
- lumbricales	147	- psoas	190	- sternalis	134
- masseter	253	- - major	190	- sternocleidomastoideus	136
- mentalis	252	- - minor	190	- sternohyoideus	257
- multifidi	334	- pterygoideus	254	- styloglossus	270

- stylohyoideus	256
- stylopharyngeus	278
- subclavius	134
- subcostales	339
- subscapularis	137
- supinator	143
- supraspinatus	137
- - duodeni	430
- tarsalis	601
- - inferior	601
- - superior	601
- temporalis	253
- temporoparietalis	253
- tensor	191, 276, 609f
- - fasciae	191
- - - latae	191
- - tympani	609f
- - veli	276
- - - palatini	276, 609
- teres	137
- - major	137
- - minor	137
- thyroarytenoideus	282
- thyroepiglotticus	282
- thyrohyoideus	257
- tibialis	201, 204
- - anterior	201
- - posterior	204
- transversus	270, 339, 346, 357
- - abdominis	346
- - linguae	270
- - perinei	357
- - - profundus	357
- - - superficialis	357
- - thoracis	339
- trapezius	136
- triceps	140, 202
- - brachii	140
- - surae	202
- uvulae	276
- verticalis	270
- - linguae	270
- vocalis	283
- zygomaticus	252
Musikantenknochen	156
Muskel-Sehnen-Verbindung	83
Muskelbauch	81
Muskelfasern	82
Muskelgewebe	64
- glattes	65
Muskelgruppen	84

Muskelinsuffizienz	85
Muskelkontraktion	83
Muskelloge	84
Muskeln	
- autochthone	333
- Fußmuskeln	205
- Großzehenballen	205
- Handmuskeln	147
- Hüfte	190
- ischiokrurale	197
- mimische	252
- Oberarmmuskeln	139
- Oberschenkelmuskeln	193
- Schultergürtelmuskulatur	132
- Schultermuskeln	137
- Unterarmmuskeln	140
- Unterschenkelmuskeln	199
Muskelpumpe	84
Muskelscheidewand	84
Muskelspindeln	82
Muskularis	420
Muskulatur	
- glatte	67
Mutterkuchen	16
Muttermund	
- innerer	476
Myelenzephalon	516, 528
Myelin	71
Myelinisierungszellen	70
Myelozele	517
Myobrillen	65
Myoepithelzellen	67, 103, 344
Myofibroblasten	50
Myofilamente	65
Myoglobin	66
Myokard	388
Myometrium	479
Myosin	65
Myosinfilamente	65
Myotom	29
Myozoel	29

N

Nabelband	350
Nabelbruch	352, 410
- physiologischer	410
Nabelring	347
Nabelschleife	409
Nabelschnur	21, 25
Nabelschnurbruch	410
Nabelstrang	21, 25
Nachhirn	516
Nachniere	412
Nachweis	
- immunologischer	75
Nackenband	330
Nackenbeuge	514, 517
Nackenfaszie	334
Nägel	118
Nähte	79
Nase	259
Nasenbein	241
Nasengänge	260
Nasenhöhle	247, 259
Nasenmuschel	260
- untere	241
Nasenmuskeln	252
Nasennebenhöhlen	262
Nasenrachengang	260
Nasenscheidewand	259
Nasenvorhof	259, 261
Nasenwülste	234
Nebeneierstock	417
Nebenhoden	487
Nebenhodengang	487f
Nebenmilze	452
Nebenmuscheln	260
Nebenniere	455
- Entwicklung	414
Nebennierenmark	457
Nebennierenrinde	456
Nebenphrenikus	151, 310
Nebenschilddrüse	289
Nebenzellen	425
Nekrobiose	40
Nekrose	40
Neocerebellum	541
Neokortex	557
Neostriatum	556
Nephritis	462
Nephrolithiasis	467
Nephron	413, 463

Nephrotome	29	- - internus	310	- infratrochlearis	295
Nerven		- ciliares	295, 311	- intercostales	342
- vegetative	502	- - brevis	311	- intermedius	610
Nervenendigungen	116	- - longi	295	- interosseus	155, 159, 215
- freie	109	- clunium	335	- - - anterior	155
Nervenfasern	69, 71, 109	- craniales	291	- - (antebrachii)	159
- motorische	106	- cutaneus	154, 158f, 211, 214ff	- - - posterior	159
- sensible	106			- - cruris	215
- sensorische	106	- - antebrachii	158f	- ischiadicus	214
- somatische	107	- - - lateralis	154	- jugularis	310
Nervengewebe	67	- - - medialis	158	- labiales	210, 361
Nervenreflex		- - - posterior	159	- - anteriores	210
- (Armbereich)	161	- - brachii	158f	- - posteriores	361
- (Beinbereich)	218	- - - lateralis inferior	159	- lacrimalis	295
Nervensystem	105	- - - lateralis superior	158	- laryngeus	306f
- animalisches	107	- - - medialis	158	- - inferior	307
- Anlage	31	- - - posterior	159	- - recurrens	306
- autonomes	107	- - dorsalis	215f	- - superior	306
- extrinsisch	429	- - - lateralis	215	- lingualis	298
- intramurales	108	- - femoris	211, 214	- mandibularis	297
- intrinsisch	429	- - - lateralis	211	- massetericus	297
- peripheres	106f	- - - posterior	214	- masticatorius	297
- vegetatives	107	- - intermedius	216	- maxillaris	295
- zentrales	105	- - surae	215f	- medianus	154
Nervenzelle	67, 69	- - - lateralis	216	- mentalis	299
- primitive	513	- - - mediales	215	- musculocutaneus	154
Nervus	617	- digitales	155ff, 160, 215f	- mylohyoideus	299
- abducens	299			- - posteriores superiores	296
- accessorius	308	- - dorsales	156, 160, 216	- nasociliaris	295
- alveolaris	299	- - - pedis	216	- nasopalatinus	297
- - inferior	299	- - palmares	155, 157	- obturatorius	212
- anococcygei	361	- - - communes	155	- occipitalis	309
- - antebrachii	154f	- - - proprii	155, 157	- - major	309
- auricularis	301	- - plantares	215	- - minor	309
- - magnus	309	- - - communes	215	- - tertius	309
- - magnus	304	- - - proprii	215	- oculomotorius	292
- - posterior	301	- dorsalis	151, 361	- olfactorii	291
- auriculotemporalis	298	- scapulae	151	- ophthalmicus	293
- axillaris	158	- ethmoidalis	295	- opticus	291, 596
- buccalis	297	- facialis	300, 610	- opticus (Entwicklung)	585
- - pterygoidei	311	- femoralis	211	- palatini	296
- cardiaci	398	- frontalis	295	- - minores	296
- - thoracici	398	- genitofemoralis	210	- palatinus	296
- cardiacus	311	- gluteus	213	- - major	296, 312
- - cervicalis	311	- - inferior	213	- pectorales	151
- - - inferior	311	- - superior	213	- - lateralis	151
- - - medius	311	- hypogastricus	503	- - medialis	151
- - - superior carotici	311	- hypoglossus	308	- pelvici splanchnici	504
	311	- iliohypogastricus	210	- perineales	361
- - externi	311	- ilioinguinalis	210	- peroneus	216f
- caroticus	310	- infraorbitalis	296	- - communis	216

- - profundus	217	- vagus	305	Nierenversagen	
- - superficialis	216	- vertebralis	311	- akut	466
- petrosus	300, 304	- vestibulocochlearis	303	Nissl-Schollen	68
- - major	300, 311	- zygomaticus	296	Nitrabuch'scher Fibrinstreifen	18
- - profundus	312	Netz		Nodulus	
- pharyngeus	303	- großes	506	- valvulae semilunaris	386
- phrenici	310	- kleines	507	Nodus	
- - accessorii	310	Netzbeutel	509	- axillares	344
- phrenicus	310	Netzhaut	591	- lymphatici	99
- plantaris	215	Netzhautablösung	591	- parasternales	345
- - lateralis	215	Neuhirnrinde	557	Nodus lymphaticus	
- - medialis	215	Neukleinhirn	541	- anuli	222
- pterygoideus	298	Neuralleiste	31, 512	- - femoralis	222
- - lateralis	298	- (Zellen)	32	- axillares	166
- pudendus	361	Neuralplatte	31	- bronchopulmonales	373
- radialis	159	Neuralrinne	31	- cervicales	319
- rectales	361	Neuralrohr	31, 512	- - superficiales	319
- - inferiores	361	Neurit	68, 71	- - profundi	319
- saphenus	211	Neuroblast	512f, 516	- coeliaci	502
- scrotales	210, 361	Neuroblasten	72	- faciales	319
- - anteriores	210	Neuroektodermzelle	31	- inguinales	222
- - posteriores	361	Neuroepithelzelle	72, 512	- - superficiales	222
- spinales	106, 518f	Neuroglia	69	- lumbales	502
- splanchnici	503	Neurohistogenese	72	- mastoidei	319
- - pelvini	504	Neurohypophyse	516, 552	- occipitales	319
- - sacrales	503	Neurokranium	238	- parotidei	319
- splanchnicus	398	Neuron	68	- popliteales	222
- - major	398	Neuropil	106, 557f	- pulmonales	373
- - minor	398	Neuroporus		- retropharyngeales	319
- stapedius	301	- anterior	31	- subementales	319
- subclavius	151	- posterior	31	- submandibulares	319
- subcostalis	342	Neurosekretion	111	- tracheales	373
- suboccipitalis	309	Neurothel	574	- tracheobronchiales	373
- subscapularis	151	Neurozyten	67	Nodus sinuatrialis	391
- supraclaviculares	309	Neurulation	31	non-B-non-T-Zelle	58
- supraorbitalis	295	Nexus	42	Noradrenalin	457, 459
- suprascapularis	151	Nidation	15	Norm	39
- supratrochlearis	295	Niederdrucksystem	88	Notochorda	27
- suralis	215	Niere	460	Nuclei	105
- temporales	298	- Entwicklung	412	- nervus	539
- - profundi	298	Nierenbecken	467	- - oculomotorii	539
- thoracicus	151	Nierenbeckenentzündung	467	- - trochlearis	539
- - longus	151	Nierenbucht	467	Nucleus	
- thoracodorsalis	151	Nierenentzündung	462	- ambiguus	534
- tibialis	214	Nierenhilus	460	- anterioris	549
- transversus	309	Niereninsuffizienz	466	- basales	556
- - colli	309	Nierenkelche	461	- caudatus	515, 556
- trigeminus	293	Nierenkörperchen	463	- cochlearis	534
- trochlearis	293	Nierenmark	466	- - dorsalis	534
- tympanicus	303	Nierenpapillen	461	- - ventralis	534
- ulnaris	156	Nierensteinerkrankung	467	- corporis	550

- - mamillaris	550	
- dentatus	543	
- dorsalis	522f, 533f	
- - nervus	533f	
- - - glossopharyngei	534	
- - - vagi	534	
- emboliformis	543	
- fastigii	543	
- globosus	543	
- infundibularis	549	
- lentiformis	556	
- medialis	549	
- motorius	534	
- - nervus	534	
- - - trigemini	534	
- nervus	533f	
- - abducentis	533	
- - - vagi	533	
- - facialis	534	
- - hypoglossi	533	
- occulomotorius	539	
- - accessorius	539	
- olivaris	529	
- paraventricularis	549	
- pontis	530, 532	
- pulposus	326, 331	
- ruber	515, 538	
- salivarius	533	
- - superior	533	
- - inferior	533	
- sensorius	534	
- - nervus	534	
- - - trigemini	534	
- solitaris	565	
- solitarius	534	
- spinalis	534	
- - nervus	534	
- - - accessorius	534	
- subthalamicus	550	
- supraopticus	549	
- thoracicus	523	
- tractus	534	
- - mesencephali	534	
- - - nervus trigemini	534	
- - solitarii	534	
- - spinalis	534	
- - - nervus trigemini	534	
- ventrolateralis	549	
- vestibularis	532, 534	
- - inferior	534	
- - lateralis	532, 534	
- - medialis	534	
- - superior	534	
Nuel'scher Raum	617	
Nuhn'sche Drüse	275	
Nußgelenk	81	
Nystagmus	544	

O

O-Bein	229	
Oberarmknochen	121	
Oberarmmuskeln	139	
Oberflächenepithel	43	
Oberflächenrezeptoren	109	
Oberkieferhöhle	262	
Oberkieferknochen	241	
Oberkieferwulst	234	
Oberschenkelknochen	176	
Oberschenkelmuskulatur	193	
Obex	529	
Odontoblasten	265f	
Oesophagus	377	
- Entwicklung	408	
Oesophagusatresie	238	
Oesophagusengen	378	
Oesophagusmund	378	
Oesophagusvarizen	502	
Ohrbläschen	605	
Ohrmuschel	606	
Ohrmuschelmuskeln	252	
Ohrplakode	605	
Ohrspeicheldrüse	273	
Ohrspiegelung	608	
Ohrtrompete	278, 609	
Okklusion	251	
Olecranon	122	
Oligodendroglia	70	
Oligodendrozyten	70	
Olive	529	
Omentum		
- majus	506	
- minus	507	
Omphalozele	410	
Oogenese	3	
Operculum	555	
Ora serrata	591	
Orbita	583	
- Öffnungen	248	
Organe		
- endokrine	454	
- lymphatische	97	
Organum		
- spirale	617	
Os	175	
- capitatum	123	
- coccygis	327, 329	
- coxae	174	
- cuboideum	177	
- cuneiforme	177	
- cuneiformia	178	
- digitorum	123, 178	
- - manus	123	
- - pedis	178	
- ethmoidale	241	
- frontale	238	
- hamatum	123	
- hyoideum	255	
- ilii	175	
- ischii	175	
- lacrimale	241	
- lunatum	123	
- metatarsalia	178	
- nasale	241	
- naviculare	177	
- occipitale	239	
- palatinum	241	
- parietale	239	
- pisiforme	123	
- pubis	176	
- sacrum	327f	
- scaphoideum	123	
- sphenoidale	240	
- tarsalia	177	
- temporale	239	
- trapezium	123	
- trapezoideum	123	
- zygomaticum	241	
Os triquetrum	123	
Ossa		
- carpi	123	
- metacarpalia	123	
- metacarpi	123	
- sesamoidea	123	
Ossifikation	63	
- (Arm)	120	
- desmale	232	
- enchondrale	232	
Ossifikationsinseln	63	
Osteoblasten	62f, 76	
Osteoid	62	
Osteoklasten	64	

Osteon	63	– – minor	430	– (pneumatische Nebenräume)	609
Osteozyten	62	– mammaria	343	Paukensaite	301, 610
Ostium		Papillae		Pecten	
– pharyngeum	278	– filiformes	270	– ossis	176
– – tubae auditivae	278	– foliatae	271	– – pubis	176
– ureteris	468	– fungiformes	270	Pedunculus	
– urethrae	469, 472	– linguales	270	– cerebellaris	541, 544
– – externum	472	– renales	461	– – caudalis	541
Ostium-secundum-Defekt	365	– vallatae	270	– – cranialis	541
Östrogen	7	Papillengänge	461	– – inferior	541, 544
Otolithenmembran	613	Paraganglien	459	– – medius	541, 544
Ovar	472	Parallelfasern	542	– – superior	541, 544
Ovarialepithel	473	Parametrium	478	– cerebelli	532
Ovarialschwangerschaft	16	Parapharyngealraum	321	– cerebri	537, 539
Ovarialzyklus	7	Parasympathikus	108, 311, 503	Peitschenschnur	7
Ovogenese	3	Parathormon	289	Pelvis	353
Ovogonie	2f	Parenchym	40	– renalis	467
Ovozyt		Paries		Penicilli	454
– primärer	3	– membranaceus	368	Penis	493f
– sekundärer	4	Parkinson'sche Krankheit	539, 557	Pericardium	
Ovulation	5	Parodontium	267	– fibrosum	392
Oxytocin	549	Parotis	273	– serosum	392
		Parotisloge	273	Perichondrium	60
		Parotitis	273	Periduralanästhesie	336
		Pars		Perikard	392
P		– caeca	592	Perikardhöhle	392
Pacemaker	391	– caeca retinae	589	Perikaryon	68
Pachymenix	573	– cardiaca	422	Perikranium	243
Palaeokortex	557	– chochlearis	303	Perilymphe	611f
Palatum		– compacta	539	Perimetrium	480
– durum	241, 275	– flaccida	607	Perimysium	82
– molle	275	– infraclavicularis	150ff	Perineum	510
Paleocerebellum	541	– intermedia	521	Perineurium	112
Pallidum	557	– nervosa	591f	Periode	
Pallium	555	– optica	591	– hepatolienale	97
Palma		– parasympathica	311, 503	– medulläre	97
– manus	172	– pigmentosa	591f	– megaloblastische	95
Palmaraponeurose	145, 172	– pylorica	422	Periodontium	266f
Palpebrae	599	– reticulata	539	Periorbita	583
Paneth'sche		– supraclavicularis	150f	Periorchium	351, 484
– Körnerzellen	428	– sympathica	310, 502	Periost	76
Pankreas	272, 449	– tensa	607	Peripharyngealraum	321
– endokrines	457	– ventralis	537, 539	Periportalläppchen	443
– Entwicklung	411	– – pedunculi	537, 539	Peritendineum	83
– exokrines	450	– – – cerebri	537, 539	Peritonealfalten	350
Pankreatitis	449	– vestibularis	303	Peritonealhöhle	508
Papez-Kreis	568	PAS-Reaktion	74	Peritonealstrukturen	506
Papilla		Passavant'scher Ringwulst	279	Peritonealtasche	469
– ductus parotidei	273	Patella	177, 228	Peritonealverhältnisse	504
– duodeni	430	Patellarsehnenreflex	218	Peritoneum	504
– – major	430	Paukenhöhle	608	Perizyten	90

Peroneusgruppe	201	Plattfuß	189	- - impar	317	
Peroneusloge	229	Platysma	258	- tympanicus	303	
Pes		Plazenta	16	- venosus	317, 335,	
- anserinus	196	- Ablösung	21	- - prostaticus	490, 500	
- calcaneus	189	- Funktion	18	- - pterygoideus	317	
- cavus	189	- haemochoriale	21	- - rectalis	500	
- equinus	189	Plazentarkreislauf	24f, 87	- - uterinus	500	
- planus	189	Plazentaschranke	20	- - vertebralis	335	
- transversoplanus	189	Plazentasepten	18	- - - externus	335	
- valgoplanus	189	Pleura	376	- - - internus	335	
- valgus	189	- costalis	376	- - vesicalis	500	
- varus	189	- diaphragmatica	376	- - vertebralis	335	
Peyer'sche Plaques	420, 431	- mediastinalis	376	Plexuslähmung (= Erb-Duchen-		
Pfannenband	187	- parietalis	376	ne'sche Lähmung)	151	
Pfannenlippe	80, 125	- pericardiaca	376	Plica		
Pfeilerzellen	617	- visceralis	376	- aryepiglottica	278, 281	
Pfeilnaht	232	Pleuraerguß	376	- chordae	607	
Pflugscharbein	241	Pleuragrenzen	399	- - tympani	607	
Pfortader	501	Pleurahöhle	369, 376	- circulares	427	
Pfortadersystem		Pleurakuppel	377	- gastrica	424	
- (Hypophyse)	552	Pleuraspalt	376	- glossoepiglottica	269, 278	
Pfropfkern	543	Plexus	89	- longitudinalis	429	
Phagozytose	54	- aorticus abdominalis	503	- - duodeni	429	
Phalangenzellen	617	- brachialis	150	- mallearis	607	
Phalanges	123	- cardiacus	390	- - anterior	607	
Phäochromozytom	457	- caroticus	310f	- n. laryngei	281	
Pharynx	277	- - externus	311	- palmata	479	
Phase		- - internus	310	- salpingopharyngea	278	
- hämotrophe	17	- cervicalis	309	- spiralis	447	
- histiotrophe	17	- choroideus	571	- synovialis	183	
- ischämische	480	- - ventriculi	570f	- - infrapatellaris	183	
Philippe-Gombault'sche		- - - lateralis	570	- - recti	437	
Triangel	525	- - - quarti	571	- umbilicalis	350	
Photorezeptoren	109, 592	- coccygeus	361	- - lateralis	350	
Pia		- coeliacus	307, 503	- - medialis	350	
- mater	519, 573, 575	- dentalis	296	- vestibularis	281	
- - encephali	575	- - superior	296	- vocalis	285	
- - spinalis	519	- gastricus	305, 307	Plicae		
Pilzpapillen	270	- - anterior	305, 307	- circulares	431	
Pinealozyten	548	- - posterior	305, 307	- palatinae	275	
Pinealzellen	548	- hämorrhoidalis	437	Pluripotenz	34	
Pinselarteriolen	454	- intraparotideus	301	Pneumothorax	376	
Pituizyten	70, 552	- lumbalis	209f	Podozyten	463ff	
Placenta		- lumbosacralis	209	Polkissenzellen	466	
- fetalis	18	- myentericus	420	Polkörperchen	4	
- materna	19	- pudendus	360f	Polypen	279	
Planta		- sacralis	209, 213	Pons	528, 530	
- pedis	230	- solaris	503	Porta		
Plantaraponeurose	230	- submucosus	420	- arteriosa	392	
Plasmazellen	53, 59	- suboccipitalis	317	- hepatis	440	
Plasmodium	41	- thyroideus	317	- venosa	392	

Portio	
- supravaginalis	476
- vaginalis	476
Porus	
- acusticus	240, 246, 612
- - internus	240, 246, 612
Potenz	
- prospektive	34
PP-Zellen	459
Prächordalplatte	27
Prädentin	265
Präparationsmethoden	73
Präputium	483, 493
Pressorezeptoren	314
Primärfollikel	3, 98
Primärfurchen	553
Primärharn	466
Primärzotte	17
Primitivdarm	33
Primitiventwicklung	21
Primitivknoten	26
Primitivrinne	26
Primitivstreifen	26
Primordialfollikel	3
Processus	
- accessorius	328
- alveolaris	242
- articulares	327
- ciliares	589
- condylaris	242
- coracoideus	121
- coronoideus	122, 342
- costarius	328
- mamillaris	328
- mastoideus	240, 609
- palatinus	241
- pterygoideus	241
- spinosus	327
- styloideus	122, 240
- - radii	122
- - ulnae	122
- transversi	327
- uncinatus	449
- vaginalis	351
- - peritonei	351, 484
- xiphoideus	337
- zygomaticus	241
Progesteron	7
Projektionsfasern	515, 543, 562
Prokollagen	50
Proktodealdrüsen	439

Proliferation	40
Proliferationsphase	480
Prominentia	
- laryngea	279
- mallearis	607
Promontorium	328, 355
Proportionsänderung	
- (postnatal)	39
Proportionsänderungen	
- (pränatal)	34
Propriabindegewebe	420
Propriozeptoren	83, 109
Prosenzephalon	514
Prostata	490ff
Prostatahypertrophie	492
Prostatasteine	493
Proteoglykane	50
Protuberantia	
- occipitalis	239
Prussak'scher Raum	607
Pseudodeziduazellen	480
Pseudohermaphroditismus	417
Psoasarkade	340
Ptosis	311
Pulmo	369
Pulmonalgefäße	396
Pulmonalisklappe	383, 386, 401
Pulpa splenica	453
Pulpaarterien	453
Pulpahöhle	267
Pulpastränge	453
Pulvinar	547
Puncta	
- lacrimalia	602
Punctum	
- nervosum	309
- quintum	401
Pupille	588f
Pupillenreflex	540, 567
Purkinje-Fasern	67, 391
Purkinje-Zellen	542
Putamen	515, 556
Pyamidenbahn	540
Pyelonephritis	467
Pylorus	422
- rektoanal	437
Pylorusstenose	409
Pyramiden	461, 529
Pyramidenbahn	527, 536
Pyramidenkreuzung	527, 529
Pyramidenschicht	558

Pyramidenzellen	558
- große	527
Pyramidenzellschicht	557f
Pyramides	
- renales	461

Q

Quadratusarkade	340
Querfortsätze	327
Querkolongekröse	506
Querschnitt	
- anatomischer	83
- physiologischer	83
Querschnittlähmung	525
Querwölbung	
- (Fuß)	189

R

Rachen	277
Rachenenge	275
Rachenmandel	279
Rachenmembran	33, 233
Rachenring	
- lymphatischer	276
Radgelenk	81
Radiatio	
- acustica	564
- optica	564, 567
Radioulnargelenk	
- distales	129
- proximales	127
Radius	122
Radix	
- anterior	519
- cranialis	308
- dorsalis	519
- mesenterii	506
- mesocoli	506
- - sigmoidei	506
- - transversi	506
- posterior	519
- pulmonis	370
- spinalis	308
- ventralis	519
Rami	
- nasales	296
Ramus	
- cardiaci	306

- - superiores	306	- - - quarti	529	- supraclavicularis	167
- circumflexus	389	- - membranae	607	- suprahyoidea	323
- communicantes	521	- - tympani	607	- temporalis	320
- - albus	521	- opticus	570	Reichert-Knorpel	234
- - griseus	521	- pharyngeus	278	Reifezeichen	35
- dorsalis	520	- pharyngotympanicus	235	Reißner'sche Membran	615
- femoralis	211	- phrenicomediastinalis	377	Rektum	436
- genitalis	211	- pinealis	570	Rektumkarzinom	437
- interventricularis	389	- piriformis	278, 281	Rektusscheide	347
- - anterior	389	- pleurales	377	Rekurrensparese	307
- - posterior	389	- retrocaecalis	432, 509	Releasinghormone	7
- meningeus	520	- sacciformis	129	Ren	460
- - anterior	579	- sphenoethmoidalis	260, 263	Renin	466
- ovaricus	499	- subhepatici	509	Renshaw-Zellen	522f
- pharyngeales	306	- subphrenici	509	RES	58
- phrenicoabdominalis	310	- - subpopliteus	185	Residualstrukturen	417, 485
- profundus	157, 159, 216	- suprapinealis	570	Rete	
- - (N. radialis)	159	Reflex	528	- articulare	163
- - (N. tibialis)	216	- anorectaler	439	- - cubiti	163
- sinus	304	Reflexbahn		- malleolare	220
- - carotici	304	- optische	567	- - mirabile	89
- sternocleidomastoideus	316	Reflexbogen	106, 526	- testis	485, 488
- superficialis	157, 160	Regenbogenhaut	588	Retikulinfasern	54
- - (N. radialis)	160	Regeneration	40	Retikulo-endotheliales System	58
- tubarius	499	- (Nervenzellen)	72	Retikulo-histiozytäres System	58
- ventralis	520	Regio		Retikulozyten	97
Randsaum	98	- axillaris	169	Retikulum	
Randsinus	100	- buccalis	321	- sarkoplasmatisches	65
Ranvier'sche Schnürringe	72	- carpalis	172	- trabeculare	595
Raphe		- - anterior	172	Retikulumzellen	49
- pharyngis	278	- cervicalis	322ff	Retina	591
Rathke-Tasche	516	- - anterior	322	- (Aufbau)	591
Raum		- - lateralis	323	- Blutversorgung	595
- intervillöser	18	- - posterior	324	Retinaculae	343
- perisinusoidaler	444	- colli	323	Retinaculum	
- perivitelline	13	- - anterior	323	- extensorum	145, 199
Rautengrube	528	- - lateralis	323	- flexorum	145, 199
Rautenhirn	515, 528	- deltoidea	169	- patellae	184
Reaktionszentrum	98	- frontalis	320	- - laterale	184
Recessus		- genus	228	- - mediale	184
- chiasmatis	570	- glutealis	226	- peroneum	199
- costomediastinalis	377	- infraclavicularis	169	Retroflexio	476
- duodenalis	430, 509	- infratemporalis	321	retroperitoneal	504
- - inferior	509	- inguinalis	223	Retroversio	476
- - superior	430, 509	- malleolaris	229	Retzius'scher Raum	470
- ileocaecalis	509	- olfactoria	261	Rezeptoren	109
- - inferior	432, 509	- orbitalis	321	Rhinenzephalon	552
- - superior	432, 509	- perinealis	510	Rhombenzephalon	515, 528
- infundibuli	570	- respiratoria	261	RHS	58
- laterales	529	- scapularis	169	Riechbahn	567
- - ventriculi	529	- sternocleidomastoidea	323	Riechhirn	552

Riechkolben	291, 567
Riechplakoden	234
Riechzellen	261, 291
Riechzentrum	560
Rima	
- glottidis	285
- vestibuli	285
Rindenfeld	559
Ringknorpel	280
Rippen	337
- (Entwicklung)	336
Rippenbogen	337
Rippenbogenwinkel	338
Röhrenknochen	75
Rolando'sche Spalte	553
Roller'scher Kern	534
Rollgleitbewegung	
- (Kniegelenk)	182
Rosenmüller-Lymphknoten	222
Rostrum	555
Rotatorenmanschette	125
Rückenmark	105, 512, 518
Rückenmarksegment	514
Rückenmarkshäute	519
Rückenmarksnerven	519
Rückenmuskeln	132
Rückenmuskulatur	
- autochthone	333
Rückensaite	27
Rückkoppelung	
- inhibitorische	523
Ruffini-Körperchen	117

S

S-Zellen	428
Sacculus	613
- alveolaris	372, 375
Saccus	
- endolymphaticus	612f
- hypophysialis	516
- lacrimalis	602
Sakralisation des 5. Lendenwirbels	326
Sakroplasma	66
Samenblase	489
Samenerguß	494
Samenhügel	488, 494
Samenkanälchen	485f
Samenzellbildung	8

Sammelrohr	463
Santorini'scher Venenplexus	490
Santorini-Gang	449
Sarkomere	65
Satellitenzellen	70
Sattelgelenk	81
Saumzellen	428
Scala	611
- tympani	611, 615
- vestibuli	611, 615
Scapula	121
- alata	134
Schädel (= Kranium)	231
- Entwicklung	231
Schädelbasis	243f
- Bruch	238
- Öffnungen	245
Schädelbasisbrüche	
- Ausfallerscheinungen	246
Schädelgrube	244
Schale	556
Schaltlamellen	63
Schaltstücke	103
Schaltzellen	523
Schambein	176
Schambeinbogen	355
Schambeinfuge	176
Schambeinwinkel	355
Schamfuge	353
Schamlippen	482
Scharniergelenk	81
Scheide	481
Scheidengewölbe	481
Scheidewand	364
Scheitelbein	239
Scheitelbeuge	514, 517
Scheitellappen	553
Schenkelhalsbrüche	179
Schenkelhalswinkel	181
Schenkelhernien	226, 352
Schenkelkanal	225
Schenkelring	225
Schilddrüse	287
Schilddrüsenfollikel	287
Schildknorpel	280
Schläfenbein	239
Schläfengrube	247
Schläfenlappen	554
Schläfenpol	555
Schlaganfall	564
Schleife	

- äußere	535
- innere	535
- mediale	525
Schleimbeutel	80, 84
Schleimhaut	104, 418
Schlemm'scher Kanal	587, 595
Schlitzmembran	464
Schluckakt	279
Schluckzentrum	537
Schlund	277
Schlunddarm	233
Schlundenge	275
Schlundheber	278
Schlundschnürer	278
Schlundtaschen	235
Schlußrotation	
- (Kniegelenk)	185
Schlüsselbein	121
Schmelzbildner	265
Schmelzoberhäutchen	265
Schmelzorgan	264
Schmelzpulpa	264
Schmidt-Lanterman'sche Einkerbungen	71
Schnecke	611, 615
Schneckengang	611, 615
Schneckenkanal	615
Schubladenphänomen	183
Schulterblatt	121
Schultergelenk	125
Schultergürtel	121
Schultergürtelmuskeln	132
Schultermuskeln	137
Schultze'sches Komma	525
Schütz'sches Bündel	538
Schwalbe'scher Kern	534
Schwangerschaft	510
Schwangerschaftsverhütung	8
Schwann'sche Zellen	70f
Schweifkern	556
Schweiger-Seidelsche Hülsen	454
Schweißdrüsen	118
Schwellkörper	88
Schwertfortsatz	337
Schwurhand	155
Segelklappen	385
Segmentarterien	453
Segmentbronchus	372
Segmente	325
Sehbahn	567
Sehhügel	547

Sehloch	588f
Sehnen	57, 67
Sehnen-Skelett-Verbindung	83
Sehnenhaube	320
Sehnenscheiden	84
- tarsale	199
Sehnenscheiden (Hand)	146
Sehnenspindeln	83
Sehnerv	596
Sehnervenkreuzung	291, 567
Sehnervenpapille	594
Sehorgan	583
- Histophysiologie	595
Sehstrahlung	564
Sehstrang	291
Sehzellen	592
Sehzentrum	560
Seitenband	
- laterales	184
- mediales	184
Seitenfontanelle	233
Seitenhorn	513, 522
Seitenplatten	28
Seitensäule	522
Seitenstrang	523
Seitenventrikel	555, 569
Sekretinzellen	428
Sekretion	103
Sekretionsphase	480
Sekrettransport	
- (Drüsen)	103
Sekundärfollikel	4
Sekundärfurchen	553
Sekundärzotte	17
Sella	
- turcica	240
Semicanalis	
- m.	609
- - tensoris tympani	609
- tubae	609
- - auditivae	609
Semilunarklappe	386
Senkfuß	189
Senkungsabszeß	226
Septum	
- aorticopulmonale	363
- atrioventriculare	384
- interalveolare	375
- interatriale	384
- intermusculare	84, 170
- - brachii	170
- interventriculare	364, 384
- medianum	513
- - dorsale	513
- nasi	259
- oesophagotracheale	408
- pellucidum	555
- primum	88, 364
- rectoprostatica	470
- rectovesicalia	470
- secundum	88, 364
- transversum	336, 411
- urorectale	406, 413
Serosa	104
Serosaspalt	104
Serotoninzellen	428
Serre'sche Körperchen	266
Sertolizellen	8, 486
Sesambeine	123
Sharpey'sche Fasern	63, 76, 266f
Shrapnell'sche Membran	607
Siebbein	241
Siebbeinzellen	263
Siebplatte	241
Siegelringzellen	57
Sigmagekröse	506
Sinneshaare	47
Sinnesorgane	109
Sinneszellen	271, 613f, 617
- primäre	109
- sekundäre	109
Sinus	89
- anales	437
- aortae	386, 394
- cavernosus	581
- cervicalis	235
- coronarius	363, 390
- durae	580
- - matris	580
- ethmoidalis	263
- frontalis	239, 263
- intercavernosus	581
- lactiferus	343
- marginalis	581
- maxillaris	262
- obliquus	393
- - pericardii	393
- occipitalis	581
- paranasales	262
- petrosus	317, 581
- - inferior	317, 581
- - superior	581
- prostaticus	494
- rectus	580
- renalis	461, 467
- sagittalis	580
- - inferior	580
- - superior	580
- sigmoideus	581
- sinuum	581
- sphenoidalis	263
- sphenoparietalis	581
- transversus	392, 581
- - pericardii	392
- urogenitalis	413
- venosus	363, 595
- - sclerae	595
Sinushörner	363
Sinusknoten	391
Sinusoide	89
Situs	
- - viscerum	408
Sitzbeinhöcker	175
Skalenuslücke	167
Skalenusmuskeln	258
Skalp	320
Skapularlinie	399
Skelettmuskeln	81
Skelettmuskulatur	66f
Skene-Gänge	472
Sklera	587
Sklerotom	29, 235
Skoliose	332
Skrotum	484
Somatopleura	30
Somatopleuramesenchym	25
Somatostatin	459
Somiten	29, 325
Somitenstiel	29
Spaltbildungen	
- (Rückenmark)	326
Spatium	
- episclerale	584, 588, 599
- extraperitoneale	358
- intercostale	338
- intervaginale	584, 596
- lateropharyngeum	321
- parapharyngeum	321
- perilymphaticum	611
- peripharyngeum	321
- retroperitoneale	508f
- retropharyngeum	322
- retropubicum	470

- retroviscerale	322	- oberes	186	- cellulare	60
- subarachnoidale	576	- unteres	187	- circulare	418
- subperitoneale	358	- vorderes unteres	187	- compactum	480
Speiche	122	Spüldrüsen		- corneum	113
Speichel	272	- seröse	270	- fibrosum	60, 76, 79
Speicheldrüsen	272	Stäbchen	592	- functionale	479f
- Differentialdiagnose	272	Stachelzellschicht	114	- ganglionare	542, 593
Speiseröhre	377	Stammganglien	556	- - nervi optici	593
Sperma	9f, 496	Stammhirn	555	- - retinae	593
Spermatiden	9	Stammzotte	18	- germinativum	76
Spermatogenese	8	Standbein	227	- granulare	558
Spermatogonie	2, 8	Stapes	610	- - externum	558
Spermatozyt		Star		- - internum	558
- primäre	9	- grauer	585	- granulosum	114, 542
Spermatozytogenese	8	- grüner	587, 596	- limitans	592f
Spermiohistogenese	9	Statolithenmembran	613	- - externum	592
Sperrarterien	89	Staubzellen	375	- - internum	593
Speziallamellen	63	Stauungsikterus	446	- longitudinale	418
Sphincter		Steigbügel	610	- lucidum	114
- Oddi	448	Steißbein	327, 329	- meningeale	574
Spielbein	227	Steißlage	511	- moleculare	542
Spina		Steißwirbel	327	- multiforme	558
- bifida	326	Stellatumblockade	398	- myoelasticum	388
- iliaca	175	Stellknorpel	280	- neuroepitheliale	592
- - anterior	175	Steppergang	217	- neurofibrosum	593
- - - inferior	175	Stereozilien	46	- nucleare	592f
- - - superior	175	Sternalpunktion	337	- - externum	592
- - posterior	175	Sternganglion	311	- - internum	593
- - - inferior	175	Sternoclaviculargelenk	123	- osteogenicum	76
- - - superior	175	Sternokostalgelenke	337	- papillare	114
- ischiadica	176	Sternum	336	- periostale	574
- scapulae	121	Sternzellen	542	- pigmentosum	592
Spina bifida		STH	552	- plexiforme	593
- cystica	517	Stiftchenzellen	474	- - externum	593
- occulta	517	Stigma folliculi	5	- - internum	593
Spinalnerven	106, 518f	Stilling-Clarke'sche Säule	523, 526	- pyramidale	558
Spindelzellenschicht	558	Stillperiode	344	- - internum	558
Spitzendendriten	558	Stimmband	280	- - externum	558
Spitzfuß	189	Stimmritze	285	- reticulare	114
Splanchnopleura	30	Stirnbein	238	- spinosum	114
Splanchnopleuramesenchym	25	Stirnfontanelle	232	- spongiosum	480
Splen	451	Stirnhöhle	239, 263	- subendotheliale	388
Splenium	555	Stirnlappen	553f	- synovialis	79
Splenomegalie	452	Stirnnaht	232	Streifenkörper	515
Spongiosa	63, 75	Stirnpol	555	Streifenstück	103
Sprachzentrum	560	Stirnwulst	234	Stria	
- motorisches	559	Stomodeum	33	- mallearis	607
Spreizfuß	189	Strahlenkörper	589	- medularis	529
Sprungbein	177	Strangzellen	523	- - ventriculi	529
Sprunggelenk		Stratum		- - - quarti	529
- hinteres unteres	187	- basale	114, 479	- medullaris	547

- olfactoria	568	- - ulnaris	122	Tabatière	173
- terminalis	547	- parietooccipitalis	553ff	Taenia	
- vascularis	616	- posterolateralis	519	- choroidea	547
Striatum	556	- sinus	239	- mesocolica	435
Stroma	40, 48, 98	- - sagittalis	239	- omentalis	435
- ovarii	473	- - - superior	239	Taenien	435
Stromazelle	16	- - sigmoidei	239	Talgdrüsen	118
Struma	288	- - terminalis	269	Talus	177
Stützgewebe	48	- - cavae	440	Tanyzyten	70
Stützzellen	261, 271, 613f, 617	Surfaktant	375	Tarsus	600
		Sutura		Taschenband	280
Subarachnoidalraum	519, 576	- coronalis	232	Taschenfalte	281
Subkutis	115	- frontalis	232	Taschenklappen	385
Submukosa	420	- lambdoidea	232	Tectum	538
Suboccipitalpunktion	576	- sagittalis	232	- mesencephali	537
Substantia		Suturen	79	Tegementum	
- alba	105, 521, 523	Sylvius'sche Spalte	553	- mesencephali	537
- compacta	63, 75	Sympathikoblast	512	Tegmentum	515, 530
- corticalis	75	Sympathikus	108, 310, 398, 502	- pontis	530
- gelantinosa	522	Symphyse	79, 176, 353	Tela	
- gelantinosa centralis	522	Symphysis		- submucosa	380, 418, 420
- grisea	105, 521	- pubica	353	- subserosa	418, 421
- intermedia centralis	521	Synapsen	110	Telenzephalon	515, 552
- intermedia lateralis	522	Synapsenspalt	111	Telodendron	69
- intermedialis	522	Synarthrosen	79	Tendo	
- nigra	539	Synchondrose	79, 232	- calcaneus	202
- perforata	537, 568	Syndesmosen	79	- m.	202
- - anterior	568	Syndesmosis		- - tricipitis	202
- - posterior	537	- tibiofibularis	186	- - - surae	202
- spongiosa	63, 75	Syndrom		Tenon'sche Kapsel	588, 599
Substanz		- androgenitales	457	Tentorium	
- graue	521	Synergist	85	- cerebelli	541, 574
- schwarze	539	Synostose	79, 232	Terminalhaare	117
- weiße	521, 523	Synovia	80, 84	Terminalsinus	100
Subthalamus	547	Synzytiotrophoblast	15	Tertiärfollikel	4
Sulcus		Synzytium	41, 66	Tertiärfurchen	553
- anterolateralis	519	System		Tertiärzotte	17
- bicipitalis	171	- limbisches	568	Testis	483ff
- calcarinus	553	Systeme		Testosteron	10
- caroticus	240	- afferente	564	Tetrade	3
- centralis	553	Systole	386	Textur	115
- cinguli	553, 555			Thalamus	515, 547, 549
- coronarius	384			- (Kerne)	549
- interventricularis	384	**T**		- Verbindungen	550
- - anterior	384			Thalamusstiel	563f
- - posterior	384	T-Helfer-Zellen	59	Thebesii-Falte	86
- lateralis	553	T-Lymphozyten	53, 58	Theca	
- medianus	518, 529	T-Suppressor-Zellen	59	- externa	4
- - posterior	518, 529	T-System	65	- folliculi	4
- nervi	122	T-Zellen		- interna	4
- - radialis	122	- zytotoxische	58	Thekaluteinzelle	6

Thekaorgan	5	- nucleocerebellaris	546	- lumbocostale	341	
Thenarmuskeln	148	- occipitopontinus	540, 564	- musculare	323	
Thermorezeptoren	270	- olfactorius	568	- olfactorium	568	
Thorax	338	- olivocerebellaris	546	- omoclaviculare	323	
Thrombokinase	94	- opticus	291, 567	- sternocostale	340	
Thromboplastin	94	- pallidorubralis	539	- submandibulare	322	
Thrombozyten	94, 96	- pontocerebellaris	536, 545	- submentale	323	
Thrombozytopoese	98	- reticulocerebellaris	546	- vesicae	469	
Thymozyten	58	- reticulospinalis	524	Trikuspidalatresie	365	
Thymus	380	- rubroolivaris	539	Trikuspidalklappe	383, 385, 401	
Thyreoglobin	287	- rubrospinalis	539	Trisomie	36	
Tibia	177	- rubrotectalis	539	Trizepsreflex	161	
Tibiofibulargelenk	186	- rubrothalamicus	539	Trochanter		
- oberes	186	- spinobulbaris	525	- major	176	
tight junction	42	- spinocerebellaris	526, 545	- minor	176	
Tomes'sche Faser	265	- - anterior	526, 545	Trochlea	598	
Tonofibrillen	114	- - posterior	526, 545	Trochoginglymus	127	
Tonsilla		- spinoolivaris	527	Trommelfell	607	
- lingualis	271	- spinotectalis	527	- sekundäres	615	
- palatina	276	- spinothalamicus	526f	- (Zugänglichkeit)	618	
- pharyngea	279	- - anterior	527	Trommelfelltaschen	607	
- tubaria	278	- - lateralis	526	Trophoblast	14	
Tonsillarbucht	276	- tectocerebellaris	545	Trunci		
Tonsillektomie	277	- tectorubralis	539	- lymphatici	93	
Torus		- tectospinalis	524	Truncus		
- levatorius	278	- tegmentalis	538	- arteriosus	366	
- tubarius	278	- tegmentalis centralis	529, 538	- brachiocephalicus	394	
Trabecula		- temporopontinus	564	- brochomediastinalis	398	
- splenici	453	- thalamocorticalis	525	- bronchomediastinalis	318	
Trabeculae		- thalamorubroolivaris	539	- cerebri	555	
- carneae	384f	vestibulospinalis	525	- coeliacus	497	
Trabekel	17, 99	Trajektorien	78	- costocervicalis	313	
Trabekelarterien	453	Tränenbein	241	- encephali	532	
Trachea	368	Tränendrüse	602	- fasciculi atrioventricularis	391	
Tracheotomie	286	Tränenflüssigkeit	603	- intestinalis	398	
Tractus	105	Tränennasengang	602	- jugularis	318, 397	
- bulbocerebellaris	536, 546	Tränenpunkt	602	- lumbalis	398	
- bulbothalamicus	525	Tränensack	602	- mediastinalis	398	
- cerebellonuclearis	546	Transformation	414	- parasternalis	397	
- cerebelloreticularis	546	Translationsbeschleunigung	613	- pulmonalis	397	
- cerebellorubralis	539, 545	Transmitter	111	- subclavius	166, 318, 397	
- cerebellovestibularis	546	Transplantationsabstoßung	59	- sympathici	398	
- cortico-pontino-cerebellaris	536	Trapezkörper	565	- sympathicus	108, 310, 502	
- corticonuclearis	536, 540, 563	Trendelenburg'sches Zeichen	213	- thyrocervicalis	313	
- corticopontinus	532, 536	Trigeminusdruckpunkte	320	- vagalis	305	
- corticorubralis	539	Trigonum		- - anterior	305	
- corticospinalis	527, 536,	- caroticum	323	- - posterior	305	
- cuneocerebellaris	546	- cervicale	322	Tuba		
- frontopontinus	540, 563	- - anterius	322	- auditiva	278, 609	
- hypothalamohypophysialis	552	- clavipectorale	169	- uterina	473	
- iliotibialis	193, 225	- femorale	225	Tube	473	

Tubenmandel	278	
Tubenschwangerschaft	16	
Tubenwulst	278	
Tuber		
- calcanei	178	
- cinereum	548	
- ischiadicum	175	
- omentale	449f	
Tuberculum		
- caroticum	328	
- cuneati	529	
- gracilis	529	
- iliacum	175	
- infraglenoidale	121	
- majus	121	
- minus	121	
- obturatorium	176	
- posterius	328	
- pubicum	176	
- supraglenoidale	121	
Tuberositas		
- deltoidea	122	
- iliaca	175	
- radii	122	
- ulnae	122	
Tubuli		
- renales	465	
- seminiferi	8, 485f	
Tunica		
- adventitia	380, 420	
- albuginea	5, 473, 485	
- conjunctiva	601	
- dartos	484	
- externa	90f	
- fibrocartilaginea	374	
- fibrosa	443, 586	
- intima	89, 91	
- media	89, 91	
- mucosa	104, 379, 418	
- muscularis	380, 418, 420	
- serosa	104, 418, 421	
- vaginalis	484	
- vasculosa	586	
Tunnelproteine	42	
Türkensattel	240	

U

Überbiß	251
Uferzellen	77, 444
Ulcus	
- duodeni	430
- ventriculi	426
Ulna	122
Umbilikalhernie	352
Umbo	
- membranae	607
- - tympani	607
Umschlagverhältnisse (Herzbeutel)	392
Unterarmmuskeln	140
Unterhautbindegewebe	115
Unterhorn	569
Unterkieferdrüse	274
Unterkieferknochen	242
Unterkieferwülste	234
Unterschenkelmuskeln	199
Unterschläfengrube	248
Unterzungendrüse	274
Urachus	25, 350, 414
Ureier	2
Ureter	467ff
Ureterknospe	413, 416
Ureterverdoppelung	413
Urethra	469
- feminina	472
- masculina	494
Urgeschlechtszelle	3
Urhirnrinde	557
Urkeimzelle	1
Urkleinhirn	541
Urniere	412
Urnierengang	413, 415
- (= Wolff'scher Gang)	412
Urnierenkanälchen	415
Urnierenkörperchen	412, 416
Urogenitalfalten	416
Urogenitalmembran	413
Ursamenzelle	2
Ursegmente	29
Uterus	475
- Halteapparat	477
Uterussegment	
- unteres	475
Utriculus	613
- prostaticus	417

Uvula	275
- vesicae	469

V

Vagina	481
- bulbi	584, 588, 599
- carotica	314, 317
- fibrosa	84
- m.	347
- - recti abdominis	347
- synovialis	84
- - profunda	395
- choroidea	579
- colica	501
- - dextra	501
- - media	501
- - sinistra	501
- comitantes	165
- communicantes	220
- cystica	501
- diploicae	243
- emissariae	243
- facialis	317
- femoralis	221
- gastrica	501
- - dextra	501
- - sinistra	501
- gastroepiploica	501
- gastroomentalis	501
- - sinistra	501
- gluteae	500
- - inferiores	500
- - superiores	500
- - breves	501
- hemiazygos	396
- ilei	501
- ileocolica	501
- iliaca	500
- - interna	500
- - cubiti	165
- intermediana	165
- jejunales	501
- - interna	317
- jugularis	243, 317
- - anterior	317
- - externa	317
- - interna	243
- lienalis	501
- lingualis	317

- lumbalis	500	
- - ascendens	500	
- mediana	165	
- - antebrachii	165	
- - cubiti	165	
- mesenterica	501	
- - inferior	501	
- - superior	501	
- obturatoriae	500	
- ophthalmica	318	
- - inferior	318	
- - superior	318	
- ovaricae	500	
- pancreaticae	501	
- perforantes	220	
- phrenicae	499	
- - inferiores	499	
- poplitea	221	
- portae	86, 501	
- prae-pylorica	501	
- pudenda	500	
- - interna	500	
- pulmonales	373	
- rectales	500	
- - mediae	500	
- rectalis	501	
- - superior	501	
- renales	499	
- retromandibularis	243, 317	
- sacralis	500	
- - mediana	500	
- saphena	221	
- - magna	221	
- - parva	221	
- sigmoideae	501	
- splenica	501	
- subclavia	316	
- suprarenalis	499	
- - dextra	499	
- testiculares	500	
- thoracica	395	
- - interna	395	
- thyroidea	317, 395	
- - media	317	
- - superior	317	
- umbilicalis	86	
- uterinae	500	
- vertebralis	395	
- vesicales	500	
Venae		
- hepaticae	499	
- vitellinae	24	
Venen	91	
Venenklappen	92	
Venenpunktion	165	
Venenwinkel	317, 395, 397	
Ventilebene	385	
Ventriculus	421	
- lateralis	555, 569	
- quartus	571	
- tertius	570	
Ventrikel	383	
- vierter	571	
Ventrikelseptumdefekt	365	
Ventrikelsystem	569	
Verdauungsorgane		
- (Entwicklung)	406	
Verdauungstrakt		
- Differentialdiagnose	419	
Verknöcherung		
- (Wirbel)	326	
Verknöcherungsinseln	63	
Vermis		
- cerebelli	541	
Vertebra	327	
- prominens	328	
Vesica		
- biliaris	447	
- urinaria	469	
Vesicula		
- seminalis	489	
Vestibularapparat	613	
Vestibulum	611, 613	
- nasi	261	
- oris	263	
Vicq d'Azyr'sche Streifen	558	
Vieleckbein	123	
Vierhügelplatte	537f	
Villi		
- intestinales	427	
Virchow-Lymphknoten	424	
Viszerokranium	233, 247	
Volkmann'sche Kanäle	63, 76	
Vomer	241	
Vorderdarm	33, 406	
Vorderhirn	514	
Vorderhorn	513, 522, 569	
Vorderhornzellen	522	
Vordersäule	522	
Vorderseitenstrang	524	
Vorderstrang	523	
Vorhaut	493	
Vorhautbändchen	493	
Vorhof	611	
- (Herz)	382	
- (Ohr)	613	
Vorhofganglion	612	
Vorhofsäckchen	613	
Vorhofscheidewand	384	
Vorhofseptumdefekt	365	
Vorhoftreppe	615	
Vormauer	557	
Vormilch	344	
Vorniere	412	
Vortex		
- cordis	388	

W

Wachstum	34, 40	
- appositionelles	62	
- interstitielles	62	
Wachstumsfuge	75, 78	
Waldeyer'scher Rachenring	276	
Waller'sche Degeneration	72	
Wallpapillen	270	
Wange	263	
Wangenfettpfropf	321	
Warzenfortsatz	240, 609	
Warzenfortsatzzellen	609	
Wasserbruch	485	
Wasserkopf	573	
Watschelgang	191	
Weizenknorpel	280	
Wernicke'sches Sprachzentrum	559	
Wharton'sche Sulze	21, 25, 56	
Windkesselfunktion	56, 90	
Wirbel	327	
- (Unterscheidungsmerkmale)	329	
- (Verbindungen)	329	
Wirbelbögen	326	
Wirbelkanal	327, 332, 518	
Wirbelkörper		
- Anlage	325	
Wirbelkörperprojektion	514	
Wirbelloch	327	
Wirbelsäule	327	
- (Bewegungsmöglichkeiten)	332	
- (Krümmungen)	332	
Wirsung-Gang	449	
Wolffscher Gang	415ff	

Wolfsrachen	237	
Wundernetz	89	
Würfelbein	177	
Wurmfortsatz	432	
Wurzelhaut	267	
Wurzelkanal	267	
Wurzelzellen	523	

X

X-Bein	229	

Z

Z-Scheiben	65	
Zahn	267	
Zahnbein	265, 267	
Zahnbildner	265	
Zähne	264	
- Entwicklung	264	
- (Innervation)	268	
Zahnfleisch	267f	
Zahnformel	268	
Zahnhalteapparat	267	
Zahnkern	543	
Zahnknospen	264	
Zahnleiste	264	
Zahnpapille	264	
Zahnpulpa	265, 267	
Zahnsäckchen	265	
Zahnschmelz	265, 267	
Zahnwurzel	265	
Zäkum	432	
Zapfen	592	
Zapfengelenk	81	
Zehengrundgelenke	189	
Zehenknochen	178	
Zeis'sche Drüsen	600	
Zelle		
- interstitielle	7	
Zellen		
- amakrine	593	
- basalgekörnte	428	
- enterochromaffine	428	
- interstitielle	486	
- mononukleare	52	
- oxyphile	289	
- parafollikuläre	288	
- somatische	1	
- zentroazinäre	450	
Zellkontakte	41	
Zellsystem		
- gastroenteropancreatico- endokrines	459	
Zement	267	
Zementoblasten	266	
Zentralkanal	571	
Zentralnervensystem	512	
- Entwicklung	512	
Zentren		
- Großhirnrinde	561	
Zentrozyten	59	
Ziliarkörper	589	
Zirbeldrüse	548	
Zirkumduktion	81	
Zisternen	576	
ZNS	512	
Zölom		
- extraembryonales	25	
- intraembryonales	30	
Zona		
- alba	439	
- columnaris	437, 439	
- cutanea	439	
- fasciculata	456	
- glomerulosa	456	
- intermedia	439	
- pellucida	4	
- reticularis	456	
Zone		
- parakortikale	100	
Zonula		
- adhaerens	42	
- occludens	42	
Zonulafasern	589f	
Zotte	428	
Zottenbäumchen	18	
Zuckerkandlsches Organ	460	
Zunge	269	
- Innervation	272	
Zungenbeinbogen	236	
Zungenbeinmuskulatur	255	
Zungenmandel	269	
Zungenmuskeln	270	
Zungenpapillen	270	
Zungenwurzel	269	
Zwerchfell	339	
- (Entwicklung)	336	
Zwerchfell-Öffnungen	340	
Zwerchfellenge	378	
Zwerchfellhernie	341, 353	
Zwerchfellnerv	310	
Zwillinge	35	
Zwischenhirn	515, 547	
Zwischenkammerloch	364	
Zwischenrippenraum	338	
Zwischenscheiben	80	
Zwischenschenkelgrube	537	
Zwischenvorhofloch	364	
Zwischenwirbelloch	327, 332, 519	
Zwischenwirbelscheibe	325, 313	
Zwischenzelle		
- ovarielle	7	
Zwittertum	417	
Zwölffingerdarm	429	
Zwölffingerdarmgeschwür	430	
Zygote	13	
Zytotrophoblast	15	

Klinik leitfaden

das kompakte Nachschlagewerk ...

... für den klinischen Alltag.   **... so unverzichtbar wie ein Skalpell.**

Mit allen im klinischen Alltag benötigten Informationen. Aber auch mit hochaktueller Darstellung medizinischer Brennpunkte wie AIDS, Antibiotikatherapie, Organtransplantation.

5., völlig neu bearbeitete Auflage 1994

768 S., 160 Abb., DM 58,—

Umfassende Darstellung sämtlicher Bereiche der Allgemeinchirurgie. Unfall- und Kinderchirurgie wurden besonders berücksichtigt.

1. Auflage 1995

784 S., über 250 Abb., DM 68,—

Die wichtigsten Akutsituationen auf Station und in der Ambulanz in übersichtlicher Präsentation. Außerdem viele Tips und Tricks sowie Hinweise auf vermeidbare Fehler.

2. Auflage 1995

576 S., 50 Abb., DM 49,80

This manual is designed for the pockets of medical professionals in developing countries. It guides through the jungle of information you need to survive as a doctor under limited conditions. Including: primary health care, maintaining technical equipment, laboratory procedures, control of infectious diseases, guide to affordable pharmacotherapy.

1. Auflage 1995

ca. 780 S., 200 Abb. und Tab., DM ca. 76,—

... für den Bereitschaftsdienst am Tag und in der Nacht.   **... ideal für die Auslandsfamulatur.**

JUNGJOHANN VERLAG

Wiederholung am runden Tisch

Ideal zur schnellen Vorbereitung auf die mündliche Prüfung. Die Prüfungsfragen – viele davon in Original-Formulierung – sind besonders zur Simulation der Prüfungssituation, z. B. in der Lerngruppe, geeignet.

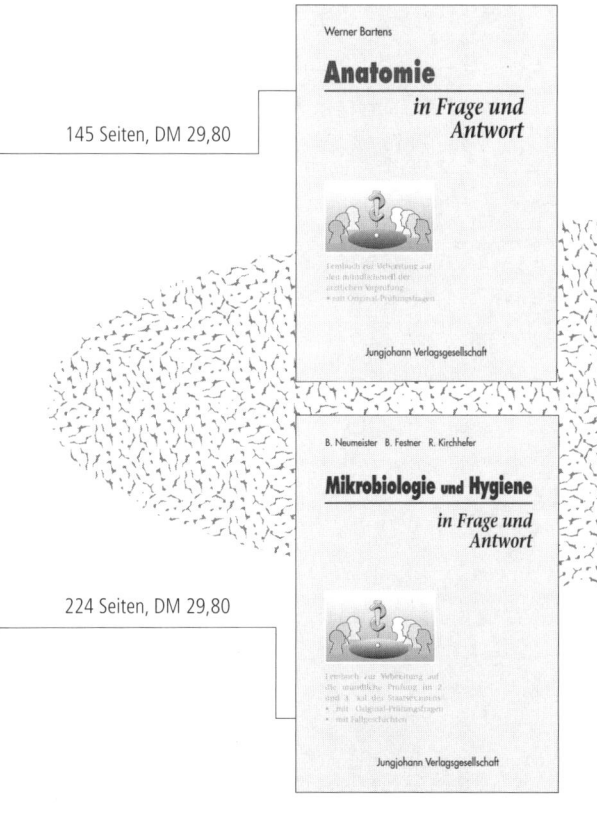

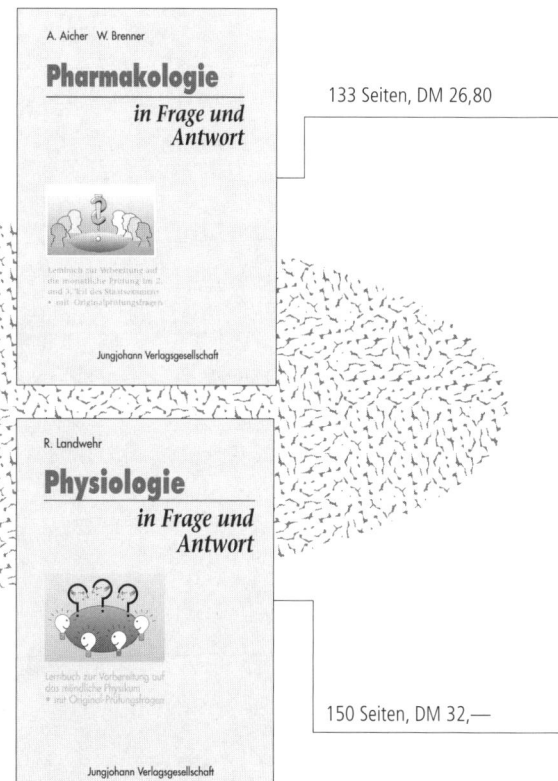

145 Seiten, DM 29,80 — Werner Bartens: **Anatomie** in Frage und Antwort

133 Seiten, DM 26,80 — A. Aicher, W. Brenner: **Pharmakologie** in Frage und Antwort

224 Seiten, DM 29,80 — B. Neumeister, B. Festner, R. Kirchhefer: **Mikrobiologie und Hygiene** in Frage und Antwort

150 Seiten, DM 32,— — R. Landwehr: **Physiologie** in Frage und Antwort

Jungjohann-Reihe „In Frage und Antwort"

Gibt's noch für 7 weitere Fächer im GK 1 – GK 3!

JUNGJOHANN VERLAG

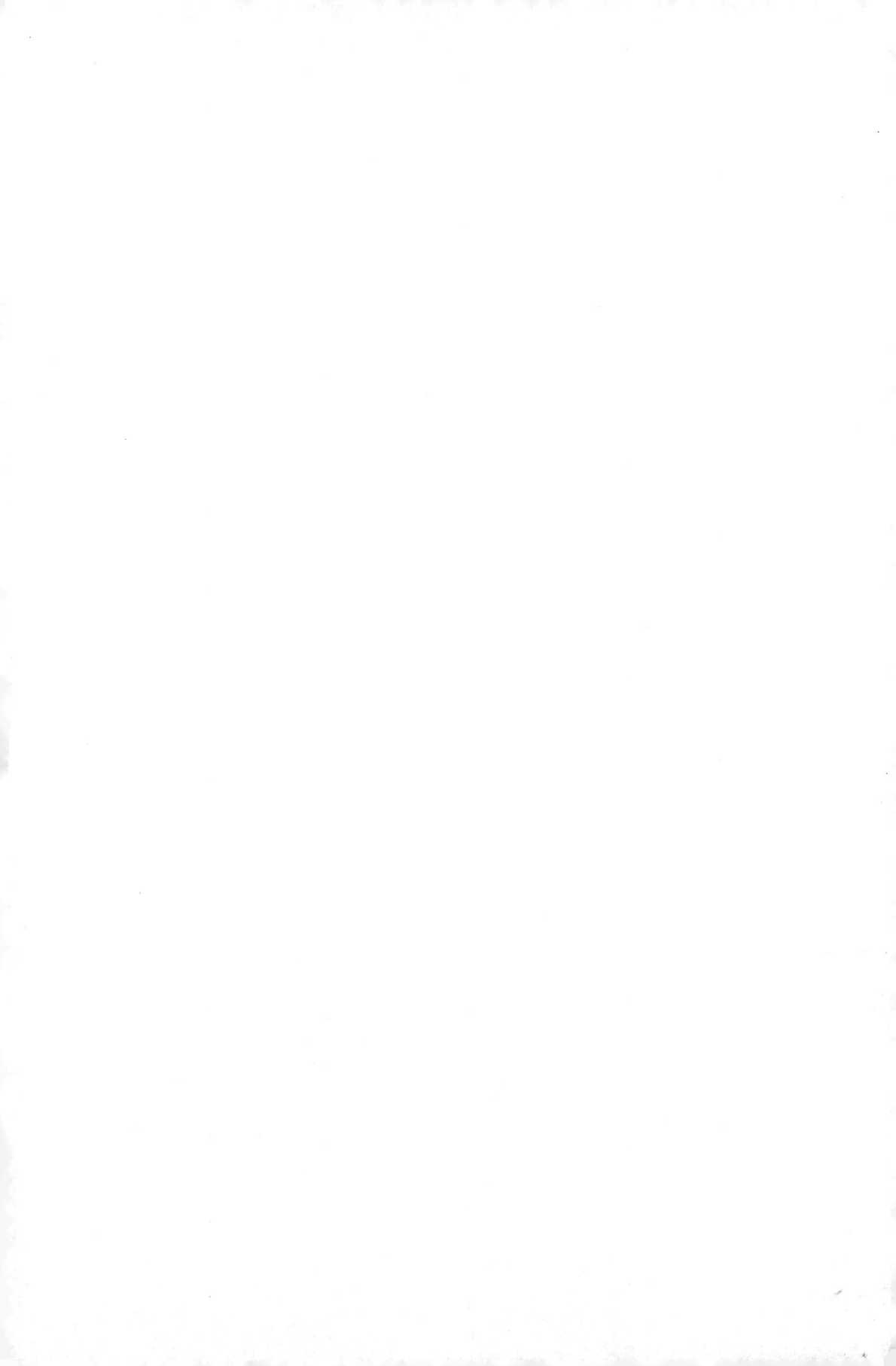